DIE NACHBEHANDLUNG NACH OPERATIONEN

EIN LEHRBUCH IN VORLESUNGEN

VON

PROF. DR. PAUL REICHEL

GEHEIMER SANITÄTSRAT

DRITTE
UMGEARBEITETE UND VERMEHRTE AUFLAGE

MIT 85 ABBILDUNGEN IM TEXT

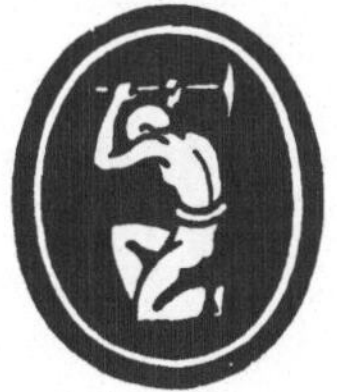

MÜNCHEN

VERLAG VON J. F. BERGMANN

1936

ISBN-13:978-3-642-90293-2   e-ISBN-13:978-3-642-92150-6

DOI: 10.1007/978-3-642-92150-6

Vorwort zur dritten Auflage.

Immer und immer wieder mußte ich zu meinem eigenen größten Bedauern meinen Herrn Verleger und überaus zahlreiche Kollegen, die nach dem raschen Absatz der beiden ersten Auflagen meines Lehrbuches der Nachbehandlung mit der Anfrage nach dem Erscheinen einer dritten an mich herantraten, auf später vertrösten. Umfangreiche praktische Tätigkeit, sowie zahlreiche anderweite literarische Arbeiten raubten mir die Zeit, früher diesen Wünschen nachzukommen.

Nun liegt mir die dritte Auflage vor. Schrieb ich die erste als junger Privatdozent auf Grund von Beobachtungen einer zehnjährigen Assistentenzeit, so baut sich die dritte auf den Erfahrungen einer mehr als dreißigjährigen Tätigkeit als Leiter einer sehr großen chirurgischen Krankenhausabteilung auf. Diese Erfahrungen eines so langen chirurgischen Lebens nicht ungenützt mit mir zu Grabe zu tragen, sondern sie für die jüngeren Chirurgen und praktischen Ärzte nutzbar zu machen, war mir nicht nur ein steter Lieblingswunsch, sondern erschien mir in gewissem Sinne eine moralische Verpflichtung.

Die freundliche Aufnahme, die die beiden ersten Auflagen dieses Buches gefunden haben und ihr rascher Absatz haben mir gezeigt, daß die Anlage des Werkes richtig war. Aber der lange Zeitraum, der seitdem verstrichen ist, verlangte natürlich bei dem raschen steten Fortschritt unserer Wissenschaft eine völlig neue, den Ansichten der heutigen Zeit Rechnung tragende Umarbeitung. Ich habe deshalb zwar die Anordnung des Stoffes im großen und ganzen als eine Art Gerippe beibehalten, aber kaum eine Seite unverändert gelassen, Neues, z. B. die Lehre der Bluttransfusion, die Fortschritte auf dem Gebiete der Hirn-, Lungen-, Magen- und Darmchirurgie, der Frakturenbehandlung u. v. a. hinzugefügt, anderes als veraltet weggelassen oder nach unseren heutigen Anschauungen geändert. — Mehr als der dritte Teil ist vollständig neu geschrieben. Daher glaube und hoffe ich, daß das alte Buch nicht nur ein neues, sondern ein durchaus modernes geworden ist.

Die Darstellung in Form von Vorlesungen habe ich beibehalten, weil ich den Eindruck habe, daß das direkt vom Lehrer zum Schüler gesprochene Wort — und ein Lehrbuch soll ja das Buch sein — auf diesen stärker einwirkt, als eine ganz unpersönliche Schilderung.

Da viele Wege nach Rom führen, unsere Wissenschaft sich in stetem Fluß befindet, ist es selbstverständlich, daß viele Chirurgen manches anders machen werden; aber allzusehr und grundsätzlich dürften die in diesem Buche vorgetragenen Anschauungen kaum von denen der Mehrheit der modernen deutschen Chirurgen abweichen. — Mit voller Absicht habe ich darauf verzichtet, auf Ansichten und Verhalten anderer Chirurgen näher einzugehen; der unerfahrene Arzt würde dadurch nur unsicher und wüßte im Einzelfalle nicht, wessen Lehre er nun folgen solle. Ohne damit sagen zu wollen, daß meine Meinung die allein richtige sei, habe ich nahezu ausschließlich nur geschildert, was mir selbst richtig erscheint, nur das empfohlen, was sich mir in langjähriger Praxis wirklich bewährt hat.

Manchem wird vielleicht die Darstellung zu ausführlich, zu sehr auf Einzelheiten eingehend erscheinen. Das Buch ist ja aber nicht für den fertigen Vollchirurgen geschrieben; es ist bestimmt für den chirurgisch ärztlichen Nachwuchs, für jüngere Assistenten und praktische Ärzte, und da hat mich reichliche Erfahrung gelehrt, daß der unerfahrene junge Assistent mit allgemeinen Anweisungen nicht viel anzufangen weiß, sondern recht detaillierte Vorschriften braucht. — Um aber sein Interesse wach zu halten und sein Verständnis zu wecken, weshalb gerade im Einzelfalle ein bestimmtes Handeln erforderlich sei, hielt ich es für richtig, nicht nur schematische Regeln aufzustellen, ihm gewissermaßen ein Rezeptbuch in die Hand zu geben, sondern auch, soweit nötig, auf den pathologisch anatomischen Hergang einzugehen.

Das Buch verfolgt ausschließlich praktische Zwecke. Es soll dem praktischen Arzte und dem ja auch oft genug auf sich allein angewiesenen Assistenzarzt ein Wegweiser und Ratgeber sein, auf was alles er nach einer Operation zu achten hat, auf welche möglichen Zufälle er gefaßt sein muß, und wie er auch in schwierigen Fällen sich und den ihm anvertrauten Kranken helfen kann. Die Erreichung dieses Zieles wäre mir der beglückendste Lohn.

Eine angenehme Pflicht ist es mir, meinem Herrn Verleger für das freundliche Entgegenkommen auf meine Wünsche und die gute Ausstattung des Buches meinen besten Dank auch an dieser Stelle auszusprechen.

Solln bei München, im März 1936.

Prof. Dr. REICHEL.

Vorwort zur ersten Auflage.

Als junger Assistent habe ich oft in Abwesenheit des Chefs das Bedürfnis nach einem zuverlässigen Ratgeber empfunden, falls irgendwelche Zwischenfälle den Verlauf nach einer Operation störten oder gar ein baldiges Eingreifen erforderlich erscheinen ließen. Aber die umfassenden Sammelwerke, wie die detaillierten monographischen Bearbeitungen waren mir nicht immer zur Hand und die gebräuchlichen Hand- und Lehrbücher der Chirurgie ließen mich meist im Stich. Sie enthalten über den weiteren Verlauf nach Operationen und die zu ergreifenden Maßregeln wohl allgemeine Andeutungen, aber nur selten hinreichend exakte Vorschriften, um auch dem minder Erfahrenen es zu ermöglichen, selbständig in jedem Einzelfalle sogleich das Richtige zu treffen und zu tun.

Wie es mir ergangen, dürfte es wohl auch vielen anderen Kollegen gehen, jüngeren Assistenten an Kliniken und Krankenhäusern sowohl, als in vielleicht noch höherem Maße den auf sich selbst angewiesenen, fernab von den großen Städtezentren wohnenden Ärzten, denen nicht immer gleich der Rat eines chirurgisch besonders erfahrenen Kollegen zur Seite steht, die aber doch in die Lage kommen, die Nachbehandlung der ihrer Obhut anvertrauten, vom Spezialchirurgen operierten Patienten leiten zu müssen, selbst wenn sie selbst nicht oder nur wenig operieren. — Die für den klinischen Unterricht bestimmten Stunden werden im allgemeinen durch Vorstellung neuer Kranker und Operationen derart in Anspruch genommen, daß für die Nachbehandlung nur wenig Zeit übrig bleibt. Die deshalb an den meisten Kliniken üblichen Visiten auf den Krankenabteilungen werden aber erfahrungsgemäß von den Studenten in ihrer praktischen Bedeutung vielfach unterschätzt und versäumt. Einen großen Teil, um nicht zu sagen die Mehrzahl der vorgestellten und operierten Patienten, sehen die Studenten erst wieder bei ihrer Entlassung aus dem Krankenhause. So bildet sich bei vielen, wie ich in klinischen Kursen und im Verkehr mit praktischen Ärzten wiederholt zu beobachten Gelegenheit hatte, die grundfalsche Ansicht aus, daß sich der weitere Verlauf nach einer Operation meist vollständig glatt, ohne die mindesten Störungen, gewissermaßen von selbst abspiele, und sie sind später verwundert, in eigener Praxis auf unerwartete Schwierigkeiten zu stoßen.

Dies veranlaßte mich zur Abfassung vorliegenden Buches. Es soll und kann selbstverständlich nicht den in Rede stehenden Teil des klinischen Unterrichts ersetzen, aber es soll ihn ergänzen; es macht das eigene Anschauen, die eigene Übung im Anlegen von Verbänden usw. nicht entbehrlich, aber es erleichtert dem minder Erfahrenen und weniger Geübten wohl die Beurteilung manchen Falles und die Ausführung manches technischen Handgriffes; es bewahrt ihn vielleicht vor Mißgriffen und es erspart ihm, eigene trübe Erfahrungen zu sammeln. Es soll ihm ein Ratgeber für sein ganzes ärztliches Verhalten vom Schlusse der Operation bis zur Vollendung der Heilung des Operierten sein. Es soll ihm hinweisen auf die Gefahren, die dem Operierten während des weiteren Verlaufes drohen, ihn aufmerksam machen auf die Störungen und Schwierigkeiten, die sich dem Endziel einer guten Heilung in den Weg stellen können, ihm die Mittel an die Hand geben, ihnen vorzubeugen oder sie zu bekämpfen, sie zu überwinden; es soll ihn lehren, nicht nur die Operationswunde zur aseptischen Heilung zu bringen, sondern ein in jeder Hinsicht vollkommenes, ideales Heilresultat zu erzielen; es soll ihm aber auch Aufschluß darüber erteilen, was überhaupt erreichbar ist. Die völlige restitutio ad integrum ist ja trotz aller Fortschritte der Chirurgie doch nur bei einem beschränkten Teile der Operationen überhaupt möglich; wie oft müssen wir uns mit einer Ankylose an Stelle eines beweglichen Gelenkes, einer nur anatomischen oder nur funktionellen anstatt einer anatomischen und funktionellen Wiederherstellung begnügen! Wie oft drohen selbst nach der eigentlichen Heilung noch späterhin schwere Schädigungen, nicht nur nach, sondern direkt infolge des operativen Eingriffes! Auch hierüber ist sich der Student, der junge Arzt nicht immer klar; wäre er es, so würde er die Indikation zu manchen Operationen wohl schärfer stellen, ehe er zu ihnen riete.

Mit diesen Sätzen glaube ich das Ziel, das mir bei Abfassung des Werkes vorschwebte, hinreichend gekennzeichnet zu haben. Wollte ich diese Aufgabe lösen, so durfte ich mich natürlich nicht auf eine Schilderung der Wundbehandlung und der Komplikationen der Wundheilung beschränken; sie bildet wohl einen wesentlichen Teil, aber eben nur einen Teil der chirurgischen Nachbehandlung. Auch durfte ich mich nicht damit begnügen, die bei etwaigen Störungen zu ergreifenden Maßnahmen anzugeben; ich mußte auch auf diese Störungen selbst eingehen und wenigstens in kurzen Zügen ihr klinisches Bild, ihre Symptomato-

logie beschreiben. Nur auf diesem Wege durfte ich hoffen, beim Leser ein richtiges
Verständnis für die therapeutischen Vorschriften zu erwecken und an Stelle
einer Sammlung schematischer Regeln ein praktisch brauchbares und zugleich
wissenschaftliches Werk zu schaffen. — Es lag freilich die Gefahr nahe, mich zu
weit in das Gebiet der allgemeinen und speziellen chirurgischen Pathologie zu
verirren; ich habe mich bemüht, diese Klippe zu vermeiden und mich möglichst
streng innerhalb der Grenzen meines Themas der Nachbehandlung zu halten. —
Daß sich nicht immer Behandlung und Nachbehandlung ganz scharf voneinander
trennen läßt, z. B. bei Frakturen, nach Klumpfußoperationen usw., liegt in der
Natur der Sache; doch bin ich auf jene stets nur so weit eingegangen, als es für
das Verständnis dieser durchaus nötig erschien. — Von selbst ergab sich die Einteilung in einen allgemeinen und speziellen Teil. Um Wiederholungen zu vermeiden, habe ich in letzterem zusammengehörige Gruppen von Operationen, für
deren Verlauf und Nachbehandlung die gleichen Gesichtspunkte maßgebend
sind, auch stets gemeinsam abgehandelt, bereits früher Gesagtes als bekannt
vorausgesetzt oder nur kurz darauf rückverwiesen, so insbesondere auf die allgemeine Lehre der Wundnachbehandlung.

Die Grundlagen für den Inhalt des vorliegenden Buches bilden die Erfahrungen,
die ich selbst in langjähriger Tätigkeit als klinischer Assistent und in der Privatpraxis gesammelt habe. Literaturangaben wird der Leser daher nur ganz vereinzelt finden. Es kann mir nicht so sehr darauf an, alle möglichen, einmal erteilten Ratschläge und empfohlenen Verfahren zusammenzustellen; ich hielt es
für richtiger, ihn mit denjenigen Methoden vertraut zu machen, die sich mir selbst
als brauchbar und zweckmäßig erwiesen haben, ohne damit sagen zu wollen, daß
man nicht manchmal auch auf einem anderen Wege zum Ziele gelangen könne.
Nur bei der Schilderung einiger seltener Komplikationen, z. B. des Hospitalbrandes, oder der Nachbehandlung einzelner Operationen, über die mir eigene
Erfahrungen fehlen, z. B. die extraperitoneale Stumpfbehandlung nach Myomotomien, folgte ich den Angaben der Autoren. Im allgemeinen aber stützt sich
die Darstellung auf das, was ich selbst gesehen und gelernt habe.

Überall habe ich mich bemüht, bei Schilderung von Verbänden, technischen
Handgriffen, der Herstellung orthopädischer Apparate usw., möglichst den
Interessen des praktischen Arztes Rechnung zu tragen, der ja meist gezwungen
ist, unter weit ungünstigeren Verhältnissen zu arbeiten, als sie in einem gut ein-
gerichteten Krankenhause gegeben sind, und habe versucht, ihn vom Bandagisten
und Instrumentenmacher möglichst unabhängig zu machen. Auf die Technik
von Operationen, die erst während des Verlaufes nötig werden, bin ich nur in-
soweit eingegangen, als sie in das Gebiet der sogenannten kleinen Chirurgie fallen,
also von jedem Arzte ausgeführt werden können. Für größere Operationen, welche
die Erfahrung und das Geschick eines geübten Chirurgen erfordern, habe ich
mich begnügt, die Indikationen zu präzisieren. Ich halte es nicht für die Aufgabe
des allgemeine Praxis treibenden Arztes derartige Operationen selbst vorzunehmen; wohl aber muß er Bescheid wissen, welche Eingriffe erforderlich sind
und wann es geboten ist, eventuell spezialärztliche Hilfe zu erbitten. — Nicht
für erfahrene Chirurgen von Fach ist mein Buch bestimmt, sondern für die große
Zahl der praktischen Ärzte und die Anfänger in der Chirurgie, die jungen
Assistenten chirurgischer Krankenhäuser.

Ob und inwieweit es mir geglückt ist, das mir gesteckte Ziel zu erreichen, überlasse ich dem Urteile einer wohlwollenden Kritik.

Dem Herrn Verleger drängt es mich, für sein freundliches Entgegenkommen und die Sorgfalt, die er der Ausstattung des Werkes angedeihen ließ, auch an dieser Stelle meinen herzlichsten Dank zu sagen.

Breslau, August 1896.

Der Verfasser.

Vorwort zur zweiten Auflage.

Seit fast neun Jahren ist die erste Auflage vorliegenden Werkes im Buchhandel vergriffen. — Wenn ich ihr trotz vielfacher Nachfragen von seiten der Herren Kollegen und oft wiederholter Ermunterungen durch den Herrn Verleger erst jetzt die zweite Auflage folgen lasse, so bitte ich das damit zu entschuldigen, daß mein inzwischen übernommener Wirkungskreis meine Zeit und Arbeitskraft dauernd in vollstem Umfange in Anspruch nahm. Zur literarischen Tätigkeit blieb mir leider nur wenig Muße. — Das rasche Fortschreiten unserer Wissenschaft, wie die Mehrung meiner eigenen Erfahrung an dem reichen Material des hiesigen Krankenhauses gestattete aber nicht eine einfache Durchsicht des Buches, sondern machte eine gründliche Durch- und Umarbeitung, zum Teil völlige Neubearbeitung unerläßlich. Konnte ich auch die Gesamtanordnung des Stoffes beibehalten, so machten sich doch im einzelnen mannigfache Änderungen, Streichungen und Zusätze erforderlich; kaum eine Seite ist ganz unverändert stehen geblieben. Einige Abschnitte sind neu hinzugekommen, so die Behandlung der akuten Entzündungen mit Stauungshyperämie, die postoperativen Psychosen, die Operationen wegen Appendicitis, die Begutachtung von Unfallverletzungen. — Trotz zahlreicher Kürzungen ließ sich daher eine geringe Umfangszunahme des Buches nicht vermeiden.

Dank dem liebenswürdigen Entgegenkommen des Herrn Verlegers war es möglich, die Zahl der Abbildungen wesentlich zu vermehren und ihnen durch Umzeichnen sämtlicher Figuren ein gleichmäßigeres und, wie ich glaube, auch gefälligeres Aussehen zu geben.

Möge der zweiten Auflage die gleiche freundliche Aufnahme von seiten der Ärztewelt, wie der medizinischen Presse zuteil werden, wie sie der ersten geworden ist!

Chemnitz, September 1908.

Prof. Dr. Reichel.

Inhaltsverzeichnis.

Allgemeiner Teil.

Spezieller Teil.

Inhaltsverzeichnis. XI

Allgemeiner Teil.

Erste Vorlesung.

Allgemeine Vorschriften für die Nachbehandlung nach Operationen.

Zweck der Nachbehandlung. Lagerung der Operierten. Störungen nach und infolge der Narkose. Berücksichtigung des Allgemeinbefindens, der Temperatur, der Herztätigkeit, der Atmung, der Beschaffenheit des Urins, der Verdauung des Patienten. Hygienische Maßnahmen. Führung von Krankengeschichten.

Mit der glücklich beendeten, aseptisch ausgeführten Operation ist in einer großen Zahl von Fällen das Schicksal des Kranken und das des operierten Gliedes entschieden. Die Wunde heilt unter dem ersten Verbande. Mit seiner Abnahme ist der Kranke genesen; einer eigentlichen Nachbehandlung bedarf es nicht. Indes diese große Zahl bildet doch nur die kleine Minderheit. Die Mehrzahl der Operierten erfordert — soll der Endausgang ein günstiger sein — bis zur endgültigen Heilung eine ärztliche Überwachung nicht nur, sondern Behandlung, die kaum geringere Mühewaltung und Sorgfalt, sowie Kenntnisse erheischt, als die Operation selbst. Zur Erläuterung nur wenige Beispiele:

Eine Osteotomie kann technisch noch so vollkommen ausgeführt, der Verlauf noch so reaktionslos und aseptisch sein, das Endresultat wird gleichwohl wenig befriedigen, wenn die Nachbehandlung nicht dafür sorgt, daß die Konsolidation in einer Stellung erfolgt, die der Funktion des Gliedes möglichst entspricht.

Verschiebt sich der Fuß nach Resektion des Fußgelenkes nach vorn und in Spitzfußstellung oder sinkt der Unterschenkel nach einer Knieresektion nach hinten oder knickt er nach vorn ab, so daß ein Genu recurvatum entsteht, oder erfolgt die Heilung einer Hüftgelenkresektion mit hochgradiger Adduktion und Flexion des Oberschenkels, in allen diesen Fällen wird der Patient mit dem operierten Bein nur schlecht oder gar nicht auftreten können.

Verkennt der Arzt die Ursache einer nach glücklich vollendeter Tracheotomie erneut aufgetretenen Dyspnoe, glaubt er sie in einem Hinabschreiten der Diphtherie auf die Bronchien oder in einer Pneumonie begründet, während sie in Wahrheit durch eine Verlegung der unteren Kanülenmündung durch eine gelockerte diphtherische Membran oder durch ein Herausgleiten der Kanüle aus der Trachea veranlaßt ist, so kann dies Verkennen dem Kranken das Leben kosten.

Ein zu fest anliegender Verband kann durch Ischämie Lähmung und Kontraktur verursachen, der Druck des Fersenausschnittes einer VOLKMANNschen Schiene oder des Heftpflasterstreifens eines Extensionsverbandes kann einen bis auf die Sehne oder Knochen dringenden Decubitus erzeugen.

Allgemeine Aufgaben der Nachbehandlung. Die Zahl dieser der Praxis entnommenen Fälle ließe sich mit Leichtigkeit um das hundertfache vermehren. Aufgabe einer richtig geleiteten Nachbehandlung ist es, alle die tausenderlei kleinen und großen Schädlichkeiten, die das Allgemeinbefinden des Kranken oder den operierten Teil nach der Operation treffen können, rechtzeitig zu erkennen, ihnen vorzubeugen oder sie doch möglichst rasch wieder zu beseitigen.

Eine gute Nachbehandlung vermag kleine Mängel der Operation selbst noch vorteilhaft auszugleichen, eine ungenügende kann selbst die Resultate der best ausgeführten Operation nicht bloß trüben, sondern vernichten.

Die Nachbehandlung beginnt mit dem Verlassen des Operationstisches.

Als *Krankenzimmer* wählt man einen ruhigen, vom Verkehr abgelegenen Raum, möglichst ein Einzelzimmer. — In Krankenhäusern ist es wegen Ersparung an Pflegepersonal zweckmäßig und üblich, mehrere frisch Operierte wenigstens für einige Tage in einen, von den allgemeinen Krankensälen abgesonderten Raum zusammenzulegen. Wo es die Umstände gestatten, sollte ihre Zahl aber zwei, höchstens drei Patienten nicht übersteigen. Auch ist dabei auf die Art ihres Leidens Rücksicht zu nehmen. Todeskandidaten oder solche Operierte, bei denen die Erhaltung des Lebens mindestens zweifelhaft ist, oder die durch große Unruhe, Stöhnen, häufiges Erbrechen oder dgl. die Nachbarschaft stören, sind für sich allein unterzubringen. Der frisch Operierte bedarf der Ruhe und Fernhaltung aller schreckhaften Eindrücke. Es bedeutet daher eine in überfüllten Anstalten freilich oft unvermeidbare Härte, ihn gleich nach einer größeren Operation im allgemeinen Krankensaal zu verpflegen. In diesen sollte er stets erst nach Ablauf einiger Tage, wenn er sich einigermaßen vom Eingriff der Operation erholt hat und Lebensgefahr zunächst beseitigt erscheint, zurückgebracht werden.

Das Krankenzimmer soll hinreichend groß und möglichst sonnig sein. Streng ist für gute Lüftung zu sorgen, das Krankenbett aber nicht zwischen Tür und Fenster zu stellen, so daß der Kranke der Zugluft ausgesetzt wäre. — Die Zimmertemperatur halte sich zwischen 16 und 20⁰ Celsius, gehe keinesfalls darüber hinaus.

Das beste *Krankenlager* ist eine gut gepolsterte Roßhaarmatratze, über die ein wasserundurchlässiges Wachs- oder Ledertuch und ein *reines* Laken *glatt* und *straff* ausgebreitet werden. *Leib- wie Bettwäsche* müssen wohl *durchwärmt* sein. An die Füße des Kranken legt man mit heißem Wasser gefüllte Wärmflaschen; nur schütze man ihn durch dicke Umhüllung derselben mit Tüchern gegen Verbrennung, die leider, solange der Operierte noch nicht aus der Narkose erwacht ist, nicht selten ist. *Arzt wie Pfleger sind für alle durch solche Nachlässigkeit erzeugten Schäden haftpflichtig.*

Ist länger dauernde Bettruhe zu erwarten, der Kranke sehr mager und zu dauernder Rückenlage genötigt, so schafft ihm ein großes unter das Becken gelegtes Wasserkissen große Erleichterung und hilft einem Decubitus vorzubeugen. Unter Umständen genügt schon, wenn auch im allgemeinen minder gut, ein mit einem kreisförmigen Ausschnitt versehenes Luftkissen. Wasser- wie Luftkissen sind unter das Bettlaken zu legen; die Haut darf nirgends mit dem Gummistoff in direkte Berührung kommen.

Zweckmäßig ist eine am Kopfende des Bettes anzubringende galgenartige Vorrichtung, an der der Patient sich zeitweise — beim Unterschieben der Bettschüssel, Glattstreichen der Bettunterlage, Verbandwechsel usw. — selbst etwas in die Höhe ziehen und festhalten kann (Abb. 1).

Wie man den Patienten lagert, hängt natürlich ganz von Sitz und Art der Operation bzw. Verletzung ab. Bis zum Erwachen aus der Narkose eignet sich meist eine flache, völlig horizontale Rückenlage mit ganz leichter Unterstützung des Kopfes. Viele Chirurgen empfehlen namentlich nach Laparotomien für die ersten Tage das Fußende des ganzen Bettes etwas höher zu stellen, um durch solche leichte Schräglage den Blutzufluß nach dem Kopfe zu begünstigen. Ich selbst habe einen Vorteil solcher Lagerung nicht empfunden. Nach völligem Erwachen aus der Narkose erhöht man den Oberkörper allmählich durch untergeschobene Kissen und geht, den subjektiven Wünschen des Kranken sich anpassend, langsam in eine halbsitzende Stellung über. Sehr zu achten ist aber stets auf eine gute Unterstützung des Kopfes. Wesentlich erleichtert wird diese Umlagerung durch ein verstellbares Kopfgestell, das in Krankenanstalten oft schon an den Eisenrahmen der Stahlmatratze anmontiert ist, andernfalls als leicht zu improvisierendes Holzgestell einfach in das Bett eingestellt wird. Die Beine werden durch ein unter die Knie zu legendes *Spreukissen* in diesen leicht gebeugt und an den Rumpf leicht angezogen gehalten.

Soweit nicht durch die speziellen Wundverhältnisse die Einhaltung einer ganz bestimmten Lagerung geboten ist, berücksichtige man die Gewohnheiten und Wünsche des Patienten weitmöglichst; freilich nur unter Beachtung der Gesetze der Erfahrung. Diese hat z. B. gelehrt, daß nach Bauchschnitt mit Medianschnitt die Rückenlage in den ersten 4—5 Tagen weitaus am besten vertragen wird, so daß Operierte, die sonst Seitenlage gewöhnt sind, wenn man sie auf ihren Wunsch in solche vorübergehend bringt, meist sehr bald wünschen, in Rückenlage zurückgebracht zu werden. Der Kranke fühlt sehr rasch am besten, welche Lage ihm nicht nur am bequemsten, sondern wirklich am wohltuendsten ist. Überhaupt gestatte man ihm früh eine ziemlich weitgehende Bewegungsfreiheit. Die frühere Maßnahme, den Kranken nach jeder größeren Operation stets mehrere Wochen lang absolut ruhig zu halten, hat man

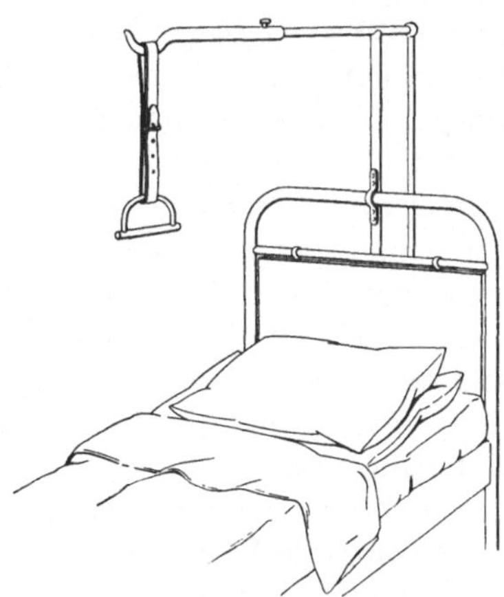

Abb. 1. Krankenheber.

längst nicht nur als unnötig, sondern vielfach als schädlich erkannt und aufgegeben. Die Vorteile des zuerst von Amerikanern empfohlenen Frühaufstehens nach Laparotomien, schon am 5. bis 8. Tage p. op., werden jetzt ziemlich allgemein anerkannt. Was für die Laparotomierten gilt, hat aber auch für die Operationen an anderen Körperstellen Geltung, besonders solchen am Oberkörper. Voraussetzung ist natürlich ungestörtes Allgemeinbefinden, normale Wundverhältnisse, Fehlen von Komplikationen irgendwelcher Art und ein genügender Kräftezustand.

Die Wunde selbst ist bis zur Vernarbung gegen jeden schädlichen Druck und Zerrung zu schützen, das operierte Glied deshalb ruhig zu stellen. Zur Seite des Gliedes gelegte, mit Sand, Häcksel oder Spreu gefüllte Kissen fixieren seine Stellung, bei Verletzung des Knochens oder eines Gelenkes wird das Glied an eine Schiene anbandagiert. Gegen den oft lästigen Druck der Bettdecke schützt eine Reifenbahre, im Notfalle ein quer über das Bett gestellter, zwischen Matratze und Bettstelle gesteckter Faßreif. Hochlagerung, noch besser — für die ersten 12—24 Stunden — vertikale Suspension verhütet eine stärkere, namentlich nach Operationen mit ESMARCHscher Blutleere leicht eintretende, parenchymatöse Nachblutung und befördert, speziell nach Operationen bei akut entzündlichen Prozessen, die Zirkulation in mächtiger Weise.

Bei Hochlagerung des Beines auf Kissen ist darauf zu achten, daß das Knie leicht gebeugt und das Bein in ganzer Länge unterstützt ist. Unterstützt man nur den Fuß, so stellen sich bald Schmerzen in dem gestreckten, ja durchgedrückten Knie ein. — Auch bei Suspension des Armes wird völlige Streckstellung des Ellenbogens schlecht vertragen; das Ellenbogengelenk wird dabei besser in recht- oder stumpfwinkeliger Flexion durch eine Draht-, Holz- oder Pappschiene fixiert und der Oberarm in ganzer Länge mit Kissen unterpolstert.

Sehr zweckmäßig sind die BRAUNschen Drahtleerschienen. Sie werden mit einer Mullbinde umwickelt und gewähren dann dadurch, daß sie sich dem Gliede vorzüglich anschmiegen, diesem eine durchaus sichere, saubere und weiche Stütze.

Vor völligem Erwachen aus der Narkose, völliger Rückkehr seines Bewußtseins darf der Operierte nicht verlassen werden; doch ist es zu widerraten, ihn durch Anrufen, Hautreize usw. vorzeitig aus dem Schlafe zu wecken. So lange Puls, Atmung in Ordnung, das Aussehen befriedigend ist, weder Cyanose noch auffallende Blässe besteht, lasse man den Patienten schlafen, bis er von selbst erwacht. Es genügt eine dauernde *sorgfältige Überwachung* durch einen *zuverlässigen* Pfleger. Nur sorge man für Zutritt frischer Luft!

Ein die Atmung bis zur Erstickung gefährdendes Zurücksinken des Unterkiefers und der Zunge, sich kennzeichnend durch schnarchende Atmung, zunehmende Cyanose, beseitigt man leicht durch Vordrängen des Unterkiefers mittels eines hinter den Kieferwinkel eingeschobenen Fingers soweit, daß die Zähne des Unterkiefers vor denen des Oberkiefers zu stehen kommen. Mißlingt dies, weil der Kranke schon anfängt zu pressen, so öffnet man den Mund mit einem Kiefersperrer und zieht die Zunge mit einer Zungenzange vor. Kiefersperrer und Zungenzange sollten, wie während der Narkose, bis zum Erwachen des Operierten neben dem Krankenbett bereit liegen.

Horizontale Lage mit leichter Unterstützung des Kopfes ist zur Vermeidung einer den Brechreiz steigernden Hirnanämie auch für die nächsten Stunden beizubehalten.

Erbrechen bleibt bei Anwendung der modernen Schmerzbetäubung mit Lokal- oder Lumbalanästhesie, Avertin- oder Evipannarkose usw. den Operierten meist erspart. Nach Chloroform- oder Äthernarkosen bleiben aber nur wenige davon verschont.

Beim *Eintritt von Erbrechen* wird der Kranke am Rücken unterstützt, der Kopf leicht angehoben und zur Seite gedreht. Vorgelegte Tücher schützen den Verband, sowie derselbe sich am Gesicht, Hals oder Brust befindet, möglichst vor dem Beschmutztwerden. Ist Patient erst halb wach, so achte man auf die Gefahr einer Aspiration erbrochener Massen, wie in der Narkose selbst und wische den Rachen vorsichtig mit Tupfern aus.

In den ersten 6—12 Stunden erhält der Operierte, schon um den Brechreiz zu lindern, überhaupt keinerlei Nahrung, weder Speise noch Trank. Nur sehr kleinen Kindern, die die Narkose ja meist recht gut vertragen, gebe man schon früher Milch in kleinen Mengen. Tritt keinerlei Übelkeit und Erbrechen ein, so darf der Kranke nach der angegebenen Frist etwas kalten Tee erhalten, bleibt die nächsten Tage bei flüssiger Diät, bis der Appetit sich wieder zu regen beginnt.

Hält indes der Brechreiz an, so ist es am besten, den Operierten volle 24 Stunden, ja länger den Genuß jeglicher Flüssigkeit per os zu untersagen. Zur Bekämpfung des oft recht quälenden Durstes läßt man sie den Mund häufig mit Wasser ausspülen, auch wohl ein angefeuchtetes Tuch zwischen die Lippen nehmen.

Das *Flüssigkeitsbedürfnis* des Körpers ist nach allen großen Operationen, besonders nach Laparotomien, sehr erheblich und soll von vornherein befriedigt werden. In einfacher Weise gelingt dies durch häufige, etwa alle drei Stunden zu wiederholende, sogenannte kleine Einläufe von höchstens 200 ccm lauwarmen Wassers in den Mastdarm unter ganz geringem Druck.

Von der so beliebten Darreichung kleiner Eisstückchen ad libitum habe ich nichts Gutes gesehen, am wenigsten eine Linderung des Brechreizes.

Ein vorzügliches Mittel, das Flüssigkeitsbedürfnis des Organismus ausreichend ohne jegliche Reizung des Magendarmkanales zu befriedigen, besitzen wir in der *subkutanen Infusion* warmer (40⁰ C) physiologischer Kochsalz- oder Normosallösung; sie stillt den Durst bzw. beugt ihm vor und übt gleichzeitig einen wohltätigen Reiz auf die geschwächte Herztätigkeit aus.

Nach großen langdauernden Operationen mit stärkerem Blutverlust oder bei hochgradigem Schwächezustand der Patienten lasse ich deshalb den Operierten *regelmäßig noch vor vollständigem Erwachen aus der Narkose* 600—1000—1200 ccm dieser Lösung unter die Haut des Oberschenkels oder in das submammäre Fettgewebe infundieren. Man bedient sich dazu scharfer, nicht zu feiner Hohlnadeln, die an den Gummischlauch eines Irrigators angesetzt werden. Irrigator, wie Schlauch und Kanüle werden vor der Infusion ausgekocht. Sind die Patienten durch längere Krankheit abgemagert, so fließt die Flüssigkeit in der Regel rasch ab; ist hingegen das Fettpolster straff, so dringt das Wasser nur langsam in die prall gespannten Gewebe ein. Man verteilt es durch beständiges Massieren der aufquellenden Teile auf ein möglichst großes Gebiet. Die Punktionsöffnung bedeckt man mit etwas steriler oder Jodoformgaze, die man durch ein Stück Gummizinkpflaster fixiert.

Wirkliche Nachteile habe ich von dieser Art der Infusion nie gesehen, insbesondere keine Hautgangrän, wie sie nach Injektion der TAVELschen Sodalösung statt der physiologischen Kochsalzlösung mehrfach beobachtet wurde. Aber freilich ist die Infusion größerer Flüssigkeitsmengen stets etwas schmerzhaft; viele Patienten klagen noch Tage lang hinterher über große Druckempfindlichkeit an der Stelle der Infusion und sträuben sich energisch gegen ihre Wiederholung. Auch bleibt danach eine Störung der Sensibilität und leichte Druckempfindlichkeit im Bereich der infundierten Partie oft mehrere Tage bestehen.

Wegen dieser Nachteile bevorzugen viele vor der subcutanen die *intravenöse* Infusion. Besonders empfiehlt sich zur Beseitigung von Kollapszuständen, namentlich wenn Gefahr im Verzug ist, die von MUMMERY schon 1905 angegebene, in Deutschland zuerst durch FRIEDEMANN eingeführte *intravenöse Dauertropfinfusion*.

Die zu infundierende, auf etwa 40⁰ erwärmte Flüssigkeit fließt aus einem neben dem Bett stehenden, vorher durch Auskochen sterilisierten und durch eine dicke Umhüllung mit Sattelfilz gegen Abkühlung geschützten Irrigator durch einen Schlauch ab. Der Tropfabfluß wird durch ein eingeschaltetes Kugelventil oder eine Quetschpinzette reguliert. Man sticht die Nadel in die Cubitalvene ein, überzeugt sich durch Abtropfen von Blut von ihrer richtigen Lage in der Vene und verbindet die Kanüle sogleich mit dem Schlauch. Um ein Herausgleiten der Kanüle aus der Vene zu verhüten, befestigt man sie bzw. den Anfangsteil des Schlauches sicher am Vorderarm durch breite Heftpflasterstreifen und bandagiert den Arm auf einer Schiene. Zu achten hat man darauf, daß die Nadel nicht die Intima verletzt.

So kann man dem Kranken ohne große Belästigung täglich 2—3 Liter Flüssigkeit zuführen, im Bedarfsfalle mehrere Tage hintereinander.

Als Infusionsflüssigkeit wird statt physiologischer Kochsalzlösung vielfach Calorose oder 5%ige Traubenzuckerlösung benützt.

Für gewöhnlich schwindet das *Chloroform*erbrechen bei Einhaltung *absoluter* Diät spontan innerhalb der ersten 24 Stunden; nur ausnahmsweise hält es 2 oder mehrere Tage an. In manchen dieser Fälle leistet eine Saturation, z. B. Potio Riveri, 1—2stündlich eßlöffelweise eingenommen, ganz unerwartet gute Dienste; auch werden stark kohlensäurehaltige Getränke, Selterwasser, gut auf Eis gekühlter Sekt *in kleinen Mengen* oft vertragen, wenn jedes andere Getränk Brechreiz verursacht. Bei anhaltendem Erbrechen aber kann man genötigt sein, den Genuß jeglicher Speisen und Flüssigkeit per os während mehrerer Tage zu verbieten. Hält es trotz völliger Abstinenz an, so macht man eine *Magenausspülung*; sie beseitigt den Brechreiz oft in wunderbarer Weise sofort und dauernd. — Morphium bleibt gegen den Brechreiz ein unsicheres Mittel. Manchmal hilft es wohl und schafft dem Kranken den so nötigen, heiß ersehnten Schlaf; in anderen Fällen aber facht es den Brechreiz erst recht an. Bei ungewöhnlich langdauerndem Erbrechen denke man übrigens stets daran, ob nicht eine anderweitige Komplikation — nicht das Narkoticum — Ursache dieser schweren Störung ist. Insbesondere nach Laparotomien wird es stets den Verdacht einer peritonealen Infektion erwecken.

Noch kurz einige Worte über Störungen nach einigen anderen Narkosearten!

Die in den letzten Jahren so häufig angewendete rectale *Avertinnarkose* verdankt ihre Beliebtheit zum wesentlichen der *Schonung der Psyche des Patienten,* welcher einschläft, ohne von Angstzuständen, wie sie beim Beginne der Inhalationsnarkose so häufig sind, gepeinigt zu werden, ja ohne etwas von Einleitung der Narkose zu merken, nicht zum wenigsten aber auch dem Ausbleiben postoperativer Belästigung: kein Narkosenkater, keine Übelkeit, kein Erbrechen. Der Operierte erwacht allmählich, 2—4—6 Stunden nach der Operation ohne Erinnerung an diese und ohne den sonst in den ersten Stunden so häufigen Nachschmerz. Einer Narkosennachbehandlung bedarf es nicht; nur muß der überwachende Pfleger auf etwaige Atemstörung infolge Zurücksinken des Kiefers und der Zunge achten.

So ungefährlich wie anfangs manche meinten ist freilich auch die Avertinnarkose nicht. Genaue Mortalitätsziffern anzugeben ist nicht angängig, weil es bei der Mehrzahl der Gestorbenen nicht möglich ist zu entscheiden, ob und inwieweit der tödliche Ausgang Folge des Grundleidens oder dem Narkoticum zur Last zu legen ist. Durchschnittlich rechnet man auf 2000 bis 4000 Avertinnarkosen einen Todesfall. Die Gefahr liegt in der Einwirkung auf das Atemzentrum und tritt — meist infolge einer Überdosierung — am häufigsten schon während der Operation ein: die Atmung wird verlangsamt, setzt ½—1 Minute ganz aus, die einzelnen Atemzüge sind im Anfang zwar tief, das Minutenvolumen aber vermindert, der Kranke wird cyanotisch, der Puls klein und kleiner, bleibt weg. Sofortiges Ablassen etwa noch in recto vorhandenen Avertins, Ausspülung des Darmes, intravenöse Injektion physiologischer Kochsalzlösung, subcutane Injektion von Lobelin oder 1—1½—2 Gramm 1%iger Kokainlösung, Einatmen von Kohlensäure bei künstlicher Atmung sind die Mittel, die man beim Auftreten solcher Atmungsstörungen in Anwendung zieht. — In anderen Fällen aber traten die gleichen Störungen erst nach Schluß der Operation auf, der Schlaf hält länger an, die Atmung wird langsamer, aussetzend, der Puls immer kleiner, der Kranke stirbt ohne zu erwachen. Dieser traurige Ausgang ereignete sich meistens in Fällen, in denen bei langdauernden Operationen die Avertinnarkose nicht nur als Basisnarkose, sondern alleinige Vollnarkose verwendet wurde und sich deshalb größere Avertinmengen nötig machten, namentlich aber bei Patienten, bei denen schon vor der Operation die Funktion der Leber oder der Niere schwer geschädigt war, insbesondere daher bei Kranken mit pyogener Allgemeininfektion. Personen mit gesunder Leber und Niere vertragen das Avertin gut. Erkrankungen des Leberparenchyms, akute oder subakute, ja auch manche chronische Nephritiden behindern die sonst so schnell eintretende Entgiftung bzw. Ausscheidung des Giftes, bilden daher für die Avertinnarkose überhaupt eine Kontraindikation, ebenso aber schwere Lungenleiden und bereits ausgesprochene Kachexie. — Zur Behandlung kommen die gleichen oben genannten Mittel in Betracht. RESCHKE erzielte in einigen Fällen guten Erfolg durch Aderlaß von 400—500 ccm und intravenöse Injektion von 1 Liter Kochsalzlösung.

Besonders gefährlich, weil das Atem- und Kreislaufzentrum belastend, ist nach Avertinnarkose eine postoperative Verwendung von Morphium in Fällen, in denen die Patienten nach dem Erwachen über starke Schmerzen klagen. Macht sich dann ein schmerzlinderndes Mittel durchaus erforderlich, so gebe man statt Morphium als minder gefährlich lieber Pantopon oder Narkophin.

Thyroxin hat Wert nur zur Vorbereitung, hat sich aber im asphyktischen Anfall nicht bewährt. Hingegen hat sich als recht zuverlässig zur Anregung des Atemzentrums erwiesen Coramin, intravenös zu je 5 ccm einer 25%igen Lösung oder intramuskulär zu je 10 ccm. Intravenös wirkt es sofort, aber flüchtig, muß also mehrfach, 3—4mal, in Abständen von einigen Minuten bei langsamer Injektion verabfolgt werden. Intramuskulär tritt der Effekt später ein, hält aber länger an.

Die Gefahren der sonst so vorzüglichen **Lumbalanästhesie** liegen, mag man nun Stovain, Tropakokain oder Novokain anwenden, während der Operation einmal in einem zu hohen Aufsteigen des Anaestheticum bis zum Halsmark mit Lähmung des Atem- und Kreislaufzentrums infolge Überdosierung oder abhängiger Lagerung des Oberkörpers, sodann aber in einer stets eintretenden Senkung des Blutdruckes, die ja noch durch den Einfluß der Operation als solcher gesteigert wird. Hat man auch gelernt, diese Gefahren auf ein Mindestmaß herabzudrücken, so beträgt die der Narkose zu Last zu legende Mortalität nach MÜLLER und OVERHOLT doch noch immer 0,37%. Wie weit die steuerbare Spinalanästhesie mit Spinokain nach PITKIN bzw. mit Percain nach KIRSCHNER eine weitere Herabsetzung der Lebensgefahr bringen wird, können erst weitere Erfahrungen lehren.

Unvermeidlich scheinen bis jetzt eine Anzahl in ihrem Wesen noch viel umstrittene störende Begleiterscheinungen. Vorübergehendes *Erbrechen* tritt in etwa 10% der Fälle auf, vorübergehende *Kopf-* und *Rückenschmerzen* in 12%, *Urinretention* wurde in 18%, *Darmparese* in 15% der Fälle beobachtet. Starke quälende Kopfschmerzen stellen sich namentlich ein, sowie der Operierte sich aufzurichten versucht. Beibehaltung der Rückenlage, am besten mit Erhöhung des Fußendes des Bettes, gebietet sich also so lange die Beschwerden anhalten. Erleichterung schafft in manchen Fällen wiederholte Lumbalpunktion; auch Adrenalinpräparate besonders Ephedrin, wirken günstig. Die Schmerzen halten meist 3—4 Tage, nicht selten aber 8 Tage, ja bis 3 Wochen an. Über ihre Ursachen, ob Folge einer Intoxikation oder einer abgeschwächten meningitischen Infektion, gehen die Ansichten noch sehr auseinander. Für letztere Annahme wird ins Feld geführt, daß die Beschwerden namentlich bei wegen Eiterungen Operierten und häufiger in den Kältemonaten als im Sommer auftreten sollen.

Lästiger noch als die meist binnen einigen Tagen verschwindenden Kopfschmerzen, aber zum Glück weit seltener, sind *postnarkotische Lähmungen*; man schätzt ihre Häufigkeit auf 0,25% der Fälle. Sie treten auf im Bereich des Oculomotorius und des Abducens, seltener im Gebiete des Facialis und Hypoglossus, sowie des Femoralis, des Peroneus oder des Radialis. Voss macht darauf aufmerksam, daß Narkosenlähmungen im Gebiete des Lendenkreuzbeingeflechtes, sich äußernd in Gehbeschwerden und ausstrahlenden Schmerzen, von den Chirurgen oft übersehen werden. Auch alle diese Lähmungen pflegen nach kürzerer oder längerer Zeit spontan zu verschwinden, halten aber manchmal auch einige Monate an.

Heute wissen wir, daß selbst die früher als absolut ungefährlich geltende **Lokalanästhesie** dies in Wirklichkeit nicht ist. Nach ausgedehnten Umspritzungen mit ½%igem Novocain wurden allgemeine Vergiftungserscheinungen, schwere Störungen der Herztätigkeit beobachtet. In dem doch relativ beschränkten Fachgebiet der

Laryngo- und Rhinologie allein konnte SONNTAG 87 Todesfälle feststellen, darunter 22 infolge Überdosierung; die Anwendung des anästhesierenden Sprays und der Injektion in Nase und Rachen war besonders gefährlich, ist deshalb zu unterlassen, durch Pinselung zu ersetzen.

In neuerer Zeit sind namentlich örtliche Schädigungen, ausgedehnte Gangrän nach Lokalanästhesie beschrieben worden. GEBELE sah eine solche nach einer Herniotomie, nicht nur der Haut, sondern der ganzen Dicke der Bauchdecke; BÖRNER, WAGNER beobachteten ein Absterben des Hautlappens nach Naht einer Patellarfraktur, KOCH sah Hautgangrän nach Apendektomie u. a. m. In einem Teil der Fälle endete die Komplikation nach mehrwöchentlichem Bestehen infolge pyogener Infektion tödlich. Die Ursache dieser schweren lokalen Störungen ist freilich nach allgemeiner Ansicht nicht in gewebstötender Wirkung des Anaestheticum, sondern in der des zugefügten Suprarenins zu suchen, auf dessen Gefahren NEUGEBAUER und BRAUN schon 1903 aufmerksam gemacht hatten. Man hüte sich streng, der anästhesierenden Flüssigkeit mehr als 1 Tropfen der $1^0/_{00}$igen Suprareninlösung auf 10 ccm Flüssigkeit zuzufügen.

Besondere Beachtung verlangt in den ersten 24 Stunden nach einer Operation die *frühzeitige Erkennung einer etwaigen Nachblutung*. Das Pflegepersonal ist streng anzuweisen gerade in den ersten Stunden sich wiederholt von einem etwaigen Durchbluten des Verbandes zu überzeugen und dies *sofort* dem Arzt zu melden. Was dieser dann zu tun hat, soll später bei den Störungen des Wundverlaufes besprochen werden.

Während des ganzen weiteren Verlaufes gebührt Ihre Sorgfalt ebensosehr dem *Allgemeinbefinden* des Kranken, wie den lokalen Wundverhältnissen. Nicht nur beeinträchtigt fast jede Störung des Wundverlaufes das subjektive wie objektive Befinden des Kranken, oft früher ehe an der Wunde selbst eine Störung zu entdecken ist; nur zu oft gesellen sich ganz unabhängig von der Wunde oder nur indirekt durch sie bedingt *Komplikationen* hinzu. Ein Operierter ist, sofern er durch sein Leiden ans Bett oder auch nur ans Zimmer gefesselt ist, einem Gesunden nicht gleich zu achten. Kinder und Greise erheischen die größte Sorgfalt, während jugendliche Personen und solche des kräftigen Mannesalters minder gefährdet sind.

Der früher so gefürchtete, aber fast als unvermeidbar angesehene *Wundschmerz* ist bei aseptischen Operationen verschwindend gering, fehlt bei völliger Ruhe des operierten Gliedes oft ganz. Freilich spielt das Temperament, die Sensibilität des Operierten dabei eine große Rolle. Selbst nach sehr großen Operationen machen manche Patienten schon am nächsten Tage einen frischen gesunden Eindruck, fühlen sich subjektiv wohl. Andererseits klagt fast kein Kranker ohne jeden Grund. Hat er dauernd, wenn auch geringe Schmerzen, so sind diese baldmöglichst zu beseitigen; freilich nicht gleich mit der Morphiumspritze! Vielmehr suche man stets die Ursache des Schmerzes zu ergründen. Manchmal genügt ein einfacher Lagewechsel, in anderen Fällen die Lockerung eines etwas zu fest angelegten Verbandes, einer einzigen einschnürenden Bindentour; der leichte Druck einer Sicherheitsnadel kann auf die Dauer unerträglich werden. In wieder anderen Fällen, nach Operationen an Knochen und Gelenken, bedarf es eines festeren Anbandagierens des Gliedes an eine Schiene zur Ausschaltung der die Fragmente bewegenden schmerzhaften Muskelkontraktionen. Findet man die Ursache des Schmerzes nicht im Verbande, dann muß die Wunde nachgesehen werden, ob etwa entzündliche Prozesse die Entfernung einer Naht nötig machen und dgl. mehr. Erst wenn alle solche Ursachen ausgeschaltet worden sind, der Schmerz aber doch anhält, sind die eigentlichen schmerzlindernden Medikamente am Platz, sollen dann aber auch angewendet werden.

Viele der Operierten werden namentlich in den ersten Tagen von *Schlaflosigkeit* gepeinigt. Scheuchte ihnen vor der Operation die Angst den Schlaf hinweg, so stören nach derselben der Schmerz, die ungewohnte, mehr oder minder gezwungene Lage — meist Rückenlage —, das allgemeine Unlustgefühl nach der Narkose usw. ihre Ruhe. Eine mehrtägige Schlaflosigkeit erzeugt dann leicht eine solche seelische Erregung, physisches Unbehagen, schwächt so sehr den allgemeinen Kräftezustand, daß dadurch ernste Gefahren entstehen können. In solchen Fällen muß der Arzt eingreifen und unter allen Umständen für Schlaf sorgen. Eine einzige gut durchschlafene Nacht genügt oft, um das ganze Allgemeinbefinden des Patienten zu heben und das vorher vielleicht bedrohliche Krankheitsbild in ein normales umzuwandeln. So sehr ich sonst rate den Gebrauch der Morphiumspritze auf das Äußerste zu beschränken, in solchen Fällen halte ich ihre Anwendung, falls nicht von seiten des Herzens oder allgemeinen Kräftezustandes strikte Kontraindikationen bestehen, geradezu für geboten. — Weiß man, daß der Patient das Morphium nicht verträgt, so greife man zu Ersatzmitteln, von denen ich zur *einmaligen* Schlaferzeugung das Chloralhydrat, 2 g per rektum appliziert, besonders empfehlen möchte. — Bei länger anhaltender Schlaflosigkeit kommen andere Präparate, Bromkalium, Sulfonal (1—2 g), Trional (1—2 g), Veronal (0,3—0,5 g) Adalin (0,5—1) u. a. in Betracht. Dann wird man aber namentlich durch diätetische Mittel versuchen müssen, die Arzneien zu ersetzen. Bei manchen Patienten reicht schon ein Glas Kulmbacher Bier zur Abendmahlzeit verabreicht aus, die gewünschte Wirkung zu erzielen.

Den besten Fingerzeig, ob eine ernstere Störung vorliegt, gewährt uns die regelmäßige *Kontrolle von Temperatur und Puls des Kranken.* Sind diese normal, so ist eine ernste Gefahr in der Regel auszuschließen. *Regelmäßige Temperaturmessungen* sind mindestens in den ersten Tagen nach blutigen chirurgischen Eingriffen täglich früh und abends vorzunehmen, am übersichtlichsten gleich in Form einer Kurve auf einer Temperaturtabelle aufzuzeichnen.

Die Bedeutung der Thermometrie ist heutzutage schon dem Laien bekannt. Er weiß, daß der *normale Wundverlauf gewöhnlich fieberfrei ist,* daß eine *anormale Steigerung der Temperatur irgendwelche Störung bedeutet.* Doch hüte man sich, dem Fehlen von Fieber allein zu hohen Wert beizulegen! Es kann sich ereignen, daß man einem Operierten, da er fieberfrei ist, eine günstige Prognose stellt und wenige Stunden nachher zu einer Leiche gerufen wird. Gerade die schwersten Infektionen, speziell nach Laparotomien, verlaufen manchmal ohne Fieber. Andererseits beweist durchaus *nicht jede nach Operationen eintretende Temperatursteigerung das Vorhandensein einer Infektion* oder auch nur eine ernstere Störung des Verlaufes. Wissen wir doch, daß z. B. bei subcutanen Frakturen oder bei großen subcutanen Blutergüssen durch Resorption der Zerfallprodukte ein, fast immer unschädliches, sog. *aseptisches Fieber* auftreten kann. Ja, war der Patient, z. B. ein schwächliches Kind nach Hüftgelenkresektion sehr kollabiert, so ist eine mäßige Steigerung der Abendtemperatur bis 38⁰ oder 38,2⁰ als Zeichen der Reaktion, der Überwindung des gefahrdrohenden Kollapses fast erfreulich zu nennen, jedenfalls erwünschter als das Anhalten subnormaler Temperatur.

So hohe Bedeutung auch der regelmäßigen Thermometrie als diagnostischem und prognostischem Hilfsmittel im allgemeinen zukommt, nicht sie allein entscheidet, sondern nur ihr Vergleich mit dem Verhalten des *Pulses*. Freilich muß nicht bloß die Frequenz, sondern auch der Rhythmus, die Fülle, die Schnelligkeit der Pulswelle in Betracht gezogen werden.

Jede größere Operation hat gewisse an Art, Intensität und Dauer freilich verschiedene Störungen des Kreislaufes im Gefolge, bedingt durch die Narkose, den Blutverlust, die Abkühlung, bei Operationen im Brustraum wie in der Bauchhöhle durch direkte Beeinflussung einzelner Vasomotoren, nicht zum wenigsten aber auch durch den Einfluß auf die Psyche und das ganze vegetative System. Man spricht deshalb viel von einem *Operationsshok*, der dem durch irgendeine andere schwere Verletzung erzeugten Shok völlig gleichzusetzen und durch das plötzlich einsetzende schwerste Darniederliegen des Kreislaufes charakterisiert ist. Die Atmung wird oberflächlich, unregelmäßig, der Puls klein, kaum fühlbar, beschleunigt. Die Körpertemperatur sinkt unter die Norm, die Extremitäten werden kalt. Oft gehen Stuhl und Urin unwillkürlich ab. Von operativem Shok sollte man freilich *nur* reden, wenn diese Kreislaufstörungen sich *unmittelbar* an die Operation anschließen, nicht aber, wenn sie erst nach einem mehrstündigem freien Intervalle auftreten. Dann handelt es sich um *Kollapszustände* aus anderen Ursachen, welche sich freilich auch an den Operationsshok anschließen können.

Es kann hier auf die Unterscheidung der verschieden bedingten postoperativen Kreislaufstörungen nicht näher eingegangen werden. Nur darauf sei hingewiesen, daß sie ebensosehr in einer Störung der Herztätigkeit, wie der des peripheren Gefäßsystems ihren Ursprung haben können und demnach verschiedene Behandlung verlangen. Die im ersten Falle meist so wirksamen eigentlichen Herzmittel wie Digitalis, Strophantin, Campher, Cardiazol usw. versagen im anderen Falle oft gänzlich, während Gefäßtonika wie Adrenalin, Ephedrin, Ephetonin, Coramin, Strychnin u. a. Erfolg bringen. Solange die Wirkung der Narkotika anhält, lassen freilich infolge der Unempfindlichkeit der narkotisierten Zentra leider alle Analeptika oft im Stich. „Ein durchweg wirksames kreislaufförderndes Mittel fehlt bisher." (v. Brandis).

Das Wesen des eigentlichen operativen Shoks, wie des postoperativen Kollapses liegt in der Senkung des allgemeinen Blutdruckes. Ihn zu heben ist die Hauptaufgabe der Nachbehandlung: der Körper ist tief, die Extremitäten hoch zu lagern, evtl. zu suspendieren, der ganze Körper in warme Tücher zu schlagen. Die erwähnten Excitantien verdienen Anwendung. Aber das wirksamste Mittel ist die in Intervallen von $\frac{1}{2}$—1 Stunde zu wiederholende langsame intravenöse Infusion von je 200—500 ccm Flüssigkeit, am besten die Blutinfusion, wie sie bei Behandlung schwerer Nachblutungen später beschrieben werden soll.

Straaten weist darauf hin, daß bei alten Leuten mit leicht erhöhtem Blutdruck die gute Füllung und starke Spannung des Pulses leicht über eine schon vorhandene, sich in einer gewissen Arhythmie und leichten Cyanose dem Kundigen kennzeichnende Gefahr hinwegtäuschen, ein plötzliches Versagen des Herzens den völlig unerwarteten Tod herbeiführen kann. Während alle anderen Mittel in solchen Fällen ohne Erfolg blieben, Coffein, Campher, Kohlensäure, Adrenalin sich sogar als schädlich erwiesen, sah er vielfach Gutes von 4—5stündlicher Darreichung von Papaverin in Dosen von je 0,04 g.

Nicht geringere dauernde Aufmerksamkeit verlangt die *Respiration*.

Die Zahl der Fälle, in denen Komplikationen von seiten der Lungen den Erfolg der bestausgeführten Operation zunichte machen, ist groß.

Manche Chirurgen betrachten eine Lungenentzündung nach Operation als fast zufällige Komplikation und trösten sich über einen Todesfall leicht hinweg, da die tödliche Pneumonie ja kaum Schuld der Operation, noch weniger des Operateurs sei, dieser für den unglücklichen Ausgang nicht verantwortlich sei. Eine solche Anschauung hat doch nur eine teilweise Berechtigung. Ohne Operation wären die Betreffenden wohl nicht an Pneumonie erkrankt. Ein mindestens indirekter Zusammenhang zwischen Lungenkomplikation und Operation besteht nahezu ausnahmslos. Dafür spricht schon das häufigere Auftreten nach bestimmten Operationen, insbesondere nach solchen an den Luftwegen und nach Laparotomien.

Der Operierte ist schon gegen Erkältungseinflüsse jeder Art minder widerstandsfähig; der Reiz der Narkotika, insbesondere des Äthers, erhöht die Schleimabsonderung; beim Erbrechen während und nach der Narkose gelangen leicht Schleim oder gar Teile des Erbrochenen in die Luftröhre. Nach Operationen an Brust und Bauch hindert der Schmerz tieferer Atemzüge die volle Entfaltung der Lungen und erschwert das Aushusten des Schleimes. Im gleichem Sinne wirkt ungünstig die tiefe Lagerung in den ersten Tagen, ganz vornehmlich aber die Schwächung der Herzkraft durch Operation und Narkose. Alle diese Umstände schränken den kleinen Kreislauf ein, die Blutdurchströmung der Lungen wird verlangsamt und herabgesetzt, die Alveolen werden nicht genügend entfaltet, der Schleim aus den Bronchien nicht entleert. Damit kommt es zur Hypostase, zu Bronchitiden, Bronchopneumonien natürlich um so leichter, wenn es sich um ältere Personen handelt oder solche, bei denen schon vorher Katarrhe bestanden. — Echte croupöse Pneumonien sind nach Operationen nicht häufig, doch wurden sie hie und da in einzelnen Krankenanstalten, ja in bestimmten Krankenzimmern, endemisch gehäuft beobachtet; dann wohl direkte Folge einer Infektion mit FRIEDLÄNDERschen Pneumokokken.

Die stets ernste Prognose, der leider so häufig tödliche Ausgang dieser Komplikationen sind gewiß Grund genug, von vornherein sorgfältig auf etwaige Störungen der Atmung zu achten. Man achte auf Frequenz der Atmung, Tiefe der einzelnen Atemzüge, darauf, ob der Atemtypus normal oder rein costal oder rein abdominal ist, ob beide Thoraxhälften sich gleichmäßig ausdehnen, oder die eine mehr oder minder ruhig gestellt, resp. die eine Lunge ganz ausgeschaltet wird, ob das Atmen Schmerz verursacht, von Husten unterbrochen wird usw. usw. Die physikalische Untersuchung der Lungen ist nicht zu vernachlässigen.

Der Erfolg unserer Behandlung der ausgebrochenen Krankheit ist stets zweifelhaft. Umsomehr gilt es ihrer Entstehung soweit wie möglich vorzubeugen: Der Operierte ist von Anfang an, d. h. schon beim Transport vom Operationstisch ins Krankenzimmer jedwedem Erkältungseinflusse (durch Einhüllen in warme Decken, Vermeidung von Zugluft) gut zu schützen. Vorteilhaft ist es, ihm für die ersten 24—48 Stunden auf Brust und Rücken einen mäßig angewärmten Thermophor zu legen. Bei Erbrechen ist Aspiration von Schleim und Erbrochenem durch Unterstützen des Kopfes, Auswischen des Rachens zu verhüten. Unnötig lange Rückenlage ist zu meiden, der Kranke baldmöglichst in halbsitzende Stellung überzuführen. Er ist anzuhalten — wenigstens mehrfach am Tage durch je 10 Minuten hindurch — tief ein- und auszuatmen, den Schleim auszuhusten; ist dies schmerzhaft, müssen schmerzlindernde Mittel gegeben werden. Dabei ist die Herztätigkeit stets nach Bedarf anzuregen; ein Glas Wein, ein Schluck Kognak od. dgl. wirken oft ausgezeichnet. Im übrigen ist die Behandlung aller Respirationsstörungen nach den Regeln der inneren Medizin zu leiten.

Sehr oft übersehen werden von minder erfahrenen Ärzten *Störungen der Urinentleerung*. Viele Menschen vermögen in Rückenlage — und zu dieser sind Operierte in den ersten Tagen nach der Operation doch meist verurteilt — überhaupt nicht Urin zu lassen oder entleeren ihre Blase ganz ungenügend; besonders häufig aber trifft man diese Störung bei Männern wie Frauen in den ersten Tagen nach Laparotomien und Operationen an den Genitalien. Gewöhnlich wird nun freilich der Patient, der seinen Harndrang nicht befriedigen kann, selbst den Arzt darauf aufmerksam machen, in der Regel aber doch erst, nachdem er sich unnötig längere Zeit gequält hat; zuweilen verkennt er auch die Ursachen seiner Beschwerden und klagt nur über stetig zunehmende heftige Schmerzen im Leibe. So habe ich es wiederholt gesehen, daß jüngere Kollegen eine Peritonitis annehmen zu müssen glaubten in Fällen, in denen ein einziger Griff auf den Leib sie hätte belehren können, daß die Blase prall bis zum Nabel gefüllt war, und der Katheter mit Entleerung von mehr als einem Liter Urin sofortige Erleichterung und Schwinden der Schmerzen brachte. Man mache es sich daher zur Regel, sich nach jeder größeren Operation mindestens am Abend des Operationstages selbst davon zu überzeugen, ob der Kranke in genügender Menge Urin gelassen hat! Nötigenfalls lasse man den Kranken, wenn es sein Zustand sonst erlaubt, sein Urinbedürfnis im Stehen oder auf dem Nachtstuhl — nicht dem Unterschieber — befriedigen. Unnötiges Katheterisieren soll man streng vermeiden; ist aber der Patient außerstande, seine Blase genügend zu entleeren, dann beuge man einer Überdehnung derselben rechtzeitig durch Einführung des Katheters unter Beachtung aller aseptischen Kautelen vor!

Die Tagesmenge des Urins, sein Aussehen, ob klar oder trüb? Schleim, Eiter oder Blut enthaltend? ist zu beachten, der Säuregehalt, das spezifische Gewicht festzustellen, eine Untersuchung auf Eiweiß oder Zucker *nie* zu versäumen. Nicht selten enthält der Urin in den ersten Tagen nach einer Operation, manchmal sogar nach einfacher Untersuchung in Narkose, geringe Mengen von Eiweiß, auch wenn vorher keinerlei Anzeichen einer Nierenerkrankung vorlag. Selbst das Auftreten hyaliner oder leicht granulierter Zylinder ist nach Chloroform- und Äthernarkose hier und da zu beobachten. Bei sonst gutem Befinden kommt solchem Befunde in der Regel keine weitere Bedeutung zu; die geringe Albuninurie verschwindet binnen wenigen Tagen, manchmal schon binnen 24 Stunden wieder vollständig spontan. Positiver Befund verlangt aber stets eine mehrfache Kontrolle, besonders bei Störungen des Allgemeinbefindens und wenn Patient schon vor dem Eingriff an Diabetes oder einer Erkrankung der Nieren litt. Dann ist auch die mikroskopische Untersuchung nicht zu unterlassen. — Namentlich bei fetten Personen erzeugt die Chloroform-, seltener die Äthernarkose auch *Acetonämie;* schon der Geruch des Urins, wie des Atems weist auf sie hin. Ist sie auch zum Glück meist vorübergehend, so ist ihr Auftreten doch prognostisch nicht zu unterschätzen, da sie zuweilen zu schweren Störungen, Erbrechen, Dyspnoe, Cyanose, Kollaps und Koma bei völligem Fehlen von Fieber Anlaß gibt. Reichliche Zufuhr von Flüssigkeit, Darreichung von Alkalien, sind die Mittel zu ihrer Bekämpfung. HOFMANN empfiehlt die rektale Einverleibung einer 10%igen Traubenzuckerlösung.

Der *Appetit* der Kranken pflegt in den ersten Tagen nach der Operation darniederzuliegen und selbst bei völlig fieberlosem Verlauf stellen sich zuweilen alle Zeichen eines akuten Magenkatarrhs ein, der freilich bei richtiger Regelung der Diät meist rasch wieder zur Heilung gelangt. Solange der Brechreiz anhält, erhält Patient, wie schon oben erwähnt, am besten per os gar nichts; sowie er nachläßt, gestattet man flüssige Kost, Tee, Wassersuppen, Schleimsuppe, etwas Milch, Fleischbrühe, erst klar, dann mit Zusatz von Sago, weich gekochtem Gries, Reis, fügt allenfalls etwas Fleischextrakt oder Puro, Somatose, ausgepreßten Fleischsaft hinzu, gibt in den nächsten Tagen breiige bzw. weiche Fleischkost, etwas geschabten Schinken, geschabtes Rindfleisch, Hirn, Bries, Milchreis, Bouillonreis usw. usw., geht aber erst mit Rückkehr des Appetits zu konsistenter Nahrung über. — Den anfangs oft sehr bemerkbaren Foetor ex ore bekämpft man mit fleißigen Spülungen des Mundes mit schwachen Lösungen von Kali hypermanganicum, Kali chloricum oder 3%iger Borsäure; bei stark belegter Zunge läßt man sie mehrmals des Tages mit einem in einer dieser Lösungen getauchten Läppchen kräftig abreiben.

Bei stark geschwächten Patienten oder längerem Darniederliegen des Appetits infolge fieberhaften Verlaufes wird die Ernährungsfrage oft zur Lebensfrage, hängt doch der Endausgang oft ganz davon ab, ob es gelingt, die Kräfte des Patienten genügend hoch zu halten. Da ist es denn durchaus notwendig, sich nicht mit der Ordination „nur leicht verdauliche Speisen" zu begnügen, sondern dem Patienten genau den Speisezettel und Zeit und Menge der Nahrungsaufnahme vorzuschreiben. Da gilt es denn nicht bloß dem Nahrungswert und der Verdaulichkeit der Speisen, sondern auch dem Geschmack und den Gewohnheiten der Patienten Rechnung zu tragen, für möglichste Abwechselung der Kost zu sorgen, um in schwierigeren Fällen den Widerwillen der Kranken gegen Nahrungsaufnahme zu beseitigen, in anderen ihn vor dem Genusse unzweckmäßiger Speisen oder unverträglicher großer Mengen zu behüten. Da muß sich der Arzt mehr um Küche und Keller, als um die Verordnung von Medikamenten kümmern. Bezüglich spezieller diätetischer Vorschriften muß ich auf das verweisen, was die interne Klinik bei der Behandlung der Magenkrankheiten darüber lehrt.

Andauernde Appetitlosigkeit pflegt meist die Folge einer Störung des Wundverlaufes zu sein und erst zu schwinden, wenn diese behoben ist. Regelung der Diät ist auch dann die Hauptsache, Medikamente müssen nur selten zur Unterstützung herangezogen werden.

Weit hartnäckigeren Widerstand als die meist rasch vorübergehenden Zeichen eines leichten Magenkatarrhs bieten der Therapie oft *Störungen der Peristaltik.*

Leiden so viele Personen schon in gesunden Tagen an einer gewissen *Stuhlträgheit,* so steigert sich dieselbe, wenn die Kranken, zu dauernder Bettruhe gezwungen, der gewohnten Bewegung und Beschäftigung entbehren, wenn sie sich des Genusses verschiedener stuhlbefördernder Speisen und Getränke, namentlich des Bieres, enthalten oder doch in demselben beschränken müssen, oft zu unerträglicher Höhe. Obstipationen von 5, 6, ja 10—14tägiger Dauer sind nicht so selten, und nur mit größter Mühe und unter vielen Beschwerden gelingt es schließlich, Stuhlgang zu erzwingen. Nur allzu oft und leicht wird diese Störung von seiten des behandelnden Arztes übersehen.

Es ist ja richtig, daß eine selbst hartnäckige Verstopfung meist unschuldiger Natur ist und nur Unbequemlichkeiten für den Kranken mit sich bringt; doch kommt ihr oft auch eine ernstere Bedeutung zu. Die ganze Verdauung leidet darunter, der rechte Appetit kehrt nicht zurück, und die so sehr der Kräftigung bedürftigen Patienten nehmen an Kraft nicht zu. Appetitlosigkeit oder allgemeines Unbehagen, oft ein lästiger drückender Kopfschmerz stellen sich ein; die ganze Gemütsstimmung des Kranken leidet darunter, ja auch Fieberbewegungen können dadurch veranlaßt werden. Auf letzteren Punkt haben besonders französische Ärzte hingewiesen. Sie sind gewiß manchmal zu weit gegangen, indem sie hier und da Temperatursteigerungen, die durch den Wundverlauf bedingt waren, auf eine bestehende Obstipation bezogen, doch ist gar nicht zu leugnen, und namentlich bei Kindern oft zu beobachten, daß Obstipation für sich allein bei absolut aseptischem Wundverlaufe Fieber bis 38,5, ja 39⁰ in einzelnen Fällen bedingen kann. Es schwindet sofort, sowie ausreichende Stuhlentleerung durch

Abführmittel erzeugt ist, ohne daß an der Wunde irgend etwas geschehen wäre. Auch für diese Störungen gilt der Grundsatz: Principiis obsta!

Es scheint mir nicht notwendig, den Darmkanal durch innerlich gereichte Antiseptika, z. B. Salol, wie dies französische Ärzte tun, gewissermaßen desinfizieren zu wollen. Es genügt vollständig, für seine regelmäßige Entleerung Sorge zu tragen, und zwar ist auch dies wesentlich durch Regelung der Diät zu erstreben. Apfelmus, der Saft gedämpfter Pflaumen oder Kirschen, Weintrauben, als Kompot oder Nachtisch serviert, der ausgepreßte Saft einer Apfelsine, ein guter Apfelwein oder leichter Moselwein und dergleichen mehr werden von den Kranken meist gern genommen und reichen zur Erzielung des gewünschten Zweckes gewöhnlich vollkommen aus; wenn nicht, lasse man leicht abführende Wässer, die natürlichen Brunnen von Selters, Fachingen, Bilin, Gießhübel, Vichy, im Notfalle 1 bis 2 Glas Bitterwasser trinken oder helfe durch Glycerinsuppositorien oder ein Klysma nach. Zur Erzeugung einmaliger gründlicher Defäkation ist meist 1 bis 2 Eßlöffel Ricinusöl das geeignetste Mittel; doch gerade für die bei längerer Bettruhe so häufige chronische Stuhlträgheit verdienen die erstgenannten Mittel den Vorzug.

Jede Besserung des Allgemeinbefindens äußert auch ihre günstige Rückwirkung auf die Heilung des lokalen Krankheitsprozesses; die Gewebe werden widerstandsfähiger, die Regenerationsprozesse spielen sich rascher und energischer ab. Deshalb dürfen die Regeln der *Hygiene* gerade während der Nachbehandlung nicht vernachläßigt werden. Armut nicht allein, sondern Unkenntnis, Unverstand, Aberglauben, Indolenz, ja selbst böser Wille sind die Haupthemmnisse richtiger Hygiene. Da hilft es denn freilich nichts, wenn der Arzt schlechthin Sorge für Luft und Licht, Sauberkeit, kräftige Kost, die Hauptgrundsätze einer richtigen Körperpflege, vorschreibt. Er muß sich selbst darum bekümmern, daß als Krankenzimmer das hygienisch beste ausgewählt wird, das zur Verfügung gestellt werden kann, selbst nachsehen, daß die Fenster geöffnet, die Zimmer regelmäßig gelüftet werden, darauf halten, daß Leib- und Bettwäsche stets sauber sind und entsprechend oft gewechselt werden, daß der Kranke selbst gereinigt wird und die nötige Wartung findet, muß selbst Quantität und Qualität der Nahrung vorschreiben, die dem Kranken notwendig und dienlich ist. Der Rücken, besonders die Kreuzgegend und die Waden sind täglich mit alkoholischen Flüssigkeiten, Franzbranntwein oder Eau de Cologne abzureiben, die Beine leicht zu massieren. Da der Operierte sich dabei oft nicht selbst helfen kann, muß er von einem Wärter leicht angehoben, von einem zweiten eingerieben werden.

Soweit als möglich, muß der Stoffwechsel durch *Bewegung* angeregt werden; *jede unnötige Bettruhe ist vom Übel.* Sowie es der Zustand des kranken Körperteiles irgend erlaubt, muß der Patient den Gebrauch der gesunden Glieder wieder aufzunehmen suchen, sich in freier Luft Bewegung machen. Kann er nicht gehen, so muß er getragen oder gefahren werden. Vielfach vernachlässigt, ja selbst manchen älteren Ärzten kaum bekannt, und doch von größter Wichtigkeit ist die *Berücksichtigung der Lebensgewohnheiten des Operierten.* Je weniger man in diese eingreifen muß, je rascher es gelingt, den Patienten wieder in sein gewohntes Tun und Treiben zurückzubringen, umso günstiger sind die Heilungsbedingungen. Die genaueste Untersuchung und sorgfältigste Beobachtung vermag vielfach nicht aufzudecken, weshalb ein Operierter sich dauernd unbehaglich fühlt, mißmutig ist, sich nicht erholen kann trotz Fehlens von Fieber, Fehlens jeder Störung des Wundverlaufs, jeder anderen Komplikation, bis ein Zufall zeigt, daß ihm der gewohnte Genuß von Wein, Tabak oder dgl. fehlt. Man gibt ihm ein Glas Wein, läßt ihn eine Zigarette rauchen, und sein Zustand ist wie umgewandelt; er fühlt sich wieder frisch, ja gesund. *Solange nicht bestimmte Gegengründe vorliegen, gestatte man dem Patienten gewohnte Genußmittel ohne Bedenken.*

All dies scheinen Kleinigkeiten und sind doch für die Nachbehandlung von größter Bedeutung.

Es scheint mir hier der Ort, ehe ich zur Schilderung der Lokalbehandlung übergehe, darauf hinzuweisen, wie wertvoll es in manchen Fällen ist den Krankheitsverlauf durch einige kurze Notizen zu fixieren.

In Kliniken verlangt ja schon die eventuelle spätere wissenschaftliche Verwertung die Anlegung sorgfältiger Krankengeschichten über jeden Fall. Sie sollen die Anamnese, den Status bei der Aufnahme, alle wichtigen Punkte des Verlaufes, alle etwa nötigen operativen Eingriffe und den bei denselben erhobenen anatomischen Befund, die Vornahme des Verbandwechsels, den Befund bei der Entlassung und wenn möglich das definitive Endresultat resp. im Falle des Todes das Obduktionsprotokoll enthalten. Es braucht und soll dies nicht zu unnützer zeitraubender Vielschreiberei ausarten. Es kommt dabei nicht auf druckfähige Stilisierung an; doch müssen die, wenn auch noch so kurzen Angaben über alle wichtigen Momente des Krankheitsverlaufes vollständig Aufschluß erteilen, vor allem aber wahr, zuverlässig und klar sein. — Es wäre unbillig, dem vielbeschäftigten Praktiker ein Gleiches zuzumuten. Immerhin wird auch er gut tun und nicht nur im eigenen, sondern auch im Interesse seiner Patienten handeln, wenn er die wesentlichsten Momente sich wenigstens in wichtigeren Fällen und bei längere Zeit dauerndem Krankheitsverlaufe kurz notiert. Es ist etwas sehr mißliches, sich nur auf sein Gedächtnis zu verlassen, mag dasselbe auch noch so gut sein. Man mag sich z. B. wohl erinnern, daß Patient hier und da Fieber gehabt oder über Schmerz oder andere Störungen geklagt hat, ohne daß man jedesmal eine bestimmte Veranlassung dafür hat finden können. Sieht man nun aber in seinen Aufzeichnungen, daß diese Temperatursteigerung immer einem Verbandwechsel oder Bewegungen bestimmter Gelenke folgte, daß Störungen immer bei Gebrauch bestimmter Mittel auftraten, bei anderen sich besserten, so wird sich manchmal ganz leicht ein innerer Zusammenhang zwischen Ursache und Wirkung erkennen lassen, der vorher vergeblich gesucht wurde, und zu bestimmten therapeutischen Maßnahmen führen können. Es ist von Wichtigkeit, exakt zahlenmäßig feststellen zu können, ob eine Geschwulst in einem bestimmten Zeitraum gewachsen ist oder nicht, ob der Umfang eines, sagen wir an chronischem Hydrops erkrankten Kniegelenkes zugenommen oder abgenommen hat, ob der Winkel eines kontrakturierten Gelenkes spitzer oder stumpfer geworden, der Grad seiner Beweglichkeit sich gebessert oder verschlechtert hat usw. Das Gedächtnis gibt da oft nur sehr ungefähre, ja unzuverlässige Auskunft, kurze Notizen im Krankenjournal einen bestimmten Bescheid. Dazu kommt noch, daß infolge der Unfall-, Kranken- und Invaliditätsversicherung von uns heutzutage nur allzu oft noch nach Monaten und Jahren genaue Auskunft über das derzeitige Befinden eines Kranken oder Verletzten verlangt wird, für welche doch eben nur exakte, wenn auch kurze Notizen einen sicheren Anhalt bieten.

Zweite Vorlesung.

Nachbehandlung aseptischer Wunden.

Völliger Nahtverschluß. Anwendung der Drainage. Zeitpunkt der Entfernung der Drainröhren. Entfernung der Nähte. *Verbandtechnik:* aseptischer Verband.

Lokale Nachbehandlung aseptischer Wunden. Die lokale Nachbehandlung verlangt eine detailliertere Schilderung, eine ganz spezielle Kenntnis vieler wichtiger Einzelheiten. Wir haben zunächst die Frage zu beantworten: *Wie gestaltet sich die*

Weiterbehandlung einer Wunde, die nach allen Regeln der Kunst aseptisch oder antiseptisch behandelt wurde?

Zwei große Gruppen von Wunden müssen wir auseinanderhalten: solche, die, vom Operateur selbst bei nicht entzündlichen Affektionen unter allen Kautelen gesetzt, von vornherein als *aseptisch* betrachtet werden können, und solche, die *infiziert* sind.

Setzen wir den Fall einer Geschwulst-Exstirpation! Ließ sich die Wunde vollständig durch Naht vereinigen, war die Einlegung eines Drainrohres unnötig, so gestaltet sich die Nachbehandlung höchst einfach. Bleibt der Verlauf ungestört, so warten wir einfach die Heilung unter dem ersten Verbande ab, nehmen ihn erst nach voraussichtlich eingetretener fester Vereinigung der Wundflächen, also bei Weichteilwunden je nach der geringeren oder größeren Spannung der Wundränder nach 6—14 Tagen, nach Kontinuitätstrennung der Knochen, nach Gelenkresektionen nach 3—4 Wochen zum erstenmal ab.

Ist Heilung p. pr. erfolgt, werden die Nähte entfernt; ein schmaler Salbenstreifen durch Heftpflaster befestigt genügt die frische Narbe für einige Tage zu schützen.

Nicht ganz so einfach gestaltet sich die Sache, wenn ein Drainrohr eingeführt war.

Nur bei Benutzung *resorbierbarer Drainagen*, wie sie NEUBER in Form decalcinierter Knochendrains, zusammengedrehter Catgutbündel usw. eingeführt hat, ist die vollständige Heilung unter einem einzigen *Dauerverbande* ohne weiteres möglich; doch hat sich diese Behandlungsmethode nicht allgemein einzubürgern vermocht, da die völlige Resorption der Knochendrains immerhin einige Wochen erfordert.

Verwendet man nicht resorbierbare Drains, so müssen dieselben entfernt und zu diesem Zwecke die Verbandstücke abgenommen werden.

Die Vorzüge der Behandlung mit Dauerverbänden liegen auf der Hand; sie spart nicht nur Zeit und Geld, sie erspart vor allem dem Kranken Schmerzen, die selbst beim vorsichtigsten Verbandwechsel manchmal unvermeidlich sind.

Immerhin ist es meist ratsamer auf dieses Ideal der Heilung einer Wunde unter *einem* Verbande zu verzichten. Bei etwas stärkerem Nachsickern von Blut- oder Wundsekret aus dem Drain innerhalb des ersten Tages nach der Operation trocknet der Verband trotz seiner Durchlässigkeit für Luft nicht immer völlig aus; in der Tiefe liegen feuchte Lagen der Wunde direkt auf, und zwar Lagen, die mit dem vorzüglichsten Nährsubstrat für Bakterien, Blut und Serum, durchtränkt sind. Die Möglichkeit einer Zersetzung dieser Sekrete und sekundären Wundinfektion liegt dann nicht allzu fern. War eine etwas stärkere Durchfeuchtung des Verbandes nach der Operation zu erwarten oder haben sich gar die oberflächlichen Schichten des Verbandes mit Blut vollgesaugt, so ist es besser, anstatt neue Verbandstoffe überzubinden, den ersten Verband schon nach 24 oder wenigstens 48 Stunden zu erneuern und erst den nun anzulegenden zweiten Verband als Dauerverband liegen zu lassen. Häufig wird man dann auch gleich die Drains entfernen können und so unter zwei Verbänden die definitive Heilung erzielen. Müssen die Drainagen noch beibehalten werden, so bedarf es freilich noch eines 3. oder 4. Verbandes.

Die Antwort auf die Frage: *wann dürfen die Drainrohre entfernt werden?* ergibt sich aus folgender Überlegung. Aufgabe des Drains ist es, das sich in der Tiefe der Wundhöhle etwa ansammelnde Blut oder Sekret nach außen in die Verbandstoffe abzuleiten, um auf diese Weise einmal das innige Aneinanderlegen der Wundflächen — abgesehen von der Stelle der Drainage — zu ermöglichen, ein Abheben durch sich zwischendrängendes Sekret zu verhüten und andererseits — bei mißlungener Asepsis — eine Resorption von in der Tiefe der Wunde stagnierenden, sich zersetzenden Sekreten zu vermeiden. Es bildet der Drain demnach eine Art Sicherheitsventil, geeignet etwaige Fehler der Operationstechnik resp. der Asepsis doch noch für den Patienten unschädlich zu machen.

Gelingt es, die Wundflächen in ganzer Ausdehnung durch einen komprimierenden Verband oder fortlaufende etagenförmige Catgutnaht exakt miteinander zu vereinigen und die Asepsis zu wahren, so ist der Drain überhaupt überflüssig. Die guten Erfolge, die man heute vielfach mit der Behandlung ohne Drainage erzielt, beweisen die Richtigkeit dieses Satzes. Doch selbst wenn die Flächenvereinigung der Wunde nicht so absolut möglich war, genügt bei Fernbleiben einer Infektion eine Drainage für durchschnittlich 1—2 Tage, da die durch den Reiz des operativen Eingriffes, speziell den Reiz etwa angewendeter Antiseptica bedingte Wundsekretion nur innerhalb der ersten 24—48 Stunden beträchtlich, weiterhin minimal ist. Bleibt also der Operierte fieberfrei, sieht die Wunde reizlos aus, sind ihre Ränder nicht entzündlich gerötet und geschwollen, zeigen die das Drainrohr füllenden Blutgerinnsel normale Beschaffenheit, so können wir schon beim ersten Verbandwechsel den Drain ganz bei Seite lassen. — Finden sich indes entzündliche Veränderungen der Wundränder und ihrer Umgebung, sind die Gerinnsel im Drain stellenweise zerfallen, bilden also nicht einen gleichmäßigen Ausguß des ganzen Rohres, sind sie mehr bräunlich oder graugelb anstatt schwarzrot, entleert sich gar hinter ihnen etwas retiniertes Sekret, so ist es sicherer, die Drainage noch einige Tage beizubehalten, *selbst wenn Patient fieberfrei sein sollte.* Die angegebenen Veränderungen sprechen für Infektion. Es ist eine etwas länger dauernde Sekretion, vielleicht gar die Ansammlung von etwas Eiter in der Tiefe der Wunde zu erwarten. Seiner Retention muß vorgebeugt werden. Das Drainrohr wird dann erst beim zweiten oder dritten Verbandwechsel mit den Nähten entfernt. Es ist so lange nötig, als noch eine stärkere Sekretion stattfindet, namentlich, wenn diese nicht rein serös, sondern serös-eitrig oder rein eitrig ist. Sowie die Absonderung nachläßt, wird das Drainrohr entfernt; ein längeres Liegenlassen wäre nicht nur zwecklos, zumal die durch die Drainöffnungen in das Rohr vorwachsenden Granulationen sein Lumen verlegen, sondern direkt schädlich, sofern die Heilungsdauer unnötig verzögert wird, da zu lange offen gehaltene Drainkanäle, auch wenn es sich nicht um tuberkulöse Prozesse handelt, sich manchmal nur langsam schließen und an der Drainstelle eine unschöne breite Narbe zurücklassen. Bei früher Fortnahme des Drainrohres am ersten bis zweiten Tage wird die Narbe der Drainstelle fast lineär, wie in den genähten Abschnitten der Wunde. — Das Verhalten bei schwerer Infektion wird weiter unten erörtert werden.

Zur Entfernung der Nähte schreiten wir, sowie die organische Vereinigung der Wundränder genügend fest geworden ist; die Zeit wechselt nach der Größe der Wunde, ihrer Örtlichkeit, je nachdem diese besser oder schlechter mit Blut versorgt wird, nach der Spannung der Wundränder, nach den Anforderungen, die an die junge Narbe gesetzt werden.

Nach Operationen im Gesicht, an den Weichteilen des Schädels, darf man die Nähte oft schon nach 2—3 Tagen, wenigstens teilweise, fortnehmen, bei stärkerer Spannung sie durchschnittlich am 6.—7. Tage entfernen. Nach Mamma-Amputationen, bei denen viel Haut fortgenommen werden mußte, gestattet die Spannung der Wundränder die Entfernung der Nähte oft erst nach 10—14 Tagen, und der gleiche Zeitraum wäre einzuhalten nach Laparotomien. Hier stellen die starken Schwankungen des intraabdominalen Druckes, die plötzlichen Drucksteigerungen bei der Defäkation, beim Husten usw. große Anforderungen an die Festigkeit der Narbe. Man läßt daher die Nähte lieber einige Tage länger, als zu kurze Zeit liegen und schützt nach ihrer Fortnahme die Narbe noch durch einen entspannenden Verband.

Da bei reinen Weichteilwunden mit der festen Vereinigung der Wundränder auch die Wundheilung beendet zu sein pflegt, wird man daher bei ihnen nach Ablauf der angegebenen Zeit den Verband behufs Entfernung der Nähte abnehmen. Ist indes anzunehmen, daß mit Heilung der Hautwunde die nötige feste Vereinigung der Teile in der Tiefe noch nicht eingetreten ist, wie bei Sehnennähten, Kontinuitätstrennungen der Knochen, so lohnt es sich nicht, den Verband nur der Nähte wegen zu wechseln. Man entfernt letztere dann erst, nachdem auch in der Tiefe feste Vernarbung resp. Verknöcherung des Callus zu erwarten steht.

Es ist hier wohl der Ort, das Wichtigste über die Technik des Verbandes und des Verbandwechsels auseinanderzusetzen.

Man bestreut die frische genähte Wunde mit etwas Dermatol oder Airol, bedeckt sie mit einem schmalen, aus nur wenigen Lagen steriler Gaze bestehenden Streifen, deckt über diesen einen, ihn um je etwa 2 cm überragenden, aus einer einzigen Lage bestehenden Gazeschleier und bepinselt diesen, so weit er den Verbandsstreifen überragt — nicht etwa die Verbandgaze selbst — mit Collodium. Dieser kleine, den Patienten gar nicht belästigende billige Verband genügt, das wenige Blut und Wundsekret aufzusaugen und schützt die Wunde sicher gegen Infektion; er bleibt bis zur Entfernung der Nähte also z. B. nach Laparotomie durchschnittlich 10—12 Tage unangerührt liegen. Fürchtet man eine Zerrung der Wunde durch nachfolgendes Erbrechen oder bezweckt man z. B. nach Exstirpation großer Abdominaltumoren eine gewisse Kompression, so legt man quer zur Wundlinie noch einige Heftpflasterstreifen über den schmalen Verband. Bei Abnahme des Verbandes löst man das Collodium, falls es sich nicht leicht abziehen läßt, mit etwas Essigäther.

Drainierte, oder ganz oder teilweise offen gelassene Wunden verlangen indes wegen der zu erwartenden stärkeren Absonderung von Blut und Wundsekret einen voluminöseren Verband. Wie soll er beschaffen sein?

Der Zweck jedes Wundverbandes ist, die Wundsekrete aufzunehmen und eine nachträgliche Wundinfektion von außen her zu verhindern. Er muß daher einerseits ein möglichst großes Aufsaugungsvermögen besitzen, andererseits selbst aseptisch sein bzw. bleiben. Dies erreichen wir erfahrungsgemäß am sichersten dadurch, daß wir der austrocknenden Luft ungehinderten Zutritt und Durchgang gewähren. So lange der Verband trocken bleibt, ist eine Sekretzersetzung unmöglich. Der von LISTER empfohlene Luftabschluß durch Gummipapier wurde daher schon früh als nicht nur zwecklos, sondern direkt schädlich wieder aufgegeben. Aus dem gleichen Grunde bedarf es aber auch keiner Imprägnation der Verbandstoffe mit Antisepticis.

Als ein in jeder Hinsicht durch Sauberkeit, Handlichkeit, Weichheit und Schmiegsamkeit, wie namentlich große Aufsaugungsfähigkeit vorzüglicher Verbandstoff hat sich die sterilisierte Mullgaze bewährt. Man bedeckt die Wunde zunächst mit großen Mengen zusammengekrüllter Bäusche, legt auf diese eine mehrfache Schicht glattliegender Gazekompressen, breitet hierüber in der Regel noch gut entfettete, sterilisierte Verbandwatte, die namentlich die Ränder des Gazeverbandes überragt, und fixiert das Ganze durch einen exakt anzulegenden Bindenverband. Die Krüllgaze hat den Zweck, neben der Aufsaugung der Sekrete als elastisches Polster zu dienen und durch gleichmäßigen allseitigen Druck die zu vereinigenden Wundflächen gut aneinander zu halten, jede Bildung von Buchten und Taschen, in denen es zur Sekretstagnation kommen könnte, zu verhüten. Aus dem gleichen Grunde benützt man auch zur Befestigung der aseptischen Verbandstoffe elastisches Bindenmaterial. Als bestes hat sich mir stets guter, nicht zu dünner Cambrikstoff erwiesen.

Soll der Verband seinen Zweck gut erfüllen, so muß er ziemlich dick angelegt werden und in großer Ausdehnung die Wunde nach jeder Richtung hin überragen, namentlich wenn ein stärkeres Nachsickern von Blut oder stärkere Wundsekretion zu erwarten ist. Es geschieht dies nicht nur, um den Sekreten genügend Stoff sich auszubreiten zu bieten, sondern weil jeder Verbandstoff bei längerem Liegen sich etwas zusammenballt. Er verliert einen Teil seiner Elastizität und hebt sich daher bei jeder Bewegung des Patienten mit seinen Rändern bald von der Unterlage ab, so daß man bei kleinen Verbänden, namentlich an voluminösen Körperteilen, speziell am Rumpf, leicht mehrere Finger zwischen Verband und Haut schieben kann, dem Eindringen von Infektionsstoffen demnach freie Bahn offen steht. Durch weites Überragen des Verbandes über die Wunde wird dieser Nachteil kompensiert.

So muß der erste Verband nach Mamma-Amputationen auf Bauch, Hals, Oberarm übergreifen, bei Operationen am Hals in der Regel Kopf und Thorax mit umfassen, nach Kniegelenkresektionen abwärts bis zum Fuß, aufwärts zur Inguinalbeuge reichen u. dgl. mehr. Mit Nachlaß der Wundsekretion genügen später natürlich kleinere Verbände.

Aus den gleichen Gründen und um der Wunde die nötige Ruhe zu geben, eine Reizung durch Verschieben der Verbandstücke, Reibung zu verhüten, ist dringend zu raten, bei Wunden in der Nähe von Gelenken letztere durch den Verband ruhig zu stellen.

Eine kleine Vorsichtsmaßregel soll nicht unerwähnt bleiben. Sowie zwei Hautflächen für längere Zeit durch einen Verband in unmittelbarer Berührung gehalten werden, wie dies bei adduziertem Arm in der Achselhöhle, bei flektiertem Ellenbogengelenk in der Tiefe der Gelenkbeuge, bei aneinandergepreßten Fingern an den Schwimmhäuten der Fall ist, sieht man, namentlich bei fetten Personen mit starker Transpiration, die Haut sehr bald durch die Ansammlung von Schweiß und Hauttalg mazerieren, resp. ekzematös werden. Bei kleinen gut genährten Kindern tritt das Gleiche schon in der Tiefe der queren Hautfalte des Halses ein.

Man vermeidet diese oft recht lästige Störung durch Einpudern der gefährdeten Stellen mit ganz wenig Dermatol- oder Fissanpuder.

Der hohe Preis der geschilderten, großen aseptischen Verbände ließ früh an ein billigeres Ersatzmittel denken. Ein solches von ganz vorzüglicher Brauchbarkeit bietet die Holzwolle und ein noch besseres die Moospappe. Man ümhüllt die Moospappe mit einer 2—3fachen Lage steriler Gaze, taucht sie in eine Schale 1⁰/₀₀iger Sublimatlösung, in der sie sofort stark aufquillt, drückt nun alle Flüssigkeit so viel als möglich durch kraftvolles Zusammenwinden wieder aus, lockert die noch etwas zusammengepreßten Moosballen und gewinnt so ein außerordentlich elastisches, weiches, vorzüglich aufsaugendes Kissen. Die die Wunde direkt bedeckende Gazeschicht braucht bei ihrer Anwendung nur dünn zu sein; das auf sie gelegte Mooskissen reicht vermöge seiner hohen Saugkraft zur Aufnahme der Sekrete vollständig aus, eignet sich deshalb namentlich für Dauerverbände. Sein Rand wird ringsum mit Watte umgeben. Zur Zeit des Anlegens des Verbandes sind diese Kissen elastisch, schmiegen sich überall den Körperformen gut an, erlauben daher eine gleichmäßige leichte Kompression. Nach einiger Zeit, sowie sie durch Verdunstung ganz trocken geworden sind, erstarren sie etwas, behalten die einmal gewonnene Form bei und fixieren nun das Glied wie ein Kleisterverband.

Dritte Vorlesung.

Nachbehandlung aseptischer Wunden (Fortsetzung).

Fixierende Verbände. Schienenverband. Gipsverband. Pflaster-Extensionsverband.
Verbandwechsel. Wundtamponade. Hauttransplantation.

Ist eine sichere *Fixation* erwünscht, dann ergänzt man den Verband durch Hinzufügen einer Schiene. Bei einfachen Fällen genügen *Pappschienen* vollständig. Aus dicker Pappe schneidet man sich gerade oder nach Bedarf winkelig gebogene Streifen von entsprechender Länge und Breite, macht sie durch Eintauchen in heißes Wasser geschmeidig und bandagiert sie mit appretierten Gazebinden an. Überall, wo sie den aseptischen Verband überragen, sind sie mit Watte zu polstern.

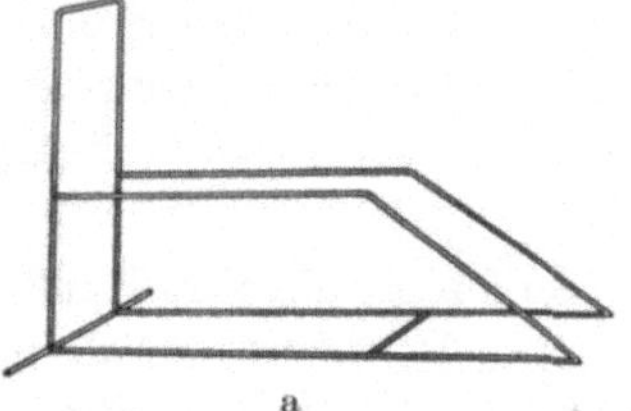

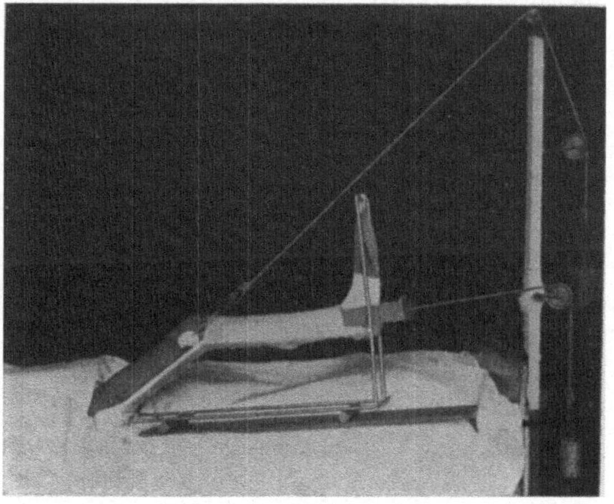

a   b

Abb. 2a und b. Verbandanordnung zur Behandlung der Oberschenkelfrakturen auf der BRAUNschen Schiene. (Aus: Handbuch der praktischen Chirurgie, 6. Auflage, Band 6.)

Bei Operationen an den unteren Extremitäten empfiehlt sich mehr noch die Verwendung fertiger, meist rinnenförmig gestalteter Holz-, Blech- oder Drahtschienen. Auf ihre nähere Beschreibung einzugehen, ist hier nicht der Ort.

Nur auf die äußerst praktische, vielfach verwendbare, in verschiedener Form und Größe vorrätige BRAUNsche Leerschiene (Abb. 2a und b) sei kurz hingewiesen. An den Stellen, gegen die das Glied sich stützen soll, mit Mullbinden umwickelt, bietet sie ein elastisch weiches und doch sicher fixierendes Lager und den oft großen Vorteil, daß man den aseptischen Verband wechseln, die Wunde kontrollieren kann, ohne die Schiene zu entfernen.

Bei allen starren Schienen, insbesondere auch bei der so beliebten VOLKMANNschen Blechrinne (Abb. 3) müssen besonders gefährdete Partien durch ein dickes Wattepolster gegen Decubitus geschützt werden, so namentlich die Gegend der Ferse und der Achillessehne dicht oberhalb ihrer Insertion.

Zu dieser Polsterung eignet sich gewöhnliche geleimte Watte ungleich besser, als die teuere entfettete Verbandwatte, da sie sich weit weniger leicht zu dicken unelastischen Klumpen zusammenballt. Ist besondere Vorsicht geboten, z. B. bei sehr mageren, durch Krankheit heruntergekommenen Personen mit schwacher Herzkraft, so tut man gut, alle Knochenvorsprünge durch Cerussa-Pflaster, dick auf starkes

Segeltuch gestrichen, besonders zu schützen. Seitliche Einschnitte in die Pflasterstücke, die ihnen die Form eines Maltheserkreuzes geben, ermöglichen ein faltenloses Anschmiegen. Ein noch besseres, für manche Fälle kaum entbehrliches, aber freilich teureres Polster bildet der Sattelfilz; nur muß man die Ränder dieses dicken Stoffes etwas abschrägen.

Zur Erzielung *absoluter Immobilisation* bedient man sich heute wohl allgemein des *Gipsverbandes*. Wir haben die Wahl zwischen zirkulärem Verbande und einer Gipsschiene. Der zur Anwendung kommende Gips muß gut, feinpulverig, nicht sandig oder krümelig sein und schnell trocknen. Bei Herstellung von Gipsbinden reibe man ihn tüchtig in die Maschen der Gaze oder des Mullstoffes ein und wickle die Binde nicht zu fest, damit das Wasser leicht in alle Schichten der Rollbinde eindringe. Der Gipsverband wird über den dicken aseptischen Verband angelegt, überragt ihn nach oben, wie nach unten. Da die Immobilisation nach Operationen doch fast nur bei Kontinuitätstrennungen des Knochens in Betracht kommt, so gelten für die Ausdehnung des Verbandes die gleichen Regeln, wie für die Behandlung von Frakturen. Für gewöhnlich sind deshalb die beiden benachbarten Gelenke mit in den Verband zu nehmen. Nur bei Kontinuitätstrennungen in nächster Nähe eines Gelenkes resp. nach Resektion eines solchen genügt es oft, den Verband bis zum nächsten Gelenk hinzuführen. Meist wird man indes bei Resektionen des Kniees, des Ellenbogens das periphere Gelenk, also Fuß- resp. Handgelenk mit fixieren, um fehlerhafte Rotationen zu verhüten, während Hüft- und Schultergelenk frei bleiben können. Finger und Zehen bleiben außerhalb des Verbandes, um etwa eintretende Zirkulationsstörungen sofort erkennen zu können, und nicht unnötig ihre Beweglichkeit zu gefährden.

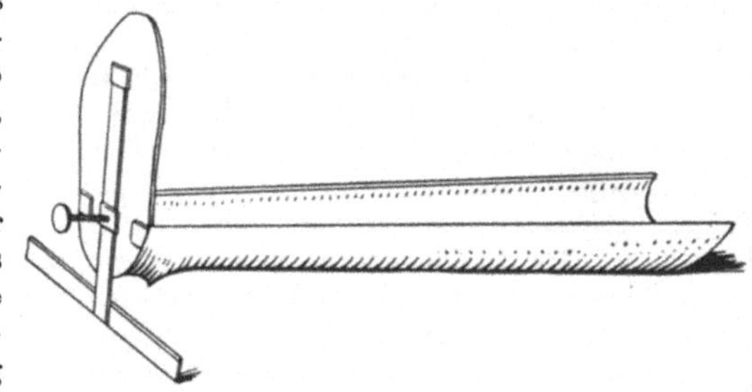

Abb. 3. VOLKMANNs Blechschiene mit stellbarer Fußstütze für die untere Extremität.

Beim *zirkulären Gipsverbande* werden die nicht vom aseptischen Verbande umhüllten Teile vorher mit einer Cambrik- oder Flanellbinde oder einer dünnen Watteschicht umwickelt. Über dieser wird dann die Gipsbinde einfach abgerollt. Jeder Zug an ihr ist zu vermeiden. Nur allzuleicht schnürt der zirkuläre Gipsverband das Glied zu stark ein und stört die Ernährung. Durch Verstreichen der noch feuchten Gipsmasse wird ein gutes Anschmiegen an das Glied und damit genügende Festigkeit erzielt.

Trotz der entschieden allgemeineren Verbreitung des zirkulären Gipsverbandes bietet gleichwohl die *Gipsschiene* eine Anzahl Vorzüge vor ihm. Sie fixiert, wenn gut angelegt, das Glied genau ebenso sicher wie ersterer und bedingt weit weniger die Gefahr schwerer Zirkulationsstörungen, da eben nur die kleinere Hälfte des Umfanges von starrem unnachgiebigem Gips, die größere durch elastische Verbandstoffe umfaßt wird. Beim Abwickeln der zirkulären Gipsbinde muß die Extremität frei schwebend erhalten werden; damit erhöht sich die Gefahr eines Wiederverschiebens der Knochenteile gegeneinander während Anlegen des Verbandes; auch ermüdet die Assistenz leicht. Beim Anlegen der Gipsschiene ruht das Glied bis zum vollständigen Erstarren des Gipses bequem in ganzer Länge auf einer Unterlage auf. Die Assistenz hat leichtes Spiel; eine neue Dislokation der Teile ist nicht zu befürchten. Treten irgend welche Störungen im Verlaufe ein, so ist die Schiene leicht, schnell und ohne größere Belästigung des Kranken abgenommen. Die Abnahme des zirkulären Gipsverbandes wird wegen ihrer Umständlichkeit nur zu leicht einmal unterlassen, resp. zu lange verzögert. Wegen dieser Vorzüge der Gipsschienen sei die Technik ihrer Anfertigung, da sie allgemein noch viel zu wenig bekannt ist, hier kurz geschildert, und zwar die der billigen Gipshanfschienen.

Halten wir uns an das Beispiel einer Kniegelenksekretion! Die Sägeflächen der Knochen sind durch zwei Nägel vereinigt, die Hautwunde genäht, der aseptische Verband angelegt. Er reicht aufwärts bis über die Mitte des Oberschenkels, abwärts bis unter die des Unterschenkels. Das ganze Bein liegt auf dem Tische überall unterstützt auf; ein Assistent fixiert den Fuß in rechtwinkliger Flexion zum Unterschenkel, die Zehen nach vorn gerichtet, indem er unter völliger Freilassung der Seitenränder und des Rückens des Fußes mit der einen Hand an der Ferse, mit der anderen an den Zehen angreift. Dünne Bündel grobfaserigen Hanfs, durch Durchkämmen mit den Fingern oder einem weiten Kamme etwas in Strähnen geordnet, sind in genügender Zahl und Länge bereit zu halten.

Zunächst legt man auf die Dorsalseite des Beines einen breiten, durch Eintauchen in Wasser und kräftiges Ausdrücken nur wenig angefeuchteten Streifen dünner Leinwand, sogenannten Nössels, der von den Zehen bis hinauf zur Inguinalbeuge reicht und seitwärts die Konturen des Fußes, wie des ganzen Beines überall um etwa 5—6 cm weit überragt. Die Ränder zeigen in Abständen von etwa 2—3 cm eine Anzahl seitlicher Einschnitte, um ein exaktes Anschmiegen an die Oberfläche des Gliedes zu ermöglichen und sie später über die Gipshanfstreifen umschlagen zu können. In eine große Schale mit nicht zu viel Wasser schüttet ein Gehilfe unter beständigem Umrühren Gipspulver bis zur dünnbreiigen Konsistenz. In diesen Brei werden die bereit gehaltenen Hanfstreifen eingetaucht, die Fasern dabei gut ausgebreitet, damit der Gips leicht zwischen sie eindringt, dann der überflüssige Gips durch schwachen Druck zwischen zwei Fingern abgestreift, und der Streifen längs auf das Glied gelegt. Man tut gut, zunächst die Ränder der Schiene durch solche Gipshanfstreifen zu markieren. Am Fuße muß die Schiene auf die beiden Fußränder gerade noch übergreifen, in der Fußbeuge endet sie beiderseits vor den Knöcheln oder bedeckt sie völlig — nie darf ihr Rand etwa gerade auf die Malleolen zu liegen kommen — am Unter- und Oberschenkel umfaßt sie den vorderen Umfang des Gliedes bis höchstens zur kleineren Hälfte. Liegen die Randstreifen, so ist nur noch der freie Raum zwischen ihnen mit sich gegenseitig berührenden anderen Hanfstreifen auszufüllen. Bei gutem Gips braucht die Schiene durchaus nicht sonderlich dick, also nicht schwer gemacht zu werden. Jetzt schlägt man die eingeschnittenen Ränder des untergelegten feuchten Leinwandstreifens aufwärts über den Rand der Schiene um, fixiert sie, glättet die Oberfläche durch Überstreichen von etwas Gipsbrei und läßt die Schiene erstarren, was bei gutem Gips und richtiger Konsistenz des Breies sehr schnell geschieht. Die scharfen Ränder der Schiene werden zur Verhütung eines sonst leicht stattfindenden Druckes durch vorsichtiges Unterführen der Fingerspitze — ohne daß dabei irgendwie die Schiene vom Gliede abgehoben werden darf — vor völligem Erstarren ein wenig abgestumpft resp. nach aufwärts umgekrempelt. Nun schiebt man, ohne das Bein von der Unterlage erheben zu lassen, um Unter- und Oberschenkel einige kurze Bindenstreifen, legt einen gleichen um den Fuß, knüpft sie auf der Schiene und fixiert diese damit so sicher, daß man jetzt das ganze Bein ohne Gefahr einer Wiederverschiebung der Knochen frei von der Unterlage erheben und die Schiene exakt durch Bindentouren anbandagieren kann. Soll die Extremität suspendiert werden, so fügt man in den Verband einen von den Zehen bis zur Leistenbeuge reichenden Gipshanfstreifen, über den man fünf Eisen- oder Porzellanringe, wie sie zur Zugvorrichtung an Vorhängen benutzt werden, gestreift hat und verteilt letztere so, daß ein Ring auf den Fußrücken, der zweite oberhalb des Fußgelenkes, der dritte unterhalb, der vierte oberhalb des Kniegelenkes und der fünfte an den oberen Rand der Schiene zu liegen kommt. Einige kurze Querstreifen fixieren dieses Längsbündel. An den Ringen hängt man das Bein später an einem längs über das Bett gestellten Galgen auf (Abb. 4).

Wo es nicht auf den Preis ankommt, bedient man sich zur Herstellung der Gipsschienen bequemer der Gipslonguetten. Man legt eine Gipsmullbinde in Streifen von entsprechender Länge und Breite in 5—6facher Lage übereinander, taucht sie ins Wasser, drückt sie aus und schmiegt sie durch leichten Druck dem Gliede in ganzer

Länge an. Erlaubt es Sitz und Ausdehnung der Wunde, dann kann man diese Longuetten unbeschadet und sehr vorteilhaft direkt auf die Haut legen, z. B. nach einer Knochennaht des gebrochenen Unterschenkels zu beiden Seiten und an der Rückfläche des ganzen Beines vom Oberschenkel bis zum Fuß, diesen teilweise umgreifend. Ober- und unterhalb der Wunde werden sie durch Binde an das Glied anbandagiert, und nun erst wird der aseptische Verband nach Erstarren des Gipses angelegt. Die Gipsschiene bildet dann eine Art gefensterten Gipsverband, der während eines etwa erforderlichen Verbandwechsels ruhig liegen bleibt und so gegen ein Verschieben der Bruchstücke sichert.

Der Zusammengehörigkeit wegen sei gleich hier auch einiger Punkte der Technik des *Pflasterextensionsverbandes* gedacht, wenn derselbe auch wesentlich nur nach Operationen an den unteren Extremitäten, nur selten nach solchen an den oberen Anwendung findet und bei der Frakturbehandlung durch die später zu beschreibende moderne Drahtextension fast verdrängt ist.

Ein langer, etwa 5—6 cm breiter Pflasterstreifen wird, steigbügelartig die Fußsohle umfassend, ohne ihr anzuliegen, an den beiden Seiten des Gliedes möglichst hoch hinauf angeklebt. Bei Hüftgelenkresektionen reicht der innere Streifen bis zur Dammschenkelfalte, der laterale bis zur Trochanterengegend, nach Osteotomien des Femur bis handbreit über die Operationsstelle hinaus. Deshalb ist es notwendig, den Extensionsverband vor dem antiseptischen Verbande anzulegen, die Wunde inzwischen nur durch Bedecken mit etwas aseptischer Gaze vor Infektion

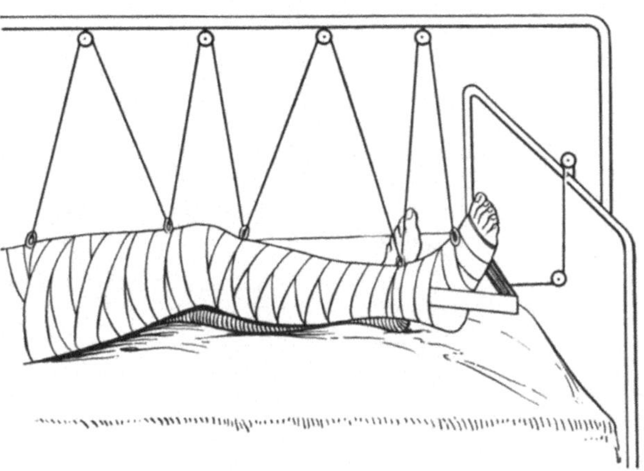

Abb. 4. Heftpflasterextensionsverband mit Suspensionsvorrichtung mittels dorsaler Gipshanfschiene für die untere Extremität.

zu schützen. Es umfaßt also nachher der aseptische Verband den oberen Teil des Extensionsverbandes. Nur völlig reizloses, gut klebendes Pflaster darf Verwendung finden, da die starke Gewichtsbelastung an seine Adhäsionskraft oft recht große Anforderungen stellt. Für starken Zug eignet sich vorzüglich Collemplastrum zinci auf grauem Segeltuch (Chemische Fabrik Helfenberg), für schwächeren Leukoplast (BAIERSDORF); recht gut, obwohl manchmal die Haut etwas reizend, ist auch das amerikanische MEADsche Heftpflaster. Die Längsstreifen werden durch zirkuläre, sich zum Teil deckende, je etwa 3 cm breite Streifen perforierten milden Kautschukheftpflasters an das Glied befestigt; dabei läßt man aber die Gelenke, wie die nächste Umgebung oberhalb derselben von der zirkulären Einwickelung frei, um eine Einschnürung des Gliedes durch die bei starker Gewichtsbelastung zuweilen herabrutschenden zirkulären Streifen zu verhüten.

Nach Angabe BARDENHEUERS, der die Technik der Extensionsverbände zu einer besonderen Höhe ausgebildet hat, genügt das Zwischenlegen eines etwa in 8facher Lage glatt gefalteten Gazestreifens zwischen die Malleolen und den Heftpflasterstreifen selbst bei stärkster Belastung, um einem Dekubitus vorzubeugen. Ich habe einen sichereren Schutz durch einen besonderen kleinen Verband stets für zweckmäßiger gefunden und lasse namentlich bei mageren Kranken stets die besonders gefährdeten Stellen — Malleolen, Achillessehne, Fußbeuge, Wadenbeinköpfchen — durch Aufkleben von Cerussapflaster, Umhüllen mit einer dünnen glatten Watteschicht und Einwickeln mit einer schmalen Cambrikbinde vor Anlegen des Heftpflasterverbandes besonders schützen.

Um jeden Druck, jede Reibung der namentlich gefährdeten Knöchelgegend auszuschalten, kann man den Steigbügelteil des Heftpflasterstreifens über ein etwa 1 cm
dickes Brettchen führen, das mit seiner Fläche der Fußsohle parallel und, einige
Zentimeter von ihr entfernt, die Fußränder nach beiden Seiten um etwa 6 cm überragt und gleichzeitig zum Angriffspunkt des mittels einer Schnur über eine Rolle
am Fußende des Bettes hinweggeleiteten Gewichtszuges dient. BARDENHEUER hält
auch dies für unnötig und läßt die Heftpflasterschlinge nur durch eine 8fache Gazelage
von den Knöcheln getrennt, direkt den Fersenteil des Fußes umkreisen. Das ganze
Glied umwickelt man nach Anlegung des Pflasterverbandes mit einer Mull-, Cambrik-
oder Flanellbinde.

Um den Zug möglichst voll zur Geltung kommen zu lassen, die Reibung zu beseitigen, kann man sich des VOLKMANNschen Schleifschlittens (Abb. 5) bedienen.
An einer am Unterschenkel anzuwickelnden Halbrinne aus Blech ist ein Querholz
angeschraubt, das über zwei längs zum Bein gelagerte, eventuell passend auf ein Brett

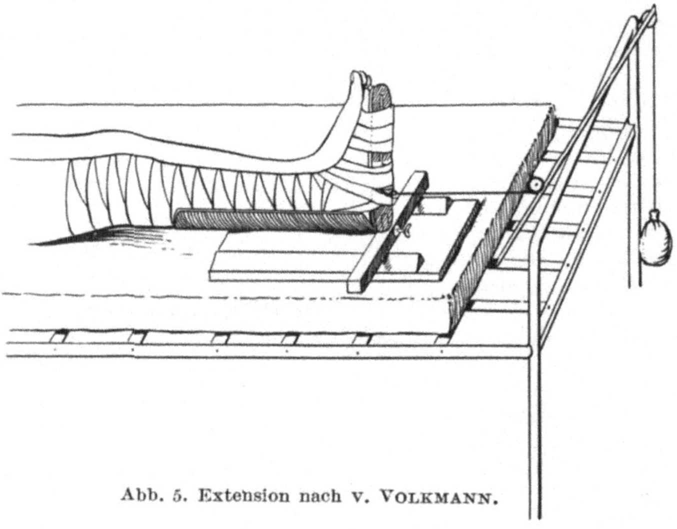

Abb. 5. Extension nach v. VOLKMANN.

geleimte dreikantige Hölzer hinweggelegt wird. Das Fußbrett der Rinne erhält gleichzeitig die Zehen nach vorn gerichtet, verhindert damit eine pathologische Außenrotation des Beines. — In noch weit vollkommenerer Weise erreicht man den gleichen
doppelten Zweck durch Zufügen der vorhin beschriebenen dorsalen, mit Ringen zur
Suspension versehenen Gipshanfschiene (Abb. 4). Das Bein schwebt dann frei in der
Luft; jegliche Reibung fehlt vollständig. Da die Ringe genau an der Vorderseite der
Extremität angebracht sind, ist eine Rotation des Beines um die Längsachse unmöglich,
wenigstens so lange Patient Rückenlage einhält.

Bei starker Belastung besteht die Gefahr, daß die vom Verbande überschrittenen
gesunden Gelenke abnorm distrahiert und schlottrig werden; speziell gilt dies für
das Kniegelenk. Es ist dies ein Übelstand, auf den selbst von seiten praktischer
Chirurgen viel zu wenig geachtet wird. Der Patient wird dann nach Ausheilung der
Operationswunde, des erkrankten Hüftgelenkes, eines Oberschenkelbruches oder dgl.
in der Funktion seines Beines ganz wesentlich durch eine künstliche, wenn auch
unabsichtlich erzeugte, oft zeitlebens persistierende Schlottrigkeit des Knies beeinträchtigt. Um dies zu vermeiden, führt man den Heftpflasterzug, wie oben gefordert,
so hoch als möglich hinauf, damit er namentlich am Oberschenkel angreift. Bei
Behandlung komplizierter Oberschenkel-Frakturen oder Osteotomien darf er ruhig
noch handbreit über die Stelle der Kontinuitätstrennung hinausragen, da er sich ja
erst durch eine dicke, etwas verschiebliche Hautmuskelschicht auf das untere Fragment
überträgt. — Noch größere Sicherheit gegen diese Gefahr gewährt die Anlegung des

Verbandes in leichter Flexionsstellung des Kniegelenkes. In dieser erschlaffen die Seitenbänder und werden also auch bei einer durch starke Belastung erfolgenden Distraktion der knöchernen Gelenkenden nie über ihre normale Länge bei Streckstellung des Gelenkes gedehnt. Ihre Insertionspunkte liegen ja hinter der Drehungsachse des Gelenkes. Bei Anwendung der Gipshanfschiene ist eine solche leichte Flexion des Kniegelenkes von etwa 170° während der ganzen Dauer der permanenten Extension mit Leichtigkeit zu erreichen, weit leichter, wie mit jeder anderen Vorkehrung.

Für den *Verbandwechsel* gelten die gleichen Grundsätze, wie für die Operation: Strengste Asepsis, Vermeidung jeder unnötigen Polypragmasie.

Bei Abnahme der Verbandstücke beachte man ihren *Feuchtigkeitsgehalt*! Bei ganz aseptischem Verlaufe sind sie, wenn auch von Blutfarbstoff gerötet, doch in der Regel nahezu vollständig trocken. Eine starke Durchfeuchtung weist auf noch vorhandene beträchtlichere Wundsekretion hin, wird also meist die Wegnahme des Drains verbieten. Sind die tiefsten Gazelagen mit der Wunde resp. den Nähten verklebt, so befeuchte man sie mit sterilem Wasser, oder auch einem Desinfizienz, gleichviel welchem. Noch leichter und schonender gelingt die Ablösung durch Aufträufeln von 3%igem Wasserstoffsuperoxyd. Überhaupt ist jede, wenn auch noch so kleine Läsion nach Möglichkeit zu vermeiden, jedes gewaltsame rohe Vorgehen, wie man es leider manchmal der Zeitersparnis wegen sieht, scharf zu verurteilen. — Ein Blick auf die Wunde, ihre Umgebung und den Drain genügt meist, die wissenswerte Aufklärung über ihre Beschaffenheit zu erhalten. Die aseptische Wunde sieht völlig reizlos aus, fast so, als seien ihre Ränder durch Naht eben erst vereinigt worden. Nur bei stärkerer Spannung zeigen die Nahtstellen eine leichte Rötung; eine intensivere ist immer Zeichen einer Infektion. Sind die Drainrohre verstopft, so kann man versuchen, die Gerinnsel mit einer Pinzette zu extrahieren; gelingt dies nicht, so entfernt man den Drain und ersetzt ihn durch einen anderen, falls man nicht überhaupt glaubt, ihn fortlassen zu dürfen. Eine Durchspülung des Drains in situ ist zu unterlassen. — Sehr anzuraten ist es, bei jedem Verbandwechsel die Umgebung der Nahtlinie und Drainstelle von dem anhaftenden Blut und Sekret vorsichtig mit einem in steriler Kochsalzlösung oder Sublimat angefeuchteten Tupfer zu säubern und mit einem mit Äther getränkten Gazebäuschchen zu trocknen. Der Äther entfernt alles Fett, nimmt das zwischen dem abgestoßenen mazerierten Epithel sich ansammelnde Hauttalg, etwaige Salbenreste usw. mit fort. So gelingt es leicht die Umgebung der Wunde durch Fortnahme dieser zersetzungsfähigen Massen aseptisch zu erhalten und am sichersten die sonst so oft in der Nachbarschaft stark sezernierender Wunden auftretenden Ekzeme zu verhüten, sicherer als durch starkes Einfetten mit Borsalbe. Diese Säuberung hat der Entfernung der Drains, der Nähte vorauszugehen.

Bei Wegnahme der Nähte faßt man den Faden in der Nähe des Knotens mit einer Pinzette, hebt ihn leicht an, schiebt das spitze Ende einer Scheerenbranche flach zwischen Faden und Haut und durchtrennt die Seide unmittelbar an dem Stichkanal. Man vermeidet so das Durchziehen des bisher auf der Haut liegenden Fadens durch den Stichkanal. Die Pinzette zieht jetzt den Faden stets in der Richtung nach der Wundlinie zu heraus. Andernfalls würde man Gefahr laufen, bei noch nicht genügend fester Vereinigung die Naht aufplatzen zu sehen. Bei stärkerer Spannung der Wundränder wird man in der Regel zuerst nur einen Teil der Nähte, etwa jede zweite Naht entfernen, den Rest erst bei dem nächsten Verbandwechsel. Ist die Vereinigung genügend fest, so nimmt man natürlich alle Nähte auf einmal heraus.

Ist alles geschehen, so wird der neue Verband sogleich unter Beachtung derselben Vorsichtsmaßregeln, wie nach der Operation, angelegt. Der zweite Verband soll, wenn er, wie oben vorgeschlagen, am ersten Tage nach der Operation angelegt wird, also als Dauerverband bestimmt ist, noch die gleiche Ausdehnung und Dicke haben, wie der erste. Es werden daher Mooskissen auch bei ihm noch mit Erfolg verwendet; die späteren Verbände können, sowie die Sekretion geringer geworden, entsprechend kleiner gemacht werden.

In vielen Fällen bevorzugt man statt des primären Wundverschlusses durch die Naht mit oder ohne Drainage die *primäre Tamponade* mit steriler oder antiseptischer Gaze. Es geschieht dies, entweder um eine parenchymatöse Blutung sicher zu stillen, oder um die Operation bei sehr geschwächten Patienten möglichst abzukürzen und den Zeitaufwand der Naht zu umgehen, so z. B. bei Amputationen oder Exartikulationen, die an Verletzten im Zustande des Shoks vorgenommen werden müssen, oder auch weil man der Asepsis der Wunde nicht traut, z. B. bei Amputation zermalmter Glieder, sowie man sich genötigt sieht, die Absetzung noch innerhalb gequetschter, vielleicht mit Schmutz imprägnierter Gewebe vorzunehmen u. dgl. Alle diese Fälle sind durchaus nicht für eine Heilung per secundam bestimmt; man will nur die Naht verschieben, bis die Blutung definitiv steht, der Patient sich wieder erholt hat, die Grenzen der Lebensfähigkeit der Gewebe sich deutlicher markiert haben. Am besten nimmt man diese sekundäre Naht am 2.—4. Tage nach der Operation vor, gewöhnlich in Narkose; doch ist letztere bei nicht sonderlich sensiblen Kranken durchaus nicht immer notwendig. Nach Abnahme des Verbandes werden die tamponierenden Gazestoffe vorsichtig von der Wunde losgelöst, wenn möglich trocken oder allenfalls unter Berieselung mit steriler Kochsalzlösung; Antiseptica werden besser vermieden, da sie einen neuen Reiz zur Sekretion bedingen. Oft gelingt diese Entfernung des Tampons ohne einen einzigen Blutstropfen. — War die Asepsis gelungen, so zeigt die Wunde ein ganz frisches Aussehen; nur blutet sie nicht und bietet für eine Vereinigung ihrer Flächen resp. Ränder die gleichen günstigen Bedingungen, wie unmittelbar nach der Operation; die Heilung erfolgt per primam mit lineärer Narbe. Minder gut ist es, mit der sekundären Naht noch länger, etwa bis zum 6.—8. Tage zu warten, da es dann bereits zu kräftiger Granulationsbildung gekommen ist, und die Lösung des Tampons, in dessen Gazemaschen die Granulationen hineinwachsen, Blutung erzeugt. Immerhin ist die Naht, war ihre Anlegung früher nicht angängig, auch dann noch zulässig. Die Teile verwachsen noch recht gut, die Heilung wird mindestens wesentlich abgekürzt; doch wird die Narbe selten so schön lineär, wie bei zeitiger Naht. Eine stärkere Wundsekretion ist in der Regel nicht mehr zu erwarten; daher kann man bei dieser sekundären Naht sehr häufig auf eine Drainage verzichten, muß nur durch einen gut sitzenden komprimierenden Verband für möglichst exaktes Aneinanderliegen der Wundflächen Sorge tragen. Ist dies wegen der buchtigen Beschaffenheit oder teilweisen Starrwandigkeit der Wundhöhle nicht möglich, oder ist die völlige Asepsis nicht gelungen, die Sekretion also noch stärker, so legt man ein Drain ein und verfährt weiterhin, wie bei primär genähten und drainierten Wunden. War zur Zeit der Operation die Lebensfähigkeit einzelner Gewebsabschnitte vielleicht noch zweifelhaft, so erkennt man jetzt bei der Sekundärnaht die Grenzen deutlich und trägt die nekrotisch gewordenen Teile an der Grenze vom Gesunden ab. Der Verband kann nach der Sekundärnaht in der Regel längere Zeit, eventuell, falls keine Drainage nötig war, bis zur vollendeten Heilung liegen bleiben.

Nach längerer Tamponade, z. B. wenn die Wunde nicht ganz aseptisch blieb und sich erst langsam reinigte, findet die sekundäre Vereinigung der Wundränder infolge Retraktion der Weichteile und Verwachsung mit der Unterlage oft Schwierigkeiten, insbesondere bei Lappenwunden. Läßt sich dieser Übelstand auch nicht immer vermeiden, so liegt doch die Schuld meist in einer fehlerhaften Ausführung der Tamponade. Tamponiert man eine Lappenwunde in der Absicht, sie sekundär zu nähen, so muß die Gaze durchaus bis zum tiefsten Punkt der Hauttasche vorgeschoben und der Lappen an jedem Einkrempeln nach innen verhindert werden.

Die Größe des durch die Operation gesetzten Hautdefektes macht indes oft die völlige Vereinigung der Wundränder unmöglich. Die THIERSCHsche Transplantationsmethode bietet uns in diesen Fällen ein mächtiges Mittel, die früher allein mögliche Heilung per secundam durch prima intentio zu ersetzen. Steht die Blutung vollständig, ist der Kranke nicht zu erschöpft, so bepflanzt man die restierende Wundfläche sofort mit dünnen Hautläppchen; andernfalls bedeckt man sie mit steriler Gaze, legt einen typischen Verband an und nimmt die Transplantation erst am folgenden oder zweiten Tage gelegentlich des ersten Verbandwechsels vor. Einer erneuten Anfrischung bedarf es nicht. Die Läppchen haften auf der trockenen, gar nicht blutenden Wundfläche ebenso gut und heilen ebenso sicher an wie unmittelbar nach der Operation, resp. nach Abschabung der Granulationen bei späterer Transplantation, eher noch sicherer, da sie nicht durch Blut von der Unterlage abgehoben werden.

Die THIERSCHsche *Transplantation* ist eine so wohltätige, bei der Nachbehandlung chirurgisch Kranker so oft erforderliche und dabei einfache und technisch leichte Operation, daß sie auch dem praktischen Arzte bekannt sein und eventuell von ihm ausgeführt werden muß. Es sei deshalb ihre Technik hier in den wichtigsten Punkten eingeschaltet.

Man entnimmt die zu verpflanzende Haut dem Patienten selbst und zwar vom Oberschenkel oder der Wadengegend oder dem Oberarm. Der Ort der Entnahme der Haut ist weithin in derselben strengen Weise zu desinfizieren, als solle an ihm eine größere Operation vorgenommen werden. Während des Abtragens der Läppchen müssen die Weichteile, speziell die Haut, von einem Assistenten, der die Extremität mit beiden Händen umgreift, straff angespannt werden, während der Operateur sie mit der Fläche seiner linken Hand nach der entgegengesetzten Richtung zieht. Je straffer sie gespannt sind, um so leichter ist der Eingriff, um so länger und dünner lassen sich die einzelnen Hautstreifen schneiden. Als Messer bediene man sich eines scharfen breiten Rasier- oder noch besser eines mittelgroßen Mikrotommessers, welches, mit steriler Kochsalzlösung gut angefeuchtet, mit sägenden Zügen in ganz flacher Haltung, fast mit der Fläche der Haut aufliegend, über das Glied geführt wird. Je größere, breitere, dünnere Streifen man erhält — der Schnitt soll ungefähr in die Papillarschicht der Cutis fallen — um so besser sind die Chancen für die Anheilung. Natürlich bemißt man ihre Länge nach der Größe des Defektes. Bei einiger Übung kann man 20 cm lange, 2—3 cm breite Streifen leicht der Haut des Oberschenkels entnehmen. Die Läppchen werden zunächst etwas auf dem Messer oder einem breiten Spatel geordnet und dann derart auf die Wundfläche übertragen, daß man das eine Ende des Läppchens auf den Wundrand selbst auflegt, es hier durch einen Sondendruck fixiert und nun das Messer unter dem Hautstreifen langsam fortzieht. Hat sich der Lappen gefaltet oder haben sich seine Ränder umgekrempelt, was namentlich bei etwas zu dicken Lappen leicht passiert, so führt man das Myrtenblatt einer Knopfsonde vorsichtig zwischen Läppchen und Wunde und schlägt den eingekrempelten Teil um, glättet die Falten durch leichtes Verschieben des Läppchens auf der Unterlage. Sowie es ordentlich liegt, drückt man es mit einem trockenen Gazebausch gegen die Wunde an; es klebt sofort. In dieser Weise legt man Streifen für Streifen so nebeneinander, daß sich ihre Ränder dachziegelförmig decken, bis die ganze Wunde bepflanzt ist. Die ganze transplantierte Fläche bedeckt man mit einer LEXERschen Silberfolie und legt darüber einen gut sitzenden aseptischen Verband.

Die untersten Lagen desselben müssen *unverschieblich* aufliegen, werden deshalb zweckmäßig durch einige Heftpflasterstreifen fixiert; erst über diese kommt der dicke Mullverband.

Bei aseptischer Wunde, völlig exakter Blutstillung, richtiger Technik heilen die transplantierten Hautstreifen binnen wenigen Tagen fest an. Der Verband wird erst abgenommen, wenn man die Heilung beendet glaubt oder ihn behufs Entfernung der Nähte oder Drainagen wechseln muß.

Die neu gesetzten Wunden am Orte der Hautentnahme werden mit Borvaseline verbunden. Sie heilen, war der Schnitt vorschriftsmäßig ganz oberflächlich geführt, binnen längstens 8 Tagen.

Was das weitere Schicksal der durch Transplantation zur Heilung gebrachten Wundfläche betrifft, so verschwindet die in der ersten Zeit etwas störende Rötung allmählich. Nach einigen Monaten ist in geringer Entfernung ein Unterschied gegen die benachbarte normale Haut kaum noch auffällig und kosmetisch störend. Eine Narbenkontraktion findet, sofern die Wunde ganz oberflächlich noch in der Cutis selbst lag, z. B. bei oberflächlicher Abtragung lupöser Hautpartien des Gesichtes, nicht statt, wohl aber ausnahmslos dann, wenn die Haut in ihrer ganzen Dicke fortgenommen werden mußte, gleichviel ob die Überpflanzung auf das subcutane Gewebe, auf Muskeln, Sehnen oder Knochen stattfand; und zwar beträgt diese Narbenkontraktion bei ausgedehnten Wunden bis zu mehreren Zentimetern. Gleichzeitig heben sich die Streifen aus der anfänglich bestehenden Vertiefung etwas heraus bis fast in das Niveau der gesunden Umgebung. Es bildet sich unter ihnen eine Schicht neuen Bindegewebes. Dadurch werden die Streifen auch schließlich auf der Unterlage, z. B. dem Knochen, auf den sie direkt aufgepflanzt waren, ein wenig verschieblich. Allerdings gehören hierzu immer eine Reihe von Monaten.

Wir setzten bisher den Fall eines völlig ungestörten, idealen, aseptischen Verlaufes einer Wunde, die in ihrer ganzen Länge, abgesehen von der Drainstelle, durch Naht hatte vereinigt werden können. Bei ihm kommt es, zumal wenn die Drainage frühzeitig entfernt wird, überhaupt zu keinem Granulationsstadium. Die Wunde schließt sich mit schmaler, glatter Narbe. Aber nicht immer ist der Verlauf ein derart idealer, ohne daß man gerade von einer ernsteren Störung reden darf. Die Wunde läßt sich nicht immer vollständig durch Naht schließen; eine oder einige Stellen von wechselnder Größe bleiben offen und der Heilung per granulationem überlassen. Oder es eitern einige Stichkanäle; die Nähte müssen deshalb zeitiger entfernt werden, und es platzt ein kleiner Teil der Wunde auf; oder das Drainrohr kann wegen länger andauernder Sekretion erst nach 8—14 Tagen entfernt werden; kurz es entstehen oft genug an einer oder mehreren Stellen kleine Granulationsstreifen, die von der Nachbarschaft her mit Epithel überhäuten müssen. Kamen wir bisher mit trockenen sterilen Gazeverbänden aus, so empfiehlt es sich jetzt, dieselben mit Salbenverbänden zu vertauschen.

Weshalb? Welchen Zweck haben die *Salbenverbände*? Einen spezifischen heilenden
Einfluß, welchen das Laienpublikum ihnen im allgemeinen noch immer zuschreibt,
besitzen ja die Salben gewöhnlich nicht. Sie dienen wesentlich dazu, ein Verkleben
der Verbandstoffe mit der Wunde zu verhindern und dieser doch den Schutz des
Verbandes gegen äußere Schädlichkeiten zu lassen. Daher ist es in den meisten
Fällen vollständig gleichgültig, ob wir diese oder jene Salbe benützen, wofern sie
nur aseptisch und reizlos ist. Am gebräuchlichsten sind eine 10—20% Borvaseline,
der man im heißen Sommer ihrer Zerfließbarkeit wegen zweckmäßig 10% Wachs
zusetzen läßt oder Zinksalbe. Die Salbe wird mit einem reinen Spatel dick auf eine
sterile Gazekompresse gestrichen, diese auf die granulierende Wunde gelegt und
mit Gaze oder Watte bedeckt. In die Maschen trockener Gaze wachsen die
Granulationen hinein, jeder Verbandwechsel erzeugt leicht Blutung; die Übernarbung erfolgt entschieden langsamer, namentlich bei Verwendung von Jodoformgaze. Unter der schützenden Fettschicht des Salbenverbandes, die ein Verkleben verhütet, erfolgt die Überhäutung oft sehr schnell. Notwendig ist es aber
durchaus, durch einen gut sitzenden Verband ein Verschieben der Verbandstoffe
auf der granulierenden Wunde unmöglich zu machen; sonst könnte diese geringe
Reibung die definitive Vernarbung außerordentlich verzögern.

Vierte Vorlesung.

Störung der Wundheilung durch örtliche Wundinfektion.

Ursache und Häufigkeit der Infektion. Eiterung einzelner Stichkanäle. Tiefergelegene
Entzündung. Aseptisches Fieber. Örtlicher Befund bei Wundinfektion. Behandlung. Störung der Übernarbung.

Etwas anders gestaltet sich die *Nachbehandlung nach Operationen wegen
septisch-entzündlicher Prozesse*, wegen Phlegmonen, Abscessen, Osteomyelitiden,
vereiterter komplizierter Frakturen u. dgl.

Eine *Infektion der Operationswunde* durch einen der bekannten Eitererreger ist
die häufigste und damit auch wichtigste Störung der Wundheilung. Trotz aller Vorsicht, trotz aller Anti- und Asepsis ist es uns bisher unmöglich, im bakteriologischen
Sinne steril zu operieren. Die Quelle der Infektion bleibt dabei meist verborgen.
Zeigen auch die neuesten Untersuchungen, daß selbst das bisher für absolut zuverlässig
gehaltene Verfahren der Sterilisation mit strömendem Dampf von 100—110⁰ nicht
mit völliger Sicherheit alle Bakterien zu töten vermag, weshalb die modernsten
Apparate mit noch weit höheren Temperaturen arbeiten, so reichen die bisher gebräuchlichen Methoden erfahrungsgemäß doch aus, um eine Infektion der Wunde
durch ungenügend sterilisiertes Verbandmaterial, Tupfer, Kompressen, Instrumente
so gut wie auszuschließen. Eine gewisse, wenn auch recht geringe Gefahr birgt immer
noch das Unterbindungsmaterial. Am häufigsten aber erfolgt die Infektion doch durch
die Hände des Operateurs trotz Gummi- und Zwirnhandschuhe oder nimmt ihren Ausgang von der Haut des Patienten, in deren Tiefe in Talg- und Schweißdrüsen sitzende
Bakterien von dem chemischen Desinficientien nicht immer erreicht werden können.

In 5—10% der Fälle kommt es auch bei Operationen in völlig aseptischem
Gewebe zu entzündlichen Veränderungen, ja zu einer Eiterung. Die Angaben
über die Häufigkeit solcher Infektionen aseptisch angelegter Wunden gehen auseinander, je nachdem der Begriff der prima intentio weiter oder enger gefaßt wird.
Sogenannte Fadeneiterung wird von manchem, wenn nur die Wunde nicht aus-

einandergeht, nicht als Wundinfektion beachtet; tatsächlich liegt aber doch eine solche vor.

Obwohl die Infektion weitaus am häufigsten durch die gleichen, einen der bekannten Eitererreger, Staphylococcus aureus oder albus oder Streptococcus pyogenes, etwas weniger häufig schon durch den Colibacillus erzeugt wird, sind ihre Folgen doch grundverschieden und wechseln von der leichtesten, rein örtlichen Entzündung bis zur schwersten tödlichen Allgemeininfektion.

Nur zum Teil sind uns die Ursachen eines so verschiedenartigen Verlaufes bekannt; sie sind teils in verschiedener Virulenz der Bakterien, teils in Sitz, Art, Form und Ausdehnung der Wunde zu suchen. Ich kann darauf nicht näher eingehen, will ich doch kein Lehrbuch über allgemeine Chirurgie schreiben. Nur darauf muß ich hinweisen, daß dem Organismus in der *lebenden Zelle* genügend Abwehrkräfte zur Verfügung stehen, um einer nur leichten Infektion selbst Herr zu werden, daß die Gefahr der Ausbreitung einer solchen aber wächst, je mehr *tote Fremdkörper* die Wunde beherbergt; zu solchen rechnen aber nicht nur Unterbindungsfäden, sondern namentlich durch Quetschung, Zerrung, *abgestorbene* oder doch minder widerstandsfähige *Zellen* und *Gewebe*, wie wir dies am häufigsten bei der Behandlung komplizierter Frakturen sehen.

Die Eiterung *einzelner* Stichkanäle hat in der Regel keine weitere Bedeutung, macht oft nicht die mindesten, jedenfalls keine erheblichen Beschwerden; es genügt die Fäden zu entfernen. Ihre Ursache liegt meist in dem Vorhandensein von Bakterien in der Haut selbst, so z. B. in der Nachbarschaft ekzematöser Hautpartien.

Eine Eiterung *sämtlicher* Nähte einer Wunde *kann wohl* gleiche Ursache haben und nach Entfernung der Fäden ohne jede weitere Störung mit strichförmiger Narbe zur Heilung gelangen. Meist ist sie aber nur die Folgeerscheinung und der Ausdruck einer *tiefergelegenen Entzündung*. Man sieht sie daher am ehesten nach Operationen, die wegen bereits vorhandener eitriger Prozesse — z. B. Ausräumung entzündeter Drüsen — vorgenommen wurden. Fehlen subjektive Beschwerden, besteht keine erheblichere Schwellung der die Nähte umgebenden Weichteile, keine Druckschmerzhaftigkeit, fehlt insbesondere Fieber, dann kann man nach Fortnahme der Nähte zunächst abwarten; bei nur leichter Infektion reichen die wenig eiternden Nahtstellen als Drainkanäle aus. Man prüft nur durch leichten Druck auf die Umgebung, ob etwa aus ihnen mehr Eiter nachquillt. Ist dies aber der Fall, ist gar das Allgemeinbefinden gestört, die Temperatur wenn auch nur wenig bis 37,8—38⁰ erhöht, dann *öffne man die Wunde* zunächst an beschränkter Stelle mit einer Myrtenblattsonde oder zwei feinen Häkchen und lege, wenn Eiter nachdringt, ein Drainrohr ein. Findet sich aber gar eine etwas größere Eiteransammlung, dann ist es ratsam, *gleich die Wunde in ganzer Ausdehnung wieder aufzumachen* und zu tamponieren. Oft wird eine Fasciennekrose die Ursache des Abscesses bilden.

Am häufigsten glaube ich einen solchen Befund erhoben zu haben, wenn ich nach Operation einer Kotfistel oder eines widernatürlichen Afters, vertrauend auf die Asepsis und ausgiebige vorgängige Desinfektion der Umgebung, die ganze Wunde ohne Drainage durch Naht schloß. Der Verlauf schien meist ungestört, eine Temperatursteigerung von 37,8⁰ schien kaum von Belang. Bei Abnahme des Verbandes am 8. Tage sah die Wunde oft völlig reizlos aus, war anscheinend per pr. geheilt; manchmal freilich waren die Wundränder etwas gerötet und eiterten einige Stichkanäle. Auffällig war nur eine geringe diffuse Schwellung und Druckempfindlichkeit der nächsten Umgebung. Bei Lüftung der Wundränder an circumscripter Stelle entleerte sich nach Coli riechender Eiter; die Hautwunde mußte in ganzer Länge geöffnet und tamponiert werden. Ich komme im speziellen Teile auf diese Fälle nochmals zu sprechen.

War die Wunde drainiert, wie doch nach Operationen im entzündeten Gewebe fast ausnahmslos, so weist schon die vermehrte Wundsekretion auf die Infektion hin. — Auch besitzt das das Drainrohr füllende Blutgerinnsel nicht die normale schwarzrote Farbe, derbe Konsistenz, spiegelnden Glanz, sondern ist mehr bräunlich oder graugelb, mürbe, zerreißlich; neben oder hinter ihm dringt auch wohl etwas reiner Eiter hervor. Genügt der Drain für den Abfluß der Sekrete, so *kann* der Verlauf völlig ungestört bleiben. Nur muß der Verband häufiger erneuert, der Drain mitunter gewechselt werden. Mit Nachlaß der Absonderung wird er entfernt. Nur eine etwas breitere Narbe an der Stelle der Drainage weist später auf die Komplikation hin.

In allen den genannten Fällen erwächst bei genügender Vorsicht und Sorgfalt den Patienten für gewöhnlich aus der Infektion weder eine größere Gefahr, noch wird die Narbe unschön. Nur ausnahmsweise schließt sich eine ernstere Störung, eine Lymphangoitis, eine Phlegmone oder bei ungünstigem Sitze, z. B. bei Laparotomien, durch Übergreifen auf die Nachbarschaft eine vielleicht tödliche Eiterung an die primäre circumscripte Infektion an.

Jede ernstere Infektion ist aber von Störung des Allgemeinbefindens, Unbehagen, Kopfschmerz, Appetitlosigkeit, Steigerung der Temperatur- und Pulsfrequenz, in der Regel auch örtlichem Schmerz begleitet. Fehlen solche Störungen, besteht weder Fieber noch Schmerz, dann kann man eine Wundinfektion — abgesehen von den eben besprochenen Fällen einer ganz beschränkten Entzündung bei geringfügiger Fadeneiterung — fast mit Sicherheit ausschließen. Umgekehrt ist eine solche sehr wahrscheinlich, sowie sie *gemeinsam* auftreten. Schon Fieber allein erweckt den Verdacht.

Sind auch die Ursachen eines Fiebers noch immer nicht völlig klar, so wissen wir doch so viel, daß es die Folge der Resorption von Zerfallsprodukten abgestorbener Zellen ist, gleichviel wodurch dieser Zerfall bedingt ist. Daher sehen wir bei subcutanen Verletzungen mit stärkeren Extravasaten häufig die Temperatur sich erhöhen, desgleichen nach fast allen größeren Operationen, die von einer bald geringen, bald größeren Infiltration der Gewebe mit Blut gefolgt sind, auch wenn keine Infektion vorliegt, die Wunde völlig per pr. zur Heilung gelangt.

Kennzeichnend für ein solches *aseptisches Fieber* ist, daß es nie höhere Grade erreicht — die Temperatursteigerung beschränkt sich auf wenige Zehntel Grad, bleibt meist unter 38⁰, steigt kaum je über 38,5⁰ —, daß es rasch abklingt und binnen wenigen Tagen völlig verschwindet, namentlich aber, *daß das Allgemeinbefinden durch die Temperatursteigerung wenig oder gar nicht gestört ist, daß insbesondere die begleitende Steigerung der Pulsfrequenz sehr geringfügig ist.* Wir haben deshalb nicht nötig, z. B. nach einer Kniegelenkresektion ohne Drainage oder einer Mammaexstirpation den Verband schon in den nächsten Tagen nach der Operation zu wechseln, bloß weil die Temperatur auf 38⁰, ja sogar vielleicht bis 38,5⁰ erhöht ist, so lange nur andere Störungen fehlen, der Puls ruhig bleibt.

Aber man täusche sich auch nicht zu leicht mit der Annahme eines solchen aseptischen Fiebers! Temperatursteigerungen über 38,5⁰, Anhalten des Fiebers über mehr als etwa 4—5 Tage, gleichzeitige Steigerung der Pulsfrequenz über

84 Schläge pro Minute bedeuten fast immer eine Infektion und verlangen eine *frühzeitige Kontrolle* der Wunde, falls nicht irgend eine andere Störung offensichtlich allein schon das Fieber erklärt, z. B. eine Angina, eine schwere Bronchitis usw., hier und da sogar eine einfache längere Obstipation.

Man wechsle also den Verband!

Der Befund, den wir dann bei Vorhandensein einer Wundinfektion erheben, wird außerordentlich verschieden sein. Wie die Störung des Allgemeinbefindens so hängt auch die Intensität der örtlichen Entzündungserscheinungen vorzugsweise von zwei Momenten ab, der Art und Virulenz der Bakterien und der Gewebsspannung, unter der das entzündliche Infiltrat liegt. Setzen wir als Beispiel eine Amputation des Oberschenkels wegen schwerer Vereiterung einer komplizierten Fraktur des Unterschenkels!

War die Wunde völlig offengelassen, die Hautmanschette durch Tamponieren mit Gaze breit auseinandergehalten, dann sind die Verbandstoffe wohl stark durchtränkt, freilich weniger mit Blut als reichlichem blutigen Serum, der Amputationsstumpf selbst zeigt aber, wenn es nicht etwa schon zu einer komplizierenden Lymphangitis gekommen ist, keine oder nur geringe entzündliche Veränderungen, kaum eine geringe Rötung der Haut, keine Schwellung. Aber die Wundfläche selbst bietet nicht die schöne frischrote Farbe einer aseptischen Wunde, sondern je nach der seit der Operation verflossenen Zeit ein etwas glasiges Aussehen, einen leichten trüben Überzug, eine etwas graurötliche Färbung und an einzelnen, oft zahlreichen Stellen punktförmige bis linsengroße graugelbliche Flecke, herdförmige Eiterinfiltration an Stelle von Unterbindungen oder durchtrennter Lymphgefäße. Die bakterielle Infektion hatte sich eben schon vom Unterschenkel auf die Lymphgefäße des Oberschenkels fortgesetzt und sich nun von da aus über die ganze Wundoberfläche verbreitet. — Schmerzen und Fieber können in solchen Fällen ganz fehlen oder sind nur gering und gehen mit Reinigung der Wunde durch Granulation rasch völlig zurück.

War die Wunde teilweise genäht, doch ausgiebig drainiert, so spielen sich die gleichen Vorgänge an der Wundfläche, aber unter der Haut ab. Die Hauptmasse der Sekrete entleert sich wohl durch die Drainröhren, aber der Sekretabfluß ist doch nie so frei wie bei völligem Offenbleiben der Wunde: in den Nischen zwischen den sich ungleich retrahierenden Muskelstümpfen bleibt eitriges Sekret zurück, wenn auch ohne Spannung. Es kommt daher zu einer mäßigen Resorption virulenter Stoffe und geringer Temperatursteigerung. Örtlich stellt man eine geringe Rötung der Haut, mäßige Schwellung und Druckempfindlichkeit fest.

War aber die Drainage ungenügend oder hatte man im Vertrauen auf aseptisches Vorgehen ganz auf eine solche verzichtet, dann findet man als Ursache der Schmerzen und eines oft hohen Fiebers den ganzen Stumpf mehr minder hoch hinauf derb geschwollen, heiß, gerötet, druckschmerzhaft, kurz die bekannten Zeichen einer phlegmonösen Entzündung und entleert, sowie man die Wunde öffnet, Eiter, der aus allen Muskelinterstitien und der Subcutis vordringt.

So unterscheiden sich die verschiedenen Grade einer Wundinfektion, je nachdem das retinierte Wundsekret ganz ohne Spannung oder unter geringerem oder höherem Drucke steht. Ist auch, selbst bei anscheinend leichter Infektion, eine Gefahr für ein Weiterschreiten nie absolut ausgeschlossen, so wächst doch diese Gefahr und die Lebensbedrohung mit Eiterverhaltung unter Spannung, woraus sich für unser Handeln die wesentlichen Richtlinien ergeben.

Die Ansichten über die beste Behandlung eiternder Wunden, wie der Eiterung überhaupt haben sich im Laufe der Jahre vielfach geändert. Die anfänglichen Hoffnungen, daß die Antisepsis zur Bekämpfung der Eiterung die gleichen Erfolge bringen werde wie zu ihrer Verhütung, haben sich leider nicht erfüllt. Die Versuche, die Infektionskeime im Gewebe durch Einspritzen antiseptischer Flüssigkeit, durch Berieselung der eiternden Wunden, durch intravenöse Injektionen zu ertöten, sind bisher fehlgeschlagen. Ich will nicht sagen, daß jede Anwendung von Antisepticis zwecklos sei. In manchen Fällen hatte ich den Eindruck, daß ein Ausgießen einer eiternden Wunde mit Rivanol, Trypaflavin u. a. einen günstigen Erfolg hatte, die Wunde sich rasch reinigte; in anderen Fällen versagten aber alle diese Mittel vollständig.

Die von CARREL während des Weltkrieges angegebene Behandlung, dauernde Berieselung infizierter Wunden mit antiseptischen Flüssigkeiten, insbesondere mit DAKINscher Lösung fand namentlich im Auslande vielfach begeisterte Aufnahme und erzielte in CARRELS eigenen Händen eine Anzahl erstaunlich guter Resultate. Aber allmählich ist es davon wieder still geworden. Die Methode ist zu umständlich, stellt an das Pflegepersonal zu hohe Anforderungen, brachte anderen Chirurgen auch nicht die gleichen Erfolge, und schließlich ist sehr fraglich, ob das wirksame Agens des CARRELschen Verfahrens im bakterientötenden Einfluß des Desinfektionsmittels und nicht vielmehr in der mechanischen Ausschwemmung zu suchen ist.

Wenn wir offen sein wollen, müssen wir leider gestehen, daß wir bisher durch die *Antisepsis* in der Behandlung einer bereits erfolgten Infektion und Eiterung nicht viel weiter gekommen sind. Einen wirklichen Erfolg dürfen wir erst von einem Mittel erwarten, das die Eitererreger im Körper selbst tötet oder doch ihre Toxine unschädlich macht, *den Zellen der Gewebe, des Blutes, der Lymphe aber ihre volle Lebensfähigkeit beläßt, die ihnen innewohnenden Abwehrkräfte gegen die Infektion in keiner Weise schwächt.* Ein solches Mittel zu finden ist meiner Meinung nach heute eine der obersten Aufgaben der Chirurgie. ADAM SCHMIDT und SAXINGER glauben neuerdings ein solches „gewebsfreundliches" Desinficiens im Valvanol sehen zu dürfen. Praktische Erfahrungen liegen noch nicht vor.

Diese Änderung unserer Anschauungen hat auch auf die Nachbehandlung, nicht bloß auf unser Tun bei der Operation selbst, ihre Rückwirkung geäußert. Während im Beginn der antiseptischen Ära ein bei jedem Verbandwechsel erneutes Durchspülen der Drainröhren mit Desinfizientien schon bei aseptischem Wundverlaufe empfohlen wurde, und bei infizierten Wunden für ganz unerläßlich galt, *verzichten wir heute auf antiseptische Irrigationen fast gänzlich.*

Leitender Gedanke für unser ganzes Handeln bei Bekämpfung der Eiterung ist auch heute noch der alte Grundsatz: Ubi pus, ibi evacua, die stete Sorge für einen absolut freien Abfluß der Wundsekrete. Bis zum Nachlaß der Sekretion muß deshalb eine *ausgiebige Drainage aller Buchten* einer infizierten Wunde beibehalten werden; sind die Drainröhren durch Gerinnsel oder durch einwachsende Granulationen verlegt, so entfernt man die Gerinnsel oder wechselt vorsichtig die Drains. Gegen ein Einträufeln von Rivanol oder dergleichen durch das Rohr in die Wundhöhle ist nichts zu sagen, aber notwendig ist es nicht. Hingegen macht sich oft das Anlegen einer *Gegenöffnung* erforderlich, wenn das vorhandene Drainrohr nicht an der für den Sekretabfluß geeignetsten Stelle liegt. Man führt dann durch den vorhandenen Drainkanal eine geschlossene Kornzange an die tiefste Stelle der Wunde, drängt sie vorsichtig gegen die bedeckenden Weichteile, macht über ihrer Spitze einen kleinen Einschnitt und zieht das durch diesen eingeführte Drainrohr mit der Kornzange bis zur Stelle der Retention. Zeigt gar eine derbweiche oder fluktuierende Schwellung bzw. eine sogenannte Gewebslücke den Ort der Eiterverhaltung an, dann öffnet man selbstverständlich an dieser den lokalen Absceß durch Einschnitt. Vielfach reichen diese Maßnahmen aus.

Gelingt die Entfieberung aber nicht, schreitet die Entzündung weiter, so müssen die Nähte entfernt, die Wunde breit geöffnet werden.

Das *völlige Offenlassen* der Wunde garantiert den freien Sekretabfluß am sichersten.

Die lockere Tamponade mit hydrophilen Stoffen, am besten sterilisierter oder mit einem Antisepticum imprägnierten Gaze, Jodoform-, Xeroform-, Silbergaze oder dergleichen, übertrifft deshalb die partielle Naht und Drainage. Wir kennen kein anderes Mittel, welches gleich sicher und rasch die Entzündung zum Rückgang bringt; ihre Vorzüge sind daher hier, bei infizierten Wunden, noch weit deutlicher, als bei ihrer oben erwähnten Verwendung bei aseptischen Wunden. Unser weiteres Verhalten ist natürlich in beiden Fällen ein recht verschiedenes. Dort: Entfernung des Tampons nach ein- bis dreimal 24 Stunden und totaler Nahtverschluß der aseptischen trockenen Wunde, wo möglich ohne Drainage, Dauerverband; hier: Beibehaltung der Tamponade und öfterer Verbandwechsel bis zur vollständigen Reinigung der Wunde.

Im Gegensatz zu den aseptischen Wunden findet man bei den infizierten die tamponierenden Gazestreifen nicht mit der Wunde verklebt und selbst nahezu trocken, sondern stark von Eiter durchtränkt und leicht von der Wunde abhebbar. Nur da, wo die Schnitte zur Eröffnung tief liegender Eiterherde durch gesunde Gewebsschichten drangen, bleibt durch die Tamponade der aseptische Charakter dieser Stellen oft längere Zeit gewahrt und haften die Verbandstoffe fester an.

Für gewöhnlich geht nach Öffnen der Wunde das Fieber rasch zurück und schwindet bald ganz. Hier und da sieht man aber doch trotz Tamponade, trotz Fehlens einer nennenswerten Infiltration der Gewebe ein fast kontinuierliches oder remittierendes Fieber anhalten; die an sich oberflächliche, meist große Wunde reinigt sich nicht, sieht schmierig aus, sezerniert stark. In der Regel handelt es sich um eine Sekretverhaltung zwischen Wunde und Verbandstoffen. Zu stark mit Eiter durchsetzte Verbandgaze verliert durch Verstopfung ihrer Maschen ihre capillaren Eigenschaften und damit ihre Saugfähigkeit; sie ballt sich zu luftundurchlässigen Klumpen zusammen; der Eiter zersetzt sich, ein fast nie länger ausbleibender penetranter Geruch weist auf seine Zersetzung und zeigt die Fieberursache in der Resorption von Ptomainen.

In solchen Fällen *jauchender Oberflächenwunden* hilft nur ein *häufiger,* mindestens täglich einmaliger *Verbandwechsel.* Man bedeckt die Wunde vielfach mit einem Salbenlappen, da die Salbe ein Verkleben der Wunde mit dem Verbande nicht zuläßt. Für diese Fälle eignet sich aber auch die Anwendung eines Desinfiziens. Antiseptische Pulver freilich, wie Jodoform, Dermatol, Wismuth u. a. verbacken zu sehr mit dem Sekret zu einer Kruste, unter welcher die Eiterung anhält. Besseren Erfolg erzielt man oft durch einmalige oder auch wiederholte Ausgießung der Wunde mit Jodtinktur, Trypaflavin, Rivanol, wobei man die überschüssige Flüssigkeit sogleich wieder absaugt.

Sehr vorteilhaft wirkt auch unter Vermeidung des für Arzt wie Patienten lästigen so häufigen Verbandwechsels eine *ganz offene Wundbehandlung,* unter Weglassen aller Verbandstoffe und beständiger Berieselung der Wunde mit RINGER- oder DAKINscher Lösung, nicht aber — wegen der Gefahr der Intoxikation — mit Karbol- oder Sublimatlösungen.

Auch die direkte *Sonnenbestrahlung* der Wunde, eventuell auch die Quarzlampe ergibt gute Erfolge.

Weitaus am wirksamsten zur Erzielung rascher Reinigung eiternder Oberflächenwunden fand ich die Anwendung *feuchter,* täglich ein- bis zweimal zu erneuernder *antiseptischer Verbände* und empfehle hierfür namentlich die 2%ige essigsaure Tonerdelösung; ihre Ungiftigkeit und Reizlosigkeit bei stark desinfizierender Kraft macht sie für die meisten Fälle besonders geeignet.

Noch günstigere Wirkung auf den örtlichen Prozeß sah ich freilich von der von CHLUMSKY in die Chirurgie eingeführten Phenol-Camphermischung (Rp. Acidi carbolici purissimi 30,0, Camphorae tritae 60,0, Alcohol absol. 10,0 M.D.S. äußerlich). Man betupft mit ihr die unrein aussehenden Wundflächen oder gießt sie, manchmal in nicht unbeträchtlicher Menge, bis zu 30 bis 50 g in die Wundhöhle hinein und tupft nur die überschüssige Flüssigkeit wieder mit trockenen Gazetupfern auf, bedeckt dann die Wunde bzw. tamponiert sie mit in der gleichen Lösung angefeuchteten Gazestreifen, legt darüber Watte, Billrothbattist oder Wachstuch und bandagiert das Ganze mit einer Binde an. Es ist erstaunlich, wie absolut reizlos die Flüssigkeit trotz der hohen Konzentration an Carbolsäure für die Wunden wie für die Haut ist, ganz im Gegensatz zu den wäßrigen Carbollösungen; von einer Ätzwirkung ist gar keine Rede. In der Regel nehmen die Wunden bei dieser Behandlung binnen wenigen Tagen ein völlig reines Aussehen an und hören auf stärker abzusondern. — Wenn ich gleichwohl für gewöhnlich die 2%ige essigsaure Tonerdelösung bevorzuge und die Anwendung der Carbol-Campherlösung auf besonders hartnäckige Fälle oder Wunden von nur geringer Ausdehnung beschränkt sehen möchte, so geschieht dies, weil ich bei größeren Resorptionsflächen, bei umfangreichen über große Hautstrecken sich ausbreitenden feuchten Verbänden mit CHLUMSKYscher Lösung doch mehrfach Intoxikationserscheinungen, besonders bei Kindern gesehen habe, nicht nur dunklen grünlichen Carbolurin, sondern tagelang anhaltendes Erbrechen, allgemeine Abgeschlagenheit und Kopfschmerzen; auch ist der starke Camphergeruch vielen Patienten und ihrer Umgebung unangenehm.

Wenn irgendwo, so verdient bei Nachbehandlung derartiger Wunden die Vorschrift Beachtung, bei jedem Verbandwechsel die Umgebung der Wunde vorsichtig, doch gründlich, am besten mit etwas Äther zu säubern. Ekzeme sind sonst kaum zu vermeiden.

Bei der geschilderten Behandlung sehen wir das Aussehen der Wunde sich meist rasch ändern. Rötung, Schwellung und Schmerzhaftigkeit der Umgebung gehen rasch zurück, das anfangs oft schmierige fötide Sekret wird bald rein eitrig, in geringerer Menge abgesondert, die nekrotisch gewordenen Bindegewebsschichten stoßen sich ab, hier und da schießen hochrote derbe Granulationsknöpfe auf; ihre Ausdehnung nimmt rasch zu, und schon nach 6—8 Tagen — manchmal erst nach 10—14 Tagen — sieht man die ganze Wundfläche mit einer wenig sezernierenden gesunden Granulationsschicht bedeckt. Jetzt ist es Zeit, den Versuch zu machen, durch sekundäre Naht die Heilung der Wunde abzukürzen und günstigere Narbenverhältnisse zu schaffen. Sind die Wundränder nicht zu starr, sondern nachgiebig und verschieblich, so gelingt dieser Versuch auch oft genug über alle Erwartung schön. Die rückbleibenden Narben sind oft fast lineär.

Gut granulierende Wunden verkleben oft, wenn auch nicht so schnell, doch ebenso fest miteinander wie frische, wofern sie nur in exakteste Berührung gebracht werden. Dies geschieht am besten durch tiefe, die ganze Dicke der breiten Wundränder durchgreifende Nähte. Einer besonderen Anfrischung bedarf es nicht.

Bei buchtiger Beschaffenheit der Wunde erheischt die Vorsicht aber meist das Einlegen einer oder mehrerer Drainröhren in die Tiefe.

Haben sich bei länger anhaltender Eiterung die Wundränder zu stark zurückgezogen, so lassen sie sich nicht ohne weiteres durch Naht aneinanderbringen. Dann bleiben zur Abkürzung der Heilung zwei Wege, einmal die Überpflanzung der breiten Wundfläche mit Hautläppchen nach THIERSCH, zweitens die vorgängige Mobilisierung der Wundränder.

Das erste einfachere Verfahren empfiehlt sich da, wo die Narbe besonderen Schädigungen nicht ausgesetzt ist und die Breite der Wunden nicht nur durch Retraktion der Wundränder, sondern durch größere Hautverluste (infolge Verletzung oder Nekrose) bedingt ist.

Auf gut granulierende Wunden kann man die THIERSCHschen Hautläppchen mit bestem Erfolg direkt übertragen. Bedingung ist freilich, daß der Wunde nicht noch Reste von Salben anhaften, weshalb es sich empfiehlt, der Transplantation 1—2 Tage feuchte Verbände mit 2%iger essigsaure Tonerdelösung vorauszuschicken. Erscheinen die Granulationen aber nicht völlig gesund, sind sie mehr graurot statt hochrot, vielleicht etwas schlaff oder überwuchernd oder gar noch stellenweise mit Belag bedeckt, dann schabt man sie besser energisch mit scharfem Löffel ab und stillt die parenchymatöse Blutung vor Überpflanzung der Hautläppchen durch Tamponade.

An Stellen, an denen flächenhafte Narben leicht äußeren Schädigungen ausgesetzt sind, z. B. an der Vorderfläche des Schienbeins, ist es ratsamer, die Wundränder soweit angängig zu mobilisieren und so die Flächennarbe durch eine widerstandsfähigere lineäre Narbe zu ersetzen. Man umschneidet zu diesem Zwecke nach vorausgeschickter Abschabung der Granulationen die Wunde ringsum hart an der Grenze der gesunden Haut und beginnenden Narbe; letztere wird exzidiert. Nunmehr gelingt es leicht, die Hautränder nach beiden Seiten von der Wunde ganz nach Bedarf mehrere Zentimeter weit stumpf im Unterhautfettgewebe von der Unterlage abzulösen und so beweglich zu machen, daß sie sich — das Fehlen größerer Hautdefekte vorausgesetzt — ohne Spannung durch Nähte vereinigen lassen. Bei weitgehenden Ablösungen macht man an der Basis der abgelösten Hautlappen kleine Einschnitte zur Einlegung ganz kurzer Drainröhren.

Bei größeren Hautdefekten machen sich zur Vermeidung großer, kosmetisch wie funktionell störender Narben plastische Operationen nötig. Fehlt dazu in der Nachbarschaft das erforderliche Hautmaterial, so leistet oft die italienische Plastik, die Deckung der durch Abschabung der Granulationen anzufrischenden Wunden mit einem gestielten, einem anderen Körperteil entlehnten Hautlappen vortreffliche Dienste.

Bei kleineren Wunden wartet man unter Salbenverbänden die Heilung per secundam ab. Bei guter Beschaffenheit der Granulationen und regelrecht fortschreitender Überhäutung vom Rande aus genügen alle 3—4 Tage zu wechselnde Verbände mit Borsalbe.

Die von WAGNER 1903 zur rascheren Vernarbung empfohlene ganz offene Wundbehandlung hat sich mir zur Epithelisierung granulierender Wunden nicht bewährt.

Oft genug treten indes *Störungen in der Übernarbung* ein:

Bald überwuchern die Granulationen das Niveau der umgebenden Haut und überragen pilzartig den freien epithelialen Saum. Die Ursache solcher *Caro luxurians* liegt manchmal in dem Reiz eines Fremdkörpers, eines kleinen Sequesters, eines sich abstoßenden Naht- oder Ligaturfadens, häufig in einem nicht ganz gut sitzenden, sich leicht etwas verschiebenden Verbande. Oft gelingt es aber nicht einen plausiblen Grund aufzufinden. Es ist durchaus verfehlt, in solchen Fällen durch regelmäßige, bei jedem Verbandwechsel vorzunehmende Ätzungen mit dem Lapisstift, wie man dies oft sieht, die Granulationswucherung in Schranken halten zu wollen — so lautet der beliebte Terminus technicus —. Besser ist es, den vorragenden Granulationswulst au niveau der gesunden Umgebung mit einem Scheerenschlage abzutragen, die folgende geringe Blutung durch Tamponade oder einmalige leichte Berührung mit dem Höllenstein zu stillen und nun die Wunde durch einen nicht reizenden, leicht komprimierend angelegten Borsalbenverband zu schützen. Diesen läßt man 4—5 Tage liegen. Die Übernarbung erfolgt dann oft überraschend schnell. Von größter Wichtigkeit ist es aber, *ein Verschieben der Verbandstoffe* und damit immer erneuten Reiz der Wunde *sicher zu verhüten.* Mitunter gelingt dies nur, indem man das benachbarte Gelenk mit in den Verband hineinnimmt und dadurch ruhig stellt.

In anderen Fällen erfolgt das Umgekehrte. Die Granulationen hören auf üppig zu wachsen, verlieren ihre schöne hochrote Farbe, werden graurötlich, sehen schlaff, welk aus; die Epithelüberhäutung scheint ganz still zu stehen. Namentlich bei dekrepiden Greisen oder Personen, die durch langes Krankenlager heruntergekommen sind, mit darniederliegender Verdauung, großer, allgemeiner Schwäche sieht man einen solchen Stillstand in der Übernarbung der Wunde nicht selten eintreten. Eine Hebung des allgemeinen Kräftezustandes, Anregung der Herztätigkeit, roborierende Diät usw. äußern dann auch auf die Wundheilung eine günstige Rückwirkung. Als lokales Reizmittel vertausche man die reizlose Borvaseline mit einer adstringierend und gleichzeitig antiseptisch wirkenden 2—3%igen Höllensteinsalbe (Argenti nitrici 0,5, Balsami Peruv. 1,0, Vasel. 20,0) oder touchiere die schlaffe Granulation leicht mit dem Lapisstift oder betupfe sie mit Jodtinktur oder bestreue sie mit Naphthalin. Letzteres ist ein sehr energisches Reizmittel, das torpide Granulationswunden oft binnen sehr kurzer Zeit in günstigem Sinne umwandelt, das aber doch nur selten in Anwendung gezogen werden soll. Es ruft meist lebhafte brennende Schmerzen hervor, vermehrt stark die Sekretion, erzeugt oft kleine Blutungen in den Granulationen. — Als ganz vorzügliches Mittel, die Epithelisierung zu fördern, haben sich die Anilinfarbstoffe erwiesen, Scharlachrot-, Pellidol-, Epithelsalbe. Sowie die Wunde wieder ein kräftigeres Aussehen zeigt, sind diese Reizmittel wieder fortzulassen. Nur die Höllensteinsalbe kann gewöhnlich bis zur definitiven Vernarbung beibehalten werden.

In wieder anderen Fällen überzieht sich die Wunde mit einem *Fibrinbelage,* der bald als dünner Schleier, bald in 1—2 mm dicker grauweißer Schicht die Granulationen bedeckt. Der Belag läßt sich oft in Form von Fetzen abziehen, manchmal ohne Blutung, meist jedoch mit geringfügiger Läsion der Granulationen. Dieses Abziehen des Fibrinüberzuges nützt aber nichts; bis zum nächsten Verbande hat sich der Belag von neuem gebildet. Er ist die Folge einer freilich meist unschuldigen Wundinfektion mit einem Gemisch verschiedenster Bakterien. Sie ist äußerst hartnäckig und widersteht oft jeder Behandlung mit Antisepticis. Da sie die Übernarbung zwar verzögert, aber nicht direkt verhindert, eine ernstere Störung auch kaum zur Folge hat, so verzichtet man bei kleineren Wunden schließlich oft nach langen vergeblichen Bemühungen auf ihre Bekämpfung. Bei größeren Wunden schabt man in Narkose die ganze Granulation energisch mit dem scharfen Löffel ab und macht mehrere Tage lang feuchte Umschläge mit antiseptischen Flüssigkeiten.

Die geschilderte Störung wird mit Unrecht vielfach als diphtherisch oder croupös bezeichnet. In seltenen, aber gerade in den letzten Jahren mehrfach bekanntgewordenen Fällen handelt es sich aber tatsächlich um echte Wunddiphtherie mit Nachweis des LÖFFLERschen Bacillus ohne gleichzeitige Beteiligung der Rachen- oder Trachealschleimhaut. Ihr Aussehen gleicht ganz dem oben beschriebenen, aber der Verlauf ist nicht nur noch hartnäckiger, sondern zuweilen auch gefährlicher, da die nekrotisierende Entzündung hier und da in die Tiefe greift und so zu schwerer Ulceration führen kann. Auffallender- und unglücklicherweise wird der Prozeß auch durch große Dosen Diphtherieserum nicht beeinflußt. Die gewöhnlichen Antiseptica lassen gleichfalls im Stich. Heilt die Erkrankung nach langer Dauer nicht spontan aus, was zum Glück in der Mehrzahl der Fälle der Fall ist, so helfen mitunter nur tiefgreifende Ätzungen. LEXER erzielte in zwei Fällen Erfolg durch Elektrokoagulation.

Fünfte Vorlesung.

Örtliche Wundinfektionskrankheiten.

Progrediente Phlegmone und ihre Behandlung. BIERsche Stauung. Permanentes Bad.

Bei all den bisher erörterten Wundkrankheiten handelte es sich um rein örtliche Entzündungsprozesse. Wo aber einmal eine Infektion besteht, ist auch die Möglichkeit einer weiteren Verbreitung derselben vorhanden. Solange die Wundsekrete völlig freien Abfluß haben, erschöpft sich die schädliche Kraft der gewöhnlichen Eitererreger, des Staphylococcus und Streptococcus pyogenes an dem Widerstande des Organismus; sowie es aber zu einer Sekretverhaltung und zwar zu einer solchen mit Spannung kommt, tragen sie den Sieg davon und verbreiten die Entzündung nach allen Orten, nach denen hin sie gelangen. Je nach Art und Ort der fortschreitenden Infektion unterscheiden wir verschiedene Prozesse, die ebensowohl nach ihrem anatomischen, wie klinischen Verhalten und ihrer prognostischen Bedeutung die erheblichsten Differenzen zeigen.

Wie ein nach allen Seiten ausschwärmender Trupp Soldaten dringen die Bakterien bei der *„progredienten" Phlegmone* nach allen Richtungen vor, am schnellsten natürlich nach den Orten des geringsten Widerstandes. Schritt für Schritt gewinnen sie Terrain in den engen Saftspalten eines nicht zu lockeren, subcutanen oder intermuskulären Bindegewebes; rasch durcheilen sie, einmal eingedrungen, weite offene Kanäle, z. B. Sehnenscheiden, bis zum entgegengesetzten Ende; Halt machen sie indes vor dem festen Walle einer derben Aponeurose oder des Knochens; ihm entlang breiten sie sich flächenhaft aus, suchen ihn zu umgehen, oder sie legen langsam durch eitrige Einschmelzung eine Bresche in ihn und können nun ungehindert sich rasch im jenseitigen Terrain ausdehnen. Starke Erweiterung der feinen und feinsten Gefäße, entzündliche Stase, erst seröse, dann eitrige Exsudation begleitet überall ihren Weg. Der Druck des Exsudates auf die Gefäße und Lymphbahnen erhöht die Störung der Zirkulation, verengt und verlegt einen Teil der Blut- und Lymphwege, erzeugt Thrombosierungen und gefährdet so das Leben der entzündeten Gewebe. Wo diese an sich dürftig ernährt sind, wo die Spannung groß ist, kommt es zur Nekrose, und so sehen wir, wie namentlich die Fascien, Aponeurosen und Sehnen frühzeitig und in großer Ausdehnung dem örtlichen Tode verfallen. Hier und da sammelt sich eine größere Zahl Eiterkörperchen zu einem Absceß; derselbe wächst, nähert sich der Haut, durchbricht sie und damit verringert sich oder schwindet völlig der schädliche Druck, unter welchem der Eiter stand, und ist der erste Schritt zur Heilung getan.

Diese wenigen pathologisch-anatomischen Bemerkungen glaubte ich vorausschicken zu müssen, weil sie Ihnen das Verständnis für das klinische Bild, die Diagnose und Prognose erleichtern dürften und die Indikationen zu einem rationellen Handeln enthalten.

Wir können eine *subcutane, intermuskuläre* und *tendogene Phlegmone* auseinanderhalten. Handelt es sich hierbei auch prinzipiell um dieselben Vorgänge, so bedingt doch der verschiedene Sitz der Entzündung erhebliche Differenzen für Diagnose und Prognose. Fieber, Schmerz, Schwellung und Rötung sind die charakteristischen Zeichen für alle drei Affektionen, aber ihre Kombination, ihre Intensität wechseln.

Die lockere Beschaffenheit des Unterhautbindegewebes, die Nachgiebigkeit der elastischen, allein den Entzündungsherd bedeckenden Haut bedingen bei der *subcutanen Phlegmone* eine relativ mäßige Spannung und dementsprechend einen verhältnismäßig geringen Grad von Temperatursteigerung, Schmerz und Mitbeteiligung des Allgemeinbefindens; um so früher zeigen sich Rötung und Schwellung der Haut. Sind ihre Grenzen auch nicht scharf, so beschränken sie sich doch auf die nächste Umgebung des Erkrankungsherdes. Ziemlich leicht kommt es zu einer Begrenzung der Eiterung. Ein Einschnitt oder ein spontaner Durchbruch des Eiters setzen dem Fortschreiten der Entzündung rasch einen Halt. Die Prognose ist also fast immer günstig.

Ungleich bedrohlicher verläuft der Prozeß bei *tieferem Sitz*. Dank der Antisepsis ist er glücklicherweise zu einem seltenen Vorkommnis nach operativen Eingriffen geworden; doch sehen wir ihn hier und da noch immer einmal als gefürchtete Komplikation Glied und Leben unserer Operierten gefährden, freilich fast nur noch nach Operationen, die wegen oder mindestens bei schon bestehender septischer Eiterung unternommen wurden, so bei Behandlung vereiterter komplizierter Frakturen, nach Incision einer Cynanche, nach Sectio alta bei jauchigem Blasenkatarrh, äußerem Harnröhrenschnitt bei Urininfiltration u. dgl.

Unter leichtem wiederholtem Frösteln, selten nach wirklichem Schüttelfrost geht die Temperatur in die Höhe; das vielleicht schon vorher vorhandene Fieber steigert sich nicht selten bis zu 39,5°, ja 40°. Schon früh zeigen sich deutlich die Zeichen der Allgemeininfektion, hohe Frequenz des Pulses, allgemeine Abgeschlagenheit, schweres Krankheitsgefühl, und es bedarf meist keiner großen Erfahrung, um den Ernst der Situation zu erkennen. Ein dumpfer, doch intensiver Schmerz befällt das erkrankte Glied; der Kranke selbst vermag den Schmerz nicht genau zu lokalisieren, nur der am Orte der Eiterung besonders starke Druckschmerz läßt ihren eigentlichen Sitz erkennen. Die Schwellung ist diffus, wenn auch in der Nähe des Herdes am stärksten; sie erstreckt sich oft über den ganzen Umfang, die ganze Länge der betroffenen Extremität; sie greift am Halse auf die andere Hälfte über, breitet sich am Abdomen auf die gesamte Unterbauchgegend bis zum Nabel und darüber hinaus. Dabei behält die Haut im ersten Anfange ihre normale Farbe; erst nach 1—2 Tagen rötet sie sich, zeigt jedoch nicht das helle Rot der subcutanen Phlegmone, sondern eine mehr livide, blaurötliche Verfärbung, die Folge der durch den Druck des Exsudates auf die tiefen Gefäße bedingten Zirkulationsstörung. Erst wenn die Eiterung nach der Oberfläche durchbricht, tritt eine hellere Rötung auf. Die Schwellung der oberflächlichen Gewebe ist mehr teigig, ödematös; in der Tiefe fühlt man die derbe, oft brettharte Infiltration. Erst spät kommt es zur Fluktuation; doch weist eine genaue Palpation schon vorher eine sogenannte *Gewebslücke* nach, d. h. der palpierende Finger fühlt inmitten der derben Schwellung einen geringeren Widerstand, eine Art Loch, in das seine Kuppe etwas tiefer eindringen kann, ein wichtiges, dem praktischen Arzte noch zu wenig bekanntes Symptom. Selbstverständlich leidet schon früh die Funktion der vom Infiltrat umhüllten Muskelfasern. Jede, auch die geringste Bewegung des kranken Gliedes, aktive wie passive, wird ängstlich vermieden. Von selbst gibt der Kranke dem Gliede die Stellung, in der die Teile am besten entspannt sind, und so bildet sich zeitig eine oft charakteristische, passiv nur unter den größten Schmerzen oder nur in Narkose zu beseitigende Kontrakturstellung aus. Nur schwer kommt die tiefe intermuskuläre Phlegmone spontan zum Stillstand, Durchbruch und Heilung; schafft das Messer dem Eiter nicht früh einen Ausweg, so steht stets das Leben des Kranken auf dem Spiele, kommt es mindestens zu weitgehender Zerstörung und bleibender funktioneller Schädigung des erkrankten Teiles.

Die vorzugsweise an Hand und Vorderarm, seltener an der unteren Extremität zur Beobachtung kommende *eiterige Sehnenscheidenentzündung* kann natürlich nach jeder mit Eröffnung der Sehnenscheiden verbundenen Operation den Verlauf komplizieren, sowie eine Infektion nicht vermieden wurde, zeigt sich aber doch am häufigsten im Anschluß an eine nicht ausreichende Incision tiefer Panaritien. Auch sie geht mit Fieber und sehr lebhaften pochenden Schmerzen einher, die dem Patienten Tag und Nacht den Schlaf rauben und durch Bewegung, wie Druck noch wesentlich erhöht werden. Die lockere Beschaffenheit des langfaserigen subcutanen Bindegewebes auf dem Rücken vom Finger und Hand gegenüber dem straffen, kurzfaserigen Gewebe in der Hohlhand, wie die geringe Dicke der Haut an ersterer Stelle bringen es mit sich, daß Rötung und ödematöse Schwellung sich zunächst auf der Dorsalfläche zeigen, auch wenn es sich um eine Eiterung der Flexoren handelt; es hat dies schon manchen minder erfahrenen Arzt dazu verleitet, hier anstatt an der Volarseite den Eiter mit dem Messer zu suchen. Erst später und in geringerem Grade zeigt sich die Schwellung auch in der Hohlhand; beim Übergreifen der Entzündung auf den an der Handwurzel gelegenen Schleimscheidensack tritt sie deutlich zu beiden Seiten des Ligamentum carpi volare transversum hervor, freilich nicht so scharf begrenzt, wie beim chronischen Hydrops desselben. Bei noch weiterer Ausbreitung auf die Sehnenscheiden des Vorderarms schwillt bald das ganze Glied ringsum bis hinauf zum Ellenbogen diffus an; am intensivsten bleibt die Schwellung und Rötung freilich über dem erkrankten Sehnengebiet selbst. Nach Durchbruch der Eiterung durch die Sehnenscheiden gesellt sich die intermuskuläre Phlegmone zur Tendovaginitis hinzu.

Sehr früh, schon innerhalb durchschnittlich der ersten 24—48 Stunden gefährdet die eiterige Sehnenscheidenentzündung das Leben der Sehne, und es ist fast ein Glück zu nennen, daß die alarmierenden klinischen Symptome, speziell die enorme Schmerzhaftigkeit zu einem raschen Eingriff drängen und den Patienten zu jeder ihm vorgeschlagenen Operation fast immer willfährig machen. Verzögert man die ausgiebige Eröffnung der Sehnenscheiden durch Schnitt, so ist der Tod der Sehne gewiß. Sie zerfasert und wird schließlich nach lang dauernder Fistelbildung entweder spontan ausgestoßen oder vorher mit der Scheere exzidiert. Der zugehörige Muskel ist damit funktionsunfähig und atrophiert; auch die Narbenkontraktur läßt nicht lange auf sich warten.

Bei allen drei soeben besprochenen, gefahrdrohenden Komplikationen liegt das Heil nur in der Anwendung des Messers. Wenn auch eine spontane Ausheilung,

Stillstand der Phlegmone, Absceßbildung und Durchbruch nach außen möglich ist — bei der subcutanen relativ häufig, bei der tiefen, intermuskulären nur sehr selten — so wissen wir doch nie vorher mit Sicherheit, wie sich der weitere Verlauf gestalten wird. So lange der Prozeß fortschreitet, schwebt der Patient in Gefahr, an allgemeiner Blutvergiftung zugrunde zu gehen, und es hieße ein freventliches Spiel mit seinem Leben treiben, wollte man auf eine solche spontane Heilung ohne Operation bauen und zuwarten. Dazu kommt, daß selbst bei diesen günstigsten Ausgängen, wenigstens bei der tendogenen und intermuskulären Phlegmone die Spontanheilung nur mit schwerem funktionellen Defekt erkauft werden könnte.

Nur im ersten Beginn, etwa in den ersten 24 Stunden, solange die Diagnose vielleicht noch nicht völlig sicher steht, ist allenfalls der Versuch erlaubt, durch Hochlagerung — bei den Extremitäten am besten vertikale Suspension — und feuchte antiseptische Umschläge die Entzündung zum Stillstand zu bringen. Mißlingt dieser Versuch, so entspanne man durch ausgiebige Schnitte die infiltrierten Gewebe und schaffe dem Entzündungsprodukte einen Ausweg. Einreibungen mit Salben oder Linimenten, parenchymatöse Carbolinjektion, Applikation eines Eisbeutels usw. bedeuten nur einen unnötigen, zwecklosen und schädlichen Zeitverlust. Mit einfachen Einstichen mit einem zweischneidigen Skalpell oder kleinen zaghaften Schnitten ist freilich eine progrediente Phlegmone nicht aufzuhalten, sondern nur mit großen Incisionen vom Gesunden ins Gesunde. Darum empfiehlt es sich bei Erkrankungen der Extremitäten die Operation unter künstlicher Blutleere vorzunehmen (NB. ohne vorherige Einwicklung mit elastischen Binden, sondern nur nach vertikaler Suspension). — Wo dies nicht angängig, z. B. am Halse, muß jedes spritzende Gefäß sofort gefaßt und unterbunden werden. Mit langen Schnitten dringe man *präparierend* in die Tiefe vor, ist doch die anatomische Orientierung ohnedies durch die sulzig-ödematöse Durchtränkung, auch wohl durch entzündliche Verlötung der zu durchtrennenden Gewebe erschwert. Bei so frühem Operieren wird man natürlich noch keine größere Eiteransammlung zu erwarten haben; nur Spuren reinen Eiters oder gar nur eine trübe seröse Flüssigkeit — und dies sind manchmal gerade die prognostisch ungünstigsten Fälle — entleeren sich aus den geöffneten Gewebsmaschen. Späterhin, falls man schon Fluktuation oder die oben erwähnte Gewebslücke fühlt, dringt man hier mit der Spitze des Messers oder bei großer Nähe wichtiger Gefäße oder Nerven, z. B. bei tiefen Halsphlegmonen, besser stumpf mit einer Hohlsonde vor und erweitert den Schlitz, sowie Eiter vorquillt, durch Öffnen einer geschlossen einzuführenden Kornzange, resp., wenn Nebenverletzungen ausgeschlossen, mit einem geknöpften Messer. Bei diffuser Phlegmone in zahlreichen Muskelinterstitien kommt man mit einem Schnitte nicht aus; die verschiedenen Herde wollen von verschiedenen Seiten angegriffen sein. Da ist es freilich nicht immer angängig, überall den Schnitt vom Gesunden ins Gesunde zu führen, erstreckt sich doch die Infiltration zuweilen über die ganze Länge eines Vorderarms, Unterschenkels und darüber hinaus. Man hilft sich dann durch mehrere Incisionen, zwischen denen Hautbrücken erhalten bleiben, und die man allenfalls in der Tiefe durch Drainröhren verbindet. Im allgemeinen ist indes nach meinen Erfahrungen ein langer Einschnitt multiplen kleineren vorzuziehen; die Entspannung, der Sekretabfluß werden sicherer erreicht. Die Riesenwunden haben zwar oft ein erschreckendes

Aussehen; steht indes die Entzündung — und dies zu erzielen ist doch die vornehmlichste Aufgabe — so kann man durch sekundäre Naht später oft noch das kosmetische, wie funktionelle Resultat vielfach bessern.

Die Wunden werden trocken mit Jodoformgaze oder, was viele Chirurgen vorziehen, mit in essigsaurer Tonerdelösung (2%), Borsäure (3%), Salicylsäure (1:600), Thymol (1:1000), bei kleinen Wunden auch in Sublimat (½:1000) oder Carbolsäure (1—2%) getränkten Gazekompressen tamponiert. Ein Binden- und Schienenverband sichert die Ruhigstellung der erkrankten Teile; Hochlagerung, an den Extremitäten Suspension begünstigt die Zirkulation.

Zur vertikalen Suspension der oberen Extremität bedient man sich entweder der fertigen aus Holz, Draht, Blech hergestellten Suspensionsschienen (Abb. 6) oder hilft sich in Ermangelung dieser einfach in folgender Weise: Durch Anbandagieren einiger durch Eintauchen in heißes Wasser schmiegsam gemachten Pappschienen wird zunächst das Ellenbogengelenk in leichter Flexionsstellung fixiert; dann führt man, während ein Assistent den Arm unterstützt, die etwa 8 cm breite Rollbinde, oberhalb des Ellenbogens beginnend, längs über die Volarfläche des Armes bis etwa handbreit über die Fingerspitzen hinaus, biegt nach der Dorsalseite um, kehrt auf dieser bis zur Höhe der Anfangsstelle zurück und wiederholt dieses Manöver 4—5mal. Diese so entstandenen Longuetten werden durch Zirkeltouren (typische dolabra) sicher an das Glied befestigt; die über die Finger vorstehende Schlinge dient

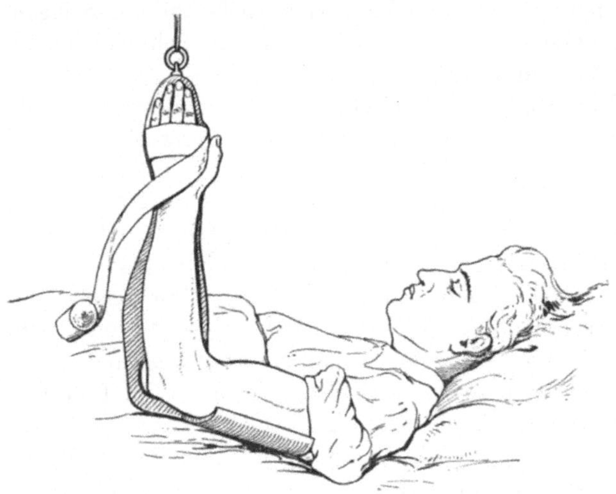

Abb. 6. Vertikale Suspension von Hand und Vorderarm.

zum Aufhängen der Extremität an einem Galgen oder jedem beliebigen Nagel. Notwendig ist es bei dieser einfachen Art der Suspension, den ganzen Arm noch sorgfältig mit Kissen zu unterstützen, da er sonst ermüdet. Die Finger werden an die Schiene nicht miteingebunden, da mit Rückgang der Entzündung nach Entleerung des Eiters möglichst früh mit ihrer Bewegung begonnen werden soll.

Für die untere Extremität dienen entweder auch fertige, ausschließlich für diesen Zweck bestimmte Suspensionsschienen oder jede andere Blech- oder Drahtrinne, auf der das Bein gelagert, festgebunden und mit der es eleviert werden kann. Sehr vorteilhaft sind für diesen Zweck auch die früher beschriebenen dorsalen Gipshanfschienen mit Ringen an der Dorsalseite zur Suspension.

Am Abend des Operationstages folgt diesen Eingriffen nicht selten noch eine zuweilen sogar beträchtliche Temperaturerhöhung; doch bis zum nächsten Tage fällt das Fieber — war die Operation gelungen — ab, die Entzündung geht zurück. Für die weitere Behandlung gilt das oben über Nachbehandlung nach Operationen wegen septischer Prozesse Gesagte. Hier und da hört indes das Fieber nicht auf, die Phlegmone schreitet fort; da hilft dann nur, ihr konsequent Schritt für Schritt mit dem Messer zu folgen, bis man der Entzündung Herr wird. Eine innere Behandlung, etwa durch Antipyretica, hat keinen Zweck; nur suche man durch leicht verdauliche Kost, in kleinen Gaben, aber häufig gereichte Alkoholica Kornbranntwein — bei der niederen Bevölkerung, starke Weine, Champagner bei gutsituierten Klassen — den Kräftezustand der angegriffenen Patienten hoch zu halten.

Die geschilderte Behandlung der progredienten Phlegmone ist die, welche früher ausschließlich geübt wurde und sich tausendfältig vorzüglich bewährt hat. Ihr Prinzip ist, um dies nochmals kurz zusammenzufassen, *frühzeitige Entleerung des Eiters durch ausgiebige Incision und Sorge für dauernd freien Sekretabfluß bei Ruhigstellung der entzündeten Teile*, eventuell Hochhaltung der erkrankten Extremität. Daß dem Verfahren Nachteile anhaften, ist nicht zu leugnen: die oft lange, vielleicht mehrfach zu wiederholende Incision als solche, die unschönen zurückbleibenden Narben, ganz besonders aber die selbst bei größter Sorgfalt zuweilen nicht vermeidbaren Kontrakturen und Versteifungen infolge Schrumpfung der Narben und der Ruhigstellung der erkrankten Glieder.

Behandlung mittelst Biers Stauungshyperämie. In direktem Gegensatz zu ihr lehrte uns Bier, daß es in vielen Fällen gelingt, durch Stauungshyperämie diesen Nachteilen ganz oder teilweise vorzubeugen, die Heilung phlegmonöser Prozesse nicht nur in schonenderer Weise, sondern mit weitaus besserem funktionellen Endresultate zu erreichen, den Patienten selbst bei schwerer Sehnenscheideneiterung völlig bewegliche Finger zu erhalten, ein Erfolg, der mit den früheren Methoden doch nur ausnahmsweise erzielt wurde.

Bier stellt die alten Lehren der Behandlung akuter Entzündung direkt auf den Kopf: Statt der Bekämpfung der Hyperämie durch Hochlagerung usw. strebt er sie an, lange Einschnitte verwirft er prinzipiell und sucht teils ohne Incision, teils mit kurzen Einschnitten auszukommen, auf Tamponade der Wunde — insbesondere nach Spaltung tendogener Phlegmonen — verzichtet er völlig, höchstens läßt er ein Drainrohr zu; statt der Ruhigstellung der erkrankten Teile empfiehlt er vom ersten Tage an die passive wie aktive Mobilisierung der Gelenke. Auf die theoretische Begründung seiner Methode einzugehen, würde hier zu weit führen. Die Technik seines Verfahrens mögen seine eigenen Worte schildern[1]:

„Oberhalb des Krankheitsherdes legt man um das befallene Glied in mehreren Gängen so fest eine Gummibinde an, daß eine starke Stauungshyperämie entsteht. Sie ist bei akuten Entzündungen durch verhältnismäßig geringe Abschnürung leicht zu erreichen. Die Binde soll bei diesen Krankheiten womöglich zu einem roten feurigen Ödem führen. Man soll sie, wenn es angeht, nicht so nahe am Krankheitsherde anlegen. So bringe ich sie bei entzündlichen Krankheiten der Hand und des Fußes in der Regel am Oberarm oder am Oberschenkel an."

„Peripher vom Entzündungsherde sitzende Körperteile werden nicht eingewickelt, sondern einfach der Hyperämie mit unterworfen, so daß das ganze Verfahren im Umlegen einer Gummibinde oberhalb des kranken Teiles besteht. Niemals darf die Binde dem Kranken Schmerzen verursachen. Denn auch hier, wie bei anderen Krankheiten, wo die Anwendung von Stauungshyperämie angezeigt ist, ist die fast sofort eintretende Stillung oder Linderung der Schmerzen die auffälligste Erscheinung des Mittels.

---

[1] Münch. med. Wschr. 201, 202 (1905).

Ebensowenig darf die Binde bei akuten Entzündungen eine starke Blaufärbung des Gliedes hervorrufen. Wer sich die Stauungshyperämie als eine Ernährungsstörung vorstellt, hat ihren Sinn ganz und gar nicht verstanden." „Aber ängstlich darf man trotzdem nicht dabei sein, wenn man Erfolge erzielen will. Das akut entzündete Glied muß kräftig anschwellen, ödematös werden, sich warm anfühlen und womöglich feurig rot sein."

„Die Binde wird bei akuten Eiterungen täglich mindestens 10 Stunden getragen. Bei schweren Fällen genügt dies nicht. Hier muß sie täglich 20 bis 22 Stunden angewandt werden, weil man ohnedem nicht zum Ziele gelangt. In diesen Grenzen muß man, je nach dem Falle, individualisieren." „In demselben Grade, wie das Leiden sich bessert, kann man die Stauungsperioden entsprechend verkürzen, doch darf man damit nicht zu früh anfangen."

Am Rumpf bedient man sich zur Erzeugung einer wirksamen Hyperämie statt der hier nicht anwendbaren Gummibinde, der von KLAPP nach dem Prinzip des Schröpfkopfes konstruierten Saugapparate; sie werden in sehr verschiedener Größe und Form (Abb. 7 a, b, c, d) aus starkem Glas mit dickem Rande hergestellt, sind also durch Kochen sterilisierbar. Ihr dicker oder sogar umgebogener Rand wird vor dem Aufsetzen dick mit Salbe bestrichen. Die Luftverdünnung wird entweder durch eine Saugspritze oder durch Eindrücken eines dem Hals der Saugglocke luftdicht ansitzenden Gummiballons erzeugt. Man soll sie nur so stark wählen, daß Patient wohl das Gefühl starker Spannung, aber nicht des Schmerzes hat; eine zu starke

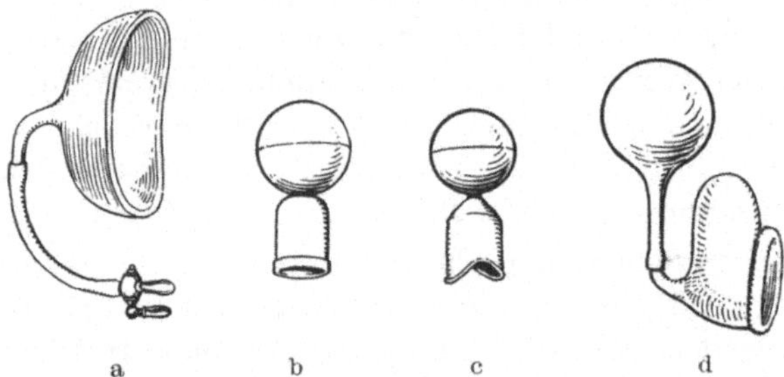

Abb. 7 a, b, c und d. Verschiedene Formen von Saugapparaten nach KLAPP.

Luftverdünnung ist unzweckmäßig. Vorhandene Eiteransammlungen werden vor dem erstmaligen Aufsetzen der Saugglocke durch Stich oder kleinen Schnitt eröffnet. Die ersten Saugsitzungen dehnt man — mit kurzen, etwa alle 5—10 Minuten vorzunehmenden Unterbrechungen — auf ½ — ¾ Stunden aus, die folgenden kürzt man auf 20—30 Minuten ab.

In den Stunden zwischen zwei Stauungsperioden wird das Glied hochgelagert, um das Ödem etwas zurückgehen zu lassen. In der gleichen Zeit wird auch ein erforderlicher Verbandwechsel vorgenommen. Die Sekretion ist unter dem Einfluß der Stauung natürlich sehr reichlich, ein Verkleben der Wunde daher auch ohne Tamponade nicht leicht zu fürchten; zur Ableitung der Sekrete wird höchstens ein Drain eingelegt. Bilden sich Abscesse — und die eiterige Einschmelzung der Gewebe pflegt unter der Stauung sehr rasch vor sich zu gehen —, so öffnet man sie durch kleinen Schnitt. — Von einer Fixation des Gliedes auf Schiene wird abgesehen, die Gelenke vielmehr täglich vom Arzt vorsichtig gebeugt und gestreckt.

Bei diesem Vorgehen sah BIER frische akute Phlegmonen teils ohne Incision, andere nach kleinen Einschnitten mit völliger Wiederherstellung der Funktion zur Heilung gelangen, heiße Abscesse in kalte übergehen oder sogar vollständig resorbiert werden, akute Gelenkeiterungen zum Stillstand kommen und mit voller Beweglichkeit ausheilen. Das Fieber pflegt in der Regel nicht sogleich, sondern erst einige Tage nach Beginn der Stauungshyperämie zu schwinden, aber die Schmerzen lassen — und dies ist ein Zeichen, ob die Stauung richtig angewendet wurde — sehr bald nach und die Eiterung schreitet nicht fort, sondern lokalisiert sich.

Ganz so gute Resultate wie sie Bier berichtet, habe ich selbst — und mit mir viele andere Chirurgen — mit der Stauungshyperämie bei der Behandlung akuter Eiterungen nicht erzielt, aber mich doch hinlänglich von ihrem Wert überzeugen können, um sie Ihnen für geeignete Fälle zu empfehlen. — Prophylaktisch zu stauen, um der Entzündung frischer Operationswunden vorzubeugen, wie dies empfohlen worden ist, halte ich nicht für nötig und rate Ihnen nicht dazu. Auch will ich nicht zu betonen unterlassen, daß ich mich auf Grund meiner Erfahrungen nicht dazu verstehen kann, mich zur Bekämpfung einer Phlegmone — sei sie postoperativ oder nicht — ausschließlich auf die Stauungsbehandlung zu verlassen. Wo ich Verdacht auf Eiteransammlung habe, greife ich auch heute noch zum Messer und gebe den Rat, an dem alten Satze: Ubi pus, ibi evacua bei akuten Entzündungen auch fernerhin festzuhalten; wohl aber gebe ich zu, daß man bei gleichzeitiger Stauungsbehandlung oft mit einer oder mehreren kleinen Incisionen auskommt, wo ohne Stauung nur durch ausgiebige große Einschnitte sichere Hilfe zu bringen ist.

Einen Punkt, auf den auch Bier selbst aufmerksam macht, muß ich noch hervorheben: Erfolge wird die Stauungshyperämie nur erzielen, wenn Sie sie ganz korrekt anwenden. Das Verfahren verlangt Übung und stete dauernde Kontrolle. Sind Sie aus äußeren Gründen nicht in der Lage, diese Kontrolle auszuüben, dann tun Sie besser, der alten, aber auch altbewährten Behandlungsmethode treu zu bleiben.

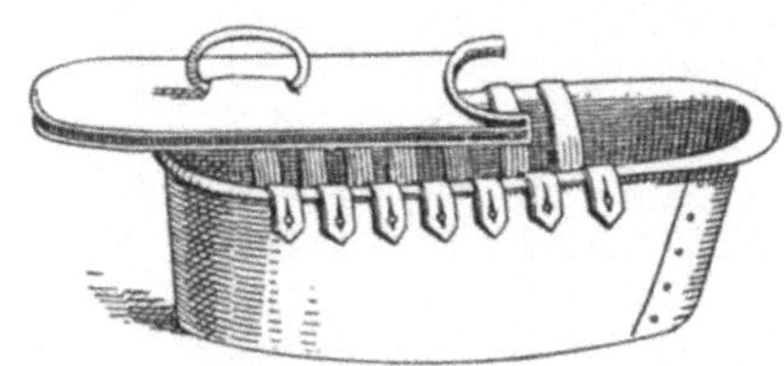

Abb. 8. Badewanne für Hand und Vorderarm.

Noch muß ich zweier anderer Methoden der Behandlung jauchiger Phlegmonen gedenken, die von manchen Ärzten mit Vorliebe in Anwendung gezogen werden: des *permanenten Bades* und der *permanenten Irrigation*. Sie entheben zwar nicht der Vornahme ausgiebiger Incisionen und Drainage, ersparen aber in Fällen mit starker Sekretion den häufigen, dem Patienten schmerzhaften Verbandwechsel. Beiden Verfahren liegt der Gedanke zugrunde, jede Sekretstagnation dadurch unmöglich zu machen, daß das gebildete Wundsekret sogleich nach seiner Absonderung wieder fortgespült wird. Durch Zusatz von Antisepticis zu dem Bade- oder Spülwasser sucht man vielfach gleichzeitig desinfizierend auf die jauchende Wunde einzuwirken.

Für die obere Extremität genügen kleine Wannen (Abb. 8), in welche das erkrankte Glied für Stunden oder Tage hineingesteckt wird. Im Notfalle kann man sie durch jedes genügend große Schaff ersetzen; nur muß man durch gute Polsterung dafür sorgen, daß die Extremität nicht dort, wo sie dem Rande der Wanne oder des Schaffes aufruht, einen schädlichen Druck erleidet. — Bei Benutzung der Vollbäder lagert man den Kranken auf ein über den Wannenrand locker gespanntes, in der Mitte in das Wasser hineinragendes Segeltuch. An das Kopfende der Wanne stellt man ein mit einem Polster bedecktes schräges Gestell als Kopfkissen. Der Patient liegt so in der Wanne wie in einem Bett. Über die Wanne gelegte Bretter verhüten einmal eine zu rasche Abkühlung des Wassers, dienen andererseits als eine Art Tisch. Die Temperatur des Bades ist auf etwa 38° zu erhalten. Sinkt sie unter diese Höhe, so klagt der Patient sehr bald über Kältegefühl.

Es ist nicht zu leugnen, daß die Bäderbehandlung für den Kranken, wie für den Arzt manche Annehmlichkeiten bietet. Wenn sie indes dem letzteren manchen Verbandwechsel und damit Mühe und Zeit erspart, so stellt sie um so größere Anforderungen an die Gewissenhaftigkeit und den Eifer des Wartepersonals, da die Beschmutzung des Wassers durch Eiter, Urin, Kot, namentlich aber die Abkühlung eine öftere Erneuerung fordert. Nur selten ist ja die Möglichkeit eines permanenten Zu- und Abflusses gegeben. Es paßt daher dies Verfahren meist nur für Krankenhäuser, weniger für die Privatpraxis.

Nur ausnahmsweise wird man den Patienten Tag und Nacht hindurch im Bade zubringen lassen. In der Regel nimmt man ihn des Abends aus demselben heraus, spült die Drainröhren mit einem Desinfiziens durch und legt für die Nacht einen leichten Verband an. Wenn auch das Fieber durch das Bad oft günstig beeinflußt wird, und die Temperatur selten hohe Grade erreicht, — da ja die Temperatur des Badewassers beständig auf die Haut abkühlend wirkt, — so schwächt doch der längere Aufenthalt im Wasser den Kranken, und die meisten sind froh, so wohltuend sie auch oft das Bad empfinden und selbst wieder nach demselben verlangen, wenigstens für einige Stunden das Bad mit dem Bett vertauschen zu können. Übrigens verhindert das Bad ein Fortschreiten der Phlegmone und dadurch bedingtes Fieber durchaus nicht sicher. Es ist sogar ein Nachteil, daß es nur zu leicht zu einer gewissen Nachlässigkeit in der Kontrolle des Arztes verführt und den Beginn neuer Eiterherde leicht übersehen läßt. Kommt es zur Absceß-

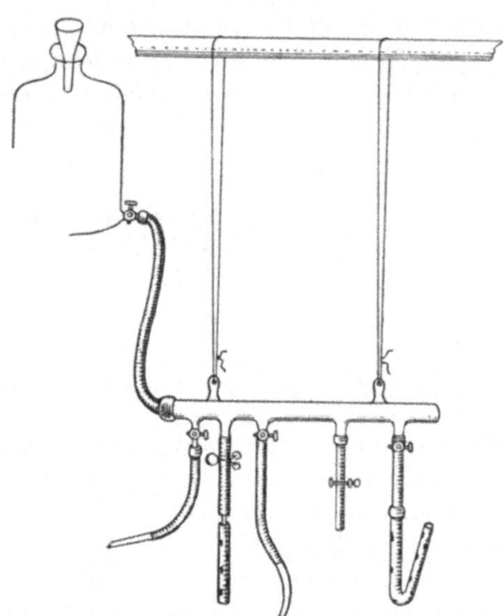

Abb. 9. Irrigationsapparat nach STARKE.

bildung oder schreitet die Entzündung weiter, so muß auch bei der Bäderbehandlung das Messer eingreifen. — Auch das Aussehen der Wunde ist durchaus kein schönes. Die in ihr bloßliegenden Gewebe quellen durch Imbibition mit Wasser auf und drängen sich über die Wundränder vor; oft breitet sich ein schmieriger, grauweißer, fibrinöser Belag über sie aus, gangränöse Fetzen flottieren hin und her. Erst nach Abstoßung der nekrotischen Teile und Rückgang der Phlegmone reinigt sich die Wunde; doch behalten die Granulationen ein blasses, schwammiges Aussehen; auch eignet sich die granulierende Wunde nicht mehr zur sekundären Naht.

Nach meinen Erfahrungen eignet sich das protahierte oder permanente Bad und ist empfehlenswert nur für eine recht beschränkte Zahl von Fällen. Wirklich große Vorteile bietet es und ist oft durch kein anderes Mittel gleich gut zu ersetzen bei jauchenden Eiterungen an Körperstellen, an denen ein antiseptischer Okklusivverband nicht gut anzulegen ist, und bei welchen eine beträchtliche Abstoßung nekrotischen Gewebes stattfindet; so bei manchen Fällen schwerer Urininfiltration am Damme und der Glutäalgegend, bei widernatürlichem After mit phlegmonöser Entzündung ringsum, für manche ausgedehnte Dekubital-ulceration. Hingegen werden die doch weit häufigeren Phlegmonen der Extremitäten zweckmäßiger nach den früher geschilderten Prinzipien behandelt, zumal man bei der Bäderbehandlung auf die so vorteilhafte Hochlagerung der erkrankten Glieder verzichten muß.

Bei der *permanenten Irrigation* werden die Wunden beständig mittelst besonderer Apparate (Abb. 9) mit Wasser oder einem Desinfizienz überrieselt, resp. ihre Drain-röhren durchgespült. Durch besondere Vorrichtungen läßt sich ein schnelleres oder langsameres Abtropfen der Flüssigkeit erzielen. Selbstverständlich muß das Bett des Kranken durch wasserundurchlässige Tücher gegen eine Durchnässung hinreichend geschützt werden. Mit der Irrigation läßt sich bei Phlegmonen der Extremitäten die Hochlagerung derselben wohl vereinen.

CARREL hat, wie schon kurz erwähnt, mit der permanenten Irrigation im Kriege recht gute Resultate erzielt. Wenn das Verfahren heute nur wenig Anwendung findet, so hauptsächlich deshalb, weil es umständlich ist und dauernder sorgfältiger Kontrolle bedarf; auch ist die Abkühlung der entblößten Körperteile schwer zu vermeiden.

Für die Irrigation benützt man noch häufiger, als für das protrahierte Bad antiseptische Flüssigkeiten. In Rücksicht auf die Intoxikationsgefahr verdient das sonst so gebräuchliche Carbol oder Sublimat hierbei aber keine Verwendung; besser eignet sich die Borsäure, Salicylsäure, Thymol, namentlich aber die schwache, nur $\frac{1}{2}-1\%$ige essigsaure Tonerdelösung, die ebensowohl stark desinfizierend als desodorisierend und doch nur wenig toxisch wirkt. In jedem Falle hat eine genaue Überwachung des Patienten, eine häufige Untersuchung des Urines stattzufinden, um bei den ersten Vergiftungserscheinungen das Mittel auszusetzen.

Am meisten empfiehlt sich zur Dauerspülung RINGERsche oder DAKINsche Lösung.

Sechste Vorlesung.

Örtliche Wundinfektionskrankheiten (Fortsetzung).

Lymphadenitis. Lymphangoitis. Blaue Eiterung. Tetanus. Erysipelas. Hospitalbrand.

Lymphadenitis. Bei allen phlegmonösen Prozessen pflegen die Lymphwege früh mit affiziert zu werden. Schwellung und Schmerzhaftigkeit der regionären Lymphdrüsen lassen nicht lange auf sich warten; sie stellen eiförmige, bohnen- oder haselnußgroße, derbe, zunächst gegeneinander und gegenüber der Umgebung frei verschiebliche, druckempfindliche Geschwülste dar. Der Verlauf dieser *Lymphadenitis* ist meist ein gutartiger; er hängt fast ganz von dem des Grund-leidens ab. Mit dem Rückgange der primären Entzündung, der Beseitigung einer Sekretverhaltung schwindet auch die Schmerzhaftigkeit der Drüsen. Sie schwellen ab und sind nach einiger Zeit kaum noch als kleine derbe Knötchen dem pal-pierenden Finger erkennbar. In anderen Fällen aber kommt es zur eiterigen Ein-schmelzung. Erfolgt diese für gewöhnlich auch nur bei Fortdauer der Entzündung im primären Infektionsherd, so sehen wir doch gar nicht so selten auch eine Abszedierung der Lymphdrüsen erst nach Rückgang der letzteren, ja nach Heilung der infiziert gewesenen Wunde auftreten. An mehreren Stellen des graurötlichen Drüsengewebes, zunächst in der Rindenschicht, bilden sich kleinste, gelbe Eiter-herde, die miteinander konfluieren und den erst später einschmelzenden zentralen Drüsenabschnitt umhüllen. Eine Periadenitis gesellt sich hinzu; benachbarte Drüsen verlöten miteinander und mit der Umgebung; ihre freie Verschieblichkeit hört damit auf; eine teigige Infiltration der umgebenden Weichteile, Rötung der Haut macht sich bemerkbar, Fieber und Schmerzen halten an resp. steigern sich noch; Patient scheut jede aktive Bewegung; schließlich fühlt man durch die derb infiltrierte Bedeckung tief gelegene Fluktuation oder eine circumscripte sich weicher anfühlende Stelle. Eine Incision daselbst entleert Eiter und führt in eine Absceßhöhle, deren Ausdehnung meist jede Vermutung übersteigt.

So lange die entzündeten Lymphdrüsen noch frei beweglich sind und nur mäßige Größe besitzen, beschränke man sich auf die kunstgerechte Behandlung des Grundleidens, die Entleerung des primären Eiterherdes, schütze die erkrankten Lymphdrüsen nur durch Anlegung einer Mitella resp. Hochlagerung des erkrankten Beines usw. vor dem schädlichen Einflusse der Bewegungen. Ist es aber einmal zu einer stärkeren Periadenitis gekommen, sind die einzelnen Drüsen nicht mehr isoliert gegeneinander abzutasten, sondern zu einem größeren knolligen Tumor verlötet, dann hat auch die Abszedierung wohl schon immer begonnen; feuchte Wärme in der Form PRIESZNITZscher Umschläge wird meist noch im Anfange behufs Anregung der Resorption versucht, lindert auch ein wenig die subjektiven Beschwerden der Kranken, die Schmerzen, das stark spannende Gefühl; doch ist ein operativer Eingriff in der Regel nicht mehr zu umgehen. Halten die entzündlichen Erscheinungen, das Fieber, die Schmerzhaftigkeit der Drüsengeschwulst an, wird vielleicht gar die lokale Schwellung diffuser, so incidiere man in Narkose. Der Schnitt folgt dem Verlaufe der Gefäße. Gelangt man in eine einzige Absceßhöhle, so wird dieselbe breit eröffnet, vorsichtig ausgeschabt und locker mit Gaze tamponiert. Sind zahlreiche Drüsen betroffen und nur partiell vereitert, so ist meist die totale Exstirpation dieses Bubo der Spaltung und Ausschabung vorzuziehen.

Lymphangoitis. Bei dieser so häufigen Lymphadenitis sind die zuführenden Lymphgefäße meist nur insofern beteiligt, als sie die bakterielle Noxe den Drüsen zuleiten. Hier und da aber werden sie selbst von der Entzündung betroffen. Es kommt zur Gerinnung der Lymphe in ihnen, zur Entstehung eines Lymphthrombus. Von ihm aus infizieren die Bakterien die Gefäßwand selbst; die Entzündung greift auf die das Lymphgefäß umhüllende Bindegewebsscheide über, und jetzt treten die, wenigstens bei Erkrankung der oberflächlich gelegenen Gefäße, so charakteristischen Zeichen der *Lymphangoitis* deutlich hervor. Frösteln, selbst ein starker Schüttelfrost, Fieber, Kopfschmerz, allgemeines Unbehagen, auch wohl Erbrechen leiten dieselbe ein, falls sie nicht schon vorher durch Infektion der primären Wunde bedingt waren. Letzteres braucht aber nicht der Fall zu sein, da die Lymphangoitis sich einer ganz circumscripten Infektion einer Wunde, der Eiterung eines Stichkanals hinzugesellen kann; wissen wir doch überhaupt noch gar nicht, weshalb es in dem einen Falle zur Entzündung des Lymphgefäßes selbst, in der Mehrzahl der anderen nur zu einer Lymphadenitis kommt. Der Patient klagt über Schmerz entlang der Lymphgefäße; man fühlt dieselben als derbe, rundliche, faden- bis rabenfederkieldicke Stränge unter dem quer darüber gleitenden Finger rollen, und bald macht die bei Entzündung der subcutanen Lymphgefäße auftretende streifenförmige Hautrötung jedem Zweifel an der Diagnose ein Ende. Ein oder mehrere derartige, etwa 2—5 mm breite Streifen lassen sich von dem Ursprungspunkte bis zu den mitentzündeten regionären Lymphdrüsen verfolgen. Bei Erkrankung der tiefer gelegenen Lymphgefäße ist man natürlich auf die lokale Schmerzhaftigkeit, allenfalls den Nachweis strangförmiger Verdickungen in der Tiefe und die Schwellung der Lymphdrüsen allein bei der Diagnose angewiesen. Verwechslungen mit einer Phlebitis können vorkommen, werden jedoch durch den Verlauf meist rasch aufgeklärt.

Der weitere Verlauf der akuten Lymphangoitis ist fast vollständig abhängig von dem des Grundleidens, verlangt daher nur eine richtige Behandlung dieses. Will man gegen die Lymphgefäßentzündung als solche feuchte antiseptische Umschläge, Einwicklungen mit Watte, Einfetten mit Öl oder dergleichen anwenden, so ist dagegen nichts einzuwenden; es dient manchmal zur psychischen Beruhigung des Patienten; nur erwarte man nicht von den vielfach empfohlenen Einreibungen mit Linimenten, Jodkalisalbe, Unguentum cinereum usw. irgendwelchen spezifisch heilenden Einfluß. Ich habe hiervon nie den mindesten Heilerfolg eintreten sehen; wohl aber ruft namentlich die Einreibung mit grauer Salbe oder das Auflegen von Quecksilberpflaster auf die geröteten Partien sehr leicht lästige Ekzeme hervor, schadet also mehr, als es nützt. Incision des primären Eiterherdes, Sorge für Sekretabfluß und Hochlagerung der Extremität, am besten vertikale Suspension, das sind die Mittel, die mit der primären Entzündung auch schnell die Lymphangoitis verschwinden lassen. — Nur ausnahmsweise kommt es im Laufe des entzündeten Lymphgefäßes zur Abszedierung. Dann muß natürlich hier, wie bei jeder andern Eiteransammlung, eine Incision mit folgender Drainage oder antiseptischer Tamponade dem Eiter einen Weg bahnen und diesen offen halten. Dann pflegt die Heilung dem Eingriffe rasch und sicher zu folgen.

Blaue Eiterung. Eine besondere Art einer örtlichen Wundkrankheit mit einem eigenartigen Krankheitsbilde stellt die *Infektion mit dem Bacillus pyocyaneus* dar. Sie ist charakterisiert durch die Bildung eines Farbstoffes, des Pyocyanin, in den meist reichlich abgesonderten Wundsekreten und einem eigentümlichen, süßlichen, unangenehmen muffigen Geruch. Die schöne blaue oder grüne Farbe findet sich fast nur an der Oberfläche der mit Sekret durchtränkten Verbandstoffe, namentlich an den Rändern der durchfeuchteten Partien, nimmt nach der Tiefe an Intensität ab und macht einer mehr schmutzig bräunlichen oder gelblichen Färbung Platz. Der der Wunde selbst aufliegende Eiter zeigt nie die blaue Farbe, sondern das gleiche Aussehen wie Staphylokokkeneiter. Die Granulationen können ganz normales Aussehen, schöne rote Farbe haben, sind aber doch meist infolge Mischinfektion mit anderen Eiterbakterien etwas schlaff und graurot. Die den Eiterstaphylo- und Streptokokken innewohnende und sie darum zu so gefährlichen Feinden machende Fähigkeit, aktiv in die Gewebe vorzudringen und die Entzündung in ihnen weiter zu tragen, geht dem Bacillus pyocyaneus ab. Er findet sich nur an der Oberfläche der Wunden; selbst prima intentio kann trotz seiner Gegenwart eintreten, wie die Untersuchung des spärlichen Sekretes solcher reizlos geheilter Wunden in einigen Fällen zeigte. Häufiger begegnet man ihm freilich bei eiternden Wunden. Wenn er auch die definitive Heilung nicht verhindert, so stört er sie doch oft erheblich, veranlaßt eine sehr starke Sekretion und verzögert die Übernarbung granulierender Flächen. Bei großen Wunden können die Kranken daher durch profuse ausgedehnte Flächeneiterung infolge der Infektion stark herunterkommen.

Schimmelbusch kam auf Grund bakteriologischer Untersuchungen Mühsams an der Berliner Klinik zu dem Ergebnis, daß die pathogenen Keime der blauen Eiterung wohl seltener durch Instrumente, Tupfer usw. von außen her auf die Wunde übertragen werden, als vielmehr von vornherein am Körper des Patienten haften. Mühsam konnte sie in der Achselhöhle, der Crena ani, der Inguinalfalte — das sind die Stellen, in deren Umgebung die grüne Eiterung am häufigsten beobachtet wird —, wiederholt *vor* einem operativen Eingriffe nachweisen.

Sehr oft sieht und riecht man ja die Pyocyaneus-Infektion in den schweißdurchtränkten Hemden mancher Arbeiter.

So verhältnismäßig harmlos die Infektion für die Wundheilung ist, so lästig ist sie doch durch den üblen Geruch des Wundsekrets und so schwierig ist ihre Beseitigung. Man bekämpft sie mit den üblichen Antisepticis, feuchten desinfizierenden Umschlägen, bepinselt mit Jodtinktur, 2%iger Lapislösung, Perubalsam usw., aber nur zu oft glaubt man der Infektion Herr geworden zu sein, um schon beim nächsten Verbandwechsel wieder den blaugrünen Farbstoff in den Verbandstoffen und der Wundumgebung zu entdecken. Am wirksamsten hat sich mir noch das Bestreuen der ganzen Wunde und ihrer Nachbarschaft mit Salicylsäurepulver bewährt, in gleicher Weise auch die Chlumskysche Carbol-Campherlösung, die man rücksichtslos über Wunde und deren Nachbarschaft ziemlich weit weg gießt.

Macht sich eine Transplantation der Wundfläche nötig, so verschiebe man sie bis zum völligen Erlöschen der blauen Eiterung; denn erfahrungsgemäß heilen die überpflanzten Hautläppchen, selbst wenn man die Granulationen energisch abschabt, sonst schlecht an.

Tetanus. Bei allen bisher besprochenen akzidentellen Wundkrankheiten zeigten schon die lokalen Entzündungserscheinungen die stattgefundene Infektion an. Anders beim *Tetanus.* Zwar ist auch er eine exquisite Wundkrankheit; denn ohne einen, wenn auch noch so kleinen Substanzdefekt entsteht kein Tetanus. Aber die Mikroorganismen des Wundstarrkrampfes sind keine Entzündungserreger. Es kann die Wunde ohne das mindeste Fieber heilen und doch die gefürchtete Komplikation hinzutreten. Freilich findet man in der Mehrzahl der Fälle auch beim Tetanus eine Eiterung der Wunde, aber sie ist nur die Folge einer denselben begleitenden Mischinfektion, die allerdings dadurch Bedeutung gewinnt, daß sie der Entwicklung der anaëroben, daher bei freiem Sauerstoffzutritt nicht gedeihenden Nicolaierschen Bacillen den Nährboden präpariert.

Deshalb gesellt sich der Tetanus vorzugsweise zu Wunden, in denen Fremdkörper retiniert sind, nekrotische Gewebsfetzen sich abstoßen, unregelmäßige Taschen zur Sekretstagnation Anlaß geben. Deshalb ist er auch bei frischen Operationswunden, sowie durch diese erst die Kontinuitätstrennung gesetzt wird, eminent selten und wird vorzugsweise heute nur noch nach solchen Operationen beobachtet, die wegen bereits vorhandener Läsionen, Quetschwunden, Schußwunden oder wegen Eiterungen vorgenommen werden.

Der Wundstarrkrampf ist vielleicht die furchtbarste aller Wundinfektionen, nicht weil seine Mortalität die größte sei, sondern weil der Kranke für lange Zeit, oft bis zum Tode, das volle Bewußtsein behält. Den an pyogener Allgemeininfektion Leidenden täuscht die subjektive Euphorie wohltuend über sein tödliches Leiden hinweg. Der Tetanische ist sich des Ernstes seiner Erkrankung wohl bewußt; er duldet die schmerzhaftesten Qualen und kann doch nicht klagen;

wie im Schraubstock gefesselt, sieht er sich seiner freien Muskelaktion beraubt und sieht er den fürchterlichen Tod immer näher herankommen. Wer einmal einen Tetanuskranken beobachtet hat, wird das furchtbare Krankheitsbild kaum je vergessen.

Die Inkubationszeit scheint je nach der Menge des Infektionsstoffes und der Disposition der Individuen zu wechseln. Während bei der Maus die ersten Erscheinungen der Krankheit durchschnittlich schon 9—12, beim Kaninchen 24—48 Stunden nach erfolgter Impfung auftreten, bricht der Tetanus bei Menschen in der Regel erst 5—14 Tage nach der Verletzung, ja selbst mehrere Wochen nach derselben aus, ohne daß man in jedem solchen Falle annehmen dürfte, daß etwa erst bei einem Verbandwechsel die Infektion erfolgt sei. — Nach bisher gutem, fieberfreiem, reaktionslosem, oder vielleicht durch leichte lokale Eiterung gestörtem Wundverlaufe fällt eines Tages zunächst eine Bewegungsstörung der Kiefer auf. Der Kranke macht in der Regel selbst, manchmal mit lachendem Munde, darauf aufmerksam, daß er den Mund nicht mehr so gut öffnen könne, wie gewöhnlich, beim Kauen behindert sei, eine leichte schmerzhafte Spannung in den Kaumuskeln fühle. Der Masseter, der Musculus temporalis einer oder beider Seiten fühlen sich starr, hart, fest kontrahiert an. Rasch nehmen die Störungen zu: der anfängliche Trismus wird stärker; nur mit Mühe können die Zahnreihen soweit voneinander entfernt werden, daß die Zuführung von Speisen möglich ist. Die Starre greift auf die anderen Gesichtsmuskeln über, oft unregelmäßig auf die eine Seite früher als auf die andere und verzerrt dadurch das Gesicht in eigentümlicher Weise. Die Augenlider werden halb zusammengekniffen, die Stirn gerunzelt, die Mundwinkel in die Höhe gezogen, als wolle der Kranke lächeln (Risus sardonicus). Weiter wird die Muskulatur des Nackens befallen, der Kopf wird hintenüber gezogen; die Muskeln des Rumpfes werden starr, bald die des Rückens — es entsteht eine starke Lordose; mit Kopf und Fersenhöckern allein ruht der Kranke noch der Bettunterlage auf —, bald die der seitlichen Teile — der Körper biegt sich skoliotisch zur Seite aus —, selten die der Vorderseite, wodurch der Rumpf krampfhaft vornübergekrümmt wird. Auch die Extremitäten erstarren, meist die oberen später als die unteren; die Starre kann ein- oder beiderseitig auftreten. Jetzt oder häufig schon früher unterbrechen einige leichte Zuckungen die steife Haltung; sie werden stärker und ergreifen mehrere Muskelgruppen; schließlich wird der ganze Körper von den wildesten klonischen Krämpfen hin- und hergeschüttelt, von der Bettunterlage in die Höhe geschnellt, eventuell bei ungenügender Wartung aus dem Bette geschleudert. — Die einzelnen Anfälle dauern Sekunden oder mehrere Minuten; ebenso wechselt ihre Häufigkeit. In schweren Fällen können sie sich alle Viertelstunden, ja noch rascher folgen und führen dann schnell zum Tode; in minder schweren treten sie 1—3mal des Tages auf, werden beim Übergang in das chronische Stadium noch seltener und lassen auch an Intensität nach. Äußere Reize rufen sie hervor. Ein greller Lichtstrahl, ein starkes Geräusch, in schlimmen Fällen schon das Erheben der Bettdecke genügen bei der ungemein gesteigerten Reflexerregbarkeit der Tetanischen neue Anfälle auszulösen.

Der von Rose zunächst genauer beschriebene *Kopftetanus* oder Tetanus hydrophobicus ist ätiologisch von dem gewöhnlichen Tetanus nicht zu trennen. Charakteristisch für ihn ist das Übergreifen des Krampfes auch auf die Schlundmuskulatur, so daß der Patient wie bei der Lyssa selbst Wasser kaum zu schlucken vermag, und eine stets auf der Seite der Verletzung auftretende *Facialislähmung*. Dieser Kopftetanus tritt ausschließlich bei Kopfwunden auf.

Fieber fehlt nur im Anfange der Krankheit. Ist es einmal zu klonischen Krämpfen gekommen, so steigt auch die Temperatur — wohl infolge der enormen Muskelaktion, weniger wahrscheinlich infolge einer Störung der wärmeregulatorischen Apparate — und zwar meist rasch auf 40⁰ und darüber. Diese Wärmezunahme hält auch nach dem Tode noch an, so daß die höchste Temperatur — bis 43⁰ — meist 1—2 Stunden nach dem Tode beobachtet wird.

Als ein für die Frühdiagnose des Tetanus wertvolles Zeichen gibt Ryblick das Auftreten profuser Schweiße als Ausdruck gesteigerter Reizbarkeit der sekretorischen Zentren an. Einem solchen Symptom wird man Beachtung schenken, doch kommt es wohl nur in den subakuten oder chronischen Fällen zur Wahrnehmung.

Verlauf und Prognose wechseln sehr. Allgemein läßt sich sagen, daß sie um so schlimmer sind, je früher nach der Verwundung die ersten Symptome auftreten. Beim sogenannten Tetanus acutissimus können sich die Erscheinungen binnen wenigen Stunden vom ersten Beginn des Trismus bis zur allgemeinen Muskelstarre und den schwersten klonischen Krämpfen steigern. Für gewöhnlich dauert der Tetanus 2, 3, auch 4 Tage. Mit jedem folgenden Tage bessern sich für den Patienten die Aussichten auf Genesung. Zwar kann auch am 5., 6., 8. Tage, ja selbst noch nach Wochen der Tod in einem Anfalle durch Glottis- oder Zwerchfellkrampf an Erstickung oder durch Herzschwäche und Erschöpfung erfolgen. Immerhin ist die Prognose dieses subakuten oder chronischen Tetanus — mag derselbe von vornherein milder aufgetreten oder erst chronisch geworden sein, — günstiger, als die des akuten. Die Mortalitätsangaben schwanken daher sehr stark, von 30—90%. Tritt Besserung ein, so werden die Krampfanfälle seltener und linder; doch schwindet die tonische Starre nur ganz allmählich, am frühesten dort, wo sie zuletzt aufgetreten war, am spätesten meist in den Muskeln der Kiefer. Einige Monate vergehen bis zur völligen Wiederherstellung.

Nicht unerwähnt aber bleibe, daß man auch ein Stadium der Latenz des Tetanusbacillus kennt, daß die Erkrankung selbst Jahre nach einer erstmaligen Infektion bei einer Nachoperation — z. B. Entfernung eines Geschoßsplitters — wieder ausbrechen kann.

Nach Ansicht der meisten Autoren scheint es sich gegenüber den bisher besprochenen Wundinfektionen beim *Tetanus* nicht um eine *bakterielle* Allgemeininfektion, sondern um eine reine *allgemeine Intoxikation* zu handeln. Ich sage ausdrücklich „es scheint", denn wenn auch Tetanusbacillen im Blut und in anderen Organen als in der primären Infektionsstelle nur sehr selten zu finden sind, so sind sie doch mehrfach gefunden worden, speziell in der Lumbalflüssigkeit. Es erscheint mir deshalb wahrscheinlich, daß auch diese in den Blutkreislauf verschwemmten Bacillen wesentlich an der Schwere und Dauer der Erkrankung beteiligt sind. Anderenfalls müßte es leichter gelingen, durch Ausschneiden des primären Herdes, mindestens durch Amputation, die hohe Sterblichkeit durch Antitoxine herabzusetzen. Dabei leugne ich nicht, daß die Tetanusbacillen wesentlich, ja vielleicht allein durch ihre Toxine ihre schädigende Wirkung ausüben; aber ist dies bei den Eitererregern anders? Noch wissen wir es nicht.

Die *Behandlung* des Tetanus ist zwar auch noch in ihren Erfolgen stets zweifelhaft, aber dank der Entdeckung des Antitoxins durch Behring doch nicht mehr so aussichtslos und fast nur vom Glück abhängig als früher.

Da der Tetanusbacillus seinen Hauptsitz an der Stelle der primären Infektion, also meist in der Wunde seinen Sitz hat, muß man, obwohl er sich, wie oben gesagt, auch schon an anderen Stellen angesiedelt haben kann, doch stets, um eine weitere Zufuhr von Toxinen von hier aus auszuschalten, bemüht sein, wenn möglich die Eintrittspforte z. B. eine Schußwunde zu eliminieren, d. h. sie vollständig mit dem elektrischen Messer ausschneiden und die Wunde ausbrennen. Ist dies nicht möglich, muß man wenigstens bei Ausbruch der ersten Zeichen der Erkrankung jede etwaige Sekretstauung durch Wiederöffnen der Wunde beseitigen, diese mit Antisepticis aus- und umspritzen und offen halten. Da der Bacillus streng anaërob ist, ist auch hier die Verwendung von Wasserstoffsuperoxyd und übermangansaurem Kali am Platz. Zu der von manchen empfohlenen sofortigen Amputation bei Sitz der Infektion in einer Extremität wird man sich heute nur ausnahmsweise entschließen, zumal ihr Erfolg zweifelhaft ist.

Gleichzeitig aber mit der Wundrevision hat die spezifische Antitoxinbehandlung einzusetzen. Über den Wert des Behringschen Tetanusheilserum brachte der Weltkrieg reiche Erfahrung. Prophylaktisch hat es sich glänzend bewährt. Bei bereits ausgebrochener Erkrankung ist seine Wirkung leider noch immer unsicher, aber eine Herabsetzung der Sterblichkeit ist doch nach Ansicht der meisten Chirurgen festzustellen; nur sehr wenige leugnen seine günstige Beeinflussung vollkommen. Je früher es angewendet wird, um so besser sind die Aussichten auf Heilung, soll es Erfolg haben, muß es aber auch in großen Dosen injiziert werden. Ashhurst gibt sogleich eine Dosis von 15000—20000 Antitoxineinheiten intravenös und eine weitere von 6000—10000 Einheiten intraspinal. Archambold und Friedmann injizieren 20000 A. E. intravenös und ebensoviel endolumbal.

Im allgemeinen bevorzugt man die intravenöse Injektion. In der Annahme, daß eine Neutralisation des an die Nervensubstanz gebundenen Tetanustoxins um so sicherer erreicht werde, je näher man das Antitoxin heranbrächte, kam man zur endolumbalen, ja intrakraniellen subduralen Injektion. Lehrnbecher empfiehlt die von Eskuchen angegebene Zysternenpunktion, Ablassen von Liquor und Injektion von Serum. Die Ansichten über den Wert dieser Methoden sind noch geteilt, Heddaeus verwirft die intrakranielle Applikation wegen der damit verbundenen erhöhten Gefahr und glaubt mindestens das Gleiche zu erreichen durch Injektion des Serums mit feinster Kanüle in die Carotis interna; unter 8 Fällen erzielte er 6 Heilungen.

Als Dritter, sicher nicht minderwertiger und nie zu vernachlässigender Faktor in der Behandlung des Tetanus ist eine *diätetisch-medikamentöse* Therapie zu nennen, mit dem Ziele, die so *erhöhte Reflexerregbarkeit* des Patienten herabzusetzen und seinen Kräftezustand zu erhalten.

Vermeidung aller äußeren Reize steht obenan. Man isoliere deshalb den Kranken in ein stilles Zimmer und gebe ihm einen eigenen Wärter. Das Tageslicht ist abzublenden, das Zimmer fast ganz dunkel zu halten. Jedes Geräusch wird strengstens vermieden. — Vermag der Patient die Kiefer nicht mehr genügend auseinanderzubringen um ihn zu ernähren, so beseitigt man die Starre der Kiefermuskulatur durch Injektion einer ½%igen Novocainlösung. Es ist dies leichter und für eine ausgiebige Ernährung zweckmäßiger, als die früher beliebte Nahrungszufuhr mit einer durch eine Zahnlücke oder die Nase eingeführten Schlundsonde.

Unerläßlich ist die Anwendung *narkotischer Mittel.*
Morphium, Opium (bis 1 g! und mehr pro die), Chloralhydrat (4—5 g in einem halben Glas Wasser oder als Klysma, 2mal des Tages bis zur anhaltenden hypnotischen Wirkung) leisten noch das meiste, freilich nur in den angegebenen hohen Dosen. Durch vielstündige leichte Chloroformnarkose kann man die Krampfanfälle sistieren;

doch ist eine solche Narkose selbst nicht ohne Gefahr. Weit leichter durchzuführen und erfolgversprechender ist die in Deutschland namentlich von LÄWEN empfohlene, je nach Bedarf täglich 2—3mal zu wiederholende Avertinnarkose. Sie gewährt dem Kranken den so sehnlich gewünschten Schlaf für mehrere Stunden und erlaubt, ihn gleich nach Erwachen genügend zu ernähren. Örtliche oder allgemeine Nachteile dieser Behandlung hat LÄWEN selbst bei vieltägiger Verabfolgung des Avertins nie gesehen. Auch BUZELLO empfiehlt neben der Serumbehandlung die narkotische mit Avertin oder Somnophen. HUBER bevorzugt einen dauernden Dämmerschlaf durch *wiederholte* Injektion von Somnophen in Dosen von 3—5, bei sehr heftigen Anfällen sogar von 6—8 ccm. — Curare hat sich nicht bewährt. — Hingegen hat man von großen Dosen Bromkali manchmal Gutes gesehen. Vielfach wird günstiges berichtet von der Anwendung von Magnesiumsulfat; HOTZ verabfolgt *rectal* 3—4mal täglich 10 ccm einer 20%igen Lösung, 1 ½ Stunden vor der Mahlzeit. COLSTON injiziert von einer 25%igen Lösung intralumbal 1 cccm auf je 25 Pfund Körpergewicht, BLAKE 10—20 ccm einer 10%igen Lösung nach vorherigem Ablassen von Liquor.

Der Vollständigkeit wegen sei auch noch der BAZELLIschen Behandlung des Tetanus mit subcutanen Carboleinspritzungen einer 2—3%igen Lösung gedacht, täglich 3—4mal bis zu einer Tagesdosis von 0,1 höchstens 0,6 Carbol.

Schon die Vielheit der empfohlenen Mittel zeigt, daß wir ein wirklich zuverlässiges Heilmittel des Tetanus noch nicht kennen. Immerhin ist es doch gelungen, die Sterblichkeit durch die geschilderte dreifache Behandlung 1. örtliche Wundbehandlung, 2. Serum, 3. diätetisch-medikamentöse Therapie bis auf 18% herabzudrücken.

Ist auch das **Erysipelas** noch zu den örtlichen Wundkrankheiten zu rechnen? Meiner Meinung ja! Wenn es sich auch manchmal von der Wunde ausgehend über die Haut des ganzen Körpers diffus verbreitet, fehlt ihm doch das für die Unterscheidung von örtlich umgrenzter und allgemeiner Infektion kennzeichnende Merkmal der Überschwemmung der Blutbahn mit Bakterien.

Wie sämtliche Wundinfektionen wird auch das Erysipel im Anschluß an Operationen von Jahr zu Jahr immer seltener. Doch ist es trotz aller Antisepsis und Asepsis bisher nicht gelungen, diesen gefürchteten Feind vollständig aus unseren Krankenhäusern zu bannen. Die Häufigkeit, mit der gerade diese Wundkrankheit in einer chirurgischen Krankenabteilung auftritt, ist fast ein Gradmesser geworden, um die größere oder geringere Vollkommenheit in der Durchführung der antiseptischen Maßnahmen in derselben zu beurteilen.

Erzeugt wird das Erysipel durch den von FEHLEISEN entdeckten Streptococcus erysipelatis. Morphologisch unterscheidet dieser sich in nichts von dem bald eine lokale Eiterung, bald eine fortschreitende Phlegmone, bald eine tödliche Allgemeininfektion erzeugenden Streptococcus pyogenes. Weshalb freilich die gleiche Ursache in einem Falle den einen, im andern den anderen Prozeß zur Folge hat, ist unserer heutigen Kenntnis noch entrückt. Klinisch müssen wir jedenfalls das Erysipel scharf von den erstgenannten Krankheiten abgrenzen. Sein Symptomenkomplex ist äußerst charakteristisch, so daß fast nur im ersten Beginn ein Irrtum in der Diagnose möglich ist.

Zu großen und kleinen, tiefen und oberflächlichen, frischen und granulierenden Wunden kann sich die Wundrose hinzugesellen. Der kleinste Epitheldefekt genügt, um das Gift eindringen zu lassen. Eine völlig unversehrte, nicht blutende Granulationsschicht gewährt freilich einen gewissen, aber doch keinen absoluten Schutz. Nach kurzer Inkubation von etwa 8—36 Stunden, durchschnittlich 16stündiger Dauer, also nach Ablauf dieser Frist nach der Operation oder — fast häufiger — nach einem Verbandwechsel setzt die Krankheit in der Regel mit einem Frostanfall, oft einem wirklichen Schüttelfrost von $\frac{1}{4}$—$\frac{1}{2}$stündiger Dauer, seltener nur mit leichtem Frösteln ein, und rasch steigt die Temperatur des Kranken zu erheblicher Höhe, 39,5—40°, ja selbst 41°. Heftige Kopfschmerzen, starke Abgeschlagenheit, schweres Krankheitsgefühl, häufig ein- oder mehrmaliges Erbrechen sind die gewöhnlichen Begleiterscheinungen. Nur selten beginnt die Erkrankung ohne Frost, steigt die Temperatur nur langsam und bleibt das Fieber gering.

Zur Zeit des Frostanfalles läßt die Wunde oft noch kein Zeichen einer Infektion erkennen. Doch schon nach wenigen Stunden, spätestens am nächsten Tage zeigt die charakteristische intensive Rötung und teigige Schwellung der umgebenden Haut mit Sicherheit die Komplikation an. Leicht läßt sich feststellen, daß die Entzündung oberflächlich sitzt, daß es sich um eine Dermatitis, nicht um eine tiefer sitzende Phlegmone handelt. Oft hat die Rötung einen Stich ins Bläuliche; in schweren Fällen beobachtet man sogar eine deutlich cyanotische Verfärbung der betroffenen Hautpartien; ihre Oberfläche glänzt, ist spiegelnd glatt. Die Teile sind empfindlich, auf Druck schmerzhaft; doch ist der Schmerz lange nicht so intensiv, nicht klopfend, wie bei einer Eiterung, sondern mehr das Gefühl einer lästigen starken Spannung. An den behaarten Teilen, speziell am unrasierten Schädel, wo die Rötung nicht deutlich zur Erscheinung kommt, läßt doch diese Druckempfindlichkeit, verbunden mit der teigigen Infiltration der Haut ziemlich deutlich die Grenzen der Affektion erkennen. Diese Grenzen sind scharf, wenn auch unregelmäßig. In Form von Zacken, sogenannten Fackeln, rückt die Entzündung vor, schreitet wesentlich nach einer oder nach allen Seiten gleichmäßig fort; eine Schmerzhaftigkeit und Schwellung der Lymphstränge und regionären Lymphdrüsen geht diesem Vorrücken meist voran. — Da wo die Entzündung besonders stark oder die Haut empfindlich ist, kommt es zur Bildung erbsen- bis taubeneigroßer Blasen. Den Inhalt derselben bildet eine trübe, gelbliche oder durch Beimengung einiger roter Blutkörperchen leicht rötlich gefärbte, seröse oder serös-eitrige Flüssigkeit. Selten, nur in den schwersten Fällen steigern sich die entzündlichen Zirkulationsstörungen bis zur Gangrän; doch können durch ein solches Erysipelas gangraenosum große Hautdefekte an den Extremitäten, dem Scrotum, dem Penis, am Ohr und anderen Orten bedingt werden, so daß die Muskeln, Sehnen, die Testikel usw. auf weite Strecken bloß liegen. Erst allmählich reinigen sich diese Wunden, schießen kräftige Granulationen auf und erfolgt die Heilung per secundam. Zuweilen — glücklicherweise nicht eben häufig — wird die erysipelatöse Dermatitis begleitet von einer subcutanen, ja selbst intermuskulären Phlegmone, die dann in der Regel zu ausgedehnten Fasciennekrosen führt.

Das Erysipel bleibt nicht stationär, lokal begrenzt, wie die Mehrzahl der Phlegmonen, sondern es wandert, bald schneller, bald langsamer, bald über weite, bald über kurze Strecken. Inzwischen blassen die zuerst befallenen Teile ab, die Schwellung geht zurück, die Haut schuppt sich.

Bis zum definitiven Erlöschen der Entzündung hält auch das Fieber an, die Temperatur geht zwar von der nach dem ersten Frost erreichten Höhe meist etwas zurück, steigt aber unter leichtem Frösteln mit jedem schubweisen Fortschritte des Leidens immer wieder etwas an. Zu jeder Zeit, an jedem Ort kann der Prozeß Halt machen, nachdem er nur über ein Glied oder ein anderes Mal über den ganzen Körper gewandert war. Die durchschnittliche Dauer beträgt

7—9—14 Tage, doch besitzen der 9. resp. die ungraden Tage durchaus nicht jene kritische Bedeutung, welche ihnen der Volksmund zumißt.

Die Prognose des Erysipels hängt wesentlich von dem Alter und Kräftezustand des Patienten, der Schwere der Infektion, der Höhe des Fiebers und etwaigen Komplikationen ab. *Bei alten Personen mit schon etwas geschwächter Herzkraft, ebenso bei Alkoholikern ist ein Erysipel stets als eine sehr ernste Erkrankung auf-zufassen und führt leider nicht selten den Tod herbei.* Bei jugendlichen kräftigen Personen erfolgt meist der Ausgang in Genesung.

Von Komplikationen sind beobachtet Entzündungen der serösen Häute, namentlich der Meningen bei Erysipel der behaarten Kopfhaut, seltener der Pleura oder des Peritoneum, ferner Endokarditiden, hier und da Nephritiden und seröse resp. serös-eiterige Gelenkentzündungen, namentlich solcher Gelenke, über die der Erkrankungsprozeß hinweggeschritten ist.

Schon die große Zahl der Mittel, welche gegen das Erysipel empfohlen worden sind, beweist, wie wenig Vertrauen in die Sicherheit ihrer Wirkung die einzelnen Mittel verdienen. Die Hauptsache bleibt die Prophylaxe. Gegen das bekannte Volksmittel: Einfettungen der entzündeten Partien mit Öl oder Fett und Ein-wicklung mit Watte ist nicht viel einzuwenden, wenn nur die nötige Sauberkeit beachtet wird, das Einfetten lindert wenigstens die starke Spannung. Die Ver-suche, durch Umschreiben der erkrankten Partie mit dem Lapisstift oder bei Befallensein der Extremitäten durch Umwickeln mit Heftpflasterstreifen zentral vom oberen Rande der Entzündung das Fortschreiten der Rose zu verhindern, sind aber in ihren Erfolgen höchst unsicher. Die Biersche Stauungshyperämie hat sich dem Erysipel gegenüber völlig unwirksam gezeigt, zuweilen trat das Erysipel sogar erst nach Einleitung der Stauung auf und setzte seinen Weg unbeirrt über die Stauungsbinde aufwärts fort.

Von antiseptischen Mitteln, die noch am meisten Vertrauen verdienen, hat man in verschiedenster Weise Gebrauch gemacht. Einfache feuchte Umschläge mit Carbol-, Sublimat-, essigsaure Tonerdelösungen genügen freilich nur selten. Bessere Erfolge wurden erzielt mit den schon von Hueter empfohlenen multiplen parenchymatösen Injektionen von 3—5%iger Carbolsäure rings um den Rand des Erysipels. Auf dem gleichen Prinzip beruht das Kraskesche Verfahren.

An der Grenze von kranker und gesunder Haut werden rings um das befallene Glied, resp. am Stamme rings um die ganze erysipelatöse Partie in Narkose mit scharfem Skalpelle 10—15 cm lange, sich kreuzende, ganz seichte Skarifikationen in großer Zahl vorgenommen, so, daß die einzelnen Schnitte je etwa 1 cm voneinander entfernt sind. Dann wird das ganze Glied, soweit es erkrankt ist, resp. mindestens noch handbreit über die Grenzen des Erysipels hinaus mit einem gut anschließenden feuchten Carbol- oder Sublimatumschlage bedeckt, der nach 12—24 Stunden er-neuert wird.

Es gelingt mit ziemlicher Sicherheit, durch einen einmaligen derartigen Eingriff die Krankheit zu kupieren. An den Extremitäten ist dieses Verfahren relativ leicht anzuwenden; am Rumpfe eignet es sich nur im Beginne der Krankheit, ehe dieselbe größere Hautflächen in Mitleidenschaft gezogen hat. Am Gesicht ist es indessen nicht ratsam wegen der Gefahr etwaiger Keloidbildung an der Stelle der Skarifikationen.

Noch einfacher ist das Verfahren, welches Kolaczek empfohlen hat: Er bedeckt die erysipelatösen Teile bis etwa handbreit in die normale Umgebung hinein lediglich mit einem in 5% Carbollösung getauchten Stück Gummipapier und sorgt durch Bedeckung mit Watte und feste Bindeneinwicklung dafür, daß dasselbe der Haut recht innig und faltenlos anliegt. Wiederholt sah er danach innerhalb der nächsten 24 bis 48 Stunden den Prozeß zum Stillstand kommen und die allgemeinen Symptome schwinden. Der Erfolg des Verfahrens scheint wesentlich davon abzuhängen, ob es gelingt im Bereich der Erkrankung einen völligen Luftabschluß zu bewirken, die Perspiration daselbst völlig aufzuheben. Daher wurde die Heilung rascher und sicherer bei Erkrankung der Extremitäten, als am Rumpf oder Gesicht erzielt. — Auf demselben Prinzip scheint die günstige Wirkung der ebenso einfachen Behandlungsweise Kösters zu beruhen, der die ergriffenen Partien und und einen Teil der umgebenden gesunden Haut zweimal täglich mittelst Pinsels mit einer mäßig dicken Schicht weißer Vaseline bestreicht, diese mit Leinwand bedeckt und dann einen Gazeverband anlegt. Man sieht, die Methode ähnelt sehr dem ersterwähnten Volksmittel.

Vornehmlich im Luftabschluß sind vielleicht auch die guten Heilerfolge begründet, die Giraldi mit einem Firnis hatte, der aus 20 g Acid. tannic., 20 g Campher, 80 g Aether sulfur. zusammengesetzt ist. Der Firnis wird auf die erkrankten Teile und über die Grenzen des Erysipels hinaus aufgepinselt, dann mit einer dünnen Schicht hydrophiler Watte bedeckt. Diese wird dann täglich 1—2mal nur mit Firnis bestrichen.

Bei weitem am zuverlässigsten — wenn auch nicht als unfehlbares Specificum — hat sich mir die schon früher gerühmte Chlumskysche Carbol-Campherlösung erwiesen. Manchmal genügt es schon in frischen Fällen, die vom Erysipel befallenen Hautpartien 2—5mal täglich mit dieser Lösung zu betupfen; sicherer ist es, sie nach dem Betupfen mit in der gleichen Lösung angefeuchteten Gazekompressen zu bedecken und mit Watte und Billrothbattist luftdicht abzuschließen. Wiederholt habe ich nach einmaliger Anwendung eines solchen feuchten Umschlages das Fieber akut abfallen und das Erysipel sofort zum Schwinden kommen sehen. Freilich ist bei schon über weite Hautstrecken vorgeschrittener Erkrankung die Intoxikationsgefahr nicht außer acht zu lassen.

Am gebräuchlichsten ist heute eine 5—10%ige Ichthyolsalbe, die ziemlich dick auf die erysipelatösen Partien und darüber hinaus aufgestrichen wird; darüber Watteumhüllung.

Es ist begreiflich, daß man zur Behandlung des Erysipels auch die verschiedenen *spezifischen Streptokokkensera* versucht hat. Die Ansichten über ihren Wert gehen noch vollständig auseinander: die einen berichten schlagartig einsetzende Heilung, andere nur Mißerfolge. — Das gleiche gilt von den von Picard empfohlenen feuchten Umschlägen mit Topovaccine, einem Filtrat älterer Bouillon-Streptokokkenkulturen.

Der Wert aller dieser verschiedenen Behandlungsmethoden ist deshalb so schwer zu beurteilen, weil der Krankheitsprozeß nicht selten auch ohne jede Behandlung plötzlich stillsteht. Eine sichere Gewähr für seine Heilwirkung bietet bisher leider noch keines der empfohlenen Mittel.

In den schweren Fällen mit drohender Gangrän der Haut kann man durch tiefe entspannende Incisionen zuweilen noch dieser gefürchteten Komplikation vorbeugen; doch greife man nicht vorzeitig zu diesem Mittel; die Indikation dazu tritt nur selten an den Arzt heran; Hochlagerung des Gliedes hat oft den gleichen Erfolg.

Hospitalbrand. Trotz der Schwere der Erkrankung und seines oft tödlichen Verlaufes müssen wir auch den in der vorantiseptischen Ära so häufigen und gefürchteten *Hospitalbrand* zu den örtlich begrenzten Wundinfektionen zählen.

Wenn irgendwo der Erfolg unserer antiseptischen Maßnahmen klar zutage tritt, so zeigt sich dies in der Vernichtung dieser furchtbaren Wundkomplikation. Nur der Vollständigkeit wegen sei derselben Erwähnung getan, zumal es nicht ausgeschlossen ist, daß sie unter besonders ungünstigen äußeren Verhältnissen doch noch einmal wieder zur Erscheinung kommt. Allerdings ist mir nicht bekanntgeworden, daß im Weltkriege trotz der enormen Zahl der Verwundeten, der massenhaft gehäuften Zahl der Wundinfektionen auch nur ein Fall des echten Hospitalbrandes zur Beobachtung gekommen sei. Da ich selbst, wie wohl die meisten jetzt lebenden Chirurgen, nie einen Fall von Hospitalbrand zu sehen Gelegenheit hatte, berichte ich hier freilich nicht auf Grund eigener Beobachtung, sondern sehe mich genötigt, der Schilderung älterer Autoren das Wichtigste zu entnehmen.

Die Nosokomialgangrän, wie man den Hospitalbrand vielfach auch nennt, tritt en- und epidemisch auf. Zwei Hauptformen werden gewöhnlich unterschieden, die pulpöse und ulceröse. Beiden geht 24—48 Stunden vor deutlich erkennbaren Veränderungen eine starke Schmerzhaftigkeit der Wunde und ihrer Umgebung voraus. Bei der *pulpösen* Form überzieht sich die frische oder schon granulierende Wunde mit einem grauweißen oder graugelben schmierigen Belage, der sich nur teilweise abstreifen läßt, dessen tiefere Teile der Wunde fest anhaften und, die Gewebsmaschen infiltrierend, in die Tiefe dringen. Dieser Belag wird schnell dicker, zerfällt in eine breiige schmierige Masse, die Infiltration und der ihr rasch folgende molekuläre Zerfall dringen rasch in den Geweben vor, so daß das Geschwür binnen kurzer Zeit das Doppelte seiner früheren Größe erreicht. Seine Umgebung ist rosig verfärbt, die Sekretion sehr reichlich, jauchig. —

Bei der *ulcerösen* Form zeigen sich inmitten der sonst gesunden Granulationsfläche an einer oder mehreren Stellen kleine aphthenförmige Geschwüre mit graubraunem Belage, die rascher oder langsamer größer werden, in die Tiefe dringen, miteinander konfluieren und zur Bildung tiefer kraterförmiger, stark jauchender Geschwüre führen. Sowie sie den Wundrand erreicht haben, nagen sie denselben in der gleichen Weise an, wie die tiefen Gewebe, so daß ihr scharfer kreis- oder kartenherzförmiger Rand sich weiter und weiter in die Nachbarschaft vorschiebt.

Die ulceröse Form tendiert mehr zur Ausbreitung in die Tiefe, die pulpöse mehr zur Flächenausdehnung; beiden gemeinsam ist der rasch fortschreitende molekuläre Gewebszerfall, von welchem rasch die tieferen Gebilde, Muskeln, Nerven, Gefäße, Sehnen, Knochen bloßgelegt, ja mit ergriffen werden. Durch Arrosion der Gefäße entsteht damit die Gefahr schwerer tödlicher Blutungen; freilich widersteht die Gefäßwand größerer Arterien oft auffallend lange der Ulceration.

Die Prognose des Hospitalbrandes ist je nach der Epidemie wechselnd. Ist auch das Fieber, das denselben begleitet, meist gering, so leidet das Allgemeinbefinden der Betroffenen gleichwohl stark. Appetit und Verdauung liegen völlig darnieder; es besteht große Schwäche, starke Abgeschlagenheit, tiefe psychische Depression. Die starke Wundsekretion konsumiert rasch die Kräfte selbst widerstandsfähiger Patienten. Die Mortalität schwankt zwischen 0—60%.

Die einmalige, selbst energische Desinfektion des Geschwürsgrundes leistet bei der ausgebrochenen Krankheit so gut wie gar nichts. Selbst der dauernde Kontakt mit Antisepticis in der Form feuchter Umschläge mit Campherwein, Chlorwasser, Carbol, Sublimat, essigsaurer Tonerde usw. beugt nicht mit Sicherheit dem Fortschreiten der Affektion vor, wenn auch dieses Verfahren vielfach empfohlen wurde und etliche Erfolge aufzuweisen hatte. Das sicherste ist, den ganzen Geschwürsgrund, wie die gesamten bereits infiltrierten Gewebe energisch mit dem Glüheisen, rauchender Salpetersäure oder 8—10% Chlorzinklösung zu verschorfen, die Brandwunde weiter antiseptisch zu behandeln. Hierdurch gelingt es oft, die Krankheit mit einem Schlage zu kupieren. Der Schorf haftet, stößt sich erst wie bei jeder nichtinfizierten Brandwunde nach 6—8 Tagen los, kräftige Granulationen treten auf, es erfolgt Vernarbung. Freilich wurden bei ungenügender Verschorfung oder Verätzung oft ein früheres Losstoßen des Schorfes und fortschreitender Gewebszerfall, sowie auch nach bereits eingetretener Besserung Rezidive des Hospitalbrandes beobachtet. Eine kräftigende, exzitierende Allgemeinbehandlung darf dabei nicht vernachlässigt werden.

Siebente Vorlesung.

Störungen des Wundverlaufes durch Allgemeininfektion.

Verschiedene Arten der Allgemeininfektion. Bakterielle pyogene Allgemeininfektion. Thrombophlebitische Pyämie. Putride Allgemeininfektion.

Werden die bisher besprochenen Wundkomplikationen zwar auch bald mehr, bald minder von Störungen des Allgemeinbefindens begleitet, so handelte es sich bei ihnen doch vorzugsweise um örtlich begrenzte Erkrankungen. Die in der vorantiseptischen Zeit so häufige schwere *Allgemeininfektion* ist selten geworden; nach Operation sehen wir sie fast ausschließlich nur noch einmal nach solchen in bereits infiziertem Gewebe oder wegen schon bestehender Infektion vorgenommener operativer Eingriffe auftreten. Unter Ungunst äußerer Verhältnisse, z. B. im Kriege, beobachten wir aber auch jetzt noch ein gehäuftes Vorkommen.

Die aus der Zeit der Vorantisepsis für die bakterielle Allgemeininfektion übernommene Bezeichnung „Sepsis und Septicämie" ist auch heute noch im allgemeinen Sprachgebrauch äußerst verbreitet. Freilich paßt der Name nur für die Minderheit der Fälle, nur für solche, in denen es sich wirklich um eine Fäulnis und die Resorption von Fäulnisprodukten handelt, nicht aber für die gewöhnlichen Eiterungen. Man hat deshalb, zumal auch die klinischen Bilder verschieden sind, vielfach gegen eine solche Verallgemeinerung angekämpft, den Sammelbegriff „Sepsis" ganz verworfen und durch andere Namengebung eine schärfere Abgrenzung der verschiedenen Infektionen gegeneinander und damit größere Klarheit auch über das klinische Krankheitsbild zu schaffen versucht. LEXER unterscheidet die *bakterielle* Allgemeininfektion mit den Untergruppen der pyogenen, der putriden und der spezifischen Infektion von der *toxischen* Allgemeininfektion, welche wieder in eine solche durch tierische Gifte, durch Bakterientoxine, durch Gewebstoxine zerfällt.

Streng wissenschaftlich erscheint eine solche Einteilung gewiß voll berechtigt und erstrebenswert, aber klinisch stößt sie oft auf kaum überwindliche Schwierigkeiten. Wir wissen, daß die Bakterien mindestens vorzugsweise durch Bildung von Toxinen ihre schädigende Wirkung entfalten, daß der Körper Antitoxine bildet, daß durch Gewebszerfall, teils durch Traumen, teils durch bakterielle Schädigung herbeigeführt, Antigene gebildet werden. Jede bakterielle Allgemeininfektion ist daher notwendigerweise mit einer Intoxikation verbunden. Rein toxische Allgemeininfektionen aber sind zumal im Gefolge von Operationen äußerst selten. Für unsere klinische Betrachtung der Nachbehandlung kommt außer wenigen für sich zu besprechenden spezifischen Infektionen nur die *bakterielle* Allgemeininfektion, und zwar die Scheidung in eine pyogene, durch die gewöhnlichen Eitererreger und eine putride, durch Fäulniserreger erzeugte Infektion in Betracht.

Ohne allzuweit in das Gebiet der allgemeinen chirurgischen Pathologie eindringen zu wollen, scheint es mir doch zum Verständnis der verschiedenen Krankheitsbilder, aber auch für die Behandlung wichtig, kurz auf die Vorgänge bei der bakteriellen Allgemeininfektion einzugehen.

Wie Klinik und Tierexperiment zeigen, gelangen von *jeder* infizierten Wunde aus, und sei sie noch so klein und anscheinend unschuldig, sehr rasch Bakterien in den Blutkreislauf. Die Verschleppung erfolgt teils direkt durch in den Wunden offene Gefäßlumina, teils auf dem Lymphwege. In den Lymphdrüsen wird zwar ein sehr erheblicher Teil abgefangen, ein anderer Teil passiert sie aber oder umgeht sie und wird durch den Ductus thoracicus dem Blut beigemengt. In der weitaus überwiegenden Zahl der Fälle sind sie — wohl infolge zu geringer Zahl — im Blut beim Menschen überhaupt nicht, aber auch im Tierexperiment nach direkt intravenöser Einspritzung einer Kultur nur in den ersten 6—8 Stunden nachzuweisen, später weder mikroskopisch noch durch Anlegung von Kulturen; sie sind verschwunden, durch die antibakteriellen Kräfte des Organismus ertötet oder vielleicht — Bestimmtes weiß man darüber noch nicht — in irgendeinem Filter des reticuloendothelialen Systems angehalten und unschädlich gemacht. Klinisch macht diese Bakterienresorption bald gar keine Erscheinungen, bald äußert sie sich in leichtem Frösteln mit folgender vorübergehender Steigerung der Temperatur und Pulsfrequenz, starken Schweißausbrüchen, allgemeinem Unbehagen, in wieder anderen Fällen aber auch in hohem Fieber mit schwerer Beeinträchtigung des Allgemeinbefindens. Alle diese Störungen aber pflegen zurückzugehen, sowie mit Ausschaltung des primären Infektionsherdes, sei es durch Reinigung der Wunde und Umwallung mit einem dichten Leukocytenhaufen oder auch durch Excision oder Amputation die weitere Zufuhr von Bakterien in den Blutstrom gesperrt wird.

Hält aber der Zustrom von Bakterien dauernd an, wie wir dies in manchen Fällen schwerer Kniegelenkeiterungen, vereiterter komplizierter Frakturen, Osteomyelitiden usw. sehen, oder ist ihre Virulenz besonders groß, die bakterizide Abwehrkraft des Organismus zu gering, so kommt es zu einer ständigen Vermehrung der Bakterien im Blut; sie lassen sich *nicht nur ausnahmsweise, sondern fast in jeder Blutprobe* und in immer größerer Zahl nachweisen. Ob es sich dabei um ein wirkliches Anwachsen der Bakterien im Blute selbst handelt, oder, wie andere meinen, um die Folge eines Einwanderns in das Endothel der Gefäßwand, kann dahingestellt bleiben. Durch Verstopfung von Capillaren und feinsten Venen kann es dann zur Ansiedlung der Keime im Gewebe und zur Bildung tausendfacher kleinster neuer Eiterherde in den Lungen, der Leber, Nieren, aber auch zu schwersten *metastatischen* Gelenkeiterungen kommen. *Metastasen können fehlen, sind aber doch häufig.* Daß das Allgemeinbefinden durch eine solche Bakterieämie aufs schwerste leidet, versteht sich von selbst.

Dies ist der Zustand, den man als *pyogene Allgemeininfektion* (früher Septicämie, Blutvergiftung, Sepsis) bezeichnet. — Streng genommen kommt es ja, wie vorhin gesagt, in *jedem* Falle einer Wundinfektion zu einer Bakterieämie. Aus klinischen Gründen ist es aber zweckmäßig, diese Bezeichnung *nur für solche Fälle* bakterieller Allgemeininfektion zu gebrauchen, in denen es sich um ein *ständiges Vorhandensein von Bakterien im Blut* in größerer Zahl handelt, ihr regelmäßiger mikroskopischer Nachweis oder die zunehmende Zahl der Kolonien auf geeignetem Nährboden diese Diagnose rechtfertigt. In vielen Fällen gelingt zwar dieser Nachweis nicht, weist aber das gleiche Krankheitsbild und die *zunehmende Verschlechterung* auf eine schwere Allgemeininfektion hin. Es handelt sich dann um eine Toxämie; dabei muß man sich aber bewußt sein, daß auch diese fast immer auf einer bakteriellen Infektion beruht, wie ja auch das schwere Symptomenbild der eigentlichen Bakterieämie vorzugsweise durch die Giftwirkung der Bakterien ausgelöst wird.

In wieder anderen Fällen erfolgt die bakterielle Allgemeininfektion nicht durch einen *kontinuierlichen Zustrom* von Bakterien von dem primären Eiterherde, der infizierten Wunde aus, sondern mehr *schubweise*. Es hat sich in einer mittleren oder größeren Vene im Gebiete der Entzündung ein Thrombus gebildet, der eitrig zerfällt und von dem nun durch den Blutstrom kleinere oder größere Stücke losgelöst und in die Blutbahn fortgeschwemmt werden. Da, wo sie haften bleiben, bilden sie neue Eiterherde, bald kleinste miliare, bald größere Abscesse oder Gelenkmetastasen. Von solchen aus kann sich dann wieder eine allgemeine Bakterieämie entwickeln; oft aber bleibt der Nachweis von Bakterien im Blute aus.

Man hat der metastasierenden bakteriellen Allgemeininfektion vielfach ganz allgemein den Namen „*Pyämie*" gegeben. Aus klinischen Gründen scheint es zweckmäßig, ihn nur für den eben kurz skizzierten Vorgang der *thrombophlebitischen Pyämie* beizubehalten, da sich ihr Krankheitsbild wesentlich von dem erstgeschilderten der hier und da freilich auch Metastasen bildenden bakteriellen Allgemeininfektion unterscheidet. Daß sich beide Prozesse oft vergesellschaften, es sich dann um eine sogenannte Septicopyämie handelt, ist nicht auffällig, hindert aber nicht, beide Vorgänge in der Schilderung des klinischen Krankheitsbildes auseinanderzuhalten.

Die *putride*, nicht durch Eitererreger sondern Fäulniskeime bedingte Allgemeininfektion führt zwar auch wie in manchen Fällen die geschilderte pyogene, nur ungleich rascher zu einer Überschwemmung der Blutbahn mit Bakterien mit oft

tödlichem Ausgange, aber wenn sie rein auftritt eben *nicht zur Eiterung*. Örtlicher
Befund, wie Allgemeinstörungen zeigen ein anderes Bild, erfordern daher gesonderte
Betrachtung.

Wir beginnen nach diesen orientierenden Bemerkungen über Wesen und
Hergang der bakteriellen Allgemeininfektion im Gefolge einer Wundinfektion
mit der Schilderung des klinischen Bildes der *einfachen pyogenen Allgemeininfektion*.

Stand bei den bisher besprochenen Wundinfektionen der örtliche Entzündungsprozeß im Vordergrund, so wird das Krankheitsbild der Allgemeininfektion von
der schweren Störung des Allgemeinbefindens beherrscht. Freilich schließt sich
die bakterielle Allgemeininfektion meist an eine schon verschieden lange bestehende
Eiterung einer Wunde an, deren buchtige Beschaffenheit die Retention von Eiter
begünstigte und trotz Incision und Drainage den völlig freien Sekretabfluß
behinderte, oder bei der das Vorhandensein infizierter Fremdkörper — zerquetschte Gewebsteile, Knochensplitter, Geschosse usw. — ihre Reinigung
hintanhielten. Wir beobachten sie daher am häufigsten bei schweren Sehnenscheideneiterungen, intermuskulären Phlegmonen, komplizierten Knochenbrüchen, Gelenkeiterungen u. a. Ein verschieden langes, wechselnd hohes *Resorptionsfieber* mit und ohne Frostanfälle hat dann oft schon die Kräfte des
Patienten stark herabgesetzt, den Puls beschleunigt, seine Spannung vermindert,
und selbst sehr erfahrenen Chirurgen kann es schwer, ja unmöglich sein, zu sagen,
ob es sich in solchen Fällen noch um ein Resorptionsfieber oder schon eine Allgemeininfektion handelt. Eine scharfe Grenze besteht nicht. Nur die *zunehmende
Verschlechterung* weist auf letztere hin.

In anderen Fällen aber sind die örtlichen Veränderungen an der Wunde
gering. Der Unerfahrene hält es kaum für möglich, daß von ihr aus die schwere
Allgemeinerkrankung ihren Ausgang genommen hat. Gerade die ganz akut verlaufenden, rasch tödlichen Infektionen lassen zuweilen an der Wunde nur wenig
Störungen erkennen, ein etwas trübes Aussehen, etwas vermehrte seröse Durchtränkung; die Zeit war zu kurz, um es zur Eiterung kommen zu lassen.

Das Symptomenbild der pyogenen Allgemeininfektion kann demnach recht
verschieden sein.

Die Temperatur ist in der Regel erhöht, doch in sehr wechselndem Grade.
Gewöhnlich besteht kontinuierliches Fieber zwischen 38,5—39,5°, in anderen
Fällen hat es einen remittierenden Charakter mit abendlicher Steigerung auf
39,5—40,0 und morgendlichem Abfall auf 37,5—38,0°; hier und da werden noch
höhere Temperaturen von 40—41° erreicht. Oft geht dem Temperaturanstieg
ein Frösteln, hier und da ein starkes Frostgefühl voraus. Auch wiederholte Frostanfälle werden beobachtet.

Der Puls ist stets erheblich beschleunigt. Während sonst die Pulsfrequenz dem
Fieber parallel läuft, steigt bei der Allgemeininfektion die Pulskurve steiler an,
als die Temperaturkurve. Schon früh, bei fehlendem oder geringem Fieber schnellt
der Puls auf 110 Schläge in der Minute in die Höhe, steigt meist rasch auf 120,
ja 140; anfangs gespannt, wird er mit zunehmender Frequenz kleiner, fadenförmig, schließlich unzählbar. Ein auffallend rascher Puls ist selbst bei Fehlen
jeder Temperatursteigerung ein bedenkliches Symptom, namentlich wenn nicht
vorausgegangene starke Blutverluste den raschen Puls erklären. Gerade das

Mißverhältnis zwischen Temperatursteigerung und Pulsfrequenz ist diagnostisch wertvoll: ein nur wenig beschleunigter Puls spricht bei selbst hoher Temperatur mehr für ein einfaches Resorptionsfieber, das umgekehrte Verhalten für die Allgemeininfektion. — Auch die Atemfrequenz nimmt zu, teils infolge des Fiebers, teils der zunehmenden Herzschwäche, oft freilich infolge einer Komplikation durch eine sich hinzugesellende Störung der Atmungswege, einer Bronchitis oder einer Pneumonie.

Auch ohne die Kontrolle von Temperatur und Puls macht der an pyogener Allgemeininfektion Leidende den Eindruck des Schwerkranken. Die Augen liegen tief in ihren Höhlen, von dunklen Schatten umrandet, die Hautfarbe ist fahl, die Zunge trocken, bräunlich, rissig; aus dem Munde strömt ein starker Fötor; Appetit und Verdauung liegen völlig darnieder; daher rasch zunehmender Kräfteverfall. Anfänglich besteht oft Obstipation, späterhin meist profuse, unstillbare Diarrhöen; nur nach Laparotomien steigert sich die Obstruktion manchmal zu dem Bilde eines vollständigen Ileus. In manchen Fällen stellt sich Ikterus ein, dessen Natur, ob hepatogen oder hämatogen, bis heutigen Tages noch nicht sichergestellt ist.

Mit diesem schweren Krankheitsbilde kontrastiert vielfach eine auffallende *subjektive Euphorie*. Der Kranke ist nicht somnolent, nicht bewußtlos, antwortet auf Fragen meist richtig, und doch ist sein Sensorium nicht klar. Apathisch, teilnahmslos liegt er ruhig in seinem Bett. Selten treten Aufregungszustände, wirkliche Delirien ein. Auf alle Fragen nach seinem Befinden lautet meist die stete Antwort: „Mir geht es gut". Nur ein unstillbarer Durst stört das subjektive Wohlbefinden.

Der physikalische Untersuchungsbefund der inneren Organe ist, solange Komplikationen fehlen, meist gering. Nur die *Milzdämpfung* ist vergrößert. Druck auf die Milzgegend meist empfindlich. Oft fühlt man auch die vergrößerte Milz, doch entzieht ihre weiche Konsistenz sie häufig der Betastung. Hier und da ist auch eine leichte Vergrößerung der Leber nachweisbar. — Der Urin enthält bei etwas längerem Bestehen der Krankheit fast immer Eiweiß, bald nur in Spuren, bei sekundärer Miterkrankung der Nieren auch in größerer Menge.

Komplikationen sind freilich häufig, besonders durch *Metastasen*. Schon die oben erwähnten Bronchitiden und Pneumonien sind meist nur der Ausdruck bzw. die Folge multipler feinster Embolien. Besonders gern lokalisiert sich die metastatische Eiterung in den serösen Höhlen, der Pleura- und Perikardialhöhle, und in den großen Gelenken; namentlich Knie-, Schulter- und Handgelenk werden öfters betroffen, doch kann die sekundäre Infektion sich auch in allen anderen Gelenken festsetzen. — Von recht übler Bedeutung als oft erstes klinisches Zeichen einer bakteriellen Allgemeininfektion ist das Auftreten zahlreicher kleinster Blutungen in Haut und Schleimhaut, in Form anscheinend belangloser Petechien, aber auch bis linsengroßer Blutunterlaufungen.

Der *Verlauf* der pyogenen Allgemeininfektion ist sehr verschieden. In den ganz akuten Fällen führt sie unter dem Bilde schwerster Intoxikation schon binnen 24, ja 12 Stunden zum Tode. Am häufigsten beobachtet man einen so rapiden Verlauf nach Laparotomien: die Peristaltik der Därme begünstigt eine rasche Verschleppung der Infektionskeime über die ganze Bauchhöhle, deren so außerordentlich ausgedehnte resorbierende Serosa aber eine überaus schnelle

Überführung der Bakterien und ihrer Toxine in die Blutbahn. — Die gewöhnliche Dauer der Erkrankung bis zum tödlichen Ende beträgt durchschnittlich 8 bis 14 Tage. In einigen Fällen aber erstreckt sie sich über mehrere Wochen, ja einige Monate, um schließlich meist auch mit dem Tode, in seltenen Fällen mit allmählicher Genesung zu enden.

Die Obduktion zeigt oft auffallend wenig Veränderungen, trübe Schwellung, Verfettung der Muskulatur, spez. des Herzens, der großen Unterleibsdrüsen, Schwellung und Weichheit der Milz. Charakteristisch ist das frühe Eintreten der Totenstarre, der Totenflecke und der raschen Verwesung.

Die *Prognose* ist demnach eine recht trübe. Sie hängt ab von der Virulenz der Infektion, der Widerstandsfähigkeit des Organismus, ganz besonders aber davon, ob es gelingt, den primären Infektionsherd noch rechtzeitig zu beseitigen, um den von ihm aus erfolgenden stets neuen Zustrom von Bakterien in das Blut abzuschneiden.

Hier hat die *Behandlung* zuerst den Hebel anzusetzen. Bei den ersten Zeichen einer Allgemeininfektion ist die Wunde mit doppelter Sorgfalt zu kontrollieren; vorhandene Fremdkörper, Knochensplitter usw. sind zu entfernen, zerfallene Gewebstrümmer möglichst vollständig zu excidieren, alle Nischen, in denen eine Eiterverhaltung statthaben könnte, zu drainieren, eventuell die Wunde ganz offen zu halten. Obwohl in ihrer Wirkung unsicher, wird man doch in solchen Fällen von Antisepticis Gebrauch machen, die Wundhöhle mit 1% Trypaflavin, 1⁰/₀₀igem Rivanol, Perubalsam ausgießen oder dauernd mit DAKINscher Lösung bespülen. *Freilich hüte man sich vor Polypragmasie!* Wie im Frieden nach ausgedehnten Eingriffen bei akuter eitriger Osteomyelitis, so hat man im Kriege nach anscheinend besonders sorgfältiger Ausräumung aller Infektionsherde bei vereiterten Schußfrakturen häufig das Bild der Allgemeininfektion sich erst diesen Eingriffen anschließen gesehen, augenscheinlich infolge direkter Verschleppung von Eitererregern in geöffnete Blutbahnen. Bei allen Kontinuitätstrennungen ist es daher unerläßlich, von vornherein für möglichst absolute Ruhigstellung der gebrochenen Gliedmaßen zu sorgen, am besten durch Gipsverband, und jeden Verbandwechsel mit äußerster Schonung vorzunehmen. Gerade nach einem solchen beobachtet man so oft einen leichten Frostanfall und Steigerung der Temperatur. Bleibt trotz aller Mühe der Erfolg aus, gelingt die Reinigung des primären Infektionsherdes nicht, so entschließe man sich, wenn auch schweren Herzens, nicht zu spät, zum letzten Mittel der Absetzung des kranken Gliedes.

Neben der chirurgischen Behandlung muß unser Hauptaugenmerk darauf gerichtet sein, den Kräftezustand des Patienten möglichst zu erhalten, die Herztätigkeit anzuregen und alle weiter drohenden Schädlichkeiten fernzuhalten.

Die Antipyretika verdienen bei der Behandlung der bakteriellen Allgemeininfektion wenig Vertrauen. Wir können sie freilich nicht ganz entbehren, um der Kräftekonsumption durch das andauernde hohe Fieber einigermaßen zu steuern. Am meisten leistet noch das Chinin in wiederholten Dosen von etwa 1 g. Auch Aspirin kann in Dosen von täglich 2—3mal 1,0 g, später in wiederholten geringeren Gaben, versucht werden.

In sehr verschiedener Weise hat man sich in den letzten zwei Jahrzehnten bemüht, die in das Blut eingedrungenen Eitererreger direkt anzugreifen, sie durch eine Art Desinfektion des Blutes mittelst intravenöser Injektion antiseptischer Mittel zu töten oder die Abwehrkräfte des Organismus, die Bildung von Antitoxinen anzuregen, um die Bakterientoxine zu neutralisieren.

Im Anfang dieser Ära wurden besonders viel gerühmt die CREDÉschen Einreibungen und namentlich intravenösen Injektionen von 5—20 g einer ½—1% Lösung von löslichem Silber (Argentum colloidale, Collargolum); sie sollen oft geradezu spezifisch, den septischen Prozeß kupierend wirken. Nach meinen Erfahrungen kann ich leider in diese etwas enthusiastische Lobpreisung nicht einstimmen; wo ausgiebige Incisionen im Stich ließen, habe ich auch von der Silberbehandlung keinen Erfolg gesehen. — Mehr noch als das kolloidale Silber soll die Verbindung von Silbersalzen mit Farbstoffen leisten. WENDT will günstiges gesehen haben von der intravenösen Injektion von Argochrom (Methylenblausilber) in Dosen von 0,06—0,1—0,2. — LENGEMANN empfiehlt namentlich das Trypaflavin in ziemlich hoher Dosierung, gibt wiederholt 80 ccm einer ½%igen Lösung; andere bevorzugen Rivanol ($1^0/_{00}$).

Zahlreich sind die Versuche einer Behandlung mit einem spezifischen (Streptokokken oder Staphylokokken) oder einem polyvalenten Serum. Andere Autoren bevorzugen eine Autovaccine, MAKAI die subcutane Injektion körpereigenen Eiters, MANTÉ die Injektion löslicher Bakterienprodukte. — Namentlich die Verbindung der Sero- mit der Chemotherapie wird von gewichtigen Autoren angeraten. So gelang es BUMM die Mortalität der Puerperalinfektion dadurch auf 15% herabzudrücken.

Die großen Hoffnungen, die man anfangs auf all diese theoretisch wohl begründeten Behandlungsmethoden setzte, haben sich leider bis heute nicht erfüllt. Die einen berichten günstige, ja bestechende Erfolge, andere glauben damit hier und da einmal einen Erfolg erzielt zu haben, wieder andere hatten nur Versager. Bei der bisherigen Aussichtslosigkeit einer medikamentösen Therapie dürfte es sich trotz dieser Unsicherheit empfehlen, im Einzelfalle die Chemo-Sero-Behandlung zu versuchen, freilich stets nur in Verbindung mit der oben geschilderten gleichzeitigen chirurgischen Therapie.

In den letzten Jahren hat man noch einen anderen Weg eingeschlagen, die Bluttransfusion, eventuell nach vorausgeschicktem Aderlaß. Günstige Ergebnisse werden berichtet; doch ist die Zahl der bisher vorliegenden Erfahrungen zu einem abschließenden Urteil noch viel zu gering.

Deshalb ist dringend zu raten, die alten Behandlungsmethoden nicht zu vergessen, d. h. *die natürliche Ausscheidung der Mikroorganismen durch die Haut, die Nieren, den Darm zu begünstigen.* BILLROTH sah namentlich Erfolge von der Anregung der Transpiration durch PRIESZNITZsche Einpackungen des ganzen Körpers oder prolongierte warme Bäder von 28—30° R. Der Nachweis, daß Bakterien massenhaft mit dem Schweiß ausgeschieden werden, ist schon von HÜTER, später von BRUNNER, EISELSBERG u. a. vielfach erbracht. — Veranlassung zur Darreichung von Abführmitteln hat man seltener, da nur zu oft spontan sich profuse Diarrhöen einstellen. Vielmehr sieht man sich öfter genötigt, einer zu großen Schwächung des Körpers durch dieselben durch Opiate oder Adstringentien entgegenzuarbeiten. Campher, Äther, Moschus finden Platz, sowie die Herztätigkeit zu sinken anfängt, namentlich aber spare man von Anfang an nicht den *Alkohol.* Er ist bei pyogener Allgemeininfektion das beste Tonikum, und es ist oft unglaublich, in welch großen Dosen er von den Kranken vertragen wird. Als Nahrung dienen bei dem vollständigen Darniederliegen der Magen-Darmfunktion natürlich nur die leicht verdaulichen Speisen, fast nur in flüssiger oder breiiger Form, Suppe, Fleischsaft usw.

Höchste Sorgfalt beansprucht die *Verhütung eines Decubitus.* Am besten lagert man den Kranken sogleich auf ein Wasserkissen. Die Bettunterlagen müssen auf das peinlichste sauber und glatt, straff, ohne Faltenbildung erhalten werden; die gefährdeten Partien, die Gegend des Kreuzbeines, der Trochanteren, bei mageren Personen auch der Schulterblätter, werden mehrmals des Tages mit Seifenwasser abgewaschen, dann mit Spiritus, Essig, Zitronensaft oder Campherspiritus abgerieben. Kommt es gleichwohl zum Druckbrand, so wird das Geschwür antiseptisch behandelt. Am meisten empfehlen sich feuchte Umschläge mit Campherwein, 2%iger essigsaurer Tonerdelösung oder die Anlegung eines typischen antiseptischen Verbandes.

In der weitaus größten Mehrzahl der Fälle vermag alle Sorgfalt den Tod der Patienten nicht zu verhindern. In einem kleineren Teile wird indes eine wenn auch langsam eintretende Besserung, Wiederkehr des normalen Sensorium, Schwinden des Fiebers und schließliche Genesung die gehabte Mühe reichlich belohnen.

Die Pyämie — ich bezeichne mit diesem Namen nur ihre thrombophlebitische Form — ist zwar nur eine Unterabteilung der bakteriellen Allgemeininfektion, bedarf aber gleichwohl einer besonderen Besprechung wegen ihres wesentlich anderen Krankheitsverlaufes. Wir beobachten sie im Gefolge von Operationen glücklicherweise nur noch recht selten und fast ausschließlich nur nach solchen, die wegen bestehender Eiterungsprozesse ausgeführt wurden. Daher schließt sie sich meist der Eiterung einer *großen* Wunde an, oder Operationen wegen akuter Osteomyelitis, komplizierter Frakturen, schwerer Phlegmonen usw., kann aber auch einmal der Incision eines einfachen Panaritium, der Spaltung eines Furunkels u. dgl. folgen. Voraussetzung für ihr Zustandekommen ist ja nur das Vorhandensein eines infizierten Thrombus.

Was die nach Operationen auftretende Pyämie von der bisher besprochenen Allgemeininfektion wesentlich unterscheidet, ist eben die Art der Verschleppung der Mikroorganismen, die nicht durch die Lymphwege, sondern von vornherein durch die Blutbahn erfolgt und zwar derart, daß nicht nur die Bakterien allein, sondern mit ihnen, sie tragend, kleinere oder größere Gewebspartikel oder häufiger Blutgerinnsel verschleppt werden.

Von den eitrigen Metastasen, die auch ohne Thrombose allerorts vorkommen können, die wir oben schon erwähnt haben und die man vielfach gleichfalls als Pyämie benannt hat, ist hier nicht die Rede. Eine klare Scheidung beider Begriffe ist für das Verständnis des klinischen Krankheitsbildes durchaus erforderlich. Auch die sogen. „spontane" Pyämie, die ohne das Vorhandensein irgendeiner nachweisbaren Wunde auftritt, interessiert uns hier nicht.

Zur Bildung eines eitrigen Thrombus kann es nach einer Operation kommen, wenn Eitererreger, in größerer Menge in die Blutbahn geworfen, sich im Gefäß-endothel festsetzen und eine Endophlebitis erzeugen, die ihrerseits zu einer Thrombosierung führt, oder wenn eine paravasculäre Eiterung auf die Gefäßwand übergreift. Meist ist der Thrombus nur wandständig, hier und da aber obturierend; er zerfällt eiterig. Stücke von ihm werden vom Blutstrome losgerissen und nach anderen Körperstellen verschleppt. Hier rufen sie durch Verlegung des Gefäßlumens einmal die Veränderungen und Zeichen der Embolie hervor, andererseits aber übertragen sie, da sie selbst infiziert sind, die eiterige Entzündung auf die Umgebung, erzeugen eine eiterige Metastase, von der aus wiederum eine Weiterverschleppung des Virus in der gleichen Weise erfolgen kann.

Dieser pathologisch-anatomische Hergang der thrombophlebitischen Pyämie erklärt es, daß die Pyämie im Gegensatz zur oben geschilderten Form pyogener Allgemeininfektion sich nie unmittelbar an eine Verletzung oder eine Operation anschließt, sondern erst nach Ablauf einiger Tage oder selbst Wochen auftritt, es sei denn, daß schon vor der Operation eine eitrige Thrombophlebitis bestanden habe.

Der Zerfall des Thrombus und die Verschleppung seiner Teile, die dadurch bedingte plötzliche Resorption einer größeren Menge von Bakterien und Bakterientoxinen kennzeichnet sich klinisch durch das Auftreten eines Frostanfalls. Nach bisher fieberfreiem oder mehr oder minder fieberhaftem Verlaufe, Tage oder Wochen nach dem operativen Eingriffe stellt sich plötzlich ein intensives Frösteln oder häufiger ein wirklicher Schüttelfrost ein von mehreren Minuten bis 1 bis 2stündiger Dauer. Schon während des Frostanfalles zeigt die Thermometrie das Ansteigen der Temperatur, die nach Aufhören desselben bis 40—41⁰ in die Höhe gehen kann, einige Stunden, selbst einen Tag lang diese Höhe innehält, um dann, anfangs oft langsam, dann aber rasch zur früheren Höhe oder sogar tiefer zu sinken. Der Kranke ist durch den Anfall sehr stark angegriffen, außerordentlich geschwächt, psychisch deprimiert, ängstlich verstört, seine Augen sind eingesunken, sein Puls sehr beschleunigt; auch jetzt im Fiebernachlaß macht er einen schwer kranken Eindruck.

Nach Stunden oder auch erst nach Tagen wiederholt sich der Anfall in gleicher Weise mit neuem Frost, neuem Fieber und ebenso raschem Wiedersinken der Temperatur, und es bekommt damit die Temperaturkurve die so charakteristische Form des intermittierenden oder wenigstens stark remittierenden Fiebertypus, oft sehr ähnlich derjenigen eines schweren Wechselfiebers. Von letzterem unterscheidet sie sich indes gewöhnlich durch die unregelmäßige Dauer der Remissionen. Je nachdem die Frostanfälle sich in kürzerer oder längerer Frist wiederholen, manchmal zwei- ja dreimal des Tages, in anderen Fällen in Zeiträumen von 6, 8, ja 14 Tagen, unterscheiden wir eine akute und chronische Pyämie.

Dieser Fiebertypus charakterisiert die Pyämie sehr deutlich. Konnte man beim Auftreten des ersten Schüttelfrostes vielleicht noch über die Ursache desselben zweifelhaft sein, so klärt der weitere Verlauf die Diagnose meist rasch auf.

Spielt sich die Phlebitis an einer relativ oberflächlichen Vene ab, z. B. der Vena saphena oder Vena jugularis, so fühlt man das entzündete Gefäß meist deutlich als druckschmerzhaften, bleistift- bis kleinfingerstarken Strang durch die Haut. Freilich kann auch eine weithinreichende diffuse, der bödematöse Durchtränkung des perivasculären Gewebes das Gefäß selbst verdecken.

Die übrigen Zeichen sind wesentlich von der eiterigen Metastasierung bedingt. Am häufigsten treten die Metastasen in den Lungen auf — leicht begreiflich, da die primäre Eiterung sich gewöhnlich im Bereiche des großen Blutkreislaufes abspielt — nächstdem in der Leber, der Milz, den Nieren, seltener im Gehirn, in der Retina, der Schilddrüse, häufiger wieder in den Extremitäten, den Gelenken, den Muskeln, der Markhöhle der langen Röhrenknochen. Je nach Sitz, Ausdehnung der Metastasen sind die klinischen Zeichen different; sie setzen sich aus denen der Embolie und denen der sekundären Eiterung zusammen. Es würde zu weit führen, sie im einzelnen zu schildern. Erst die Obduktion deckt vielfach die massenhaften kleinen miliaren Abscesse in Milz, Nieren usw. auf, während die größeren schon bei Lebzeiten deutliche Erscheinungen hervorrufen. Die pyämischen Leberabscesse bedingen oft das Auftreten von Ikterus; doch muß betont werden, daß sich ein solcher im Verlauf der Pyämie oft auch ohne Absceßbildung einstellt und dann wohl meist hämatogenen Ursprungs ist. Hervorzuheben ist auch, daß die metastatische Eiterung, z. B. in den Muskeln, meist keinen progredienten Charakter zeigt. Die Patienten klagen anfangs nur über unbestimmte rheumatoide Schmerzen; eine stärkere Druckempfindlichkeit macht dann die Metastase verdächtig; erst die folgende Schwellung und Fluktuation stellen die Diagnose sicher. Auch die pyämischen Gelenkeiterungen verlaufen meist unter

anderem klinischen Bilde, als die primäre akute eiterige Synovitis. Die für
letztere so charakteristische Kontrakturstellung *kann* bei der Pyämie völlig
fehlen; auch die Schmerzen pflegen meist geringer zu sein. Gleichwohl geht die Zerstörung des Gelenkes ebenso weit; die Kapsel wird durchbohrt, der Knorpel teils
usuriert, teils abgehoben, der Knochen angenagt. Bei der chronischen Pyämie
kann das Bild der Gelenkmetastasen mit dem einer multiplen Gelenktuberkulose
außerordentliche Ähnlichkeit haben.

Oft gesellt sich zur thrombophlebitischen die einfache pyogene Allgemeininfektion oder umgekehrt hinzu (die frühere Septicopyämie).

Die Prognose der Pyämie ist fast ebenso traurig, wie die der gewöhnlichen pyogenen
Allgemeininfektion. Sie ist besonders schlimm bei kleinen Kindern, bei Greisen oder
sonst geschwächten Individuen, so namentlich auch bei Alkoholikern. Sie wird um
so schlechter, je häufiger die Frostanfälle folgen. Fast immer erfolgt dann der Tod
binnen 1—2 Wochen. Je seltener die Anfälle sind, je länger sich die Intervalle zwischen
je zwei derselben ausdehnen, je besser namentlich auch die metastatischen Eiterherde dem Messer zugänglich sind, um so eher eröffnet sich eine Aussicht auf schließliche Genesung.

Die Grundregeln für die *Behandlung der Pyämie* sind die gleichen wie für die
nichtphlebitische Allgemeininfektion: möglichst Beseitigung des primären Eiterherdes, Erhaltung und Stärkung der Widerstandskräfte des Organismus, Bekämpfung der Blutinfektion durch Chemo-Sero-Therapie. Aber es kommt für die
Behandlung der Pyämie noch ein weiteres hinzu: die Gefahr der Pyämie geht
nicht so sehr vom ursprünglichen Infektionsherde aus, als von der schon sekundären eitrigen Thrombophlebitis. Gelingt es diese zu beseitigen oder wenigstens
durch Unterbindung der erkrankten Vene zentral von der Thrombose einer
weiteren Verschleppung infektiösen Materials in den Kreislauf Einhalt zu
gebieten, so gewinnen wir eine Chance für die Heilung der mörderischen Erkrankung. TRENDELENBURG hat diesen Vorschlag schon vor mehr als 30 Jahren
gemacht und die Unterbindung der Vena femoralis in geeigneten Fällen empfohlen.
BRAUN führte mit Erfolg die Ligatur der Vena ileocolica bei pyämischer Appendicitis aus, MARTENS trat namentlich warm für die zentrale Abbindung der
Venae spermaticae, eventuell der Vena hypogastrica oder der Vena iliaca bei der
puerperalen Pyämie ein und erzielte, namentlich bei extraperitonealem Vorgehen,
manch schönen Erfolg. Er und andere fochten für die Ligatur der Vena jugularis
bei Pyämie nach phlegmonöser Angina.

Noch ist die Zahl dieser Operationen zu klein, um statistisch ihren Wert zu
beweisen, zumal in einer Anzahl von Fällen die pyämischen Erscheinungen
schwinden, auch ohne daß die thrombosierte Vene unterbunden wurde. Besonders
beim Puerperalfieber ist Skepsis und vorsichtige Kritik dringend geboten. Auch
ist die Zahl der Mißerfolge nicht klein. Ein Allheilmittel für Pyämie kann ja auch
die zentrale Unterbindung der erkrankten Vene schon um deswillen nicht sein,
weil vor ihrer Ausführung erfolgte Metastasierungen oft die Allgemeininfektion
unterhalten oder die eitrige Thrombose auch nach der Ligatur peripher fortschreitet, auf Kollateralen übergreift und durch diese infektiöses Material von
neuem in die Blutbahn schwemmt. Aber der Eingriff ist theoretisch so rationell
gestützt und hat doch schon in so großer Zahl sonst sicher verlorene Menschen-
leben gerettet, daß wir ihn in geeigneten Fällen stets in Erwägung ziehen müssen.
— In einer ganzen Anzahl von Fällen hat man nach der Ligatur schlagartig die

Schüttelfröste aufhören, das Fieber zurückgehen, das ganze schwere Krankheitsbild sich zur Besserung wenden und Heilung gesehen. — Der Erfolg hängt vorzugsweise davon ab, daß der operative Eingriff früh- und noch rechtzeitig gemacht wird.

Die Frage, ob man auch dann zur zentralen Ligatur schreiten solle, wenn man bei dem Versuche dieser Operation die angenommene Venenthrombose nicht findet, sondern nur eine starke perivasculäre eitrige Infiltration, ist noch nicht geklärt und bedarf weiterer Forschung. Jedenfalls soll man stets auch im letztgenannten Falle dann das eitrig infiltrierte Gewebe in ganzer Länge breit spalten. Trifft man aber auf die Thrombose, dann begnüge man sich nicht mit der zentralen Unterbindung, sondern unterbinde das Gefäß auch peripher.

Mit größter Sorgfalt ist, namentlich wenn das Fieber anhält, eifrig nach Metastasen zu suchen und jede neu entdeckte Eiterung, sowie sie überhaupt dem Messer zugängig ist, zu eröffnen. Incision ist sicherer als einfache oder wiederholte Punktion mit folgender Rivanoleinspritzung, obwohl auch diese manchmal erfolgreich war und metastatische Abscesse zur Ausheilung brachte. Bei multiplen Eiterherden erfordert die Nachbehandlung demnach außerordentliche Geduld und Mühe. Vielfach, ja in der Mehrzahl der Fälle vermag sie den Schwerkranken nicht mehr zu retten; die Heilung einer Minderzahl wird dafür den Arzt für die leider oft so vergebliche Mühewaltung reichlich entschädigen.

In Anbetracht unserer rein praktischen Interessen der Nachbehandlung können wir über die **putride Allgemeininfektion** ziemlich kurz hinweggehen, alles Nähere den Lehrbüchern der allgemeinen Chirurgie überlassen.

Relativ häufig beobachtet man die *Wundfäulnis*, also die *eigentliche Sepsis*, als Folge einer *Mischinfektion von Eiterkokken mit teils aeroben, teils anaeroben Fäulniserregern* bei Wunden, die durch stumpfe Gewalt mit Zerquetschung des Gewebes erzeugt und gleichzeitig stark verschmutzt wurden. In dem zerquetschten abgestorbenen Gewebe finden die Fäulniserreger den geeigneten Nährboden und rasches Wachstum. Es kommt zu einer starken Wundabsonderung, aber das Wundsekret ist nicht serös oder rein eitrig, sondern jauchig und verbreitet einen scheußlichen Geruch. Kommt es zur Allgemeininfektion, so entwickelt sich ein Krankheitsbild ganz ähnlich dem der besprochenen pyogenen. Ich kann daher auf das Gesagte verweisen.

Ganz anders aber sind Erscheinungen und Verlauf bei Infektion mit dem streng *anaeroben* WELCH-PFEIFFERschen Bacillus des *Gasödems*, wohl dem gleichen Erreger der von MAISONNEUVE beschriebenen Gangrène foudroyante, der rein *putriden* Infektion ohne Eiterung. War das *maligne Ödem* wegen seiner Häufigkeit, seines rapiden, meist tödlichen Verlaufes das Schreckgespenst des Kriegschirurgen, so bildet es im Frieden zum Glück nur selten eine Wundkomplikation. Und doch sind auch nach dem Weltkriege eine ganze Anzahl Beobachtungen dieser fürchterlichen Krankheit nach ganz aseptischen Operationen in anscheinend aseptischem Gewebe, z. B. nach einfachen Herniotomien, veröffentlicht worden. Der nachbehandelnde Arzt muß sie daher kennen.

Die *Quelle der Infektion* in solchen Fällen aufzufinden gelang nur ganz selten. Das kräftige, zu langen Fäden auswachsende sporenbildende Stäbchen kommt namentlich im Schmutz der Erde vor. Bestimmte Gegenden sind besonders durch-

seucht, daher die auffallende Häufung der Erkrankung an einigen Stellen des
Kriegsschauplatzes. Im Frieden schließt sich die Infektion namentlich an Verletzungen der Füße von Personen an, die barfuß zu gehen gewohnt sind. Auch
nach Operationen sah man sie besonders häufig nach solchen am Fuße oder der
unteren Hälfte der Unterschenkel. ANSCHÜTZ erkannte in zwei Fällen die Infektionsquelle in der PRAVAZschen Spritze; die langdauernde Aufbewahrung in
Alkohol hatte die Sporen nicht zu töten vermocht. Ein nach Darmoperationen
auftretender Gasbrand dürfte wohl stets auf eine Infektion durch Darminhalt
zurückzuführen sein.

Mit geradezu unheimlicher Geschwindigkeit breitet sich die Infektion aus,
kann in knapp 24 Stunden vom Fuß bis zur Leistengegend fortschreiten. Sie
bringt die Muskulatur zum Absterben und zur fauligen Gärung. Die ersten
klinischen Erscheinungen treten schon früh, 10—12 Stunden nach der Infektion
auf; der befallene Teil wird schmerzhaft, schwillt an. Die Haut darüber rötet
sich weniger, sie nimmt vielmehr eine bräunliche Färbung an, gegenüber der sich
die subcutanen Venen als dunkelblaue Streifen abzeichnen. Das Charakteristicum
der Erkrankung zeigt der treffende Name „Gasödem" an. Ist die Flüssigkeits-
absonderung auch nicht besonders stark, so quellt doch eine mäßige ödematöse
Durchtränkung die Gewebe auf, und deutlich fühlt die tastende Hand ein aus-
gebreitetes Knistern, völlig dem bekannten Hautemphysem nach Lungenverletzung gleichend. Ein Einschnitt entleert stinkendes Gas.

Das Allgemeinbefinden leidet begreiflicherweise unter der Resorption von
Fäulnisprodukten früh und schwer. In der Regel — aber nicht immer — besteht
Temperatursteigerung von wechselnder Höhe; der Puls wird schnell und klein;
der Appetit liegt darnieder; Durchfälle treten ein; die blaßbläuliche Farbe der
Haut der Füße und Unterschenkel, der Fingernägel, ihre Kälte trotz hohen
Fiebers, die Cyanose der sichtbaren Schleimhäute weisen auf die schwere Kreis-
laufstörung, das Erlahmen des Herzmuskels hin. Das Sensorium trübt sich; hier
und da erfolgen Erregungszustände. Patient verfällt. Meist früh, binnen wenigen
Tagen, aber auch schon binnen 24 Stunden tritt der Tod ein.

Besteht wie so oft eine gleichzeitige Infektion mit Eitererregern, so kann es in
der Wunde freilich auch zur Eiterung kommen, und es kommt zu ihr, wenn
— vielleicht unter der Mitwirkung der Therapie — die Abwehrkräfte des Organismus der Fäulnisinfektion Herr werden und das faulig zerfallene tote Gewebe
abgestoßen wird. Aber leider schreitet das maligne Ödem meist so schnell fort
und führt so rasch zum Tode, daß die Zeit zur Eiterbildung gar nicht langt.

Die Prognose dieser putriden Infektion ist recht traurig; kaum 25% der von
ihr Betroffenen werden geheilt; genaue Sammelstatistiken liegen nicht vor.

Die Aussichten für eine Heilung sind natürlich um so günstiger, je früher die
Diagnose gestellt wird und die Behandlung einsetzt. Sie erfordert ein sehr radikales
Vorgehen, lange Einschnitte vom Gesunden bis ins Gesunde, rücksichtslose
Excision alles fauligen Gewebes, wobei man sich, wenn der Krankheitsherd sonst
nicht vollständig freigelegt werden kann, nicht scheuen darf, eventuell auch einen
noch gesunden Muskel zu durchtrennen. — Da der Bacillus des Gasödems streng
anaerob ist, ist es ratsam, die Wunde mehrfach mit Wasserstoffsuperoxyd oder
Kaliumpermanganat auszuwaschen.

Gleichzeitig mit dieser chirurgischen Behandlung hat eine Serotherapie einzusetzen. Sind die Erfolge derselben auch unsicher und die vorliegenden Erfahrungen zu gering, um über ihren Wert abzuurteilen, so wurden doch von verschiedenen Seiten ermunternde Erfolge berichtet. — Daß die Stärkung der Herzkraft nicht versäumt werden darf, das Wasserbedürfnis des Körpers — durch die Diarrhöen ja gesteigert — durch reichliche Zufuhr physiologischer Kochsalz oder Normosal- oder Traubenzuckerlösung befriedigt werden muß, versteht sich von selbst. Auch die Bluttransfusion kommt in Frage.

Schreitet aber trotz dieser Maßnahmen das Ödem weiter, so zögere man nicht länger, falls es sich um die Infektion einer Extremität handelt, diese zu amputieren oder exartikulieren; ja, ist das Allgemeinbefinden besonders schlecht, dann halte man sich überhaupt nicht erst mit einer Lokalbehandlung auf, sondern schreite von vornherein zur Absetzung des Gliedes.

Noch ein Punkt bedarf der Erwähnung. Auch der Gasbacillus *kann* wie die Eitererreger lange Zeit *latent* im Körper ruhen, ohne seine Virulenz einzubüßen. Es liegen mehrere Beobachtungen vor, in denen bei Nachoperationen von Patienten, die eine Gasbrandinfektion glücklich überstanden hatten, noch mehrere Monate, ja wie ein Fall HOFMEISTERs wahrscheinlich macht, selbst noch 1½ Jahren nach der primären Erkrankung die Gasphlegmone von neuem ausbrach. Ehe wir bei solchen Kranken an eine Operation herangehen ist, daher stets dringend zu raten, sie prophylaktisch vorher einer Seruminjektionskur zu unterziehen, die Operation selbst möglichst schonend, am besten mit dem elektrischen Messer auszuführen.

Achte Vorlesung.

Anderweitige Störungen des Wundverlaufes.

Nachblutungen und ihre Behandlung. Transfusion und Infusion. Autotransfusion. —
    Lähmungen nach Operationen. Ischämische Muskelkontraktur. Zirkulationsstörungen im operierten Gliede. Thrombose der Vena femoralis. Lokaler Druckbrand.

Infektionen der Wunde mit ihren Folgen bildet die häufigste und daher wichtigste Störung eines normalen Wundverlaufs. Zahlreich aber und mannigfach sind andere Komplikationen, die nach glücklich verlaufener Operation das Leben des Operierten bedrohen oder doch wenigstens die Heilung verzögern oder das Endresultat beeinträchtigen.

Diejenigen, welche vielleicht die höchsten Anforderungen an die Besonnenheit und das technische Geschick des Arztes stellen, sind die *Nachblutungen*, weil sie ein sofortiges rasches und zielbewußtes Eingreifen erfordern.

Wir unterscheiden *Früh-* und *Spätblutungen*. Letztere, weil wesentlich Folge septischer Prozesse, sind heutzutage um vieles seltener geworden; erstere kommen, wenn auch nicht häufig, so doch öfter zur Beobachtung. Die Indikation für unser Handeln, die Blutung schnell und sicher zu stillen, ist klar. Ebenso sind die Mittel, die uns dafür zu Gebote stehen, gegeben. Es sind die gleichen, wie bei der Operation: Tamponade, komprimierend angelegter Verband, Unterbindung der blutenden Gefäße in loco oder am Orte der Wahl, während Styptica besser vollkommen vermieden werden. Über die Auswahl dieser Mittel entscheidet ganz der einzelne Fall. Ich kann Ihnen hier nur allgemeine Regeln geben, als deren oberste ich den Satz hinstellen möchte: Wahren Sie, auch wenn der Fall noch so bedrohlich aussieht, Ihre Ruhe und verlieren Sie den Kopf nicht! Ein ruhiges, überlegtes, wenn auch schnelles, zielbewußtes Handeln wird die Gefahr meist zu beseitigen vermögen. Jedes planlose, hastige, ängstliche Vorgehen kostet dem Patienten Blut und birgt außerdem die Gefahr einer erst jetzt nachträglich erfolgenden Wundinfektion in sich; es wird manche Opfer fordern. — Für die Beurteilung der zu wählenden Mittel ist es wichtig, sich von vornherein über die mutmaßliche Quelle der Blutung, soweit dies möglich, klar zu werden; denn unser Handeln wird verschieden sein, je nachdem eine rein parenchymatöse Blutung vorliegt oder eine solche aus größeren Gefäßen. Suchen wir die Indikationen an der Hand einiger Fälle festzustellen!

Es handle sich um eine Kniegelenkresektion. Es ist nichts seltenes, daß nach solcher, unter länger dauernder Anwendung der ESMARCHschen Blutleere vorgenommenen Operation infolge Parese der Gefäßmuskulatur nach Lösung des konstringierenden Schlauches eine starke parenchymatöse Blutung erfolgt, namentlich, sowie der Puls nach Aufhören der Narkose wieder kräftig geworden ist. Schon ½ oder 1 Stunde, nachdem der Patient ins Bett gebracht, sieht man zuweilen die Verbandstücke sich an einer Stelle röten. Eine Läsion wirklich großer Gefäße ist in einem solchen Falle nahezu mit Sicherheit auszuschließen; die größten, welche in Betracht kommen, sind die Arteriae articulares. Es genügt in einem solchen Falle, ein Mooskissen über die durchblutete Stelle fest überzubinden, das Glied vertikal zu suspendieren, allenfalls für etwa 3 Stunden eine mäßig anzuziehende Gummibinde darüber zu legen. Auch der weitere Verlauf wird durch den Zwischenfall kaum beeinflußt und die Nachbehandlung erleidet keine Abweichung von den oben aufgestellten Regeln.

Anders, wenn es sich z. B. nach einer Mamma-Amputation oder nach Exstirpation einer Geschwulst am Halse um eine stärkere Durchtränkung der Verbandstoffe mit Blut nicht bloß an einer Stelle, sondern in größerer Ausdehnung handelt, wenn gar flüssiges Blut zwischen Haut und Verband frei hervorrieselt. Auch in solchen Fällen handelt es sich durchaus nicht immer um eine wirklich gefährliche Blutung; aber doch ist ratsam, in jedem solchen Falle den Verband rasch zu entfernen und die Wunde mit dem Auge zu kontrollieren. Das einfache Überbinden neuer Verbandstoffe wäre nicht zu empfehlen, zumal eine stärkere Kompression an den genannten Stellen durch den Verband gar nicht ausführbar wäre. Meist wird man nach Abnahme des Verbandes finden, daß die Blutung durchaus nicht so gefahrdrohend ist, als es vielleicht vorher den Anschein hatte. Wenn nämlich die tieferen Verbandschichten sich stärker mit Blut durchfeuchtet haben und das Blut in den Maschen der Gaze ein weiches dichtes Koagulum bildet, so wird das nachfolgende Blut nicht mehr aufgesaugt, sondern fließt nun zwischen Koagulum und Haut unter den Verbandstoffen hervor. Aus dem Drainrohr ragt gewöhnlich ein dunkelrotes Blutgerinnsel, neben welchem tropfenweise etwas Blut nachfließt. Das Drainrohr zu entfernen ist in der Regel nicht zweckmäßig, da es sich bei so frischen Wunden ohne Wiedereröffnen derselben meist nicht leicht an seine frühere Stelle wieder einführen ließe. Zu einem solchen liegt aber auch kein Anlaß vor, sowie nur nach Hervorziehen des Blutgerinnsels aus dem Drain nicht Blut in größerer Menge, sondern eben nur tropfenweise nachfließt. Dann lege man einfach nach rascher Säuberung der ganzen Umgebung von neuem einen dicken ausgedehnten Verband an und befestige denselben unter etwas strafferem Anziehen der Binden, soweit dies eben die Örtlichkeit zuläßt. Fast immer wird die Blutung danach stehen.

Handelt es sich um tamponierte Wunden, — denn auch trotz der Tamponade kann, sowie diese locker ist und der Verband nicht komprimierend angelegt werden konnte, eine starke parenchymatöse Nachblutung erfolgen, — so entfernt man den mit Blut imprägnierten und dadurch zu einem festen Klumpen zusammengeballten Tampon, beseitigt rasch die unter ihm liegenden Blutgerinnsel, hält die Wundränder mit Haken auseinander und tamponiert jetzt die Wundhöhle, falls nicht spritzende Gefäße eine Unterbindung verlangen, fest mit Jodoformgaze aus, eventuell vereinigt man behufs festerer Kompression die Wundränder über dem Tampon durch einige Nähte. Darüber wird der neue Verband möglichst exakt und komprimierend angelegt.

Fließt aus dem Drainrohr nach Entfernung des aus ihm ragenden Gerinnsels indes viel Blut nach, ist dasselbe gar hellrot, arteriell, dann hieße es Vogel Strauß spielen, wollte man sich auch dann noch mit einfacher Kompression begnügen. In solchem Falle müssen rasch die Nähte durchtrennt, die Wunde wieder eröffnet und dem Auge in ihrer ganzen Ausdehnung durch Auseinanderhalten ihrer Ränder zugängig gemacht werden, um die Quelle der Blutung zu erkennen und das verletzte Gefäß, meist eine Arterie, in loco unterbinden zu können. Ist dies geschehen, so kann man die Wunde wieder durch Naht schließen und drainieren. In Rücksicht auf den durch die Blutung geschwächten Zustand des Patienten wird es freilich oft ratsam sein, den Eingriff so rasch wie möglich zu beendigen, die Wunde deshalb zunächst nur zu tamponieren und sekundär zu nähen.

Es versteht sich von selbst, daß bei allen diesen Eingriffen die Asepsis genau in der gleichen Weise gehandhabt werden muß, wie bei der Operation selbst. Muß man die Wunde öffnen, so wird auch, wenigstens bei ungebärdigen Patienten, eine neue Narkose oft nicht zu umgehen sein. Bei Wunden an den Extremitäten erleichtert man sich den Eingriff wesentlich durch provisorisches Umlegen eines konstringierenden Gummischlauches zentral von der blutenden Stelle, resp. durch Digitalkompression des zuführenden Hauptgefäßstammes durch einen Assistenten. Erkennt man nach Entfernung der Blutgerinnsel die blutende Stelle nicht sogleich, so wird ein vorübergehendes Lüften des Gummischlauches dann doch das verletzte Gefäß leicht auffinden lassen.

Schwer zu beurteilen und noch schwieriger zu behandeln sind Nachblutungen in die Bauchhöhle nach Laparotomien. Nur die allgemeinen Zeichen einer sich steigernden Anämie weisen auf sie hin: stetig und rasch *zunehmende* Blässe der Haut und Schleimhäute, Kleiner- und Schnellerwerden des Pulses, Unruhigwerden des Kranken, Erbrechen. Treten diese Zeichen, die freilich auch durch eine Herzschwäche aus anderen Gründen, einen Operationsshok oder Kollaps bedingt sein können, in bedrohlicher Weise auf, so daß der Verdacht einer Nachblutung gerechtfertigt erscheint, dann zögere man nicht, die frische Wunde sogleich zunächst an kleiner Stelle, zwecks Kontrolle und Sicherung der Diagnose wieder zu öffnen; findet sich der Verdacht bestätigt, dann ist nochmalige Narkose, breites Aufmachen der Bauchhöhle, Ausschöpfen des in sie ergossenen Blutes, Aufsuchung der Quelle der Blutung und Unterbindung des blutenden Gefäßes unerläßliches Erfordernis.

Bei den *späten* Nachblutungen, die erst in der zweiten oder dritten Woche nach der Operation sich einzustellen pflegen, ist meist von vornherein ein energischeres Vorgehen erforderlich. Sie sind die Folge teils der Durchreibung eines Gefäßes durch eine scharfe Knochenkante oder einen Fremdkörper, teils der Arrosion ihrer Wand durch umgebende Eiterung, teils des Zerfalls und Lösung eines Thrombus. Letzteres ist ja auch die Folge infektiöser Prozesse. Der Umstand, daß es sich eben in diesen Fällen fast immer um eine gleichzeitige Eiterung handelt, verschlechtert nicht nur die Prognose, sondern erschwert auch die Stillung der Blutung ganz erheblich. — In der Regel pflegen geringe Blutungen, sogenannte *Alarm- oder Signalblutungen* einer stärkeren vorauszugehen. Durch absolute Ruhe, Hochlagerung des Gliedes, äußerste Vorsicht bei den möglichst selten zu wechselnden Verbänden sucht man einer stärkeren sekundären Blutung vorzubeugen, allenfalls auch durch forcierte Flexion des Gliedes und dadurch ausgeübte Kompression des Hauptgefäßstammes. Doch halte man sich mit diesen, doch nur unsicheren Mitteln nicht unnötig auf und schreite lieber, sowie eine einigermaßen nennenswerte Nachblutung auftritt, bald zur Aufsuchung und Unterbindung des blutenden Gefäßes! Wegen der eiterigen Infiltration der Umgebung ist seine Auffindung oft sehr erschwert. Genügt das Wiederöffnen der Wunde nicht, freien Zugang zu schaffen, so mache man ausgiebige Einschnitte zur Bloßlegung des Gefäßstammes, die ja schon in Rücksicht auf den begleitenden phlegmonösen Prozeß meist wünschenswert sind. Man lege das arrodierte Gefäß zentral und peripher so weit bloß, daß die ober- wie unterhalb der Stelle der Läsion vorzunehmende Ligatur in gesundem Gewebe ausgeführt werden kann. Nur im Falle der Unmöglichkeit, das Gefäß in der Wunde selbst zu unterbinden, schreite man zur Ligatur am Orte der Wahl! Denn sicher schützt diese wegen der vorhandenen Kollateralen nicht vor neuen Nachblutungen. Ist man zu ihr genötigt, so wird es immer gut sein, nachträglich noch die Stelle der Läsion selbst aufzusuchen und hier das Gefäß zentral wie peripher zu unterbinden.

In den ganz verzweifelten Fällen mit sehr weitgehenden phlegmonösen Prozessen bleibt schließlich zur Erhaltung des Lebens des Kranken die Amputation des Gliedes das letzte, wenn auch glücklicherweise nur sehr, sehr selten anzuwendende Hilfsmittel.

Nach allen größeren Blutverlusten, mögen sie nun primär durch eine Operation oder Verletzung, oder sekundär durch eine Nachblutung erzeugt sein, muß durch Tieflagerung des Kopfes und Hochlagerung, eventuell vertikale Suspension der Extremitäten oder Einwickeln derselben mit Flanellbinde resp. mit ESMARCHscher Gummibinde, sogenannter *Autotransfusion,* dafür gesorgt werden, daß das im Körper noch vorhandene Blut seinem lebenswichtigsten Teile, dem Gehirn, zugeführt werde. Gleichzeitig können Exzitanzien in Form von Äther, Campher, Moschus, Epheton, Koramineinspritzungen in Anwendung kommen. Der Kranke wird in warme Decken gehüllt; Wärmflaschen, heiße Sandsäcke, heiße Ziegelsteine oder dergleichen werden, in Tücher eingeschlagen, an seine Füße und zu Seiten seines Körpers gelegt (Vorsicht wegen Verbrennung!); vor allem aber ist dem Flüssigkeitsbedürfnis des ausgebluteten Körpers Rechnung zu tragen.

Besteht keine Neigung zum Erbrechen, war der Kranke nicht narkotisiert worden, so lasse man ihn zur Stillung seines Durstgefühles unbesorgt reichlich Wasser trinken, nur nicht zu große Mengen auf einmal und flöße ihm als Analeptikum etwas heißen Tee, Kaffee oder Kognak, Wein, Champagner ein. Verbietet eine vorausgegangene Narkose die Flüssigkeitszufuhr per os, so ersetzt man sie in leichteren Fällen ausreichend durch *Mastdarmeinläufe* von lauwarmem Wasser oder Kamillentee, die man in Mengen von 150—200 ccm 1—2stündlich wiederholen läßt; die Resorption von Seiten der Mastdarmschleimhaut erfolgt bei hochgradiger Anämie erstaunlich schnell, und es gelingt durch solche Einläufe sowohl den Durst des Kranken zu stillen, wie den Blutdruck zu steigern.

Vermag der Patient indes infolge zu hochgradiger Erschöpfung oder Lähmung des Sphincter ani die Einläufe nicht zu halten oder verlangt ein größerer Blutverlust einen schnelleren Ersatz der verloren gegangenen Flüssigkeit, so empfiehlt sich mehr noch die *subcutane* Infusion physiologischer Kochsalzlösung von 500—1000—1200 ccm, wie ich sie Ihnen früher (P. 4) beschrieben habe; sie kann nach Bedarf 2 auch 3mal des Tages wiederholt werden. In den allermeisten Fällen, in denen die Menge des Blutverlustes überhaupt noch eine Blutzirkulation gestattet, kommt man mit diesen einfachen und völlig gefahrlosen Mitteln aus; schon nach verhältnismäßig kurzer Zeit wird der kleine, leicht unterdrückbare Puls voller, die Haut wird wärmer und ein warmer Schweißausbruch kündet an, daß die augenblickliche Lebensgefahr überwunden ist.

Bei stark entbluteten oder fetten Patienten läßt sich die ja meist zur Infusion benützte Vena mediana cubiti selbst durch provisorische zentrale Kompression der Brachialis oft dem Auge nicht genügend zugänglich machen, um sie sicher zu punktieren. Dann ist es besser, das Gefäß durch einen kleinen Hautschnitt bloßzulegen. Zwei Fäden werden unter ihm durchgeführt, der periphere sogleich geknüpft, der zentrale nur soweit angezogen, daß das Gefäß vorübergehend abgeklemmt ist. Dann wird das Lumen zwischen den Fäden durch einen kleinen Längsschnitt geöffnet, eine am Ende geknöpfte — nicht scharfe — Kanüle, nachdem vorher alle Luft aus ihr bzw. dem Gummischlauch des Irrigators ausgetrieben war, in das zentrale Ende eingeführt und durch Umschnürung des zentralen Fadens um ihre halsförmig verengte Stelle fixiert.

Übergroße Blutverluste verlangen indes eine noch schnellere Zufuhr von Flüssigkeit in das Gefäßsystem. Die Patienten werfen sich unruhig hin und her, ihre Gesichtsfarbe zeigt Leichenblässe, die Haut bedeckt sich mit kaltem klebrigem Schweiß, der Puls ist kaum fühlbar, an der Radialis überhaupt verschwunden, Erbrechen und unwillkürlicher Abgang von Stuhl oder Urin stellen sich ein, Konvulsionen können auftreten: alles weist auf unmittelbare Lebensgefahr hin. Für solche Fälle empfiehlt sich die auf Seite 5 beschriebene *intravenöse* Infusion physiologischer Kochsalz- resp. alkalischer Kochsalz-Zuckerlösung (Natr. chlorat. 7,0, Sacchari albi 30,0, Aqu. dest. 1000,0, Natr. hydr. Guttas 2—3) oder 5%ige Traubenzuckerlösung.

GOLTZ hat gezeigt, daß die nach größeren akuten Blutverlusten im Körper zurückbleibende Blutmenge an sich zur Erhaltung des Lebens ausreicht, wofern sie nur in ständiger Bewegung bleibt. Der Tod erfolgt nach Verblutung, sowie die Gefäßspannung durch den Blutverlust einen so niedrigen Grad erreicht, daß das Herz einen Kreislauf nicht mehr zu erzeugen vermag. Steigert man den Gefäßtonus durch Injektion indifferenter Flüssigkeit, so setzt das Herz die noch vorhandene Blutmenge auch wieder in Umlauf und die wichtigsten Lebensfunktionen dauern fort.

In glücklicherweise seltenen Fällen schwerster Ausblutung reicht aber die einfache Flüssigkeitszufuhr doch nicht hin, das Leben zu erhalten. Es fehlt an der genügenden Zahl der durchaus nötigen Sauerstoffträger, der roten Blutkörperchen. Tierversuche haben nun gelehrt, daß es in solchen Fällen doch noch gelingen kann, die Tiere zu retten durch *Transfusion von Blut* gleichartiger Tiere. Diese Versuche gaben der alten, aber schon nahezu völlig wieder aufgegebenen Bluttransfusion auch beim Menschen eine neue wissenschaftliche Stütze.

Daß man dazu kein Tierblut verwenden darf, wußte man längst. Aber auch die Übertragung von Menschenblut hatte nicht nur oft keinen Erfolg, sondern war vielfach von schweren Störungen, Cyanose, Krämpfen, Hämaturie, ja augenblicklichem Tode gefolgt. Erst die Forschungen der letzten drei Jahrzehnte haben uns die Ursachen dieser Gefahren näher kennen und auch überwinden gelehrt.

Daß man nicht Blut von Syphilitikern oder Tuberkulösen als Spenderblut benutzen darf, ist selbstverständlich; auch Personen, die lange in Malariagegenden gelebt haben, sollten als gefährlich ausgeschaltet werden. Die Hauptgefahr liegt nun nicht so sehr, wie man anfangs meinte, in einer Embolie infolge Verschleppung von Blutgerinnseln durch die Transfusion — diese Gefahr liegt in technischen Fehlern, die sich überwinden lassen —, als in einer Verschiedenheit des Blutes von Spender und Empfänger. Eine solche führt, wie wir heute wissen, zu einer sehr rasch eintretenden Agglutination der Blutkörperchen und zur Hämolyse. Letztere ist stets mit Agglutination verbunden, aber nicht umgekehrt. Spender, deren Blut durch das des Empfängers agglutiniert wird, dürfen nicht zur Transfusion herangezogen werden, auch nicht, wenn sie dem Empfänger nahe verwandt sind. Es bedarf daher stets einer Vorprobe.

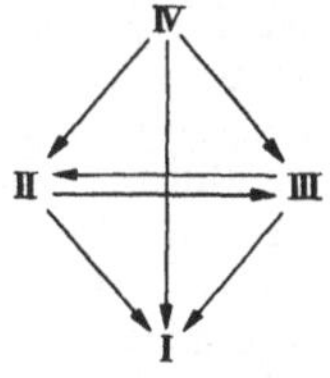

Abb. 10. Schema zur Bestimmung des Blutspenders.

Nach den sorgfältigen Untersuchungen von LANDSTEINER (1900), DESCATELLO und STURLI (1902), JANSKY (1907), MOSS (1910), kann man in Hinsicht auf ihr Agglutinationsvermögen vier Blutgruppen unterscheiden, die sich untereinander verhalten wie dies das von Moss aufgestellte Schema andeutet (Abb. 10). Die Pfeile zeigen die Richtung der agglutinierenden Kraft der Sera. Gehören Spender und Empfänger der gleichen Gruppe an, so stehen einer Transfusion keinerlei Bedenken entgegen. Sonst ist das Blut der Gruppe 4 nach Moss das geeignete Spenderblut, da es von dem Serum keiner der anderen drei Gruppen agglutiniert wird.

Zur Prüfung des Spenders bedient man sich in Krankenanstalten, in denen häufig infundiert wird, im Laboratorium auf Eis aufbewahrter Testsera.

Womöglich prüft man in jedem Falle vor der Transfusion Spender- und Empfänger-blut gegeneinander aus. Einem Tropfen *Serum* des Empfänger setzt man — eventuell unter Hinzufügen von 1—2 Tropfen 1%iger Natriumcitratlösung — auf einem Objektträger einen kleinsten Tropfen Spenderblut hinzu und beobachtet unter dem Mikroskop — ob Agglutination eintritt. KUBÁNYI empfiehlt regelmäßig folgende Doppelprobe: „Aus der Vene des Empfängers werden 3—5 ccm Blut in sterilem Zentrifugenröhrchen aufgefangen und abzentrifugiert. Zu diesem Serum werden aus der Fingerbeere der verschiedenen Spender je ein Tropfen Blutes hinzugefügt. Dessen Blut hierbei nicht agglutiniert wird, derjenige kann in dringenden Fällen (akute Anämie) als Spender in Betracht kommen. Wenn wir aber ein Blut derselben Gruppe suchen, werden aus der Vene des auf obige Art ermittelten Spenders 3—5 ccm Blut entnommen, abzentrifugiert und das so gewonnene Serum mit einem Tropfen Blut des Empfängers zusammengebracht. Wenn auch jetzt keine Agglutination ein-tritt, gehören beide Personen derselben Gruppe an.“

OEHLECKER empfiehlt außer der Gruppenbestimmung, da diese etwa 5—10% Versager hat — in sehr eiligen Fällen sogar ohne solche Voruntersuchung — stets noch eine sogenannte biologische Vorprobe anzustellen. Er sagt: „Für die Hämolyse charakteristisch sind auffällige klinische Erscheinungen, die *sogleich in den allerersten Minuten* der Überleitung des Blutes einsetzen. Hat man z. B. 10—20 ccm Blut transfundiert, und das Verhalten des Patienten bleibt absolut ruhig und unverändert, so vertragen sich die beiden Blutsorten und die Transfusion kann fortgesetzt werden. Zeigt der Patient aber in den ersten 1—2 Minuten eine auffällige Unruhe, klagt er über Angstgefühl, Herzklopfen oder gar Kreuzschmerzen und wird der Puls schlechter, so liegen Zeichen von Hämolyse vor." „Wenn noch Unklarheiten bestehen sollten, so gibt man noch 30—50 ccm Blut und beobachtet wieder einige Minuten. Treten jetzt deutliche Shokerscheinungen auf, so darf selbstverständlich die Bluttransfusion nicht fortgesetzt werden."

Die Übertragung des Blutes vom Spender zum Empfänger kann indirekt und direkt erfolgen. Die indirekte Methode ist technisch am leichtesten, bedarf keiner besonderen Apparatur und hat den Vorteil, daß Spender und Empfänger räumlich und zeitlich voneinander entfernt bleiben können, ja daß man das Blut auf lange Strecken transportieren kann.

Man fängt das nach Anlegung einer Staubinde durch Aderlaß gewonnene Blut in einer Schale auf, defibriniert es durch dauerndes Schlagen mit einer Drahtspirale, seiht es durch eine mehrfache Leinwandschicht und infundiert es dann mit Spritze oder Irrigator mit Schlauchansatz in eine Vene des Empfängers. Daß sämtliche Gefäße und Gebrauchsgegenstände vorher durch Auskochen zu sterilisieren sind, ist selbstverständlich. Auch ist wegen Abkühlung des Blutes Sorge zu tragen. Das infundierte Blut muß körperwarm (38⁰) sein. Statt durch Defibrinieren verhindert man eine Gerinnselbildung durch Zusatz einer 1%igen Lösung von Natriumcitrat in physiologischer Kochsalzlösung in einem Mengenverhältnis von 1 Teil dieser Lösung zu 5 Teilen Blut. Als Ort der Entnahme wie des Empfanges dient eine genügend weite subcutane Vene, meist die Vena mediana cubiti oder die Vena saphena.

Dem Vorteil der leichteren Ausführbarkeit der indirekten Transfusion steht als Nachteil gegenüber, daß durch das Defibrinieren bzw. den Natriumcitratzusatz wertvolle Stoffe des Blutes verloren gehen. Wenn möglich bevorzugt man deshalb die direkte Übertragung. Ganz streng ist eine solche freilich nur durchzuführen durch Nahtvereinigung der Arteria radialis des Spenders mit einer Vene des Empfängers, eine technisch schwierige, nur in der Klinik von einem geübten Operateur auszuführende Operation, die noch den Nachteil hat, daß man die Menge des transfundierten Blutes dabei nicht zu beurteilen vermag.

Am häufigsten bedient man sich heute in Deutschland der von OEHLECKER angegebenen Methode der Transfusion von Vene zu Vene.

Zwischen beide wird eine etwa 100 ccm fassende Rekord-Glasspritze und ein metallener Zweiwegehahn mit Spritzenansatz eingeschaltet (Abb. 11). An den Metallröhrchen werden Glaskanülen für den Spender und Empfänger mit kurzen Gummidrainstückchen befestigt. Der ganze Apparat wird mit physiologischer Kochsalzlösung gefüllt; Citrat ist unnötig. Die Venen werden freigelegt, die Glaskanülen in sie eingebunden, der Hahn wird zum Spender gestellt, etwa 30 ccm Blut in die Spritze eingesogen, nun der Hahn zum Empfänger gedreht und *langsam* zunächst nur etwa 20 ccm eingespritzt. Darauf Schluß des Hahnes, Abnahme der Spritze und Einsetzen einer zweiten Spritze mit etwa 20 ccm Kochsalzlösung; mit dieser werden Empfänger wie Spenderröhren durchgespritzt. Dann wiederholt sich, falls beim Patienten inzwischen keine Störungen eingetreten sind, das Manöver immer in gleicher Weise; nur infundiert man jetzt jedesmal langsam etwa je 50 ccm, kann demnach durch Zählen der Spritzen genau feststellen, wieviel Blut man übertragen hat.

Die Transfusion muß langsam ausgeführt werden, da jede durch zu starken Druck bedingte akute Ausweitung der Vene und akute Blutdrucksteigerung Shokerscheinungen auslösen kann. — Notwendig ist beim akuten Blutverlust die Transfusion einer größeren Menge Blut, etwa 800—1000 ccm. Man beachte während der Übertragung sorgfältig das Befinden des Spenders. Sinkt sein Blutdruck zu stark, so breche man den weiteren Eingriff ab, ziehe, wenn vorhanden, einen zweiten Spender heran oder ergänze die transfundierte, an sich zu kleine Menge durch Kochsalzlösung. Auch der Spender erhält in jedem Falle nach der Blutentnahme eine entsprechend große intravenöse Injektion von Kochsalz- oder Ringerlösung (Chlornatrium 0,6, Chlorcalcium 0,026, Chlorkalium 0,04, Natriumcarbonat 0,003, Wasser 100).

Auf die Beschreibung anderer Apparate — PERCY, BROWN, JÜNGLING, BECK usw. — einzugehen würde zu weit führen.

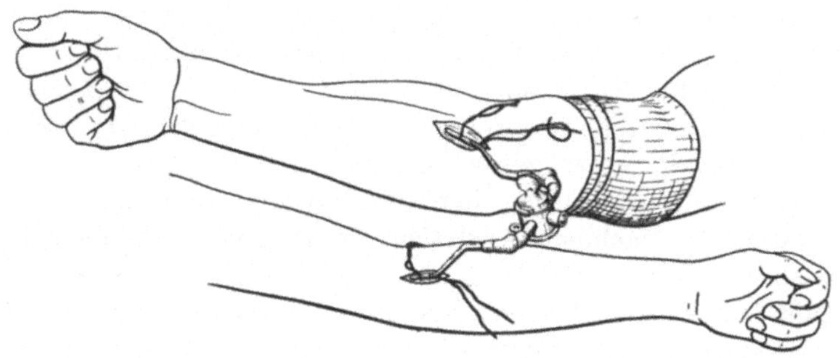

Abb. 11. Bluttransfusion nach OEHLECKER.

Ist die Bluttransfusion auch nicht besonders schwer, so bedarf sie doch eines gewissen Geschickes, größter Sorgfalt und Übung, ist durchaus nicht jedermanns Sache. In geeigneten Fällen ist sie heute zu einer segensreichen Operation geworden, kann aber auch bei Beachtung aller Vorsichtsmaßregeln nicht als absolut ungefährlich bezeichnet werden. Frösteln, vorübergehende Temperatursteigerung bis 39⁰ folgen häufig, sind aber meist ohne weitere Bedeutung. Hier und da aber werden auch schwerere Störungen infolge Hämolyse beobachtet, von den geübten, häufig transfundierenden Chirurgen nur selten, nach in Notfällen von Ungeübten ausgeführten Transfusionen doch nicht ganz so selten. *Eine Bluttransfusion sollte daher stets nur bei strengster Indikationsstellung vorgenommen werden.* Wegen Verblutungsgefahr ist sie nicht häufig erforderlich, da man in der weitaus überwiegenden Zahl der Fälle mit den oben genannten unschuldigeren Eingriffen auskommt.

Nur noch ein kurzes Wort über die *autoplastische* Bluttransfusion, die Reinfusion des körpereigenen, in die Bauch-, seltener Brusthöhle ergossenen Blutes in eine Vene. Sie kommt vorzugsweise nach Platzen einer Tubarschwangerschaft in Betracht, ist aber auch da nur selten wirklich indiziert.

Man schöpft nach Stillung der Blutung das nur zum Teil geronnene Blut mit Löffeln oder Kompressen aus der Höhle in einen sterilen, mit mehrfachen Mullagen bedeckten Glasrichter, dessen Auslauf mit Gummischlauch und Glasröhrchen versehen ist, und läßt das Filtrat in die inzwischen von einem Gehilfen freigelegte Vena mediana cubiti langsam einlaufen. Eines Zusatzes von Natriumcitrat bedarf es nicht.

Der Effekt jeder Transfusion, ganz besonders aber der Bluttransfusion ist oft wunderbar. Noch während des Einlaufens der Flüssigkeit wachen vorher benommene Patienten auf, das Gesicht rötet sich, der Puls wird wieder fühlbar, ja kräftig. Patient scheint gerettet. Leider nicht immer. Schon wenige Stunden später sinkt der Blutdruck wieder und der Kranke wird blaß; doch bleibt der Puls, wenn auch oft klein und beschleunigt, fühlbar. Die Erholung erfolgt langsam binnen mehreren Wochen. In einigen Fällen aber kommt es noch nach 3—4 Tagen zu schweren Störungen, zu Hämaturie und tödlichem Ausgang.

Zuweilen macht man nach Erwachen des Patienten aus der Narkose oder auch erst während des weiteren Verlaufes, z. B. beim ersten Verbandwechsel, die unangenehme Entdeckung *akut aufgetretener* **Lähmungen** *oder Paresen.* Ihre Ursachen können sehr wechselnde sein. Der toxisch bedingten, nach Lumbalanästhesie hier und da beobachteten Augenmuskellähmungen haben wir schon früher gedacht. Mußten Nervenstämme bloßgelegt oder in ihrer nächsten Nähe operiert werden, so entsteht natürlich sofort der Verdacht, *daß der Nerv durch den operativen Eingriff selbst lädiert,* daß er durchschnitten, unterbunden, gequetscht oder mindestens durch den Einfluß der verwendeten Antiseptica geschädigt wurde. Je nachdem wird sich die Prognose verschieden gestalten, bald eine Besserung resp. völlige Herstellung der Funktion in wenigen Tagen oder Wochen, bald erst nach mehreren Monaten zu erwarten sein, bald überhaupt ausgeschlossen erscheinen. Fast immer handelt es sich hierbei nur um die Lähmung eines einzigen Nervenstammes. Am bekanntesten sind die des Nervus recurrens nach Kropfoperationen, des Nervus radialis nach Operationen wegen Oberarmschaftfraktur.

Hier und da aber finden wir sämtliche Nerven eines Gliedes betroffen, z. B. wurden Fälle von totaler Paralyse des Vorderarmes nach Ellenbogenresektionen beobachtet, Lähmungen, die genau bis zur Höhe der Resektion aufwärts reichen sollten. Es ist kaum denkbar, in vielen Fällen schon wegen des Verlaufes mit absoluter Sicherheit ausgeschlossen, daß bei einer Ellenbogenresektion Radialis, Ulnaris und Medianus direkt verletzt werden sollten. Da liegt es denn nahe, an *hysterische Lähmungen* zu denken, namentlich wenn die Individuen sonstige Zeichen von Hysterie aufweisen. Man hat solche Fälle teilweise auch so gedeutet. Aber nicht immer handelt es sich um Personen mit hysterischer Anlage. Auch pflegen die hysterischen Lähmungen sich meist an entfernten Stellen, nicht am operierten Gliede selbst einzustellen. Welche andere Ursache kann aber gleichzeitig alle Nervenstämme einer Extremität lähmen? Der *konstringierende Schlauch bei Anwendung der künstlichen Blutleere.*

Gewiß sind solche unglücklichen Zufälle äußerst selten. Sie sind überhaupt nur bei unnötig starkem Anziehen des Schlauches oder der Binde und bei sehr magerer Extremität möglich. Aber sie kommen doch vor und mahnen zur Vorsicht. Leichter schon vermag der Druck der Gummibinde eine isolierte Lähmung, z. B. des Nervus radialis herbeizuführen, falls sie die Extremität gerade dort umschnürt, wo der Nerv sich um den Knochen, ihm direkt aufliegend, herumschlingt; Grund genug, solche Stellen stets bei der Konstriktion zu vermeiden und den Schlauch höher oben anzulegen.

Aber auch ohne künstliche Blutleere, ja ohne daß eine Operation an den oberen Extremitäten stattfand, hat man nach einfacher, länger dauernder Narkose kombinierte Lähmungen im Bereich des Plexus brachialis beobachtet. BRAUN lenkte seinerzeit an der Hand einiger besonders schwerer Fälle die Aufmerksamkeit auf dieselben. Sie sind bedingt durch forzierte Elevation des Armes seitwärts vom Kopf, und zwar schuldigt BRAUN teils die hierbei stattfindende Dehnung und Kompression des Nerven durch den Oberarmkopf, teils den Druck an, den das erhobene Schlüsselbein auf den Plexus brachialis gegen die Wirbelsäule ausübt. Nach den Untersuchungen von BÜDINGER, KRON, GAUPP u. a. ist es nicht die Wirbelsäule, sondern die erste Rippe, gegen die die Clavicula bei hoher Armhebung angedrückt wird.

In der Regel ist die Sensibilität weniger gestört, als die Motilität und stellt sich auch rascher wieder her. Immerhin können Monate bis zur Heilung verstreichen, diese sogar dauernd eine unvollständige bleiben.

Öfter als die glücklicherweise seltenen Totallähmungen mögen unvollständige schnell vorübergehende Paresen vorkommen. Sie werden leicht übersehen. Der Patient hält das Schwächegefühl, die Abstumpfung der Sensibilität für eine notwendige Folge der Operation oder des Verbandes und macht den Arzt nicht erst darauf aufmerksam.

Aber nicht nur durch den Eingriff selbst, sondern auch durch den Verband werden mitunter ähnliche Störungen erzeugt. Wie eine Radialislähmung im Schlafe durch Druck auf den Nerven entstehen kann, so kann auch der Druck einer Schiene auf diesen oder einen anderen Nerven z. B. den Peroneus, dort wo derselbe sich um das Fibulaköpfchen herumschlingt, eine Lähmung hervorrufen, die natürlich um so intensiver, um so schwerer reparierbar wird, je stärker der Druck und je länger er einwirkte.

Aus der Schwere der Funktionsstörung, die eine bleibende Folge solcher Lähmungen sein kann, ergibt sich die dringende Notwendigkeit, stets, namentlich aber, wenn durch die Operation erfahrungsgemäß leicht eine solche Störung bedingt wird, auf Vorhandensein oder Eintritt einer Paralyse oder Parese an dem operierten Gliede zu achten. Je früher sie bemerkt wird, um so schneller und sicherer wird sie auch im allgemeinen durch Beseitigung der Ursache resp. sofort einzuleitende Therapie, Galvanisation und Faradisation, sowie Massage der gelähmten Muskeln zu beheben oder doch wenigstens zu bessern sein. Bei totaler Durchtrennung des Nerven müßte natürlich so früh als möglich die Nervennaht ausgeführt werden.

Direkter Druck auf den Nervenstamm war in den berührten Fällen das die Lähmung veranlassende Moment. Ganz anderer Art ist die auch erst während des Verlaufes der Wundheilung auftretende *ischämische Muskellähmung und -kontraktur*. Sie ist, wie schon der Name ausdrückt, die Folge einer zu geringen Blutzufuhr zur Muskulatur, also einer Zirkulationsstörung, bedingt zuweilen durch Ligatur des arteriellen Gefäßstammes, öfter durch zu fest liegende, namentlich erstarrende Verbände. Die ungenügende Ernährung führt hier zunächst zur rasch fortschreitenden Atrophie des Muskels; die Atrophie bedingt die Lähmung. Die elektrische Erregbarkeit sinkt und schwindet schließlich für beide Stromarten. Sie ist für den konstanten Strom manchmal noch vorhanden, während sie für den faradischen schon völlig erloschen ist. Charakteristisch ist die frühe, fast gleichzeitig sich zur Lähmung hinzugesellende Kontraktur. Die Prognose ist ungünstig, vielleicht weil die Störung meist zu spät, vielleicht nur zufällig, gelegentlich eines Verbandwechsels beobachtet wird, nachdem die Atrophie schon weit vorgeschritten ist. Oft bleibt nicht nur die Heilung, sondern jede Besserung aus; die Kontraktur nimmt stetig zu. Nur in den leichteren Fällen gelingt es, durch Wochen und Monate lang fortgesetzte elektrische Behandlung, Massage, Bäder, Douchen die atrophische Muskulatur wieder zu kräftigen, nur ganz ausnahmsweise eine wirkliche Heilung zu erzielen.

Um so mehr ist es Aufgabe der Prophylaxe der Entstehung der Lähmung vorzubeugen, zumal ja nur selten eine Erkrankung der Gefäße oder eine unerläßliche Unterbindung des Hauptgefäßstammes für sich allein die unvermeidliche Ursache der Zirkulationsstörung ist, diese vielmehr weit öfter durch Fehler des Arztes in der Verbandtechnik bedingt ist. Nur selten dürfte der Verband von vornherein zu fest angelegt werden, meist wird er erst im weiteren Verlaufe zu fest durch sekundäre Schwellung der verbundenen Extremität. Daher beobachten wir die ischämische Muskellähmung am häufigsten bei Behandlung von Frakturen und zwar der subcutanen öfter, als der komplizierten, da ja bei letzteren der umfangreiche aseptische Verband eine gewisse Nachgiebigkeit garantiert. Vorsicht beim Anlegen eines Verbandes, genaue Kontrolle in der folgenden Zeit, namentlich in den ersten, der Operation oder der Fraktur folgenden Tagen, wo eine sekundäre Volumszunahme des Gliedes am meisten zu fürchten ist, Acht auf Farbe, Temperatur, Sensibilität und Beweglichkeit der peripheren, vom Verbande frei zu lassenden Teile der Extremität werden vor diesen schlimmen Zufällen schützen.

Nur selten läßt sich eine nennenswerte Besserung der Funktion noch nachträglich erreichen durch operative Verlängerung der geschrumpften Sehnen, zumal es sich ja fast immer um zahlreiche Sehnen handelt. Bessere, zum Teil recht zufriedenstellende Resultate ergibt in einigen solchen Fällen die von HEUK angegebene Verkürzung des ganzen Gliedes durch Resektion entsprechend langer Knochenstücke aus der Kontinuität.

Die gleichen Ursachen, welche zur ischämischen Muskelkontraktur führen, können bei noch schwererer **Störung der Zirkulation** sogar Brand des Gliedes veranlassen. Nekrose des Vorderarms bei Oberarmbrüchen, des Beines bei Oberschenkelfrakturen sind wiederholt in der Literatur beschrieben. Der Fall kann ausnahmsweise einmal so liegen, daß das Unglück sich trotz aller Vorsicht ereignet, und diese Möglichkeit erklärt es, daß eine gerichtliche Verurteilung wegen Kunstfehlers in Deutschland fast nie erfolgt. Gleichwohl wird der nachbehandelnde Arzt selbst sich kaum verhehlen dürfen, daß nur der Mangel an Beweisen ihn vor Verurteilung geschützt hat, aller Wahrscheinlichkeit nach der Patient doch nur durch seine Schuld, durch Mangel an sorgfältiger Überwachung sein Glied eingebüßt hat!

Ungleich häufiger sind die Fälle geringgradigerer *Zirkulationsstörungen*, in denen allein der Rückfluß des venösen Blutes behindert ist; und doch sind auch sie nicht ohne praktische Bedeutung. Cyanotische Verfärbung der peripheren Teile, Formikationen, überhaupt Parästhesien, ödematöse Schwellung sind ihre Zeichen. Solange sie nur durch einen zu fest angelegten Verband bedingt sind, sind sie leicht durch einen Verbandwechsel zu beseitigen und müssen beseitigt werden. Man mache es sich deshalb zur strengen Regel, in dem Falle, in dem die Möglichkeit einer Zirkulationsstörung durch einen etwas fest angelegten Verband gegeben ist — namentlich bei *erstarrenden* Verbänden — den Verband einige Stunden nachher oder doch wenigstens noch am Abend des Operationstages zu kontrollieren! Besondere Vorsicht erheischen erfahrungsgemäß fixierende Verbände nach Redressement von Kontrakturen oder Anchylosen. Bei ambulatorischer Behandlung, z. B. von Klumpfüßen kleiner Kinder mittels Heftpflaster- oder Gipsverbänden, sollte man die Patienten nie vor Ablauf mindestens einer Stunde nach Anlegung des Verbandes und nochmaliger Kontrolle nach Hause entlassen. Ungünstiger liegen die Verhältnisse, wenn bei der Operation der abführende Hauptvenenstamm hatte unterbunden werden müssen. Dann ist doppelte Vorsicht geboten, daß nicht etwa ein zu fest sitzender Verband das schon vorhandene Hindernis noch steigere. Durch Hochlagerung oder vertikale Suspension des Gliedes muß die Herstellung des kollateralen Kreislaufes so viel als möglich begünstigt werden.

Bisher handelte es sich um Zirkulationsstörungen am verletzten oder operierten Gliede. Weit häufiger und prognostisch oft viel ernster sind *Störungen des venösen Blutrücklaufes fernab der Stelle der Operation,* anscheinend völlig von ihr unabhängig.

Nur flüchtig hinweisen will ich auf die *Thrombosen* der Armvenen nach den in den letzten Jahren so häufig gewordenen — und sicher nicht immer nötigen — intravenösen Injektionen während der Nachbehandlung. Sie sind wahrscheinlich weit häufiger als man annimmt, aber sie entgehen meist der Aufmerksamkeit, weil es sich vielfach nur um kleine wandständige festanhaftende Gerinnsel handelt. Doch kennt man im Schrifttum der letzten Jahre bereits mehrere, das Lumen der Vena brachialis völlig obturierende Thrombosen, ja sogar einige Todesfälle danach infolge Embolie.

Ungleich häufiger nimmt das Ereignis seinen Ausgang von einer *Thrombose der Vena femoralis:* Nach anscheinend ganz ungestörtem Operations- und Wundverlauf, z. B. nach Radikaloperation einer rechtsseitigen Hernie soll Patient mit per pr. geheilter Wunde bei völligem subjektivem Wohlbefinden entlassen werden. Beim Verlassen des Krankenhauses bricht er zusammen und ist tot. Obduktion: Embolie der Lungenarterie durch einen großen Thrombus aus der linken Schenkelvene.

Solche Fälle sind leider nicht selten, weit größer aber noch die Zahl derer, die einen minder ungünstigen Verlauf nehmen.

Welches sind die Ursachen solcher Komplikation? Schier zahllos sind die Arbeiten gerade der letzten zwei Jahrzehnte über diesen Gegenstand; aber so viel Zeit und fleißige Arbeit man darauf verwendet hat, bis heute hat uns die mühevolle Forschung außer einigen wissenschaftlich hochinteressanten Ergebnissen über Gerinnungsfähigkeit des Blutes im allgemeinen immer nur eine Bestätigung längst als richtig anerkannter Anschauungen allgemeiner Grundursachen gebracht, aber noch keinen klaren Einblick in den Ablauf des Vorganges, insbesondere keine seine Verhütung sichernde Maßnahmen. Es würde deshalb den Rahmen dieses Buches überschreiten, insbesondere seine doch vorzugsweise praktischen Zwecke der Nachbehandlung, wollte ich auf Einzelergebnisse dieser Forschungen näher eingehen; es mag genügen, auf die allgemein bedeutungsvollen Momente hinzuweisen.

Sinken des Blutdruckes, Verlangsamung des Blutstromes, Steigerung der Gerinnungsfähigkeit des Blutes, örtliche Disposition durch Endophlebitis, Varizenbildung werden allgemein als Ursachen postoperativer Thrombosen angeschuldigt. Vom theoretischen Standpunkt aus verständlich! Daß der Blutdruck während jeder größeren Operation, namentlich aber nach Laparotomien, nach denen die Komplikation am häufigsten auftritt, sinkt, können wir jeden Tag feststellen; daß der Blutkreislauf durch längere Bettruhe namentlich bei völligem Ruhigliegen der Beine verlangsamt wird, ist gleichfalls bekannt; daß die Gerinnungsverhältnisse des Blutes durch Blutverluste, Infusionen, intravenöse Medikationen, ganz besonders auch durch Eiterungen verändert werden, ist nicht nur von vornherein wahrscheinlich, sondern direkt nachgewiesen. Und doch! Verhältnismäßig nur allzu oft erleben wir eine tödliche Embolie nach einer verhältnismäßig unschuldigen Operation, einer Herniotomie, einer Appendektomie im Intervall usw., bei welcher von einer nennenswerten Minderung des Blutdruckes, einem Blutverlust usw. gar keine Rede ist, nicht etwa nur bei alten Leuten mit veränderten Gefäßen, nein bei sonst ganz gesunden kräftigen Personen, bei denen keines der obigen Momente in Frage kommt, nach völlig aseptischen Operationen, nicht nur nach Eiterungen. — Eine Untersuchung des großen Materiales des Chemnitzer Stadtkrankenhauses ergab keinen Unterschied in der Häufigkeit der Komplikation zwischen den Patienten der chirurgischen und denen der inneren Abteilung, zwischen Operierten und Nichtoperierten. Handelt es sich vielleicht um ein rein zufälliges Zusammentreffen? Selbst bei dieser Annahme bliebe die eigentliche Ursache der Thrombose ungeklärt, und kein Kliniker wird einen solchen Zufall für wahrscheinlich halten. Der Herniotomierte würde ohne Operation aller Wahrscheinlichkeit nach keine Thrombose, keine Embolie bekommen haben. Ein wenn auch indirekter Zusammenhang zwischen Operation und Komplikation muß bestehen; aber wie dieser nähere Zusammenhang ist, vermögen wir in vielen Fällen selbst durch die Obduktion noch nicht aufzuklären.

Wie schon das angezogene Beispiel zeigt, macht die Thrombose vielfach klinisch gar keine Erscheinungen; die Embolie erfolgt wie der Blitz aus heiterem Himmel ohne alle Vorboten. Doch ist dies nicht die Regel.

Das klinische Bild der Thrombose ist äußerst verschieden, je nach Sitz und Ausdehnung der Gerinnselbildung, je nachdem es sich um einen wandständigen oder einen obturierenden Thrombus des Hauptvenenstammes handelt. Nur in einem Teil der Fälle beginnt die Thrombusbildung von vornherein in letzterem. In der Mehrzahl beginnt und beschränkt sie sich auf periphere Venenverzweigungen, ganz besonders solche varicös entarteter Zweige der Vena saphena. Aber es ist ein Irrtum des Anfängers, wenn er dabei immer nur an die oberflächlichen subcutanen Venen denkt; auch die tieferen intermuskulären Verzweigungen der Tibialis sind oft varicös und Sitz von Thromben. Da möchte ich gleich ein oft anzutreffendes recht typisches Krankheitsbild herausheben: Der Wundverlauf eines Patienten war an sich völlig normal; die Wunde heilte per pr.; auch das subjektive und allgemeine Wohlbefinden war kaum gestört, aber die Körpertemperatur zeigt dauernd eine geringe Steigerung, etwa zwischen 37,5 und 38°. Man untersucht und sucht nach der Fieberursache, oft lange vergebens, bis man manchmal fast zufällig in der Tiefe der Wade eine oft druckempfindliche, nicht scharf begrenzte, etwas derbe Anschwellung von Nuß- bis Kleinfaustgröße entdeckt. Der spontane Schmerz ist eben manchmal so gering, daß der Kranke von selbst nicht die Aufmerksamkeit des Arztes auf die kranke Stelle lenkt. — Leichter wird die Erkennung, wenn es sich um oberflächliche Gefäße handelt, ein Konglomerat großer Varizen der Vena saphena zu einem flachen, derben, bräunlichblauen Tumor verbäckt, der mit der Haut verwächst, dessen Umgebung ödematös infiltriert ist, oder wenn die Gerinnung den ganzen Stamm dieser Vene befällt, und dieser sich dann als bis kleinfingerdicker, derber, druckempfindlicher Strang an der Innenseite des Oberschenkels manchmal von der Knöchel- bis zur Leistengegend für Auge und Finger deutlich abhebt.

Bei ausgedehnter, in die Tiefe greifender Thrombose bleibt eine Stauung in der Peripherie nicht lange aus; die feineren Unterhautvenen der Knöchelgegend und des Fußes schimmern bläulich durch die Haut, diese und die Subcutis werden ödematös durchtränkt. Obturation des Hauptvenenstammes ist von starkem Ödem nicht nur des Fußes, sondern je nach Höhe der Gefäßverstopfung, oft hoch hinauf gefolgt. Sensibilitätsstörungen, bald ein lästiger Juckreiz, bald eine Art Ameisenkriechen, aber auch Schmerzen entlang des ganzen Beines von wechselnder, oft erheblicher Stärke begleiten die objektiv wahrnehmbaren Veränderungen. — Die Temperatur ist, wie erwähnt, meist subfebril.

So verschieden das Symptomenbild, so wechselnd der Verlauf. Engumschriebene Erkrankung geht bei Ruhe und entsprechender Behandlung bald wieder zurück; Schmerzen und Fieber lassen nach, die Schwellung wird weicher, immer weniger deutlich, verschwindet schließlich ganz oder mit Hinterlassung eines erbsen- bis kirschkerngroßen, kugeligen, derben Venensteines; aber auch im einfachsten Falle dauert der Prozeß bis zur Heilung ungefähr 5 Wochen, bei schwerer ausgedehnter Erkrankung entsprechend länger. Es muß nicht nur der Thrombus organisiert, das Exsudat resorbiert werden; es muß sich auch ein genügend ausgiebiger Kollateralkreislauf ausbilden, was bei Verstopfung des Hauptvenenstammes und zahlreicher tieferer Verzweigungen reichlich Zeit beansprucht. — Schon die Rücksicht auf die Gefahr embolischer Verschleppung losgerissener Thrombusteilchen verlangt eine mindestens 4, meist 6—8wöchentliche Bettruhe. Nach dem Aufstehen bleibt für viele Monate, oft dauernd eine Neigung zu ödematöser Schwellung der peripheren Teile zurück. Das obturierte Gefäß kann wieder für den Blutstrom durchgängig werden. Meist verödet es. Ich kenne Fälle, in denen die stark varicöse Vena saphena in ganzer Länge von der Knöchelgegend bis zur Einmündung in die Vena femoralis sich in einen einzigen derben Strang umwandelte und dadurch eine, vorher in Aussicht genommene Exstirpation der Vene unnötig wurde. — Einem solchen seltenen, so günstigen Ausgange stehen andere Fälle gegenüber, in denen der Thrombus wächst, sowohl in feineren Venenverzweigungen abwärts, wie in die Vena iliaca aufwärts, über die Vena cava hinweg sich auf die andere Vena iliaca fortsetzt. Dann kommt es auch auf der anderen Seite zum gleichen Krankheitsbild, Schmerzen, Blässe und stark ödematöser Schwellung des ganzen Beines. Das Krankenlager wird um das Doppelte verlängert.

Die Hauptgefahr bleibt immer die **Embolie.** Bedeutet die Verschleppung großer, 10—30 cm langer Thrombusstücke fast stets den sofortigen oder binnen Stunden eintretenden Tod, so ist doch auch das Losreißen kleinster Gerinnsel nicht zu unterschätzen. Es erfolgt sicher weit häufiger, als man allgemein annimmt. Die während des langen Krankenlagers bei so vielen Patienten auftretenden Bronchitiden sind gewiß häufig auf solche kleinste Embolien zurückzuführen; heilen sie auch meist aus, so schwächen sie doch den Kranken ungemein und enden nicht selten in tödlicher Pneumonie. Klinisch kennzeichnet sich der Vorgang in plötzlichem Auftreten von Frösteln, manchmal eines Frostanfalles mit folgendem Fieber, sich anschließenden Zeichen eines Bronchialkatarrhes mit schleimigem, oft auch leicht sanguinolentem Auswurf.

Eine besondere Gefahr droht noch — glücklicherweise selten — nach Operationen wegen septischer Erkrankung von einer Infektion und eitrigen Zerfalles des Thrombus. Zu den Zeichen der Thrombose treten dann die der eitrigen Thrombophlebitis, stärkere Schwellung und Schmerzhaftigkeit mit Rötung der Haut im Bereich der Entzündung und höheres Fieber. Der Prozeß kann sich circumscribieren und durch Incision des Abscesses zur Heilung gelangen; stets aber droht das Gespenst der oben besprochenen thrombophlebitischen Pyämie.

Aus dem Gesagten geht hervor, daß eine im Verlauf der Heilung einer Operationswunde auftretende Thrombose im Bereich der unteren Extremität, ob klein oder groß, stets als *ernste* Komplikation aufzufassen, nicht als Lappalie zu behandeln ist.

Die *Behandlung* ist freilich eine fast rein exspektative. Mit Sicherheit vermögen wir leider die Entstehung einer Thrombose nicht zu verhindern. Die Gefahr der Komplikation ist aber eine ernste Mahnung, bei jeder Nachbehandlung namentlich älterer, aber überhaupt von Personen mit schon geschwächter Herzkraft von vornherein alles zu tun, was wir vorbeugend tun können, d. h. jede unnötig lange Bettruhe zu vermeiden, die Patienten anzuhalten möglichst vom ersten Tage an die Beine zu bewegen, diese mehrfach am Tage vom Wärter hoch erheben, mindestens zweimal täglich massieren und mit Franzbranntwein einreiben zu lassen und erhöht und bequem zu lagern. Zweckmäßig und vielfach empfohlen ist eine gleichmäßige Einwickelung der Beine von den Zehen bis fast zur Leiste mit einer Flanellbinde. KÖNIG glaubt die Gefahr einer postoperativen Thrombose und Embolie dadurch herabsetzen zu können, daß er jedem Operierten 7 Tage lang dreimal täglich 20 Tropfen Sympathol und stündlich ebenso lange einige Atemzüge konzentrierter Kohlensäure verabfolgt. Bei den von ihm Behandelten sank die Prozentzahl der postoperativen Thromboembolien von 3,8% auf 1,04%. Bei schwereren Krankheiten, Laparotomien, Knochenbrüchen usw. ließ sich die Prozentzahl sogar von 6,2% auf 0,95% herunterdrücken.

Ist die Erkrankung ausgebrochen, dann gebietet allerdings die Gefahr der Embolie äußerste Vorsicht in jeder Mobilisierung. Man lagert das Bein bei leicht gebeugter Stellung aller Gelenke hoch und wickelt es leicht komprimierend ein. Bei circumscripter Erkrankung ist auch die Anwendung feuchter Wärme vorteilhaft und angenehm. Trotz Ungeduld des Patienten ist ein vorzeitiges Aufstehen des Operierten vor 3—8 Wochen, je nach dem Falle, streng zu verbieten. Nach Verlassen des Bettes muß Patient noch für längere Zeit die Unbequemlichkeit einer Bindeneinwickelung auf sich nehmen. Mit Bewegungen und Massage darf erst nach mehreren Wochen begonnen werden. — Kommt es zur Eiterung, dann soll der Absceß früh eröffnet, bei Eintritt pyämischer Erscheinungen die Vene ober- und unterhalb des Thrombus unterbunden werden.

Treten Zeichen einer Lungenembolie ein — plötzlicher Kollaps, Dyspnoe und Cyanose, Kleinerwerden und Verschwinden des Pulses, Todesangst oder Bewußtlosigkeit — so verabreiche man nach den neuesten Mitteilungen DENKs sogleich *Eupaverin* intravenös in großen Dosen! Der Embolus verstopft ja das Lumen der Art. pulmonalis meist nicht gleich vollständig; erst der sich stets sofort zugesellende Gefäßkrampf macht den Verschluß vollkommen. Gelingt es diesen Gefäßkrampf zu beseitigen, so kann das Blut vielfach wieder neben dem Embolus vorbeiströmen und können die schweren Erscheinungen sich wieder zurückbilden. DENK sah in mehreren anscheinend verzweifelten Fällen Heilung eintreten. Er injiziert sofort, aber langsam 0,06 Eupaverin intravenös, gibt gleichzeitig Kardiaka (Koramin, Campher) und Sauerstoff. Bei nur vorübergehender Besserung — ständige ärztliche Überwachung ist erforderlich — wiederholt er diese Behandlung mehrfach. — Die TRENDELENBURGsche operative Entfernung des Embolus als letztes Mittel wurde leider bisher nur in den wenigsten Fällen von Erfolg gekrönt.

Weit häufiger als die eben besprochenen allgemeinen Zirkulationsstörungen eines ganzen Gliedes sind natürlich rein lokale, durch isolierten Druck des Verbandes an circumscripter Stelle bedingte. Ich habe diesen so häufig vorkommenden und doch bei genügender Sorgfalt fast stets vermeidlichen *Decubitus*, der Sehnen und Knochen bloßlegen kann, bereits bei der Verbandtechnik besprochen. Hier möchte ich Sie nur noch einmal darauf hinweisen, daß ein tiefer lokaler Druckbrand entstehen kann ohne *stärkere* Schmerzen der Kranken, und es Ihnen dringend ans Herz legen, deshalb auch geringfügige Klagen derselben zu beachten und lieber einige Verbände zu viel, als einen einzigen zu wenig zu machen.

Der Anfänger hat meistenteils die Neigung, die Klagen der Patienten über subjektive Beschwerden nur zu leicht für grundlos oder übertrieben zu halten, sofern er glaubt, alles lege artis gemacht zu haben, das Allgemeinbefinden der Kranken gut ist, Fieber fehlt, ein Verbandwechsel vielleicht auch gröbere Veränderungen nicht entdecken läßt. Je älter man wird, um so mehr lernt man einsehen, daß die Klagen der Kranken fast immer berechtigt sind. Es ist ja richtig, daß ihre Sensibilität sehr verschieden ist, daß der eine schon über Schmerzen klagt, wo ein anderer vielleicht nur einen leichten unbequemen Druck verspürt und es nicht für wert hält, auch nur ein Wort darüber zu verlieren. Aber ganz ohne Grund klagt auch der sensibelste Mensch nicht, schon weil er selbst den Verbandwechsel, und mag derselbe noch so vorsichtig vorgenommen werden, als schmerzhaft fürchtet und sich einen unnötigen Wechsel ersparen will. Man wird freilich nicht stets grobe Störungen bei Abnahme eines Verbandes antreffen, aber es genügt z. B. schon der leichte Druck einer den Drain fixierenden Sicherheitsnadel, um auf die Dauer als lästig empfunden zu werden und den Kranken ängstlich, unruhig, selbst schlaflos zu machen und zwar um so eher, je sensibler der Patient und je mehr er durch längeres Kranksein schon geschwächt ist. Der alte ärztliche Grundsatz verlangt von unserem Handeln ja aber nicht nur „tuto et cito", sondern auch „jucunde"! — Darum Geduld mit den Kranken und ein Eingehen auf ihre Klagen und Wünsche, soweit dies die Rücksicht auf die Heilung ihres Leidens erlaubt!

Neunte Vorlesung.

Anderweitige Störungen des Wundverlaufes (Fortsetzung).

Intoxikation mit Carbolsäure, Sublimat, Jodoform. — Infektiöse Delirien. — Delirium tremens. — Delirium nervosum. — Wahre postoperative Psychosen. — Unfallneurosen.

Intoxikationen. Wiederholt habe ich auf die Notwendigkeit einer energischen Desinfektion und bei eingetretener Infektion auf den Wert feuchter antiseptischer Umschläge aufmerksam gemacht. Die gerade bei Anwendung der letzteren so starke Resorption birgt nun aber, so vorteilhaft sie auf den entzündlichen Prozeß einwirkt, die große Gefahr in sich, den Körper durch *Intoxikation* zu schädigen; gilt doch im allgemeinen der Satz, daß je stärker die antibakteriellen Eigenschaften eines Antiseptikum sind, um so größer auch seine Giftigkeit ist. Es erscheint mir daher notwendig, auf die Störungen, die die Antisepsis selbst im Gefolge haben kann, näher einzugehen. Ich beschränke mich auf die drei wichtigsten Desinfizientien, die Carbolsäure, das Sublimat und das Jodoform. Sie können sämtlich sowohl lokale Störungen, als allgemeine Vergiftungserscheinungen im Gefolge haben.

Carbolsäure. Die *Carbolsäure* wirkt in konzentrierter Lösung stark ätzend, ruft dort, wo sie die Haut getroffen hat, sofort eine weißgraue Verfärbung, an empfindlichen Stellen mit dünner Haut einen intensiv brennenden Schmerz, dann leichte, quaddelartige Schwellung hervor. Die weiteren Veränderungen sind die einer leichten Verbrennung. Man beobachtet diese Erscheinungen zuweilen zufällig, wenn die zur Irrigation, resp. Desinfektion der Instrumente dienende Flüssigkeit ganz frisch hergestellt und die Carbolsäure noch nicht genügend gelöst war. In geringem Grade zeigt sich diese Ätzwirkung selbst noch bei Applikation 5%iger Lösungen auf Schleimhäute oder offene Wunden, ja selbst noch bei Irrigation mit 2—3%igen Lösungen. Die Wundsekretion wird dadurch beträchtlich vermehrt; mit ein Grund, die Antisepsis bei frischen Operationswunden mit der Asepsis zu vertauschen. Bei vielen Personen — individuelle Prädisposition spielt dabei eine große Rolle — ruft die Einwirkung des Carbols auf die Haut lästige Ekzeme hervor; oft genügt hierzu schon die einfache Anwendung trockener Carbolgaze. In der Form feuchter Umschläge angewendet, stumpft die Carbolsäure die Sensibilität ab, macht die Teile taub, schließlich völlig empfindungslos, gleichzeitig stark anämisch.

So angenehm vielfach die schmerzlindernde Wirkung ist, so schwere Schädigung kann die Zirkulationsstörung herbeiführen. Namentlich an Fingern und Zehen steigert sich dieselbe zuweilen bis zur völligen Gangrän. Die Schmerzen, über die der Kranke vielleicht vor Applikation des Umschlages klagte, sind gewichen; alles schien in bester Ordnung. Nimmt man aber den Verband nach 24 Stunden ab, so zeigt sich die Haut, soweit der Umschlag lag, graubraun verfärbt, trocken, lederartig, gegenüber dem Niveau der gesunden Umgebung eingesunken, absolut gefühllos. Betrifft dieser trockene Brand in leichteren Fällen nur die oberflächlichen Schichten der Cutis, so kann er in schweren bis auf den Knochen dringen, und so mancher Finger mußte bereits exartikuliert werden wegen zu gut gemeinter Desinfektion.

Diese Carbolverbrennungen sind durchaus keine Seltenheiten. Freilich sind sie häufiger durch Unvorsichtigkeit des Patienten, als des Arztes verschuldet. Man sieht sie manchmal schon nach länger dauernder Anwendung 2%iger Karbolsäure. Daraus folgt die strikte, leider nur zu oft vernachlässigte Regel: zu feuchten Umschlägen benütze man nur ½—1%, nie stärkere Carbollösungen; sie erfüllen ihren Zweck vollständig, ohne doch zu schaden.

Häufiger noch sieht man, oder richtiger sah man zu der Zeit, wo noch die häufigen Ausspülungen größerer Wunden oder Absceßhöhlen mit Carbolsäure an der Tagesordnung waren, Vergiftungssymptome, wenigstens die leichteren Grade: Kopfschmerz, Unwohlsein, völlige Appetitlosigkeit, Erbrechen, großes Schwächegefühl, Kleinheit des beschleunigten Pulses. Dabei bleibt — Fehlen von Komplikationen vorausgesetzt — die Temperatur normal. Der Urin nimmt beim Stehen eine olivengrüne, selbst dunkel schwarzgrüne Färbung an, zeigt hohes spezifisches Gewicht, enthält oft Spuren oder sogar reichliche Mengen von Eiweiß. Findet keine neue Zufuhr von Carbolsäure, etwa beim Verbandwechsel, statt, so nimmt der Urin im Laufe der nächsten 24—48 Stunden wieder seine normale Beschaffenheit an; die Störungen des Allgemeinbefindens gehen allmählich zurück. Weitere Verwendung von Carbol indes steigert die Vergiftungserscheinungen zu bedenklicher Höhe; oder es treten auch wohl von vornherein die schwersten Symptome auf: subnormale Temperatur, völlige Apathie, Bewußtlosigkeit, tödlicher Kollaps. Es kann sich dieses schwere Bild der akuten Carbolintoxikation sehr rasch nach der Operation entwickeln und den Kranken binnen wenigen Stunden töten, so daß die Diagnose: Erschöpfung infolge des operativen Eingriffes oder Carbolvergiftung? fraglich bleibt. Die dunkle, schwarze Färbung des spärlich sezernierten Urins, seine chemische Reaktion klärt sie meist auf. Besonders gefährdet sind kleine Kinder und Personen mit Nierenerkrankungen.

Treten die erwähnten Vergiftungssymptome auf, so ist sofortige Beseitigung alles Carbols selbstverständlich erste Bedingung, nächstdem kommen wesentlich Exzitantien in Frage. Nach dem Vorschlage Sonnenburgs läßt man auch wohl schwefelsaure Salze nehmen, um die Carbolsäure an diese zu binden, doch ist der Erfolg dieser Medikation ein sehr zweifelhafter.

Sublimat. Das *Sublimat* wird im allgemeinen lokal besser vertragen, als das Carbol, steigert freilich bei längerem Bespülen der Wunde, namentlich mit starken Lösungen, die Wundsekretion in den ersten 24 Stunden gleichfalls erheblich. Bei vielen Personen erzeugt es auch Ekzeme; ja einzelne Individuen sind so empfindlich gegen dasselbe, daß sie auf die Einwirkung geringster Menge Sublimat sofort mit lästigen, zuweilen sich weit verbreitenden Hautausschlägen reagieren.

Ungleich wichtiger sind indes die allgemeinen Vergiftungssymptome, die völlig die gleichen sind, wie die der akuten Quecksilberintoxikation: Salivation, Appetitlosigkeit, hier und da Erbrechen, grauweißer Belag des Zahnfleisches, Stomatitis, Leibschmerzen, Diarrhöen mit schleimigen, selbst blutigen Entleerungen, Auftreten von Eiweiß im Urin. Es können sich diese Erscheinungen unter zunehmender Schwäche bis zum tödlichen Ausgange steigern. Derartige schlimme Fälle sieht man fast nur nach Applikation der starken $1^0/_{00}$igen Sublimatlösungen auf größere gut resorbierende Wundflächen in Form von Irrigationen oder feuchten Umschlägen. Hierbei sind sie streng zu verwerfen. Auf kleinen Flächen, Fingern, Händen, oder bei kleinen Wunden mag man, wenn man durchaus will, $1^0/_{00}$iges Sublimat zur Spülung oder zu feuchten Verbänden anwenden, bei größeren Resorptionsflächen dürfen nur Lösungen von 1:5000 in Anwendung kommen. Noch besser ersetzt man das Sublimat dann überhaupt durch andere minder giftige Antiseptika.

Ist es zu ernsteren Intoxikationserscheinungen gekommen, so ist sofort jedes Quecksilberpräparat zu beseitigen und durch Anregung der Diurese, namentlich aber der Diaphorese durch warme Bäder, Priesznitzsche Einwicklungen usw. die möglichst rasche Ausscheidung des Quecksilbers zu begünstigen. Die Gastroenteritis, wie die wesentlich als Folge hiervon auftretenden großen Schwächezustände sind nach den allgemeinen Regeln der internen Medizin zu behandeln.

Jodoform. Gefährlicher noch, weil tückischer als Carbolsäure und Sublimat ist das *Jodoform*, tückisch insofern, als bei ihm der individuellen Idiosynkrasie eine noch weit größere Bedeutung zukommt, als bei den beiden andern Mitteln. Während die einen Patienten enorme Mengen von Jodoform vertragen — hat man doch im Anfange der Jodoformbehandlung oft 30, ja 60 g Jodoform unbeschadet in Wundhöhlen geschüttet — so genügen bei anderen die geringsten Mengen, um Störungen zu verursachen. Die tödlichen Intoxikationen hat man gelernt durch vorsichtige, stets erst versuchsweise Anwendung des Mittels fast vollständig zu vermeiden. Die lokalen Reizsymptome können wir bisher nicht verhüten, wenn wir nicht zufällig vorher wissen, daß der Kranke Jodoform nicht verträgt. Diese lokale Reizung betrifft nun nicht die Wunde selbst — diese er-

scheint im Gegenteil bei der Jodoformbehandlung völlig reizlos, sezerniert auffallend wenig —, sondern die umgebende Haut. Der Kranke klagt über lästiges,
unerträglich werdendes Jucken; nimmt man den Verband fort, so zeigt sich die
Haut oft erheblich über die Stelle hinaus, auf die das Jodoform direkt einwirkte,
gerötet, ödematös geschwollen, ekzematös, ihre Epidermis in Form von Bläschen
abgehoben, deren Größe von der eines Stecknadelkopfes bis zu der eines Kirsch-
kernes wechselt. Das Aussehen dieser Dermatitis gleicht oft ganz dem eines
Erysipelas bullosum. Das Fehlen von Fieber und Störungen des Allgemeinbefindens schützen gegen eine solche Verwechslung. Selbst ein universelles
Erythem kann sich anschließen. Fortlassen des Jodoformverbandes, Einfetten
der entzündeten Haut mit Borvaseline oder Bleiwasserumschläge reichen meist
aus, das Ekzem binnen wenigen Tagen zur Heilung zu bringen. Verzögert sich
diese, so wirken Bepinselungen mit 1—2%iger Lapislösung oder auch Höllensteinsalbe in günstigem Sinne ein.

Die allgemeinen Vergiftungssymptome sind nur zum Teil die einer akuten
Jodintoxikation, bedingt durch Zersetzung des Jodoforms, wesentlich vielmehr
solche nervöser Natur, hervorgerufen durch Resorption des unzersetzten Jodoforms. Bei fehlender oder nur geringer Temperatursteigerung geht die Pulsfrequenz rasch, oft ganz auffallend schnell in die Höhe, wie bei einer schweren
septischen Infektion. Patient klagt über Kopfschmerz, Mattigkeit, ist trüb ge-
stimmt, appetitlos, erbricht. Schlaflosigkeit steigert das subjektive Unbehagen.
Überwiegt bei den einen die psychische Depression und zeigt sich die seelische
Störung unter dem Bilde einer mehr minder reinen Melancholie, so kommt es
bei anderen umgekehrt zu maniakalischen Aufregungszuständen; sie werden
außerordentlich unruhig, sind kaum im Bette zu erhalten; Halluzinationen erhöhen
die Unruhe zu furibunden Delirien. Diese Störungen können tage-, selbst wochen-
und monatelang anhalten. Bei den schlimmen akuten Formen tritt unter zunehmender Schwäche oft der Tod ein. Die Obduktion zeigt ausgedehnte Verfettung der Nieren, der Leber, des Herzmuskels.

Da Fette das Jodoform lösen, so geben große Wunden des subcutanen Fettgewebes bei fetten Personen besonders günstige Bedingungen für seine rasche
Resorption. Doch kann eine Intoxikation auch von jeder anderen Wunde aus
erfolgen. Am ehesten beobachtet man sie, wenn man das Jodoform in Pulverform
in die Wunde einstreut oder einreibt, sehr selten bei bloßer Benutzung von
Jodoformgaze. Ihre Anwendung empfiehlt sich daher besonders; bei Wunden, die
mit der Mundhöhle, dem Darme, dem weiblichen Genitaltrakt kommunizieren, ist
sie fast unentbehrlich. Ausnahmsweise kann aber schon die einfache Tamponade
größerer Wundhöhlen mit Jodoformgaze schwere Vergiftungserscheinungen bewirken, namentlich bei Verwendung in der Peritonealhöhle, sodann, wenn die
Tamponade Wochen hindurch wegen häufiger Beschmutzung oft erneuert werden
muß. Besonders gefährdet sind wieder kleine Kinder und Greise mit schon
geschwächtem Herzen, namentlich aber Personen mit Nierenerkrankungen.
Bei letzteren verzichtet man deshalb am besten auf das Jodoform vollständig.
Fast ebenso große Gefahr droht Personen, die schwere Blutverluste erlitten
haben.

Die Entfernung der schädlichen Ursachen ist natürlich auch hier beim Auftreten der ersten Intoxikationssymptome dringend geboten. Doch ist dieser

Indikation weit schwerer, als bei Carbol- oder Sublimatvergiftungen, oft gar nicht zu genügen, weil das Jodoformpulver sich derart mit den Geweben verfilzt, daß es durch Ausspülen, Ausreiben fast gar nicht, ja selbst durch Ausschaben der Wunde kaum vollständig entfernt werden kann. Durch reichliche Zufuhr von Wasser und innerliche Darreichung pflanzensaurer Alkalien sucht man die Ausscheidung des Jodoform zu befördern. Sonst kommen wesentlich nur Exzitantien in Betracht. Zwar ist die Infusion von Kochsalzlösungen wiederholt bei schweren Vergiftungen empfohlen und ausgeführt worden, hat aber nur wenige und fragliche Erfolge aufzuweisen.

Postoperative Psychosen. Es erübrigt noch auf die nach Operationen als schwere Komplikation eintretenden *psychischen Störungen* einzugehen.

Infektiöse Delirien. Am häufigsten sind wohl die durch Autointoxikation bedingten *infektiösen Delirien*. Wie sie der innere Kliniker namentlich beim Typhus, seltener beim akuten Gelenkrheumatismus oder beim Gesichtserysipel zu sehen bekommt, so beobachtet sie der Chirurg öfter bei phlegmonösen Prozessen. Insbesondere sah ich sie wiederholt bei Infektion durch Bacterium coli, also z. B. bei Kotphlegmonen, bei schwerer Appendicitis mit Ikterus, nach Mastdarmresektion u. dgl.

Sommer macht darauf aufmerksam, daß diese Infektionsdelirien von den einfachen Fieberdelirien geschieden werden müssen, wenn diese Scheidung im Einzelfalle auch oft schwierig ist. Das Fieberdelirium entwickelt sich stets mit lebhaften Phantasmen und massenhaften Sinnestäuschungen, Illusionen und Halluzinationen; beim Infektionsdelirium fehlen die letzteren; im Vordergrunde des Krankheitsbildes steht vielmehr der frühe Grad von Verwirrung, die mehr oder minder vollständige Bewußtseinstrübung. Die Kranken liegen zuweilen ziemlich ruhig im Bett, tasten nur unstät mit den Händen umher, zupfen am Verbande, schwatzen teils unverständliche, teils ganz zusammenhanglose Worte, antworten nicht auf Anrufen und Fragen, verweigern die Nahrung oder zeigen sehr starkes Durstgefühl. In anderen Fällen oder zu anderen Stunden aber verbindet sich mit der Bewußtseinstörung ein sehr ausgesprochener, sinnloser, sich zuweilen bis zur Tobsucht steigernder Bewegungsdrang; doch läßt das Fehlen von Halluzinationen den Zustand in der Regel leicht von dem bald zu besprechenden Delirium tremens unterscheiden. Das Fieber, d. h. die Temperatur, braucht bei diesen septischen Delirien nicht besonders hoch zu sein, schwankt oft von 38—39⁰. Die Prognose ist stets sehr ernst, meist infaust. Die Behandlung kann nur die des Grundleidens sein. Gelingt es, die Infektionsquelle zu beseitigen und damit die weitere Zufuhr der Toxine abzuschneiden, so schwinden die Delirien von selbst.

Delirium tremens. Auf Intoxikation, freilich ganz anderer Art und nicht von der Wunde selbst ausgehend, beruht auch das *Delirium tremens*.

Ausschließlich chronische Alkoholisten, daher vorzugsweise Männer, werden von ihm befallen, namentlich Schnapssäufer, seltener Bier- und Weintrinker. Besonders gefährlich scheint der chronische Genuß der schlechten, stark mit Fusel vermengten Schnapssorten zu sein. Daher treffen wir diese Wundkomplikation wesentlich unter der Arbeiterbevölkerung der Großstadtzentren, namentlich in unseren nördlichen Provinzen. In Bayern, wo auch bei der ärmeren Bevölkerung der Biergenuß den Schnapskonsum beträchtlich überwiegt, ist das Delirium tremens erheblich seltener, als im Osten und Norden, z. B. in Hamburg, Berlin, Danzig, Breslau usw. Das Gesagte schließt natürlich nicht aus, daß wir auch in besser situierten Kreisen hier und da dem Delirium tremens begegnen.

Bekanntermaßen tritt der Säuferwahnsinn bei Potatoren oft auch ohne jede äußere Veranlassung auf, doch geben Verletzungen für seinen Ausbruch eine entschiedene Prädisposition ab. Eine gleichzeitige Wundinfektion ist nicht notwendig, sehen wir doch nur allzu oft das Delirium nach subcutanen Frakturen ausbrechen. Immerhin wird es durch Fieber, Störungen des Appetits und der Verdauung, wie sie ja Wundinfektionen regelmäßig begleiten, erheblich begünstigt.

Was sein Symptomenbild so typisch charakterisiert, ist der durch nichts zu befriedigende Bewegungstrieb, Auftreten von Sinnestäuschungen, starker Tremor und Albuminurie.

Meist kurze Zeit nach der Verletzung, 1—2 Tage nach dem operativen Eingriff zeigt eine auffallende Unruhe des Kranken, sein unsteter Blick, große Hast aller Bewegungen, Schwatzhaftigkeit, Schlaflosigkeit den Beginn der Erkrankung an. Hände und Finger zeigen beständiges völlig unregelmäßiges Zittern. Die konfusen Reden lassen oft schon die beginnenden Sinnestäuschungen ahnen; doch weiß der Patient im Anfange noch durch Aufmerksamkeit ihrer Herr zu werden, gibt daher dem Arzte oft auf Fragen noch ganz vernünftigen Bescheid, während er dem Wartepersonal und seinen Mitkranken gegenüber schon das unsinnigste Zeug redet. Doch bald gewinnen die Halluzinationen und Illusionen die Oberhand; besonders spielen Visionen kleiner Tiere in denselben eine große Rolle. Schwärme von Mücken, Fliegen, Schmetterlingen fliegen zum Fenster herein und umschweben den Kranken; Mäuse springen über seine Bettdecke; Ratten klettern an den Wänden in die Höhe; Hunde bellen und wedeln um ihren Herrn, springen an ihm empor usf. Der gesteigerte Bewegungstrieb des Säuferwahnsinnigen äußert sich nun in ungemein charakteristischer Weise, indem er auf alle diese, sich wechselseitig jagenden Visionen in entsprechender Weise reagiert. Er fängt die Fliegen auf seiner Bettdecke, hascht nach den Schmetterlingen, wirft Decken und Kissen nach den Ratten und Mäusen, streichelt den Hund. Oder: der Kranke glaubt sich in seinem Geschäft, ruft diesem und jenem einen Auftrag zu, langt nach den Waren, die er den Kunden verteilt, berechnet die Kosten, zählt Geld auf, geleitet die Käufer zur Türe, öffnet dieselbe usw. So tasten, zupfen und zerren seine Hände fast beständig an den Decken und Kissen, den Kleidern, den Verbandstücken, so daß selbst bei guter Wartung bald der bestangelegte Verband gelockert oder in Stücke zerrissen ist. Das Schmerzgefühl ist vollständig aufgehoben. Daher gebraucht der Patient die kranken oder operierten Glieder wie die gesunden, schlägt mit den im Ellenbogen resezierten Arm oder dem Amputationsstumpf um sich herum, stampft auf dem gebrochenen Beine im Zimmer umher. Daß dann die frischen Wunden leicht aufplatzen, Wundinfektionen sich leicht hinzugesellen, die Resektionsstümpfe sich verschieben, kann natürlich nicht Wunder nehmen. Meist zeigt der Delirant heitere Aufregungszustände und ist im allgemeinen gutmütig. Oft aber treten auch Tobsuchtsanfälle auf, in denen er sich und seiner Umgebung gefährlich wird. — Diese Delirien halten durchschnittlich 1—3 Tage an. Nur durch große Dosen Narcoticis ist für kurze Zeit Schlaf zu erzielen. Temperatur und Puls können während dessen normal bleiben, oder sind nur ganz wenig erhöht. Starkes Fieber ist Folge einer Komplikation, sei es einer Wundkrankheit, sei es einer interkurrenten Pneumonie oder dergleichen und stets von übelster Vorbedeutung. Der Urin enthält fast immer Eiweiß, oft in großen Mengen.

Im günstigsten Falle endet der Aufregungszustand mit einem langen tiefen Schlafe, aus dem der Kranke zwar schwach, angegriffen, doch wieder geistig klar erwacht und keine Erinnerung an die vorausgegangenen Delirien mitbringt. In vielen Fällen aber erliegt der Kranke während eines Tobsuchtsanfalles an Erschöpfung, akuter Herzschwäche; auch Komplikationen, namentlich die gefürchteten Säuferpneumonien raffen noch nachträglich einen großen Teil der Deliranten hinweg, so daß das Delirium tremens stets als sehr ernste Komplikation einer Wunde aufzufassen ist. Manche Autoren berechnen seine Mortalität auf 50%.

Sie tun gut, wenn Sie einen Alkoholiker zu behandeln haben, demselben von Anfang an eine bestimmte Tagesmenge Alkohol, etwa $^1/_3$—$^1/_2$ seines gewohnten Bedarfes zu erlauben, nie ihm akut den Alkohol ganz zu entziehen. Die akute Abstinenz scheint vielmehr gerade den Ausbruch des Deliriums zu begünstigen. Auch während der Krankheit selbst gebe man starke Alkoholika, Kornbranntwein, Rum, Kognak oder starke Weine, schon um den bedrohlichen Erschöpfungszuständen vorzubeugen. Leider stößt man indes hierbei nur allzu oft auf energischen Widerstand von seiten des Patienten, der einen unüberwindlichen Widerwillen gegen das sonst so geliebte Getränk zeigt. Auch scheint es zweckmäßig, derartige Patienten so früh als irgend möglich umhergehen zu lassen, sie nicht unnötig ans Bett zu fesseln. Nach Beobachtungen in der Berliner Charité bricht der Säuferwahnsinn nach Knochenbrüchen bei ambulatorischer Behandlung viel, viel seltener aus, als bei Bettbehandlung. Solange es irgend angeht, sehe man von jeder Fesselung des Deliranten ab; er wird um so unruhiger, je mehr er sich in seinen Bewegungen gehemmt findet. Anstatt der früher so beliebten Zwangsjacke gebe man ihm einen oder zwei handfeste Wärter zur Seite, die ihn und seine Umgebung vor schwerer Schädigung schützen, ihn aber sonst frei schalten lassen sollen.

Zum Schutze der Wunden, insbesondere bei Kontinuitätstrennungen der Knochen ist freilich eines festen zirkulären Gipsverbandes oft nicht zu entraten. Doch selbst mit diesem wird der Kranke oft fertig. Zur Milderung der Aufregungszustände haben sich am besten große Dosen Opium, Morphium oder Chloral bewährt. Sie sind zwar selbst bei der oft vorhandenen Fettdegeneration des Herzmuskels derartiger Kranker nicht ungefährlich, aber kaum zu entbehren. Übrigens ist es ja bekannt, welch' erstaunlich große Dosen Opium gerade Alkoholiker zu vertragen pflegen. Zur Behandlung des Säuferwahnsinns bedient man sich oft mit sehr gutem Erfolge des wiederholten protahierten lauwarmen Bades; die Bäder wirken beruhigend, Schlaf bringend und machen den Gebrauch der Narkotica vielfach entbehrlich.

Wahre postoperative Psychosen. Man hat die bisher besprochenen Delirien vielfach als falsche postoperative Psychosen bezeichnet, weil bei ihnen nicht der operative Eingriff als solcher, sondern eine mehr oder minder zufällige Komplikation die seelische Störung hervorrief, und ihnen die wahren, deren Ursprung lediglich auf das Trauma oder die Operation zurückzuführen sei, gegenübergestellt. Nahm man früher vielfach nur eine zufällige zeitliche Koinzidenz an, so kann doch heute das tatsächliche Vorkommen wahren postoperativen Irreseins nicht mehr bezweifelt werden.

DUPUYTREN hat zuerst als eine besondere Form dieser Gruppe das sogenannte *Delirium traumaticum nervosum* hervorgehoben. Es soll bei Verwundeten und Operierten als Folge der durch das Trauma bedingten erheblichen Gemütserschütterung auftreten und sich durch Schlaflosigkeit, Unruhe bis zur Tobsucht gesteigert, Wahnvorstellungen, oft Verfolgungsideen, raschen fieberlosen Verlauf charakterisieren, am gleichen oder ersten bis zweiten Tage nach der Operation auftreten, selten länger als 2—4 Tage anhalten und kritisch mit Schlaf enden. — Ich selbst entsinne mich nicht, einen derartigen Fall je gesehen zu haben; doch scheint die Behauptung ROSES, daß es sich dabei lediglich um eine Abart des Delirium tremens handle, unzutreffend. Durchaus zuverlässige Beobachter berichten über das Vorkommen solcher rasch vorübergehenden maniakalischen Zustände nach Operationen bei völlig nüchternen, nie dem Alkohol ergebenen Patienten.

Das *postoperative Irresein* kann sich in allen Formen einer Geistesstörung zeigen. Am häufigsten werden beobachtet depressive Zustände, ausgesprochene Melancholie, nächstdem, namentlich bei älteren Personen, einfache Demenz, seltener Exzitationszustände unter dem Bilde akuter Manie. Operative Eingriffe am Kopf und den Sinnesorganen scheinen besonders geeignet, Psychosen auszulösen. Namentlich nach Kataraktoperationen hat man derartige Störungen verhältnismäßig oft beobachtet und als Ursache dafür die Nachbehandlung mit absoluter Ruhelage, Dunkelkur, völlige Abgeschlossenheit von der Außenwelt angeschuldigt. Auch den gynäkologischen Operationen, insbesondere der doppelseitigen Kastration und Totalexstirpation des Uterus, hat man eine besondere ursächliche Bedeutung für ihren Ausbruch beigemessen; doch kommen PICQUÉ und BRIAND auf Grund sehr sorgfältiger Untersuchungen, eigener Erfahrung und genauester Prüfung der in der Literatur vorliegenden Beobachtungen zu dem Schluß, daß eine solche Annahme nicht haltbar sei, daß vielmehr gynäkologische Operationen, welcher Art sie auch seien, nicht häufiger zu postoperativen Psychosen Anlaß geben, als Operationen irgend anderer Art. Die scheinbar größere Häufigkeit ist wohl nur darin begründet, daß Psychosen beim weiblichen Geschlecht überhaupt häufiger sind als beim männlichen. — Im allgemeinen läßt sich wohl nur sagen, daß solche Operationen am ehesten von einer Psychose gefolgt werden, die eine schwere Entstellung oder bleibenden Defekt bedingen und dadurch einen dauernd das Gemüt belastenden Reizzustand hinterlassen, wie Amputationen der Extremitäten, der Brust, des Penis oder Anlegung eines widernatürlichen Afters oder doppelseitige Kastration u. dgl. Nicht ganz ohne Bedeutung scheint auch das langdauernde Rückbleiben schmerzhafter Empfindungen nach Operationen zu sein.

Beobachtet wurde das postoperative Irresein bei Personen beiderlei Geschlechts und jeden Alters mit Ausnahme des Kindesalters. Über seine Häufigkeit gehen die Angaben der Autoren auseinander. Die wahren postoperativen Psychosen sind sicher glücklicherweise recht selten. Wenn einzelne Autoren 1% herausrechnen wollen, so zählen sie augenscheinlich toxische Delirien hinzu. Weshalb im einzelnen Falle die Operation eine Psychose auslöst, bleibt vielfach unklar. In der Regel erfolgt der Ausbruch der Geistesstörung gänzlich unerwartet. Darin stimmen aber heute doch nahezu sämtliche Autoren überein, daß es bei bisher geistig gesunden Personen fast ausschließlich nur bei Vorhandensein einer Prädisposition zu einer postoperativen Psychose kommt, bald infolge erblicher Belastung oder schon vorher vorhandener nervöser Veranlagung, insbesondere Hysterie, bald infolge Kummers und Sorge oder anderer lang einwirkender Schädlichkeiten, wie organische Erkrankung der Nieren oder des Darmes. Einige wenige Fälle bleiben freilich über, in denen auch die genaueste Nachforschung solche prädisponierende Momente nicht nachweisen läßt.

Der Ausbruch der in Rede stehenden Psychose erfolgt meist schon in den ersten Tagen nach der Operation, zuweilen innerhalb der ersten 24 Stunden: in anderen Fällen entwickeln sie sich erst später und allmählich. Die akuten, mit maniakalischen Aufregungszuständen einhergehenden Formen pflegen verhältnismäßig rasch abzulaufen und glücklicherweise meist in Heilung zu enden; freilich ist auch ein letaler Ausgang innerhalb weniger Tage wiederholt beobachtet; besonders gefürchtet und fast stets letal ist die akute Demenz. Die zur Melancholie gehörigen Formen mit depressiven Gemütszuständen werden im Gegensatz zu ersteren häufig chronisch.

Daß der Ausbruch einer Geistesstörung auf die Wundheilung ungünstig rückwirkt, den aseptischen Verlauf gefährdet, und eine Heilung per primam erschwert, bedarf keiner besonderen Erwähnung.

Die Behandlung muß nach den Grundsätzen der modernen Psychiatrie geleitet werden. Kann man auch der Gipsverbände oft nicht entbehren, so ist doch jede andersartige Fesselung, wie die Einsperrung in Tobzellen zu verwerfen. Notwendig ist nur eine beständige Überwachung durch einen oder zwei zuverlässige Wärter, die den Patienten hindern, sich selbst oder anderen Schaden zuzufügen, ihm im übrigen aber möglichst freie Bewegung gestatten. Bei Aufregungszuständen leistet oft das Dauerbad vorzügliche Dienste. Narkotika sollen möglichst auf das Mindestmaß eingeschränkt werden.

Unfallneurosen. Nicht unerwähnt lassen dürfen wir die seit Einführung der Unfallversicherungsgesetzgebung leider so überaus häufig nach Unfällen und daher auch nach Operationen von Unfallkranken zu beobachtenden *Unfallneurosen*. Den früher beliebten Namen ,,traumatische Neurose" hat man mit Recht ziemlich allgemein wieder fallen lassen. Wir wissen heute, daß es sich bei den in Rede stehenden Störungen nicht um eigenartige, nur der traumatischen Entstehung eigentümliche Erkrankungen, sondern um neurasthenische, hypochondrische oder hysterische Zustände handelt, wie sie ja weit häufiger noch ohne jedes Trauma beobachtet werden. Der Unfall mit allen mit ihm zusammenhängenden Nebenumständen, insbesondere der Untersuchung und Begutachtung von Rentenansprüchen — nicht aber das Trauma als solches — bildet nur das veranlassende Moment, die Neurose auszulösen.

Die so oft von den Patienten zu hörende Angabe, daß sie bis zur Stunde des Unfalles völlig arbeits- und erwerbsfähig waren, trifft allerdings in der Regel zu; unrichtig ist aber in den meisten Fällen die ebenso oft zu hörende Behauptung, daß sie bisher auch völlig gesund waren. Eine genaue Vorgeschichte ergibt vielmehr sehr häufig, daß die Patienten schon lange vor dem Unfall Zeichen von Neurasthenie oder Hysterie erkennen ließen, mindestens ,,nervös" beanlagt oder erblich belastet waren. Auf dem Boden dieser Disposition kommt die Psychose dann zum Ausbruch. Ein *wesentliches*, sie auslösendes Moment bildet die Begehrlichkeit der Verletzten, ihr Wunsch in den Besitz einer möglichst hohen Rente zu gelangen. Dies menschlich begreifliche Verlangen einerseits, die Sorge, von dem Unfalle eine bleibende, die Arbeitsfähigkeit beeinträchtigende Störung zurück zu behalten und gegen die dann unausbleiblichen pekuniären Verluste bei Mangel einer Rente oder ungenügender Entschädigung nicht hinreichend geschützt zu sein andererseits, lenken notwendig den ganzen Ideenkreis derartiger Verletzter dauernd auf den Unfall und seine Folgen hin, lassen ihm an sich geringfügige Störungen erheblich größer und in bedenklichem Lichte erscheinen und rufen in seiner Psyche schließlich krankhafte Vorstellungen hervor. Falsch ist es jedoch, in dem Verlangen nach Rente die *einzige* Ursache der Unfallneurosen zu suchen, beobachten wir doch zuweilen die gleichen Störungen in Fällen, in denen ein Entschädigungsanspruch gar nicht in Frage kommt.

Es kann nicht meine Aufgabe sein, das so vielgestaltige Bild der Neurasthenie und Hysterie hier in seinen Einzelzügen zu schildern; ich muß diesbezüglich auf die einschlägigen Lehrbücher verweisen. Hervorgehoben sei nur, daß es sich bei der überwiegenden Mehrzahl, wenn nicht in allen Fällen von Unfallneurosen um rein *psychogene* Störungen handelt. Ob in einzelnen Fällen, in denen schwere Verletzungen des Kopfes vorausgegangen waren, nicht doch vielleicht feinere organische Veränderungen des Gehirns den Beschwerden zugrunde liegen, ist eine zur Zeit noch offene Frage. Das Vorkommen feinerer, mikroskopisch nachweisbarer Veränderungen in den Ganglien nach starker commotio cerebri darf heute als erwiesen gelten. Das Vorhandensein einer solchen organischen Grundlage für die von seiten der Patienten geklagten Störungen bildet aber sicher die seltene Ausnahme, kann ja überhaupt auch nur nach Kopfverletzungen in Frage kommen.

Erweckt in dem erfahrenen Arzt oft schon der allgemeine Eindruck des Kranken, sein schlaffes energieloses Wesen, sein melancholisches, niedergeschlagenes Aussehen, die Art, wie er seine Klagen vorbringt, sofort den Verdacht der Neurose, so bleibt charakteristisch und beweisend für die psychogene Natur des Leidens doch nur das auffallende *Mißverhältnis zwischen der Intensität und Art der geklagten Beschwerden und dem Mangel oder der Geringfügigkeit objektiv nachzuweisender krankhafter Veränderungen.* Voraussetzung ist natürlich, daß der Arzt die Untersuchungsmethoden vollständig beherrscht und durch sorgfältige Prüfung das Vorhandensein nennenswerter anatomischer Veränderungen auszuschließen vermochte. Der Neurastheniker, insbesondere aber der Hysteriker, pflegt alle seine Beschwerden in sehr grellen Farben, meist in Superlativen zu schildern, und entsprechend ihrer psychogenen Natur wachsen sie, je lebhafter sich seine Aufmerksamkeit auf sie richtet. Die leise Berührung wird zum wütenden Schmerz, die mäßige Schwäche der Muskulatur zur vollständigen Lähmung, so daß Patient das verletzte Glied gar nicht rühren kann u. dgl. Gelingt es aber dem Untersuchenden, die Aufmerksamkeit des Kranken abzulenken, so ruft der scheinbar absichtslose starke Druck an der vorher so schmerzhaften Stelle auch nicht die geringste Abwehrbewegung hervor, gebraucht Patient das soeben noch „gelähmte" Glied zum Aus- und Ankleiden fast ebenso gut, wie das gesunde usf. Um über das tatsächliche Vorhandensein oder Fehlen der von den Patienten meist geklagten, objektiv ja nicht nachweisbaren Schmerzen ins Klare zu kommen, darf der Arzt den Untersuchten gar nicht merken lassen, worauf es ihm eigentlich ankommt, und muß seine Aufmerksamkeit beständig gerade von dem abzulenken suchen, was er festzustellen wünscht. Zuweilen führt nur mehrfache Untersuchung bzw. längere Beobachtung in einem Krankenhause zum Ziele.

Als diagnostisch wichtig, ja entscheidend legen viele Autoren besonderen Wert auf den Nachweis der sogenannten objektiven Zeichen der Hysterie. Als solche gelten Hyperästhesie oder Anästhesie oder gewöhnlich Analgesie in mehr minder ausgedehnten, dem anatomischen Verbreitungsgebiet der Nervenstämme nicht entsprechenden Bezirken, Einschränkung des Gesichtsfeldes, Steigerung der Sehnenreflexe, Fehlen des Würgreflexes bei Berührung des Rachens, das Auftreten roter Striche und Quaddeln auf der Haut überall, wo man sie etwas energisch mit dem Fingernagel gestrichen hat (Dermographie), Steigerung der Pulsfrequenz schon bei geringfügigen Anstrengungen. Alle diese Zeichen besitzen sicher zur Unterstützung der Diagnose einen gewissen Wert; wirklich objektive Zeichen sind sie aber, wie STRÜMPELL mit Recht hervorhebt, nicht, da ihr Vorkommen gleichfalls bis zu einem ziemlich hohen Grade an die Aufmerksamkeit des Untersuchten gebunden ist und dementsprechend zu verschiedenen Zeiten außerordentlich wechselt. Dieser Wechsel beweist aber durchaus nicht, daß man es mit Simulanten zu tun hat. Der Simulant ist sich seiner absichtlichen Täuschung wohl bewußt; der an Unfallneurose Erkrankte macht wohl auch unwahre Angaben und übertreibt seine Beschwerden oft in hohem Maße, handelt aber unabsichtlich unter dem Zwange krankhafter psychischer Vorstellungen, ist selbst von der Wahrheit seiner Aussage vollkommen überzeugt. In praxi die Frage, ob absichtliche Simulation oder unbeabsichtigte Täuschung vorliegt, zu entscheiden, ist freilich oft außerordentlich schwer, zuweilen unmöglich, und wird im Einzelfall meist nur unter Berücksichtigung des Gesamteindruckes des Untersuchten und aller Begleitumstände beantwortet werden müssen; doch hüte man sich davor, wozu namentlich jüngere, minder erfahrene Ärzte neigen, überall Simulation zu wittern. Wirkliche Simulation ist seltener, als man im allgemeinen annimmt.

Nur selten treten die Zeichen der Unfallneurose schon in den ersten Tagen nach dem Unfalle in Erscheinung, in der Regel erst einige Wochen, ja Monate nachher, häufig erst, wenn die Verletzten die Arbeit wieder aufnehmen sollen und sich nun bewußt werden, daß sie den Anforderungen ihrer früheren Erwerbstätigkeit noch nicht voll gewachsen sind. Statt sich zu sagen, daß sich die volle Arbeitsfähigkeit selbstverständlich nach längerem Kranksein erst allmählich wieder finden kann, fangen sie nun an, über ihren Zustand nachzugrübeln, achten auf die geringste noch vorhandene Beschwerde, fürchten dauernd erwerbsunfähig zu sein, und nun beginnt sich bei ihnen das Heer jener krankhaften Vorstellungen fest und immer fester zu setzen, das ihre Willenskraft lähmt und sie schließlich zu schlaffen Hypochondern, zu willenlosen, sich selbst und ihre Umgebung quälenden Querulanten macht.

Steht bei manchen Kranken schon ihr gesundes, blühendes Aussehen ganz im Gegensatz zu ihren hochgradigen Klagen über subjektive Schwäche, Schlaflosigkeit usw., so leidet bei manchen doch auch das Allgemeinbefinden unter der zunächst rein psychischen Störung; unter dem Einfluß ihrer melancholischen Stimmung leidet der Appetit, die Verdauung, der Schlaf; sie werden blaß und kommen herunter, so daß schließlich dem primär nur subjektiven Schwächegefühl ein objektiv nachweisbarer allgemeiner Schwächezustand folgen kann.

Die ausgebildete Krankheit ist der Behandlung schwer zugängig.

Wichtig ist es darum, soweit möglich, von vornherein ihrer Entstehung vorzubeugen. Der behandelnde Arzt darf nicht versäumen, vom Beginne der Behandlung an auch dem psychischen Verhalten der Verletzten seine Aufmerksamkeit zuzuwenden und, sowie er die ersten Zeichen hypochondrischer oder neurasthenischer Wahnvorstellungen, eine Unstimmigkeit der subjektiven Klagen mit dem objektiven Befunde entdeckt, ihn durch ruhigen ernsten Zuspruch über die Grundlosigkeit seiner Beschwerden und Befürchtungen aufzuklären, seine Willenskraft anzuspornen und ihn energisch, sowie es sein körperlicher Zustand erlaubt, zur Arbeit anzuhalten, freilich zu einer passenden, seiner Leistungsfähigkeit entsprechenden. Mit Wiederaufnahme regelmäßiger, wenn auch zunächst leichter Arbeit pflegt meist das Selbstvertrauen des Verletzten in seine Leistungsfähigkeit wieder zu wachsen; seine Gedanken werden von den Unfallfolgen abgelenkt und damit wieder in richtige Bahnen zurückgeleitet.

Sehr wichtig zur Verhütung einer Unfallneurose ist daher auch die schon aus anderen Gründen aufgestellte Forderung, den Unfallverletzten seine nicht durch den Verband ruhig gestellten Gliedmaßen möglichst früh und ausgiebig bewegen und gebrauchen zu lassen, um sein Selbstvertrauen zur eigenen Leistungsfähigkeit von vornherein hoch zu halten. — Recht zweckmäßig ist auch die in manchen Krankenhäusern schon getroffene Einrichtung, den Kranken, soweit ihr Zustand dies eben zuläßt, noch während des Aufenthaltes im Krankenhause zu Arbeiten ihres Berufes, zum Gebrauche ihres Handwerkzeuges heranzuziehen.

Deshalb hüte man sich auch bei der Begutachtung gerade solcher Verletzter, die Zeichen einer *beginnenden* Unfallneurose darbieten, den Grad ihrer Erwerbsminderung zu hoch abzuschätzen. Bei allem Wohlwollen, das man bei der Begutachtung dem durch Unfall Geschädigten entgegenbringen soll, vergesse man nicht, daß man den in Rede stehenden Rentenbewerbern durch Bewilligung einer hohen, vielleicht gar der Vollrente mehr schadet, wie nützt. Hat man ihnen erst einmal schwarz auf weiß bescheinigt, daß sie völlig erwerbsunfähig seien, so hält es später sehr schwer, sie davon zu überzeugen, daß ihre Klagen im Grunde genommen unberechtigt sind, die Minderung ihrer Arbeitsfähigkeit wesentlich nur in ihrem Mangel an energischem Willen begründet ist. Durch rechtzeitigen ruhigen, bestimmten, doch wohlwollenden Zuspruch von seiten des Arztes seines Vertrauens kann mancher Verletzte vor der gefürchteten Unfallneurose bewahrt werden. —

Umgekehrt aber halte ich es für falsch, den an ausgebildeter Unfallneurose Leidenden jeden Anspruch auf Entschädigung abzusprechen mit der Begründung, daß es sich nur um Hysterie handelt, materielle Unfallfolgen nicht mehr vorlägen. Zugegeben, daß dem so sei, daß es sich im Einzelfalle um rein psychogene Störungen handele, so kann man doch nicht leugnen, daß diese die Arbeitsfähigkeit des Verletzten beeinträchtigende Störung eine indirekte Folge des Unfalles sei, namentlich wenn es sich, wie so oft, um Personen handelt, die bis zum Unfall völlig arbeitskräftig und schaffensfreudig gewesen sind. Der Mangel an Energie ist in solchen Fällen eben krankhaft und durch Entziehung oder Nichtgewährung einer Rente gibt man diesen Leuten ihre Willenskraft nicht zurück, heilt sie nicht von ihrer Neurasthenie oder Hysterie. Die Folge ist nur, daß der nun folgende Kampf zwischen Verletztem und Berufsgenossenschaft, die Verfechtung der Rentenansprüche durch alle Instanzen hindurch, die wiederholten ärztlichen Untersuchungen usw. das seelische Gleichgewicht des Verletzten in immer höherem Maße stören. Aus diesem Grunde wirken auch sehr häufige, in kurzen Fristen sich folgende Nachuntersuchungen auf das Befinden der Kranken nur schädigend.

Ich weiß, daß ich mich bei dieser Stellungnahme im Gegensatz zu vielen Ärzten, auch sehr berühmten Psychiatern befinde, auch entgegen vielfacher Rechtsprechung des Reichsversicherungsamtes, weiß auch, daß eine erhebliche Zahl dieser Unfallneurotiker nach völliger Entziehung jeder Rente binnen Jahresfrist wieder völlig erwerbsfähig wurden, kenne aber auch genügend Fälle, in denen die Rentenentziehung die Erwerbsfähigkeit der Betroffenen auch nicht im geringsten beeinflußte und Personen, die zwar neurathenisch belastet, aber doch bis zum Unfall voll erwerbsfähig waren, dauernd ins tiefste Elend stieß. Mindestens für zweifelhafte Fälle erscheint mir deshalb der vielfach gemachte und auch in einigen Staaten durchgeführte Vorschlag von größter praktischer Bedeutung, derartige Patienten durch einmalige Rentenabfindung den durch den Rentenkampf dauernd unterhaltenen seelischen Aufregungen zu entziehen.

Die Behandlung muß wesentlich folgende Punkte berücksichtigen: 1. Hebung des Allgemeinbefindens, falls dieses unter dem Einfluß der vorausgegangenen körperlichen Erkrankung oder der melancholischen Störung gelitten hat, weniger durch Darreichung teurer Nährpräparate, als Überwachung und Regelung der Lebensweise, Sorge für entsprechenden Wechsel von Arbeit und Ruhe, Bewegung in gesunder Luft, Gymnastik, Hydrotherapie usw.; 2. *möglichste* Beseitigung aller noch objektiv auffindbaren krankhaften Störungen, die, an sich vielleicht geringfügig, doch durch den beständigen geringen Reiz die Psyche des Verletzten beunruhigen; 3. psychische, suggestiv wirkende Beeinflussung des Verletzten zur allmählichen Hebung seines gesunkenen Selbstvertrauens.

Zehnte Vorlesung.

Über Verlauf und Therapie nach Operationen an den verschiedenen Körpergeweben.

1. An Haut und Unterhautbindegewebe mit besonderer Berücksichtigung der plastischen Operationen; 2. an Sehnen und Muskeln: nach Sehnennaht, Muskelnaht, Teno- und Myotomie.

Neben der Wundbehandlung, mit der wir uns bisher fast ausschließlich befaßt haben, darf die Nachbehandlung das Endziel, eine Heilung mit möglichst vollständiger Wiederherstellung, nicht aus dem Auge verlieren. Die Aufgaben, welche uns dabei aus der Örtlichkeit, dem Organ, an dem die Operation ausgeführt wurde, erwachsen, sollen erst im speziellen Teile besprochen werden. Zunächst müssen wir uns mit den Verhältnissen näher bekannt machen, auf die wir regelmäßig nach Operationen an den verschiedenen Körpergeweben zu achten gezwungen sind.

Operationen an der Haut und am Unterhautbindegewebe. Nur wenig habe ich dem Gesagten hinzuzufügen bezüglich der *Operationen an der Haut und am Unterhautbindegewebe.* Bei ihnen ist die Heilung der Wunde meist Endzweck und die Genesung mit der eingetretenen Überhäutung gewöhnlich beendet. Immerhin spielen sich auch nach erfolgter Wundheilung in der jungen Narbe noch eine Anzahl Vorgänge ab, die dem Arzte bekannt sein müssen, zumal sie zu Störungen führen können, denen vorzubeugen oder die zu beseitigen seine Aufgabe ist.

Auch wenn die Wundränder noch so exakt durch Naht vereinigt wurden, und die Heilung ganz per primam erfolgte, läßt doch eine leichte Farbendifferenz die Narbe noch für lange Zeit als solche erkennen. In den ersten Wochen gibt ihr der Reichtum an feinen neugebildeten Gefäßen einen rosigen Farbenton, der um so deutlicher hervortritt, wenn in der Erregung eine stärkere Füllung der Gefäße erfolgt. Mit allmählicher Verödung der letzteren blaßt die Narbe ab, wird weiß-grau und unterscheidet sich schließlich fast nur durch ihren Mangel an Pigment von der Nachbarschaft. Wahrnehmbar bleibt sie zwar zeitlebens, fällt aber doch bei etwas verborgenem Sitz in einer Hautfalte nur bei genauerer Besichtigung ins Auge. Der Farbenkontrast ist natürlich um so auffallender, je breiter die Narbe ist. Heilungen per secundam durch Granulationsbildung und Eiterung geben daher entstellendere Narben, als solche per primam. Noch nach Jahren sieht man dieselben bei Kongestionszuständen, namentlich im Zorn, als brand-rotes Feuermal aufflammen.

Kosmetisch sehr störend sind die glücklicherweise nur selten zu beobachtenden *Narbenkeloide.* Eine einfache Narbenhypertrophie sieht man ja etwas häufiger bei Heilung mit Eiterung. Hier kann man durch Excision der Narbe und Naht meist den Schönheitsfehler unschwer beseitigen. — Das eigentliche Narbenkeloid indes, eine richtige bindegewebige Narbengeschwulst, für deren Entstehung wir lediglich eine uns ihrem Wesen nach ganz unbekannte Disposition der Gewebe anschuldigen können, beobachtet man auch bei ganz reiner prima reunio. Es tritt erst Wochen und Monate nach der Heilung immer deutlicher und größer in Erscheinung; entlang der ganzen Narbe — seltner nur in einem Teile derselben — entwickelt sich eine strangartige, graurote, mehrere Millimeter hohe Geschwulst, an jeder Stichstelle der Naht bildet sich ein hirsekorn- bis erbsengroßer Fibrom-knoten. Das Keloid wächst bis zu einer gewissen Höhe, wird dann stationär, aber atrophiert nicht. Excisionen werden fast ausnahmslos von einem, meist noch schlimmeren, Rezidiv gefolgt. Vor allen Versuchen operativer Beseitigung derartiger Geschwülste ist daher zu warnen.

Auf die Vorgänge nach THIERSCHscher Hauttransplantation habe ich schon oben hingewiesen. Die nach ihnen zurückbleibenden Narben sind kosmetisch weit weniger störend, als die nach Heilung per secundam, namentlich wenn die aufgelegten Läppchen gleichmäßig dick waren und sich überall mit ihren Rändern dachziegel-förmig deckten. Der Farbenunterschied gegenüber der normalen Umgebung kann dann sehr gering sein. Dennoch bleibt das kosmetische Resultat hinter dem einer lineären Narbe weit zurück, besonders aber, wenn die Hautläppchen nicht exakt auf-gelegt waren, freien Zwischenraum zwischen sich ließen, oder nur teilweise anheilten, zum anderen Teile nekrotisierten. In diesem Falle bekommt die Narbe ein fleckiges unschönes Aussehen.

Allerdings bleibt selbst die feinste Narbe, bei ganz reiner prima intentio, nicht immer lineär. Schon die elastische Spannung der Haut bedingt eine all-mähliche Dehnung, sofern der Schnitt nicht ihrer Zugrichtung parallel, sondern im Winkel zu ihr verlief. Eine ursprünglich linienförmige Narbe wird dadurch in einigen Monaten in einen mehrere Millimeter breiten grauweißen Streifen umgewandelt. Die Nachbehandlung kann hiergegen wenig tun. Man kann zwar versuchen, eine ungünstig verlaufende junge Narbe nach Entfernung der Nähte durch Kollodiumbepinselung oder Heftpflasterstreifen mehrere Wochen lang gegen die Dehnung zu schützen, bis sie älter, fester und widerstandsfähiger geworden ist. Doch erreicht man damit nicht allzuviel. Sache des Operateurs ist es daher, von vornherein den wechselnden Spannungsverhältnissen der Haut bei der Wahl der Schnittrichtung Rechnung zu tragen.

War die Spannung der Wundränder namentlich bei größeren Weichteildefekten von vornherein sehr bedeutend, so klagen die Patienten auch beim Fehlen entzündlicher Komplikationen anfangs fast immer, wenn auch nicht über starke Schmerzen, so doch über ein überaus lästiges spannendes Gefühl. Die Empfindlichkeit bessert sich indes beim Ausbleiben einer Infektion sehr rasch und ist meist zur Zeit der Entfernung der Nähte schon ganz verschwunden. Daß die Wegnahme der letzteren später als unter gewöhnlichen Umständen zu geschehen hat, habe ich schon früher betont.

In gleichem Sinne wie die Elastizität der Haut wirkt natürlich jede andere, die Narbe dauernd zerrende Kraft. Bis zu welchem Grade diese dadurch gedehnt werden kann, zeigen am deutlichsten die Fälle von Bauchbrüchen nach Laparotomien. Den besten Schutz bietet eine exakte Nahtvereinigung auch der tiefer gelegenen Gewebe, insbesondere der auseinanderzerrenden Muskulatur, nicht nur der Haut, und die prima reunio.

Doch nur die *junge* Narbe ist gegenüber konstant wirkenden Kräften so nachgiebig, *alte* Narben setzen der Dehnung einen sehr bedeutenden, oft unüberwindlichen Widerstand entgegen. Halten Sie diese Tatsache fest! Aus ihrer Nichtbeachtung folgen nur allzu oft für den Patienten die schwersten Schädigungen. Wir haben weit häufiger, als mit einer Dehnung, mit dem Gegenteil, den Folgen ihrer Schrumpfung zu kämpfen. Jede Narbe hat die Tendenz zur Retraktion, und für gewöhnlich ist diese Kraft größer, als die der dehnend auf sie wirkenden Gewalten. Je mehr Narbengewebe vorhanden, um so deutlicher tritt diese Schrumpfung in Erscheinung, mit um so größerer Kraft werden alle benachbarten Teile herangezogen, speziell aber die so gut verschiebliche Haut, namentlich da, wo sie nur durch lockeres subcutanes Zellgewebe an die Unterlage fixiert ist. Daß auch die THIERSCHsche Hauttransplantation gegen diese Narbenschrumpfung nur teilweise schützt, habe ich schon früher erwähnt.

So vorteilhaft diese Retraktion auch in vielen Fällen kosmetisch wirkt, insofern sie eine entstellende große Narbe in einen unbedeutenden, wenig auffallenden Fleck umwandeln kann, so schwer kann sie in anderen Fällen kosmetisch, wie funktionell schaden. Auf die durch sie so oft bedingten *Narbenkontrakturen* wollen wir erst später eingehen. Für jetzt möchte ich Ihre Aufmerksamkeit nur auf den Einfluß der Narbenretraktion auf das Resultat aller *plastischen Operationen* lenken.

Die Kunst einer guten operativen Plastik liegt ja nicht zum wenigsten in der richtigen, freilich nur durch große persönliche Erfahrung zu erlernenden Abschätzung der Größe dieses Faktors. Der unmittelbare Effekt einer plastischen Operation ist fast stets wesentlich different von dem definitiven. Ein zunächst allem Anscheine nach glänzendes Resultat kann sich binnen wenigen Wochen oder Monaten in sein gerades Gegenteil verkehren, und umgekehrt kann eine

Plastik, deren primärer Erfolg kosmetisch sehr wenig befriedigte, schließlich ein ganz leidliches Endresultat ergeben.

Bestand die Operation einfach in der exakten Vereinigung der Wundränder eines Defektes durch Naht, oder auch in der Verlagerung eines sogenannten gedoppelten, auf beiden Seiten mit Haut resp. mit Schleimhaut bedeckten Lappens in den Defekt, so ist, wenn die Vereinigung der Wundränder primär erfolgt, eine spätere nennenswerte Veränderung freilich nicht zu erwarten, da eben kein Narbengewebe da ist, dessen Schrumpfung eine sekundäre Verzerrung bewirken könnte. Anders, wenn es sich um die Anheilung eines von seiner Unterlage lospräparierten, also nur einseitig mit Epithel bedeckten Hautlappens handelt. Hier ist eine Retraktion nie zu vermeiden. Der Lappen verkleinert sich stets, bald mehr, bald minder, primär schon gleich nach dem Abpräparieren infolge seiner Elastizität, aber auch nachträglich durch Schrumpfung. Letztere ist gering, wenn es gelingt, seine Wundfläche in ganzer Ausdehnung exakt mit der zu deckenden wunden Unterlage zur primären Vereinigung zu bringen. Sie ist sehr beträchtlich, wenn die wunde Fläche des Hautlappens der Heilung durch Granulation und spontane Überhäutung überlassen werden muß. Der Lappen krümmt sich dann stark nach der vernarbenden Seite zusammen, er „kugelt“ sich. Schon eine geringe Abhebung des überpflanzten Hautlappens von der Unterlage durch etwas Blut reicht hin, eine so unschöne Umformung zu bedingen.

Sache des Operateurs ist es, durch richtige Bemessung der Größe des zu transplantierenden Lappens der sekundären Verkleinerung Rechnung zu tragen. Aufgabe der Nachbehandlung bleibt es, vom Moment der Operation an durch möglichst gut angelegte Verbände die einander gegenüber stehenden Wundflächen in genauem Kontakt zu erhalten, dadurch ihre primäre Verklebung zu befördern und weiterhin der Wulstung des Lappens möglichst entgegen zu arbeiten. Am meisten leistet hierbei noch eine lang fortgesetzte gleichmäßige, oft mittels kleiner Metallplättchen, in anderen Fällen mit Heftpflasterstreifen zweckmäßig auszuübende Kompression des Lappens. Später läßt man dieselbe auch wohl täglich nur noch stundenweise oder auch nur noch des Nachts über einwirken. — Die gleiche Behandlung paßt für eine manchmal sich einstellende, durch lokale Zirkulationsstörungen bedingte, ödematöse Schwellung des Hautlappens. Sie pflegt nach mehrwöchentlicher Kompression, oft sogar ziemlich schnell wieder zu schwinden.

An der Stelle der Stieldrehung eines in einen Defekt eingepflanzten Hautlappens bleibt oft ein unschöner Wulst bestehen. Er ist ziemlich leicht durch eine kleine Nachoperation zu beseitigen. Doch hüte man sich, diese Excision vorzeitig vorzunehmen. Man wartet am besten erst die Wirkung der Narbenschrumpfung ab, da sich dann sicherer entscheiden läßt, wie viel und welche Abschnitte des Wulstes fortgenommen werden müssen. Dieses Zuwarten ist um so mehr anzuraten, als der Stiel die Hauptgefäße des Lappens enthält, die bei der Excision des Wulstes meist durchtrennt werden müssen.

Das Gleiche gilt für viele unschöne und lästige Narben schlecht behandelter Schnittwunden. Man beobachtet sie freilich kaum nach kunstgerecht ausgeführten Operationen, häufiger nach zufälligen Verletzungen. Ich sah sie wiederholt bei Studenten als Folge ungenügend behandelter oder richtiger mißhandelter, mit Eiterung zur Heilung gelangter Mensur-Hiebwunden. Die Träger der Narben wünschen meist dringend eine schnelle Beseitigung derselben durch Operation. Doch ist es auch in diesen Fällen weit richtiger, eine solche nicht vor Ablauf der ersten drei Monate nach der Verletzung vorzunehmen. Manchmal erweist sie sich überhaupt nachher als unnötig; jedenfalls beurteilt man dann weit sicherer, als früher, was zu tun ist.

Nicht selten ist das primäre kosmetische Resultat einer Operation an der Haut, namentlich auch einer Plastik, durch Verwachsung der Narbe mit der knöchernen Unterlage und dadurch verursachte Fixation der Weichteile beeinträchtigt. Bei Wunden im Gesicht kann hierdurch sogar eine partielle Facialislähmung vorgetäuscht werden. Auch in diesen Fällen beeile man sich nicht zu sehr, die Narbe operativ lösen zu wollen. Die durch das Muskelspiel veranlaßten häufigen leichten Zerrungen lockern die Verwachsung oft über Erwarten schnell; auch kann man durch konsequente, wochenlang fortgesetzte, massierende Bewegungen, die der Patient meist selbst machen kann, viel zur schnellen Lösung der adhärenten Weichteile beitragen. Ein operativer Eingriff kommt immer noch zurecht, würde übrigens häufig doch nur wieder ähnliche Verhältnisse schaffen, die zu gleichen Störungen führen.

Zur Beseitigung der durch eingezogene Narben oft bedingten Entstellung hat man sich vielfach des von GERSUNY in die Chirurgie eingeführten Verfahrens der subcutanen Vaselin-Paraffin-Injektionen bedient. Die Erfolge sind verschieden. Waren die Resultate in einem Teil der Fälle vorzüglich, so kam es in anderen durch Resorption oder Verschleppung des Paraffins zu Rezidiven oder schweren Entstellungen der Nachbarschaft, z. B. zu chronischer Schwellung beider Augenlider und der Wangen, zu Embolie der Lungengefäße, der Art. centralis retinae, ja zu tödlichem Ausgang. Die Gefahren des an sich kleinen Eingriffes sind demnach nicht zu unterschätzen. Die ursprünglichen Vaselin-Injektionen haben bereits der Injektion von Paraffin mit höherem Schmelzpunkt — am besten von 52—56⁰ — weichen müssen; die Dauerresultate scheinen bei Anwendung des letzteren gesicherter, die Gefahren geringer. Der höhere Schmelzpunkt der Injektionsmasse erfordert natürlich besondere Spritzen und Vorsichtsmaßregeln.

Ganz besondere Anforderungen an eine sorgfältige Nachbehandlung stellen diejenigen plastischen Operationen, bei denen der in einen Defekt eingenähte gestielte Hautlappen nicht der dem Defekt nächst gelegenen Nachbarschaft, sondern einer entfernten Körpergegend entnommen ist, also die Plastik nach der sogenannten italienischen Methode. Sie fand und findet bekanntlich mannigfache Verwendung zur Deckung von Defekten im Gesicht mittels der Haut des Armes, an Hand und Fingern mittels der Haut der Brust oder des Bauches, an der Gegend der Ferse oder des Schienbeines mit der Haut der Wade des anderen Beines u. a. m. Hier handelt es sich zur Erzielung eines Erfolges in erster Linie um eine absolut sichere, viele Tage unverrückte Fixation einer Extremität gegenüber der Stelle, nach der hin die Haut verpflanzt werden soll, resp. von der sie entnommen wurde. Die gewöhnlichen Bindenverbände reichen für eine solche Fixation nicht aus. Gewöhnlich kommen Heftpflaster- oder Gipsverbände in Verwendung. Der Erfindungsgabe des Arztes bleibt im speziellen Falle bezüglich der Anlegung des Verbandes viel Spielraum. Der Verband muß die Teile nicht nur sicher gegeneinander befestigen, sondern auch dem Patienten die Unbequemlichkeit der immerhin gezwungenen Lage möglichst erleichtern. Dabei besteht die Gefahr eines Decubitus dort, wo die schwere Extremität dem Körper dauernd aufliegt, oder wo die durch die Schwere des fixierten Gliedes sich immer stärker anspannenden Pflasterstreifen einen isolierten Druck auf die Haut ausüben. Durch Polsterung mit Cerussa-Pflaster und Watte und möglichst gleichmäßige Verteilung des Druckes ist dem von vornherein vorzubeugen. — Es ist mindestens sehr vorteilhaft, wenn auch nicht immer durchführbar, den *ersten* Verband solange liegen zu lassen, bis der Lappen in den Defekt eingeheilt ist, resp. bis sich genügend Gefäßverbindungen zwischen ihm und der Nachbarschaft ausgebildet haben. Eine Drainage oder Tamponade ist ja in der Regel nicht erforderlich. Der

Verband muß daher, da er als Dauerverband wirken soll, und die Wunde ja auch in keinem Falle vollständig durch Naht geschlossen werden kann, mindestens nicht dort, wo der Stiel abgeht, ziemlich voluminös angelegt werden. Um nun während dieser langen Frist ein zu festes Verkleben der Verbandstücke mit der restierenden Wundfläche, ein Einwachsen ihrer Granulationen in die Maschen der Gaze zu verhüten, ist es ratsam, gleich die frische Wunde nicht mit trockener, sondern dick mit Borsalbe bestrichener steriler Gaze zu bedecken, auf und um welche herum dann dicke Schichten trockener Gazeballen befestigt werden. Dort wo durch den Verband Hautfalten gegeneinander gedrückt werden, namentlich an schweißdrüsenreichen Stellen kommt es leicht infolge verhinderter Perspiration und Zersetzung des Schweißes zum Auftreten von Ekzemen. Peinlichste Sauberkeit und Desinfektion aller dieser Stellen, Einpudern mit Dermatol oder Einfetten mit Borvaseline, Einlegen von Watte gleich beim ersten Verbande sichern am besten gegen diese unangenehme Komplikation. Sie ist nicht nur lästig, sondern auch nicht ganz unbedenklich, weil sie zu leicht zu einer Zersetzung der Wundsekrete und zu Eiterung Anlaß gibt, auch wenn die Wunde selbst mit allen aseptischen Kautelen angelegt war.

Nach 12—16 Tagen, je nach der Größe des Lappens, nimmt man den Verband ab und durchtrennt nun mit scharfen Scherenschlägen oder dem Messer die Basis des Lappens. Eine sofort eintretende Anämie, starke Blässe oder leicht livide Verfärbung der nun von ihrem Mutterboden abgetrennten Haut erweckt manchmal Besorgnisse über ihre ausreichende Ernährung; doch zeigt die Erfahrung, daß dieselben unbegründet sind, wofern es nur nicht bloß an den Rändern, sondern im Bereich der ganzen Fläche zu einer festen Verwachsung des Lappens mit der Unterlage gekommen und nicht etwa schon vor der Durchtrennung des Stieles eine Randgangrän des Lappens eingetreten war. Die weitere Behandlung ist die jeder andern Wunde, wie sie oben näher beschrieben wurde.

Von Interesse ist noch das Verhalten des *späteren Schicksals* solcher auf einen neuen Boden verpflanzten Haut. In den ersten Wochen fühlt sie überhaupt nicht; ein Druck wird nur durch Fortpflanzung auf ihre Unterlage als solcher wahrgenommen; doch nach einigen Monaten beginnt die Empfindung langsam zurückzukehren, wenn sie auch niemals normal wird, und manche Patienten, namentlich bei Einwirkung der Kälte, sogar über störende Parästhesien klagen. Der normalen Haut gleich wird die transplantierte nie; schon in der Farbe unterscheidet sie sich von der Umgebung, ist bald röter, bald blasser; auch bleibt sie dauernd gegen äußere Schäden minder widerstandsfähig; aber sie bleibt lebensfähig, schmiegsam, beweglich, verhindert daher das Zustandekommen von Contracturen.

Besondere Sorgfalt verlangt die Nachbehandlung nach *Transplantation ungestielter Hautlappen* nach KRAUSE; nur allzuoft stoßen sie sich nekrotisch ab. Wir sind gewohnt, den Verband zwecks Sicherung der Asepsis möglichst trocken zu halten und lange liegen zu lassen. Der KRAUSEsche Hautlappen aber muß gegen Austrocknung geschützt werden. Der Verband ist daher täglich zu erneuern und die dem Transplantat unmittelbar aufliegenden Gazeschichten mit physiologischer Kochsalz- oder Ringerlösung anzufeuchten. Der Lappen verfärbt sich zwar in den ersten Tagen immer etwas bläulich livid, auch kommt es wohl ausnahmslos zu einer Abstoßung der oberflächlichen Epidermisschichten; aber nach 5—6 Tagen sind bereits feine Gefäße von der Wundfläche her in ihn eingewachsen; er bekommt bald ein frischeres Aussehen, bleibt am Leben und erhält binnen einigen Wochen auch seine normale Farbe wieder.

Bezüglich der Nachbehandlung der wegen *entzündlicher Prozesse* an der Haut und dem Unterhautbindegewebe vorgenommenen Operationen verweise ich auf das früher Gesagte. Hier nur noch ein Wort über das ärztliche Verhalten nach Incisionen von *Furunkeln, Karbunkeln, Panaritien* usw. Die Operation hinterläßt in diesen Fällen nicht nur keine aseptische, sondern auch keine reine Wunde. Das meist vorhandene gangränöse Gewebe muß sich erst abstoßen; der aus Talgdrüsen und nekrotischem Bindegewebe bestehende Pfropf bei einem

Talgdrüsenfurunkel muß sich erst durch Eiterung lösen. Aufgabe der Nachbehandlung ist es daher, den durch die Incision geschaffenen Weg für den Sekretabfluß offen zu erhalten und die Reinigung der Wunde möglichst zu beschleunigen. Ersteres geschieht einfach durch Zwischenlegen eines Salbenläppchens zwischen die Wundränder, um ihr Wiederverkleben zu verhüten; letzteres am besten durch Applikation feucht-warmer antiseptischer Umschläge mit $\frac{1}{2}\%_0$ Sublimat, 3% Borsäure, $\frac{1}{2}\%$ Carbolsäure, $1—2\%$ essigsaurer Tonerdelösung. Hingegen ist jedes Drücken an den Wundrändern zur Entfernung des Eiters streng verpönt. Nur zu leicht preßt man den Eiter in die Gewebsspalten hinein und begünstigt die Ausbreitung der Infektion. Ebenso unterlasse man das so beliebte Zerren und Zupfen mit der Pinzette an den nekrotischen Gewebsteilen. Sind diese noch nicht gelöst, so veranlaßt das Ziehen bloß Schmerz und Blutung, beschleunigt die Abstoßung auch nicht im mindesten. Ist der Pfropf aber völlig durch Eiter gelöst, so läßt er sich mit einem schwachen Wasserstrahle oder etwas Watte leicht entfernen oder auch durch ganz geringen Zug mit der Pinzette aus seiner Nische herausholen. Bis zur Ausstoßung allen nekrotischen Gewebes wechsle man den Verband täglich. Bei Panaritien muß gleichzeitig eine Hochlagerung und Ruhigstellung des erkrankten Gliedes mindestens in einer kurz gebundenen Mitella statthaben. — Die einmal gereinigte Wunde pflegt dann unter Salbenverbänden, die man 3—4 Tage lang liegen lassen kann, ziemlich rasch völlig zu vernarben.

Ganz vorzügliche Dienste leisten bei der Behandlung der in Rede stehenden circumscripten Eiterungen die KLAPPschen Saugapparate; sie gestatten kleinere Incisionen und kürzen den Heilungsprozeß oft wesentlich ab. Man setzt den kleinen Saugschröpfkopf täglich — ihn in Intervallen von etwa je 5 Minuten vorübergehend abnehmend — für 30—40 Minuten, später kürzere Zeit auf und legt nach jedesmaliger Stauung einen feuchten antiseptischen Verband an.

Beim einfachen Furunkel ist ein dem Patienten oft lästiger größerer Verband meist nicht erforderlich; es genügt ein kleiner unauffälliger Pflasterverband. Bei irgendwie ausgedehnter Infiltration der Teile rings um die entzündete Talgdrüse oder bei gleichzeitiger Komplikation mit Lymphangoitis dringe man indes wenigstens für die ersten 24—48 Stunden nach der Incision auf Applikation eines größeren Verbandes. Die feuchte Wärme ist zu *dieser* Zeit, so wenig sie bei Eiterungsprozessen *vor* deren Eröffnung zu empfehlen ist, das die Abstoßung des nekrotischen Gewebes, den Rückgang der Entzündung und damit die Heilung am sichersten und schnellsten befördernde Mittel. Sie kommt aber exakt nur bei einem wirklich gut sitzenden Verbande zur Geltung. Ist die Entzündung zurückgegangen, dann mag man einen Pflasterverband anlegen. Man wird indes auch dann gut tun, das Pflaster nicht direkt auf die Wunde zu legen, sondern es nur zur Befestigung eines, sei es auch noch so minutiösen, feuchten oder mit Salbe bestrichenen Gazestreifens zu benützen.

Brandwunden. War die Operation nicht mit dem Messer, sondern dem Glüheisen, dem Thermo- oder dem Galvanokauter vorgenommen, z. B. bei Abtragung von Geschwülsten, Kauterisation der Wunde nach Ausschabung tuberkulöser resp. lupöser Hautherde usw., so ist die Wunde im allgemeinen wie jede Verbrennung dritten Grades zu behandeln, am besten mit typischen, trockenen, aseptischen Verbänden. Nach der Losstoßung des Brandschorfes nach 8—10 Tagen bleibt eine kräftig granulierende Wunde zurück, die unter Salbenverbänden oder mit THIERSCHscher Transplantation zur Heilung gebracht wird.

Bei ganz kleinen Brandwunden, nach einfacher Stichelung eines Angioms mit dem spitzen Galvanokauter genügt in der Regel von vornherein ein leichter Borsalbenverband. Zu einer nennenswerten entzündlichen Reaktion rings um die kleine Brandwunde pflegt es bei einiger Vorsicht überhaupt nicht zu kommen. Sowie die Schorfe abfallen, ist die Überhäutung auch schon beendet, und kann die Stichelung eventuell gleich wieder erneuert werden. Die definitiv zurückbleibenden Narben sind zwar nach Beseitigung größerer Geschwülste deutlich, bei kleinen Angiomen indes später kaum wahrzunehmen.

Operationen an Sehnen und Muskeln. Stand bei den meisten plastischen Operationen das *kosmetische* Resultat obenan, so bei den *Operationen an Sehnen und Muskeln* das *funktionelle.*

Zur Erzielung eines vollen funktionellen Erfolges bedarf es nach der Ausführung einer *Sehnennaht* oder *Sehnenplastik* sowohl der Erhaltung der wieder hergestellten Kontinuität, wie der Beweglichkeit der genähten Sehnen. Ersterer droht wesentlich Gefahr — von der einer Infektion sehen wir hier ab —, von dem Durchschneiden der Nähte durch die sich längs aufspaltenden Fasern der Sehne unter dem Einfluß der Kontraktion des zugehörenden Muskels. Durch Vervollkommnung der Technik der Sehnennaht hat man gelernt, diese Gefahr zu beseitigen. Ihre Schilderung bleibt den Lehrbüchern der Operationen überlassen. Nur das Prinzip der Naht sei erwähnt: Es darf die Nadel nicht einfach durch beide Sehnenstümpfe hindurchgeführt werden, sondern der Faden muß an jedem der Stümpfe mindestens einen Teil seiner Fasern quer umgreifen. — Von dem früheren Verfahren, durch starke Beugung bzw. Streckung der Gelenke für 2—3 Wochen die Muskulatur völlig zu entspannen, ist man vollständig zurückgekommen; es wurde zu oft von schweren Kontrakturen gefolgt. Man verbindet vielmehr von vornherein in einer Mittelstellung der Gelenke und beginnt schon nach 8 Tagen mit vorsichtigen passiven und aktiven Bewegungen. Eine richtig angelegte Naht hält dieser Beanspruchung stand. Ein so früher Beginn mit Bewegungen ist aber auch das beste Mittel zur Bekämpfung der zweiten Gefahr, des Verwachsens der genähten Sehne mit der Umgebung. Die Operation hatte bereits darauf zu achten, daß die Hautnaht nicht mit der Sehnennaht korrespondierte, sondern seitlich von ihr zu liegen kam.

Nach *Sehnenverlagerung* bzw. *Sehneneinpflanzung* wegen Muskellähmungen ist der Wundverlauf als solcher fast regelmäßig ein völlig glatter, wird doch die Operation nur unter ganz aseptischen Verhältnissen unter strengster Beobachtung aller Vorsichtsmaßnahmen ausgeführt. Die Heilung erfolgt fast immer per primam unter dem ersten Verbande. Gleichwohl lassen die Ergebnisse oft zu wünschen übrig: von vornherein, wenn die verlagerte Sehne mit der Umgebung verwächst und ihre Gleitbewegung verliert. Geeignete Operationstechnik beugt dem bereits vor. Eine frühzeitige Mobilisierung gleich nach der Wundheilung muß aber den Erfolg der Operation unterstützen. Sie muß wochenlang fortgesetzt, die Muskulatur fleißig massiert und geübt werden. Aber nicht so selten geht auch ein anfangs glänzend erscheinendes funktionelles Ergebnis allmählich wieder verloren. Wie die Operation erst *nach* vollständiger Beseitigung einer etwa vorhandenen Kontraktur vorgenommen werden darf, so muß nach ihr das operierte Glied noch viele Wochen in einer leichten Überkorrektur durch passende Stützverbände erhalten werden. Die erforderliche Mobilisierung erreicht man durch regelmäßiges Abnehmen des Verbandes, bei Gipsverbänden indem man den Verband der Länge nach aufschneidet und ihn nach jedesmaligem Bewegen sogleich als Schienenhülse wieder anlegt und durch eine Cambrikbinde zusammenhält. — Eine Belastung des Fußes gestatte man nicht vor Ablauf von etwa 6 Wochen.

Ein nicht ganz aseptischer Verlauf stellt das Heilresultat jeder Sehnennaht stets in Frage. Eiterung führt fast immer zur Nekrose der Sehnenstümpfe und Durchschneiden der Nähte. Mitunter führt die Verwachsung beider Sehnenstümpfe mit der sich bildenden derben Narbe noch zu einem teilweisen Erfolge, insofern die Muskelkontraktion sich durch die Narbe auf den peripheren Sehnenstumpf überträgt; doch ist dieser funktionelle Gewinn meist ein sehr kümmerlicher. In der Regel bedeutet Eiterung nach Sehnennaht einen vollständigen Mißerfolg. Man tut am besten, schon um einer fortschreitenden Eiterung in der Sehnenscheide mit ihren schweren Gefahren vorzubeugen, die Wunde mit Eintritt der Eiterung wieder breit zu eröffnen, die Wunde vernarben zu lassen und erst nach Rückkehr völlig aseptischer Verhältnisse, d. h. nach vollendeter Vernarbung, die Wiederherstellung der Muskelfunktion durch sekundäre Sehnennaht oder Plastik von neuem zu versuchen.

Sehr ähnliche Verhältnisse, wie bei der Sehnennaht liegen vor bei der wegen Muskelwunden ausgeführten *Muskelnaht*. Der Verband ist hier stets in der Stellung anzulegen, die die möglichst vollständige Erschlaffung des genähten Muskels garantiert. Die bessere Gefäßversorgung läßt die Vereinigung der Muskelbäuche schneller zustande kommen, als die der Sehnenstümpfe, bedingt aber bei jeder Muskeldurchtrennung auch einen stärkeren Blutverlust und starke Suffusion des intermuskulären Bindegewebes. Die ungleiche Retraktion der Stümpfe bei Läsion mehrerer Muskeln läßt leicht Taschen und Buchten zurück, in denen Blut und Sekret stagnieren kann. Daher ist die Drainage bei Muskelnaht weit seltener zu umgehen, als bei Sehnennaht.

Waren durch die Verletzung oder Operation der oder die den Muskel versorgenden Nerven mit durchtrennt, so atrophiert der Muskel trotz exakter Naht erstaunlich schnell. Bei segmentär innervierten Muskeln atrophiert der Teil, dessen Nerv verletzt ist, und nur ganz allmählich stellt sich die Funktion durch Wiedereinwachsen von Nervenfasern aus den nichtgelähmten in den gelähmten Abschnitt wenigstens teilweise wieder her. Bei nur von einem Nerven versorgten Muskel bleibt die Atrophie dauernd bestehen; es sei denn, daß der zentrale Nervenstumpf nach dem Vorschlage HEINECKES in den Muskel gleich vom Operateur wieder eingepflanzt wurde. Als Folge der Lähmung entstehen dann, wenn es sich um Durchtrennung von Bauchmuskeln handelte, z. B. nach Exstirpation von Bauchgeschwülsten, Nierenexstirpationen usw., oft recht ausgedehnte hernienartige Vorbuchtungen der Bauchwand.

Die *Teno-* und *Myotomie*, wie wir sie so häufig bei Behandlung angeborener oder erworbener Kontrakturen in Anwendung ziehen, bedarf an sich, namentlich nach subcutaner Ausführung, keiner eigentlichen Nachbehandlung. Die kleine Wunde heilt unter einem kleinen Schutzverbande binnen wenigen Tagen. Die Weiterbehandlung richtet sich ganz nach der Art des Grundleidens. Nach subcutaner Durchtrennung des Kopfnickers bei caput obstipum, der Adduktorensehnen vor Reposition einer kongenitalen Hüftgelenkluxation, der Sehnen des M. semimembranosus, semitendinosus und biceps femoris zur Beseitigung spitzwinkliger Kniegelenkkontraktur — insbesondere wenn man das Kniegelenk reseziert — pflegt man die Korrektion der Stellung der Teno-Myotomie gleich anzuschließen. Die Tenotomie der Achillessehne bei Behandlung von Klumpfüßen schickt man indes der Korrektion des Klumpfußes besser 5—6 Tage voraus. Man will ja die kräftige Wadenmuskulatur, den hauptsächlichen Beuger des Fußes, nicht dauernd außer Funktion setzen, sondern nur seine Sehne verlängern; es soll sich zwischen den Stümpfen der Sehne eine sie vereinigende Zwischennarbe bilden. Diese Wiedervereinigung gefährdet man aber, wenn man die beiden Sehnenstümpfe durch sofortige Korrektion des Klumpfußes und Fixation in überkorrigierter Stellung zu weit voneinander entfernt. Die Gefahr ist beim paralytischen Klumpfuß noch größer wie beim kongenitalen.

Über die Nachbehandlung von operativen Eingriffen, die wegen akuter eitriger Tendovaginitis oder intermuskulärer Phlegmonen vorgenommen werden mußten, ist bereits oben alles nötige gesagt. Es erübrigt nur noch eine kurze Bemerkung bezüglich der wegen Tuberkulose der Sehnenscheiden ausgeführten Operationen. Es handelt sich bei letzteren um breite Spaltung der erkrankten Sehnenscheide, energische Ausschabung oder meist Exstirpation alles kranken Granulationsgewebes, wobei ja oft ganze Stücke der Sehnenscheide resp. der von Granulationen zerfaserten Sehnen selbst total entfernt werden müssen. Nehmen wir an, die Exstirpation alles Kranken sei gelungen, die Asepsis der Wunde gewahrt, die Wundheilung erfolge per primam, so werden doch immer Verwachsungen zwischen den Sehnen und der Umgebung, speziell der Haut, die Bewegungen für lange Zeit beeinträchtigen. Es folgt also die Haut den Bewegungen der Sehne. Ihre große Verschieblichkeit ermöglicht gleichwohl ein funktionelles Resultat, mit dem wir sehr zufrieden sein können, falls ein Rezidiv wirklich ausbleibt. Der Gebrauch des Gliedes lockert die Verlötung allmählich und bessert die Funktion. Zu früh mit Bewegungen, Massage usw. vorzugehen, ist wegen der Gefahr, den tuberkulösen Prozeß wieder zum Aufflackern zu bringen, nicht zu raten. Man befördert den Heilungsprozeß zuweilen nicht unwesentlich durch gleichzeitige, täglich mehrstündige Anwendung der Stauungshyperämie nach BIER.

Elfte Vorlesung.

Über Verlauf und Therapie nach Operationen an den verschiedenen Körpergeweben (Fortsetzung).

3. Am Gefäßsystem: definitive Blutstillung und Zirkulationsstörungen; Aneurysmaoperationen. 4. Am Lymphgefäßsystem. 5. Am peripheren Nervensystem: nach Nervennaht, Neurolyse, Nervendehnung, Nervenresektion.

Operationen am Gefäßsystem. Nach *Operationen am Gefäßsystem* wird die Nachbehandlung durch zwei Faktoren beherrscht, die Gefahr einer neuen Blutung und die Störung der Zirkulation.

Die Sorge für die definitive Blutstillung wird uns meist durch den Operateur abgenommen. Die um das verletzte Gefäß gelegte Ligatur schützt bei aseptischem Verlaufe fast absolut gegen Nachblutung. Anders, wenn es nicht gelang, die Unterbindung kunstgerecht auszuführen. Glitt die Ligatur in derb infiltriertem Gewebe beständig ab, oder durchschnitt der Faden stets das morsche Gewebe, oder ließ er sich in der Tiefe der Wunde nicht exakt umlegen, so ist der Operateur manchmal froh, die Blutung durch Liegenlassen der Klammern beherrschen zu können. Andere Gründe veranlassen bei anderen Operationen, z. B. der vaginalen Totalexstirpation des Uterus, manchen Chirurgen, die Ligatur nach dem Vorgange von Péan-Richelot von vornherein durch liegenbleibende Klammern zu ersetzen. In allen diesen Fällen ist dafür Sorge zu tragen, daß die Klammern unverrückt in ihrer Lage bleiben, sowohl um ein vorzeitiges Abgleiten, wie einen schädlichen Druck auf die Nachbarschaft zu verhüten. Man schützt sie durch Gazestreifen, mit denen man die ganze Wundhöhle resp. die Vagina tamponiert, legt den Verband mit doppelter Sorgfalt an und sorgt für absolut ruhige Lagerung des Kranken. Nach 2 Tagen ist es erfahrungsgemäß bei aseptischem Verlaufe zum sicheren Verschluß des Gefäßes gekommen. Man nimmt die Klemmen vorsichtig ab, legt allenfalls der größeren Sicherheit wegen noch einen Gazestreifen bis zu der gefahrdrohenden Stelle in die Wundhöhle ein, schließt diese aber sonst, soweit dies nicht etwa schon bei der Operation geschehen war, durch sekundäre Naht.

War die Blutung nur durch Tamponade gestillt, wozu man ja bei venösen Blutungen, z. B. bei Läsionen des Sinus transversus bei Aufmeißelung des Warzenfortsatzes nicht selten gewungen ist, so läßt man den Tampon ruhig 4, auch 6 Tage lang liegen; die definitive Blutstillung ist inzwischen entweder durch primäre Verklebung der Wundränder des Gefäßes oder durch Thrombose zustande gekommen. Unbesorgt vor neuen Blutungen kann man den Tampon jetzt entfernen, freilich vorsichtig. Schicht für Schicht löst man ihn unter stetem Anfeuchten mit Wasserstoffsuperoxyd behutsam von der mit ihm verklebten Unterlage ab; blutet es doch noch, so tamponiert man von neuem. Bei dieser Gelegenheit möchte ich Sie darauf aufmerksam machen, daß sich die Tamponade behufs Blutstillung wesentlich von der behufs Drainage unterscheidet. Im ersten Falle muß die Gaze fest, im zweiten locker in die Wundhöhle gestopft werden.

Von Operationen am Gefäßsystem kommen in Betracht 1. die Unterbindung eines Hauptgefäßstammes, 2. die Gefäßnaht, 3. die Gefäßtransplantation und zwar a) bei Verletzungen, b) bei Aneurysmen, c) bei Varizen.

Eine *Nachblutung* nach Gefäßligatur erfolgt am häufigsten bei Wundeiterung. Ich verweise auf das schon früher Gesagte. Bei aseptischen Verhältnissen droht diese Gefahr fast nur, wenn der Operateur sich ausschließlich auf Ligatur des zuführenden Gefäßstammes beschränkt hat. Bei der Operation kann die primäre Blutung dadurch anscheinend völlig und sicher gestillt sein. Mit Wiederkehr einer stärkeren Herzaktion aber kommt es durch Rückstrom von den Kollateralen aus sekundär zu erneuter Blutung. Rasches Wiederöffnen der Wunde, Ausräumen der Blutkoagula und Unterbindung der nun spritzenden Gefäße gebietet sich von selbst.

Die Intensität der durch eine Operation hervorgerufenen *Zirkulationsstörungen* ist ganz von den anatomischen Verhältnissen abhängig.

Nach Ligatur mittelgroßer Arterien erfolgt der Ausgleich meist sofort und selbst nach Unterbindung der großen Arterienstämme, wie der A. axillaris, subclavia oder femoralis schützen die vorhandenen Kollateralen bei normaler Beschaffenheit der Gefäßwände in der Regel gegen schwerere Störungen. Insbesondere pflegt die Ligatur eines Hauptarterienstammes dann gut vertragen zu werden, wenn sein Lumen schon vorher, sei es durch Thromben, sei es durch Kompression eines Tumors von außen teilweise verlegt und dadurch der Kollateralkreislauf bereits zum größten Teil ausgebildet war. Bei degenerierten Gefäßen indes, bei ausgebreiteter Arteriosklerose wächst die Gefahr, die die Ligatur des Hauptarterienstammes für die Ernährung des Gliedes mit sich bringt, in dem Maße, als schon vorher die Zirkulation durch den Verlust der Elastizität der Gefäßwände, Herzschwäche usw. behindert war. Der Ausgang hängt zu sehr von individuellen Eigentümlichkeiten mit ab, als daß er sich in jedem Falle auch nur mit einiger Bestimmtheit voraussagen ließe. So kommt es, daß die Ligatur der Carotis communis in dem einen Falle ganz gut vertragen wird, im andern den schnellen Tod des Patienten zur Folge hat, im dritten zur Gehirnerweichung auf der verletzten Seite führt.

Natürlich machen sich die Zeichen der ungenügenden oder aufgehobenen Ernährung zunächst und am deutlichsten in den am weitesten peripher gelegenen Teilen des Verbreitungsgebietes der unterbundenen Arterie geltend. Das Glied wird blaß, später — indem bei der mangelnden vis a tergo auch der venöse Blutrückfluß gehemmt ist — leicht cyanotisch; es fühlt sich kalt an, die Sensibilität stumpft sich ab, Parästhesien, Ameisenkriechen, oft auch heftige Neuralgien quälen den Kranken. Der Puls in der Radialis oder Tibialis postica resp. Dorsalis pedis ist überhaupt nicht oder nur als fadenförmige Welle zu fühlen. Mit der Erweiterung der kollateralen Gefäßbahnen bessern sich die Erscheinungen wieder. Normale Färbung, Temperatur und Gefühl kehren zurück und in kürzerer oder längerer Frist kommt es im günstigsten Falle zur völligen Restitutio ad integrum. Im ungünstigen nehmen die subjektiven Beschwerden, speziell die Schmerzen zu, die peripheren Teile werden ganz gefühllos, die Haut färbt sich stellenweise bläulichrot, zeigt eine Art von Totenflecken, schließlich kommt es zur Nekrose, die sich bald auf die Spitzen der Zehen oder Finger beschränkt, bald über einen ganzen Fuß, ja den Unterschenkel ausbreitet.

Bleibt die Ausbildung eines Kollateralkreislaufes überhaupt aus, so ist das Schicksal des Gliedes schon binnen wenigen Stunden entschieden.

Die neueren Erfahrungen, die bei Embolien von Arterien mit operativer Entfernung des Embolus gemacht worden sind, zeigen, daß schon nach etwa 4 bis längstens 6 Stunden das Glied durch diese Operation nicht mehr erhalten werden konnte. — Nach einer Statistik von WOLF erfolgte Nekrose nach Unterbindung der Arteria iliaca communis in etwa 50%, der iliaca externa in 11,2%, der Arteria femoralis communis in 25%, der Arteria femoralis externa in 12,7%, der Poplitea in 14,9%, der Axillargefäße in 15%, der Arteria subclavia in 4,8%, der Arteria anonyma in 0%.

Beschwerden, bestehend in Störungen der Sensibilität, Ameisenkriechen, ausstrahlenden Schmerzen, Neigung zur Anschwellung der peripheren Teile bleiben leider, auch wenn es nicht zum Absterben des Gliedes kommt, oft lange, vielfach dauernd bestehen und können die Arbeitsfähigkeit stark herabmindern.

Abgesehen von den Hindernissen, die sich der Ausbildung eines kollateralen Kreislaufes entgegenstellen, hängt der Ausgang natürlich auch von der Empfindlichkeit der betreffenden Gewebe ab, je nachdem diese eine ungenügende Ernährung längere oder kürzere Zeit vertragen. Es reagiert das Gehirn anders als die Hand oder der Fuß.

Allzu großen Einfluß hat die Therapie auf den Endausgang der *Ligatur* eines *Hauptarterienstammes* leider nicht. Immerhin kann und soll sie doch manches tun, um die Ausbildung eines kollateralen Kreislaufes zu erleichtern. Absolute Ruhe des Patienten, Anregung der Herztätigkeit durch Alkoholika, Campher, Digitalis usw., künstliche Erwärmung der in ihrer Ernährung beeinträchtigten Teile durch Wärmflaschen, warme Sandsäcke, mit Tüchern umhüllte heiße Ziegelsteine oder dgl. und entsprechende Lagerung des Gliedes, das sind die spärlichen Mittel, die in Betracht kommen. Was den letzten Punkt betrifft, so würde natürlich eine Tieflagerung des verletzten Gliedes, ein Herabhängenlassen die Blutzufuhr begünstigen, falls nicht die durch solche Lagerung bedingte Erschwerung des venösen Blutrückflusses hinderlich wäre und die Gefahr noch steigerte. Man bevorzugt eine leichte Erhebung des operierten Gliedes über die Horizontale. Starke Elevation wäre ebenso unpassend, wie ein Herabhängenlassen. Daß der Verband natürlich mit äußerster Vorsicht angelegt werden muß, um jede Behinderung der Zirkulation zu vermeiden, ist selbstverständlich.

Nach *Unterbindung größerer Venenstämme* paßt hingegen starke Hochlagerung, am besten oft vertikale Suspension. Die Gefahr der Gangrän droht allerdings fast nur nach Ligatur der Vena femoralis dicht unterhalb des Ligamentum Pouparti. Man hielt sie früher für unvermeidlich. Zahlreiche Beobachtungen haben indes hinlänglich bewiesen, daß diese Befürchtung zu weit ging. Bei aseptischem Verlaufe kann Heilung erfolgen. Gleichzeitig die Arterie zu unterbinden, wovon manche eine Besserung der Zirkulation erhofften, hat sich nicht nur als unnütz, sondern als schädlich erwiesen. Recht häufig beobachten wir indes bei Unterbindung größerer Venen lang anhaltende erhebliche Stauungserscheinungen: die peripher von der Ligatur gelegenen Venen sind stark erweitert, das Hauptvenennetz schimmert deutlich durch die Haut durch; letztere ist bläulich verfärbt; ein Stauungsödem führt zu oft beträchtlicher teigiger Schwellung und behindert die Funktion; die Muskulatur leidet in ihrer Ernährung, alle Gewebe sind minder widerstandsfähig, leichter zu Entzündungen geneigt. In der ersten Zeit eleviert man das Glied, dessen Hauptvene unterbunden werden mußte, ziemlich steil. Sowie der Patient wieder umhergehen kann, sucht man durch exakte Bindeneinwicklung der Extremität von der Peripherie nach dem Zentrum einer zu starken Venendilatation entgegenzuarbeiten und sorgt durch Massage und Bewegung für schnellere Resorption der Ödemflüssigkeit, raschere Abschwellung der Teile und Wiederkräftigung der Muskulatur. Freilich vergehen oft mehrere Monate, bis die letzten Stauungserscheinungen geschwunden sind.

Ausschaltungen kleiner Venengebiete machen wegen der zahlreichen Kollateralen gar keine Störung. Ja die Erweiterung der letzteren erfolgt nicht selten rascher, als man wünscht, und führt z. B. nach Exstirpation von Unterschenkelvarizen, leicht zum raschen Rezidiv.

Hier und da wurde im Anschluß an Unterbindung großer Gefäßstämme fortgesetzte Thrombose und Embolie beobachtet. Diese Gefahr ist jedoch gering, zeigte doch schon Baumgarten, daß der definitive Verschluß eines unterbundenen Gefäßes bei aseptischem Verlauf ohne Thrombose erfolgen kann. Kommt es aber ja zur Gerinnselbildung im Gefäßstumpf, so pflegt ein solcher, bis zur nächsten Kollateralen reichender Thrombus sich in der Regel zu organisieren.

Nicht so selten kommt es hingegen zur Thrombose und völligem Gefäßverschluß *nach der Gefäßnaht*, sowohl der seitlichen wie zirkulären. Der Zweck der Operation, die Erhaltung der Gefäßlichtung für den Blutstrom wird damit natürlich vereitelt und gestalten sich die weiteren Verhältnisse wie nach primärer Gefäßligatur. Werden durch solche Vorkommnisse die Erfolge der Gefäßnaht auch etwas eingeschränkt, so kommen ihre großen Vorzüge vor der Unterbindung in der überwiegenden Mehrzahl der Fälle doch voll zur Geltung. Der Blutstrom bleibt erhalten, die Gefahr der Nekrose ist beseitigt.

Daß aus den Stichkanälen der Gefäßnaht nach Abnahme der konstringierenden Binde einige Tröpfchen Blut aussickern, ist etwas gewöhnliches; durch Aufdrücken einiger Tupfer steht die Blutung bei gut angelegter Naht binnen kürzester Zeit, eine Nachblutung ist kaum zu befürchten.

Was von der Gefäßnaht gilt, gilt in gleichem Maße von der *Gefäßtransplantation* zum Ersatz von Gefäßdefekten. Trotz ihres wesentlich kleineren Lumens hat sich nach LEXER die Vena saphena auch als Ersatz eines Stückes der Art. iliaca bewährt; sie weitet sich mit der Zeit zu größerer Weite aus.

Die Nachbehandlung hat nach der Gefäßnaht wie der Gefäßtransplantation die gleichen Regeln zu beachten, wie nach der Gefäßligatur.

Dem Gesagten ist für die Nachbehandlung der modernen Operation eines *Aneurysma* mittels Exstirpation des ganzen Sackes kaum noch etwas hinzuzufügen, handelt es sich dabei doch immer um eines der schon besprochenen Verfahren, Ligatur, Gefäßnaht oder Gefäßtransplantation. Mußte man sich wegen Unmöglichkeit der Exstirpation mit der älteren Methode der Unterbindung des zuführenden Gefäßes allein begnügen, dann pflegt danach die Pulsation des Aneurysmasackes meist sofort aufzuhören, der Tumor kleiner und derber zu werden. Eine wirkliche Heilung aber ist selten. Von den Kollateralen strömt rückläufig wieder Blut in den Sack und es kommt zu einem Rezidiv. Nach Ligatur des zu- und abführenden Gefäßes, Spaltung, Ausräumung und Tamponade des Sackes hat man namentlich auf eine eventuelle Nachblutung aus einer in den Sack mündenden, bei der Operation übersehenen Kollateralarterie zu achten.

Über Verlauf und Nachbehandlung nach *Varizenoperationen* soll erst im speziellen Teile gesprochen werden.

Operationen am Lymphgefäßsystem. Spezielle Regeln über die Nachbehandlung nach Operationen am *Lymphgefäßsystem* habe ich Ihnen nicht zu geben. Hier genügt alles das, was ich Ihnen über die Nachbehandlung von Wunden im allgemeinen mitgeteilt habe. Erwähnen möchte ich nur, daß nach ausgedehnten Exstirpationen von Lymphdrüsen zuweilen schwere, langandauernde Lymphstauungen in dem peripheren Ursprungsgebiet der zu diesen Drüsen führenden Lymphgefäße beobachtet wurden. Man behandelt sie mit Massage und komprimierenden Bindeneinwicklungen. Ausnahmsweise kommt es auch einmal nach Läsion eines größeren Lymphgefäßes oder einer Lymphgefäßektasie zu einer Lymphfistel, aus der wochen-, ja monatelang Lymphe in reichen Mengen ausfließt. Ihre Heilung macht oft große Schwierigkeiten. Erfolgt sie nicht durch Narbenkontraktion schließlich spontan, so müßte man zunächst Kauterisationen mit Höllenstein oder einem feinen Platinbrenner oder der elektrischen Glühschlinge versuchen. Im Falle des Mißlingens käme die Spaltung der Fistel, Bloßlegung und Unterbindung des verletzten Lymphgefäßes in Betracht. Auf die seltene Läsion des Ductus thoracicus und ihre Folgen komme ich im speziellen Teile zu sprechen.

Operationen am peripheren Nervensystem. Von den *Operationen am peripheren Nervensystem* interessieren uns namentlich die *Nervennaht*, die *Neurolysis*, die *Nervendehnung* und die *Nervenresektion*.

Wir erstreben durch die *Naht eines durchtrennten Nerven* die unmittelbare Wiedervereinigung der beiden Nervenstümpfe ohne Zwischenschaltung irgend welcher nennenswerten Bindegewebsnarbe.

Eine wirkliche prima reunio in dem Sinne, daß eine sofortige Verklebung der Nervenfasern beider Stümpfe erfolge, die Leitung sich sogleich vom zentralen zum peripheren Ende wiederherstelle, die Funktionsstörung demnach sogleich durch die Naht behoben werde, ist zwar wiederholt beschrieben worden, dürfte indes in Wirklichkeit kaum vorkommen. Den Schilderungen liegen höchst wahrscheinlich Beobachtungsfehler zugrunde. Es degenerieren vielmehr nach der Durchschneidung eines Nerven, wie dies zahlreiche experimentelle und mikroskopische Untersuchungen erwiesen haben, regelmäßig in beiden Stumpfenden eine Anzahl von Fasern, im peripheren die motorischen, im zentralen die zu den Tastkörperchen der Haut führenden sensiblen Fasern. Die Regeneration soll nach Untersuchungen von BALLANCE und STEWART nicht, wie man früher annahm, durch Auswachsen der Achsenzylinder vom zentralen Segment aus vor sich gehen, sondern vornehmlich durch einen Proliferationsprozeß der Neurilemmazellen oder Neuroblasten des distalen Nervenstranges. Die Wiederherstellung der Funktion erfolgt erfahrungsgemäß um so sicherer, je weniger Narbengewebe die beiden Stümpfe trennt.

Um nun eine solche Heilung zu erzielen, hat die Nachbehandlung in genau der gleichen Weise, wie bei der Muskelnaht für Entspannung der genähten Teile bis zur erfolgten organischen Vereinigung zu sorgen, im übrigen die allgemeinen Regeln der Wundnachbehandlung zu beachten. Hiermit ist indes durchaus nicht alles getan. Eine früh einzuleitende und konsequent durchzuführende elektrische Kur mit galvanischen und faradischen Strömen soll die Wiederherstellung der Leitungsfähigkeit befördern; der Atrophie der gelähmten Muskulatur ist entgegenzuarbeiten; die Entstehung von Kontrakturen infolge Aktion der Antagonisten ist zu verhüten. Massage und passive Bewegungen, Verbände mit Schienen, Heftpflaster, Gummischnüren, die die Aktion der gelähmten Muskeln nachahmen usw., sind die Mittel, deren wir uns zur Erreichung dieses Zieles bedienen.

Freilich gelingt es auch bei aller Sorgfalt nicht, die Atrophie der gelähmten Muskeln völlig zu verhindern, wie schon die Änderung der elektrischen Erregbarkeit zeigt. Diese sinkt nach Durchschneidung eines Nerven bei Reizung vom Nerven aus distal von der Durchtrennungsstelle für beide Stromesarten bis zum schließlichen Verschwinden innerhalb 7—12 Tagen. Auch die Erregbarkeit bei Reizung vom Muskel aus wird zunächst für beide Stromesarten herabgesetzt; doch während die für den faradischen Strom schließlich ganz schwindet, bleibt die für den galvanischen noch eine Zeitlang erhalten, ja steigert sich sogar wieder etwas, ist aber gegenüber der Norm verändert: die Anoden-Schließungs-Zuckung wird größer als die Kathoden-Schließungs-Zuckung, die Anoden-Öffnungs-Zuckung kleiner als die Kathoden-Öffnungs-Zuckung; dabei erfolgt die Kontraktion des Muskels langsam, träge. Man bezeichnet dies Verhalten als Entartungsreaktion. Schließlich schwindet auch die galvanische Erregbarkeit vollständig. — Mit eintretender Regeneration kehrt die normale Erregbarkeit zunächst für den galvanischen Strom langsam wieder zurück. Insofern gibt uns die Prüfung der elektrischen Erregbarkeit ein Mittel an die Hand, die Fortschritte in der Regeneration nach Ausführung der Nervennaht zu beobachten und ist für die Stellung der Prognose nicht ohne Wichtigkeit. Freilich bedarf es, um klinisch den Beginn der Regeneration festzustellen, keiner schwierigen elektrischen Untersuchung aus dem Grunde, weil, wie ERB gezeigt, die Erregbarkeit der Muskulatur durch den Willen früher eintritt, als die durch den elektrischen Strom, m. a. W. weil die aktive Motilität schon zu einer Zeit wieder bemerkbar wird, zu welcher die elektrische Erregbarkeit noch nicht zurückgekehrt ist.

Diese Wiederherstellung der Funktion nach der Nervennaht erfolgt nun in sehr verschiedenen Zeiträumen, im allgemeinen um so früher, je weiter peripher die

Nerven durchschnitten waren. Die Annahme, daß die Restitution um so sicherer und rascher erfolge, je früher die Nervennaht ausgeführt wird, ist nicht ohne Einschränkung allgemein gültig. Lewin fand bei Durchsicht des Materials der von Mikuliczschen Klinik, daß keineswegs die frischesten Fälle eo ipso die günstigste Prognose bieten; andererseits erzielte die Nervennaht oft gute Erfolge in Fällen, in denen die Lähmung schon mehrere Jahre bestand. — Vor Ablauf von 3 Monaten macht sich selten die Wiederkehr der Funktion bemerkbar; oft aber zögert ihr Beginn 5, 6 Monate und länger. Die völlige Wiederherstellung erfolgt nach Durchtrennung größerer Nervenstämme, wenn überhaupt, erst binnen einem oder selbst mehreren Jahren.

Man verliere die Geduld also nicht zu früh und höre nicht vorzeitig mit Elektrizität, Massage, Bädern, Bewegungen auf! Die Sensibilität kehrt früher zurück als die Motilität, oft sogar auffallend zeitig. Doch beweist dies nichts für die Restitution des durchtrennten Nerven, da Anastomosen funktionell eintreten können; vermißt man doch zuweilen unmittelbar nach der Durchschneidung eine Anästhesie der Haut an Stellen, wo man sie dem anatomischen Verbreitungsgebiete des verletzten sensiblen Nerven nach vermuten müßte. Beweisend für die Regeneration der Nerven und prognostisch günstig für den Erfolg der Operation ist erst die erste Andeutung der wiederkehrenden aktiven *Motilität*.

Was von der Nervennaht gesagt wurde, gilt in gleicher Weise auch von der wiederholt mit Erfolg ausgeführten *Nervenpfropfung* des distalen Endes eines durchtrennten in einen gesunden Nervenstamm, z. B. des N. facialis auf den N. accessorius. Der Erfolg der Operation zeigt sich auch hier frühestens nach Ablauf einiger Monate.

Etwas anders liegen die Dinge hingegen nach der *Neurolyse* eines durch Narbe oder Callusmasse, eine Exostose oder ein disloziertes Fragment oder einen luxierten Gelenkkopf u. dgl. gedrückten oder gezerrten Nervenstammes. Hier kann, wie zahlreiche Beobachtungen sicher beweisen, der Beseitigung des schädigenden Momentes der funktionelle Erfolg sofort oder doch binnen sehr kurzer Zeit folgen; in der Mehrzahl der Fälle läßt er freilich auch Wochen und Monate auf sich warten. Es hängt dies ganz von Grad und Dauer der schädlichen Kompression und der dadurch bedingten anatomischen Veränderungen der Nervensubstanz ab. War es bereits zur völligen Degeneration der Achsenzylinder gekommen, so kann die Funktion natürlich auch erst, wie nach der Nervennaht, allmählich entsprechend der fortschreitenden Regeneration der Nerven zurückkehren. Bis dahin hat die Nachbehandlung zunächst freilich nur auf die ungestörte Wundheilung, dann aber, also nach durchschnittlich 10—14 Tagen, auf Verhütung zu weitgehender Muskelatrophie und Kontrakturen durch regelmäßige Massage, Elektrizität, passive Mobilisierung Bedacht zu nehmen. Beeinträchtigt wird die Prognose der Neurolyse einigermaßen noch durch die Gefahr eines Rezidivs infolge erneuter Kompression durch Narbenschrumpfung oder neue Calluswucherung. Gegen diese Gefahr ist auch die beste Nachbehandlung ziemlich machtlos; sie vermag höchstens durch methodische Bewegungen des verletzten Gliedes bis zu einem geringen Grade der neuen Fixation des Nerven entgegenzuarbeiten. Dem Rezidiv nach Möglichkeit vorzubeugen ist vielmehr Aufgabe des Operateurs durch sofortige passende Verlagerung des gelösten Nerven aus dem gefährdeten Gebiete und Sorge für aseptische prima intentio.

Da auch die Resultate der *Nervendehnung*, soweit wir heute wissen, wesentlich auf einer Beweglichmachung eines fixierten oder gezerrten Nerven beruhen, so gilt auch für sie das eben von der Neurolyse Gesagte.

Nach der *Neurotomie* und *Neurektomie* hat sich der Arzt, fast rein exspektativ und beobachtend zu verhalten. Am ersten und den nächstfolgenden Tagen klagen viele Operierte freilich noch über die gleichen, wenn auch meist selteneren Schmerzanfälle, wie vor der Operation, und bedürfen großer Dosen Morphium; der volle Erfolg pflegt sich erst mit Nachlaß der durch die Durchschneidung bedingten Reizung des Nervenstammes nach einigen Tagen einzustellen; nur wenige Patienten fühlen sich sogleich von ihren Beschwerden gänzlich befreit. Bei beiden fällt es indes oft auf — ich habe es schon oben kurz angedeutet —, daß die Anästhesie sich auf einen weit engeren Bezirk beschränkt, als man von vornherein erwarten dürfte, manchmal sogar auch in diesem rasch völlig verschwindet, ohne daß deshalb die Neuralgien von neuem auftreten müßten. Wie diese rasche Wiederkehr der Sensibilität zu verstehen ist, ist noch nicht ganz klar; in einem Teile der Fälle, wenn nicht in allen, dürften Anastomosen die Leitung übernehmen. Die Heilungsdauer wechselt nach der Nervenresektion außerordentlich. Manche Patienten werden freilich radikal geheilt, bei anderen kehrt indes leider nur allzuoft ein Rezidiv zurück, gegen das selbst die Resektion des Ganglion Gasseri nicht immer mit Sicherheit schützt. Man versucht dann zunächst wohl immer wieder die gleichen Mittel, wie vor der Operation, gibt Narkotika oder Atropin, Chinin in großen Dosen, Arsenik, Jod usw., zieht den konstanten elektrischen Strom in Anwendung, beseitigt etwa vorhandene habituelle Obstipation durch Abführmittel, sorgt für geregelte Verdauung, injiziert nach dem Vorgange von Neuber 1% Osmiumsäure in die Nervenkanäle, ein Verfahren, das von Anschütz von neuem empfohlen wurde, und sieht auch hie und da die Beschwerden sich wieder mildern, sogar völlig zurückgehen. Meistens lassen diese Mittel indes, war überhaupt einmal eine Operation nötig geworden, auch bei einem Rezidiv fast ganz im Stich, so daß man die Vornahme neuer Operation in Erwägung ziehen muß. Dies ist um so mehr angezeigt, als die Ursache der Rezidive vielfach in einem Wiederauswachsen und einer fast vollständigen Regeneration des sezierten Nervenstammes zu suchen ist.

Eine gewisse Sorgfalt beansprucht nach allen den genannten Eingriffen die Prophylaxe resp. die Therapie trophischer Störungen. Ödematöse Anschwellungen der peripheren Teile sind durch leicht komprimierende Einwicklungen, Sprödigkeit der Haut durch Reinhalten, Bäder und Einfetten mit Vaseline oder Glycerin, Zirkulationsstörungen durch Hochlagerung, Massage zu behandeln. Trophische Störungen des Auges, wie sie nach Resektion des II. Trigeminusastes hier und da zu beobachten sind, namentlich die nicht seltene Keratitis, erfordern zunächst einen Schutz des Auges durch einen schwach komprimierenden, das Auge ruhig stellenden Bindenwatteverband, Einträufeln von Atropin und die auch sonst bei den gleichen Affektionen übliche ophthalmologische Therapie.

Nur noch wenige Worte über den Verlauf nach Injektion von Flüssigkeit in und um einen peripheren Nerven! Die Indikationen zu diesen in den letzten Dezennien häufig ausgeführten Operationen sind sehr verschieden, und muß man unterscheiden diejenigen, welche den Nerven nur vorübergehend, von denen, die ihn dauernd außer Funktion setzen sollen. Von der ersten Gruppe wird wohl am häufigsten ausgeführt die Anästhesie des Plexus brachialis durch Injektion von $\frac{1}{2}-1\%$ Novocainlösung in und um den Nerven, eine Operation, die aber auch analog an der unteren Extremität hier und da in Anwendung kommt. Sie verursacht, technisch richtig ausgeführt, eine 2—3 Stunden andauernde sensible und motorische Lähmung des bzw. der betreffenden Nerven, ermöglicht also in seinem Verbreitungsgebiet die Vornahme jeder Operation ohne Allgemeinnarkose. Anfänglich hielt man den Eingriff für völlig ungefährlich, bald aber wurden Beobachtungen laut von unmittelbar nach der Plexusinjektion einsetzenden bedrohlichen Zuständen, heftigen, stundenlang anhaltenden Schmerzen in der Brust mit Atemstörungen. Man deutet sie als Reizungserscheinungen von seiten der versehentlich angestochenen Pleura. Zum Glück gehen diese Beschwerden meist rasch wieder ohne bleibenden Schaden zurück; Todesfälle danach sind mir nicht bekannt geworden. — Hingegen sind in der neueren Literatur eine Anzahl von Fällen mitgeteilt, in denen nach der Plexusanästhesie sich Zeichen einer schweren Neuritis einstellten, mit heftigen, lang anhaltenden Schmerzen, Gefühlsstörungen, Ameisenkriechen, aber auch motorischer Lähmung, am häufigsten im Bereich des Nervus radialis, Störungen, die trotz aller Behandlung mit Wärme, Diathermie, Massage, Elektrizität usw. monatelang dauerten, sich nur ganz allmählich besserten, aber in einzelnen Fällen selbst nach Jahresfrist noch nicht ganz verschwunden waren und die Arbeitsfähigkeit der Betroffenen lange Zeit herabsetzten. Die Ursache dieser zum Glück nur ausnahmsweise in bisher nur wenigen Fällen aufgetretenen Komplikation ist noch nicht geklärt; sie ist zu selten, um die sonst so vortreffliche Methode völlig zu diskreditieren; aber als völlig ungefährlich darf man die Plexusanästhesie nicht mehr bezeichnen.

Zur vorübergehenden Schmerzbetäubung leistet die Novocaininjektion in und um den Nervus ischiadicus bei Behandlung der Ischias oft gute Dienste, aber auch nur vorübergehend; sie muß daher mehrfach wiederholt werden. Auch nach ihr sind länger anhaltende motorische Störungen mehrfach beschrieben worden.

Über Wert und Folgen der zwecks Daueranästhesie vielfach geübten Injektion von Alkohol in die Nervenkanäle wegen tic douloureux des Nervus trigeminus soll erst im speziellen Teile gesprochen werden.

Zwölfte Vorlesung.

Nachbehandlung nach Operationen am Knochengerüst.

1. Meißeloperation ohne Aufhebung der Kontinuität des Knochens. 2. Subcutane Frakturen. 3. Komplizierte Frakturen und Kontinuitätsresektionen des Knochens, sowie Gelenkresektionen, nach denen man Heilung mit Ankylosierung anstrebt. Komplikation durch Eiterung. Verzögerte Konsolidation.

Bei den zuletzt besprochenen Eingriffen ist die Nachbehandlung zwar nicht gleichgültig, das Wesentliche aber doch mit der Operation selbst getan. Nicht so bei vielen Operationen am Knochengerüst. Hier fällt dem die weitere Behandlung leitenden Arzt fast eine gleich große Aufgabe zu, wie dem Operateur, ein gleich großer Teil an Mühe, Sorgfalt und Geschicklichkeit, wie am definitiven Erfolge.

Meißeloperationen. Betrachten wir zunächst diejenigen Eingriffe, bei denen *der Knochen nur an- oder aufgemeißelt wird, seine Kontinuität indes erhalten bleibt,* wie sie erforderlich werden bei akuten, wie chronischen Osteomyelitiden, Nekrotomien, Knochenabscessen, Knochencysten, gutartigen Knochengeschwülsten! Allen diesen Operationen ist gemeinsam das Rückbleiben einer starrwandigen Knochenwundhöhle, die sich nur allmählich mit Granulationen zu füllen und zu heilen vermag.

Je nach Art des gewählten operativen Verfahrens gestalten sich aber Heilungsverlauf und Nachbehandlung etwas verschieden.

Bei der SCHEDEschen Behandlung unter dem feuchten Blutschorf ist letztere äußerst einfach, sowie es gelungen ist, die Wunde absolut aseptisch zu machen. Unter einem Verbande kann die Heilung mit lineärer Hautnarbe erfolgen. Aber nur zu häufig mißlingt diese Asepsis. Die Blutkoagula zerfallen, es kommt zur Eiterung und es tritt Fieber auf. Das Beste bleibt dann wohl immer, die Wunde schleunigst wieder zu öffnen, alle Blutkoagula auszuräumen und die Höhle zu tamponieren oder zu drainieren, kurz gesagt, jetzt noch die Behandlung einzuschlagen, die man unter Verzicht auf den feuchten Blutschorf sonst von vornherein anzuwenden genötigt ist.

Fast das gleiche gilt von der Plombierung derartiger Knochenhöhlen, welches Material man auch zur Plombe wählt. Die anstandslose Einheilung und damit die schnelle vollständige Wiederherstellung des Patienten bildet, wenigstens nach den Operationen, die wegen Eiterungen vorgenommen wurden, leider nicht die Regel. Selbst die von MOSETIG-MOORHOF empfohlene und von ihm selbst allerdings mit sehr gutem Erfolge benutzte Jodoform-Wallrathmischung stößt sich oft wieder aus. Trotz fieberfreien Verlaufes und bei geringer Sekretion bilden sich in den Nahtlinien Fistelöffnungen, in denen die gelbe Jodoformmasse erscheint, und die sich erst wieder schließen, nachdem der letzte Rest des Fremdkörpers, sei es durch die nachwachsenden Granulationen nach außen ausgestoßen oder mit dem scharfen Löffel entfernt worden ist.

Bessere Resultate, Heilung ohne nachträgliche Fistelbildung, ergibt die Ausfüllung des Knochendefektes mit einem großen, der Umgebung oder der Regio glutaealis entnommenen Fettlappen oder einem gestielten Muskellappen, z. B. die Transplantation der unteren Hälfte des Musculus sartorius in eine Höhle des unteren Femurendes oder auch eines der Tibia entnommenen Knochenstückes. Bedingung ist freilich, daß es gelungen ist, die Knochenwundhöhle aseptisch zu machen. Die Weichteilwunde wird dann über dem Transplantat in der Regel ohne Drainage durch Naht geschlossen.

Für gewöhnlich stopft man die Wundhöhlen mit einer antiseptischen Gaze (Jodoform-, Airol-, Silbergaze oder dergleichen) aus — vollständig oder nach Verkleinerung der Hautwunde durch Naht — und überläßt sie der Heilung per secundam. Verlauf und Behandlung gestalten sich dann analog dem tamponierter Weichteilwunden; nur erfordert die Heilung wegen der Starrwandigkeit der Höhle längere Zeit und zwar, je nach der Größe des Defekts und der ursächlichen Erkrankung, bald nur 2—3 Wochen, bald 6—12 Monate und darüber. Nur die erste gleich im Anschluß an die Operation vorgenommene Tamponade wird behufs Blutstillung fest, jede folgende nur locker ausgeführt, durchschnittlich in Zwischenräumen von je 6—8 Tagen. Sowie sich die Wand der Knochenhöhle überall mit Granulationen bedeckt hat, wird die Tamponade durch Salbenverbände ersetzt. Bei rinnenförmig gestalteter Wundhöhle verkürzt man die Heilungsdauer sehr durch Transplantation der granulierenden Wunde nach THIERSCH oder sekundäre Naht der Hautwundränder, nachdem man sie durch weitgehende Unterminierung vorher genügend beweglich gemacht hat. Beides verspricht nur Erfolg, wenn die Granulationen kräftig, gesund, hochrot, die Wundsekretion gering geworden ist.

Die Tamponade hat den Vorteil, die nach der ja meist in Blutleere ausgeführten Operation eintretende, oft nicht unbeträchtliche parenchymatöse Blutung sicher zu stillen, aber den Nachteil, außer der langen Heilungsdauer, daß sich infolge Austrocknung oft noch kleine Knochensplitter nekrotisch abstoßen. Deshalb bevorzugen viele Chirurgen den primären Nahtverschluß der Weichteilwunde unter Einlegung eines Drainrohres.

Die lange Dauer des Leidens, der mit ihm verbundene Säfteverlust beeinträchtigen selbstverständlich das Allgemeinbefinden und erklären das meist blasse Aussehen des Patienten. Soviel als möglich suche man daher die Kranken an die frische Luft zu bringen und lasse sie so früh als möglich aufstehen und zunächst in Gehapparaten umhergehen, wozu sich die BRUNSsche Gehschiene (Abb. 12a und b) vorzüglich eignet. Es lauert das Gespenst des Amyloids, wie der Tuberkulose.

Statt der immerhin etwas kostspieligen BRUNSschen Schiene bediene ich mich vielfach eines nach dem gleichen Prinzip der THOMASschen Schiene hergestellten Gehapparates, den ich mir selbst aus Stabeisen, einem mit Flanell überzogenen Gummiring, Gips oder Wasserglas herstelle (Abb. 13a und b).

Die Gefahr einer sekundären Tuberkulose der Knochenwunde dürfte in Spitälern näher liegen als in der Privatpraxis. Sie bedroht wohl vorzugsweise Individuen, die hereditär tuberkulös belastet, also für Tuberkulose prädisponiert sind, doch auch solche aus ganz gesunden Familien. Ich selbst habe einige Male Gelegenheit gehabt, dieses glücklicherweise seltene Vorkommnis zu beobachten. Äußerste Vorsicht ist dringend geboten, daß man nicht etwa beim Verbandwechsel tuberkulöses Virus auf solche Wunden überträgt. Kommt es ja zu dieser Komplikation, dann nützt bei großen diaphysären Wundhöhlen nur selten noch die lokale Ausräumung; meist wird die Amputation erforderlich.

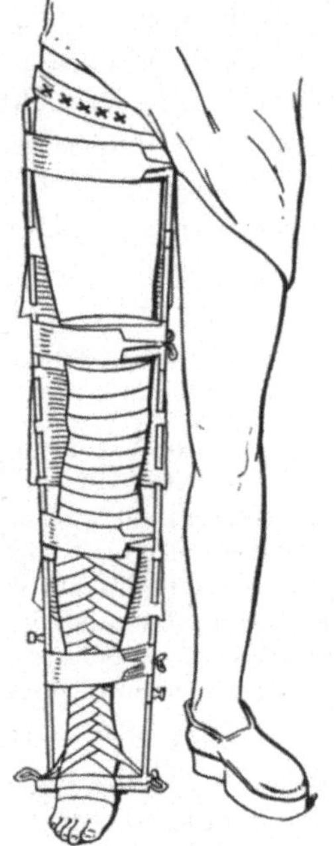

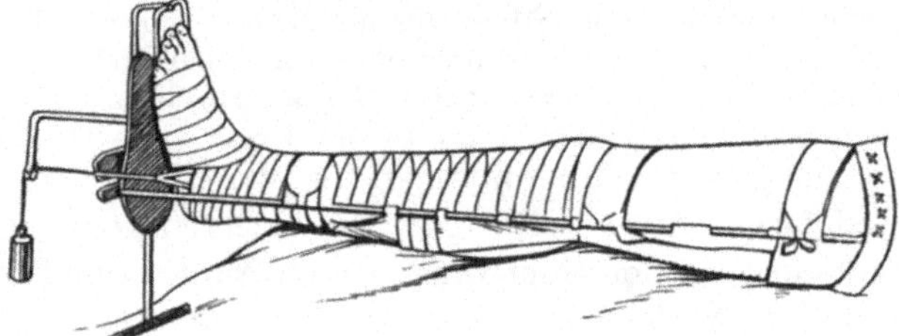

Abb. 12a. BRUNSsche Gehschiene.

Abb. 12b. BRUNSsche Gehschiene als Lagerungsapparat mit Vorrichtung zur Extension.

Die definitive Heilung der in Rede stehenden Aufmeißelung der Knochen erfolgt unter breiter und fester Verwachsung der bedeckenden Weichteile mit dem Knochen. Konnten dieselben über ihm durch Naht vereinigt werden, wurde die Knochenhöhle drainiert, so hat die Verwachsung meist wenig zu bedeuten; sie lockert sich auch noch etwas im Laufe der Zeit, so daß die Teile wieder verschieblicher werden. Bei Heilung per secundam indes bleiben tiefe, trichter- oder kahnförmige Einziehungen zurück, die — an den Extremitäten wenig störend — im Gesicht sehr entstellen. Kleine Narben sind wohl durch Massage noch beweglicher zu machen, bei größeren kann nur eine plastische Operation die Entstellung beheben. — Noch lästiger sind die nach Nekrotomien der Tibia so oft zurückbleibenden schuppenden, dünnen, vollständig unverschieblichen Narben. Sie sind namentlich in den ersten Monaten nach der Heilung sehr leicht verletzlich und geben durch Verschürfungen nicht selten zur Entstehung größerer chronischer Unterschenkelgeschwüre Anlaß. Deshalb hat der Arzt auch nach der eigentlichen

Heilung den Narbenverhältnissen bei solchen Patienten noch lange Zeit seine Aufmerksamkeit zuzuwenden.

Nicht selten wird durch den operativen Eingriff die Tragfähigkeit des Knochens in hohem Maße gefährdet, können doch oft nur schmale Knochenleisten stehen gelassen werden, die wohl die Kontinuität eben aufrecht erhalten, der Funktion des Gliedes indes nicht zu genügen vermögen. Schienen und Apparate müssen daher das Glied so lange entlasten, bis ausreichende Knochenneubildung die verloren gegangene Substanz ersetzt hat. In der Regel läßt dieselbe bei sonst gesunden Individuen nicht allzulange auf sich warten, und nur ausnahmsweise ist man genötigt, dem Gliede für längere Zeit oder gar dauernd eine künstliche Stütze zu geben.

Erwähnt seien noch die nach den in Rede stehenden Eingriffen zuweilen bei jugendlichen Personen zu beobachtenden Wachstumsstörungen. Sie sind seltener die Folge der Operation, als des die Operation erfordernden Grundleidens. Je nachdem durch dieses die knorpelige Epiphysenlinie zerstört oder umgekehrt nur durch Fernwirkung der benachbarten Entzündung in Reizzustand gesetzt wurde, kommt es bald zu Verkürzungen, bald zu abnormen Verlängerungen des operierten Knochens. Am Vorderarm und Unterschenkel können sie, da der zweite gesunde Knochen normales Wachstum behält, zu beträchtlichen Verbiegungen des ganzen Gliedes führen.

Für die Nachbehandlung nach Operationen wegen akuter eitriger Osteomyelitis

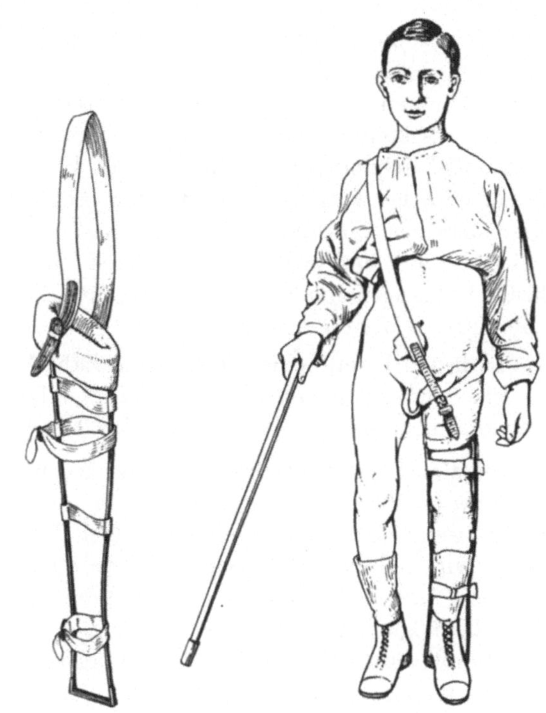

Abb. 13 a. Gehschiene.   Abb. 13 b. Gehschiene.

sei hier noch angeführt, daß öfter als nach breiter Incision von Eiterungen innerhalb der Weichteile Fieber anhält. Für wenige 1—3 Tage ist eine mäßige Temperatursteigerung nach diesen Operationen fast die Regel. Ein länger anhaltendes, insbesondere höheres Fieber deutet indes stets darauf, daß entweder noch ein zweiter Herd, eine Komplikation durch metastatische Erkrankung anderer Organe besteht, oder daß man bei der Operation nicht an das Ende des angegriffenen Herdes gelangt ist. Letzteres passiert natürlich leicht, sowie man sich begnügt hatte, den subperiostalen Absceß zu spalten, ereignet sich aber selbst bei Aufmeißelung der Knochenmarkhöhle. Nur von einem weiteren operativen Eingriff, einer vollständigen Ausräumung des eitrig infiltrierten Knochenmarkes ist alsdann ein rasches Schwinden des Fiebers zu erwarten. Im übrigen sind die früher gegebenen allgemeinen Regeln hier mit doppelter Strenge zu beachten, dem Allgemeinbefinden des Kranken, etwaigen anderweitigen Eiterungen, Entzündungen der benachbarten Gelenke usw. die größte Aufmerksamkeit zuzuwenden, da eben erfahrungsgemäß gerade bei dieser Krankheit solche Störungen die primäre Erkrankung häufig komplizieren.

Auffallend gute Resultate berichtet Löhr von der Behandlung der akuten und chronischen Osteomyelitis mit Lebertransalbe, welche unter dem Namen „Unguentolan" im Handel käuflich ist, sowohl nach einfacher Spaltung subperiostaler Abscesse als nach Aufmeißelung des Knochens. Er füllt die Wundhöhle plombenartig mit der Salbe und näht darüber die Hautwunde unbekümmert ohne Drainage locker zu, legt darüber einen Mullgazewatteverband und fixiert das Glied durch einen sehr ausgedehnten, weit über die Wunde, bei Osteomyelitis der Tibia von den Zehen bis zur Hüfte reichenden Gipsverband. — Nach Löhrs Angaben erfolgt die Heilung weit rascher und mit weit geringerer Abstoßung von kleineren und größeren Sequestern und seltenerem Rückbleiben von Fisteln. Es kommt zur Bildung sehr kräftiger, gesunder Granulationen und oft erstaunlich schneller Epithelisierung rückbleibender Wunden. — Bedingt würde dieser günstige Verlauf durch die dem Lebertran innewohnenden Vitamine, insbesonders das Vitamin A. Wesentlich sei freilich die völlige Ruhigstellung des Gliedes durch den großen Gipsverband, den Löhr unbeschadet eines oft recht lästigen unangenehmen Geruches der mit Eiter durchsetzten Verbandstücke erst nach 10—14 Tagen erneuert.

Es liegen bereits eine nicht kleine Zahl Mitteilungen anderer Chirurgen vor, die gleich gute Ergebnisse erzielten. Einige berichten freilich Versager. Die Frage ist daher noch nicht völlig spruchreif.

Prinzipien der Frakturbehandlung. Nach *Resektionen in der Kontinuität der Knochen* gesellen sich zu den Aufgaben der Wundbehandlung die der Frakturen hinzu, wenigstens in den an Zahl doch bei weitem überwiegenden Fällen, in denen wir Heilung mit knöcherner Konsolidation beabsichtigen. Ohne im Detail auf die *Therapie der subcutanen Frakturen* eingehen zu wollen, möchte ich Ihnen doch in möglichster Kürze die Prinzipien derselben skizzieren; wir erleichtern uns damit die Schilderung der Nachbehandlung jener Operationen.

Wir erstreben die knöcherne Wiedervereinigung der Fragmente in einer der Norm möglichst annähernden Stellung. Durch Zug am peripheren, Gegenzug am zentralen Teile und exakte Koaptation durch seitlichen Druck auf die Bruchstücke an der Frakturstelle suchen wir eine vorhandene Dislokation nach Möglichkeit auszugleichen. Das erzielte Resultat wird durch einen passenden Verband gesichert. Fehlt jede Neigung zur Wiederverschiebung, so genügen zur Fixation Holz-, Draht-, Blech-, Pappschienenverbände mit entsprechender Lagerung. In den meisten Fällen bedarf es indes zur Verhütung einer Wiederverschiebung der Bruchstücke entweder einer wirklichen Immobilisation durch Gips oder permanente Extensionsverbände.

Der *Gipsverband* hat bei Brüchen der Diaphysen der langen Röhrenknochen die beiden benachbarten Gelenke zu umgreifen; bei solchen der Epiphysengegend reicht es meist aus, nur das nächstgelegene Gelenk zu fixieren, den Verband nach der anderen Seite nur bis an das Gelenk heranzuführen. Er findet an der langen Diaphyse resp. den vorspringenden Kondylen der anderen Epiphyse genügend Stützpunkte, um eine neue Dislokation zu verhindern, und es ist zweckmäßig, jede unnötige Ruhigstellung eines Gelenkes zu vermeiden. Finger und Zehen bleiben zur Kontrolle etwa eintretender Zirkulationsstörungen unbedeckt. Ist man der guten Stellung der Bruchstücke sicher, so wäre es freilich am einfachsten, den ersten Verband bis zur Verknöcherung des Callus liegen zu lassen. Es ist dies indes nicht ratsam. Die in den ersten Tagen der Kontinuitätstrennung folgende, durch Blutextravasat und entzündliches Ödem bedingte Anschwellung, die sekundäre Abschwellung der gebrochenen Extremität schließen es aus, daß derselbe Verband, selbst wenn die Gipsbinde direkt auf der Haut abgewickelt wurde, die Teile dauernd sicher fixiert; er lockert sich, und damit wird eine Wiederverschiebung der Fragmente im Verbande möglich.

In der Mehrzahl der Fälle empfiehlt es sich daher, den ersten Verband schon nach 6—8 Tagen, also nach erfolgter Abschwellung der Teile zu erneuern, auch aus dem Grunde, weil man eine etwa noch vorhandene, beim ersten Verband aber infolge der Schwellung übersehene Dislokation dann noch leicht zu korrigieren vermag.

Aber auch den zweiten Gipsverband soll man nicht bis zur definitiven Konsolidation liegen lassen.

Schon bei Brüchen der Diaphyse, weit mehr noch bei solchen der Epiphysengegend, namentlich aber bei Gelenkfrakturen führt die längere Immobilisation zu einer Versteifung der Gelenke, deren Wiederbeseitigung oft ebensoviel, ja mehr Zeit erfordert, als die Heilung des Knochenbruches an sich, oft genug überhaupt nur unvollkommen gelingt. Weglassen jeder unnötigen Immobilisation, frühzeitige, vorsichtige passive Bewegungen und Massage beugen der Gelenkversteifung am sichersten vor.

Bei Diaphysenbrüchen der oberen Extremitäten wechsle man daher die folgenden Verbände alle 10—14 Tage, bei solchen der unteren in Zwischenräumen von 2, längstens 3 Wochen, bei epiphysären, besonders aber bei Gelenkfrakturen, ist es am besten, ihn alle 8 Tage zu erneuern. Beim jedesmaligen Verbandwechsel werden das gebrochene Glied vorsichtig massiert und die Gelenke schonend unter strenger Vermeidung jeder neuen Dislokation bewegt. Der neue Verband wird dann in etwas veränderter Stellung der Gelenke angelegt, um die gleichen Punkte der Gelenkkapsel nicht allzu lange miteinander in Kontakt zu lassen. — Sowie die Konsolidation soweit vorgeschritten ist, daß der Callus zwar noch nicht knöchern fest geworden, aber doch der Wiedereintritt neuer Verschiebung nicht mehr zu fürchten ist, massiert und mobilisiert man die Gelenke am besten täglich oder doch jeden zweiten Tag.

Gerade für diesen Teil der Nachbehandlung empfiehlt sich außerordentlich der Gipsschienenverband. Die Umständlichkeit des zirkulären Gipsverbandes verleitet sehr dazu, ihn möglichst lange liegen zu lassen. Die Schiene ist rasch ab- und nach der Massage wieder angewickelt. Sie fixiert ebensogut, wie der zirkuläre Verband, sichert also die nötige Immobilisation, solange dies irgendwie erforderlich ist, und erlaubt andererseits leicht die Bewegung der Gelenke.

Auf das Verhalten bei Verzögerung der Konsolidation wird später eingegangen werden.

Das geschilderte Verfahren kürzt nicht nur die Heilungsdauer bis zur Wiederherstellung der Erwerbsfähigkeit beträchtlich ab; es gewährt auch ungleich bessere funktionelle Resultate. Mit beendeter Konsolidation sind auch die Gelenke oft schon wieder frei beweglich und funktionstüchtig. Selbst nach Gelenkfrakturen ist die früher so sehr zu fürchtende Ankylose selten geworden. Stellt sich auch die volle Beweglichkeit hier manchmal erst bei längerer Übung im Verlaufe einiger Monate wieder her, so hindert der geringe Grad rückbleibender Bewegungsstörung doch den Gebrauch des Gliedes meist nur wenig; oft genug kommt es schließlich noch zur fast völligen Restitutio ad integrum.

Es bedarf kaum eines Hinweises darauf, daß die Rücksicht auf die Beweglichkeit des Gelenkes uns natürlich nicht zu dem entgegengesetzten Fehler verleiten darf, eine Pseudarthrose zu begünstigen. Bei Brüchen der Epiphysengegend ist eine solche nicht so leicht zu befürchten; bei Frakturen der Diaphyse ist andererseits das Gelenk durch die Ruhigstellung nicht in gleich hohem Maße gefährdet. Bei ihnen muß die Immobilisierung der Fragmente bis zur Vollendung der Konsolidation beibehalten werden.

BÖHLER verficht auf Grund seiner reichen Erfahrungen an großem Unfallmaterial andere Grundsätze. Eine Versteifung eines gesunden Gelenkes durch lange Ruhigstellung im Gipsverband selbst bis zu einem Vierteljahre fürchtet er durchaus nicht, selbst nicht nach schweren Gelenkverletzungen z. B. Zerreißung der Kreuzbänder bei Kniegelenkluxation. Die nach Abnahme eines Gipsverbandes vorhandene mäßige Bewegungsstörung bessere sich bei passender Nachbehandlung, die vor allem in *aktiven* Bewegungen, nicht in passiven und nicht in Massage bestünde, verhältnismäßig rasch bis zur vollen Wiederherstellung der Funktion. Voraussetzung und Bedingung sei nur die durch Röntgenkontrolle festzustellende vollständige Reposition und Adaption der Fragmente und Mobilisierung der benachbarten, vom Verband freizulassenden Gelenke, also bei Knieverletzung des Fuß- und Hüftgelenkes von Anfang an.

Es bleiben weitere Erfahrungen anderer Chirurgen mit dieser Methode abzuwarten. Zur Zeit werden die oben geschilderten Maßnahmen von der Mehrzahl der Chirurgen vertreten.

Der *Extensionsverband*, früher fast nur bei Oberschenkelfrakturen in Anwendung gezogen, wird jetzt vielfach auch bei Behandlung anderer Knochenbrüche jeder Art vor dem Gipsverband bevorzugt. Er beugt am Oberschenkel entschieden sicherer einer stärkeren Verkürzung vor, erleichtert aber vor allem die Mobilisierung der Gelenke und läßt bei komplizierten Frakturen die Wunde zum Verbandwechsel frei.

Wählt man den früher allein üblichen, aber auch jetzt noch fast unentbehrlichen Heftpflasterextensionsverband, dessen Technik wir ja schon früher kennengelernt haben, so soll die Längsstrecke je nach der Dicke der Extremität etwas, eventuell bis handbreit über die Bruchstelle hinauf angelegt werden. Die Befürchtung, dadurch die Wirkung des Zuges aufzuheben, ist bei richtiger Technik unbegründet, da sich der Zug ja erst durch die verschieblichen Weichteile hindurch auf das untere Bruchstück fortsetzt. Eine nur bis zur Frakturstelle reichende Längsstrecke gleitet infolge ihrer Kürze zu leicht trotz bester Qualität des Pflasters ab. Man klebt ja deshalb den Pflasterstreifen bei Oberschenkelfrakturen auch an beide Seiten des Unterschenkels. Ein solcher Verband hat aber den Nachteil, daß er nur in Streckstellung des vom Pflasterstreifen überbrückten Gelenkes wirkt, dieses daher der Gefahr einer Überdehnung bei stärkerer Zugbelastung ausgesetzt wird. Es kommt dann leicht zu einer gewissen Schlotterung und zu einem Flüssigkeitserguß in das Gelenk.

Man vermeidet sie sicher durch eine am unteren Bruchstück selbst und allein angreifende Extension mit dem STEINMANNschen Nagel, der SCHMERZschen Klammer (Abb. 14) und der KLAPPschen Drahtextension. Jedes dieser Verfahren gestattet eine fast unbegrenzte Zugkraft, verlangt dabei, da der Zug unmittelbar am Knochen angreift, gar keine besonders starke Belastung, läßt die Bruch- bzw. Operationsstelle für Kontrolle und etwaige Verbände, sowie alle Gelenke für die Mobilisierung völlig frei. Ihre Gefahren aber liegen in der, wenn auch kleinen, gelenknahen neuen Verwundung. Trotz aller Kautelen sind sekundäre Infektionen dieser Wunde gar nicht so selten, bedingen dann entlang des ganzen Stichkanales eine oberflächliche Usur und Nekrose des Knochens, hinterlassen daher oft eine langdauernde Fistel, ja gefährden selbst das benachbarte Gelenk. Auf Erhaltung der Asepsis dieser kleinen Stichwunden hat die Nachbehandlung daher in erster Linie zu achten; dies ist anscheinend so leicht, in Wahrheit oft recht schwierig.

Die Extension bekämpft die Verkürzung und Achsenknickung. Zur Beseitigung einer Dislokation ad latus oder ad peripheriam sind oft noch Seiten- und Rotationszüge erforderlich. Lagerung des Kranken auf entsprechender Schiene mit halber Beugung beider, der Fraktur benachbarten Gelenke gestattet eine relativ geringe Gewichtsbelastung.

Notwendig, ja heute unerläßlich ist eine stete Kontrolle während des Heilungsverlaufes einer Fraktur durch mehrfache und zwar von verschiedenen Seiten, nicht nur von vorn nach hinten, vorzunehmende Durchleuchtungen mit Röntgenstrahlen. Erleichtert wird diese ja heute durch die modernen kleinen verschiebbaren Apparate, die nicht nur eine Aufnahme, sondern eine Stellungskorrektur unter Leitung des Auges gestatten, ohne daß der Patient aus seinem Bett gebracht, ohne daß die Extension unterbrochen werden muß.

Eine sorgfältige Frakturbehandlung mittels Extension verlangt die dauernde Überwachung und ist daher sehr schwer im Privathaus, fast immer nur in einer Kranken anstalt durchzuführen.

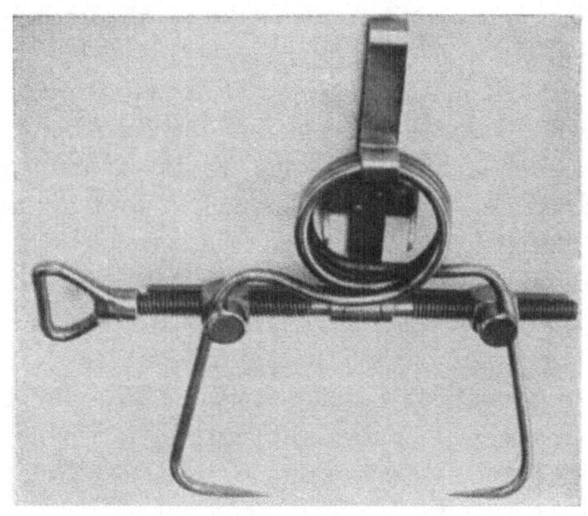

Abb. 14. SCHMERZsche Klammer zur Extension. (Aus Handbuch der prakt. Chirurgie, 6. Aufl., 6. Bd.)

Kontinuitätsresektionen. Den gleichen Gesichtspunkten wie bei der Behandlung der subcutanen Frakturen haben wir nun auch Rechnung zu tragen nach *Resektionen in der Kontinuität des Knochens*, nach lineären oder keilförmigen Osteotomien wegen rachitischer Verbiegungen, wegen schief geheilter Frakturen, nach Operationen bei komplizierten Knochenbrüchen, nach Knochenbolzung, nach Ersatz von Knochendefekten, nach Überbrücken einer Fraktur durch implantierte Knochenstücke u. dgl. mehr. Nur dürfen wir dabei die Wundbehandlung nicht außer Acht lassen. Das gleiche gilt übrigens auch für alle Gelenkoperationen, nach denen wir Heilung mit Ankylose, kein bewegliches Gelenk erstreben, also nach Arthrodesis, vielen Arthrektomien resp. Gelenkresektionen wegen Tuberkulose, speziell am Knie, seltener an einem anderen Gelenke. Wie erreichen wir die doppelte Absicht?

Reaktionsloser Wundverlauf und knöcherne Konsolidation in guter Stellung, das ist das Ziel, das wir uns stecken. In guter Stellung! d. h. in einer solchen, die entweder, wie bei den ersten Beispielen, der Norm möglichst nahe kommt, oder in welcher das Glied, falls es sich um Ausschaltung eines Gelenkes handelt, trotz der Steifheit doch noch möglichst funktionstüchtig ist.

Diese Stellung ist natürlich bei den verschiedenen Gelenken eine verschiedene. Am Fuße wünschen wir rechtwinkelige oder ganz geringe Plantarflexion, am Knie eine ganz leichte Beugung von $170-175^0$, an der Hüfte Streckung oder wohl auch ganz leichte Beugung bei gleichzeitiger mäßiger Abduktion, am Schultergelenk eine mittlere Abduktion, am Ellenbogen gewöhnlich rechtwinkelige Flexion bei Mittelstellung des Vorderarmes zwischen Pro- und Supination, nur ausnahmsweise, wenn dies der Beruf des Kranken zweckmäßig erscheinen läßt, eine mehr stumpfwinkelige Beugung, am Handgelenk leichte Dorsalflexion.

Von dieser richtigen Stellung, in der die Heilung erfolgt, ist das Resultat nicht minder abhängig, wie von der knöchernen Konsolidation, und nicht genug kann der Anfänger darauf hingewiesen werden, während der gesamten Nachbehandlung, insbesondere bei jedesmaligem Verbandwechsel auf sie seine besondere Aufmerksamkeit zu richten.

Der Schutz der Wunde gegen Infektion durch einen voluminösen aseptischen Verband macht freilich eine so absolute Immobilisierung, wie sie der direkt auf die Haut applizierte Gipsverband bei der subcutanen Fraktur gewährleistet, unmöglich. Dafür gestattet die Kontrolle durch das Auge bei der Operation eine weit exaktere Koaptation der Knochenwundflächen, als die Palpation bei der einfachen Fraktur. Auch ist die Neigung zur Dislokation bei dem meist queren Verlaufe der Resektionsflächen weit geringer als bei den schiefen Bruchflächen einer Schrägfraktur; sie stützen sich fester gegeneinander. Die Vereinigung der Resektionsstümpfe durch Knochennaht oder Nagelung gewährt einen weiteren Schutz. Der sich gut der Form des Gliedes anschmiegende antiseptische Verband fixiert namentlich bei Zuhilfenahme von Mooskissen an sich schon die Teile einigermaßen; bandagiert man die operierte Extremität noch auf eine Schiene oder legt über den antiseptischen Verband noch einen zirkulären Gipsverband oder eine Gipshanfschiene, so ist die Gefahr einer nennenswerten Dislokation im Verbande in der Tat recht gering.

Aus diesen Gründen legt man daher, um der Weichteil- wie Knochenwunde die zur ungestörten Heilung so nötige Ruhe zu geben, und weil jeder frühe Verbandwechsel doch immer wieder mit den gleichen Schwierigkeiten zu kämpfen hätte, den ersten Verband gleich als Dauerverband an. Er soll so lange liegen bleiben, bis die Wunde, abgesehen von den Stellen der Drainage, geheilt ist. Man gewinnt dadurch den Vorteil, den Fall gleich nach dem ersten Verbandwechsel, nach Fortnahme der Naht und der Drainröhren, da eine starke Wundsekretion jetzt nicht mehr zu erwarten, also nur noch ein kleiner aseptischer Gazeverband erforderlich ist, wie eine subcutane Fraktur weiter behandeln zu können.

Beispielsweise sei hier unser Verhalten nach Kniegelenkresektion kurz geschildert! Die Operation sei unter Blutleere ausgeführt, die Wunde genäht und drainiert, die Tibia durch zwei Nägel gegen das Femur fixiert!

Während ein Assistent das Bein vertikal hält, so daß die Sägeflächen fast von selbst aufeinander ruhen, wird das Bein von der Mitte der Wade bis zur Mitte des Oberschenkels mit dicken Ballen gekrüllter steriler Gaze, darüber mit einer dicken Wattelage umhüllt, und das Ganze unter mäßiger Kompression mit einigen Cambrikbinden anbandagiert. Jetzt erst wird die konstringierende Gummibinde gelöst. Fuß und Zehen röten sich sofort, sowie man das Bein etwas senkt, bei Beibehaltung der vertikalen Elevation in der Regel erst, wenn man die Zehen etwas reibt. Hat man sich hierdurch von der Wiederherstellung der Blutzirkulation und davon, daß der Verband nicht zu fest liegt, überzeugt, so immobilisiert man das Bein durch einen von den Mittelfuß = Zehengelenken bis zur Leistenbeuge reichenden zirkulären Gipsverband oder eine entsprechend lange dorsale Gipshanfschiene, in die man zwecks Suspension einige Ringe einfügt. Für die nächsten Stunden wird das Glied stark hochgelagert oder suspendiert; weiterhin genügt eine geringe Elevation wenig über die Horizontale.

Dringt am selben oder den nächsten Tagen etwas Blut durch den Verband, so bindet man Watte oder ein Mooskissen über. Es ist durchaus nicht notwendig, den Verband deshalb gleich zu erneuern. Man wartet, ist Patient fieberfrei und sonst keine Störung vorhanden, ruhig den weiteren Verlauf ab. Selbst geringe Temperatursteigerungen indizieren bei sonstigem Wohlbefinden nicht sogleich einen Verband-Wechsel, gehen in der Regel binnen wenigen Tagen von selbst zurück.

Hatte man bei der Operation die Wunde nicht primär durch Naht geschlossen, sondern tamponiert, so fixiert man das Glied zunächst provisorisch mit irgendeiner Schiene, verfährt im übrigen nach Entfernung des Tampons am 2.—4. Tage und Anlegung einer sekundären Naht genau wie oben geschildert.

Erst nach 3—4 Wochen wechseln Sie den Verband zum ersten Male und entfernen dabei Nähte und Drainröhren. Die hierdurch hervorgerufene kleine Läsion der in das Lumen des Drains gewachsenen Granulationen und die dadurch veranlaßte geringe Blutung hat wenig zu bedeuten. Sind die Nägel schon gelockert, so nehmen Sie sie gleichfalls heraus. Andernfalls lassen Sie sie noch liegen, obwohl ein Abgleiten der Resektionsstümpfe voneinander jetzt nicht mehr zu befürchten ist. Auf die Wunde legen Sie einen Salbenstreifen, etwas sterile Gaze, befestigen diese mit einer Binde und applizieren nun, nachdem noch das Fußgelenk vorsichtig, doch ausgiebig bewegt und massiert wurde, direkt auf das Glied einen neuen Gipsverband wieder von den Zehen bis zur Inguinalbeuge. Auch diesen lassen Sie etwa die gleiche Zeit liegen; unter ihm kann bereits feste knöcherne Konsolidation erfolgen. Vielfach bleibt freilich ein geringer Grad von Beweglichkeit noch länger bestehen, so daß noch ein dritter, selbst vierter Verband — nach Herausnahme der Nägel — bis zur definitiven Heilung erforderlich wird.

Schon lange vorher, beim Fehlen jeder Komplikation schon 14 Tage nach der Operation, mindestens aber im zweiten Verbande, darf der Patient das Bett verlassen und in der Brunsschen Gehschiene umhergehen. Die Gefahr einer Wiederverschiebung der Knochen ist bei der absolut sicheren Fixation durch den Verband ausgeschlossen, zumal das operierte Bein selbst nicht belastet wird. Die Verknöcherung des Callus erfolgt mindestens ebenso rasch, wie bei längerer Bettruhe; für das Allgemeinbefinden ist aber die Bewegung dem Patienten nur zuträglich.

Manche Chirurgen lassen ihre Patienten sogar schon 2 Wochen nach der Operation auf dem resezierten oder osteotomierten, durch zirkulären Gipsverband gestützten Bein auftreten, wie bei der ambulanten Behandlung der Unterschenkelfrakturen und rühmen danach raschere Konsolidation. Ich selbst gestatte die direkte Belastung des operierten Gliedes im allgemeinen erst nach Ablauf der ersten 4—5 Wochen im zweiten oder dritten Verbande.

Mutatis mutandis können Sie die soeben für die Nachbehandlung nach Kniegelenksresektionen erteilten Regeln auf alle anderen Osteotomien und Resektionen der Extremitäten, bei denen wir knöcherne Vereinigung erzielen wollen, übertragen. Die sofortige Immobilisierung durch Gips eignet sich natürlich um so mehr für die Fälle, in denen die Wunde ohne Drainage geschlossen, der aseptische Verband also von vornherein minder voluminös angelegt werden konnte. Einige Besonderheiten sollen im speziellen Teile Erwähnung finden.

Behandlung komplizierter Frakturen. Etwas umständlicher gestaltet sich die Therapie bei vielen *komplizierten Frakturen*. Den einfachen Durchstechungsbruch kann man freilich nach Desinfektion der Umgebung und Bedecken der kleinen Hautwunde mit etwas steriler Gaze fast von Anfang an so behandeln, wie eine subcutane Fraktur. Die Wunde heilt binnen wenigen Tagen unter *einem* Verbande. Auch die Nachbehandlung der *durch Knochennaht vereinigten* subcutanen oder frisch und aseptisch ohne starke Weichteilquetschung in Behandlung gekommenen komplizierten Frakturen macht keine weiteren Schwierigkeiten.

Bei direkten, komplizierten Knochenbrüchen indes mit starker Weichteilquetschung, Ablösung der Haut, großer unregelmäßiger Wunde, die oft genug durch das Trauma selbst infiziert wurde, genügt zur sicheren Ableitung der Wundsekrete und zur Wahrung eines aseptischen Verlaufes die Drainage oft nicht in dem Maße, wie die Tamponade. Diese schafft aber Verhältnisse, die einen mehrwöchentlichen Dauerverband nicht zulassen. Man erneuert den Verband, falls nicht Fieber oder Durchtränkung mit Blut oder Wundsekret schon früher zu einem Wechsel zwangen, durchschnittlich nach 5—6 Tagen. Blieb das Befinden des Kranken ungestört, zeigt die Wunde keine Entzündungserscheinnngen, war die Asepsis also gelungen, so entfernt man jetzt die Tampons, legt allenfalls noch ein Drainrohr bis zur Bruchstelle ein, vereinigt die Wunde durch einige sekundäre Nähte und kann nun in ähnlicher Weise weiter verfahren, wie ich dies oben bei der Kniegelenkresektion angab, d. h. man appliziert nach möglichstem Ausgleich jeder Stellungsanomalie über den aseptischen Verband sogleich einen ausgedehnten, die beiden benachbarten Gelenke mit umgreifenden Gipsverband und läßt diesen Verband, ist man der guten Stellung der Bruchstücke sicher, bei sonst ungestörtem Verlauf ruhig etwa 3 Wochen lang liegen. War man indes wegen stärkerer Zerfetzung der Weichteile oder stärkerer Wundsekretion trotz fieberfreien Verlaufs zur nochmaligen Tamponade genötigt, so gebietet sich ein früherer und häufigerer Verbandwechsel natürlich von selbst.

Ebenso selbstverständlich ist es, daß Wundinfektion und Eiterung entsprechende Modifikationen des geschilderten Verfahrens verlangen. Muß unser Streben auch dahin gerichtet sein, selbst unter so erschwerten Bedingungen eine Heilung des Knochenbruches in bester Stellung zu erzielen, so zwingt doch die durch die Infektion bedingte Lebensgefahr, wenn sich beiden Forderungen nicht gleichzeitig genügen läßt, die Sorge für Heilung ohne Dislokation der Sorge für rasche Wiederherstellung günstiger Wundverhältnisse nachzustellen. Unter Hinweis auf die bei der Behandlung infizierter Weichteilwunden näher beschriebenen Maßnahmen kann hier nur der allgemeine Grundsatz nochmals hervorgehoben werden, der Eiterung durch ausgiebige Einschnitte bis zu ihren letzten Grenzen zu folgen, alle Buchten und Winkel der infizierten Wundhöhle möglichst für das Auge bloß zu legen und durch ausgiebige Drainage und Tamponade für freiesten Sekretabfluß Sorge zu tragen. Die Erfüllung dieser Forderung macht natürlich Dauerverbände so lange unmöglich, bis die Infektion besiegt, das Fieber geschwunden ist, die Eiterung nachläßt und gesunde Granulationen die Wundhöhle füllen. Der Verband muß voluminös angelegt und häufig gewechselt werden. Die Fixation des gebrochenen Gliedes wird inzwischen nur durch Mooskissenverbände, Holz-, Blech-, Draht- oder Pappschienen nach Möglichkeit gesichert.

Zur Verhütung einer stärkeren Dislokation eignet sich gerade für solche Fälle die Drahtextension. Nur ist dann die Forderung, ihren Stichkanal aseptisch zu halten besonders schwer zu erfüllen und verlangt noch gesteigerte Vorsicht und dauernde Aufmerksamkeit. Man ist daher genötigt, falls die Eiterung nahe an das Gelenkende des unteren Fragmentes heranreicht, den Zug peripher vom Gelenke anzulegen, also z. B. bei Femurfrakturen am Tibiakopf oder bei Unterschenkelbrüchen am Calcaneus. Vorzüglich bewährt sich bei Behandlung derartiger Frakturen die BRAUNsche Leerschiene.

Die Konstruktion dieser aus Mannesmannrohr gebogenen, sehr leichten Schiene ist aus Abb. 2 ersichtlich. Zwischen den beiden oberen Längsstangen wird mit straff umgelegter Trikot- oder Mullbinde ein Lager für das Bein gebildet, welches an den Stellen unterbrochen ist, wo sich Verletzungen befinden. Dieses oder diese Lager werden mit Watte gepolstert und nötigenfalls mit wasserdichtem Stoff bedeckt. Das gebrochene Bein wird auf die so hergerichtete Schiene so anbandagiert, daß die Stellen der Wunden frei bleiben. Der Fuß wird mit einem Mastisolstreifen am Fußbügel aufgehängt. Die Zugschnur läuft über eine einzige Rolle am unteren Bettrand.

Bei kleinen Wunden leistet der gefensterte Gipsverband Gutes. Nachdem man die Wunde nur mit wenig Verbandstoff geschützt hat, legt man einen zirkulären Gipsverband, wie bei Behandlung subcutaner Frakturen, an, schneidet aus ihm nach dem Trocknen ein entsprechend großes Fenster über der Wunde heraus, biegt die Ränder des Ausschnittes etwas nach außen um, unterstopft sie mit etwas Watte und legt nun einen großen aseptischen Verband über Wunde und Gipsverband. Das Verfahren ermöglicht bei ziemlich sicherer Immobilisierung häufigen Wechsel des Verbandes, sichert gleichwohl vor stärkerer Dislokation und erspart dem Patienten viel Schmerzen. Allerdings quellen die Weichteile meist aus dem Fenster im Gipsverband etwas vor; doch ist dies ohne weiteren Belang. Mit Nachlaß der Sekretion geht man baldmöglichst vom Schienen- oder gefensterten Gipsverbande zum ungefensterten Gipsverband über.

Stagniert trotz ausgiebiger Einschnitte, Tamponade und Drainage der Eiter hinter den Knochenstümpfen, so ist die Resektion dieser, bei Gelenkeiterungen eventuell die Resektion der Gelenkenden angezeigt. Für die ganz schweren Fälle aber, in denen man auch hierdurch keinen Rückgang des Fiebers erzwingt und doch als Ursache desselben die lokale Eiterung anschuldigen muß, kommt schließlich die Amputation oder Exartikulation in Betracht. Sie ist bei unseren modernen antiseptischen Waffen glücklicherweise nur sehr selten notwendig; wo sie aber nicht zu umgehen ist, führe man sie nicht zu spät aus, nicht erst, wenn bereits eine bakterielle Allgemeininfektion oder Pyämie den Erfolg jeden operativen Eingriffes unmöglich gemacht haben.

Heilungen ohne jede Dislokation sind in Fällen komplizierter Knochenbrüche, in denen es zur Eiterung kam, namentlich wenn die Tamponade längere Zeit hindurch fortgesetzt, der Verband häufig erneuert werden mußte, nur sehr schwer, oft überhaupt nicht zu erreichen. Daher verzögert sich auch die Konsolidation der Fraktur, und muß man für die Heilung komplizierter Brüche durchschnittlich den doppelten Zeitraum rechnen, als für die einer subcutanen Fraktur. Auch verbietet die Rücksicht auf die Wunde häufig eine so frühe Mobilisierung der der Bruchstelle benachbarten Gelenke; hochgradigere und länger anhaltende Rigidität derselben sind daher keine Seltenheiten.

Die Heilungsdauer nach den in Rede stehenden Operationen bis zur beendigten knöchernen Vereinigung wechselt nach der Größe des Knochens, dem Alter des Individuums, insbesondere aber nach der ursächlichen Erkrankung, die die Operation erforderte. Nach Osteotomien wegen schwerer Verbiegungen im Gefolge einer ausgeheilten Rachitis, wegen Genu valgum oder varum, wegen schief geheilter Fraktur, wegen winkeliger Ankylose erfolgt die Heilung durchschnittlich in gleicher Frist wie bei den Frakturen. Etwas längere Zeit beansprucht sie in der Regel schon nach typischen Resektionen der Gelenke wegen Knochengelenktuberkulose, wohl deshalb, weil es sich hier meist um heruntergekommene, anämische Individuen handelt; noch längere nach den atypischen Arthrektomien, bei denen nicht glatte Sägeflächen einander exakt gegenüberstehen, sondern unregelmäßig geformte, verschieden tief mit dem Löffel ausgehöhlte Gelenkkörper; von den Fällen, in denen ein Rezidiv die Heilung der Wunde verhindert, sehe ich hier ganz ab.

Oft genug verzögert sich freilich die Bildung, wie die Verknöcherung des Callus weit über das Durchschnittsmaß, genau wie bei den Frakturen; auch müssen wir die gleichen lokalen, wie allgemeinen Ursachen für diese Verzögerung oder das gänzliche Ausbleiben eines Knochencallus anschuldigen, wie bei letzteren: ungenügende Koaptation oder Immobilisation, große Erschöpfung durch langdauernde Erkrankung, namentlich langdauernde tuberkulöse Eiterung, noch nicht ganz ausgeheilte Rachitis, Alkoholismus, besonders Zerstörung der Osteoblastenschicht des Periostes und des Knochens, sei es durch technisch unrichtige Operation, sei es durch Eiterung. Manchmal gelingt es überhaupt nicht, eine greifbare Ursache zu finden. So ist es bekannt, daß Operationen wegen Pseudarthrosen trotz technisch vollendeter Ausführung und sorgfältiger Nachbehandlung gar nicht so sehr selten erfolglos bleiben. Die knöcherne Konsolidation bleibt aus, ohne daß wir wissen, warum? — In noch höherem Maße ist das Resultat der Operation stets in Frage gestellt bei nervösen Erkrankungen. Dies sehen wir bei Arthrodesen wegen Lähmungen der unteren Extremität infolge Poliomyelitis anterior, wir sehen es nach Resektionen wegen chronischer Gelenkerkrankung bei Tabes, wie bei Syringomyelie. Es ist, als habe in manchen Fällen das Periost seine knochenbildenden Eigenschaften ganz verloren, ohne daß wir imstande wären, vorher die Fälle zu erkennen, die einen so wenig günstigen Verlauf nehmen werden.

Natürlich gleicht auch unser Verhalten bei solcher Verzögerung der Callusbildung nach Resektionen demjenigen bei der Frakturbehandlung. Exakte Adaption und Fixation der Knochen bis zum Ende der Konsolidation ist das Haupterfordernis. Um ihm zu genügen, ist es freilich notwendig, daß man auch imstande ist, diesen Zeitpunkt zu erkennen; man muß verstehen, das vor völliger Verknöcherung des Callus wahrzunehmende sogenannte „Federn" an der Resektionsstelle zu fühlen, jene minimale abnorme Beweglichkeit, die eine leichte Abknickung des unteren gegenüber dem oberen Abschnitte gerade noch gestattet, bei welcher aber der Knochen beim Wegfall der biegenden Kraft in seine frühere Form zurückschnellt. Üben Sie sich, bei der Frakturbehandlung dieses wichtige Zeichen zu erkennen! Solange noch ein solches Federn besteht, ist es fehlerhaft, das verletzte Glied ohne einen unterstützenden Apparat oder Verband gebrauchen zu lassen; der Knochen ist eben der Belastung noch nicht gewachsen. Man läuft Gefahr, den noch weichen Callus ganz einbrechen oder allmählich einbiegen zu sehen und eine Heilung in Winkelstellung zu erhalten.

Ist demnach der Gebrauch des Gliedes ohne Stütze vor beendeter Konsolidation verboten, so ist andererseits die Funktion in einem stützenden Apparate das mächtigste Mittel, die definitive Heilung zu beschleunigen resp. zu erzwingen. Ist die abnorme Beweglichkeit noch nennenswert, so läßt man den Kranken in einem, am besten direkt auf die Haut oder einem Trikotstrumpf angelegten Gipsverbande umhergehen. Bei nur noch minimaler Beweglichkeit erwies sich mir als bester, auch für die Armenpraxis passender Apparat stets ein vom Arzte selbst hergestellter abnehmbarer Wasserglasverband, in dem der Kranke umhergehen, resp. bei Erkrankung der oberen Extremität hantieren kann. Er ist billig, leicht, dauerhaft und fixiert sicherer, als jeder kunstvolle, vom Instrumenten-macher hergestellte Schienenapparat. Da er abnehmbar ist, so kann das Glied gleichzeitig regelmäßig massiert und somit auch der Atrophie der Muskulatur einigermaßen entgegengearbeitet werden. Die leichten Reibungen, die die Knochen an der Stelle des Callus beim Gebrauch des Gliedes im Apparate gegeneinander erleiden, wirken als Reiz mit der durch die Funktion bedingten arteriellen Hyperämie zusammen, um die definitive Verknöcherung eintreten zu lassen. Die außerordentliche Verwendbarkeit dieses Apparates wird es rechtfertigen, wenn ich Ihnen in Kürze die Technik seiner Herstellung schildere.

Nehmen wir als Beispiel eine noch nicht völlig konsolidierte Unterschenkelschaft-fraktur! Zunächst nähen Sie das Bein von den Zehen bis über das Knie hinauf in Flanell ein. Der Stoff muß straff der Haut möglichst ohne Faltenbildung anliegen. Die Nahtlinie kommt an die Vorderseite zu liegen; unter sie schieben Sie einen etwa 3 Querfinger breiten Streifen Segeltuch, allenfalls auch noch eine Schnur, um den Verband später leicht aufschneiden zu können ohne Gefahr, den Patienten zu ver-letzten. Darauf wickeln Sie das Glied mit in Wasserglas getauchten, gut ausgedrückten Mullbinden bis zum Knie hinauf in derselben Weise ein, wie beim Anlegen eines zirkulären Gipsverbandes. Je nach der Höhe der Frakturstelle und dem noch vor-handenen Grade abnormer Beweglichkeit wird es notwendig sein, den Wasserglas-verband bis über das Kniegelenk hinauf- oder nur bis an das Gelenk hinanzuführen. Der oben und unten vorstehende Rand des Flanellstreifens wird umgeschlagen und durch je eine Tour der Wasserglasbinde angeklebt. Es genügt, durchschnittlich 3—4 Touren übereinanderzulegen. Zu beiden Seiten der Nahtstelle legen Sie nun längs je einen Leinwandstreifen, auf dem in Abständen von etwa 3 cm Haken ange-bracht sind, so daß die Spitzen der Haken beider Streifen voneinander abgekehrt sind, und befestigen diese Streifen ebenfalls durch Überwickeln der Wasserglas-binde. Durch kleine Löcher, die Sie in die deckenden Touren jetzt mit der Schere schneiden, lassen Sie die Haken vortreten. — In etwa 24 Stunden ist der Verband soweit trocken und fest, daß Sie ihn an der Vorderseite aufschneiden und abnehmen können. Manchmal ist es nötig, in der Höhe der Fußbeuge einen nicht zu langen Querschnitt hinzuzufügen, um ein Einbrechen des Verbandes bei Abnahme und Wiederanlegung zu verhüten.

Die Schnittränder werden, um sie etwas abzustumpfen, mit je einem schmalen Flanellstreifen überklebt, darauf durch Umwickeln einer gewöhnlichen Binde exakt aneinandergehalten. Nach weiteren 24 Stunden ist das Wasserglas vollständig fest, der Apparat nunmehr gebrauchsfertig. Nach dem Anlegen wird er durch eine dicke, über die Haken kreuzweise gelegte Gummischnur genau nach Art eines Schnür-stiefels zusammengehalten.

Hautreize über der Callusstelle durch tägliche Jodbepinselung, Vesikantien usw. können zur Anregung der Callusbildung und -Verknöcherung versucht werden, verdienen indes nicht viel Vertrauen. Mehr leistet die von HELFERICH bei verzögerter Konsolidation empfohlene venöse Hyperämie durch zeitweise mäßige Umschnürung der Extremität oberhalb des Callus, die den venösen Blutrückfluß etwas behindert, ohne die arterielle Blutzufuhr zu beschränken. Innerliche Darreichung kleiner Dosen von Phosphor (Rec. Phosphori 0,01; Olei amygdal. 10,0; Aqu. dest. 80; Gum. arab. 10,0; fiat emulsio. zweimal täglich ½—1 Teelöffel voll zu nehmen) scheint in manchen Fällen die Verknöcherung des Callus vorteilhaft zu beeinflussen. Erst wenn alle diese Mittel im Stiche lassen, käme ein neuer operativer Eingriff in Frage. Auf die Technik dieser einzugehen, liegt außerhalb unserer Aufgabe.

Dreizehnte Vorlesung.

Nachbehandlung nach Operationen an den Gelenken.

Bewegliches Gelenk oder Anchylose? — Arthrotomie wegen freier Gelenkkörper. Gelenkluxationen. — Gelenkpunktion wegen Hydarthros. Operation wegen Gelenkeiterung. Gelenkresektionen.

Feste knöcherne Konsolidation suchen wir im allgemeinen überall da zu erreichen, wo normalerweise keine Beweglichkeit bestand. Nur die Verlagerung von Gelenken bei Ankylosenoperationen, z. B. am Kiefer- oder Hüftgelenk, bildet eine seltene Ausnahme. Umgekehrt streben wir aber durchaus nicht überall dort Beweglichkeit an, wo normalerweise ein bewegliches Gelenk existiert. Es richtet sich unser Ziel vielmehr immer danach, inwieweit wir im speziellen Falle imstande sind, normale oder doch annähernd normale Verhältnisse, nicht nur ein bewegliches, sondern auch ein funktionstüchtiges Gelenk zu schaffen, zwei Eigenschaften, die durchaus nicht immer zusammenfallen. Unseren Bemühungen, funktionell brauchbare wirkliche Gelenke oder gelenkähnliche bewegliche Verbindungen zu schaffen, sind relativ enge Grenzen gesetzt, und die Zahl der Fälle ist nicht klein, in denen ein zwar steifes, aber in zweckmäßiger Stellung ankylosiertes Glied dem Patienten dienlicher ist, als ein bewegliches. Die Beantwortung der Frage: bewegliches Gelenk oder Ankylose? beruht demnach ganz wesentlich auf Erfahrungsgrundsätzen, und es ist zweckmäßiger, die Ergebnisse dieser Erfahrung erst im speziellen Teile bei den einzelnen Körperregionen zu berühren. Hier sei nur erwähnt, daß auch soziale Verhältnisse bei dem Entscheid eine ganz wesentliche Rolle spielen. In zwei anatomisch ganz gleichliegenden Fällen kann es geboten sein, z. B. nach Resektion des Ellbogengelenkes, in dem einen von vornherein auf Erzeugung einer knöchernen Ankylose zuzusteuern, wenn der Beruf des Patienten, sagen wir eines Lastträgers, weniger ein bewegliches, als kräftiges Glied erfordert, in dem andern ein bewegliches Gelenk anzustreben, weil das Gewerbe des Individuums mehr Geschicklichkeit als Kraft benötigt.

Es besteht nun freilich ein ganz wesentlicher Unterschied zwischen den Operationen, welche die Hauptbestandteile eines Gelenkes, die überknorpelten Gelenkenden, den Kapsel- und Bandapparat ganz oder nahezu ganz intakt lassen, und denen, bei welchen ein Teil derselben oder alle geopfert werden müssen, resp. — bei Kontinuitätstrennung innerhalb des Knochens selbst — überhaupt nicht vorhanden waren. Bei ersteren, den einfachen Arthrotomien wird unser Ziel wohl ausnahmslos auf eine möglichst vollständige Wiederherstellung der normalen Verhältnisse gerichtet sein. Nur bei zwei Gruppen, den Arthrektomien und Resektionen kommt die Entscheidung der oben berührten Frage in Betracht.

Arthrotomie wegen freier Gelenkkörper. Die Schwierigkeiten, welche sich in der ersten Gruppe der Therapie entgegenstellen, sind sehr wechselnde, je nach dem Grade der anatomischen Veränderungen; in einigen sind sie recht erhebliche. — Am einfachsten liegen die Dinge bei manchen *Operationen wegen freier Gelenkkörper*, sowie es sich im übrigen um gesunde Gelenke, nicht etwa um Arthritis deformans handelt. Nach Entfernung der Gelenkmaus und Schluß der kleinen Hautkapselwunde durch Naht ist das Wesentliche getan. Es bedarf nicht einmal einer besonderen Fixation; der antiseptische Verband reicht völlig aus, und schon wenige Tage nach Entfernung der Nähte kann der Patient das Gelenk wieder bewegen. — Mußte das Gelenk in größerer Ausdehnung eröffnet werden, so z. B. behufs Excision eines teilweise von seiner Insertion abgerissenen Meniscus, so erfolgt stets ein geringer seröser Erguß ins Gelenk. Man stellt dasselbe für die ersten etwa 8—10 Tage auf einer Schiene ruhig, geht dann aber bald zu vorsichtigen Bewegungen und Massage über. Aufstehen lasse ich die Operierten, wenn es sich um Gelenke der unteren Extremität handelt, in solchen Fällen in der Regel nicht vor Ablauf der dritten Woche, jedenfalls erst nachdem auch ausgiebige Bewegungen des Gelenkes im Bette von keiner stärkeren Exsudation ins Gelenk gefolgt waren, und lasse sie auch dann noch für längere Zeit eine Gummikniekappe tragen und Gelenk wie Muskulatur methodisch massieren.

Luxationen. Schon minder einfach gestaltet sich die Nachbehandlung *nach Reposition von Luxationen.* Während die ältere Medizin wesentlich in Rücksicht auf die gefürchtete traumatische Arthromeningitis die Gelenke nach Reposition von Luxationen meist für mehrere Wochen fixierte und erst nachträglich die inzwischen eingetretene Steifheit wieder zu beseitigen suchte, suchen wir heute der letzteren von vornherein möglichst vorzubeugen und durch richtiges Maßhalten zwischen Ruhe und Bewegung die Vorteile beider auszunutzen, ohne ihre Nachteile mit in den Kauf zu nehmen. Einen Hauptwert legen wir heute auf die möglichst rasche und vollständige Beseitigung des in und um das Gelenk erfolgten Blutergusses durch Massage und frühzeitig vorgenommene vorsichtige passive Bewegungen; denn je größer das Blutextravasat, je langsamer es sich resorbiert, um so massenhafter die Bildung jungen Bindegewebes, um so stärker die Narbenschrumpfung, um so ausgedehnter die Verwachsungen. Wir verfahren heute demnach ungefähr folgendermaßen:

Gleich nach Einrichtung der Luxation fixieren wir das verletzte Glied durch einen Verband in derjenigen Stellung, die entgegengesetzt ist derjenigen, in der die Luxation erfolgte. Dies hat den Zweck, die Stelle des Kapselrisses möglichst zu erschlaffen und vor dem Druck des gegendrängenden Gelenkkopfes vollständig zu schützen. Zwar würde in vielen Fällen schon die einfache Lagerung ausreichen, das Tragen des Armes in einer Mitella, resp. Bettruhe mit Unterstützung des Beines durch einige Sandsäcke. Doch schützt ein Verband sicherer gegen ein Rezidiv und erspart dem Kranken unnötige Schmerzen. Für gewöhnlich genügt ein einfacher Bindenverband vollständig; allenfalls verstärke man ihn noch durch einige Pappschienen. — Nach Luxationen des Hüftgelenkes eignet sich sehr gut ein Heftpflasterextensionsverband. Erstarrende Verbände sind nur erforderlich, wo Komplikationen, z. B. gleichzeitige Frakturen, oder die Form der Gelenkflächen oder ein sehr ausgedehnter Kapselriß die Gefahr des leichten Wiedereintrittes der Dislokation nahe legen, z. B. bei den seltenen Luxationen des Handgelenkes, ebenso bei Epileptikern und Deliranten. Da, wo sich bequem ein gut sitzender PRIESZNITZscher Umschlag und leicht komprimierender Verband anlegen läßt, ist dies oft sehr zweckmäßig. Die Kompression und feuchte Wärme verhindern eine zu starke Schwellung und begünstigen die Resorption des Extravasats. Für viele Fälle ist die Kompression sehr bequem mittelst einiger mäßig fest angezogener Heftpflasterstreifen auszuführen.

Diese Fixation wird bei Luxationen der oberen Extremität aber nur 2—3 Tage, bei solchen der unteren etwa 8—10 Tage beibehalten, und schon vom 2. oder 3. Tage nach der Reposition an beginnen wir mit der Massage der Gelenkgegend und der Muskulatur. In den ersten Tagen ist dieselbe etwas schmerzhaft, darf daher nur sehr vorsichtig mit leicht streichenden Bewegungen vorgenommen werden; jedes starke Drücken und Quetschen ist verboten; jeder intensive Schmerz soll vermieden werden. Schon nach wenigen Sitzungen läßt die Empfindlichkeit bei geschickter Massage nach. Sehr bald spüren die Kranken selbst ihre wohltätige Wirkung; bald kann man sie etwas energischer vornehmen und auch die einzelnen Sitzungen etwas länger ausdehnen. Die Schwellung geht zurück; die Verfärbung der Haut bleibt zwar noch bestehen, und schwindet nur allmählich unter dem bekannten wechselnden Farbenspiele, doch ebenfalls weit rascher, als beim einfachen Zuwarten. An einzelnen Stellen fühlt man, z. B. an den Insertionsstellen der Muskeln am Knochen, die der diffusen Verteilung des Blutergusses hinderlich sind, geringe Verdickungen, auch wohl ein leichtes Schneeballenknirschen beim Zerdrücken der Blutkoagula. Gerade diese Stellen werden besonders massiert, um das Extravasat rascher und vollständiger zu verteilen.

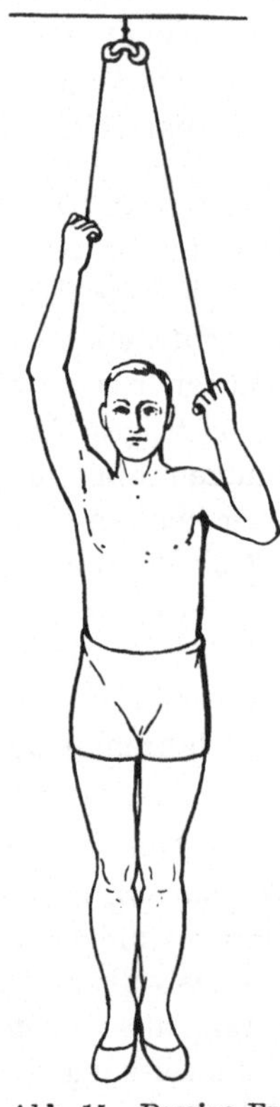

Abb. 15. Passive Erhebung des Armes.

Schon vom 3. Tage an — nach Luxationen des Hüft- und Kniegelenkes vom Ende der 1. Woche — beginnt man mit passiven Bewegungen. Dieselben dürfen unter allen Umständen in der ersten Zeit nur vom Arzte selbst und zwar jeden 2. Tag vorgenommen werden; sie sind stets nach der Richtung zu richten, in welcher eine Zerrung der jungen Kapselnarbe, oder gar ein Rezidiv der Luxation ausgeschlossen ist. Von Tag zu Tag wird die Exkursion der Bewegungen ein wenig weiter getrieben; schon nach kurzer Zeit darf man sie dem Patienten selbst überlassen. Er bedient sich dazu der gesunden anderen Hand, resp. bei Luxation der unteren Extremität beider Hände, am einfachsten in der Weise, daß er das eine Ende einer über eine Rolle geleiteten Schnur am kranken Gliede fixiert, das andere in die Hand nimmt, so daß er Richtung und Kraft der Bewegung ganz nach eigenem Urteil bemessen kann. Eine Gefahr ist dabei fast ausgeschlossen, indem die Schmerzhaftigkeit bei zu großer Ausdehnung der Bewegung den Patienten schon selbst von Übertreibungen abhält (Abb. 15).

Sind diese passiven Bewegungen einigermaßen frei und minder schmerzhaft geworden, so lasse man sie möglichst früh mit aktiven kombinieren. Mächtiger wie jedes andere Mittel, wie Massage, Elektrizität, Duschen usw. wirkt die Funktion der Atrophie der Muskulatur entgegen, resp. kräftigt sie von neuem. Zudem kehrt erst durch den eigenen Gebrauch das Vertrauen in die Kraft und Leistungsfähigkeit, sowie die durch die Inaktivität verloren gegangene Geschicklichkeit der verletzten Gliedmaßen zurück.

Wohl nie ist die Besserung eine stetige, ununterbrochen fortschreitende. Dazwischen kommen Tage, in denen die Bewegungen minder frei, schmerzhaft, die Kraft des Gliedes geringer ist, ohne daß sich stets eine bestimmte Ursache hierfür, z. B. Übertreibung der aktiven Bewegungen, erkennen ließe. Gleichwohl gelingt die Wiederherstellung der Arbeits- und Erwerbsfähigkeit in frischen Fällen in relativ kurzen Zeiträumen, am Schulter- und Ellbogengelenk, die ja am häufigsten luxieren, ungefähr in 4—6 Wochen; ich sage die Rückkehr der Erwerbsfähigkeit, nicht die Restitutio ad integrum. Eine gewisse Bewegungsbeschränkung, der aktiven wie der passiven, bleibt in der Regel noch wochen- und monatelang bestehen. Sie bessert sich nur allmählich, aber sie bedarf in der Regel keiner speziellen ärztlichen Behandlung mehr. Die Arbeit selbst, der regelmäßige Gebrauch des Gliedes bei den gewöhnlichen Verrichtungen des Lebens stellt die Funktion am schnellsten und vollkommensten wieder her. Die Zeitdauer der definitiven Heilung ist individuell sehr verschieden, hängt wesentlich mit von der Energie, dem guten Willen und der Intelligenz des Patienten bei Vornahme der nötigen Übungen, wie von seinem Alter und dem Fehlen oder Vorhandensein irgendwelcher Komplikationen ab.

Die Prinzipien der Nachbehandlung nach Reposition *veralteter* Luxationen sind zwar völlig die gleichen, aber die Zeiträume sind verschieden. Die Veränderungen, die die Gelenkkörper in der Zeit zwischen Luxation und Reposition erlitten haben, bringen es mit sich, daß Kopf und Pfanne nicht mehr so exakt ineinander passen, wie nach Reposition frischer Verrenkungen. Die Gelenkkapsel ist mit dem Pfannenrande in wechselnder Ausdehnung verwachsen; diese Verwachsungen sind aber bei der Reposition nur teilweise gelöst. Die Pfanne hat sich mit einem bindegewebigen Polster gefüllt, der Gelenkkopf hat seine Rundung teilweise eingebüßt, die Länge der das Gelenk überbrückenden Muskulatur hat sich den pathologischen Verhältnissen angepaßt, ein Teil ist gedehnt, der andere dafür nutritiv verkürzt. So kommt es, daß selbst nach gelungener Reposition oft noch eine gewisse, manchmal sehr ausgeprägte Formveränderung für lange Zeit persistiert, die den Unerfahrenen an ein Mißglücken der Reposition glauben lassen kann; so erklärt es sich aber auch, daß der kaum in normale Lage zurückgebrachte Gelenkkopf oft sehr leicht wieder aus der Pfanne herausschlüpft. Die genaue Kontrolle der Stellung der Teile zueinander, am sichersten durch Röntgenphotographie, ist demnach gerade nach Reposition veralteter Luxationen in den ersten Tagen, ja selbst Wochen eine der wichtigsten Aufgaben des Arztes, will er nicht einmal zu spät durch ein Rezidiv einer Luxation unangenehm überrascht werden.

Aus dem gleichen Grunde muß — wenn man auch die Massage wie in frischen Fällen sehr früh ausüben darf und soll — die Fixation eine sichere und länger dauernde sein; auch dürfen die Bewegungen erst später beginnen und müssen länger, wie gewöhnlich vom Arzte selbst überwacht werden. Erst allmählich passen sich die Formen von Kopf und Pfanne wieder einander an, dehnen und lösen sich die Verwachsungen, kräftigt sich die schwach gewordene Muskulatur. Erst nach weit längerer Zeit erfolgt die Heilung. Genauere Zeitbestimmungen lassen sich kaum geben, weder für die einzelnen therapeutischen Maßnahmen, noch für die Wiederherstellung der Arbeitsfähigkeit oder der definitiven Heilung. Alle Zeiträume sind durchschnittlich um so länger zu bemessen, je länger die Luxation bestanden hatte, und während wir nach Reposition frischer Luxationen — wenigstens bei jugendlichen oder Personen des kräftigen Mannesalters und dem Fehlen von Komplikationen — mit einiger Sicherheit auf schließlich völlige Restitutio ad integrum rechnen können, sehen wir nach glücklicher Einrichtung einer inveterierten Verrenkung oft genug nur eine teilweise Funktions- und Arbeitsfähigkeit sich wieder einstellen.

Die Schwierigkeiten der Nachbehandlung wachsen noch bei *blutiger Reposition*, sei es veralteter erworbener oder kongenitaler Luxationen. Das ganze funktionelle Resultat, wie das Leben des Operierten hängen von dem Erhalten der völligen Asepsis der Wunde ab. Die großen Hoffnungen, die man nach Einführung der Antisepsis an die blutige Reposition veralteter Luxationen mittelst Arthrotomie knüpfte, wurden sehr rasch wesentlich herabgestimmt. Die Erfahrung lehrte, daß schwere Bewegungsbeschränkung oder sogar völlige Ankylose nur zu oft den Endausgang bildete, gute funktionelle Resultate zu den Seltenheiten gehörten, sehr häufig noch nachträglich Resektionen erforderlich wurden.

Die Ursachen dieser wenig befriedigenden Erfolge liegen zum Teil freilich in einer nicht ganz gelungenen Asepsis der Wunde — die Operationen als solche sind ja zuweilen recht schwer und kompliziert, eine Infektion daher besonders schwer fernzuhalten —, wesentlich aber doch darin, daß es sich fast stets um veraltete Fälle mit bereits eingetretener Formveränderung oder — bei kongenitalen Hüftluxationen — um von vornherein bestehendes Mißverhältnis zwischen Kopf und Pfanne handelt.

Mit Bewegungen beginnt man nach blutiger Reposition durchschnittlich weit später, als nach unblutiger Einrichtung. Man richtet sich ganz nach der geringeren oder größeren Neigung des Gelenkkopfes, wieder aus der Pfanne herauszugleiten, deren Prüfung man am besten in jedem Einzelfalle unmittelbar der Operation anschließt. Jedenfalls sollen Bewegungen erst nach fest erfolgter Vernarbung der Operationswunde vorgenommen werden. Im übrigen gelten die im vorigen Abschnitte dargelegten Prinzipien.

Nach blutigen Eingriffen *wegen entzündlicher Erkrankung der Gelenke* erfordert die Rücksicht auf das Grundleiden, die Beseitigung der Entzündung, in erster Linie Ruhigstellung des Gelenkes.

Gelenkpunktion wegen Hydarthros. Nach *Punktion und Auswaschung des Gelenkes wegen chronischen Hydrops* verbindet man mit der Fixation die Kompression, am Kniegelenk z. B. zweckmäßig durch eine Gummibinde.

Das Bein wird auf eine VOLKMANNsche Blechschiene gelagert, diese vorher gut und dick besonders in der Gegend der Kniekehle, mit geleimter Watte gepolstert, das Glied mit Cambrik- oder Flanellbinden anbandagiert und in der Höhe des Kniees mit einer breiten Gummibinde umwickelt. Da die Verdunstung der Haut durch den Gummi verhindert wird, so wirkt der Verband gleichzeitig wie ein PRIESZNITZscher Umschlag. Diese elastische Kompression und feuchte Wärme fördern die Resorption ungemein und beseitigen die letzten Reste eines Gelenkergusses oft sehr schnell: doch zeigt sich dieser günstige Einfluß nur bei sehr sorgfältiger Anlegung des Verbandes.

Die Gummibinde muß gleichmäßig und überall eben nur so stark angezogen werden, daß sie sich gerade ein wenig spannt; jeder stärkere Druck erzeugt Schmerzen und Zirkulationsstörungen und wird nicht vertragen. Deshalb muß auch der Verband vom Arzte selbst angelegt werden, sollte nicht dem Patienten oder seiner Umgebung überlassen bleiben. Er wird täglich einmal erneuert, die Haut gesäubert, die Gummibinde mit kaltem Seifenwasser gewaschen, getrocknet, dann von neuem umgelegt. Die Gummikompression ist in der Regel nur für wenige Tage notwendig, dann genügt eine Einwickelung mit Flanellbinden. Nach etwa 2—3wöchentlicher Fixation, selten früher, beginnt man mit Massage und vorsichtigen Bewegungen; doch wird des Nachts noch die Lagerung auf der

Schiene beibehalten. Sehr häufig beobachtet man dann nach den ersten Übungen eine Rückkehr der Schwellung infolge neuer Exsudation in das Gelenk. Bleibt dieser Erguß gering, so fährt man ruhig mit der Massage fort; nimmt er erheblicher zu, so müßte man nochmals zur Fixation und Kompression zurückkehren, eventuell eine nochmalige Auswaschung des Gelenkes vornehmen. — In manchen dieser Fälle, — auch wenn sie nicht tuberkulöser Natur sind, — erweist sich die Injektion von 5—10 ccm 10%igen Jodoformglycerins nach vorausgeschickter Punktion von günstigem Einfluß. Manchmal reicht eine einzige aus; in anderen Fällen wird der Erfolg erst nach 1—2maliger Wiederholung, in Zwischenräumen von etwa 8—10 Tagen, erkennbar. Während der Wirkung des Jodoforms muß das Gelenk durch den Verband ruhig gestellt werden.

Auch von Injektionen von 1—2 ccm CHLUMSKYscher Carbol-Campherlösung wird Gutes berichtet. — In besonders hartnäckigen Fällen kommt die Anlegung eines Kapselfensters nach PAYR, um dem Gelenkerguß einen länger dauernden Abfluß in das pararticuläre Gewebe zu ermöglichen, in Frage.

In jedem Falle erfordert die Heilung einer chronisch serösen Synovitis auch nach der Auswaschung des Gelenkes viele Wochen und Monate, während deren die Nachbehandlung mit großer Sorgfalt und Geduld ärztlich geleitet werden muß. Ihre Hauptschwierigkeit besteht oft in der Überwindung der Ungeduld des Patienten, der beim Fehlen von Schmerzen sich oft nur unwillig fügt, sich der durchaus nötigen, langdauernden Ruhe nicht unterziehen will und sich nur zu leicht mit einer Besserung statt vollständiger Heilung begnügt und vorzeitig der Weiterbehandlung entzieht. Ein rasches Rezidiv ist meist die Folge. Der Gebrauch von Bädern, Moorumschlägen, Duschen, Diathermie, zuweilen auch Einpinselungen mit Jodoformkollodium unterstützen vielfach die Behandlung; hingegen zeigen sich Einreibungen mit den verschiedensten Salben selten von nennenswertem Einfluß. — Noch für längere Zeit nach erfolgter Heilung muß der Kranke das Glied vor Anstrengung hüten und durch Einwicklung mit einer Binde aus Flanell oder Trikotschlauch oder einer Gummikniekappe schützen. Von einer wirklichen Heilung kann erst dann die Rede sein, wenn nicht nur der Flüssigkeitserguß aus dem Gelenk geschwunden, die Bewegungen wieder frei geworden sind, sondern erst, wenn auch die, im Anfange stets so deutlich fühlbare, sich nur langsam zurückbildende Verdickung der Gelenkkapsel völlig zurückgegangen und die geschwächte Muskulatur wieder gekräftigt ist.

Ein recht einfaches Verfahren zur Nachbehandlung punktierter Hydarthrosen des Kniegelenkes, von dem er in zahlreichen Fällen recht gute Erfolge gesehen hat, beschrieb HEIDENHAIN. Nach Entfernung des ersten Druckverbandes (am Ende der ersten Woche) leimt er das kranke Bein von den Zehen bis hoch hinauf zum Oberschenkel mit UNNAschem Zinkleim ein und läßt den Kranken mit der Weisung, sich nicht zu stark anzustrengen, gehen. Trotz seiner ziemlichen Unnachgiebigkeit gestattet der der Haut vollkommen glatt anliegende Leimverband eine bis etwa 45⁰ gehende Beugung des Kniegelenks und belästigt den Kranken nicht allzu sehr. Er soll je nach dem Falle alle 8—14 Tage gewechselt und im ganzen 4—6—8 Wochen liegen gelassen werden. Dann ist Heilung eingetreten.

Die Technik des Zinkleimverbandes ist sehr einfach: Nach gründlicher Reinigung der Haut pinselt man das Bein soweit, wie der Verband reichen soll, mit einem dicken Borstenpinsel mit dem durch Erwärmen flüssig gemachten UNNAschen Zinkleim ein (Zinci oxydati, Gelatine ana 20,0; Glycerini, Aq. font. ā̄ 80,0), umwickelt es mit einer in Wasser eingeweichten, gestärkten Gazebinde, pinselt es abermals ein und wiederholt das Einwickeln und die Einpinselung, bis etwa vier Lagen Gaze völlig glatt übereinanderliegen. Schließlich überwickelt man das Ganze mit einer Mullbinde. Nach 24 Stunden ist der Verband fest und trocken. Zu achten hat man darauf, daß der Leim beim Verflüssigen nicht überhitzt wird; andernfalls wird er nach dem Erkalten nicht wieder fest.

Operation wegen Gelenkeiterung. Nach *Operationen wegen serös-eitriger oder rein eitriger Gelenkentzündung* beherrscht die Beseitigung der Infektion ganz unser therapeutisches Handeln.

Man muß unterscheiden das *Gelenkempyem* von der *Kapselphlegmone.*

Beim *Gelenkempyem,* bei dem der entzündliche Prozeß sich fast ausschließlich auf die Synovialis beschränkt, die fibröse Kapsel und das pararticuläre Gewebe fast ganz frei läßt oder doch nur wenig beteiligt, kommt man ja vielfach ohne größere Operation mit einfacher oder wiederholter Auswaschung des Gelenkes mit ¼— ½ %iger Carbollösung oder physiologischer Kochsalzlösung mit nachfolgender Injektion von 1—2 ccm CHLUMSKYschen Phenolcamphers aus. Aber gerade die meist nötige öftere Wiederholung des Eingriffes, die sich stets über längere Zeit erstreckende Dauer der Krankheit stellen an die Nachbehandlung oft große Anforderungen. Zur Erreichung eines auch funktionell guten Enderfolges, einer möglichst weitgehenden Wiederherstellung der Beweglichkeit des Gelenkes muß der sonst sehr leicht eintretenden Verwachsung der Falten der Gelenkkapsel an ihren Umschlagsstellen auf den Knochen von vornherein durch länger dauernde Entfaltung entgegengearbeitet werden. Deshalb ist die wiederholte Auswaschung und Ausweitung durch rückbleibende Spülflüssigkeit notwendig. Die Phenolcampher-Behandlung begünstigt dies Vorgehen — abgesehen von ihrer desinfizierenden Eigenschaft — dadurch, daß sie eine Hyperämie der Synovialis und verstärkte Exsudation zur Folge hat. Die eitrige Beschaffenheit des Exsudats macht beim Gelenkempyem oft schon nach der erstmaligen Auswaschung einer serös hämorrhagischen und bei fortschreitender Besserung rein serösen Platz. Das Fieber pflegt dabei allmählich binnen 5—6 Tagen abzuklingen.

Bei leichterer Erkrankung beginne man früh mit vorsichtigen Bewegungen. Von der früher verlangten unbedingten Ruhigstellung des erkrankten Gelenkes ist man zurückgekommen. Die anfängliche Schmerzhaftigkeit dieser Bewegungen bekämpft man teils mit BIERscher Stauung, teils mit intra- und pararticulären Injektionen von ½ %igem Novocain.

Schwere Erkrankung, insbesondere aber die *Gelenkkapselphlegmone* erfordern ein energischeres Eingreifen mit Incision jedes Abscesses, Eröffnung und ausgiebige Drainage aller Kapseltaschen und Ruhigstellung des Gelenkes. Die Besorgnis wegen Versteifung des Gelenkes muß gegenüber der Gefahr für das Leben des Patienten zurückstehen. Erst nach Abklingen aller Entzündung, erst wenn ein Wiederaufflackern nicht mehr zu befürchten ist, beginne man mit Bewegungstherapie.

War es gelungen, dem Sekrete genügend Abfluß zu verschaffen, so pflegt die fieberhaft erhöhte Temperatur — oft erst nach noch einmaliger abendlicher Steigerung — rasch abzufallen und weiter normal zu bleiben. Bei geringer Sekretion läßt man den Verband ruhig 6—8 Tage liegen, entfernt dann die Drains ohne nochmalige Auswaschung und verbindet aseptisch bis zur Heilung der Wunde nach den früher gegebenen Regeln. Dabei hat man beständig der Neigung zur Kontrakturstellung sein Augenmerk zuzuwenden und einer solchen durch Schienen-, Gips- oder Extensionsverbände entgegen zu wirken. Diese sorgen gleichzeitig für die Ruhigstellung des erkrankten Gelenks. Stärkere Sekretion macht öfteren Verbandwechsel und längeres Liegenlassen der Drains nötig, deren Durchgängigkeit stets kontrolliert werden muß. — Hält indes das Fieber an, bessert sich der Zustand auch nicht nach wiederholter Auswaschung des Gelenkes mit antiseptischen Lösungen von den Drainöffnungen aus, so ist die Vornahme einer neuen Operation, der Resektion oder Ablatio des Gliedes zu überlegen. — Aber auch in dem günstigeren ersten Falle ist mit der Heilung der Wunde und der Drainkanäle die Behandlung nicht beendet. Der vorausgegangenen kleinzelligen Infiltration der Synovialis ist eine Neubildung jungen Bindegewebes und narbige Schrumpfung gefolgt; an ihren Umschlagstellen sind die einander gegenüberstehenden Wände der Gelenkkapsel teilweise verwachsen; die Beweglichkeit des Gelenkes ist mehr oder minder verloren gegangen; nur ganz allmählich gelingt es, die geschrumpften Kapselabschnitte wieder zu dehnen, die Adhäsionen zu lockern, die Funktion wieder herzustellen. Die Mittel hierzu sind bekannt, schon oft genannt: Massage, passive und aktive Bewegungen, Bäder, Elektrizität. In welcher Weise man die Übungen vornehmen soll, wird weiter unten erörtert werden. Hier sei nur betont, daß jedes gewaltsame, übereilte Vorgehen, jedes Forzieren der Bewegungen nach diesen eitrigen Entzündungen mehr schadet als nützt, zu Zerreißungen und Blutungen, dem Aufflackern der eben erst abgelaufenen Entzündung, neuer Eiterung führt oder zu chronischen serösen Entzündungen Anlaß gibt.

In ganz anderer, dem geschilderten Verfahren fast entgegengesetzter Weise leitet Bier die Nachbehandlung mit Verwendung der Stauungshyperämie und berichtet davon außerordentlich günstige, funktionell wesentlich bessere Resultate.

Nach Entleerung des Gelenkeiters durch Punktion oder *kleine* Incision, meist unter Verzicht auf jede Drainage — Tamponade des Gelenkes verwirft Bier vollständig — umhüllt er das Gelenk reichlich mit steriler hydrophiler Gaze und legt oberhalb seine Stauungsbinde in der früher (S. 43) geschilderten Weise für je 20—22 Stunden an. Auf Fixation des Gelenkes verzichtet er grundsätzlich, verlangt vielmehr von Anfang an, schon wenige Stunden nach Anlegen der Binde die Vornahme vorsichtiger, später ausgiebigerer passiver und aktiver Bewegungen. Ausführbar sind dieselben nur infolge des durch die Stauungshyperämie in verhältnismäßig kurzer Zeit herbeigeführten charakteristischen Nachlassens der Schmerzhaftigkeit des erkrankten Gelenkes. Die Sekretion ist anfangs sehr lebhaft; noch befördert wird der Ausfluß des Eiters durch die passiven Bewegungen. — Nach einigen Tagen pflegt das Fieber zurückzugehen, Schwellung und Sekretion nachzulassen, und selbst bei schwerer Infektion sah Bier in verhältnismäßig kurzer Zeit Heilung mit vollständig freier Beweglichkeit des Gelenkes.

Leider lauten die Erfahrungen zahlreicher anderer Chirurgen, zu denen auch ich mich rechnen muß, über die Erfolge der Stauungsbehandlung weit weniger günstig. Ich selbst pflege in jedem Falle akuter Gelenkeiterung das Biersche Verfahren zunächst zu versuchen, zeigt sich aber die Besserung und Nachlaß des Fiebers nicht bald in einigen Tagen, so schreite ich zur ausgiebigen Incision, Drainage und Ruhigstellung, wie oben beschrieben.

Gelenkresektionen. Wir haben bisher stets solche Fälle im Auge gehabt, in denen die Erkrankung und die Operation die Gelenkkörper ganz oder nahezu intakt gelassen hatte. Hier war demnach die Möglichkeit einer Restitutio ad integrum gegeben, jedenfalls blieb immer ein in seinen Bewegungen vielleicht beschränktes Gelenk, aber doch eben ein wirkliches Gelenk mit all seinen Attributen zurück. Anders in jenen Fällen, in denen die überknorpelten Gelenkenden völlig oder zum größten Teil durch das Leiden zerstört wurden oder durch die

Operation geopfert werden mußten. Hier kann sich zwar ein wirkliches Gelenk neu bilden, indem sich die Resektionsstümpfe oder die von seiten des erhalten gebliebenen Periosts neu gebildeten knöchernen Gelenkenden gegeneinander entsprechend abschleifen, die Reste des alten Kapselapparates oder bei extrakapsulärer Resektion das umgebende Bindegewebe eine neue Kapsel formen. Sehr oft kommt es aber, namentlich wenn der Gelenkknorpel völlig verloren gegangen war, nur zu einer bindegewebigen Vereinigung der beiden Knochenenden, einem falschen Gelenk. Mag es sich nun um eine Ne- oder Pseudarthrose handeln, funktionstüchtig wird sie nur sein, wenn sie straff die Resektionsenden aneinander hält, ein Abgleiten der Teile sicher verhindert und doch die zur Funktion der Muskeln nötigen Bewegungen in ausreichendem Maße nach Art eines Scharnier- oder Kugelgelenkes gestattet. Damit sind zugleich die beiden Gefahren angedeutet, vor denen wir uns zu hüten haben: *Ankylose* auf der einen, *Schlottergelenk* resp. *zu schlaffe Pseudarthrose* auf der anderen Seite.

Natürlich muß schon bei der Operation auf das gewünschte Resultat Rücksicht genommen, durch Resektion nicht zu kleiner Knochenstücke, z. B. bei Verlagerung eines Gelenkes wegen Ankylose des Kiefer- oder des Hüftgelenkes, durch Erhalten von Knorpelresten, Interposition von Muskeln usw. einer Ankylose vorgebeugt, durch subperiostales Operieren ein Schlottergelenk vermieden werden. Ein sehr wesentlicher Teil der Aufgabe fällt indes der Nachbehandlung zu.

Immobilisation und exakte Adaption bezeichneten wir als die sichersten Mittel zur Erzielung knöcherner Konsolidation. An Stelle der für diesen Zweck so gerühmten Dauerverbände ist daher in Fällen, in denen wir ein bewegliches Gelenk bzw. eine Pseudarthrose anstreben, ein etwas häufigerer Verbandwechsel geboten, um Bewegungen vorzunehmen, zuweilen auch die Stellung der Teile gegeneinander zu ändern. So gehen wir z. B. nach Resektion des Ellenbogengelenkes von einem Extrem der gewünschten späteren Bewegungsfähigkeit allmählich in das andere, aus vollständiger Streckung in spitzwinklige Beugung über. Ein solcher Stellungswechsel eignet sich überall da, wo die Resektionsenden einander sehr nahe stehen und durch erhärtende Verbände immobilisiert werden. Dabei ist große Aufmerksamkeit nötig, um ein Verschieben, ein Abgleiten der Knochen zu verhüten und stets die Punkte, die später nach Art eines Gelenkes ineinander greifen sollen, in Kontakt zu erhalten. Da, wo wir, wie am Hüftgelenk, oft auch am Schultergelenk, die Stümpfe durch Extensionsverbände distrahieren, ist ein häufiger Verbandwechsel nicht erforderlich.

Nach Heilung der Wunde beginnen wir mit passiven und aktiven Bewegungen, in der Richtung, in der diese auch normalerweise vor sich gehen. Hier gilt es nun den richtigen Zeitpunkt zu bestimmen und das richtige Maß innezuhalten, soll es anders nicht zur Ausbildung eines Schlottergelenkes kommen. Die Ursachen des letzteren sind freilich sehr wechselnd, oft dem Einfluß der Nachbehandlung völlig entrückt. Vielfach liegt die Schuld an einer ungenügenden Knochenneubildung, sei es infolge nicht subperiostaler Operation, infolge Zerstörung der tiefen Osteoblastenschicht des Periosts, sei es infolge zu weit ausgedehnter Resektion, sei es infolge allgemeiner oder lokaler Ernährungsstörungen bei sehr herabgekommenen Individuen oder an gelähmten Gliedern. Andererseits können vorzeitig und zu ausgiebig unternommene Bewegungsversuche die junge Narbe zwischen den beiden Resektionsstümpfen derart dehnen, daß sie wie Schaft und Schlägel eines Dreschflegels haltlos gegeneinander schlottern. Im allgemeinen läßt sich wohl sagen, daß wir mit der Vornahme der Bewegungen um so früher beginnen müssen, je weniger Knochen reseziert wurde, je näher die Teile einander stehen, um so später, je länger der sie verbindende Bindegewebscallus von vornherein ist, durchschnittlich erst dann, wenn die Resektionsenden durch eine straffe Narbe fest aneinander gezogen sind.

Wir müssen indes gestehen, daß uns oft genug die Ursache des Mißerfolges unklar bleibt; daher wird man verstehen, daß im einzelnen die Ansichten der Chirurgen vielfach voneinander abweichen.

Von der größten Bedeutung für ein gutes funktionelles Resultat ist eine kräftige Muskulatur, vermag sie doch selbst bei schlaffen Pseudarthrosen einen erheblichen Teil der durch sie bedingten Nachteile zu kompensieren. Ich habe Fälle gesehen, in denen nach Resektion des Ellbogengelenkes die Vorderarmknochen sich bei jeder Bewegung um ein Beträchtliches gegenüber dem peripheren Ende des Humerus verschoben, seitwärts von ihm ab und um einige Zentimeter in die Höhe glitten, und doch konnten die muskulösen Patienten schwere Lasten heben und waren in ihrer Arbeitsfähigkeit nur wenig behindert. Um wie viel besser funktioniert eine kräftige Muskulatur bei straffer Pseudarthrose! Aktive Bewegungen, Massage, Elektrizität müssen deshalb frühzeitig die passiven Bewegungen ergänzen. Sollen die Bewegungen nur um eine Achse, z. B. nur Beugung und Streckung, stattfinden, so gibt man dem Kranken Apparate, die jede Ab- und Adduktion, wie Rotation unmöglich machen. Am besten stellt man sie selbst aus Wasserglas und zwei seitlichen, in Scharniergelenken beweglichen, in den Verband hineinzunehmenden Stahlschienen her. Macht man den Verband abnehmbar, so braucht die Massage nicht vernachlässigt zu werden. Bei schlaffer Pseudarthrose unterstützen derartige leichte und billige Apparate das Glied zeitlebens, bei straffer kann man sie schon nach wenigen Monaten völlig entbehren, schleifen sich doch bei genügender Knochenneubildung nach subperiostalen Resektionen die Stümpfe durch die Bewegung derart ab, daß ihre Form schließlich nicht allzuviel von der Norm abweicht.

Übung und Kräftigung der Muskulatur bildet entschieden auch das beste Gegengewicht gegen die leider häufig nur allzugroße *Neigung zu Kontrakturstellungen.* Ihre Ursachen sind im einzelnen ja durchaus noch nicht völlig klar. Eine der wichtigsten ist sicher, daß die Muskeln nach einer Resektion unter etwas anderem Winkel am Knochen angreifen.

Nehmen wir das Beispiel einer subtrochanteren Hüftgelenkresektion! Sämtliche am Schaft angreifenden Muskeln ziehen den Schaft nach oben. Dadurch greifen die Flexoren und die Adduktoren in einem minder spitzen, mehr dem rechten genäherten Winkel am Knochen an, gewinnen damit an Kraft, während die Streckmuskeln und Abduktoren infolge Verkürzung der Strecke zwischen Ursprung und Ansatz an Kraft verlieren. Als Folge sehen wir die typische Adduktions-Flexionskontraktur.

Sie zu verhindern oder wenigstens auf ein Mindestmaß einzuschränken, ist nur möglich durch hinreichend langdauernde Fixation der Teile gegeneinander durch Gips- oder Extensionsverbände bzw. gut gearbeitete orthopädische Apparate bei gleichzeitiger Kräftigung der antagonistischen Muskulatur. Einen dauernden Erfolg wird man stets nur erzielen, wenn es gelingt, gleichzeitig die Muskulatur so zu kräftigen, daß sie allein später zu leisten vermag, was zunächst die Apparate erzwingen sollen.

Verlauf und Nachbehandlung nach Amputationen und Exartikulationen.

Welche Umstände erfordern primäre Tamponade und sekundäre Naht? Stumpfnekrose. — Einiges über Prothesen. Neuralgien nach Amputationen. Konische
Amputationsstümpfe.

Amputationen und Exartikulationen. Es erübrigt noch mit einigen kurzen
Worten der *Amputationen und Exartikulationen* zu gedenken. Ich würde auf sie
kaum weiter eingehen, da die eigentliche Nachbehandlung nicht von der anderer
Wunden abweicht, müßte ich Sie nicht mit einigen Vorgängen bekannt machen,
die erst nach Heilung der Wunde an dem Stumpfe auftreten, für den Kranken
von Bedeutung werden und vom Arzte gekannt sein müssen.

Der Verlauf einer aseptisch und kunstgerecht ausgeführten Amputation und
Exartikulation gestaltet sich heute meist außerordentlich glatt und selbst nach
Absetzung der großen Gliedmaßen, selbst des Oberschenkels, sind Störungen
selten und die Mortalität gering. — Treten Störungen im Verlaufe ein, so sind sie
meist durch die ungünstigen Umstände bedingt, unter denen die Operation vor-
genommen werden mußte. Befindet sich der Patient zur Zeit der Absetzung des
Gliedes, z. B. wegen Zermalmung desselben, noch im Zustande des sogenannten
Shok, so ist es stets geraten, um die Zeitdauer des Eingriffes auf das kürzeste
Maß zu beschränken, die Wunde nach Unterbindung der hauptsächlichsten
Gefäße zunächst nur mit steriler Gaze zu tamponieren und auf jede primäre Naht
zu verzichten. Jede unnötige Verlängerung einer im Shok ausgeführten Operation
würde die Gefahr mit sich bringen, den dünnen Faden, an dem das Leben des
Patienten noch hängt, vollends zu durchschneiden. Hat sich der Kranke wieder
erholt, so kann die exakte Vereinigung der Wundränder noch ebensogut nach
24—48 Stunden geschehen. — Das gleiche Verhalten, primäre Tamponade, ist
zweckmäßig, wenn wir der Asepsis der Amputationswunde nicht vollständig Herr
sind, sei es, daß die Operation wegen komplizierter Fraktur mit schwerer
Quetschung der Weichteile und Imprägnation derselben mit Straßenschmutz
vorgenommen werden mußte, sei es, daß schwere phlegmonöse Prozesse mit schon
beginnender bakterieller pyogener Allgemeininfektion die Indikation zum Eingriff
abgaben. Es bleibt einmal die Tamponade das sicherste Mittel zur Verhütung
progredienter Phlegmonen. Zeigt der weitere Verlauf, daß die Amputation wider
Erwarten doch in gesundem Gewebe statt hatte und die Wunde aseptisch blieb,
so ist eine prima intentio durch sekundäre Naht am 2.—4. Tage immer noch zu
erreichen. War indes die Wunde wirklich infiziert, so beugen wir den schlimmen
Folgen durch den absolut freien Sekretabfluß, den die Tamponade gewährt,
besser wie durch jede Drainage vor.

Nach Amputationen mit Lappenschnitt sieht man auch heute noch hier und
da eine Störung des Verlaufes durch Nekrose des Lappenrandes. Sie ist in der
Regel die Folge einer zu schmalen zungenförmigen Bildung des Lappens. Sowie es
zur Demarkation der Gangrän gekommen, trage man die nekrotischen Partien mit
scharfen Scheren- oder Messerschnitten ab und versuche jetzt noch die lebensfähigen Wundränder durch Naht zu vereinen. Oft wird dies gelingen. Ist die
Spannung zu groß, so mag man versuchen, durch möglichste Näherung der Wundränder aneinander durch Nähte oder Heftpflasterstreifen die Narbe noch leidlich

günstig zu gestalten. Meist werden sich indes dann Narbenverhältnisse ausbilden, die den Patienten derart belästigen, daß oft genug sich noch nachträglich eine zweite Amputation etwas höher oben mit Notwendigkeit aufdrängt.

Zu dieser sind wir fast immer gezwungen, wenn anhaltende Eiterung zu lang dauerndem Offenhalten der Wunde durch Tamponade zwang und dadurch zu starker Retraktion der Weichteile führte, sowie in den Fällen, in welchen Stumpfnekrose eintrat nach Amputation wegen Gangraena senilis, eine ja leider nicht seltene Störung der Wundheilung, wenn trotz schwerer Arteriosklerose die Absetzung des Gliedes bei Nekrose des Fußes am Unterschenkel, nicht gleich am Oberschenkel erfolgte. Besonders kompliziert liegen die Verhältnisse dann, wenn gleichzeitig Diabetes besteht. Die Untersuchung des Urins auf Zucker sollte in keinem Falle von Nekrose des Amputationsstumpfes versäumt werden.

Daß Amputierte noch für längere Zeit das Gefühl haben, als seien sie noch im Besitze ihres Gliedes, ist Ihnen wohl schon bekannt. Es verliert sich diese unangenehme Sensation, die den Patienten stets an den erlittenen Verlust erinnert, nur ganz allmählich.

Die Sägefläche des Stumpfes bleibt für lange Zeit gegen stärkeren Druck empfindlich, so daß ein im Unterschenkel Amputierter sich nur selten fest mit dem Stumpfende auf die Prothese selbst stützen kann. Der Stumpf dient im allgemeinen nicht als Tragstütze, sondern nur als Hebelarm zur Bewegung der Prothese, in deren Höhlung er frei schwebt. Ihren Stützpunkt finden der Stelzfuß oder das künstliche Bein nicht an der Amputationsfläche, sondern an höher gelegenen Stellen.

Die BIERsche osteoplastische Amputation zwecks Bildung eines tragfähigen Stumpfes wird trotz ihrer unleugbaren Vorteile nur von wenigen Chirurgen grundsätzlich ausgeführt; die Mehrzahl bedient sich der alten Methoden und damit der Holzprothesen. — Auch die von BUNGE zur Verhütung druckempfindlicher Calluswucherungen empfohlene Abschabung des Periostes und Knochenmarkes vom untersten Stumpfende konnte diese nicht verdrängen, ebensowenig wie die von HIRSCH zur Abstumpfung der Druckempfindlichkeit des Stumpfes angegebene, an sich ganz vorzügliche und empfehlenswerte Methode.

HIRSCH gibt folgende Vorschriften: Der Amputierte bleibt nach Heilung der Wunde, auch wenn diese ideal erfolgt ist, noch weiter im Bette. Er wird angewiesen, mit dem mit Watte umwickelten Stumpf zunächst dreimal, dann viermal des Tages, dann zweistündlich, schließlich stündlich 5—10 Minuten lang gegen einen ins Bett gestellten Holzrahmen zu treten, anfangs mit mäßiger, später mit größerer Kraft, nach jeder Tretübung 2—4 Minuten lang energische Freiübungen (Beuge- und Streckbewegungen in Knie- und Hüftgelenk) auszuführen, dann den Stumpf hoch zu lagern. Bei den späteren Übungen bleibt die Watteumwicklung fort. Gleichzeitig wird der Stumpf täglich zweimal sorgfältig massiert, um die den Sägeflächen adhärenten Weichteile völlig beweglich zu machen. Es gelingt hierdurch, fest angewachsene, schmerzhafte Narben binnen einigen Wochen vollständig zu lösen, kleine unregelmäßige Calluswucherungen zur vollständigen Resorption zu bringen. Schon nach 2—3wöchentlichen methodischen Tretübungen vermag der Patient mit dem Stumpf selbst in der Prothese zu stehen. Bei fortgesetzten Übungen mit dem bloßen Stumpf hypertrophiert seine Haut in kurzer Zeit und wandelt sich in eine derbe Sohle um, die auch dem andauernden starken Drucke durch Belastung des Körpers in der Prothese gewachsen ist.

Prothesen. Der Stumpf nimmt erst allmählich seine definitive Form an, seine Weichteile, insbesondere die Muskeln atrophieren, da sie, soweit sie von ihm entspringen, um tiefer zu inserieren, ihre Funktion durch die Amputation eingebüßt haben. Man läßt den Patienten deshalb in den ersten 3—4 Monaten nur in einer provisorischen, aus Gips, Wasserglas oder Leim und einem Holzstock vom Arzt selbst gefertigten Prothese umherlaufen und läßt ihm erst dann die definitive Prothese, Stelzfuß oder künstliches Glied vom Bandagisten anfertigen. Die Prothese nur am Stumpf selbst zu befestigen, mißglückt selbst bei tragfähigen Stümpfen wegen ihrer stets mehr minder konischen Form häufig. Ein Abgleiten oder Hin- und Herschieben der Prothese verhütet mit Sicherheit in der Regel nur eine gleichzeitige Befestigung am nächsthöheren Gliede. Verbietet aber die Schmerzhaftigkeit der Amputationsfläche die direkte Belastung des Stumpfendes überhaupt, dann finden der Stelzfuß, wie das künstliche Glied ihren Stützpunkt ausschließlich an höher gelegenen Stellen. Im Unterschenkel Amputierte, die sich allein auf die Amputationsfläche des Stumpfes stützen, sind Ausnahmen; aber es gibt solche, die nicht nur mit einer nur bis ans Knie reichenden Prothese gut und sicher gehen, sondern auch schnell Treppen laufen, ja springen können. Im allgemeinen gelten folgende Regeln:

Nach Amputation im LISFRANCschen oder CHOPARTschen Gelenk resp. nach der Methode von PIROGOFF bedarf es keiner eigentlichen Prothese. Ein gutgearbeiteter Schuh verdeckt den Defekt vollkommen. Patient tritt mit der hinteren Hälfte der Fußsohle resp. mit der Ferse beim Gehen auf. Fand die Absetzung im Bereich der unteren Hälfte des Unterschenkels statt, so steckt der Stumpf in einer trichterförmigen, sich ihm gut anschmiegenden Hülse, die, den unteren Teil des Oberschenkels mit umgreifend, sich an den Kondylen der Tibia und des Femur anstemmt und in der Gegend des Kniegelenkes einen Ausschnitt und scharnierartige Gelenkverbindung zwischen Ober- und Unterschenkel besitzt. Bei Absetzung des Unterschenkels im oberen Drittel macht die Kürze des Stumpfes den Vorteil einer im Kniegelenk beweglichen Prothese oft illusorisch, da der Hebelarm für eine kraftvolle Beugung und Streckung eben zu kurz ist. Immerhin ist dieser Vorteil so groß, daß man nur ungern auf ihn verzichtet. — Hat man sich aber zur Amputation sub tuberositate entschlossen, so gibt man dem Patienten eine Prothese, auf die er sich bei gebeugtem Knie mit der einen starken Druck aushaltenden Tuberosität stützt. Diese findet mittelst eines relativ kurzen Oberschenkelstückes genügende Befestigung. Diese Flexionsstellung des kurzen Stumpfendes des Unterschenkels ist indes nur vorteilhaft bei wirklich kurzen Stumpfenden; andernfalls würde dasselbe zu weit nach hinten vorstehen; der Patient liefe Gefahr, mit ihm hängen zu bleiben und zu Fall zu kommen, von dem unschönen Aussehen gar nicht zu reden.

Der GRITTIsche Amputationsstumpf des Femur ist selbst tragfähig. — Bei allen anderen Absetzungen des Oberschenkels endet die Prothese oben mit einem gut gepolsterten Ring, der sich gegen die Tuberositas ossis ischii anlehnt; durch einen Beckengurt, oft auch noch einen Schulterriemen, wird sie befestigt. Das in ihrer Hülse steckende Femur behält also seine Beweglichkeit im Hüftgelenk. Bei sehr hoher Amputation macht sich indes auch hier der Übelstand geltend, daß der Stumpf einen zu kurzen Hebelarm darstellt, um die Stelze mit genügender Kraft zu bewegen, ja selbst für ihre sichere Befestigung kaum genügenden Anhalt bietet. Es ist recht schwer, in diesen Fällen dem Kranken gut sitzende Apparate zu schaffen; es bleibt nur übrig, die Prothese, wie nach Exartikulationen, unverschieblich mit dem Becken zu verbinden. Am Sitzhöcker findet sie ihren Stützpunkt. Ihr oberes Ende muß sich ganz genau den Formen des Beckens anschmiegen, wird deshalb, wie auch alle künstlichen Glieder, am besten nach einem Gipsabguß des Beckens und Stumpfes geformt.

Alle Prothesen, Stelzfüße, künstlichen Glieder sind im Anfange etwas unbequem. Patient muß sich erst gewöhnen, in ihnen herumzugehen. Doch dürfen sie nie wirkliche Schmerzen machen, nie einen so starken Druck ausüben, daß etwa die Gefahr eines Dekubitus drohe. Die Kontrolle hierüber, wie über die ganze Brauchbarkeit des Apparates ist Sache des Arztes; das Urteil darf nicht dem Bandagisten allein überlassen werden.

Ob ein künstliches Glied oder ein Stelzfuß den Vorzug verdient, ist allgemein nicht zu sagen. Man sollte ohne weiteres vermuten, daß erstere dem Kranken angenehmer seien, und doch gibt es genug Leute, die ihren künstlichen Fuß wieder fortwerfen und zur Stelze zurückgreifen. Für einen Arbeiter, der Lasten tragen, sich im Felde bewegen, vielleicht auch größere Märsche machen muß, paßt meist ein gut gearbeiteter Stelzfuß besser, als das kostbare künstliche Bein. Soziale Verhältnisse, Vermögenslage, schließlich auch die Intelligenz des Patienten müssen die Auswahl des Apparates bestimmen.

Alle vom Bandagisten angefertigte Apparate sind mehr oder minder kostspielig und bedürfen gleichwohl recht häufig der Reparatur. Indes lassen sich auch Stelzfüße in ähnlicher Weise, wie einige schon früher beschriebene orthopädische Apparate und Schienen, aus billigem Material vom Arzt selbst herstellen. ALBERS hat einen solchen für Amputation des Oberschenkels in sehr zweckmäßiger Weise aus Holz und Tischlerleim hergestellt. Sein Verfahren ist in Kürze folgendes: Ein Gipsmodell des Stumpfes und der zugehörigen Beckenhälfte wird mit Seife bestrichen und mit schmalen, etwa 3—4 cm breiten Cambrik- oder Flanellbinden derart eingewickelt, daß die einzelnen Touren sich zu etwa $\frac{1}{4}$ ihrer Breite dachziegelförmig decken. Diese bestreicht man mit Tischlerleim, der gut in das Gewebe eindringen muß; darüber kommt eine Lage dünner Hobelspäne, die etwa 3 cm breit, $\frac{1}{4}$ mm dick sind. Sie werden durch wenige Bindentouren fixiert, mit Leim überstrichen und durch eine gut mit Leim durchtränkte Cambrikbinde anbandagiert. Darüber wird eine zweite Lage von Holzspänen nahezu senkrecht zur ersten Lage in derselben Weise angeklebt, allenfalls noch eine dritte und vierte Schicht hinzugefügt, diese wiederum mit einer Flanellbinde angewickelt und mit Leim bestrichen. Diese Kapsel wird an der Vorderseite längs gespalten, abgenommen, das Gipsmodell von neuem eingeseift und wieder in den Trichter hineingesteckt. Nun nimmt ALBERS ein etwa 4 cm dickes, etwa 80 cm langes Pfefferrohr und umwickelt dasselbe, 30 cm von dem einen Ende entfernt, mehrfach mit starkem Bindfaden. Darauf spaltet er das kürzere Ende des Rohres längs in 16 gleich breite Stäbe; die Umschnürung durch den Bindfaden verhindert ein Weiterspalten. Zwischen die auseinandergebogenen Stäbe wird nun der Stumpf hineingesteckt und die Stäbe nach genauer Einrichtung des Rohres über dem Trichter durch einen Bindfaden befestigt; etwa 25—30 cm lange, durch Leim gezogene Flanellbindenstreifen werden darauf schlingenförmig um jeden Stab an der Stelle gelegt, wo derselbe den Trichter zuerst berührt. Die Enden der Schlingen füllen den Raum zwischen je zwei Stäben am Trichter selbst. Einige zirkulär geführte leimgetränkte Flanellbinden fixieren die Stäbe noch sicherer an den Trichter und werden abwärts bis zur Ursprungsstelle der Stäbe von dem Pfefferrohr geführt. Jetzt wird der Trichter vorn aufgeschnitten, von der Form abgenommen und dem Stumpf des Kranken angepaßt. Ist dies geschehen, so wird er außen und innen mit Schellackfirnis, einer Lösung von gestoßenem Schellack in Alkohol, überzogen, seine Ränder mit Leder eingefaßt und mit vier kräftigen Schnallen und Lederriemen versehen. Der eine Riemen schließt den vorderen Spalt, ein zweiter verbindet den Trichter an der Außenseite mit einem Beckengurt. Die vordere und hintere Schnalle dienen zur Befestigung eines langen, über die gesunde Schulter hinweggeführten Riemens. Der Fuß erhält eine Eisenzwinge und Gummikappe. Die Herstellung des ganzen Apparates erfordert durchschnittlich 8—10 Tage. Sein Gewicht ist außerordentlich leicht, beträgt etwa 1600—2000 g. — In anderen Fällen nahm ALBERS nicht erst einen Gipsabguß, sondern legte um den Stumpf und die Seitenteile der zugehörigen Beckenhälfte nach Art eines Korsets einen zirkulären Gipsverband in dünner Schicht und applizierte auf diesen Gipstrichter Holzspäne und mit Leim bestrichene Flanellbinde, sowie das Pfefferrohr in der eben geschilderten Weise. — An Tragfähigkeit steht ein solcher Stelzfuß dem vom Bandagisten hergestellten nicht nach; auch an Haltbarkeit läßt er nicht viel zu wünschen übrig; an Leichtigkeit — und dies ist für alle Prothesen ein Punkt von höchster Bedeutung —, wie an Billigkeit ist er jenem bedeutend überlegen.

Mancher Patient leidet nicht nur längere Zeit an einer gewissen Druckempfindlichkeit des Stumpfendes, sondern an typischen heftigen Neuralgien, die gewöhnlich anfallsweise auftreten, durch Druck, Zerrung, Bewegungen ausgelöst resp. verschlimmert werden. Sie sind teils die Folge von Neurofibromen der durchschnittenen Nervenzweige, teils bedingt durch Fixation der Nervenstümpfe am Knochen. Heilung mit Eiterung begünstigt ihr Entstehen. Nur auf operativem Wege, durch Excision der Neurome oder Auslösung der Nervenstämme aus der Narbenmasse und glatte Durchschneidung an höher gelegener Stelle, sowie reine prima reunio ist sichere Heilung zu erhoffen.

Von der oben erwähnten an jedem Amputationsstumpf durch Atrophie stattfindenden Formveränderung, die an sich keine wesentlichen Nachteile bringt, ist wohl zu unterscheiden jene, die man als konischen Stumpf bezeichnet. Bei ihr ragt der Knochen aus der sich aufwärts retrahierenden Muskelmasse stark nach abwärts hervor und drängt gegen die Haut resp. die mit ihm verwachsene Hautnarbe stark an, schädigt ihre Ernährung, so daß sehr häufig eine Druckusur zur Bildung chronischer, schwer heilender Geschwüre führt. Die verschiedensten Operationsmethoden sind ersonnen, um ihr vorzubeugen. Es gehört nicht in das Thema der Nachbehandlung, auf sie näher einzugehen. Nur das sei erwähnt, daß selbst eine Übernähung der Muskeln über den Knochenstumpf nicht sicher gegen sie schützt. Die Ursache ist in manchen Fällen schwer festzustellen, meist aber handelt es sich um Heilung mit Eiterung. Heilung per primam bietet den besten Schutz; die Nachbehandlung kann dem Übel nicht mehr steuern. Sind die Beschwerden des konischen Stumpfes sehr erheblich, so bleibt nur eine Nachamputation des Knochens höher oben übrig.

Vierzehnte Vorlesung.

Rückbleiben von Fisteln nach Operationen.

Ursachen derselben. Verschiedenes Aussehen, je nachdem Fremdkörper oder tuberkulöse Prozesse die Fistel unterhalten. Spontane Ausstoßung kleiner Sequester. Nekrotomie. Rezidive nach Operationen wegen Osteomyelitis oder Nekrose. Behandlung tuberkulöser Fisteln.

Wir haben bei Besprechung der Störungen des Wundverlaufes eines Zustandes noch nicht gedacht, der so außerordentlich häufig die definitive Heilung verzögert und die ganze übrige Therapie oft wesentlich beeinflußt; ich meine: der *Fistelbildungen.* Während der größte Teil der Operationswunde sich per primam oder secundam schließt, bleibt an einer Stelle, in der Regel an der Drainöffnung, eine Fistel bestehen, oder es bricht auch nach schon erfolgtem Schluß der Wunde eine solche erst nachträglich in oder neben der Narbe auf, um nun Wochen oder Monate, ja selbst Jahre hindurch offen zu bleiben.

Wenn ich dieser Störung erst jetzt gedenke, so geschieht dies aus rein praktischen Gründen, da Fisteln gerade nach Operationen am Knochengerüst weit häufiger auftreten, als nach solchen an den Weichteilen.

Ihre Bedeutung wechselt sehr nach ihrer *Ursache.* In der Regel liegt dem Offenbleiben einer Fistel das Andauern einer mehr oder minder tief gelegenen, meist *circumscripten Eiterung* zugrunde; seltener sind die Fälle, in denen der beständige Ausfluß von Se- oder Exkreten den definitiven Schluß der Wunde hindert — Speichel-, Urin-, Kotfistel.

Sehr oft ist es ein Fremdkörper, der die Eiterung unterhält. Bald ist es ein infizierter und deshalb nicht abgekapselter Ligaturfaden, bald ein nekrotisches Stück Bindegewebe oder Sehne, z. B. nach Operationen wegen progredienter Phlegmone oder eitriger Sehnenscheidenentzündung, bald ein kleinerer oder größerer Knochensequester, so nach komplizierten Frakturen, nach eitriger Periostitis oder Osteomyelitis.

In anderen Fällen ist die Fistel lediglich ein Zeichen ungenügenden Sekretabflusses; solange dieser ausreichend und dauernd gesichert ist, kommt die Eiterung, falls es sich nicht um Tuberkulose handelt, meist rasch zum Stillstand; kräftige Granulationen schießen auf, die Wundflächen ziehen sich zusammen und die Übernarbung macht rasche Fortschritte; ein ungenügender Abfluß des Wundsekretes unterhält hingegen die Eiterung und damit das Offenbleiben einer Fistel.

Bei starrwandigen Höhlen setzt auch ihre absolute Größe zuweilen dem definitiven Verschluß ein unüberwindliches Hindernis entgegen, so: bei großen Empyemhöhlen.

Alle diese Momente zusammen begünstigen häufig das Bestehenbleiben einer Fistel nach Aufmeißelung größerer Knochenhöhlen wegen Osteomyelitis oder Nekrose; die Höhlen füllen sich zwar mit oft massigen Granulationen; diese bleiben aber schlaff, umschließen eine Anzahl feinster Knochenkrümel; kleine Eiterherde sacken sich in ihnen ab, der Narbenzug vermag die umgebenden Weichteile nicht weiter in die Knochenhöhle hineinzuziehen, die Überhäutung kommt zum Stillstande, die Fistel persistiert. Relativ häufig beobachtet man diesen Vorgang nach Aufmeißelung von Eiterhöhlen im Tibiakopf. In allen anderen Fällen handelt es sich wohl ausnahmslos um Tuberkulose, um übersehene, in eitriger Einschmelzung begriffene tuberkulöse Granulationen oder Lymphdrüsenreste oder das Rezidiv einer tuberkulösen Knochengelenkaffektion.

Es ist natürlich von höchster praktischer Bedeutung, die Ursache der Fistelbildung früh zu erkennen, da hiervon Prognose und Therapie abhängen. Ist ein Fremdkörper der Übeltäter, so wird seine Extraktion oder spontane Abstoßung von schneller Heilung gefolgt sein; liegt Tuberkulose zugrunde, so ist häufig ein neuer größerer Eingriff erforderlich. In der Regel klärt nun schon die Natur des Grundleidens, derenwegen die erste Operation unternommen war, die Diagnose auf, doch bietet uns auch die Beschaffenheit der Fistel meist genügend Anhaltspunkte für dieselbe. — Bei einer durch den Reiz eines retinierten Fremdkörpers unterhaltenen Eiterung sind die Fistelgänge und -Mündungen von kräftigen, gesund aussehenden hochroten Granulationen bedeckt. Aus dem engen rundlichen Fistelmaule quillt dicker, gelber, rahmiger Eiter, das typische Pus bonum et laudabile. Die Sonde fühlt beim Auftreffen auf einen knöchernen Sequester den harten Widerstand eines in seinem normalen Gefüge nicht geänderten Knochens, weist oft seine Beweglichkeit nach. Tuberkulöse Fisteln zeigen unregelmäßig geformte Mündungen, deren blaurötliche Hautränder oft ½—1 cm weit unterminiert sind. Aus ihnen sehen blasse, graurötliche schlaffe Granulationen und dringt ein dünner, graugelber, oft käsiger oder Knochenkrümel haltender Eiter; die eingeführte Sonde findet nicht den normalen Widerstand gesunden Knochens, sondern dringt in die morsche, rarefizierte, von Granulationen angenagte, cariöse Knochenschicht mehr oder minder leicht und tief ein. Eine derartige, nach Operationen wegen tuberkulöser Ostitis oder Arthritis auftretende Fistel, deutet immer das Rezidiv an, das schon da ist, ehe auch nur die äußere Wunde sich geschlossen hat, beruht es doch auf Übersehen und daher Zurücklassen wenn auch noch so kleiner Reste tuberkulösen Gewebes oder einer schon während der Operation erfolgten tuberkulösen Infektion der frischen Wunde.

Unser Verhalten wechselt nach Art der Fistel. Dürfen wir annehmen, daß lediglich die Retention eines Unterbindungsfadens die kleine, sezernierende Fistel offen hält, so können wir, falls es nicht leicht gelingt, diesen mit der Pinzette oder einem feinen Häkchen zu fassen und zu extrahieren, ruhig einige Zeit zuwarten, bis die Granulationen den Fremdkörper vordrängen; währt es zu lang, so schafft eine kleine Incision, ohne oder mit Lokalanästhesie vorgenommen, leichten Zugang. Man entfernt den Faden, schabt die Granulationen des Fistelganges mit feinem Löffel aus und erzielt so schnell definitive Heilung. — Ähnlich verfahren wir bei kleinen Splittersequestern nach komplizierten Frakturen. Man unterstützt und befördert die Ausstoßung des kleinen Fremdkörpers durch Aufsetzen einer Saugglocke auf die Fistelöffnung. Läßt die spontane Ausheilung indes zu lange auf sich warten, so muß der Sequester operativ bloßgelegt und entfernt werden; wenn irgend möglich warte man hiermit aber, bis mit Wahrscheinlichkeit auf eine Lösung des Sequesters zu rechnen ist; bei vorzeitiger Operation liefe man Gefahr, entweder zu viel oder zu wenig vom Knochen wegzunehmen.

Der KLAPPsche Saugnapf findet zur Beschleunigung der Heilung einfacher Fistelgänge überhaupt vielfach vorteilhafte Verwendung, indem die durch ihn erzeugte Hyperämie entschieden die Heilungsvorgänge befördert.

Die nach Nekrotomien oder Operationen wegen frischer Osteomyelitiden zurückbleibenden Fisteln schließen sich häufig noch allein. Oft stößt sich noch nach 3—6 Monaten oder später ein kleines Sequesterchen aus und nun erfolgt schnell Heilung. Man wird sich also bei sonst gutem Befinden des Kranken und nur geringer Sekretion in Anbetracht der minimalen Beschwerden, die die Fistel selbst verursacht, zunächst zuwartend verhalten. Hält die Eiterung indes monatelang an, wird sie gar profus, übelriechend, kommt der Kranke herunter, fiebert er, bekommen die Granulationen ein schmieriges Aussehen, dann muß gleichfalls eingegriffen werden: es handelt sich um eine spontan doch nicht ausheilende chronische Eiterretention. Oft findet sich die Markhöhle wieder auf weite Strecken mit eitrig infiltrierten Granulationen gefüllt; es ist eine neue, oft ebenso ausgedehnte Operation, wie die erste war, erforderlich.

Hindert die Starrheit der Wandung einer Wundhöhle ihren Schluß, so muß die Wand, eventuell durch Abmeißeln der Knochenränder, mobilisiert werden.

Auf die Besonderheiten der Behandlung alter Empyemfisteln kommen wir im speziellen Teile zurück.

Sehr verschieden verhalten wir uns gegenüber den tuberkulösen Fisteln. Ein Teil derselben schließt sich nach kürzerer oder längerer Dauer spontan, gerade so, wie ja auch sonst tuberkulöse Knochengelenkleiden ohne Operation bei konservativer Behandlung ausheilen können. Eine solche werden wir daher auch bei Fistelbildungen nach Operationen zunächst einschlagen und versuchen, durch Ruhigstellung des erkrankten Gliedes durch Gips, Extensions- oder Schienenverbände, Kompression, Jod- oder Jodoforminjektionen in die Fistelgänge, Einführen von Jodoformstäbchen, Stauungshyperämie durch Stauungsbinde oder Saugnapf usw. unter steter Rücksichtnahme auf Hebung des allgemeinen Kräftezustandes das Rezidiv, denn um ein solches handelt es sich ja, zur Heilung zu bringen. Aus dem Gesagten ergibt sich schon, daß wir von den beim ungestörten Verlaufe zur Erzielung eines beweglichen Gelenkes empfohlenen Bewegungen bei vorhandenen Fisteln abstehen müssen, auch auf die Gefahr einer Ankylosierung hin. Absolute Ruhe der erkrankten Teile ist einmal das erste Erfordernis für die Ausheilung tuberkulöser Prozesse, es sei denn, daß man dem Kranken die Vorteile einer langdauernden, $\frac{1}{2}$—1jährigen Behandlung im Höhenklima gewähren kann. Gar nicht so selten sehen wir übrigens nach erfolgter Ausheilung das zunächst unbewegliche Gelenk nachträglich noch ganz leidlich beweglich und funktionstüchtig werden. Läßt das konservative Verfahren indes keinen Erfolg erkennen, schreitet das lokale Leiden weiter, droht die Eiterung den Patienten zu erschöpfen, dann zögere man auch nicht zu lange mit einer neuen Operation, die den tuberkulösen Herd radikal entfernt.

Die Entscheidung, ob wir noch zuwarten dürfen oder rascher zur Operation raten sollen, wird freilich von verschiedenen Chirurgen verschieden gefällt werden, je nach den Erfahrungen, die der einzelne mit der konservativen Behandlung gemacht hat. Diese sind aber wechselnd, schon nach der Gegend, in der er praktiziert. In schwer mit Tuberkulose durchseuchten Gegenden, z. B. Unterfranken, Göttingen u. a. erreicht man im allgemeinen mit konservativen Verfahren weniger als in solchen, in denen die Tuberkulose minder häufig und minder schwer aufzutreten pflegt.

Natürlich spielen vor allen Dingen soziale Verhältnisse bei Entscheidung der Frage eine große Rolle. Liegen die äußeren Bedingungen günstig, gehören die Kranken begüterten Kreisen an, können sie sich entsprechend schonen, sich die nötigen fixierenden Apparate verschaffen, See- oder Soolbäder, Höhenklimate usw. aufsuchen usw., so werden wir mit konservativer Behandlung mehr ausrichten und dürfen, ja sollen eine solche durch längere Zeit fortführen, als wenn es sich um arme Kranke handelt, denen es zu Hause an Luft, Licht, kräftiger Kost, Reinlichkeit, kurz an allem gebricht, dessen ein Tuberkulöser vor allem zur Heilung bedarf, der namentlich auch möglichst rasch wieder erwerbsfähig werden muß, um sich seinen Lebensunterhalt zu verdienen. — Die gleichen Überlegungen werden in den ganz schlimmen Fällen ausschlaggebend sein bezüglich der Frage, ob wir wegen beständiger Fisteleiterung zur Amputation oder Exartikulation raten oder weitere konservative Behandlung resp. Resektion empfehlen sollen.

Entschließen wir uns aber bei tuberkulösen Fisteln zu einem operativen Eingriff, dann muß derselbe auch radikal sein. Ein blindes Herumschaben in dem

Fistelgange mit dem scharfen Löffel, wie man dies so oft den praktischen Arzt machen sieht, ist völlig zwecklos. Er räumt die Granulationen des Ganges aus und läßt den eigentlichen Krankheitsherd in der Tiefe unberührt; wenigstens räumt er ihn nicht ganz aus. Das Rezidiv folgt daher rasch genug. Ein Erfolg wird nur verbürgt, wenn der Herd dem Auge völlig freigelegt und bis in seine letzten Ausläufer verfolgt wird. Nur gesundes Gewebe darf zurückbleiben. Freilich gewinnen derartige Fisteloperationen dann oft die gleiche Ausdehnung, wie der erste Eingriff, nach welchem die Fistel zurückgeblieben war.

Schädigung des Allgemeinbefindens und der gesunden Gliedmaßen durch die Behandlung kranker Glieder. — Kontrakturen.

Vermeidung unnötiger Bettruhe, wie unnötiger Inaktivität eines Gliedes. — Schlottergelenke infolge unzweckmäßiger Extensionsverbände. — Narbenkontrakturen. — Arten und Technik der Massage. Technik passiver Bewegungen. Mediko-mechanische Institute. Brisement forcé. Verwendung des elastischen Zuges zur Beweglichmachung kontrakturierter Gelenke. Orthopädische Apparate.

Sie kennen nunmehr die Mittel, welche uns zur Heilung eines operativ behandelten Leidens bei der Nachbehandlung zu Gebote stehen. Wollen Sie indes über der Therapie des kranken Gliedes nicht die des kranken Menschen vergessen!

Die Rücksichtnahme auf das Allgemeinbefinden des Kranken nötigt uns, die erforderliche Bettruhe oder den Aufenthalt im Zimmer auf das Mindestmaß herabzusetzen. Ich brauche Ihnen nicht näher auseinanderzusetzen, wie ungünstig eine mehrwöchentliche oder mehrmonatliche Inaktivität des ganzen Körpers den Appetit, die Verdauung, den ganzen Stoffwechsel des Organismus beeinflußt. Nach Operationen am Kopfe, Halse, den oberen Extremitäten, ja selbst am Thorax haben wir eine so lange Bettruhe bei aseptischem, fieberfreiem Verlaufe auch kaum nötig. Wir dürfen die Patienten meist schon wenige Tage nach der Operation, sowie sie sich von dem schwächenden Einfluß der letzteren einigermaßen erholt haben, aufstehen und umhergehen lassen. Eine Infektion der Wunde, eine etwaige unerwünschte Stellung der Teile gegeneinander läßt sich durch entsprechende Verbände, wenn diese nur exakt angelegt sind, im Umhergehen ebenso sicher, wenn auch nicht immer ebenso leicht vermeiden, als während der Bettruhe. Nur die Befürchtung großer Schwächezustände, Neigung zu Ohnmachten, Schwindelanfälle, Zirkulationsstörungen, Dyspnoe, die Gefahr des Losreißens von Thromben u. dgl. können in diesen Fällen eine Kontraindikation abgeben. — Aber selbst nach Operationen an den unteren Extremitäten, die früher bis zur vollendeten Heilung Bettruhe verlangten, ermöglichen heute Apparate, welche das kranke Bein völlig entlasten und den Stützpunkt auf das Becken, den Tuber ischii verlegen, eine frühe ambulante Behandlung. Die BRUNSsche Gehschiene ist in dieser Hinsicht eine wesentliche Bereicherung unseres therapeutischen Arsenals.

Wie die länger dauernde Bettruhe den ganzen Organismus, so schädigt die lokale Inaktivität das ruhende Glied. Besonders schädlich wirkt gleichzeitige Immobilisation und Kompression; die Muskeln werden atrophisch, die Gelenke steif. Tierversuche wie die alltägliche Erfahrung am Krankenbette zeigen zur Genüge, wie die Immobilisierung eines ganz gesunden Gelenkes schon in wenigen Wochen seine Beweglichkeit beschränkt. Es treten entzündliche Veränderungen in der Gelenkkapsel auf, die zu Adhäsionen ihrer Falten, zu Schrumpfungen, teilweiser Verödung des Gelenkes führen. Der Knorpelüberzug zerfasert an den Stellen, an welchen der Kontakt zwischen Gelenkkopf und Pfanne aufgehoben ist oder geht schließlich ganz zugrunde. Diese Störungen treten weit schneller ein, als es nachher gelingt, sie wieder rückgängig zu machen. Daraus erhellt die Wichtigkeit der Prophylaxe. Was ich Ihnen hierüber schon bei der Nachbehandlung der Frakturen und Luxationen sagte, gilt auch für alle anderen Affektionen. Unter keinen Umständen darf ein gesundes Gelenk länger ruhig gestellt werden, als es die Behandlung des kranken Teiles unumgänglich erfordert. Kein Gelenk darf in den Verband mit hineingenommen werden, dessen Fixation nicht absolut notwendig ist. So lange diese aber erforderlich ist, muß die Stellung des Gelenkes öfters verändert, der Verband daher öfter erneuert und das Gelenk hierbei jedesmal bewegt werden.

Wer diese an sich so kleine, leicht durchzuführende und doch so häufig vernachlässigte Maßregel beachtet, wird oft die Freude haben, seinen Patienten mit vollendeter Heilung der Operationswunde auch gleich ein funktionstüchtiges Glied zurückzugeben, wird ihm die Schmerzen und Beschwerden, sich selbst die tausendfältigen Mühen ersparen, die eine nachherige Wiederbeweglichmachung eines lediglich durch die Fixation steif gewordenen, sonst gesund gewesenen Gelenkes verursacht. Freilich, wenn die Erkrankung in großer Nähe des Gelenkes saß, z. B. bei vielen Osteotomien, ist eine ausgiebige passive Bewegung selbst bei großer Vorsicht oft nicht ausführbar ohne die Gefahr, den Knochen auch an der Stelle der Kontinuitätstrennung zu bewegen. Auch pflanzt sich der entzündliche Reiz von dieser oft bis in das Gelenk fort und summiert sich zu der schon durch die Fixation bedingten Schädigung. So erklärt es sich, daß wir in manchen Fällen trotz aller Vorsicht und Sorgfalt noch mit diesem Übel der künstlich steif gemachten Gelenke zu kämpfen haben, daß wir, nachdem die Osteotomie, Gelenkresektion nach Wunsch geheilt sind, uns und den Kranken noch Wochen, ja Monate lang mit der Mobilisierung der Gelenke zu plagen haben. Zwar schwellen die Gelenke bei den ersten Bewegungsversuchen oft etwas an, es treten seröse Ergüsse in dieselben auf, doch schwinden sie bei fortgesetzter Übung. Ruhe zur Beseitigung dieser Entzündungen würde das Übel nur verschlimmern; aber bei den Übungen beachte man auch in diesen Fällen den Grundsatz: Ne nimis!

Zur entgegengesetzten, aber nicht minder schweren Beeinträchtigung der Funktion gesunder Gelenke führen oft langliegende Extensionsverbände. Die beständige Distraktion dehnt den Bandapparat; die Folge ist Schlotterigwerden der Gelenke, Unsicherheit und Schwäche beim Wiedergebrauch der Glieder, das Auftreten häufig rezidivierender entzündlicher Ergüsse in die Gelenke, die Entstehung von Deviationen, Genu valgum, Genu recurvatum usw. Ist es schon mühsam, ein steifes Gelenk wieder beweglich zu machen, so ist es noch schwerer, ja oft dauernd unmöglich, einem erschlafften Kapselbandapparat die normale Festigkeit wieder zu geben. Ich habe schon früher darauf hingewiesen, wie man dieser schweren Störung durch Anlegung des Verbandes in leichter Flexionsstellung der Gelenke vorbeugen kann, will hier der Wichtigkeit wegen nur nochmals daran erinnern. Ist gleichwohl das Unglück passiert, so muß das schlotterig gewordene Gelenk für längere Zeit durch geeignete Verbände und Apparate in leichter Flexionsstellung fixiert werden, nicht immobilisiert, sondern derart, daß stets das Extrem der physiologischen Bewegung, wie jede abnorm gerichtete Bewegung von vornherein ausgeschlossen wird. In leichten Fällen kommt man hiermit nach monatelanger Behandlung zum Ziel, in schlimmen müssen die Apparate oft zeitlebens getragen, oder der überdehnte Bandapparat *operativ* gestrafft bzw. verkürzt, schlimmstenfalles das Gelenk künstlich durch Arthrodesis versteift werden.

Narbenkontrakturen. Noch einer anderen sekundären Beeinträchtigung gesunder Glieder nach Operationen hätte ich zu gedenken, die zwar nicht durch die Therapie veranlaßt ist, sondern durch den Verlauf des Grundleidens, ich meine die häufigen *Kontrakturen* infolge Narbenretraktion. Letztere wirkt um so schlimmer, je tiefer die Narbe gelegen ist. Schon eine geringe Verkürzung führt dann zu weitgehender Deviation, während eine Narbe der beweglichen Haut schon ziemlich erhebliche Ausdehnung besitzen muß, um schwerere Funktionsstörungen zu veranlassen. Auch gegen diese Störung leistet die Prophylaxe manches, indem sie durch Schienen, elastischen Zug, Bewegungen von vornherein dem Narbenzuge entgegenwirkt, doch vermag sie lange nicht in allen Fällen die Kontraktur zu verhüten; ja nicht selten bleibt bei Heilung per secundam die definitive Vernarbung ganz aus, so lange wir uns dem Zuge der Narbe mit den genannten Mitteln widersetzen. Die häufigen Zerrungen führen zu immer neuen seichten Einrissen der leicht verletzlichen jungen Narbe; es entstehen chronische, schlaff granulierende, zuweilen sehr schmerzhafte Geschwüre, die absolut keine Tendenz zur Überhäutung zeigen, die aber sehr rasch ausheilen, sowie man dem Narbenzuge nachgibt, so daß die Hautränder des Geschwüres sich nach dem Zentrum zusammenziehen können. Es bleibt daher, wenn man auch die Prophylaxe nicht vernachlässigen darf, oft gar nichts anderes übrig, als schließlich doch noch ohne Rücksicht auf die sich ausbildende Kontraktur die definitive Vernarbung abzuwarten und erst dann an die Dehnung der Narbe zu gehen.

Es scheint mir hier am Schlusse des allgemeinen Teiles der Ort, auf die Prinzipien der Behandlung der Gelenkversteifungen in ihren allgemeinen Grundzügen etwas näher einzugehen.

Als sehr wirksam nannte ich ihnen wiederholt die *Massage*. Was soll, was kann sie leisten? Sie soll die Reste von Blutextravasaten und entzündlicher Infiltrate durch Verteilung auf möglichst große Flächen und durch direktes Hineinpressen in die Lymphwege rascher zur Resorption bringen; sie soll die Muskulatur durch Steigerung der Blutzufuhr und Beschleunigung der Zirkulation, wie durch direkten mechanischen Reiz kräftigen; sie soll entzündliche Verklebungen durch Verschiebung der Teile gegeneinander ebenfalls auf rein mechanischem Wege dehnen, lösen und damit die fixierten Gewebe wieder beweglich machen. Diesen verschiedenen Zwecken dienen die verschiedenen Arten der Massage, die Effleurage, die massage à la friction, das tapotement, die pétrissage wechselnd gut. Bald paßt die eine, bald die andere Methode, bald ist es gut, sie zu kombinieren. Die rasch aufeinander folgenden streichenden, bald von der Peripherie zum Zentrum gerichteten, bald kreisförmigen Bewegungen dienen wesentlich dem ersten Zweck. Mit leisem Druck beginnend bearbeitet man zunächst die oberflächlichen Gewebe, dringt dann, allmählich den Druck verstärkend, mit größerer Intensität in die Tiefe, um überall da, wo man noch Reste des Extravasats oder entzündliche Verdickungen fühlt, auch diese zu verteilen.

Das Klopfen der Muskeln erzeugt neben der Effleurage eine starke Hyperämie derselben, sowie Kontraktionen. Das Beweglichmachen der Teile geschieht wesentlich, indem wir sie zwischen den Fingern ergreifen und direkt von der Unterlage abheben oder auf ihr seitwärts zu verschieben suchen. Um Erfolge mit der Massage zu erzielen, ist daher eine genaue Kenntnis der normalen Anatomie, wie der im Einzelfall vorhandenen pathologischen Veränderungen erforderlich.

Die von einigen Chirurgen aufgestellte Forderung, daß die Massage nur vom Arzte ausgeführt werden dürfe, halte ich für zu weitgehend. Man kann sehr wohl in einer Anzahl von Fällen die rein mechanische Ausführung der Massage geschulten Krankenwärtern überlassen. Aber stets sollte sie nur nach direkter genauer Anweisung und unter steter Überwachung von seiten des Arztes geschehen. Im Anfange, namentlich solange durch ungeschicktes Manipulieren dem Patienten irgendwelcher Schaden erwachsen könnte, wird der Arzt auch vielfach besser sich selbst der Mühe des Massierens unterziehen.

Das gleiche gilt für die Vornahme der passiven Bewegungen. Sie sind im Anfange oft außerordentlich schmerzhaft; ein etwas brüskes Vorgehen schreckt daher sensible Patienten sehr leicht von weiteren Übungen ab. Steifbleiben der Glieder ist die häufige Folge einer solchen fehlerhaften Anwendung der an sich so effektvollen Methode.

Die Anwendung der Lokalanästhesie zur Erleichterung dieser unerläßlichen Bewegungen durch Injektion von $\frac{1}{2}$%iger Novocainlösung in und um die versteiften Gelenke und in die zu massierende erstarrte Muskulatur ist daher als ein wesentlicher Fortschritt zu bezeichnen.

Ganz vorzügliche Resultate berichten die Amerikaner von der in WARMSPRINGS geübten Wassermassage.

Äußerste Vorsicht und Schonung ist gerade im Beginne geboten. Aus diesem Grunde sollen die ersten Versuche vom Arzte selbst und zwar lediglich mit Hilfe seiner Hände ausgeführt werden, um sich über das Maß der anzuwendenden Kraft stets klar zu sein und diese der Größe des zu überwindenden Widerstandes genau anzupassen. Man beginne mit ganz geringfügigen, kaum merklichen Beugungen und Streckungen, die man erst langsam, dann in immer rascherer Aufeinanderfolge sich wiederholen läßt. Von Tag zu Tag geht man in der Exkursion etwas weiter, verlängert die einzelnen Sitzungen, wiederholt sie in kürzeren Pausen und unterweist bald den Patienten in der Art der Ausführung, läßt sie auch möglichst früh mit aktiven Bewegungen kombinieren. Hier bleibt der Erfindungsgabe des Arztes in dem Aussinnen immer neuer wirksamer Übungen ein großer Spielraum; zum Teil kann er sie den beim gewöhnlichen Turnunterricht gelehrten Freiübungen ohne jedes Gerät oder mit Hilfe von Stäben, Hanteln usw. entnehmen; sie mobilisieren die Gelenke, kräftigen die Muskeln und gewähren dem Kranken gleichzeitig eine gewisse Unterhaltung. Ich werde im speziellen Teile eine Anzahl solcher Übungen anzuführen haben.

Sind die Gelenke durch die Hand des Arztes erst einigermaßen wieder frei geworden, so eignen sich dann ganz vorzüglich Übungen mit Apparaten. Sehr gutes leisten da die KRUKENBERGschen Pendelapparate (Abb. 16), sowie Übungen in mediko-mechanischen Instituten, die mit ZANDERschen oder diesen nachgebildeten Maschinen gut ausgestattet sind. Die absolute Gleichmäßigkeit, die ganz exakt zu bestimmende Exkursionsweite und Kraft der von der Maschine erzwungenen Bewegungen fördert oft rascher Resultate, als dies Menschenhände vermögen. Wenn solche Maschinen nicht zur Verfügung stehen, muß man sich mit einfachen Mitteln behelfen; durch eine in die Decke oder Wand geschraubte Rolle und eine über sie hinweggeleitete Schnur kann man sich, wie schon oben erwähnt, einen ebenso einfachen, wie wirksamen Apparat herstellen. Neben der passiven Mobilisierung vernachlässige man nicht die aktiven Bewegungen; sie sind es vornehmlich, die der Atrophie der Muskulatur entgegenwirken. Sehr vorteilhaft bedient man sich dazu des Handwerkszeugs des Patienten und wählt sehr zweckmäßig solche Übungen, die den im Berufe des Kranken nötigen Bewegungen möglichst angepaßt sind. Er muß gewissermaßen sein Gewerbe als Spiel im Kleinen wieder aufnehmen.

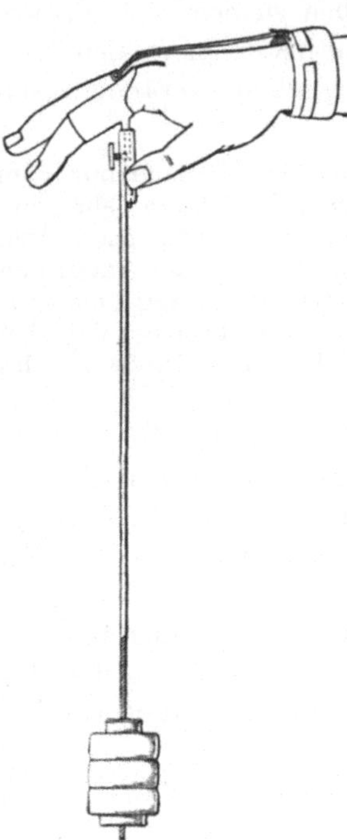

Abb. 16. Krukenbergscher Pendel.

Läßt dies milde schonende Verfahren im Stich, so kann man genötigt sein — doch nur sehr ausnahmsweise —, es durch ein mehr gewaltsames zu ersetzen, indem man vorhandene Verwachsungen in Narkose zerreißt und gleich eine ausgiebige Bewegung erzwingt. Die nach diesem Eingriff stets auftretende starke Schmerzhaftigkeit und Schwellung des Gelenkes bekämpft man am besten durch einen gleich hinterher leicht komprimierend angelegten Priesznitzschen Umschlag und 24-, höchstens 48stündige Ruhe. Dann geht man in der vorher beschriebenen Weise vor. Manchmal führt dieses forcierte Verfahren freilich rascher zum Ziele, namentlich in Fällen, in denen flächenhafte Verwachsungen zwischen den Gelenkflächen oder zwischen Kapsel und Gelenkkörper oder periartikulären Geweben bestehen, deren langsame Dehnung zu schmerzhaft und wegen des bei jedem Versuch der passiven Streckung oder Beugung ausgelösten Muskelwiderstandes zu wenig förderlich ist; meist ist aber die allmähliche Mobilisierung wirksamer. Auch sei man sich bei dem brisement forcé der mit ihm verbundenen Gefahr, von neuem entzündliche Prozesse wachzurufen, schwerere Läsionen als beabsichtigt, Gefäß- oder Nervenzerreißungen oder einen Knochenbruch zu erzeugen, wohl bewußt!

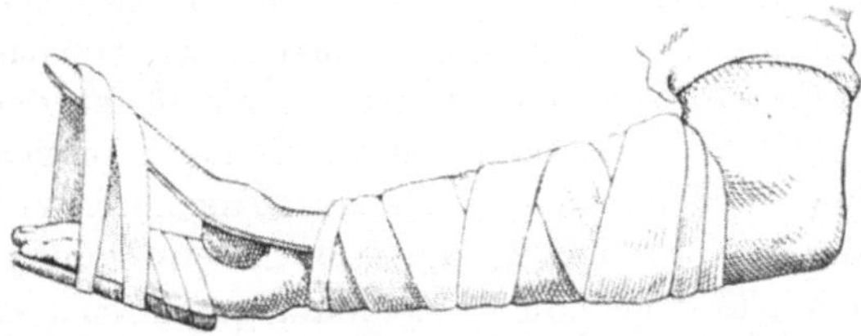

Abb. 17. Verwendung der dorsalen Gipshanfschiene zur Streckung von Kontrakturen des Handgelenkes mittels Gummizuges.

Eine vorteilhafte Unterstützung der Bewegungen bietet namentlich bei der Streckung von Kontrakturen die permanente oder doch prolongierte Extension. An der unteren Extremität benützt man meist den früher beschriebenen Heftpflaster-Extensionsverband mit Gewichtsbelastung, an der oberen, speziell zur Mobilisierung von Hand und Fingern, häufiger den elastischen Gummizug.

„Steter Tropfen höhlt den Stein‟; so wirkt auch hier der absolut geringe, aber eben stetige Zug oft Wunder.

Man bedarf dazu durchaus nicht kostspieliger, komplizierter, nur vom Bandagisten herzustellender Apparate, sondern schafft sie sich selbst aus Hanf, Gips oder Wasserglas und einigen Gummischläuchen oder Binden. Aus ersterem Material bildet man sich z. B. bei Flexionskontrakturen eine dorsale Schiene, die am zentralen Teile an der Extremität anbandagiert wird, über dem kontrakturierten Gelenk winkelig nach der Dorsalseite abbiegt und an der Knickungsstelle von einem kleinen Gummiluftkissen unterstützt

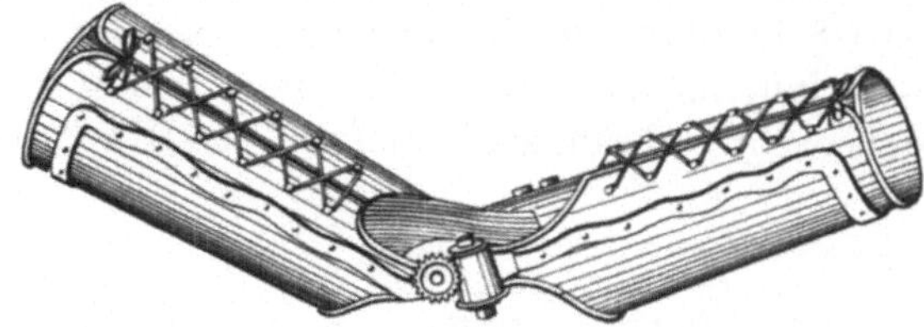

Abb. 18. Apparat zur Streckung von Ellenbogen-Kontrakturen nach STROMEYER.

wird; das periphere Ende der Schiene ragt frei dorsalwärts vor. Gegen dieses wird nun der periphere Teil des Gliedes mit Gummizügen herangezogen (Abb. 17). Wie

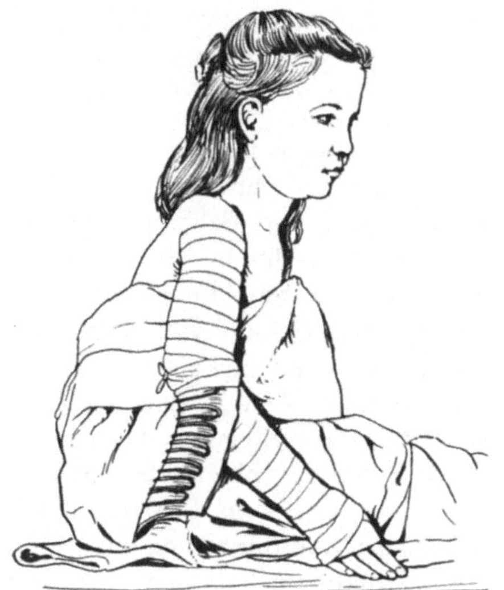

Abb. 19a. HEUSNERs Spiralschiene zur Streckung von Beugekontrakturen.

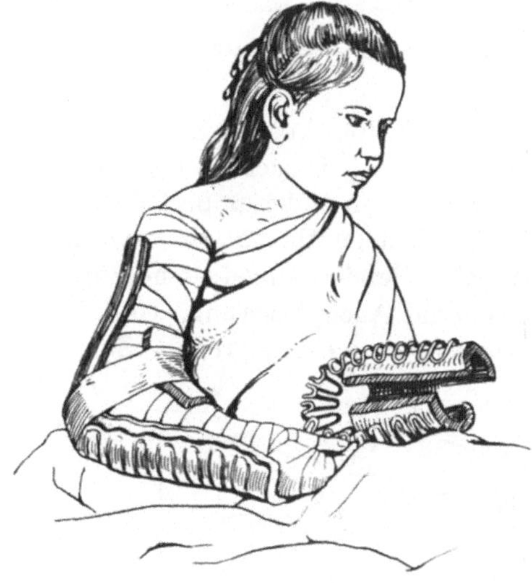

Abb. 19b. HEUSNERs Spiralschiene zur Beugung von Streckkontrakturen.

bei der Gummieinwicklung ist auch hier darauf zu achten, daß die Gummischnüre gerade nur so stark angezogen werden, daß sie sich eben spannen. Sonst wird ihr Zug nicht vertragen. Ein Einschnüren des Gummischlauches in die Haut verhütet man durch untergelegte kleine Holz- oder Gipsschienen.

Bewegungen kombiniert man mit dem elastischen Zuge

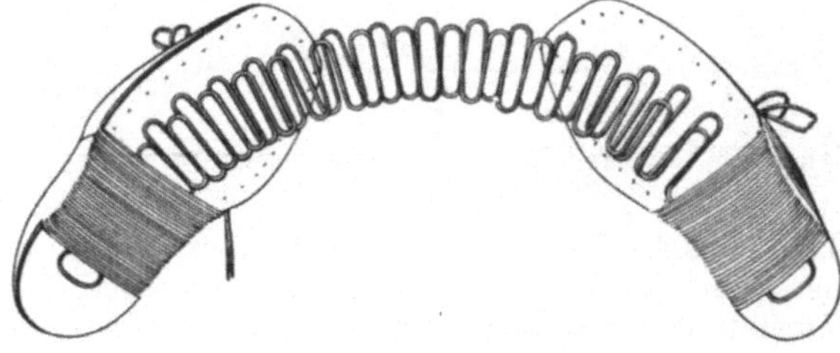

Abb. 19c. HEUSNERs Spiralschiene zur Erzwingung einer Einwärtsstellung der Füße.

am bequemsten in der Weise, daß man das Glied des Tages über von jedem Verbande frei und vom Patienten üben, ihn die Schienen oder den Apparat mit dem elastischen Zuge nur des Nachts tragen läßt. In der Regel müssen alle diese Apparate und Übungen monatelang in Anwendung gezogen werden; die Narbenretraktion bedingt sonst leicht ein Rezidiv. In der Praxis aurea oder in Krankenhäusern bedient man sich an Stelle der eben kurz skizzierten, vom Arzte selbst anzufertigenden Apparate vielfach auch künstlicher, durch Federn oder Schrauben oder Gummizüge wirkender Maschinen (Abb. 18). Es würde zu weit führen, diese ausführlich beschreiben zu wollen. Bequem anzulegen und dabei sehr wirksam sind auch die von HEUSNER zur Beseitigung von Kontrakturen eingeführten Spiralschienen (Abb. 19a, b, c), sowie die von KLAPP empfohlenen Apparate (Abb. 20a, b). Mir kommt es hier nur darauf an, ihnen die Prinzipien der Methode klar zu machen. Wärme, Lokal- oder Vollbäder, Heißluftbäder erleichtern oft die Ausführungen der Bewegungen beträchtlich.

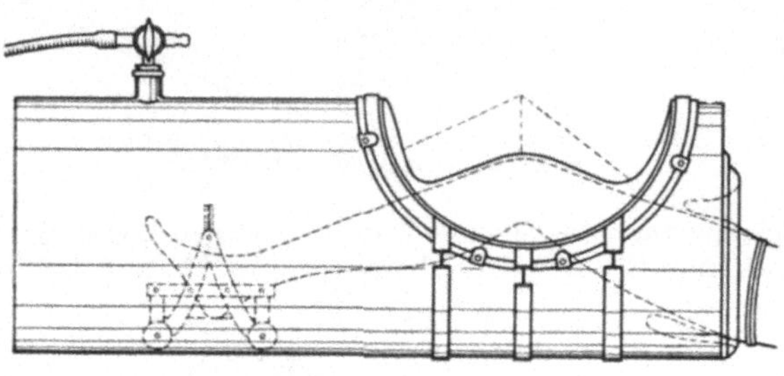

Abb. 20a. Saugapparat zur Streckung versteifter Kniegelenke nach KLAPP.

Einen Erfolg können alle die geschilderten Maßnahmen freilich nur haben, wenn es sich als Ursache der Versteifung um nicht zu ausgedehnte bindegewebige Verlötungen in- oder außerhalb der Gelenke, Atrophie und Schrumpfung der überbrückenden Muskulatur usw., kurz um noch dehnbare hindernde Weichteile handelt. Bereits eingetretene breite feste Verwachsungen, knorpelige oder knöcherne Anchylosierung, Gelenksperren infolge von Osteophyten usw. verlangen operatives Eingreifen. Zur diagnostischen Feststellung, namentlich aber auch zur Klar- und Festlegung eines zweckmäßigen Heilplanes leistet uns heute die Radiographie nicht nur gute Dienste, sondern ist in schweren Fällen unerläßlich; allerdings sind oft mehrfache Aufnahmen von verschiedenen Seiten, auch in schräger Richtung, ja stereoskopische Aufnahmen zu einer wirklichen Klarlegung erforderlich.

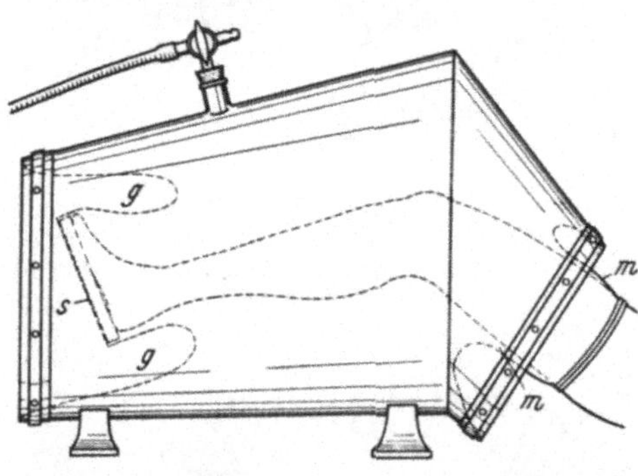

Abb. 20b. Saugapparat zur Beugung versteifter Kniegelenke nach KLAPP.

Wiederholt habe ich Sie darauf hingewiesen, welch mächtiges Hilfsmittel zur Anregung aller Körperkräfte, zur Abwehr von Krankheitserregern, zur Beförderung der örtlichen Heilung ganz besonders bei Behandlung tuberkulöser Leiden wir in der *Sonnenbestrahlung* haben. Ist diese im Winter in geschützt gelegenen Hochgebirgstälern, im Sommer am Strande der See auch am wirksamsten, so reicht sie doch auch im Klima der deutschen Ebenen aus, ist selbst in Städten als wertvoller Helfer nicht zu unterschätzen. Als Ersatz leisten auch die ultravioletten Strahlen der *Quarzlampe*, der sogenannten künstlichen Höhensonne gute Dienste. Aber nur, wer die Behandlung richtig ausnützt, wird solche sehen. Die Gefahren der Sonnenbestrahlung kennt jeder Laie in dem in jedem Sommer tausendfältig zu beobachtenden Sonnenbrande durch unvernünftig langes Aussetzen ungeschützter Körperteile gegen glühende Sonnenstrahlen. Wer solches bei Kranken oder Rekonvaleszenten versuchen wollte, würde ihnen bös schaden. Nur langsam, allmählich muß der Körper an die Strahlen gewöhnt werden. Man beginne also bei natürlicher oder künstlicher Strahlenbehandlung mit einer Teilbestrahlung von kurzer Dauer, z. B. am ersten Tage nur der Füße während 5—10 Minuten, am folgenden der Unterschenkel während 10 bis 15 Minuten und so fort und dehne so die zu bestrahlende Körperfläche, wie die Zeitdauer der Bestrahlung täglich etwas aus. Aber stets unter Beachtung, wie sie vom Patienten vertragen werden. Ist er an sie gewöhnt, die Haut braun gebrannt, dann steht täglich stundenlanger Bestrahlung selbst des ganzen Körpers nichts im Wege. Der Kopf soll freilich stets durch Hut oder Schirm gegen direkte Sonnenstrahlen, die Augen besonders — namentlich auch bei der künstlichen Höhensonne — durch eine Brille geschützt werden.

Was von der Sonnenbestrahlung gilt, gilt in analoger Weise von der Ausnützung frischer Luft. Gewiß, wir sollen unsere Kranken so früh und soviel als möglich aus dem Krankenzimmer heraus und in gesunde Luft bringen, aber auch dies mit aller Vorsicht. Wer den bisher dauernd in Decken und Betten sorgsam eingehüllten Patienten nun nur leicht bedeckt, stundenlang auf die Liegehalle oder in den Garten legen wollte, würde ihm nicht nur einen Schnupfen, sondern vielleicht eine schwere Erkältung zuziehen. Wie bei jedem stark wirkenden Heilmittel, mag dies ein Medikament oder Massage oder Bewegungsübung od. dgl. sein, verlangt auch die Freiluftbehandlung eine allmähliche Gewöhnung, eine langsame Abhärtung.

Diese Vorschriften erscheinen banal, selbstverständlich. Wenn ich sie gleichwohl schildere, so deshalb, weil alltäglich vom Laien wie vom Arzte gegen sie verstoßen wird, von ersterem aus Unkenntnis, von letzterem meist aus Unachtsamkeit. Der Arzt darf aber nicht unachtsam sein.

Spezieller Teil.

Fünfzehnte Vorlesung.

Nachbehandlung nach Operationen am Schädel.

Operationen an den weichen Schädeldecken. — Trepanation des Warzenfortsatzes. —
Schädeltrepanation. Rückkehr von Drucksymptomen. Meningitis. Sekundäre
Störungen. Prognose. — Excision des Ganglion Gasseri.

Operationen an den weichen Schädeldecken. Die Bedingungen für die Wundheilung liegen *nach Operationen an den weichen Schädeldecken* wegen ihrer vorzüglichen Blutversorgung, wegen der gleichmäßig glatten Unterlage des knöchernen Schädels, die ein exaktes Anlegen der Teile unter Vermeidung jeder Taschenbildung gestattet, außerordentlich günstig. Kommt es aber zur Infektion, so ist die von ihr drohende Gefahr größer, als an anderer Stelle. Die anatomische Anordnung der Gefäße, die Kommunikation zwischen denen der weichen Schädeldecken mit denen der Schädelknochen und der Meningen macht die Fortleitung eines entzündlichen Prozesses von der Oberfläche zur Tiefe möglich und erklärt es, wie Eiterungen von Hautwunden am Schädel zu einer eitrigen Osteomyelitis der Schädelknochen mit folgender Pyämie, zu eitriger Meningitis oder Gehirnabscessen Anlaß geben können.

Bezüglich der Nachbehandlung nach allen Operationen, bei denen die Schädelhöhle nicht eröffnet wird, genügt im wesentlichen das im allgemeinen Teil Gesagte. Die Möglichkeit eines Hinzutretens cerebraler Störungen macht freilich auch für sie die Kenntnis des im folgenden Abschnitte zu Erwähnenden wünschenswert.

Nach ganz geringfügigen Eingriffen genügt als Verband ein Anstrich von Jodoformkollodium oder ein Kollodiumwatteverband. Bei irgendwie größerer Wunde sollte indes stets ein typischer aseptischer Verband mindestens für die erste Zeit angelegt werden.

Die so beliebte Kompressenbehandlung ist für die ersten Tage nicht zu empfehlen. Um dem Patienten die Unerträglichkeiten jedes das Gesicht mit umhüllenden Verbandes zu ersparen, kann man die Verbandstoffe namentlich bei Sitz der Wunde auf dem vorderen Teile des Scheitels durch eine Art Mitra Hippocratis befestigen, die man modifiziert auch ganz gut mit einer einköpfigen Rollbinde anlegen kann. Man tut dann aber gut, den von vorn nach hinten laufenden Längstouren Quertouren, die sich von vorn nach hinten dachziegelförmig decken und straff anzuziehen sind, hinzuzufügen und als Bindenmaterial angefeuchtete gestärkte Gaze zu benützen. Auch muß der untere Rand des Verbandes durchaus vorn bis zum Margo supraorbitalis, seitlich bis zum äußeren Ohre, hinten bis in den Nacken hinabreichen. Des Nachts läßt man das Ganze noch durch ein unter dem Kinn zu knüpfendes Kopftuch fixieren, oder man läßt Tag und Nacht über dem Verbande eine sogenannte Mensurenmütze tragen. — Indes überall, wo es sich um größere Eingriffe handelt, wo die Gefahr nachträglicher Infektion näher liegt, muß der Patient die Unbequemlichkeit eines Gesichtsverbandes mit in den Kauf nehmen, und sind Touren aus einem Capistrum neben solchen der Mitra unerläßlich. Nur auf diese Weise ist es möglich, die Weichteile exakt gegen die knöcherne Schädelunterlage angedrückt zu erhalten resp. eine gleichmäßige elastische Kompression zu erzielen.

War man wegen Eiterung, z. B. bei infizierten, stark beschmutzten gequetschten Lappenwunden oder nach Spaltung größerer Abscesse, längere Zeit zur Tamponade genötigt, so retrahieren sich die Hautlappen oft beträchtlich, so daß die sekundäre Nahtvereinigung der Wundränder ohne weiteres unausführbar wird; sie ziehen sich nicht nur zurück, sondern rollen sich gleichzeitig ein. Will man unschöne, weil kahle, und leicht verletzliche adhärente Narben vermeiden, so muß man nach vollendeter Reinigung der Wunde nicht nur die Lappen durch weitgehende Ablösung von der Unterlage mobilisieren, sondern sie auch durch seichte Einschnitte, die von ihrer wunden Fläche aus in sie gemacht werden, wieder zu ihrer ursprünglichen Länge aufrollen. Auf diese Weise gelingt es oft noch nach längerer Zeit die sekundäre Naht zu erzwingen und eine lineäre Narbe zu erzielen.

Substanzverluste machen freilich häufig noch die Transplantation der frischen oder granulierenden Wunde erforderlich. Die aufgepflanzten Hautlappen heilen, auch wenn sie direkt auf die Knochenwunde implantiert sind, sehr gut an, fast besser wie an anderen Körperstellen, weil ihre Immobilisierung so leicht ist. So lassen sich selbst sehr große Wundflächen in kürzester Frist zur Übernarbung bringen. Falls sich die durch das Kahlbleiben der Stellen der Implantation bedingte kosmetische Störung nicht einfach durch die Frisur verbergen läßt, so muß eine Perrücke helfen. Allenfalls kann man die operative Verlagerung der fraglichen Fläche nach einer Stelle, an welcher das Kahlsein minder stört, nach dem Vorgange von SCHÖNBORN in Betracht ziehen. Man müßte die kahle Stelle wieder wund machen, durch einen behaarten gestielten Lappen der Nachbarschaft decken und den neuen Defekt nach der Methode von THIERSCH mit Hautstreifen decken.

Daß nach Operationen wegen syphilitischer Caries oder Nekrose eine energische Jodkali-, Salvarsan- oder Quecksilberkur die operative Behandlung unterstützen muß, braucht als fast selbstverständlich kaum besonders hervorgehoben zu werden.

Wundkrankheiten sind nach Operationen am Schädel und den ihn bedeckenden Weichteilen durch die Asepsis glücklicherweise sehr selten geworden. Am ehesten beobachtet man noch einmal das Auftreten eines Erysipels. Sein Verlauf unterscheidet sich im großen und ganzen nicht von dem früher geschilderten. Nur tritt die an anderen Körperstellen so charakteristische Rötung im Bereich des behaarten Schädels nicht ganz so prägnant hervor; indes verraten die Druckempfindlichkeit und die so bezeichnende teigige Konsistenz der von der Entzündung ergriffenen Partien dem leicht darüber tastenden Finger die Ausdehnung der Affektion fast ebenso deutlich, wie sonst die Rötung dem Auge. Die Bedeutung des Kopferysipels liegt vorzugsweise in dem möglichen Übergreifen auf die Meningen. Schon die gewöhnlichen cerebralen Reizerscheinungen, die Kopfschmerzen, Unruhe, Schlaflosigkeit, Delirien usw. pflegen beim Hinwegziehen der Rose über den behaarten Schädel intensiver zu sein, als bei Ergriffenwerden anderer Teile. Die Erfahrung zeigt nun aber, daß es zu einer eigentlichen Meningitis fast nur kommt, wenn das Erysipel sich mit Eiterung kompliziert. Daraus folgt, daß eine richtige Behandlung dieser begleitenden phlegmonösen Prozesse durch Incision usw. auch dieser am meisten zu fürchtenden Komplikation am sichersten entgegenarbeiten wird. Im übrigen lassen sich für die Behandlung des Kopferysipels nicht besondere strikte Vorschriften erteilen.

Täglich 2—3mal zu wiederholende Bepinselungen der erkrankten Hautpartien mit CHLUMSKYscher Carbol-Camphermischung und Bedecken mit in der gleichen Lösung angefeuchteten Kompressen unter Luftabschluß mit Watte und Gummipapier verdienen das meiste Vertrauen. Die bei der Wundrose der Extremitäten so zuverlässige KRASKEsche Skarifikationsmethode kann wegen des zu befürchtenden Rückbleibens entstellender Narben beim Kopferysipel kaum Anwendung finden; die Skarifikationen müßten doch fast immer auf das Gesicht übergreifen.

Eiterung zwingt zur sofortigen Entfernung der Nähte, phlegmonöse Prozesse zur ausgiebigen Spaltung bis ins Gesunde — eventuell durch Kreuzschnitt, — Zurückpräparieren der so gebildeten Hautlappen und Tamponade.

Trepanation des Warzenfortsatzes. Von den Operationen am knöchernen Schädel ohne Eröffnung der Schädelhöhle beansprucht nur die *Aufmeißelung des Warzenfortsatzes* wegen einer vom Mittelohr aus auf seine Zellen übergegriffenen Ohreiterung oder auch wegen primärer tuberkulöser Caries ein besonderes Eingehen.

Je nach der Art des operativen Eingriffes ist die weitere Behandlung etwas verschieden:

War nur die einfache Eröffnung des Antrum mastoideum vorgenommen, so tamponiert man die Wundhöhle mit Jodoform-, Dermatol-, Airol-, Silbergaze oder dgl., wechselt diese je nach Stärke der Sekretion und läßt die Wunde sich per granulationem schließen. Bei akuter Eiterung pflegt die Sekretion, sowie genügend für freien Sekretabfluß gesorgt ist, rasch nachzulassen und die Heilung binnen wenigen Wochen zu erfolgen. Bei ihr reicht auch die einfache Drainage häufig aus; auch kann man die Wundränder nach Reinigung der Höhle teilweise oder ganz durch sekundäre Naht vereinigen.

Bei chronischer Mittelohreiterung bedarf es eines längeren *breiten* Offenhaltens der Wunde, wozu die Tamponade sich ungleich mehr eignet, als die früher so beliebte Drainage; sie macht auch die von SCHWARTZE so besonders empfohlene lange Offenhaltung des Drainkanales durch einen Bleinagel überflüssig. — Der Tamponwechsel soll stets zart und schonend vorgenommen werden; ganz besonders, wenn bei der Operation der Sinus verletzt worden war. Zu fest der Wundhöhle anhaftende Gaze löst man leicht durch Aufträufeln von 3%igem Wasserstoffsuperoxyd. Eine etwaige erneute — übrigens seltene — Blutung aus dem Sinus stillt man durch sofortige neue Tamponade. In den Gehörgang wird gleichfalls zur Absaugung des Sekretes aus dem Mittelohr etwas sterile oder antiseptische Gaze eingelegt; sie muß in der Regel häufiger erneuert werden, als der die Wundhöhle füllende Tampon.

Selbstverständlich muß der Mittelohrkatarrh, die Ursache der Eiterung im Warzenfortsatz, auch nach dessen Aufmeißelung eine entsprechende Behandlung nach den Regeln der Otiatrie erfahren. Ohrpolypen, die die Perforationsöffnung des Trommelfelles verlegen, Granulationen im Gehörgange müssen mit der kalten oder galvanokaustischen Schlinge, der Zange oder dem scharfen Löffel entfernt, ihr Nachwachsen durch Ätzungen in Schranken, die Tuba Eustachi durch Lufteinblasungen nach POHLITZER offengehalten, überhaupt eine Sekretverhaltung auf jede Weise verhindert werden. — Die Heilung erfordert bei chronischer Mittelohreiterung nach einfacher Trepanation des Warzenfortsatzes meist sehr lange Zeit, stets mehrere, oft viele Monate und ist auch dann noch unsicher.

Hatte man zur Erzielung einer raschen und namentlich sichereren Heilung die Radikaloperation gewählt, d. h. außer den Zellen des Warzenfortsatzes noch das Mittelohr selbst und den Aditus ad antrum vollständig freigelegt und eventuell ausgeräumt, so kann man die rückbleibende Wundhöhle statt von der Wunde von dem Gehörgang aus tamponieren, die Wundränder selbst aber sogleich ganz oder zum größten Teil durch Naht vereinigen. Voraussetzung ist nur, daß der Zugang durch Einschnitte in den häutigen Teil des Gehörganges *genügend weit* offen gehalten wird. In der Regel fügt man ja diese Spaltung der Radikaloperation sogleich sowieso hinzu, um durch Zurückschlagen der dadurch gewonnenen, verschieden geformten Lappen (Stacke, Panse, Körner) eine raschere Überhäutung der Wundhöhle zu erzielen. Es müssen diese Lappen durch die tamponierende Gaze gut breit an die knöcherne Wand der Wundhöhle angedrückt erhalten werden. Die fortschreitende Epithelisierung der Höhle kontrolliert man bei jedem Tamponwechsel mit dem Ohrenspiegel. Vorquellende Granulationen werden durch festere Tamponade oder Ätzung zurückgehalten; zur Ätzung bedient man sich einer Ohr- oder winklig gebogenen Myrtenblattsonde, an deren Ende man etwas Argentum nitricum angeschmolzen hat.

Von einer Heilung kann man freilich erst sprechen, wenn die ganze oft ziemlich große im Processus mastoideus entstandene Wundhöhle einschließlich der Paukenhöhle sich nicht nur mit Granulationen gefüllt, sondern in ganzer Ausdehnung auch mit Epithel überhäutet hat. Diese Epithelisierung erfordert natürlich Zeit und ist sicherer zu erreichen und auch leichter in ihrem Verlauf zu kontrollieren, wenn man die Operationswunde hinter dem Ohre dauernd breit offen hält, als bei einer Nachbehandlung nur vom Gehörgange aus. Nur zu leicht verliert der unerfahrene Arzt die Geduld und macht den Fehler, die Wunde sich zu früh schließen zu lassen. Die Höhle füllt sich wohl mit Granulationen, aber die Epithelisierung stockt, es bleibt eine Fistel hinter dem Ohr, die eitrige Sekretion aus dem Gehörgange hält an, das Rezidiv ist da, ehe es überhaupt zu einer völligen Heilung gekommen war. Wartet man geduldig die völlige Auskleidung der Wunde mit Epithel ab, bis diese sich mit dem der Hautwundränder vereinigt hat, dann bleibt freilich zunächst eine unschöne, mit dem Gehörgang breit kommunizierende Höhlung bestehen; sie läßt sich aber sehr leicht nach einmal erfolgter Heilung durch eine kleine Nachoperation — Umschneidung in etwa ½ cm Entfernung von ihrem Eingang, Mobilisierung und Umklappen der inneren Wundränder, so daß ihr Epithel nach innen schaut, und Vernähung der äußeren Wundränder — schließen. ·

Eine noch raschere Epithelüberhäutung erreicht man durch Transplantion nach Thiersch. Bedingung des Erfolges ist freilich, daß es durch die Operation gelungen ist, die Wunde völlig aseptisch zu gestalten. Ich rate daher auch, die Überpflanzung der Hautläppchen in der Regel nicht sofort, sondern erst etwa 3—4 Tage nach der Operation beim ersten Verbandwechsel vorzunehmen und die Hautwunde — unter Tamponade der Höhle vom Gehörgange aus — erst beim zweiten Verbandwechsel zu nähen.

Etwaige nach der Heilung zurückgebliebene kosmetische Fehler — geringer Tiefstand der Ohrmuschel, tiefe Einziehung der Weichteile hinter dem Ohre — lassen sich, falls sie überhaupt stören, unschwer durch kleine Nachoperationen beseitigen. — Schlimmer steht es mit etwaigen, durch die Operation verursachten Facialislähmungen, auf deren Vorhandensein man stets gleich nach Schluß der

Operation achten soll. Sind sie, wie meist, nur Folge einer leichten Quetschung oder einer Blutung in den Knochenkanal, dann gehen sie allmählich zurück; hingegen bleiben sie stationär, falls der Nerv durchtrennt wurde. — Verletzungen der Bogengänge hinterlassen oft lange Zeit sehr lästiges Schwindelgefühl, gegen das auch jede Behandlung ziemlich machtlos ist.

Stets achte man auf Komplikationen durch intrakranielle Erkrankungen! Eine solche wird wahrscheinlich, sowie die Erscheinungen meningealer Reizung, Fieber, Kopfschmerz, Schwindel, Benommensein, Erbrechen usw. auch nach der Operation andauern bzw. eintreten. Extradurale Eiterung, Meningitis, Thrombose und Phlebitis der Hirnsinus, speziell des Sinus transversus, Hirnabscesse kommen in Betracht. Für die relativ häufige Pachymeningitis externa spricht namentlich ein fixer, durch Perkussion sich steigernder, meist starker Schmerz neben dem Warzenfortsatz oder in der Schläfen- oder Scheitelbeingegend nebst ödematöser Infiltration der bedeckenden Weichteile. Zuweilen deutet ja schon bei der Operation der plötzliche Ausfluß größerer Eitermengen aus einer Fistel auf einen vorhandenen, bald dem Tegmen tympani aufliegenden, bald den Sinus transversus umspülenden Absceß. Vielfach wird die feine Fistelöffnung erst beim ersten Verbandwechsel entdeckt, bei welchem der Austritt eines Eitertröpfchens auf der jetzt trockenen Wundfläche leichter erkennbar ist. Dann muß natürlich dem Eiter durch Aufmeißelung oder Abkneipen des Knochens mit einer Hohlmeißelzange genügend Abfluß verschafft werden. Die Operation darf aber auch nicht unterlassen werden, falls eine solche Fistel nicht besteht, die anderen Symptome indes auf eine purulente Pachymeningitis hinweisen.

Die Sinusphlebitis äußert sich meist im Auftreten pyämischer Erscheinungen: unregelmäßig remittierendes Fieber, Frostanfälle, Pulsbeschleunigung; häufiger Kopfschmerz, oft gerade am Orte der Erkrankung lokalisiert, ist eines der frühesten Symptome. Nicht selten ist auch die thrombosierte Vena jugularis an ihrer Austrittstelle aus dem Schädel als dicker schmerzhafter Strang fühlbar. Auch in diesen Fällen wird man die Hände nicht müßig in den Schoß legen, sondern muß versuchen, durch Freilegen des den Sinus umspülenden Abscesses oder freie Spaltung des thrombosierten Sinus, eventuell durch Ligatur der Vena jugularis peripher von der Thrombose der Pyämie Einhalt zu tun. Zahlreiche Beobachtungen beweisen, daß selbst nach Ausbruch pyämischer Zeichen auf diesem Wege noch Heilung erzielt werden kann.

Erweckt das Rückbleiben von Zeichen erhöhten Hirndruckes, Kopfschmerz, Pulsverlangsamung, mehr oder minder starke Trübung des Sensorium, bei gleichzeitiger Temperatursteigerung den Verdacht eines Hirnabscesses, so ist die Trepanation des Schädels und Probepunktion geboten, eventuell — bei zweifelhaftem Sitz — sowohl über dem Schläfenlappen, wie dem Kleinhirn, den beiden Lieblingsstellen von Hirnabscessen bei Ohreiterung.

Selbst bei schon eingetretener Basalmeningitis hat ein radikales Vorgehen — breite Aufmeißelung über dem Kleinhirn oder Temporallappen — wenn auch bisher erst in seltenen Fällen Heilung gebracht. — Großen Wert legen viele Otologen beim Auftreten meningealer Reizerscheinungen auf eine unterstützende Behandlung mit Urotropin, freilich nur mit großen Dosen, 6—10 g pro die. Die Gefahr einer Nierenreizung, einer hämorrhagischen Nephritis ist dabei zu beachten, müßte aber in Kauf genommen werden.

Schädeltrepanation. Eine eingehendere Besprechung verlangt die Nachbehandlung aller derjenigen Operationen, *bei denen die Schädelhöhle eröffnet werden mußte.*

Zwar kann sich der Verlauf bei sehr vielen derselben, z. B. bei Trepanationen wegen perforierender Schädeltuberkulose oder -syphilis, ebenso bei solchen wegen komplizierter Frakturen ohne oder mit Elevation deprimierter Bruchstücke und anderen genau ebenso einfach gestalten, wie nach den einfachsten aseptischen Operationen an den weichen Schädelbedeckungen und keine anderen Maßnahmen, als die Beachtung der Regeln der gewöhnlichen aseptischen Wundbehandlung verlangen, aber die Gefahr einer Störung von seiten des Gehirns oder der Hirnhaut liegt doch ungleich näher und wird daher stets mit in Betracht zu ziehen sein. In allen den Fällen aber, in denen von vornherein eine Mitbeteiligung des Gehirns vorlag, wie bei Commotio oder Compressio cerebri infolge intrakranieller Blutung, oder in denen eine Erkrankung des Gehirns, Epilepsie, Gehirnabsceß, Gehirntumor, usw. überhaupt erst die Indikation zur Trepanation abgab, wird unsere Aufmerksamkeit erst recht von Anfang an sich neben der Wundbehandlung der funktionellen Störung des Gehirns zuwenden müssen, einen Rückgang oder einen Eintritt resp. eine Verschlimmerung derselben zu beachten haben. Ihre Feststellung hat ja durchaus nicht nur prognostische Bedeutung, sondern beeinflußt in hohem Maße unsere Therapie, ist es doch vielfach möglich, beim Beginn neuer Störungen noch rechtzeitig Abhilfe zu schaffen. — Aus diesem Grunde erscheint mir auch die Vornahme genauester Aufzeichnung des Krankheitsverlaufes in solchen Fällen nicht nur wünschenswert, nicht bloß von wissenschaftlicher Bedeutung, sondern im Interesse des unserer Obhut anvertrauten Kranken direkt geboten.

Unsere Aufmerksamkeit wird sich wesentlich zu richten haben auf das Verhalten von Puls und Atmung, Temperatur, das Sensorium des Kranken, seine subjektiven Klagen, insbesondere den Kopfschmerz, auf das Vorhandensein oder Fehlen, das Eintreten oder den Rückgang von krampfhaften Zuckungen oder Lähmungen sowohl der Extremitäten, wie des Facialis und namentlich auch der Augenmuskeln, auf die Reaktion der Pupillen, den ophthalmoskopischen Befund, Sprachstörungen, außerdem natürlich auf alle etwa durch Bewußtseinsstörungen verursachten anderweitigen Komplikationen, namentlich solche von seiten der Harnblase und des Darmtraktus.

Legen wir der weiteren Beschreibung einen Fall von Trepanation wegen komplizierter Schädelfraktur mit Compressio cerebri infolge Zerreißung eines großen Sinus oder der Arteria meningea media zugrunde! Es erscheint mir zweckmäßig, zunächst den günstigen normalen Verlauf in einem solchen Falle kurz zu skizzieren, natürlich ohne irgendwie näher auf die Pathologie der Gehirnkrankheiten eingehen zu wollen.

Schon während der Operation läßt sich zuweilen der günstige Effekt der Druckentlastung des Gehirnes konstatieren; es gehen die Druckerscheinungen ungefähr in umgekehrter Reihenfolge zurück, als sie entstanden waren. Der verlangsamte Puls wird rascher, seine Frequenz steigt von vielleicht 50 auf 60, 70 Schläge pro Minute, ja nicht selten zunächst sogar über die Norm auf 80—100, um später rascher oder langsamer zur Norm zurückzukehren; die Atmung wird ruhiger, der Stertor schwindet; das Bewußtsein kehrt zurück. Schon während des Eingriffes schlägt der vorher komatöse Kranke manchmal die Augen auf, bewegt die eben noch wie leblos daliegenden Glieder, sucht sich vielleicht gar aufzurichten und stellt Fragen an die Umgebung. Gewöhnlich erfolgt diese Rückkehr des Bewußtseins langsamer; erst nach mehreren Stunden oder am nächsten Tage

fängt der Patient an, aus seinem Schlafe aufzuwachen. Aber selbst bei rascher
Besserung bleibt ein großes Schlafbedürfnis, ein starkes Müdigkeitsgefühl, sowie
ein gewisser dumpfer Kopfschmerz für mehrere Tage bestehen. Die Stauungs-
papille macht einem normalen Augenhintergrunde Platz. Wie die allgemeinen,
so gehen auch die lokalen Drucksymptome langsam oder auch rasch, zuweilen
sogar sehr schnell zurück: die Lähmung der Extremitäten, des Facialis, der
Augenmuskeln, die Aphasie, Alexie usw. Patient macht den Eindruck eines von
schwerer Krankheit Genesenden, eines in rascher Besserung befindlichen Rekonvaleszenten. Natürlich schwinden nur die eigentlichen Kompressionserscheinungen;
die durch gleichzeitige Hirnquetschung bedingten Ausfallssymptome bleiben
längere Zeit, vielleicht dauernd bestehen; meist lassen sie eine allmähliche
Besserung erkennen.

Erst jetzt läßt sich vielfach feststellen, wieviel des Symptomenkomplexes auf
die Hirnkontusion, wieviel auf Kompression zu beziehen war.

Ganz analog gestaltet sich der Verlauf unter günstigen Umständen nach
Entfernung von Fremdkörpern, Eröffnung von Hirncysten, Exstirpation von
Hirngeschwülsten und dgl. Die durch *Kompression* und etwaige Zirkulationsstörungen in der Nachbarschaft des Erkrankungsherdes bedingten Zeichen
allgemeinen und lokalen Druckes gehen rasch oder binnen wenigen Tagen zurück,
die durch *Zerstörung* des Hirns durch die primäre Erkrankung oder die Operation
selbst erzeugten Störungen bleiben bestehen oder schwinden nur langsam infolge
vikariierenden Eintretens der gleichen Hirnpartien der anderen Seite. — Im
übrigen *kann* die Genesung weiterhin so glatt verlaufen, wie gewöhnlich bei
einfachen Mensurwunden.

Es gilt dies namentlich für die aseptischen Operationen, bei denen Schädel-
und Hautwunde ohne jede Drainage oder Tamponade völlig geschlossen werden
konnte.

Ja selbst bei drainierten oder ganz offen gelassenen Wunden hat die eigentliche
Nachbehandlung *bei so günstigem Verlauf* wesentlich nur die Regeln der allgemeinen Wundbehandlung zu beachten; doch kommen einige Besonderheiten
in Betracht:

Sie wissen, daß das Trockenhalten der Wunde und der Verbandstoffe das
sicherste Mittel zur Erhaltung der Asepsis ist. Bei reichlichem Ausfluß von
Cerebrospinalflüssigkeit ist es nun freilich schwer, dieser Forderung zu genügen;
doch *muß* ihr genügt werden. Es bedarf also zuweilen in den ersten Tagen nach
der Operation eines täglich mehrmaligen Verbandwechsels. War die Wundhöhle
tamponiert, so lasse man die tiefen, das Hirn selbst deckenden, aus steriler oder
Jodoform-, besser noch Vioformgaze bestehenden Schichten, um neue Läsionen
und Reizungen zu verhüten, unberührt, erneuere nur den ganzen übrigen Verband!
Nach wenigen Tagen pflegt der Ausfluß der Cerebrospinalflüssigkeit übrigens,
soweit nicht ein erhöhter intrakranieller Druck aus irgendwelcher Ursache fortbesteht, von selbst nachzulassen und dann zu sistieren. — In unkomplizierten
Fällen bevorzugt man natürlich auch nach Operationen am Schädel und Gehirn
einen selteneren Verbandwechsel.

Dauernd richte man seine Aufmerksamkeit auf völlig freien Abfluß der
Sekrete durch Drainage oder Tamponade. Ich zitiere hier ein beherzigenswertes
Wort v. Bergmanns: „Wenn man nur einen Streifen Jodoformgaze in die Tiefe

der Wundhöhle führt, und diesen durch einen Schlitz in der äußeren Wunde heraustreten läßt, so wird der zur Tamponade bestimmte Streifen bald so durchfeuchtet, daß er nichts mehr aufzunehmen imstande ist und Blut und Transsudat neben und hinter ihm sich in Menge ansammeln. Der Abschnitt desselben, welcher zwischen den äußeren Wundrändern steckt, wird dazu noch komprimiert und jede Ableitung aus der Tiefe von nun an illusorisch. Das Verfahren ist damit das denkbar schlechteste geworden, eine Drainage ohne diese Zutat von Jodoformgaze wäre ungleich zweckmäßiger gewesen." (v. BERGMANN: Die chirurgische Behandlung von Hirnkrankheiten, 2. Aufl., S. 117.) Man fülle vielmehr die Höhle von Grund aus bis in, ja über das Niveau der Hautwunde mit Vioformgaze, lasse diese offen, schlage ihre Wundlappen eventuell noch zurück und lege nunmehr auf die Vioformgaze den typischen Krüllgazeverband! Sekundäre Naht und Drainage lösen die Tamponade nach einigen Tagen ab.

Der Druck, mit welchem man die Gaze einstopft, verlangt übrigens bei Tamponade größerer Höhlenwunden im Gehirn, z. B. nach Exstirpation von Geschwülsten, größere Sorgfalt, als bei anderen Wundhöhlen. Raschen und beträchtlichen Druckschwankungen vermag das Gehirn sich nur schlecht anzupassen; eine zu feste Tamponade erzeugt leicht Hirndruck, eine zu lockere zuweilen schwere, selbst tödliche Funktionsstörungen.

Mannigfach sind die Abweichungen, welche der bisher angenommene günstige Verlauf intrakranieller Operationen erleiden kann:

Zuweilen tritt nach vorübergehender Besserung eine Wiederverschlimmerung ein: der Kopfschmerz nimmt zu, Erbrechen stellt sich ein, das Sensorium trübt sich, der Puls wird abnorm langsam, kurz das Bild der Compressio cerebri zeigt sich von neuem. — Nicht in jedem Falle deutet eine erhebliche Pulsverlangsamung nach Kopfverletzung auf allgemeinen Hirndruck. Namentlich nach solchen mit Commotio cerebri ist der Puls in den folgenden Tagen hier und da stark verlangsamt, seine Frequenz auf 50—55 Schläge pro Minute gesunken, ohne daß das Befinden des Kranken sonst erheblich gestört ist. Vielleicht handelt es sich hier um kleine Ekchymosen in der Nähe des Vaguszentrums, die die reine vorausgegangene Gehirnerschütterung komplizierten. Wenn aber neben der Pulsverlangsamung auch die anderen oben genannten Zeichen auftreten und insbesondere stete Zunahme erkennen lassen, da muß man eine neue abnorme Steigerung des intrakraniellen Druckes annehmen und hat zuerst im angezogenen Beispiele — Trepanation wegen Compressio cerebri durch Bluterguß — natürlich zunächst an eine neue Blutung zu denken, namentlich wenn bei der Operation nur die Blutmassen entfernt, das zerrissene Gefäß aber, weil die Blutung augenblicklich stand, nicht aufgesucht und unterbunden worden war. Die Indikationen für unser Handeln: Öffnen der Wunde, Stillung der Blutung durch Ligatur, Wegräumen der frischen Blutmassen ergeben sich von selbst.

In anderen Fällen treten bedrohliche Erscheinungen von Hirnkongestion auf, namentlich wenn nach vorausgegangener Commotio dem Depressionsstadium die Exzitation folgt. Die Kranken klagen über Kopfschmerz, Flimmern vor den Augen, Klingen und Sausen in den Ohren, geistige Unruhe, Schlaflosigkeit; ihr Gesicht ist rot, der Puls beschleunigt, voll. Die Unruhe steigert sich; nur mit Mühe ist der Patient im Bette zu erhalten; er sucht seinen Verband abzureißen; furibunde Delirien können ausbrechen. Die Erscheinungen erinnern sehr an den

Beginn einer Meningitis. Solange die Temperatur normal bleibt, darf man hoffen, es nur mit vorübergehenden Reizzuständen zu tun zu haben. Tritt Fieber auf, so handelt es sich fast immer um die gefürchtetste Komplikation, um eitrige Hirnhautentzündung.

Allerdings ist nicht jede Temperatursteigerung nach Hirnverletzungen, resp. wegen solcher nötig gewordenen operativen Eingriffe die Folge septischer Infektion. Einige Beobachtungen WIESEMANNS, KOCHERS u. a. machen es vielmehr in hohem Grade wahrscheinlich, daß Läsionen bestimmter Hirnabschnitte zu Störungen der Wärmeregulation führen. Aber die Infektion ist doch die häufigste Ursache fieberhafter Temperaturerhöhungen, und selbst in den eben berührten Fällen hat die klinische Erfahrung die Prognose fast immer als schlecht erwiesen. Daraus erhellt wohl zur Genüge die Notwendigkeit sorgfältiger, fast ängstlicher Temperaturbeobachtungen.

Liegt eine *infektiöse Meningitis* vor, so steigern sich alle Zeichen der schweren Erkrankung ziemlich rasch, nur machen die Erscheinungen der Reizung bald denen der Depression Platz. Der bisher so unruhige Kranke wird somnolent, soporös, verfällt schließlich in tiefes Koma, die Atmung wird stertorös, hier und da von einem schmerzhaften Aufstöhnen unterbrochen, die Temperatur erhebt sich auf 39—40°, kann selbst bis über 41° steigen. Der Puls wird beschleunigt, zuweilen jagend — ein ganz schlechtes Zeichen —, doch bleibt die Pulskurve oft auch wegen der durch die Exsudation und folgende intrakranielle Drucksteigerung bedingten Vagusreizung unter der Temperaturkurve zurück. Ergreift die Entzündung der Hirnhaut die Gegend der motorischen Zentren, so stellen sich Lähmungen der entgegengesetzten Körperhälfte ein, deren Ausbreitung und Aufeinanderfolge deutlich den corticalen Charakter verrät, während das Übergreifen der Eiterung auf die Hirnbasis sich durch Auftreten isolierter Lähmungen einzelner Hirnnerven, Nackenstarre, Reizung und schließliche Lähmung des Vagus- und Atmungszentrums mit oft deutlichem CHEYNE-STOKESchem Atmungsphänomen charakterisiert.

Ein präzises einheitliches, für alle Fälle zutreffendes Bild einer diffusen Leptomeningitis zu schildern ist freilich unmöglich. Der Symptomenkomplex ist verschieden je nach ihrem Sitz und Ausdehnung, je nachdem eine Konvexität- oder Basalmeningitis vorliegt, namentlich aber je nach Art, Sitz des Grundleidens, der primären Verletzung oder Erkrankung, dessen Symptome sich zu denen der Meningitis hinzugesellen.

Ein sehr wertvolles, diagnostisches Mittel ist in vielen zweifelhaften Fällen die Lumbalpunktion, die bei eitriger Meningitis meist einen trüben, leukocytenreichen, manchmal stark eitrigen Liquor entleert. Im Stich läßt sie freilich und gibt trotz eitriger Hirnhautentzündung einen klaren Liquor bei Verschluß oder Verlegung des Foramen Magendie durch Eiterflocken.

Nicht zu unterlassen ist auch, wenigstens in zweifelhaften Fällen, die Röntgenuntersuchung; sie gibt uns über das Vorhandensein von Fremdkörpern, z. B. Geschoßsplitter, aber auch über etwaige Lage- und Formveränderung der Ventrikel Aufschluß.

Die *Prognose* der traumatischen Meningitis ist bekanntermaßen recht schlecht. Manchmal schon in 24 Stunden, gewöhnlich in 2—5 Tagen, selten später, erfolgt der Tod. Aber sie ist doch nicht mehr so absolut aussichtslos, wie man früher annahm, wenigstens solange sie noch einigermaßen circumscript ist. Sowohl eine sich an eine Aufmeißelung des Warzenfortsatzes anschließende Pachymeningitis wie eine von einer Verletzung des Schädeldaches ausgehende Konvexitätsmeningitis sind, wenn auch erst noch in wenigen Fällen, durch frühzeitige Freilegung des eitrigen Entzündungsherdes, durch ausgiebige Wegnahme des bedeckenden Knochens und breite Duraspaltung zur Heilung gebracht worden.

Wichtig ist hierfür eine erst durch die reichen Erfahrungen des Weltkrieges gewonnene Erfahrung, daß sich die Infektion in der Regel nicht, wie man früher allgemein annahm, direkt von der Schädelwunde auf die Nachbarschaft fortleitet, eine Konvexitätsmeningitis durch Fortwanderung im subarachnoidalen Raum zur Basalmeningitis sich ausweitet, sondern meist auf dem Umwege über die Ventrikel, sei es durch direkten Einbruch eines Abscesses in diese, sei es durch eine an die Ventrikel heranreichende Encephalitis, durch den Querspalt zwischen Groß- und Zwischenhirn auf die Basis übergreift. Daraus folgt, daß die Aussicht, einer noch circumscripten Konvexitätsmeningitis, wenn die Hirnmasse selbst noch nicht mitbetroffen ist, durch rechtzeitigen operativen Eingriff Einhalt zu gebieten, doch größer ist, als man früher glaubte. Daraus folgt aber weiter, daß wir bei allen *intracerebralen* Eingriffen uns besonders der Gefahr einer Verletzung der Ventrikel bewußt sein müssen. Doch dieser letzte Satz greift schon über das Gebiet der Nachbehandlung hinaus!

Aus dem Gesagten dürfte schon zur Genüge erhellen, welch sorgfältige beständige Überwachung von seiten des Arztes, wie des Wartepersonals Patienten nach Operationen mit Eröffnung der Schädelhöhle erfordern, insbesondere solche mit cerebralen Affektionen. — Absolute körperliche und geistige Ruhe ist für den Kranken erstes Bedürfnis. Am wohlsten fühlt er sich, wenigstens in den ersten Tagen, in einem nur halberleuchteten, von der Außenwelt und ihrem Lärm vollständig abgeschlossenen Zimmer. Jeder laute Schall, ja jeder grelle Lichteindruck ist seinem reizbaren Hirn lästig und beunruhigend. Bei aufgeregten Kranken bedarf es oft zweier kräftiger Personen, denselben im Bette zu erhalten resp. am Abreißen oder Verschieben seines Verbandes zu verhindern. Für solche Fälle paßt Morphiun in nicht zu kleinen Dosen, bis der Patient wieder ruhig wird. Im übrigen vermeide man alles, was zu Kongestionen nach dem Kopfe Anlaß geben kann. Von größtem Wert ist hierbei die strenge Einhaltung einer knappen, völlig reizlosen Diät; flüssige und breiige Kost reicht für die erste Zeit völlig aus. Alkoholika sind ganz zu meiden, nur bei etwaigen Kollapszuständen in Anwendung zu ziehen.

Treten dennoch Zeichen fluxionärer Hyperämie auf, so reiche man ein sicher, doch mild wirkendes Laxans, Ricinusöl, Bitterwasser, Kalomel in abführender Dosis; an den spezifischen Einfluß des letzteren auf etwaige entzündliche Prozesse der Meningen haben wir freilich heute den Glauben verloren. Viele Chirurgen versprechen sich von der Darreichung von Urotropin in großen Dosen, 4—6 g pro die, in der Bekämpfung einer Meningitis Gutes, da dieses im Liquor als freies Formaldehyd erscheint; andere haben davon keinen Erfolg gesehen. Von der sonst bei Kopfkongestionen zweckmäßigen Kälteapplikation können wir nach Trepanationen wegen des absolut unerläßlichen aseptischen Verbandes kaum je Gebrauch machen, da die Kälte durch die dicken Verbandstoffe nur ungenügend hindurchdringt. Will man sie anwenden, so bedient man sich an Stelle der meist üblichen Eisblase besser noch der Leiterschen Kühlschlange, durch die beständig

Eiswasser durchgeleitet wird (Abb. 21). Im Notfalle kommt auch der Aderlaß in Betracht; handelt es sich um vollsaftige robuste Personen, so wirkt eine depletorische Blutentziehung beim Auftreten gefahrdrohender Kongestionszustände manchmal Wunder, bringt den aufgeregten Kranken zur Ruhe, schafft ihm Schlaf, nimmt ihm seinen Kopfschmerz, aber freilich ist die Indikation zum Aderlaß nach Trepanationen doch nur recht selten vorhanden. Jedenfalls sollte seine Anwendung auf die Fälle beschränkt werden, in denen kein Zweifel besteht, daß eben nur arterielle Fluxion Ursache des störenden Symptomenkomplexes ist. Handelt es sich um infektiöse Meningitis, so nützt der Aderlaß nichts, ja er kann schaden, indem er den richtigen Zeitpunkt zu einem dem Sekret Abfluß schaffenden Eingriff versäumen läßt; und handelt es sich um eine durch Blutung, Absceß, Depressionsfraktur bedingte Kompression des Hirns, die eben nur durch die Kongestion zu bedenklicher Höhe gesteigert wird, so muß das komprimierende Moment durch Operation beseitigt werden, nicht die begleitende Kongestion.

Recht vorteilhaft zur Bekämpfung der quälendsten Symptome, des rasenden Kopfschmerzes, der psychischen Unruhe usw. hat sich vielfach eine eventuell mehrfach zu wiederholende Lumbalpunktion von 10—15 ccm Liquor erwiesen. Ein wirklicher Heilerfolg bei eitriger Meningitis ist allerdings noch zweifelhaft, wenn auch einige wenige Fälle, bei denen diese Punktion reinen Eiter entleerte, geheilt wurden. Zur Unterstützung anderweitiger Behandlung hat sie immerhin ihre Berechtigung.

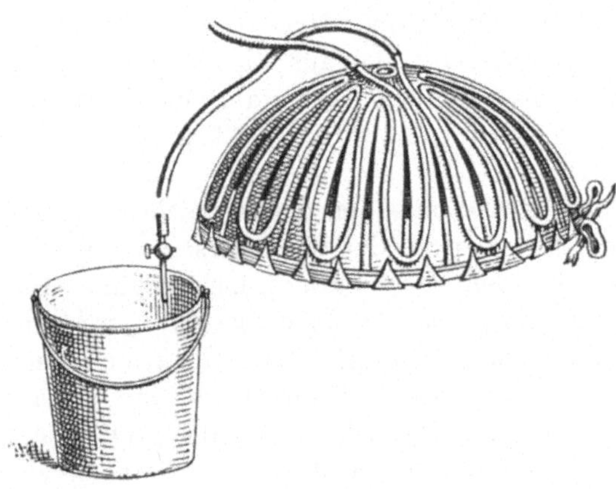

Abb. 21. LEITERsche Kühlschlange.

Recht schwierig und kompliziert gestaltet sich oft die Wundnachbehandlung nach Eröffnung von *Hirnabscessen*. Sie ist gar nicht zu vergleichen mit der eines Weichteilabscesses an irgendeiner anderen Stelle des Körpers. Die Absceßhöhle, meist von vornherein unregelmäßig buchtig, verändert ihre Form nach ihrer Eröffnung; ihre Wandungen, durch encephalitische Prozesse morsch und dem Zerfall geweiht, stoßen sich zum Teil nekrotisch ab, der intracerebrale Druck drängt sie unregelmäßig nach dem Inneren der Höhle vor, und so kommt es leicht und häufig zu Verlegung von buchtigen Ausläufern, in denen der Eiter zurückgehalten wird und sich staut, zumal die Encephalitis der Wand die Eiterung lange unterhält. — Eine Tamponade der Absceßhöhle eignet sich meist nicht, da sich hinter der Gaze nekrotische Hirnteilchen abstoßen und mit Eiter retiniert werden. Man überzeuge sich durch vorsichtige Austastung mit dem Finger von der Form der Höhle und drainiere jede Ausbuchtung für sich, wobei man nicht zu dünne Drains legen darf. Insbesondere muß die äußere Hauptöffnung der Höhle lange Zeit, bis die Sekretion nahezu ganz aufgehört hat, durch ein weites Rohr breit offen erhalten werden.

Die Außerachtlassung dieser Vorschrift ist die Hauptursache der so häufigen Rezidive. Es treten — wenn auch oft erst nach längerem Intervall — von neuem die bekannten Zeichen erhöhten Hirndruckes auf. Häufig kommt es, war die Schädel- und Durawunde noch offen, zu einem Hirnprolaps, in anderen Fällen zu einem Durchbruch in einen Ventrikel und zu foudroyanter Meningitis.

Die Nachbehandlung von Hirnabscessen verlangt daher besonders genaue Beobachtung des Krankheitsverlaufes, sorgfältige Kontrolle der Durchgängigkeit der Drainröhren bei jedem Verbandwechsel und beim Auftreten einer Störung sofortiges, neues, vorsichtiges, zielbewußtes Eingreifen. Mit dickgeknöpfter Sonde oder geschlossen eingeführter schmaler Kornzange, eventuell dem Finger tastet man die Wand eines etwa noch vorhandenen Eiterganges ab. Ist ein solcher nicht mehr vorhanden, sucht man die Umgebung durch Punktion mit nicht zu dünner Kanüle ab. Dabei beachte man freilich die Gefahr, eine Infektion mit der Punktionsnadel erst von der Oberfläche in die Tiefe zu tragen. Trifft man einen neuen Eiterherd, so wird dieser natürlich in gleicher Weise wie der erste drainiert.

Eine recht mißliche und doch nicht allzu seltene Komplikation stellt ein soeben beim Hirnabsceß erwähnter *Prolaps des Hirnes* durch die Trepanationslücke im Schädel dar. Er erfolgt um so leichter, je größer der Defekt in letzterem und je abhängiger seine Lage ist, kann sich aber an jeder beliebigen Stelle ereignen.

Veranlaßt wird er durch eine Steigerung des intrakraniellen Druckes, die die unter geringerem Drucke stehenden Teile des Gehirns unmittelbar unter der Schädellücke in letztere hinein und durch sie hindurch drängt. Am häufigsten beobachten wir ihn daher nach den einfachen Entlastungstrepanationen bei inoperablen Hirngeschwülsten, zuweilen in enormer Größe. Wodurch freilich im einzelnen Falle diese Drucksteigerung bewirkt wird, ist durchaus nicht immer leicht zu erkennen. Am häufigsten handelt es sich um septische entzündliche Vorgänge an den Meningen mit vermehrter Sekretion. Daher die üble prognostische Bedeutung, die dem Hirnvorfall in der Mehrzahl der Fälle zukommt und weniger in ihm selbst, als in seiner Ursache begründet ist. In anderen Fällen kann die Wiederansammlung eines Hirnabscesses, ein rasches Rezidiv eines Hirntumors, ein infolge der durch die Operation geschaffenen Druckentlastung, z. B. nach zu lockerer Tamponade, sich einstellendes Hirnödem, Kongestionszustände zum Gehirn usw. die Veranlassung zum Prolaps abgeben.

Man unterscheidet einen *gutartigen* und einen *bösartigen Hirnvorfall*. Der erstere ist durch nichtinfektiöse Prozesse im Hirn oder den Hirnhäuten bedingt, die wohl zu einer Hirndrucksteigerung führen, aber einer Rückbildung fähig sind. Er erreicht — abgesehen von inoperablen Hirngeschwülsten — selten eine erhebliche Größe, kaum mehr als die einer Walnuß, bedingt keine Störung des Allgemeinbefindens und geht mit Nachlaß der ursächlichen Hirndrucksteigerung, falls keine Infektion hinzutritt, spontan wieder zurück.

Der *bösartige* Prolaps ist Folge einer Infektion, sei es einer Encephalitis oder eines Hirnabscesses oder einer Meningitis. Da diese eine dauernde Drucksteigerung bedingen, wird immer mehr Hirn vorgedrängt; durch Einklemmung in einer zu engen Schädellücke leidet seine Ernährung, es kommt zu Blutungen im Vorfall und zum nekrotischen Zerfall. Die Hauptgefahr liegt dabei in der Eröffnung eines in den Vorfall hineingezogenen Ventrikels und im Fortschreiten des Grundleidens. Kann dieses, z. B. durch Öffnung eines Hirnabscesses, noch rechtzeitig beseitigt werden, dann kann auch ein bösartiger Hirnvorfall noch in Heilung ausgehen;

andernfalls führt die Komplikation zum Tode, der freilich durch Hinzutreten einer Infektion auch dem sonst gutartigen Prolaps hier und da folgt.

Welche Störungen der Prolaps als solcher im Gefolge hat, wird wesentlich von der Funktion des betroffenen Rindengebietes abhängen Man hüte sich, die vorgefallenen Massen vorzeitig abzutragen, suche nur durch gleichmäßig komprimierende Verbände und alle sonst zur Druckentlastung des Gehirnes geeigneten Mittel einem weiteren Vorfalle vorzubeugen, eventuell die noch lebensfähigen Gewebe wieder zu reponieren. Manchmal ist es das beste — falls man eine Infektion ausschließen kann — die Hautwundränder über dem Prolaps durch Naht zu vereinen und nur einen Drain zur Sekretableitung einzulegen.

In allen Fällen, in denen *Bewußtseinsstörungen* längere Zeit andauern, verdient auch der Zustand des Darmes und der Blase von seiten des nachbehandelnden Arztes stete Beachtung. Läßt Patient Stuhl und Urin unter sich, so muß die peinlichste Sauberkeit gegen Decubitus und etwaige andere schädliche Folgen dieser Störung schützen. Gefahrdrohender ist eine Überdehnung der bis zum Nabel gefüllten Harnblase infolge Lähmung des Detrusor vesicae. Öfterer Katheterismus muß dann die Blase regelmäßig entleeren; die Gefahr einer Infektion hierbei, des Entstehens einer septischen Cystitis liegt sehr nahe, verlangt deshalb peinlichste Durchführung der bei den Operationen an den Harnwegen anzugebenden prophylaktischen Maßnahmen. — Da die Rückenmarkverletzungen die gleiche Störung noch häufiger im Gefolge haben, komme ich bei ihrer Besprechung auf den gleichen Gegenstand zurück und werde erst dann Gelegenheit nehmen, auf die Mittel und Wege ihrer Behandlung näher einzugehen.

Es erübrigt noch, kurz der Störungen zu gedenken, die erst im späteren Verlaufe nach Heilung der Operationswunden eintreten können. Sie sind nur zum Teil direkte Folgen der Trepanation, zum größeren solche des Grundleidens, welches den operativen Eingriff verlangte.

Es ist bekannt, daß die nach Trepanation zurückbleibenden Defekte im Schädel sich gewöhnlich nur durch bindegewebigen, nicht durch knöchernen Callus schließen, falls nicht durch die Art der Operation, osteoplastische Trepanation usw. von vornherein für einen knöchernen Verschluß gesorgt war. Es bleibt also in der Gegend der Narbe das Gehirn für äußere Traumen leicht verletzlich, schon wenn die Hautwundränder in normaler Dicke über der Schädeldecke vereinigt werden konnten und per primam verklebten, mehr noch, wenn die Heilung per secundam erfolgte; bei ungünstiger Lage der Narbe kann schon das Tragen der Kopfbedeckung durch Druck Beschwerden verursachen. — Bei kleinen Defekten wird man die gefährdete Stelle meist nur durch eine dünne, sie pelottenartig deckende, mit Leder überzogene Stahlplatte oder auch durch ein dünnes Lederkissen, wenn überhaupt, schützen, und nur unter besonderen Umständen auf direktes Verlangen des Patienten zu einem operativen knöchernen Verschluß schreiten. Bei größeren Defekten muß letzterer dem Kranken vom Arzte in Vorschlag gebracht werden. Die beständigen starken Durchschwankungen und Verschiebungen, die das Gehirn bei großen Lücken im Schädel durch jeden Lagewechsel erfährt, stören seine Funktion auf das schwerste und können, wie eine hochinteressante Beobachtung Königs lehrte, zu Krampfanfällen und Verblödung des Kranken führen. Der Verschluß des Loches im Schädel durch Überpflanzung eines Periostknochenlappens, der nur die äußere Corticalis enthält, aus der Nachbarschaft auf den Defekt bzw. eines Hautperiostknochenlappens darf hierfür als das Normalverfahren betrachtet werden; sie macht für die Mehrzahl der Fälle die künstlichen Ersatzmittel, z. B. Einheilen von Celluloidplatten, überflüssig.

Die häufigen Nachkrankheiten — dauernder Kopfschmerz, typische Neuralgien, Epilepsie, zunehmende Gedächtnisschwäche, verschiedene Psychosen — machen es höchst wünschenswert, daß Trepanierte noch Monate, ja Jahre hindurch ärztlich beobachtet, fast möchte ich sagen, überwacht werden.

Insbesondere die Klage über Kopfschmerzen und Schwindel ist eine nach Operationen wegen Kopfverletzungen sehr häufige, fast immer wiederkehrende. Hitze, sowie Arbeiten in gebückter Stellung oder bei nach hinten übergeneigtem Kopfe, namentlich aber der Genuß von Alkohol, selbst in kleinen Mengen, erzeugen bei vielen eine sofortige Steigerung aller Beschwerden. Viele Patienten klagen überhaupt nur bei Einwirkung derartiger Schädlichkeiten über Störungen; andere sind frei von ihnen, solange sie sich ruhig halten, bekommen aber Schmerzen bei jeder Anstrengung; noch andere werden durch dauernde Schmerzen völlig arbeitsunfähig. Viele lokalisieren den Schmerz nur an die Stelle oder die Gegend der Gewalteinwirkung; andere klagen über Eingenommensein und Schmerzhaftigkeit des ganzen Kopfes.

Die *Prognose der Dauerheilung* ist stets, selbst in Fällen eines ganz glatten Verlaufes und Wiederherstellung völligen Wohlbefindens nur mit äußerster Vorsicht zu stellen, da die Fälle nicht selten sind, in denen sich erst nach Monaten, ja nach einer Reihe von Jahren, oft ziemlich plötzlich, anscheinend aus völliger Gesundheit heraus eine Nachkrankheit einstellt.

Ein zunächst aseptisch eingeheiltes Geschoß kann durch Wanderung eine isolierte Lähmung erzeugen, ein ins Hirn eingespießter Knochensplitter zu epileptischen Krämpfen Anlaß geben, eine durch Blutung oder Encephalitis entstandene Cyste oder ein Gehirnabsceß können durch allmähliche Größenzunahme ernste Störungen, ja durch Einbruch in einen Ventrikel den plötzlichen Tod veranlassen.

WAGNER beschreibt einen Fall, in welchem ein Hirnschußverletzter 7 Jahre nach der Verletzung, nachdem er Jahre hindurch völlig frei von Beschwerden und völlig arbeitsfähig war, plötzlich unter Auftreten von Kopfschmerzen erblindete, die Operation als Ursache eine sehr große Ventrikelcyste aufdeckte, der Mann danach wieder sehend und arbeitsfähig wurde, aber nach wenigen Monaten nochmals erblindete.

Es ist gut, solche Fälle für die Begutachtung im Gedächtnis zu behalten. Der oft negative objektive Befund erschwert natürlich die Begutachtung außerordentlich, sowie es sich um die Folgen versicherungspflichtiger Betriebsunfälle handelt. Man ist leicht geneigt, Simulation oder doch starke Übertreibung anzunehmen. Sicher ist letzteres oft der Fall; aber die Nachuntersuchungen einer großen Reihe von Patienten mit schweren Kopfverletzungen (KÖNIG u. a.) mehrere Jahre nach dem Unfall haben doch gezeigt, daß die Endresultate trotz anfänglich sehr günstigen Verlaufes, erheblich hinter den ursprünglichen Erwartungen zurückbleiben und leider viel ungünstiger sind, als bisher allgemein angenommen wurde, insbesondere auch bei Patienten, bei denen Rentenansprüche gar nicht in Frage kamen.

Die Begutachtung der Erwerbsfähigkeit derartig Verletzter verlangt daher äußerste Vorsicht und wird nie auf absolute Zuverlässigkeit Anspruch machen können. Bei der Prüfung der Glaubwürdigkeit ihrer subjektiven Klagen wird man stets Rechnung tragen müssen der Art und Größe des Traumas, der Rückwirkung der angeblichen subjektiven Beschwerden auf das Allgemeinbefinden, ihrer tatsächlichen Arbeitsleistung, ihrem Verhalten zu Zeiten, wo sie sich nicht beobachtet glauben. Man ist also viel auf die Aussagen eventuell eidlich zu vernehmender Zeugen angewiesen. Die von vielen Ärzten vorgeschlagene längere Beobachtung im Krankenhause erlaubt in einigen Fällen allerdings ein zutreffenderes Urteil, bietet in der Mehrzahl der Fälle aber nicht mehr Anhalt, als die einmalige gründliche Untersuchung; denn die subjektive Klage „dauernder Kopfschmerz" kehrt bei vielen Patienten im Krankenhause in der gleich stereotypen Weise täglich wieder, wie außerhalb desselben; bei anderen aber, die zwar ohne weiteres eine Besserung ihrer Beschwerden im Krankenhause zugeben, gestattet diese vorübergehende Besserung keinen Rückschluß auf das Vorhandensein und den Grad ihrer Schmerzen unter den ungleich ungünstigeren Verhältnissen des Erwerbslebens.

Verhältnismäßig oft treten nach Schädeltrepanationen bei Hirnkrankheiten verschiedenster Art *epileptische Krämpfe* als Nachkrankheit ein. Ihre Ursachen sind recht verschieden, eine Blutung, eine Cyste, ein übersehener Fremdkörper, ein Absceß u. a. m. Vielfach hat man sie in einer Verwachsung der Hirnhäute mit den Rändern der Schädeldecke gesucht, deshalb die Verwachsungen gelöst und den Defekt plastisch knöchern gedeckt. Ein Teil der Operierten blieb geheilt. Bei anderen stellten sich nach kürzerem oder längerem freien Intervall von neuem Krämpfe ein, manchmal schlimmer als vor der Operation, so daß man sich zur Wiedereröffnung des Schädels und Fortnahme des eingepflanzten Knochens entschloß. Die Frage ist noch nicht spruchreif.

Nach Schädeloperationen, welche wegen bereits bestehender Epilepsie — meist ohne jede bekannte — Ursache vorgenommen wurden, pflegen, welcher Art der Eingriff auch war, Krampfanfälle in den ersten Tagen nach der Operation noch ebenso häufig, zuweilen sogar häufiger aufzutreten, als vor dem Eingriff, dann aber seltener zu werden. Über die Dauerresultate lauten die Erfahrungen der einzelnen Chirurgen verschieden. Werden von den Patienten mit reiner JACKSONscher Epilepsie eine große Anzahl durch Operation dauernd geheilt, so bildet bei den Patienten mit genuiner Epilepsie das Rezidiv die Regel, oft freilich erst nach längerer Zeit und in geringerer Intensität.

Ich muß mich auf diese Andeutungen beschränken; eine genauere Schilderung der Ursachen, Prognose, Therapie dieser Störungen würde mich zu weit in das Gebiet der speziellen Pathologie und Therapie ablenken.

Nicht unerwähnt bleibe, daß nach Operationen infolge Verletzungen oder Erkrankungen der motorischen Region infolge *Zerstörung* wichtiger Hirnsubstanz entstandene Lähmungen zwar in einem Teil der Fälle durch Übernahme ihrer Funktion durch die andere Hirnhälfte sich bessern, ja verschwinden können, daß sie aber meist bestehen bleiben, und es in den gelähmten Gliedern zu oft sehr schweren Contracturstellungen kommt. Durch Massage und regelmäßige passive Bewegungen wird ihr Zustandekommen wohl etwas verzögert, läßt sich aber nicht auf die Dauer verhindern. Wohl aber ist es in vielen Fällen möglich, durch operative Eingriffe, Sehnenverpflanzung usw. die Funktion wesentlich zu bessern.

Noch ein Wort über die Nachbehandlung nach *Excision des Ganglion Gasseri*! Für die Wundbehandlung gelten die oben gegebenen Regeln. War die Dura verletzt und das Einlegen eines Drainrohres erforderlich, so verlangt der manchmal reichliche Liquorabfluß in den ersten 3—4 Tagen einen häufigen Verbandwechsel.

Zu einer Abnahme des Verbandes, ja Wiederöffnen der Wunde können eine stärkere Durchblutung der Verbandstoffe und das Auftreten von Hirndruckerscheinungen zwingen, wenn es bei der Operation nicht gelungen war, die dabei verletzte Arteria meningea zu unterbinden. Ein zu festes Ausstopfen der Wundhöhle mit Gaze verbietet sich wegen Gefahr eines Hirndruckes. Stopft man aber zu locker, so wird die Blutung nicht ganz gestillt, es blutet nach außen, aber auch der Gazetampon saugt sich voll Blut und drückt nun auf das Gehirn. Es bleibt nur übrig, den Tampon zu entfernen, das Gefäß durch einen in das Foramen spinosum eingeführten Haken zu zerquetschen oder das Foramen fest mit Catgutfäden oder sterilem Wachs auszustopfen, dann von Neuem mit Jodoformgaze zu tamponieren.

Von Komplikationen des Wundverlaufes ist bei Ausbleiben einer Infektion fast nur die einige Male beobachtete, aber doch recht seltene Ausstoßung des Knochens nach der KRAUSEschen temporalen osteoplastischen Freilegung des Ganglion zu erwähnen (bei den Operationen nach DOYEN, LEXER wird die Knochenplatte ja gleich bei der Operation entfernt).

Die rückbleibende Lähmung der vom dritten Aste des Trigeminus versorgten Kaumuskulatur macht durch sekundäre Kontraktur ausnahmsweise eine nachträgliche Resektion des Processus coronoideus des Unterkiefers erforderlich; meist sind die Störungen aber so gering, daß der Patient, froh von seinen Schmerzen befreit zu sein, sie kaum würdigt. Das gleiche gilt auch von der rückbleibenden ausgedehnten Anästhesie. — Bedrohlicher aber sind in manchen Fällen sekundäre Erkrankungen des Auges der operierten Seite. Es kann dahin gestellt bleiben, ob und inwieweit sie Folge wirklicher trophischer Störungen oder der Anästhesie und des ungenügenden Lidschlusses sind. Es handelt sich um Entzündungen der Conjunctiva und der Cornea, die zu einer Trübung derselben, hie und da aber auch zu schwerer eitriger Keratitis, ja Panophthalmitis führen können. Ihnen vorzubeugen ist erste Aufgabe der Nachbehandlung. Sie setzt sofort nach der Operation ein, falls nicht gar eine schon bestandene Dakryocystitis schon vorher eine Behandlung dieser verlangte. Erstes Erfordernis ist peinlichste Reinhaltung und strengste Vermeidung jeder, namentlich auch mechanischen Schädigung. Deshalb soll das Auge auch nicht ausgewischt, sondern nur vorsichtig mit Kochsalz- oder Borsäurelösung ausgespült werden. Um jeden Druck durch einen Verband, der leicht die Cilien gegen die Cornea drücken kann, und eine gefährliche Austrocknung zu vermeiden, empfiehlt Krause als einfachstes und bestes Mittel das Auge durch ein Uhrglas zu schützen, das durch ein entsprechend großes Stück Leukoplast, in das ein großes Loch geschnitten wird, befestigt wird. Dieses wird täglich gewechselt und das Auge ausgespült.

Sechzehnte Vorlesung.

Verlauf und Nachbehandlung nach Operationen im Gesicht.

Verband bei Gesichtswunden — Störungen der Kosmetik durch die Narbe. — Plastik der Augenlider. Rhinoplastik. Meloplastik. Lippenplastik. Hasenschartenoperationen. — Neurektomien: Prüfung des Effektes der Operation. Störungen nach Neurektomie des II. Trigeminusastes durch Läsion der Arteria infraorbitalis, durch Eröffnung der Highmorshöhle. Trophische Störungen des Auges. Beeinträchtigung der Funktion der Kaumuskulatur nach Neurektomien an der Schädelbasis.

Die Notwendigkeit, Mund und Nase, oft auch wenigstens ein Auge offen zu lassen, wie der Wunsch des Kranken, nicht durch einen Gesichtsverband entstellt zu werden, setzt nach Operationen im Gesicht der Anwendung des antiseptischen Okklusivverbandes oft große, ja unüberwindliche Schwierigkeiten entgegen und nötigt uns vielfach zur Anwendung der offenen Wundbehandlung. Die ausgezeichnete Gefäßversorgung aller Teile und die damit zusammenhängende Tendenz der Gesichtswunden zur raschen Verklebung, wie der Umstand, daß nur ausnahmsweise eine Drainage erforderlich ist, mindert glücklicherweise die durch das Aufgeben der aseptischen Okklusion bedingten Gefahren erheblich und macht die trotz derselben meist schnell und ungestört eintretende Heilung verständlich. In der Tat bedürfen eine ganze Anzahl kleiner Wunden im Gesicht, wie sie z. B. nach Exstirpation kleiner Geschwülste, Atherome, Warzen, Angiome, Carcinome zurückbleiben, falls sie nur exakt durch Naht vereinigt waren, keines weiteren

Verbandes, und kann man einem diesbezüglichen Wunsche des Kranken ohne Bedenken nachgeben. Das wenige, aus den Stichkanälen und zwischen den Wundrändern vorquellende Blut resp. Serum trocknet rasch zu einem Schorfe ein, unter dem die Heilung ebenso ungestört, wie unter dem typischen Listerverbande erfolgen kann; nur darf der Patient den Schorf nicht abkratzen oder ·an der Wunde reiben, sondern muß bis zur vollendeten Heilung die Finger davon lassen. Auf die Gefahr, die ihm aus einem gegenteiligen Verhalten durch Wundinfektion erwachsen könnte, ist er speziell hinzuweisen. Wer will, kann auch durch Überstreichen der Wundränder mit Kollodium oder Jodoformkollodium oder einen kleinen Kollodiumwatte- oder Heftpflasterverband die Wunde noch besonders schützen. Einen besonderen Vorteil vor der völlig offenen Behandlung habe ich freilich hiervon nicht gesehen.

Handelt es sich indes um unverständige Patienten, z. B. um Kinder, oder um größere Wunden, deren Beschaffenheit die Gefahr einer Infektion näher legt, um Lappenwunden, die eine Sekretansammlung unter dem Lappen gestatten, oder kann seine exakte Anheilung nur durch Kompression erzielt werden, mußte gar ein Drainrohr eingelegt werden, in allen diesen und ähnlichen Fällen darf man, wenn überhaupt ausführbar, auf die aseptische Okklusion nicht verzichten.

Es genügen meist wenige Lagen steriler oder Jodoformgaze und etwas Watte zur Bedeckung. Zur Fixation dient ein nach Art des Kapistrum oder des Monoculus angelegter oder aus Touren beider sich zusammensetzender Rollbindenverband. Während des Anlegens des Kapistrums lasse man den Patienten den Mund ein wenig öffnen, um ihm die Nahrungsaufnahme, wie die Reinigung der Mundhöhle später zu erleichtern.

Muß das Auge mit verbunden werden, so bedecke man es mit einem kleinen Bausch gekrüllter steriler Mullgaze und Watte und hüte sich die Binden zu fest anzuziehen. Ein zu starker Druck wird von dem Auge nicht vertragen. Auch achte man darauf, daß nicht die Augenwimpern umgekrempelt werden und einen lästigen, ja schädlichen Reiz auf die Conjunctiva bulbi ausüben. Bei jedem Verbandwechsel ist das Auge zu besichtigen. Ein gesundes Auge verträgt einen gut angelegten sterilen Verband lange Zeit. Werden indes die das Auge bedeckenden Verbandstücke von dem Sekret einer benachbarten eiternden Wunde stark durchfeuchtet, so stellt sich oft sehr schnell eine starke Conjunctivitis ein, und ebenso verschlimmert sich ein von vornherein schon vorhandener Katarrh unter dem Verbande oft auffallend schnell. Nicht nur die Conjunctiva palpebrarum ist hoch gerötet, auch die Conjunctiva bulbi zeigt bald ein stark gefülltes weit verzweigtes Gefäßnetz; zwischen den Lidern quillt schleimiges oder schleimigeitriges Sekret hervor; in schlimmen Fällen kann selbst eine Keratitis sich hinzugesellen. In jedem solchen Falle muß der Verband häufig, mindestens täglich gewechselt werden. Man wäscht das Auge mit lauwarmem Wasser aus, träufelt eine ½%ige Lösung von Zincum sulfuricum ein oder streicht etwas Präzipitatsalbe zwischen die entzündeten Lider. So früh wie möglich muß der Verband fortgelassen werden. In leichteren Fällen reicht dies oft schon allein hin, um den Katarrh rasch wieder ausheilen zu lassen.

Die rasche und feste Verklebung der Wundränder erlaubt bei den Gesichtswunden im allgemeinen eine frühzeitige Entfernung der Nähte, bei Wunden ohne jede Spannung schon nach 48—72 Stunden, bei solchen mit Spannung resp.

Zerrung durch Muskelaktion durchschnittlich am 6.—8. Tage. Nur ausnahmsweise liegt Veranlassung vor, die Suturen länger liegen zu lassen.

Dank der erwähnten günstigen Blutversorgung aller Teile sind Störungen der Wundheilung nach Operationen im Gesicht relativ selten, etwas häufiger noch nach Verletzungen, wenn es zu schwerer Quetschung der Weichteile oder Eindringen von Schmutz, Steckenbleiben von Fremdkörpern oder zur Bildung größerer Hämatome besonders bei Stichwunden infolge Verletzung einer größeren Arterie oder zu Zersplitterung eines Knochens gekommen war. Schwere phlegmonöse Prozesse sieht man namentlich nach Eröffnung der Mund-Nasen-Kieferhöhle, von denen aus den Eiter- und Fäulniserregern der Zugang zu der gequetschten, suffundierten, in ihrer Lebensfähigkeit an sich schon geschädigten Wunde offensteht. Bei nur leichter Entzündung genügt meist die Entfernung einiger Nähte, bei schwerer muß die ganze Wunde breit geöffnet und mit Jodoformgaze tamponiert werden; Jodoform bekämpft am besten die Fäulnis und ihren Gestank. Hämatome müßten ausgeräumt, Fremdkörper, lose Knochensplitter entfernt, spritzende Gefäße unterbunden werden. Leicht ist die Stillung einer Nachblutung, falls diese aus dem Stamme oder Zweigen der Arteria maxillaris externa oder Arteria temporalis stammt, durch Ligatur dieser Gefäße, schwer bei Blutung aus der Arteria maxillaris interna. Das Gefäß ist in der Tiefe der Wunde oft nicht zu fassen. Steht die Blutung nicht auf feste Tamponade mit Jodoformgaze, so entschließe man sich nicht zu spät zur Unterbindung der Arteria carotis externa, im Notfalle — aber nur in solchem — zur Ligatur der Arteria carotis communis. Wird die Atmung durch Einlaufen von Blut behindert, schreite man rechtzeitig zur Tracheotomie. Als Nachkrankheit einer Verletzung jener Gefäße bildet sich hie und da ein Aneurysma.

Nie darf neben dem funktionellen der kosmetische Effekt außer Acht gelassen werden. Zur Erzielung möglichst günstiger Narbenverhältnisse kommt daher der früh vorzunehmenden THIERSCHschen Transplantation bei Deckung von Defekten im Gesicht eine große Bedeutung zu. Die Vorgänge, die sich an jeder Narbe abspielen, und die sich hieraus für die plastischen Operationen ergebenden Regeln habe ich Ihnen schon in dem Kapitel über Operationen an der Haut mitgeteilt. Ich brauche hier nur noch wenig hinzuzufügen.

Lidplastik. Durch *Lidplastiken* wird in der Regel die Lidspalte zunächst abnorm verengt, so daß das Auge nicht vollständig geöffnet werden kann, erweitert sich indes infolge der Retraktion des eingepflanzten Lappens allmählich zur nomalen Weite. In ungünstigen Fällen geht die Schrumpfung noch weiter: der kleine Rest des Lappens deckt schließlich das Auge nur noch unvollständig; es bleibt dauernd mehr oder minder weit auf. Dann sind sekundäre Störungen des Auges: Conjunctivitiden, Trübungen der Cornea, selbst ulcerative Keratitis mit ihren schlimmen Folgen leider keine Seltenheiten. Sie treten besonders dann leicht ein, wenn durch die Kugelung des Lappens die Cilien nach dem Bulbus zu gerichtet werden, so daß sie auf seine Bindehaut und die Cornea einen beständigen Reiz ausüben. Derartig schief stehende Augenwimpern sind mit der Cilienpinzette zu extrahieren; in schlimmen Fällen bleibt nur eine neue Plastik übrig.

Eine rückbleibende ödematöse Schwellung des neugebildeten Lides wird am besten durch methodische Kompression, eventuell mittelst kleiner Bleiplatten und Massage bekämpft.

War durch den Krankheitsprozeß oder die durch letzteren erforderte Operation der Musculus levator palpebrae zerstört oder durch Lähmung außer Funktion gesetzt worden, so ist die durch die Unbeweglichkeit des Lides bedingte Entstellung natürlich auch durch die bestgelungene Plastik nicht völlig zu beseitigen, sofern diese sich auf Verschiebung von Hautlappen usw. beschränkt. Durch subcutane Einpflanzung von Fascienstreifen, die einerseits am unteren Rande des oberen Lides, andererseits am Musculus frontalis angreifen, ist es aber schon wiederholt gelungen, das Leiden fast völlig zu beheben. Auch läßt sich die kosmetische wie funktionelle Störung einer derartig entstandenen Ptosis durch einen kleinen von MEYER ersonnenen Apparat wesentlich bessern (Abb. 22). Derselbe besteht aus einer feinen Golddrahtfeder, die, am Margo infraorbitalis sich anstützend, das obere Lid hebt und in den Lidfalten so verborgen liegt, daß sie selbst nicht sonderlich auffällt. Im Handel ist der Apparat nicht käuflich. Er muß jedem Falle entsprechend geformt und so lange umgemodelt werden, bis er gut paßt und voll seinen Zweck erfüllt.

Rhinoplastik. Wie schwer der umformende Einfluß der Narbenretraktion auf das definitive Resultat einer Plastik zu bemessen ist, lassen am deutlichsten die schlechten Erfolge der früheren Versuche, eine Nase lediglich aus einem Weichteillappen, aus der Stirn oder dem Arm entnommen, erkennen. Die anfänglich unförmig groß erscheinende neue Nase schrumpft schließlich zu einem kleinen, unansehnlichen, ziemlich formlosen Wulste zusammen. Sie sinkt bei fehlendem Knochengerüste ein, plattet sich ab, die Nasenöffnungen verengern sich. Die modernen Operationsmethoden mit Unterfütterung eines Hautperiostknochenlappens ergeben allerdings wesentlich bessere kosmetische Resultate. Es gelingt namentlich bei Sattelnasen, aber auch bei totalem Defekt, der neuen Nase eine annähernd normale Profilhöhe zu erhalten. Gleichwohl darf man

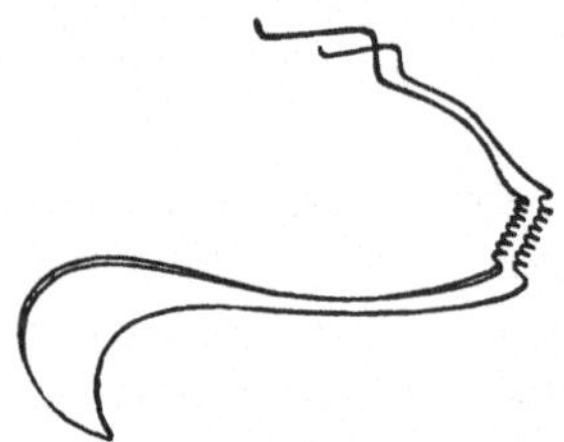

Abb. 22. MEYERs Apparat zur Hebung des oberen Augenlides bei Ptosis.

keine idealen Forderungen an solche Nasen stellen. Ihre Form läßt namentlich im Bereich der Spitze und der Nasenflügel viel zu wünschen übrig. Es bedarf jedenfalls stets zahlreicher, sechs bis zehn, in Zwischenräumen von je mehreren Wochen vorgenommener operativer Eingriffe, um nach Jahresfrist und länger endlich eine annähernd normale Nasenform zu modellieren. Bildet man, dem gewiß berechtigten Wunsche, möglichst normale Verhältnisse zu schaffen, folgend, auch ein neues Septum, so verengt dieses die Nasenöffnungen stets, so daß die Operierten durch sie nur ungenügend Luft bekommen. Der Rat VOLKMANNS, auf die Bildung eines Septum ganz zu verzichten und statt zweier enger nur ein einziges ungenügend weites Nasenloch zu schaffen, verdient daher auch heute noch volle Beachtung. Indes, es ist ja nicht meine Aufgabe, auf die Schilderung der Operationsmethode selbst einzugehen.

Läßt sich der Weichteildefekt an der Stirne nicht völlig durch Naht schließen, so deckt man den Rest möglichst früh, entweder gleich nach der Operation oder doch wenigstens innerhalb der ersten 48 Stunden nach der Methode von THIERSCH. Die anfänglich unter dem Niveau der Umgebung liegenden, weil direkt auf den Knochen gepflanzten Hautläppchen werden im Laufe der Zeit etwas in die Höhe gehoben, so daß weder Form noch Farbe späterhin sonderlich auffallen lassen.

Mit Jodoformgaze umhüllte Drainröhren stützen die neugebildete Nase und halten den Nasengang offen. Um Verengerung der Nasenöffnung zu vermeiden, namentlich wenn man ein Septum gebildet hatte, ist es gut, die Drainröhren lange Zeit, monatelang, bei häufigem Wechsel tragen zu lassen.

Peinlichste Sauberkeit ist durchaus zur Erzielung guter Erfolge nötig. Absolut aseptisch lassen sich die Nasenhöhlen mit ihren vielen Buchten freilich nicht erhalten. Durch häufige Ausspülungen mit Borsäure, Salicylsäure, Kali hypermanganicum, Kali chloricum usw., sehr zweckmäßig in Rosescher Lage mit herabhängendem Kopf vorgenommen, gelingt es jedoch, bei gleichzeitiger Anwendung von Jodoform in Form der tamponierenden Jodoformgaze, septische Prozesse hintan zu halten.

Zirkulationsstörungen leichterer Art, wie sie namentlich an der Spitze der neuen Nase in den ersten Tagen oft auftreten, bekämpft man durch Skarifikationen resp. im Notfall durch Lösen einer oder einiger Nähte. Partielle Nekrosen lassen sich nicht immer verhüten; totale kommen beim Fernhalten phlegmonöser Prozesse nicht mehr vor.

Wangenplastik. Nach *Wangenplastik* droht die Gefahr der narbigen Kieferklemme. Die Gefahr ist besonders groß, wenn der Wangendefekt nur durch einen Hautlappen mit nach der Mundhöhle zu wunder Fläche gedeckt wurde. Es kommt dann unausbleiblich zu einer starken Schrumpfung des Lappens. Diese ist schon geringer, wenn der Lappen erst nach Epithelisierung der Wundfläche mittels Thierschscher Hauttransplantation in den Defekt eingesetzt wurde. Seitdem man grundsätzlich, wenn irgend möglich, nur gedoppelte Lappen zur Meloplastik benutzt, ist die Gefahr der sekundären Kieferklemme fast verschwunden. Da, wo Neigung zu einer solchen vorhanden ist, vermag nur eine ganz konsequent mit großer Ausdauer und viel Geduld viele Monate hindurch durchgeführte Dilatationskur dem Übel zu steuern. Man bedient sich dazu eines Heisterschen oder Roserschen Mundspiegels, mittels dessen man täglich die Kiefer allmählich — nie gewaltsam — bis zur genügenden Weite voneinander entfernt. Man läßt das Instrument 20—30 Minuten liegen, weist außerdem den Patienten an, sich mehrmals des Tages durch Einschieben von Lindenholzkeilen zwischen die Backenzähne die Kiefer auseinander zu drängen.

Lippenplastik. Der Verlauf und das definitive Resultat *plastischer Operationen an der Unterlippe* nach Exstirpationen von Carcinomen hängt vornehmlich von der Operationsmethode ab, die gewählt wurde, resp. gewählt werden mußte. Wo es möglich war, die Geschwulst durch einen Keilschnitt zu excidieren und die Schenkel des dreieckigen Defektes einfach durch Nähte zu vereinen, erfolgt nicht nur die Heilung außerordentlich rasch und zwar trotz der üblen Nachbarschaft der bakterienreichen Mundhöhle meist ohne Eiterung, sondern es stört auch höchstens im Anfange die etwas enge Mundöffnung. Das Gleiche gilt von den Fällen, in denen der Defekt durch gedoppelte Lappen (z. B. nach der Methode von Jaesche) gedeckt und die Mundöffnung mit Lippenrot — zum Teil der Oberlippe entnommen — vollständig umsäumt wurde. Der sie umkreisende Sphinktermuskel garantiert dann wenigstens den aktiven Schluß des Mundes. Mag die Öffnung auch manchmal sehr eng sein und, weil nahezu kreisrund, sehr einem Karpfenmaule ähneln, sie zieht sich allmählich in die Breite und erweitert sich fast immer auf ein genügendes Maß. Sehr gute kosmetische wie funktionelle Resultate erglbt auch die Schultensche Methode, bei welcher ein dem Lippenrot der Oberlippe entnommener brückenförmiger Lappen auf die neugebildete Unterlippe verpflanzt wird. Ungleich schlimmer ist es mit den Kranken bestellt, bei welchen die neue Unterlippe eines muskulösen Schließapparates vollständig entbehrt. Wenn sie nicht etwa der Narbenzug der Oberlippe entgegendrängt, was doch nur in wenigen Fällen, z. B. bei Anwendung der Burowschen Methode, möglich ist, so weicht die Unterlippe bald nach unten zurück und der aus der halb geöffneten Mundspalte fließende Speichel belästigt den Kranken in hohem Maße. Fehlt der neuen Lippe gar ein innerer Schleimhautüberzug, so retrahiert sie sich stark nach dem Kinne zu, die Zähne und der Alveolarfortsatz des Unterkiefers liegen bloß und nur mit Mühe sucht der unglückliche Patient durch Umhüllen eines Tuches die schwere Entstellung den Blicken seiner Mitmenschen zu verhüllen. Nur ein neuer plastischer Ersatz vermag dann einigermaßen Besserung zu schaffen, falls sich nicht inzwischen gar schon ein Rezidiv des Grundleidens geltend macht.

Die Erfahrung zeigt, daß ein solches, wo es überhaupt auftritt, meist schon in den ersten Monaten resp. doch im ersten Jahre der Operation folgt. Sein Lieblingssitz ist, abgesehen von der Narbe, die Gegend der submentalen und submaxillären Lymphdrüsen. An diesen Stellen wird man daher die Operierten besonders genau wiederholt in mehrwöchentlichen Intervallen untersuchen müssen, um gleich den Anfang des Rezidivs zu erkennen, um noch rechtzeitig durch eine neue Operation Heilung bringen zu können.

Operationen der Hasenscharte. Für die häufigste und deshalb wichtigste aller plastischen Operationen im Gesicht, die der *Hasenscharte*, möchte ich Ihnen die Beachtung folgender kleiner Kautelen bei der Nachbehandlung empfehlen.

Eines besonderen Verbandes bedarf es nicht; die Wunde heilt unter dem sich bildenden Schorfe sehr prompt. Manche ziehen es freilich vor, einen Klumpen Borvaseline auf sie zu streichen, darüber ein Stück Borlint mit etwas englischem Pflaster zu fixieren und diesen kleinen Verband täglich zu erneuern. Alle komplizierteren, zur Entspannung der Wundränder angegebenen Apparate sind als vollständig zwecklos zu verwerfen; war die Operation richtig und aseptisch ausgeführt, so heilt die Wunde auch ohne jedes derartige Hilfsmittel. War zur Beweglichmachung der Lappen ein Entspannungsschnitt quer in die Wange geführt worden, so tut man gut, diesen nicht etwa durch Naht zu schließen, sondern bedeckt ihn einfach mit etwas Jodoformgaze oder Borsalbe; eine Sutur würde leicht die Ernährung des Lappens beeinträchtigen. Ich habe nicht gesehen, daß die rückbleibende Narbe das Gesicht stark entstelle; sie kommt so in die Nasenwangenfalte zu liegen, daß sie später kaum auffällt.

Das schreiende Kind beruhigt sich — namentlich, wenn die Operation in den ersten Lebenstagen oder -wochen ausgeführt wurde — sehr rasch, wenn man es an die Brust legt oder mit der Flasche trinken läßt. Bei breiter Anfrischung der Wunde und guter Naht bringen die Saugbewegungen keinen weiteren Nachteil, und die Kinder verschlucken sich minder leicht, als wenn man sie, wie dies freilich vielfach empfohlen wird, mit einer Schnabelflasche füttert.

Benützt man letztere, so muß die Wäterin sehr darauf acht geben, stets nur wenige Tropfen in den Mund fließen zu lassen. Man sieht manchmal, daß von ungeübten Pflegerinnen diese Vorsicht außer Acht gelassen wird. Ein Teil der Milch fließt dann zum Munde resp. der Nase wieder heraus, ein anderer Teil gelangt aber sehr leicht in den Kehlkopf.

Mit Gazeläppchen, die in Wasser oder Borsäure oder schwache Lösungen von übermangansaurem Kali getaucht sind, wird den kleinen Patienten der Mund nach jedesmaliger Fütterung vorsichtig, doch sauber ausgewaschen, namentlich auch eine etwa gleichzeitig vorhandene Gaumenspalte.

Es ist nichts seltenes, daß sich bei den frisch operierten Kindern, die bisher gewohnt waren, frei durch den Mund zu atmen, nach dem Schluß der Lippenspalte Dyspnoe einstellt, indem durch die gleichzeitig verengte Nasenöffnung ungenügend Luft einströmt. Die Mutter oder Wärterin des Kindes ist deshalb anzuweisen, sowie sie eine derartige Störung bemerkt, den Mund einfach durch leichten Fingerdruck auf die Unterlippe etwas zu lüften.

Gefährden die Kinder durch vieles Schreien die prima reunio, so beruhige man sie durch eine subcutane Einspritzung von 0,001 Morphium oder gebe ihnen einen Tropfen Opiumtinktur. Diese minimalen Mengen reichen vollständig aus; größere sind bei der außerordentlichen Empfindlichkeit kleiner Kinder für Narkotika gefährlich.

Die ersten Darmentleerungen nach der Operation sind durch Beimengung unverdaut gebliebenen verschluckten koagulierten Blutes gewöhnlich schwarz gefärbt. Bei Obstipation reicht man, um Verdauungsstörungen vorzubeugen, ein leichtes Abführmittel; eines der beliebtesten ist Syrupus mannae, Syr. croci ana, teelöffelweise bis zur Wirkung.

Die Nähte entfernt man durchschnittlich am 5.—6. Tage, bei sehr unruhigen Kindern zweckmäßig in ganz leichter Narkose. Sollte eine Naht schon vorher durch Eiterung eingeschnitten haben, so nimmt man sie natürlich schon früher fort. Bei breiter Anfrischung, exakter Naht und aseptischer Operation ist ein Auseinanderplatzen der Wundränder nach der genannten Frist kaum noch zu befürchten. Bestehen Zweifel, so klebe man einen entspannenden Streifen englischen Pflasters über Lippen und Wange. Ein durch teilweises Ausbleiben primärer Vereinigung zunächst vielleicht noch vorhandenes Fistelchen schließt sich weiterhin spontan, erfordert kaum noch eine Ätzung mit dem Lapisstift. Die definitive Vernarbung seitlicher Entspannungsschnitte verlangt noch etwas längere Zeit, durchschnittlich 14—20 Tage.

Sollte der kosmetische Effekt nicht ganz nach Wunsch erreicht sein, so verschiebt man eventuelle Nachoperationen dennoch auf spätere Zeit, bis die Kinder etwa 2 oder sogar 6—8 Jahre alt sind. Die Art der etwa noch nötigen Nachoperationen ist dann leichter zu beurteilen, die Heilung erfolgt wegen der größeren Dicke der Lippen, der dadurch breiteren Wundfläche um so sicherer; der durch den möglichst frühzeitigen Verschluß der Hasenscharte erstrebte Zweck, die Bedingungen für die Nahrungsaufnahme zu bessern, ist durch die erste Operation erzielt, auch wenn sie vielleicht kosmetisch nicht ganz befriedigt hat. Sollte ausnahmsweise die ganze Wunde auseinanderplatzen, so schlägt ein Versuch nach Abschaben der Granulationen durch sekundäre Naht wenigstens noch ein funktionell, wenn auch kosmetisch nicht ganz zufriedenstellendes Resultat zu erreichen, fast immer fehl. Es ist besser, vor einer zweiten Operation erst die definitive Vernarbung abzuwarten.

Neurektomie. Die Wundnachbehandlung nach *Neurektomien* des N. trigeminus ist nach den allgemeinen Regeln zu leiten. Es genügt also, auf einige Besonderheiten während des weiteren Verlaufes hinzuweisen.

War es gelungen, den Nervenstamm zentral von der erkrankten Stelle zu resezieren, so pflegen die neuralgischen Anfälle von Stunde an aufzuhören, freilich nicht in jedem Falle. Bei manchem Patienten kehren sie am ersten oder in den ersten Tagen — wohl infolge des durch Zerrung oder Quetschung bei der Operation auf das zentrale Stumpfende ausgeübten Reizes — noch in alter Weise wieder, lassen aber rasch an Häufigkeit und Heftigkeit nach und schwinden mit Heilung der Wunde bald ganz. Die Sensibilität ist im Bereich des von dem excidierten Nerven versorgten Hautschleimhautgebietes erloschen und bleibt es gewöhnlich für lange Zeit, an circumscripten Partien wohl auch dauernd. Die Ausdehnung der anästhetischen Zone erlaubt demnach einen Schluß, ob alle Zweige des betreffenden Trigeminusastes getroffen wurden, oder ob vielleicht einige, z. B. bei Neurektomie des zweiten Astes nach der LANGENBECKschen Methode der N. alveol. sup. post., dem Messer entgangen sind. Die Wiederherstellung der Sensibilität erfolgt in wechselnder Frist, meist erst spät und allmählich mit der Regeneration des resezierten Nerven, dem Wiedernachwachsen der Nervenfasern vom zentralen Stumpfende aus.

Hier und da beobachtet man aber in weit kürzerer Frist, lange ehe eine solche Regeneration möglich wäre, ja schon wenige Tage nach der Operation eine teilweise, seltener eine vollständige Wiederkehr der Sensibilität, ein Faktum, das wohl nur durch die Übernahme der Funktion der durchtrennten Nervenfasern von Kollateralen in anderen Nervenbahnen, namentlich in der des Facialis, erklärt werden kann. Die für diese Annahme erforderlichen Anastomosen zwischen Trigeminus und Facialis sind ja auch anatomisch nachgewiesen. — In derartigen Fällen brauchen die Schmerzanfälle durchaus nicht mit der Rückkehr der Sensibilität der Haut wirderzukehren. Im allgemeinen ist freilich die Gefahr eines Rezidivs um so geringer, je länger das Gefühl im Bereich der Verzweigungen der resezierten Nerven erloschen bleibt.

Dauernd geheilt werden kaum 50% der Operierten. Bei den übrigen zeigt sich das Rezidiv nach Jahren, oft schon nach Monaten, zuweilen aber schon nach wenigen Wochen am gleichen Aste oder in einem anderen Zweige und fordert zu einem neuen Eingriff auf. Daß man auch vor einem solchen, ebenso wie vor der ersten Operation, erst die Wirkungen unseres Arzneischatzes resp. der Elektrizität versuchen soll und wird, braucht kaum gesagt zu werden; leider nur teilweise mit Erfolg. Auf diese Mittel selbst, unter denen Chinin und Arsen eine große Rolle spielen, gehe ich nicht weiter ein. Hinweisen will ich nur darauf, daß man zum Morphium erst im äußersten Falle greifen soll, wenigstens nicht, solange noch irgend Aussicht ist, dem unglücklichen Kranken auf anderem Wege zu helfen, da die Gefahr des Morphinismus für ihn zu nahe liegt. Daß in Fällen zentraler Erkrankung die Neurektomie keine radikale Heilung, sondern höchstens eine Linderung der Beschwerden durch Beseitigung der Fortleitung äußerer Reize bringen kann, braucht kaum besonders hervorgehoben zu werden.

Nach der LANGENBECK-HÜTERschen subcutanen Durchtrennung des N. infraorbitalis in der gleichnamigen Fissur bedingt die stetige Mitverletzung der begleitenden Arterie einen starken Bluterguß in das retrobulbäre Gewebe, der zur Protrusio bulbi führen kann. Schlimme Folgen sind hiervon nicht zu befürchten. Ein leichter Druckverband verhindert einen stärkeren Exophthalmus und befördert die Resorption des Extravasats.

Schlimmer ist die bei Resektion des infraorbitalen Nerven oft stattfindende, ja bei manchen Operationsmethoden unvermeidliche, sogar bewußt ausgeführte Eröffnung der Kieferhöhle, falls eine Infektion eintritt; während sie bei aseptischem Verlaufe ohne jede weitere Bedeutung ist, schließt sich im Falle der Infektion eine meist lang dauernde Eiterung der Kieferhöhle an, die erst nach Eröffnung und Drainage der letzteren von der Nase oder Mundhöhle aus zur Heilung gelangt.

Hier und da beobachtet man nach Resektionen, namentlich des zweiten Astes des Trigeminus, aber auch nach Durchschneidung des N. facialis, die gleichen trophischen Störungen des Auges wie nach Exstirpation des Ganglion Gasseri; ich kann auf das dort Gesagte verweisen.

Nach Neurektomien an der Schädelbasis oder intrakranieller Resektion des Trigeminus beobachtete man mehrfach Nachblutungen aus der Arteria meningea media, falls es nicht gelungen war, das Gefäß kunstgerecht doppelt zu unterbinden. Man beherrscht die Blutung durch Tamponade mit Jodoformgaze, welche man fest in das Foramen spinosum hineindrückt.

Daß bei Eiterungsprozessen in der Fossa retromaxillaris nach Resektion des zweiten oder dritten Astes des Trigeminus an ihrer Austrittsstelle aus der Schädelbasis durch Fortpflanzung auf die Meningen, sowie nach intrakranieller Resektion derselben Tod durch Meningitis erfolgen kann, ist ebenso selbstverständlich, als die mit der Durchschneidung des dritten Trigeminusastes verbundene Lähmung der von diesem versorgten Kaumuskulatur. Letztere Störungen sind übrigens relativ geringer als die, welche zuweilen nach der temporären Resektion des Jochbeines behufs Aufsuchens der Nerven an der Schädelbasis beobachtet worden sind. Es entwickelte sich hier und da — namentlich nach Anwendung der LÜCKEschen Methode mit Ablösung des Masseters und Zurückklappen des Jochbeines nach oben — ein gewisser Grad von Kieferklemme. Dieselbe wäre in der gleichen Weise, wie oben bei der Meloplastik erwähnt wurde, zu bekämpfen.

Nur kurz erwähnt sei noch, daß nach Alkoholinjektionsbehandlung der Trigeminusneuralgie die Zahl der Rezidive noch größer ist als nach der peripheren Neurektomie. Der Eingriff ist freilich kleiner, aber von einer völligen Gefahrlosigkeit kann keine Rede sein. Es wird nicht nur eine später wegen Rezidivs nötig werdende Operation durch Verwachsungen infolge vorausgegangener Alkoholinjektion erschwert, es sind auch durch Anstechen größerer Gefäße, sowie durch unbeabsichtigtes Eindringen von Alkohol in die Nachbarschaft des zweiten wie dritten Trigeminusastes schwere Komplikationen beobachtet worden. — Von einer eigentlichen Nachbehandlung nach Alkoholinjektion ist natürlich keine Rede.

Siebzehnte Vorlesung.

Nachbehandlung nach Operationen in der Nasen-, Stirn-, Kiefer-, Mundhöhle.

Tamponade der Nase: a) behufs Blutstillung, b) zur Vermeidung von Dislokation. Nachteile der Tamponade. — Eröffnung der Stirnhöhle. — Eröffnung der Kieferhöhle. — Gefahren nach großen Operationen in der Mundhöhle. Zahnextraktion. Kieferbrüche. Kieferluxationen.

Operationen in der Nasenhöhle. Die Nachbehandlung *nach operativen Eingriffen in der Nase* hat es namentlich mit folgenden Punkten zu tun: 1. der definitiven Stillung der Blutung; 2. der Verhütung jeder kosmetisch entstellenden oder funktionell störenden Dislokation der einzelnen Teile des knorpeligen und knöchernen Nasengerüstes, soweit es sich um Kontinuitätstrennungen in ihrem Bereiche handelt; 3. dem Fernhalten einer sekundären Infektion; 4. nach Geschwulstexstirpationen mit der Verhütung oder mindestens der frühzeitigen Erkennung etwaiger Rezidive.

In vielen Fällen, z. B. nach Extraktionen von Schleimpolypen, Kauterisation der Muscheln, steht die Blutung spontan, und es bedarf mehr eines Zuwartens, als einer eigentlichen Nachbehandlung. Wo indes die Blutung andauert, dient als sicherstes Mittel, sie zu sistieren, die Tamponade mit Jodoformgaze. Vielfach genügt schon das einfache Gegendrücken der trockenen Gaze gegen die blutende Fläche, so daß durch die lockere Tamponade die nasale Respiration, wenn auch behindert, doch nicht ganz aufgehoben wird; andernfalls bedarf es eines festen Ausstopfens der Höhle.

Man führt das eine Ende eines langen Jodoformgazestreifens mit einer schmalen Kornzange bis zur blutenden Stelle hin, resp. wo diese nicht sichtbar, möglichst hoch und tief in die Nasenhöhle hinauf und stopft nun, wie bei der Uterustamponade, mit der geschlossenen Zange oder einer dicken Knopfsonde Stück für Stück des Streifens bis zur völligen Ausfüllung nach; das freie Ende bleibt in der vorderen Nasenöffnung liegen. Zu dieser leitet man es auch heraus, wenn man die Tamponade von einer äußeren Wunde aus, z. B. nach Aufklappen der Nase, ausgeführt hat und die Haut-wunde durch Naht schließen will.

Nur ganz ausnahmsweise ist es nötig, dieser vorderen Tamponade eine hintere hinzuzufügen.

Hierzu bedient man sich recht gut einer BELLOCQUEschen Röhre. Man führt sie durch den unteren Nasengang der blutenden Seite ein, empfängt ihren Knopf mit dem vom Munde in die Rachenhöhle geführten Finger, läßt ihn durch Vorschieben der Feder in die Mundhöhle vorspringen und befestigt an ihm einen Jodoformgazebausch mittelst der freien Enden des ihn zu einem Ballen zusammenschnürenden Seiden-fadens. (Ein zweiter um den Tampon geschnürter Faden bleibt in die Mundhöhle hinein hängen; er dient zur späteren Entfernung.) Durch Zurückziehen der Feder und Anziehen des Fadens gelangt der Tampon in die Rachenhöhle, wird hier mittels des Fingers um den freien Rand des weichen Gaumens herumgeleitet und fest in die Choane hineingedrückt. Die beiden zur Nasenöffnung heraussehenden Fadenenden werden darauf über dem nun von vorn einzuführenden vorderen Tampon geknotet. In Ermangelung einer BELLOCQUEschen Röhre bedient man sich ebenso gut einer weichen Urethralbougie mit olivenförmigem Knopf.

Man entfernt den Tampon vorsichtig durchschnittlich nach 24—48 Stunden. Die durch ihn angeregte Sekretion der Nasenschleimhaut hat dann in der Regel schon die Verklebungen mit der Wunde so gelockert, daß eine neue Blutung bei schonender Herausnahme nicht zu befürchten steht.

Das gleiche Mittel eignet sich nun auch am meisten zur Hintanhaltung neuer Dislokationen von Fragmenten bei der Nachbehandlung von Nasenfrakturen sowohl, wie der nach operativer Geraderichtung eines schief stehenden Septum, wie nach Entfernung von Sequestern, nach Aufklappung der Nase zur Entfernung von Tumoren u. dgl. Die Neigung zur Wiederverschiebung ist freilich, wenn die Teile einmal in richtige Lage gebracht sind, im allgemeinen gering; gleichwohl ist namentlich für die ersten 4—5 Tage eine leichte Stütze erwünscht. Den nach-träglichen Narbenzug z. B. bei Defekten der knorpeligen oder knöchernen Nasen-scheidewand nach Sequestrotomien, bei ulceröser Zerstörung durch Syphilis vermag die Tamponade natürlich nicht unwirksam zu machen, kann also z. B. die Entwickelung einer Sattelnase nach Zerstörung des Vomer nicht verhüten. Es ist aber schon viel gewonnen, durch sie z. B. bei Verbiegungen oder Frakturen der knöchernen Nasenscheidewand, eine teilweise oder völlige Verlegung der Nasengänge zu vermeiden und damit die Atmung durch die Nase frei zu erhalten.

Die Unmöglichkeit, die Nasenhöhle völlig aseptisch zu machen, erklärt es, daß fast ausnahmslos alle Wunden in ihr, falls sie nicht durch einen dicken Schorf eingetrockneten Blutes oder Sekretes geschützt sind, sich in kürzester Frist mit einem grauweißen fibrinösen Belage bedecken. Man hört dann oft von Diphtherie einer solchen Wunde reden. Mit wirklicher Diphtherie hat der Belag indes glücklicherweise nur selten etwas zu tun. Es handelt sich um keinen pro-gredienten entzündlichen Prozeß; der rein lokale Belag ist fast immer unschäd-licher Natur, stößt sich nach einiger Zeit ab und hindert die Heilung nicht. Aus dem gleichen Grunde beobachtet man auch nach Aufklappung der Nase leichtere entzündliche Vorgänge an der Hautwunde, geringe Rötung und Schwellung der Wundränder, Eiterung einzelner Stichkanäle ziemlich häufig; sie gehen nach Entfernung des Tampons resp. einiger Nähte spontan bald wieder zurück. Die sie gewöhnlich begleitende ödematöse Schwellung der Augenlider schwindet dann auch binnen wenigen Tagen. Daß trotz der Gegenwart so zahlreicher und zum Teil sicher pathogener Bakterien schwerere Wundkomplikationen nach Nasenoperationen relativ selten sind, wird durch den freien Sekretabfluß in die Höhle hinein verständlich. Freilich kommen hier und da schwerere Infektionen zur Beobachtung, öfter ein Erysipel, seltener fortschreitende phlegmonöse Prozesse, die durch Thrombose, Phlebitis und Pyämie oder durch Übergreifen auf die Zellen des Siebbeines und von da auf die Meningen sogar tödlich enden können. Durch Aspiration zersetzter Wundsekrete kann auch eine Pneumonie in analoger Weise, wie nach Operationen in der Mundhöhle, den Wundverlauf komplizieren und den Patienten hinwegraffen. Können wir diese infektiösen Prozesse aus dem angegebenen Grunde auch nicht immer mit Sicherheit verhüten, so gewährt doch möglichst sorgfältige Vorbereitung und Ausführung der Operationen, sowie die lokale Applikation des Jodoform gegen sie einen gewissen, ziemlich hohen Schutz.

Mit der Tamponade der Nasenhöhle sind freilich auch Unzuträglichkeiten verknüpft, nicht nur der lästige Zwang, durch den Mund zu atmen, nicht nur der häßliche Nasalton der Sprache, sondern meist auch — für den Patienten weit störender — ein Eingenommensein des Kopfes, ein Druckgefühl, das sich bis zu heftigen Druckschmerzen steigern kann, wie es ja jeder von uns von einem Stirnhöhlenkatarrh bei akutem starkem Schnupfen her kennt. *Eine hinter dem Tampon stattfindende Sekretverhaltung kann sogar Fieber verursachen.* Es ist daher ohne weiteres klar, daß man nicht unnötig zu diesem sonst so schätzbaren Mittel greifen wird und es auch nicht länger als notwendig in Anwendung zieht.

Als Folge der mechanischen Insulte des weichen Gaumens und der Rachengebilde bei der Tamponade der Choanen vor der Operation zwecks Verhütung der Aspiration von Blut, aber oft auch als Folge leichter entzündlicher Prozesse beobachtet man in den ersten Tagen nach derartigen Operationen öfter die Zeichen einer Angina ohne oder auch mit leichten Temperatursteigerungen. In der Regel hören die dadurch verursachten Schlingbeschwerden binnen kurzer Zeit auf. Ernster ist schon eine auf die gleichen Ursachen zurückzuführende Komplikation durch eine akute Mittelohrentzündung, entstanden durch Fortleitung eines Katarrhes durch die Tuben. Die heftigen Schmerzen im Ohr, über welche die Operierten dann zu klagen pflegen, weisen meist frühzeitig auf die Ursachen des dabei fast nie fehlenden Fiebers hin. Durch Applikation einiger Blutegel vor dem Tragus, 3—4maliges Einträufeln einiger Tropfen warmer 2%iger Cocainlösung, subcutane Morphiuminjektionen, durch Anwendung der Luftdusche bei Nachlaß der Schmerzen sucht man die Beschwerden zu lindern. In vielen Fällen geht der Prozeß rasch wieder zurück; in anderen kommt es zur Eiterung. Durch regelmäßige Untersuchungen mit dem Ohrenspiegel verfolge man den Verlauf und beuge im letzteren Falle einer Perforation des Trommelfelles durch frühzeitige Paracentesis vor. Wer mit dieser Untersuchungsmethode und Behandlung nicht hinreichend vertraut ist, ziehe bald einen Ohrenspezialisten zu Rate.

Um die Behinderung der nasalen Atmung durch den Tampon zu vermeiden, benutzt man statt seiner oft ein mit Jodoformgaze umwickeltes Drainrohr oder legt auch erst einen Drain in den unteren Nasengang und schiebt neben ihm nachträglich einen Gazestreifen ein. Tritt Fieber oder irgend eine ernstere Störung ein, so soll alsbald der Tampon entfernt werden Bleibt der Verlauf ganz ungestört, so nimmt man ihn nach 4—6 Tagen, zuweilen schon früher fort Man reinigt die Nase dann durch täglich mehrfach zu wiederholende Ausspülungen mit warmem Wasser oder auch erwärmter 2—3%iger Lösung von Borsäure oder Kali chloricum. Etwaige Schorfe läßt man, wenn sie der Wunde fest anhaften, sich selbst abstoßen, nimmt nur die schon durch Eiterung gelockerten vorsichtig hinweg. Streng ist dem Patienten jedes Kratzen in der Nase zu verbieten Gar manches Erysipel ist nur auf Außerachtlassen dieser Vorsichtsmaßregel zurückzuführen. Bei den Ausspülungen darf kein zu starker Druck angewendet, aber auch der Strahl nicht gerade nach hinten gerichtet werden, damit die Flüssigkeit nicht etwa in die Tubenöffnung hineingetrieben werde; es könnte sich leicht ein Tuben- oder Mittelohrkatarrh anschließen. Komplizierende chronische Katarrhe sind durch Adstringentien, ½—1%ige Alaunlösung, Tanninlösung, Schnupfen von 1% Tanninpulver, Bepinselung mit 1—2%iger Lapislösung usw. zu behandeln.

Eröffnung der Stirnhöhle. *Nach operativer Eröffnung der Nebenhöhlen der Nase*, des *Sinus frontalis* oder des *Antrum Highmori* wegen Eiterungsprozessen ist die Verhütung eines vorzeitigen Wiederverschlusses Grundbedingung des Erfolges. Die Ausheilung des eitrigen Katarrhes erfordert stets viele Wochen, oft Monate. Für seine sichere und schnelle Beseitigung ist ein völlig freier Abfluß der Sekrete wichtiger, als die Anwendung irgendwelcher Medikamente. Eine offenbleibende enge Fistelöffnung genügt aber nicht, die Retention zu verhindern.

Der Heilungsvorgang ist freilich nach einfacher Eröffnung einer Nebenhöhle der Nase nicht der gleiche wie nach Eröffnung eines Abscesses. Letzterer heilt durch Granulationsbildung und Aneinanderlegen seiner Wandungen. Eine solche Obliteration wird aber in den Nebenhöhlen durch die sie auskleidende, eiterigen Schleim absondernde Schleimhaut unmöglich gemacht. Die Heilung erfolgt durch Abschwellung und ganz allmähliche Rekonstitution. Zur Erzielung dieses Rückganges der entzündlichen Veränderungen ist aber freiester Sekretabfluß erste Bedingung, wie bei der Absceßheilung.

Die Meißelöffnung des Sinus frontalis wird durch ein starkes Drainrohr offen gehalten. Nebenbei mögen Sie versuchen, durch Ausspülung mit antiseptischen oder adstringierenden Mitteln die entzündlich geschwollene, oft polypös gewucherte Schleimhaut zur Abschwellung zu bringen, ihre Sekretion zu mindern, den Katarrh also zu heilen. Die ganze Höhle mit Borsäure oder Jodoformpulver anzufüllen, um das Antisepticum dauernd einwirken zu lassen, ist weniger ratsam, da sich das Pulver mit dem Sekret zu Klumpen zusammenballt und reizt. Die mit Rückgang des Katarrhs eintretende Abschwellung der Schleimhaut reicht oft aus, den Ausführungsgang der Stirnhöhle nach der Nase wieder durchgängig zu machen. Zeitweises Einführen dicker Sonden oder das Einlegen eines nicht zu dünnen Drainrohres beschleunigt diesen Vorgang. In schweren Fällen ist jedoch die operative Erweiterung des Ganges oder die Bildung einer neuen Kommunikation mittelst des Meißels oder des scharfen Löffels erforderlich. Erst wenn der Weg nach der Nase wieder ganz frei und die Sekretion minimal geworden ist, darf man das Drainrohr fortlassen; die Wunde schließt sich dann meist rasch, freilich mit mäßiger Einziehung und Adhäsion der Narbe am Knochen.

Der einfachen Aufmeißelung der Stirnhöhle zieht man in schweren chronisch gewordenen Fällen meist die gänzliche Verödung durch Fortnahme der ganzen vorderen (KUHNT) oder unteren (JANSEN) knöchernen Wand oder gleichzeitige Resektion der vorderen und unteren Wand mit Erhaltung einer supraorbitalen Knochenspange (KILLIAN) mit gleichzeitiger Entfernung der auskleidenden Schleimhaut vor. Nach den beiden letzten Operationsmethoden legt sich das orbitale Fettgewebe in die Höhle hinein und ist die rückbleibende Entstellung geringer als nach der KUHNTschen Methode. Hatte man, wie dies in schweren Fällen stets ratsam ist, durch Fortnahme der vorderen Siebbeinzellen für freie Kommunikation mit der Nasenhöhle gesorgt, so kann man die Wunde gleich nach der Operation vollständig durch Naht schließen und es genügt für die Nachbehandlung, die Nase durch Spülungen sauber zu halten.

Eine starke Ausweitung des lateralen, oft bis in das Jochbein hineinreichenden Recessus der Stirnhöhle erschwert jedoch selbst nach diesen Operationen die vollständige Verödung der Höhle und läßt leider manchmal für lange Zeit eine Fistel bestehen bleiben.

Eröffnung der Kieferhöhle. Die gleichen Prinzipien gelten für die *Nachbehandlung von Empyemen der Kieferhöhle nach ihrer operativen Eröffnung.*

Mag man letztere von einer Alveole oder von der Fossa canina oder vom unteren Nasengange aus vorgenommen haben, immer droht die Gefahr einer vorzeitigen Verengung oder Verschlusses der künstlich geschaffenen Abflußöffnung, falls man einer solchen nicht durch genügend langes Liegenlassen passender, nicht zu enger Kanülen vorbeugt. Die Tamponade mit Jodoformgaze empfiehlt sich höchstens für die ersten 24—48 Stunden behufs sicherer Blutstillung. Im Verhältnis zur Weite der Höhle ist die angelegte Öffnung gewöhnlich doch zu klein, um die drainierende Wirkung der Gazetamponade zur Geltung kommen zu lassen. Auch ist das eitrige Sekret oft so zähe, daß es hinter dem Tampon stagniert. Die

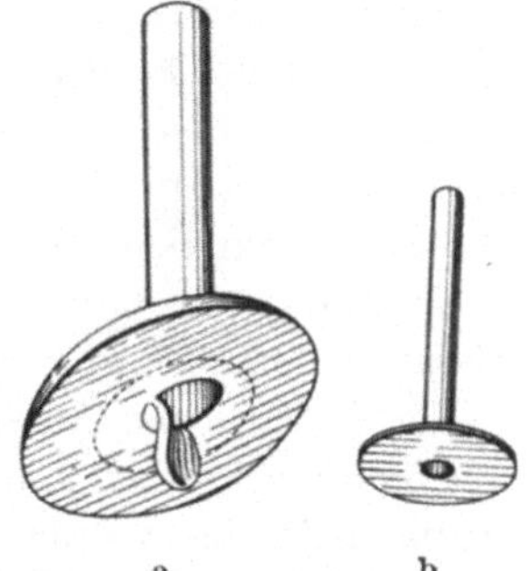

Abb. 23a und b. Drainagen für die Kieferhöhle nach PARTSCH.

Drainage, verbunden mit regelmäßiger Ausspülung ist daher im allgemeinen vorzuziehen.

Einem Hineinschlüpfen des Drainrohres in die Kieferhöhle — was zu anhaltender stinkender Eiterung Anlaß geben würde — beugt man durch Benützung von Drains mit verbreitertem freien Ende oder Anschlingen mit einem Faden vor, den man an einem benachbarten Zahne befestigt.

Um ein Eindringen von Speisepartikelchen in die Kieferhöhle zu verhindern, konstruierte PARTSCH besondere Gummidrainagen mit Ventilverschluß, deren Funktion und Verwendung sich aus der Abbildung von selbst ergibt (Abb. 23a und b). Man achte darauf, daß das Rohr nicht in die Kieferhöhle hinein, sondern nur bis an seinen Boden reiche, da sonst Retention entstehen müßte. Die seinem Mundende quer ansitzende Gummiplatte schmiegt sich, entsprechend zurecht geschnitten, gut an den Alveolarfortsatz und zwischen die Zähne an. Sie sichert die unverschiebliche Lage des Rohres.

War die Kieferhöhle nach dem Vorgange von MIKULICZ von dem unteren Nasengange aus eröffnet worden, so empfiehlt PARTSCH einen entsprechend dicken Zelluloidkatheter durch die Perforationsstelle bis zur hinteren Wand der Höhle einzuführen und so kurz quer abzuschneiden, daß sich das äußere Ende in der äußeren Nasenöffnung in dem Winkel zwischen Nasenflügel und knorpeliger Nasenscheidewand verbirgt. Je nach Bedarf bleibt dann das Rohr 4—6 Wochen liegen, so daß sich der Patient die erforderlichen Ausspülungen selbst machen kann. Man vermeidet so das lästige und oft schwierige Einführen des Spülkatheters.

Selbst wenn der Eiter sich frei in dem Antrum Highmori, nicht etwa in einer Cyste befindet, fließt doch die durch die operativ von der Mundhöhle aus angelegte Öffnung injizierte Flüssigkeit namentlich im Anfang oft nur tropfenweise durch die normale Kommunikationsöffnung in die Nase. Erst wenn dieselbe mit Nachlaß der Schleimhautschwellung weiter wird, erfolgt auch der Abfluß freier. Die Ausspülungen der Höhle sind im Anfang 3—4mal, später nur einmal täglich erforderlich. Bei sehr zähem Sekret empfiehlt sich als Spülflüssigkeit eine etwa 3%-Lösung von Kali chloricum oder Chlornatrium. Später benützt man schwache Lösungen von Kali hypermanganicum, 3% Borsäure oder $1^0/_{00}$ Höllensteinlösung. Sowie die Eiterung nur noch sehr gering ist, wird das Drainrohr, resp. die Kanüle entfernt und werden die Spülungen noch eine Zeitlang mittels dünner Katheter, die sich durch die sich verengende Öffnung noch ziemlich gut einführen lassen, bis zur definitiven Heilung fortgesetzt.

Zuweilen stagniert das Sekret in der Höhle, obwohl die künstlich geschaffene Öffnung an der tiefsten Stelle liegt und bequem einen mäßig dicken Spülkatheter einführen läßt. Es liegt dies daran, daß polypöse Schleimhautwucherungen, wie sie in der Highmorshöhle von genau der gleichen Beschaffenheit vorkommen, wie in der Nase, sich von innen vor die Öffnung legen; durch den Katheter werden sie stets leicht beiseite gedrängt. Der eitrige Katarrh hält dann an und mit der Sekretstagnation treten die alten Beschwerden oft sofort wieder auf, namentlich andauernder dumpfer Kopfschmerz und allgemeines Unbehagen. In solchen Fällen ist mit der Ausspülung allein eine definitive Heilung nicht zu erzielen. Man muß sich einen Einblick in die Höhle verschaffen, was durch subperiostales Aufmeißeln der vorderen Wand ja leicht gelingt, die Wucherungen mit dem Löffel oder der Schneideschlinge oder dem Galvanokauter abtragen und weiterhin für Offenhalten der Abflußöffnung Sorge tragen.

Operationen in der Mundhöhle. Für die *Operationen in der Mundhöhle* kommen vielfach ähnliche Verhältnisse in Betracht, wie für die in der Nasenhöhle. Es ist ebenso unmöglich, das Operationsterrain völlig aseptisch zu machen, und doch darf die Aufgabe, es wenigstens innerhalb der Grenzen der Möglichkeit zu reinigen, vor keiner größeren Operation versäumt werden. Der Gebrauch antiseptischer Mundwässer allein reicht freilich nicht aus. Mit weicher Zahnbürste oder mit Watte müssen die Zähne und das Zahnfleisch abgerieben, der oft in dicker Schicht den Zähnen anhaftende Weinstein entfernt werden.

Die Gefahren, die mit den meisten größeren Operationen innerhalb der Mundhöhle verknüpft sind, sind immer die gleichen, während des Eingriffes der Blutverlust und die Behinderung der Atmung durch Einfließen von Blut in die Luftwege, nach demselben vor allem die septische Pneumonie.

Auf die Mittel, die Gefahren während der Operation herabzusetzen, brauche ich hier, weil außerhalb meiner Aufgabe liegend, nicht näher einzugehen. Erwähnt sei nur, daß sich diese Gefahren, seitdem man diese Operationen soweit irgend möglich in Lokalanästhesie ausführt, wesentlich verringert haben und damit die Mortalität der so eingreifenden Kieferresektionen gesunken ist. Hatte man nach dem Vorschlage TRENDELENBURGS die Tracheotomie vorangeschickt, so kann man die Tamponkanüle nach Schluß der Operation, falls man der Blutstillung ganz sicher ist, sogleich ganz entfernen.

Nach Überstehen der Operation droht dem Patienten neben septischen Prozessen in der Wunde vor allen Dingen die Gefahr septischer Bronchopneumonien. Es handelt sich wohl immer um Fremdkörperpneumonien durch Einfließen von Speiseteilchen, von Erbrochenem in die Luftwege, namentlich aber durch Aspiration zersetzter Wundsekrete. Die Gefahr liegt also um so näher, je mehr durch die Operation die Funktion der Zungen-, Gaumen- und Rachenmuskeln gestört worden ist, je leichter Flüssigkeiten dem Rücken der Zungenbasis entlang oder neben ihr herabrinnend, anstatt verschluckt zu werden, in den Aditus larnygis gleiten können. Deshalb ist die Gefahr im allgemeinen größer nach Exstirpationen ausgedehnter Zungen- oder Tonsillarcarcinome und Kontinuitätsresektionen des Unterkiefers, als nach Oberkieferresektionen. Glücklicherweise ist es heutzutage auch in den erstgenannten Fällen gelungen, durch aseptisches Operieren, namentlich aber durch lokale Applikation von Jodoform die Gefahr der Bronchopneumonie auf ein Minimum zu reduzieren. Es verhindert die Jodoformgazetamponade die faulige Zersetzung der Wundsekrete fast mit Sicherheit. Kein anderes Antisepticum kommt dem Jodoform in dieser fäulniswidrigen Wirkung auch nur entfernt gleich.

Als sicherstes Mittel zur Verhütung der postoperativen Aspirationspneumonien empfahl KOCHER die *Schräglage des Körpers* mit Tieflagerung des Oberkörpers, so daß Blut und Sekrete von selbst nach dem tiefst gelegenen Punkte, Nase und Mund, abfließen. Der Kopf darf dabei ruhig durch ein Kissen unterstützt werden. Diese Lagerung wird beibehalten, solange der Schluckmechanismus und die Reflexerregbarkeit des Larynx geschädigt sind. Kann der Patient schlucken und ist der Hustenreflex erhalten, so daß in den Larynx rinnendes Sekret sogleich ausgehustet wird, so läßt man den Patienten am besten tagsüber schon vom Tage nach der Operation an aufstehen und nur nachts Schräglagerung einnehmen.

Ein Einfließen von Speise bei der Nahrungsaufnahme verhindert man eventuell durch *Fütterung mit der Schlundsonde.* Man führt sie entweder mehrmals täglich ein, oder man läßt sie, was meist vorzuziehen, in den ersten Tagen bis zum Ablauf der ersten, ja vielleicht der zweiten Woche dauernd liegen. Als Verweilsonden eignen sich vornehmlich die weichen Gummiröhren JACQUES Patent, die man gleich am Schlusse der Operation durch Nase oder Mund in den Oesophagus einführt und durch Anbinden am Ohre des Patienten resp. am Verbande selbst fixiert.

Auch hat man wohl in Fällen, in denen die Gefahr eines Hineingelangens von Fremdkörpern resp. von Wundsekret in die Luftwege besonders drohend schien, die Trachealkanüle mehrere Tage liegen lassen und nach Einlegen eines Schlundrohres die ganze Rachenhöhle mit in Borsäure getauchter Gaze rings um dasselbe austamponiert. Eine solche vollständige Ausfüllung des Pharynx bis zum Kehlkopfeingang belästigt indes den Kranken in hohem Maße, veranlaßt eine sehr starke Schleim- und Speichelabsonderung und ist deshalb auf die dringendsten Fälle und auch da nur auf die ersten Tage nach der Operation zu beschränken.

Operation einer Ranula. Es bedarf kaum eines besonderen Hinweises, daß die eben berührten, von seiten der Luftwege drohenden Gefahren je nach Art und Ort der Operation verschieden nahe liegen, daß sie bei vielen kleineren Eingriffen in der Mundhöhle überhaupt kaum in Betracht kommen, ja daß bei vielen der letzteren eine eigentliche Nachbehandlung kaum erforderlich ist. So sehen wir z. B. nach operativer Behandlung einer *Ranulageschwulst* mittelst Excision eines ovalären Streifens aus der bedeckenden Mundschleimhaut und oberen Cystenwand die kleine Wunde bei einfacher Reinhaltung des Mundes mit antiseptischen Mundwässern binnen wenigen Tagen heilen. Freilich folgt oft ein Rezidiv.

Dermoidcyste. Nach Exstirpation der ganzen Geschwulst oder einer Dermoidcyste am Boden der Mundhöhle stopfen wir die ganze Wundhöhle mit Jodoformgaze aus und lassen sie ruhig 6—8 Tage liegen, bis sie sich, mit Schleim durchtränkt, selbst von der nun granulierenden Wundfläche löst und leicht entfernt werden kann. Die rückbleibenden Granulationsflächen pflegen sehr rasch völlig zu vernarben. Man bestäubt sie mit ein wenig Jodoform und läßt den Mund 1—2stündlich mit Borsäure ausspülen.

Zahnextraktion. Noch weniger Sorge wendet man in der Regel der *nach Zahnextraktion* rückbleibenden Wunde zu; doch mit Unrecht, da auch dieser kleinen Operation üble Störungen folgen können. Einmal durch Nachblutung! Für gewöhnlich steht ja freilich die Blutung sehr rasch von selbst; doch zuweilen hält sie stundenlang an und kann, wenn man es zufällig mit einem Hämophilen zu tun hat, sogar zu tödlicher Anämie führen. Man verlasse deshalb nie einen Patienten, dem man einen Zahn gezogen hat, ehe die Blutung steht. Ist sie durch Eiswasser nicht zu stillen, so tamponiert man die Alveole nach Entfernung der Blutkoagula und hält den Tampon 10—15 Minuten fest angedrückt. In der Regel genügt dies. Nur ausnahmsweise muß die Tamponade länger fortgesetzt werden. Dann kann man die Alveole nach Einlegen von etwas Jodoformgaze in dieselbe mit einem passend zurechtgeschnittenen Kork wie eine Flasche zustopfen. Eine Funda maxillae drückt die beiden Kiefer fest gegeneinander, so daß der Kork durch den Druck des gegenstehenden Zahnes in die Alveole gepreßt gehalten wird. Nur ganz ausnahmsweise ist man genötigt, durch die Glühhitze die Blutung zu beherrschen. Styptische Watte soll hier, wie auch sonst, nur im Notfalle in Anwendung gezogen werden.

Eine andere Gefahr droht von der Infektion. Eine alveoläre Periostitis, eine Parulis, folgt bei Außerachtlassen der nötigen Kautelen nicht so selten. Aber selbst in die Markhöhle können die pathogenen Keime von der Alveole aus gelangen und eine eiterige Osteomyelitis veranlassen. Die glücklicherweise sehr seltenen Todesfälle nach Zahnextraktionen sind, wenn wir von Chloroformasphyxien absehen, meist auf diese Komplikation zurückzuführen. Auch sie sind seltener geworden, seit wir die Regeln der Antisepsis auch auf diese sonst so unschuldige Operation übertragen haben. Am ehesten ist sie noch zu fürchten, wenn der Zahn bei schon bestehender Eiterung extrahiert werden mußte. Jodoform ist auch hier das Mittel, das am sichersten üblen Zufällen vorbeugt. Mit einem Pulverbläser oder einfach mit einem Wattebausch bringt man ein wenig Jodoform in die Alveole oder hält sie 1—2 Tage mit Jodoformgaze tamponiert und verordnet außerdem fleißige Spülungen mit den schon mehrfach genannten Mundwässern. Letztere allein sind trotz häufiger Anwendung meist nicht imstande, namentlich nach Extraktion mehrerer Zähne, einen fauligen Geruch aus dem Munde des Kranken in den folgenden Tagen zu verhindern.

Eine sich einstellende Parulis behandelt man im Anfange durch feuchtwarme Umschläge — Kälte wird meist nicht vertragen — und Incision des subperiostalen

Abscesses, sowie es gelingt, Fluktuation oder auch nur eine Gewebslücke zu fühlen. Treten gar Zeichen eitriger Osteomyelitis ein: hohes Fieber, Störungen des Sensorium, rasende Schmerzen, Schwellung und Rötung der den Kiefer bedeckenden Weichteile, scheinbare, durch begleitende Periostitis bedingte Auftreibung des Kieferknochens, so zögere man nicht, dem in der Markhöhle eingeschlossenen Eiter durch Aufmeißeln Abfluß zu schaffen. Die Schwierigkeit der Differentialdiagnose zwischen eitriger Periostitis und Osteomyelitis erklärt es, daß dieser Eingriff leider, wie die Erfahrung lehrt, gewöhnlich unterlassen oder zu spät ausgeführt wird.

Nach Extraktion der oberen Backzähne gedenke man auch der Möglichkeit einer Eröffnung der Highmorshöhle. Die sie von der Alveole trennende Knochenwand ist oft auf ein papierdünnes Blättchen reduziert, ja selbst ganz usuriert. Bricht dieses Blättchen beim Herausziehen des Zahnes durch, so reißt die Schleimhaut der Kieferhöhle leicht mit ein, die Höhle ist eröffnet. Sicher ereignet sich dieser Zufall öfter, als man allgemein annimmt, da er meist schadlos abläuft; doch ist es immer geraten, falls man ihn rechtzeitig bemerkt, die künstlich gemachte Öffnung durch einen kleinen Jodoformgazetampon für wenige Tage zu verschließen. Die Sache hat dann keine Bedeutung. Kommt es indes zur Infektion, so kann leicht eine lang dauernde Eiterung der Kieferhöhle die unliebsame Folge sein.

Resektion des Alveolarfortsatzes. Nach *Resektion des Alveolarfortsatzes* wegen Epuliden gewährt die Jodoformgazetamponade in gleicher Weise das sicherste Mittel zur Stillung der Blutung und zur Verhütung der Infektion.

Kieferfrakturen. Etwas größere Schwierigkeiten verursacht häufig die *Nachbehandlung von Kieferfrakturen;* freilich, sofern keine Neigung zur Dislokation der Fragmente vorhanden ist, wie bei vielen Oberkieferbrüchen, bedarf es nur einer gewissen Überwachung des Kranken, der nötigen Sorge für Reinhaltung des Mundes, der Desinfektion und Bestäubung etwaiger Wunden des Zahnfleisches mit ein wenig Jodoform und der Verordnung flüssiger oder breiiger Diät für die nächsten 3—4 Wochen, sofern der Zahnfortsatz mitbetroffen ist. Anders, wenn, wie bei sehr vielen Quer- und Schrägbrüchen des Unterkiefers, die Bruchstücke sich leicht gegeneinander verschieben. Es kommt zwar auch dann fast immer zur Vereinigung mit knöchernem Callus, aber der durch die Dislokation bedingte Niveauunterschied der Zähne bedingt sowohl einen störenden Schönheitsfehler, als eine Behinderung des Kauens. Es bedarf zur Retention einer besonderen Befestigung.

Als Angriffspunkt bieten sich derselben von selbst die Zähne. Doch ist das Aneinanderbinden der der Frakturstelle benachbarten Zähne mit einer Seiden- oder Drahtschlinge immer nur ein notdürftiges und unvollkommenes Auskunftsmittel; die Zähne lockern sich rasch, drohen auszufallen, die Dislokation stellt sich von neuem her. Sicherer ist es, die Bruchstücke durch eine Schiene aus Kautschuk gegeneinander zu fixieren.

Man schneidet sich aus einer dicken Gummiplatte ein dem Unterkiefer in Größe und Form ungefähr entsprechendes hufeisenförmiges Stück zurecht, macht es durch Eintauchen in heißes Wasser weich, drückt es nach Reposition der Fragmente fest auf die Zahnreihe, so daß sich die Zähne tief in den Gummi eindrücken und preßt die Kieferreihen durch eine straff anzuziehende Funda maxillae oder ein Kapistrum bis zur Erhärtung der Schiene stark gegeneinander. Nach dem Erhärten schneidet man die überstehenden Ränder zurecht, achtet aber darauf, daß sie womöglich überall bis zur Zahnfleischgrenze am Zahne herabragen. Die Schiene, die ein genaues Negativ der Zahnreihe des gebrochenen Kiefers bildet, wird nun wieder an Ort und Stelle gefügt und sichert die Stellung der Bruchstücke in genügender Weise, sowie man durch einen Verband die Kiefer gegeneinander gedrückt erhält.

Für den Patienten ungleich bequemer erfüllt diesen Zweck eine HAMMONDsche aus Aluminiumdraht hergestellte sogenannte Interdentalschiene (Abb. 24a und b).

Sie wird über einem Gipsmodell gearbeitet, damit sie sich ganz genau den Zahnreihen anschmiegt. Einige quere Drahtschlingen verhindern sicher ihr Abgleiten. Die vorstehenden Enden der letzteren müssen, um eine Läsion der Schleimhaut zu verhüten, sorgfältig umgebogen werden. Ihre Anwendung ergibt sich aus der Abbildung ohne weiteres.

Erfreut man sich der Mithilfe eines geschickten Zahnarztes, so läßt man am besten gleich durch diesen eine passende Prothese anfertigen. Mit einer solchen vermögen die Patienten meist schon nach wenigen Tagen weiche Speisen wieder

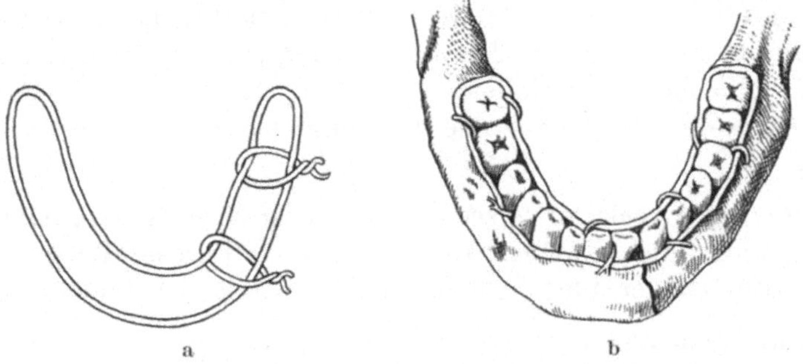

Abb. 24a und b. HAMMONDs Interdentalschiene.

zu kauen; feste Kost erlaubt man gewöhnlich erst nach 4—5 Wochen, sowie die Fraktur konsolidiert ist. — Bei komplizierten Brüchen des Unterkiefers mit stärkerer Neigung zur Dislokation vereinigt man die Bruchstücke durch zwei durch den Knochen gelegte Silberdrahtsuturen, deren Enden nach der Knotung resp. dem Zusammendrehen ebenfalls umgebogen und durch Umhüllen mit etwas Jodoformgaze gedeckt werden; die Wunde bestäubt man mit Jodoform. Man entfernt die Knochennähte, falls keine Komplikation frühere Herausnahme erfordert, erst nach etwa 3—4 Wochen, wenn sie schon anfangen, sich zu lockern.

Unter allen Umständen ist in jedem Einzelfalle die peinlichste Desinfektion der Mundhöhle vonnöten. Bei Anwendung einer gutsitzenden Interdentalschiene ist das relativ leicht. In Fällen, wo die Kiefer durch einen Verband gegeneinander fixiert werden müssen, leitet man ein dünnes Gummirohr zwischen Zahnreihe und Backenschleimhaut hinter den Weisheitszahn resp. durch eine Zahnlücke in die Mundhöhle und spült so dieselbe mit Borsäure, Thymol oder Kali hypermanganicum aus. Auf dem gleichen Wege führt man auch flüssige Nahrung zu. Mit großer Sorgfalt achte man auf das Eintreten etwaiger entzündlicher Affektionen an den Kiefern. Circumscripte Eiterung der Schleimhautwunden ist bei komplizierten Unterkieferbrüchen nichts Seltenes. Sie ist durch Mundwässer und Jodoform, Incision kleiner Abscesse in Schranken zu halten. Die wesentliche Gefahr liegt in einer *Eitersenkung nach dem Halse* zu. Sowie es zu einer solchen käme — sie bietet alle Zeichen einer rasch fortschreitenden septischen Phlegmone — darf mit ausgiebigen Einschnitten und Tamponade resp. Drainage des infiltrierten Gewebes keinen Augenblick gezögert werden. Auch wenn die Eiterung circumscript bleibt, ist doch die Bildung kleiner Sequester der Bruchenden nicht selten und bei komplizierten Frakturen auch durchaus nicht immer sicher zu vermeiden.

Obwohl sich die Konsolidation dadurch wesentlich verzögert, tut man doch meist gut, in solchen Fällen die spontane Lösung des Sequesters abzuwarten, ehe man zur Nekrotomie schreitet. Die um den Sequester sich bildende Totenlade stellt die Kontinuität her, und es kommt doch noch schließlich zur festen knöchernen Vereinigung mit guter Funktion und annähernd normaler Form.

Kieferluxationen. Für die Nachbehandlung der *Kieferluxationen* sei im Anschlusse hieran kurz erwähnt, daß es trotz der nach der Reposition sich rasch herstellenden freien Funktion doch gut ist, die Patienten durch mehrere Wochen hindurch durch einen leichten Verband, eine Funda maxillae, an zu weitem Öffnen des Mundes beim Gähnen, Lachen usw. zu verhindern, da ein Rezidiv und der Zustand einer habituellen Luxation sich nur zu leicht ausbildet.

Achtzehnte Vorlesung.

Verlauf und Nachbehandlung nach Operationen an den Kiefern, dem Gaumen, der Zunge, den Gebilden der Rachenhöhle.

Resektion des Oberkiefers. Resektion und Exartikulation des Unterkiefers. Ersatzstücke nach Unterkieferresektion. Urano- und Staphyloplastik. Resektion und Amputation der Zunge. Tonsillotomie. Angina phlegmonosa. Exstirpation von Tonsillarcarcinomen. Nasenrachenpolypen. Retropharyngealabscesse.

Die hauptsächlichsten Gefahren, welche nach Kieferresektionen das Leben des Operierten bedrohen und die Mittel, ihnen zu begegnen, haben wir schon oben angedeutet. Es erübrigt noch, einige Ergänzungen über den lokalen Verlauf hinzuzufügen.

Oberkieferresektion. Setzen wir den Fall einer *totalen halbseitigen Oberkieferresektion.* Die Wundhöhle war gleich nach Exstirpation des kranken Gewebes und Ligatur der spritzenden Gefäße fest mit einem langen Jodoformgazestreifen ausgestopft, der Weichteillappen darüber geschlagen und durch exakte Naht fixiert worden. Trotz der Unmöglichkeit einer völlig aseptischen Okklusion pflegt doch die Hautwunde ziemlich prompt zu heilen, und selbst das allein zu fürchtende Erysipel ist bei Beachtung aller anderen aseptischen Kautelen, namentlich auch beim Verbandswechsel, eine Seltenheit geworden. Nur dort, wo bei der modifizierten DIEFFENBACHschen Schnittführung die in der Nasenwangenfalte aufsteigende Wunde in die entlang des Margo infraorbitalis quer verlaufende umbiegt, bleibt die primäre Vereinigung infolge Nekrose der in diesen Wundwinkel eingenähten Spitze des Hautlappens zuweilen aus. Es entsteht dann eine häßliche, in die tiefe Wund- und durch sie direkt in die Mundhöhle führende, manchmal schwer zu schließende Fistelöffnung.

Um dieser Störung, soweit dies noch möglich, vorzubeugen, ist es ratsam, den ersten Verband, obwohl er noch trocken ist, schon nach 24 Stunden wieder zu wechseln. Zeigt die gefährdete Partie eine bläuliche Verfärbung, so entfernt man jetzt, um jede Zirkulationsstörung zu vermeiden, eine oder die andere Naht. Auch die übrigen Nähte kann man, da ja eine Spannung fast nie existiert, schon früh herausnehmen, die oberflächlichen etwa am 3., die tiefen am 6. Tage. Die bei primärer Vereinigung rückbleibende lineäre Narbe ist später kaum sichtbar und auch die durch den Defekt des Kiefers bedingte Entstellung geringer, als der Unerfahrene im allgemeinen vermutet, wenigstens wenn die Operation subperiostal ausgeführt werden konnte.

Konnten wegen maligner Erkrankung nur die Hautlappen erhalten werden, mußten die tiefen Teile geopfert werden, dann verursacht das fehlende Mienenspiel auf der kranken Seite natürlich immer einen fremdartigen Eindruck. Einen gleichen hinterläßt auch stets die das Gesicht bis zum Jochbein quer durchkreuzende LANGENBECKsche Schnittführung wegen der dabei unvermeidlichen Durchtrennung der zur Wangenmuskulatur führenden Facialisäste.

In den ersten 3—4 Tagen ernährt man den Patienten mit der Schlundsonde. Fällt ein Versuch, ihn Wasser trinken zu lassen, dann gut aus, so kann man zur gewöhnlichen Ernährung mit flüssiger und breiiger Kost übergehen. Verschluckt er sich indes noch leicht, infolge der durch die Operation gesetzten Läsion der Gaumenmuskulatur, so bleibt man besser noch 10—14 Tage bei der künstlichen Fütterung. Die Mundhöhle wird etwa alle 3 Stunden mittels des Irrigators mit schwachen antiseptischen Lösungen ausgespült. Das im Tampon enthaltene Jodoform verhindert eine Fäulnis des in die Gaze eindringenden Speichels, sowie der flüssigen Nährmittel. Erst nach etwa 8—10 Tagen wechselt man den Tampon bei ungestörtem Verlaufe zum ersten Male. Er läßt sich bei vorsichtigem Zuge dann leicht fast ohne Blutung entfernen; nur die oberflächlichen Schichten, aus denen das Jodoform allmählich ausgelaugt wurde, sehen etwas schmierig aus und haben einen faden Geruch, die tieferen haben nur den Geruch des kräftigen Antisepticum und zeigen keine Spur einer Zersetzung. Die nun bloßliegende Wundhöhle granuliert kräftig. Man füllt sie sogleich mit frischer Jodoformgaze, stopft diese indes nicht mehr so fest und fährt mit der Tamponade mehrere Wochen fort, schon um ein Hineingelangen von Speiseteilchen in ihre unregelmäßigen Buchten zu verhindern. Ihr beim ersten Tamponwechsel so reizloses Aussehen behält die Wundfläche freilich nicht dauernd, da die Gaze nicht mehr so fest wie mit der blutenden frischen Wunde verklebt und Bakterien zu dieser Zutritt finden. Die Granulationen werden etwas schlaffer; sie bekommen hier und da einen grauweißen Überzug, auch zeigt sich geringe Eiterung; doch treten ernstere Störungen des Wundverlaufes jetzt kaum noch auf. Allenfalls dienen zeitweise Bepinselungen mit 2%iger Höllensteinlösung oder mit Jodtinktur dazu, die Granulation und Überhäutung anzuregen. Das Epithel der anstoßenden Schleimhaut der ja breit mit der Wunde kommunizierenden Mund- und Nasenhöhle wuchert langsam über die Wunde hinweg. Die bedeckenden Weichteile werden durch den Narbenzug etwas eingezogen; völlig beendet ist die Vernarbung erst nach 2—3 Monaten.

So lange wartet man auch zweckmäßig mit dem Anlegen einer Prothese. Versuche, eine solche schon früher anzuwenden, haben bisher keine ermutigenden Resultate ergeben, indem die durch Narbenretraktion bedingte Formveränderung die doch nicht ganz billigen Apparate schon nach kurzer Zeit nicht mehr passend macht, hinter ihnen auch leicht einmal eine Sekretverhaltung eintritt. — Manche ziehen es allerdings vor, bald nach der Operation eine schon vorher vom Zahnarzt fertiggestellte provisorische Prothese einzulegen. Sie besteht wesentlich aus einer den Defekt des harten Gaumens deckenden Gummiplatte und hat den Zweck, den Tampon zu tragen und möglichst früh das Schlucken und Sprechen zu erleichtern (Abb. 25).

Natürlich ist die Sprache des Operierten durch die breite Kommunikation zwischen Mund- und Nasenhöhle und das Fehlen einer Hälfte des Alveolarfortsatzes stark beeinträchtigt, oft nur sehr schwer verständlich, es sei denn daß der Schleimhautperiostüberzug des harten Gaumens erhalten und mit der Wangenschleimhaut vernäht werden konnte, oder schon bei der Operation nach PERTHES Vorschlag durch lappenförmige Ablösung der Wangenschleimhaut und Vernähung mit der Gaumenschleimhaut der anderen Seite ein Abschluß zwischen den beiden Höhlen erreicht worden war. Eine nach beendeter Vernarbung eingelegte, gut sitzende, von einem Zahntechniker anzufertigende Prothese beseitigt indes diese Störung, wie die durch das Einsinken der Gesichtsweichteile unvermeidliche Entstellung in ziemlich vollkommener Weise.

Noch hätte ich des Vorkommens von Sehstörungen nach Oberkieferresektionen zu gedenken. Mußte die knöcherne untere Wand der Orbita zugleich mitentfernt werden, so sinkt der Bulbus etwas nach unten resp. wird später auch durch den Narbenzug nach abwärts disloziert. Die Folge ist das Auftreten von Doppelbildern. — Bedrohlicher noch sind die zuweilen am Auge auftretenden Zirkulationsstörungen, indirekt teils durch Läsion des N. infraorbitalis, teils des N. facialis veranlaßt. Sie können sich von einfachen Konjunktivitiden bis zur schweren Panophthalmitis mit Verlust des Auges steigern.

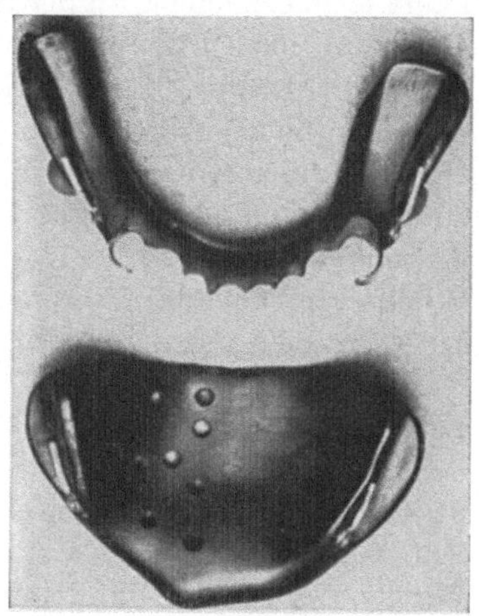

Abb. 25. Prothese nach Oberkieferresektion. (Aus: BIER, BRAUN, KÜMMELL, Chirurg. Operationslehre, Aufl. 6, Bd. I. Leipzig: Joh. Amb. Barth.)

Man achte deshalb sorgfältig auf ihre ersten Anfänge. Nur in frühen Stadien läßt sich durch die schon früher erwähnten Mittel ein schlimmer Verlauf aufhalten. Ist man selbst unsicher, so ziehe man früh einen erfahrenen Ophthalmologen zu Rate. — Daß nach Resektionen wegen maligner Tumoren stets mit der Gefahr eines Rezidivs zu rechnen ist, bedarf keiner weiteren Ausführung. Die Dauerheilungen sind leider nach Totalresektionen des Oberkiefers wegen Carcinom außerordentlich spärliche; das Rezidiv folgt durchschnittlich schon nach 3—6 Monaten, der Tod nach etwa 13 Monaten. Etwas günstiger sind die Aussichten für radikale Heilung beim Oberkiefersarkom.

Auf Verlauf und therapeutisches Verhalten bei nur partieller Kieferresektion brauche ich nicht weiter einzugehen. Es ergibt sich mutatis mutandis alles Wissenswerte von selbst. Dauerheilungen werden in etwa 50% erzielt.

Resektion und Exartikulation des Unterkiefers. Die Behinderung der Sprache, der Nahrungsaufnahme, der Mundreinigung ist im allgemeinen *nach Resektionen des Unterkiefers* noch erheblich größer, als nach solchen des Oberkiefers; wegen der Mitbeteiligung des Mundhöhlenbodens sind alle Bewegungen der Zunge schmerzhaft und werden vom Patienten möglichst vermieden. Um so leichter kommt es daher zu einer Zersetzung der im Munde stagnierenden Sekrete, um so leichter zu einem Hinabgleiten derselben entlang des Zungenrandes zum Aditus laryngis, um so leichter und erfahrungsgemäß häufiger zu einer septischen Aspirationspneumonie. Bedenkt man weiter, daß die Gefahr einer Eitersenkung mit Anschluß phlegmonöser Prozesse am Halse ungleich näher liegt, so versteht man, weshalb, trotz des geringeren Eingriffes, die Mortalität nach Resektion des Unterkiefers eine etwas größere ist als nach der des Oberkiefers. Die Mittel, diesen Gefahren zu entgehen, sind im Prinzip die schon mehrfach erwähnten. Ein vollständiger Abschluß der bakterienreichen Mundhöhle von der Wunde wäre natürlich das sicherste Mittel, einen völlig aseptischen Verlauf zu garantieren, doch ist er bei Kontinuitätsresektionen und Exartikulationen des Unterkiefers kaum je zu erreichen. An der Stelle der Durchsägung des Knochens bleibt immer eine wenn auch oft nur kleine Kommunikation bestehen. Ein möglichst weitgehender Abschluß durch Nahtvereinigung der Schleimhaut der Backe mit der des Mundhöhlenbodens wird gleichwohl, soweit er ausführbar ist, stets vom Operateur anzustreben sein. Es genügt dann, die Wundhöhle mit Jodoformpulver auszureiben und nach unten zu drainieren, anstatt sie zu tamponieren. Ein umfangreicher aseptischer Verband fängt das mit Speichel und Schleim gemischte Wundsekret auf und ist gerade wegen der genannten Beimengungen häufig zu erneuern. Ließ sich die erwähnte Schleimhautnaht nicht ausführen, so tamponiert man die mit der Mundhöhle frei kommunizierende Wundhöhle wieder am besten mit Jodoformgaze. Eintreten von Fieber verlangt stets einen Verbandwechsel behufs Kontrolle der Wundverhältnisse. Es ist fast immer auf die gleichen Störungen zurückzuführen, entweder auf eine beginnende Pneumonie oder auf Sekretretention und Entwicklung entzündlicher Vorgänge in der Umgebung der Wunde. Genügt im letzteren Falle nicht eine partielle Lüftung der Wunde durch Entfernung einiger Nähte, um freien Sekretabfluß wieder herzustellen, so zögere man nicht mit einer Incision der infiltrierten Gewebe, da die phlegmonösen Prozesse gerade hier sehr gern einen progredienten Charakter annehmen.

Nach Resektion des Mittelstückes des Unterkiefers, sowie in jedem Falle, in dem die Musculi genioglossi von ihrer Insertionsstelle am Knochen gelöst werden mußten, droht dem Patienten während, wie nach der Operation durch Zurücksinken resp. Retraktion der Zunge nach hinten auf den Aditus laryngis die Gefahr zu ersticken. Man legt deshalb einen dicken Seidenfaden durch die Zungenspitze und befestigt ihn am Ohre oder an der Wange durch Heftpflaster. Der Wärter, der an den ersten Tagen sich stets in unmittelbarer Nähe des Operierten aufzuhalten hat, sowie auch letzterer selbst wird angewiesen, beim ersten Eintritt von Respirationsbehinderung durch Vorziehen der Zunge an diesem Faden die drohende Gefahr zu beheben.

Der weitere Verlauf nach Resektionen und Exartikulationen des Unterkiefers bringt noch eine ganze Reihe lästiger Unzuträglichkeiten mit sich. Sehr häufig besteht eine starke Salivation und fast beständiger Ausfluß von Speichel aus dem Munde. Schon erwähnt sind die Störungen der Sprache und der Deglutition, überaus störend ist aber auch die sich früh einstellende und stetig zunehmende Dislokation der erhaltenen Kieferreste. Gleich nach der Operation sinken sie etwas nach innen; bei halbseitiger Exartikulation bewegt sich die gesunde

Kieferhälfte nach der Seite der Operation; war ein Stück aus der Kontinuität entfernt, so nähern sich die beiden Stümpfe einander. Der Druck des Verbandes kann diese Dislokation noch fördern, die Narbenretraktion steigert sie noch lange nach der Überhäutung der Wunde. Durch diese Verschiebung der Knochen wird das Gesicht stark entstellt; das Kinn wird spitz; fehlt das Mittelstück, so sinkt das Kinn nach hinten. Schlimmer als der Schönheitsfehler ist aber die Funktionsstörung: die Zahnreihen passen nicht mehr aufeinander; die Speisen können nur ungenügend oder auch gar nicht gekaut werden. — Nach längerer Zeit zeigt auch das Knochengerüst des Oberkiefers eine auffallende Formveränderung, der Gaumen wird schmaler, kielförmig.

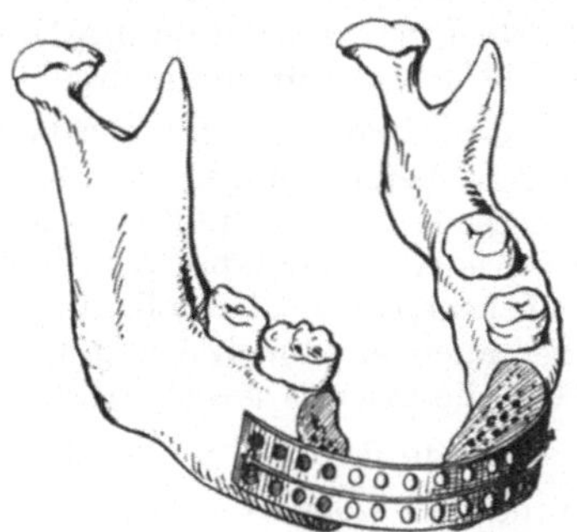

Abb. 26. Provisorische Prothese nach Unterkieferresektionen nach PARTSCH. (Aus den Verh. d. deutsch. Ges. f. Chir. 1897.)

Entstellung und Funktionsstörung ist ungleich bedeutender, als nach Oberkieferresektionen. Ihre nachträgliche Bekämpfung durch eine sekundär nach Beendigung der Wundheilung einzulegende Prothese scheitert zum großen Teil an der Unmöglichkeit, die einmal geschrumpfte Narbe wieder zu dehnen. Man sucht daher heute ihre Entstehung von vornherein zu verhindern. Schon NUSSBAUM hatte versucht, durch Einlegen eines starken Drahtes zwischen die beiden Kieferstümpfe der Narbenretraktion entgegenzuarbeiten. Sicherer und in sehr einfacher Weise erreicht dies PARTSCH, indem er eine der normalen Unterkieferform entsprechend gebogene Metallschiene — hergestellt aus dem von HANSMANN angegebenen, in kurzen Abständen durchlöcherten Streifen aus Viktoriametall — durch Knochennaht fest zwischen die Resektionsstümpfe einfügt. Zum Schutz der Weichteile wird sie mit einem Gummidrain überzogen. Sie kommt in die Mundhöhle selbst — nicht unter die Schleimhaut — zu liegen, gestattet schon vom ersten Tage an die Aufnahme festerer Nahrung, erlaubt eine leichte Reinigung der Mundhöhle, schont die zur Befestigung der späteren Prothese durchaus notwendigen Zähne an den Resektionsstümpfen und hält diese sicher und ohne zu große Beschwerden für den Patienten bis zur Einlegung des definitiven Ersatzes in normaler Stellung. Nach genügender Übernarbung der Wunde, etwa 3 Wochen nach der Operation, wird sie durch Lösung der Drahtsuturen von einem kleinen Einschnitte aus entfernt (Abb. 26).

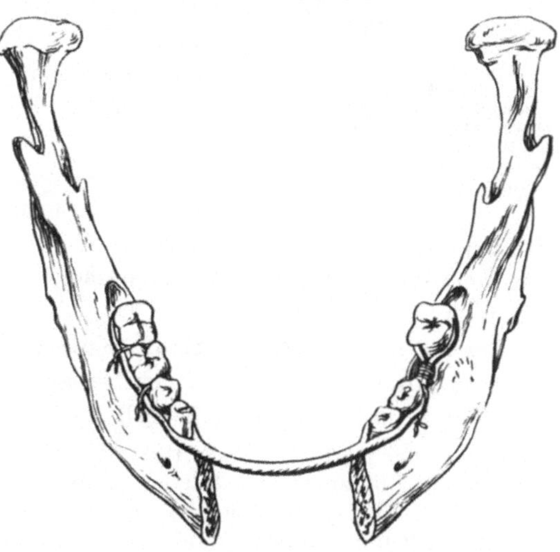

Abb. 27. SAUERscher Drahtbügel als provisorische Prothese nach Unterkieferresektion. (Aus: BIER, BRAUN, KÜMMELL, Chirurg. Operationslehre, Aufl. 6, Bd. 1. Leipzig: Joh. Amb. Barth.)

Sind genügend Zähne vorhanden, so ist noch einfacher der an ihnen mit Draht zu befestigende SAUERsche Drahtbügel (Abb. 27). SCHRÖDER gab vorrätig zu haltende Hartgummimodelle an, aus denen das eben erforderliche Stück als zeitweilige Prothese herausgeschnitten und zwischen die beidseitigen Knochenstümpfe eingefügt wird (Abb. 28). Die von CLAUDE MARTIN als erstem angegebene, mit zahlreichen Kanälen zur Durchspülung versehene provisorische Prothese gilt heute als veraltet.

Erst nach beendeter Wundheilung wird ein vom Zahnarzt zu fertigendes definitives Ersatzstück eingelegt.

Nach Exartikulation des Unterkiefers stützt sich die provisorische, wie die definitive Prothese mit ihrem freien Ende gegen die Gelenkpfanne selbst.

Keine, noch so gut gearbeitete Prothese vermag indes auf längere Dauer den großen Anforderungen des Kauaktes standzuhalten. Die dazu erforderliche große Festigkeit gewährt nur ein knöcherner Ersatz des Defektes durch Einheilung einer der Kieferform entsprechend, aus dem Rande des Beckenknochens herausgemeißelte Knochenspanne, allenfalls auch eine Rippe. Eine solche Knocheneinpflanzung darf aber auch erst nach völlig beendeter Wundheilung vorgenommen werden, da nur dann die Asepsis gesichert ist.

Wurde durch die Operation ein großer Weichteildefekt in der Haut und im Mundhöhlenboden gesetzt, so ist es oft unmöglich, ihn sogleich zu schließen.

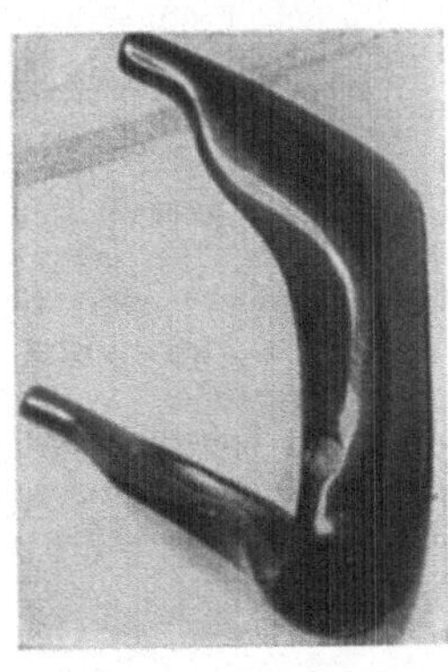

Abb. 28. Schröders provisorische Hartgummiprothese. (Aus: Bier, Braun, Kümmell, Chirurg. Operationslehre, Aufl. 6, Bd. I. Leipzig: Joh. Amb. Barth.)

Man füllt ihn mit oft zu erneuernder Jodoformgaze. Es resultiert eine große Fistel, zu der natürlich Speichel und Speiseteile nach außen in die Verbandstücke fließen. Über ihren oft sehr schwierigen plastischen Verschluß kann man sich erst nach Ablauf der Vernarbung entscheiden.

Urano- und Staphyloplastik. Von den Operationen am Gaumen interessieren uns in erster Linie die *Urano- und Staphyloplastik.*

Im Verlaufe der ersten Stunden sickert stets noch etwas Blut zwischen den Rändern der Seitenschnitte, wie durch die Choanen in die Mundhöhle, wird teils ausgespien, teils verschluckt, kann aber auch aspiriert werden. Zwischen den abgelösten Schleimhautperiostlappen und die knöcherne Gaumenplatte von den Seitenschnitten her eingelegte Jodoformgaze genügt in der Regel, die Blutung in Schranken zu halten. Eine irgendwie stärkere Blutung bekämpft man durch festes Andrücken dieses Lappens während 10—15 Minuten gegen den harten Gaumen. Die Gefahr des Blutverlustes ist namentlich bei kleinen Kindern nicht zu unterschätzen.

Andere im weiteren Verlaufe eintretende Störungen erklären sich aus der Behinderung der Zirkulation des transplantierten Lappens und der Unmöglichkeit, die Wunde aseptisch zu erhalten.

Selbst bei noch so vorsichtig und geschickt ausgeführter Ablösung des mukösperiostalen Überzuges des harten Gaumens leidet seine Ernährung hierdurch und durch die Naht. Daher ja der Rat Langenbecks, die Uranoplastik von der Staphyloplastik zeitlich zu trennen, und der Vorschlag Wolffs, die Lösung der Lappen und die Naht in verschiedenen, 5—8 Tage auseinander liegenden Sitzungen vorzunehmen.

Ebenso unvermeidlich ist aber die Infektion. Ein so sicherer Abschluß der Wunde, wie er z. B. bei Oberkieferresektionen durch Jodoformgazetamponade zu erreichen ist, ist hier nicht möglich. So kommt es, daß ein ziemlich hoher Prozentsatz der Operierten einige Tage fiebert. Wegen der geringen Spannung, unter der das Sekret steht, erreicht die Temperatursteigerung freilich meist nur eine mäßige Höhe und schwindet mit dem Aufschießen von Granulationen. So erklärt es sich aber auch, daß leicht an einer oder anderer Stelle der Nahtlinie die primäre Vereinigung ausbleibt, daß eine Naht einschneidet, eine partielle Gangrän des Spaltrandes — am ehesten in seiner Mitte — entsteht, daß Mundkatarrhe sich hinzugesellen, die Zunge einen dicken Belag zeigt, der Appetit gering ist, manche Patienten wegen der Schmerzhaftigkeit des Schlingens die Nahrungsaufnahme fast ganz verweigern, ja daß wir schließlich hier und da auch bei älteren Patienten, wenn auch seltener als bei kleinen Kindern, einmal eine Bronchopneumonie infolge Aspiration zersetzter Wundsekrete auftreten sehen.

Erste Aufgabe der Nachbehandlung nach Sorge für sichere Blutstillung ist es demnach, die lokale Entzündung auf ein möglichst geringes Maß zu reduzieren.

Um das zwischen ihm und dem Involucrum palati sich ansammelnde schleimig-eitrige Sekret, durch dessen Stagnation die örtliche Entzündung wesentlich bedingt wird, zu entfernen, empfahl WOLFF, in ROSEscher Lage des Patienten mit tief herabhängendem Kopf Mund- und Nasenhöhle, sowie den Hohlraum zwischen Knochen und mukösperiostalem Lappen energisch mit Borsäure, Salicylsäure oder übermangansaurem Kali auszuspülen, in den ersten 3—4 Tagen 2—3mal täglich, später nur einmal. Die Mundhöhle wischt man mit in gleiche Flüssigkeit getauchter Watte aus. Einen etwa vorhandenen starken Zungenbelag entfernt man durch energisches Abreiben.

Andere Chirurgen raten von diesem Verfahren ab, empfehlen die Wunde in der ersten Woche möglichst unberührt zu lassen und begnügen sich statt der Wundirrigation mit der allerdings weitaus einfacheren Inhalation von Salzwasserdämpfen.

Bei Fehlen von Katarrhen gestaltet sich der Verlauf oft vollständig fieberfrei. Der Appetit kehrt schon vom 2. oder 3. Tage nach der Operation zurück; die Schmerzen lassen sehr rasch nach, so daß die Operierten, selbst Kinder, die sonst wegen Schmerzhaftigkeit des Schlingens die Nahrung verweigern und herunterkommen, bald selbst Nahrung verlangen. In den ersten 3 Tagen besteht dieselbe ausschließlich aus kalter Milch. Dann erlaubt man warme Milch, Suppen, Bouillon und geht nach Ablauf der ersten Woche zu breiiger, später fester Kost über. Sprechen soll der Patient in den ersten Tagen gar nicht. Er unterläßt es meist von selbst, da es ihm Schmerzen verursacht.

Bei gutem Verlaufe entfernt man die Nähte etwa am 8. Tage, bei sehr ungeberdigen Kranken eventuell in Narkose. Läßt eine graublaue Verfärbung der Schleimhaut und starkes Einschneiden einer Naht Gangrän befürchten, so wartet man das völlige Durchschneiden nicht erst ab, sondern nimmt an der bedrohten Stelle eine oder einige Nähte schon früher heraus. Vielfach erfolgt die Vereinigung der Spaltränder in ganzer Linie, doch recht oft bleibt an einer oder der anderen Stelle die Prima reunio aus. Die dann rückbleibende spaltförmige Fistel schließt sich in einem Teil der Fälle noch sekundär spontan oder nach geringer Anfrischung des Fistelrandes und Anlegen einer Naht. Bei weiterem Klaffen wäre eine Nachoperation mit neuer Ablösung des Lappens erforderlich; doch soll jede Nachoperation, insbesondere aber nach dem immerhin seltenen Aufgehen der Naht in ganzer Länge erst nach völliger Vernarbung der Spaltränder und Abheilung etwa vorhandener Katarrhe ausgeführt werden. Eine neue Plastik ist wegen des Substanzdefektes sehr erschwert, wenn nicht unmöglich.

Der losgelöste, aus Schleimhaut und Periost bestehende Lappen, legt sich ziemlich rasch an den Knochen wieder an und verwächst fest mit ihm. An Stelle der Seitenschnitte schießen Granulationen auf; sowie sie sich mit Epithel überzogen haben, ist die Wundheilung beendet. Der Gaumen hat jetzt annähernd normale Form, die Atmung erfolgt in normaler Weise durch die Nase, der Eintritt von Speisen in die letztere ist ihnen verwehrt. Ein Nachteil bleibt freilich oft auch nach der bestgelungenen Operation: die Sprache ist zwar gebessert, verständlicher geworden, hat aber doch einen stark nasalen Beiklang behalten. Der Grund hierfür liegt nur zum Teil in der noch ungenügenden Übung der Gaumenmuskulatur, zum wesentlichen darin, daß es sich beim Wolfsrachen nicht nur um eine Spaltung, sondern um eine primär zu geringe Anbildung der Gewebe des Gaumens handelt; das Velum palati ist zu kurz, um einen vollständigen Abschluß der Mundhöhle gegenüber der Nasenhöhle beim Sprechen zu ermöglichen. Es reicht nicht bis an die hintere Rachenwand heran, es entweicht Luft durch die Nase. Zur Erzielung einer klangvollen normalen Sprache ist der Patient — sowie es sich nicht um Kinder handelt — meist auf die Anwendung eines kleinen Rachenobturators angewiesen, wie sie SCHILTSKY in vorzüglicher Weise angegeben hat. Der kleine, leichte, luftgefüllte, mittels einer den weichen Gaumen umgreifenden Feder an einer Gummiplatte befestigte Gummiballon des Apparates ruht der Rückenfläche des weichen Gaumens auf und wird beim Sprechen durch Aktion der Gaumenmuskulatur genügend fest der Rachenwand angedrückt. Die kleine Prothese belästigt nicht mehr, wie ein künstliches Gebiß.

Gleichzeitig aber bedarf der Patient eines guten, am besten von einem Taubstummenlehrer erteilten, mehrere Monate hindurch fortgesetzten *Sprachunterrichts*. Patient muß erst lernen, die Muskulatur des weichen Gaumens in der für ein normales Sprechen nötigen Weise zu gebrauchen. War die Operation bei Kindern vorgenommen, so kann es gelingen, den Obturator später ganz fortzulassen, resp. von vornherein ohne ihn auszukommen. Einige Patienten gewinnen völlig normale Sprache wieder. Dies hängt freilich nicht bloß von der Übung, nicht bloß von der geschickten Ausführung der Operation und dem Wundverlaufe, sondern vor allem von den individuellen anatomischen Verhältnissen ab, davon, wie sehr oder wie wenig die Gewebe in ihrer Entwicklung zurückgeblieben waren. Ganz ähnliche Differenzen, wie sie sich bei Hasenscharten in der Anbildung der beiden nicht zur Vereinigung gelangten Lippenhälften finden, existieren auch beim Wolfsrachen am Gaumen.

War nach dem Vorschlage SCHÖNBORNS zur Ergänzung des Weichteildefektes ein von der hinteren Rachenwand entlehnter Schleimhautlappen zwischen die Spaltränder des weichen Gaumens eingepflanzt worden, so ändert dies an der Nachbehandlung nicht viel. Nur bedarf es, da der Lappen die Kommunikation zwischen Nasen- und Mundhöhle lange Zeit fast ganz verlegt, also der Abfluß der Nasensekrete und ihre Entfernung durch Schneuzen sehr erschwert ist, einer besonders fleißigen Reinigung der Nasenhöhle durch Spülung. Den Lappen trennte SCHÖNBORN an seiner Basis gewöhnlich erst nach mehreren Monaten ab; in manchen Fällen erwies sich diese spätere Abtrennung infolge Schrumpfung des Lappens dann aber überhaupt nicht mehr nötig. Auch bezüglich der Sprache ergab die SCHÖNBORNsche Methode mehrfach sehr zufriedenstellende Resultate.

Der vorstehenden Schilderung liegt die Ausführung nach der in Deutschland ja noch immer am meisten geübten Methode VON LANGENBECKS zugrunde. Ihre Endergebnisse sind sowohl bezüglich Sterblichkeit, wie Funktion nicht sonderlich befriedigend. Das heute moderne Verfahren VEAUS ergibt bessere Resultate. Die Beschreibung seiner Technik liegt außerhalb des Rahmens dieses Buches. Auch gelten für die eigentliche Nachbehandlung die gleichen Grundsätze. Besonderes Interesse aber verdienen seine Ergebnisse:

Veau empfiehlt als bestes Alter für die Operation die Zeit vom 10.—20. Monat; eine frühere Operation erhöht die Sterblichkeit, eine spätere vermindert die Chancen der Phonation. Veau berichtet eine Sterblichkeit von insgesamt nur 3,8%, und zwar verlor er von 86 Patienten des ersten Lebensjahres 9,4%, von 122 des zweiten Jahres 5,7%, von 72 des dritten 2,7%, von 54 des vierten Jahres nur 1,8%. Man sieht die Abnahme der Gefahr mit zunehmendem Alter. Die Operationen am weichen Gaumen hatten 1,9%, die am harten 5,8% Mortalität. Unter 500 Operierten hatte Veau — auch bezüglich der Phonation — nur 67 primäre Mißerfolge. Von diesen konnten aber durch nachfolgende Operationen noch 52 geheilt werden.

Resektion und Amputation der Zunge. Die Nachbehandlung nach Resektionen der Zunge gestaltet sich, je nach Größe und Sitz des excidierten Stückes sehr verschieden, bald sehr einfach, bald äußerst mühevoll für den Arzt und qualvoll für den Patienten. Ließ sich nach Excision des Tumors von der Mundhöhle aus die Zungenwunde (wie so oft möglich) vollständig durch Naht schließen, so bedarf es fast nur eines Reinhaltens der Mundhöhle. Die Nähte werden am 6.—8. Tage entfernt, die Heilung erfolgt meist ohne Störung; die äußere, am Halse durch präliminäre Ligatur der Art. lingualis resp. Exstirpation erkrankter Lymphdrüsen gesetzte Wunde wird nach den allgemeinen Regeln aseptisch verbunden und weiter behandelt. Mußten indes ausgedehnte Teile des Mundbodens mit fortgenommen werden, mußte die Operation vom Halse aus vorgenommen oder eine temporäre Kieferresektion vorausgeschickt werden, dann kommt es leicht zu einer Ansammlung von Eiter und Schleim in dem Winkel zwischen Zungenrest und Gaumenbogen bzw. Epiglottis und, da die Muskulatur geschädigt, der Hustenreflex aufgehoben ist, so besteht die schwere Gefahr eines Einfließens eitriger Massen in den Kehlkopf mit folgender Bronchopneumonie; sie ist die Hauptursache der Todesfälle. Durch Ausstopfen der noch restierenden Wunde mit Jodoformgaze und Einlegen eines dicken Drains, deren Enden man unter dem Kiefer nach außen leitet, ist die Gefahr zu bekämpfen. Man entfernt Gaze oder Drain erst, nachdem es zu üppiger Granulation gekommen, also ein Eindringen septischer Massen in die Gewebe nicht mehr zu fürchten ist. Meist schließt sich der Wundkanal dann spontan, wenn auch häufig eine Fistel relativ lange zurückbleibt.

Um mit größerer Sicherheit, als durch ein Drainrohr, das sich leicht abknickt, den Sekretabfluß zu garantieren und sein Hinabrinnen in den Kehlkopf zu verhüten, nähte von Bergmann nach ausgedehnten Zungenresektionen die Schleimhaut der Pharynx dort, wo sie zur Seite des Kehlkopfes liegt, in den unteren Winkel der äußeren Hautwunde, legte also eine lippenförmige Fistel an der tiefsten Stelle der Wunde an.

8—10 Tage lang wird Patient mit der Schlundsonde gefüttert; nur in den leichteren Fällen mit einer Schnabeltasse, deren Schnabel man über den Rücken der Zunge vorschiebt. Läßt man den Kranken dann wieder allein schlucken, so wird die Fistel während des Schluckens mit einem Gazeballen geschlossen. Bei frühzeitiger Entfernung der die Schleimhaut an die Haut fixierenden Nähte schließt sich die Fistel öfter spontan; andernfalls bedarf es nach 14 Tagen einer kleinen Anfrischung und Naht.

Selbst nach sehr ausgedehnter Exstirpation vermögen die Kranken nach Heilung der Zungenwunde sehr bald wieder selbst zu essen und zu trinken, ohne sich zu verschlucken.

Waren bei der Operation die Musc. genioglossi vom Kiefer abgelöst, so kann Patient durch Zurücksinken der Zunge auf den Larynx ersticken. Durch eine durch die Zunge geführte Fadenschlinge, die man außen durch Heftpflaster befestigt, hält man sie vorgezogen. Patient, wie Krankenwärter werden angewiesen, den Faden anzuziehen, sowie Zeichen von Atemnot auftreten. Die gleiche Gefahr der Erstickung droht, wenn eine Infektion des Zungenstumpfes zu einer schweren Glossitis führt. Sofortige Entfernung einiger Zungennähte und damit Beseitigung der Eiterverhaltung genügt in solchen, glücklicherweise seltenen Fällen meist, die bedrohlichen Zeichen wieder rasch zum Schwinden zu bringen.

Dauernd beachte man die Möglichkeit einer Eitersenkung von der eiternden Wundhöhle aus zwischen die Muskeln des Halses; es besteht dann die Gefahr einer rasch fortschreitenden Halsphlegmone, wie eines akuten Glottisödems. Man muß bei den ersten Anzeichen die Halswunde sogleich wieder weit öffnen und tamponieren, im Notfall auch zur Tracheotomie schreiten.

Als lästige Begleiterscheinung einer temporären Kieferresektion bleiben infolge partieller Nekrosen oft lange Zeit Fisteln zurück, die erst nach Abstoßung der kleinen Sequester und Entfernung der Drahtnähte sich schließen.

Von Interesse ist es, wie wenig im allgemeinen durch Zungenamputation die Sprache gestört wird. Sowie einmal die Wunde geheilt ist und die Bewegungen des Stumpfes nicht mehr schmerzhaft sind, lernen es die Operierten schnell, sich ihres Zungenrestes, und bestände er auch nur aus der Hälfte, oder gar nur aus einem Dritteile, so gut zu bedienen, daß die Sprache nicht nur verständlich bleibt, sondern manchmal nur bei scharfem Aufmerken Störungen erkennen läßt, ja daß sie besser wird, wie vor der Operation, weil vor derselben die schmerzhafte Geschwulst ihre Bewegungen stark behinderte. So erinnere ich mich eines Falles, in welchem ein Offizier, dem etwa die Hälfte der Zunge wegen Carcinom fortgenommen war, doch vollständig seinen Dienst wieder aufnehmen und mit lauter, gut vernehmlicher Stimme kommandieren konnte. Nur wenn, was ja selten der Fall ist, wirklich die ganze Zunge bis zum Zungenbein exstirpiert werden mußte, dann fallen die Zungenlaute aus. Die Operierten sprechen dann, wie SCHULTÉN in einem interessanten Falle zeigen konnte, für einen Fremden freilich völlig unverständlich, erfinden sich indes durch Ersatz der Zungenlaute durch Lippenlaute und dgl. eine Art eigene Sprache, durch die sie sich gleichwohl mit ihrer gewöhnlichen Umgebung schließlich leidlich zu unterhalten imstande sind.

Tonsillotomie. Für die Nachbehandlung der an sich so einfachen und ja auch wirklich meist sehr unschuldigen *Tonsillotomie* wegen Mandelhypertrophie muß ich zuerst die gleiche Regel in Erinnerung bringen, die ich Ihnen schon für die Zahnextraktion ans Herz legte, den Patienten nie zu verlassen, ehe Sie der Blutstillung völlig sicher sind. Steht die Blutung auch in den weitaus meisten Fällen rasch von selbst, und darf man eine bei der Operation passierende Verletzung der Carotis, von der man manchmal reden hörte, in das Reich der Fabel verweisen, so beobachtet man doch zuweilen Fälle, in denen die Blutung in der Tat gefahrdrohend werden kann, sei es bei Hämophilen, sei es, daß größere Zweige der Art. tonsillaris eröffnet worden sind. Für gewöhnlich führt ja die Applikation von Kälte in der Form ven Eisstückchen oder Eiswasser rasch zum Ziele. Nur muß man letzteres nicht gurgeln lassen, da die hierbei stattfindende Bewegung der Gaumenmuskulatur die Blutung eher unterhält. Man befehle den Operierten vielmehr vollständige Ruhe, verbiete ihnen starkes Räuspern und lasse sie das Eis oder Eiswasser ruhig eine Weile im Munde halten, resp. drücke ein Eis-

stückchen mit der Pinzette leicht gegen die blutende Fläche. Sollte die Blutung
ja stärker sein oder anhalten, so komprimiere man durch 10 Minuten lang mit
einem fest angedrückten Gazetupfer. Freilich hat man dabei sehr mit den sich
sträubenden kleinen Patienten zu kämpfen. Nur ausnahmsweise ist man zu
längerer Tamponade mittels besonderer Kompressorien genötigt (Abb. 29).
Sieht man ein Gefäß direkt spritzen, so wird man es freilich zu fassen und zu
unterbinden resp. die Blutung durch Umstechung zu stillen suchen, doch hat
dies in der Tiefe der Mundhöhle bei ungeberdigen Kranken seine großen Schwierigkeiten, ist glücklicherweise auch nur sehr, sehr selten erforderlich. Meist kommt
man mit der Tamponade aus. In Betracht käme schließlich noch die Anwendung
des Thermo- oder Galvanokauters.

Der Wundverlauf gestaltet sich in der Regel äußerst einfach. Ein die Wundfläche fast immer in den folgenden Tagen überziehender grauweißer schleier-
artiger Belag hat mit Diphtherie nichts zu tun, wenn auch
natürlich in ganz seltenen Ausnahmefällen sich einmal eine echte
Diphtherie hinzugesellen kann.

Für die ersten 3 Tage verordnet man flüssige, für die ersten
24 Stunden zweckmäßig auch nur kalte Kost, speziell kalte Milch.
Zur Erfrischung ist der Genuß von Fruchteis ebenso beliebt, wie
angebracht. Verlangen die Patienten dann mit Nachlassen der
Schlingbeschwerden, die selten länger wie etwa 3 Tage erheblich
sind, konsistentere Nahrung, so darf man beim Fehlen von
Komplikationen diesem Wunsche ohne weiteres nachgeben.

Fleißige Spülungen des Mundes mit desinfizierenden Mundwässern — Kalichloricum, Borwasser, Wasserstoffsuperoxyd u. a. —
dienen zur Bekämpfung des unangenehmen, leicht fauligen
Geruches aus dem Mund; das gleiche bewirkt das beliebte Lutschen
von Antiformintabletten; doch macht zu zahlreicher Genuß
leicht Störungen von seiten des Magens.

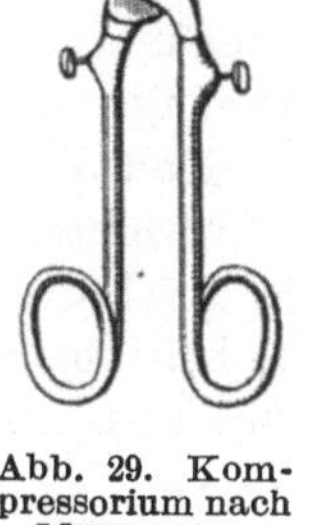

Abb. 29. Kom-
pressorium nach
MIKULICZ.

Schlingbeschwerden, Halsschmerzen halten noch etwa 3—6 Tage
an. Ein feuchtwarmer Halsumschlag, 3—4mal am Tage erneuert,
bringt meist Erleichterung; freilich muß er sorgfältig mit gutem
Luftabschluß angelegt sein. — Für die ersten Tage hält man die Patienten,
auch Erwachsene, am besten im Bett. Unbedingt bestehe man auf Bettruhe, wenn
etwa die Temperatur leicht ansteigen sollte. Durchschnittlich bedarf der Operierte
für etwa 8 Tage der Schonung.

Was von der Tonsillotomie gesagt wurde, gilt in gleicher Weise für die Ton-
sillektomie.

Wirklich schwere Störungen sind nach diesen Operationen zum Glück selten,
kommen aber vor. Es *kann* in zurückgelassenen Resten der Tonsille, sowie in den
Gaumenbögen zu einer schweren Eiterung einer *Angina phlegmonosa* kommen, sich
kennzeichnend durch hohes Fieber, intensive Rötung oder teigig ödematöse
Schwellung aller Gebilde der kranken Hälfte des Isthmus faucium, so daß die
Gaumenbögen nach vorn, resp. hinten vorgewölbt werden und median die gleichfalls ödematöse Uvula fast berühren, und hochgradigste Schmerzhaftigkeit, sich
beim Schlingen, wie schon beim leisesten Druck bis zur Unerträglichkeit steigernd.
Dann heißt es energischer vorzugehen. Man taste schonend die infiltrierten

Gewebe mit der Fingerspitze nach einer Gewebslücke oder gar schon fluktierenden Stelle ab und incidiere hier. Gelingt es nicht eine solche zu finden, so suche man durch vorsichtigen Druck mit dem Knopfe einer Sonde die druckempfindlichste Stelle auf und senke hier ein schmales zweischneidiges Skalpell durch das vordere Gaumensegel gerade nach hinten. Meist wird man ein wenig Eiter entleeren. Dann erweitere man den Schnitt; andernfalls wiederhole man diese Punktion mit der Spitze des Messers in der Nachbarschaft. Die dadurch bedingte Entspannung der Gewebe wird in jedem Falle den Schmerz etwas lindern und günstig wirken. Wegen ihrer hochgradigen Schmerzhaftigkeit mache man die Incisionen unter Cocainanästhesie.

Nur wenn es gelungen war, einen schon gebildeten Absceß durch Einschnitt breit zu öffnen, darf man hoffen, nun ziemlich schnell das Fieber abfallen, die Schmerzen und Schwellung nachlassen, kurz alle Erscheinungen rückgehen zu sehen. Floß kein Eiter ab, so sieht man — natürlich gilt all dies auch für die Nachbehandlung nach Incision wegen spontan entstandener phlegmonöser Angina — oft zunächst keine oder nur eine geringe Besserung der subjektiven Beschwerden und objektiven Symptome und erst nach weiteren 1—3 Tagen tritt plötzlich unter Ausfluß von Eiter wesentliche Erleichterung ein. Es hatte sich der vorher nicht gefundene Absceß spontan, vielleicht durch das hintere Gaumensegel geöffnet. Es kann aber auch sein, daß die Phlegmone fortschreitet, auf die andere Seite übergeht oder zur Epiglottis wandert und ein akutes Glottisödem herbeiführt. Ja, selbst wenn ein Absceß mit dem Messer getroffen war, aber mehrere Eiterherde vorhanden waren, ist ein solches Fortschreiten möglich. Deshalb verlangen derartige Kranke auch nach dem Einschnitt bis zum vollendeten Rückgang der Infiltration die sorgfältigste Beobachtung. Wo man Eiter zu vermuten Ursache hat, punktiert man in der oben angegebenen Weise. Sollten ja gefahrdrohende Respirationsstörungen infolge Glottisödemes sich einstellen, so halte man alles zur Tracheotomie bereit, resp. führe dieselbe aus, sowie man den Kranken nicht beständig unter ärztlicher Aufsicht haben kann.

Die Schwellung der regionären Lymphdrüsen geht meist prompt mit dem Schwinden der Entzündung im Rachen ebenfalls zurück. Sollte es, z. B. bei phlegmonösen Anginen, auch in ihnen zur Eiterung kommen, so zeigt sich dies in der sich rasch hinzugesellenden Periadenitis mit ihrer diffusen ödematösen Schwellung. Es ist selbstverständlich, daß man auch solche vereiterte Bubonen durch Schnitt — man gehe vorsichtig präparierend in Narkose vor — breit eröffnen muß.

Ausnahmsweise aber doch wiederholt hat man im Anschluß an solche Anginen auch tödliche Pyämie beobachtet. Es kommt von der Rachenwunde bzw. der entzündeten Tonsille aus zu einer Thrombosierung der feinen Venen, welche sich bis zur Jugularis fortsetzen und auch in ihr zur teilweisen oder vollständigen Verstopfung mit eitrigem Zerfall der Thromben führen kann, meist von einer starken ödematös eitrigen Infiltration des perivaskulären Gewebes begleitet. Klinisch stellt man eine starke diffuse, schmerzhafte Schwellung im retro- und submaxillären Raume fest, fühlt auch öfters einen bis daumendicken derben druckempfindlichen Strang entlang des vorderen Randes des M. sternocleidomastoideus. Die Temperatur ist fieberhaft erhöht. Treten dann Schüttelfröste auf, so ist Gefahr im Verzug. Man zögere nicht, die entzündete Vene durch breiten Schnitt bloßzulegen, sie unterhalb des Thrombus zwischen zwei Ligaturen zu durchtrennen, die Vene aufwärts, soweit die Thrombose reicht, zu spalten und zu tamponieren. Rechtzeitig ausgeführt hat die Operation bereits manchem Patienten das Leben gerettet.

Fast belanglos ist es gewöhnlich, daß die Stimme der Tonsillotomierten nach Resektion der hypertrophischen Tonsille wegen der größeren Weite des Rachenraumes einen tieferen Sprachton erhält. Ein Sänger von Beruf könnte freilich einmal zu Schaden kommen.

Exstirpation von Tonsillarcarcinomen. Die Nachbehandlung nach *Exstirpation von Tonsillarcarcinomen* ähnelt ganz der nach Exstirpation von Krebsen der Zungenbasis. Ich kann auf die oben angegebenen allgemeinen Regeln verweisen.

Nasenrachenpolypen. Ebensowenig bedarf es einer speziellen Schilderung unseres Verhaltens nach Entfernung von *Nasenrachenpolypen*. Die während und nach der Operation derselben drohenden Gefahren sind die gleichen, wie nach anderen schweren Operationen an den Kiefern resp. in der Mundhöhle. Daher sind auch die Mittel zu ihrer Bekämpfung die gleichen. Für gewöhnlich wird man auch bei ihnen nach Entfernung der Geschwulst die Wunde am besten mit Jodoformgaze tamponieren und den Gazestreifen zum unteren Nasengange herausleiten. Nach Entfernung des Tampons nach etwa 3—6 Tagen spült man die Wunde von der Nasen- oder Mundhöhle, am besten in der Roseschen Hängelage, häufig mit Desinfizientien aus. Waren Voroperationen, temporäre Kieferresektion oder Aufklappen der Nase, oder Spaltungen des Gaumens erforderlich gewesen, so verlangt die Nachbehandlung dieser natürlich auch ihre Berücksichtigung nach den früher gemachten Angaben.

Retropharyngealabscesse. Noch mit einem Worte habe ich schließlich auf die Eröffnung der *Retropharyngealabscesse* einzugehen.

War dieselbe vom Halse aus vorgenommen, so ist die Nachbehandlung vollständig nach den im allgemeinen Teil gegebenen Regeln zu leiten. Meist bevorzugt man freilich, wenigstens bei medianem Sitze, heut noch die Incision von der Mundhöhle aus. Die Gefahr einer danach zu fürchtenden septischen Infektion der Absceßhöhle von seiten der in Nase und Mund vorhandenen Fäulniserreger ist sicher sehr gering. Für gewöhnlich erfolgt beim Fehlen einer komplizierenden Wirbelerkrankung Heilung ohne jede Störung, wofern nur die Eröffnung an möglichst tiefer Stelle und groß genug angelegt war, und man in der ersten Woche durch tägliches Einführen eines wohl desinfizierten Fingers resp. einer Sonde oder Kornzange zwischen die Ränder der Incision einen vorzeitigen Wiederverschluß derselben verhindert. Bei tieferem, schon mehr retroösophagealem Sitze des Abscesses käme für die ersten 8—14 Tage die Ernährung mit der Schlundsonde in Frage, um ein Einfließen von Speisen in die Absceßhöhle zu verhindern. Bei dem im Nasenrachenraum sich vorwölbenden Absceß ist dies kaum erforderlich.

Ein den Absceß bedingendes primäres Wirbelleiden muß selbstverständlich für sich nach den Regeln der Kunst behandelt werden. Sollte ganz ausnahmsweise es ja einmal zu einer schweren Infektion der retrovisceralen Absceßhöhle nach Incision vom Munde aus kommen, so müßte man die Höhle secundär noch von außen breit eröffnen und drainieren resp. tamponieren.

Neunzehnte Vorlesung.

Verlauf und Nachbehandlung nach Operationen am Halse.

Störungen infolge Nebenverletzungen: der Ven. jugularis, der Art. carotis, des Ductus thoracicus, der Nervi supraclaviculares, des Plexus brachialis, des N. accessorius, des N. recurrens, des N. vagus, des N. phrenicus, des Halssympathikus. — Entzündliche Prozesse der Luftwege nach Halsoperationen. Gefahr septischer Prozesse. — Glottisödem und seine Therapie. — Rezidive nach Operationen wegen Lymphadenitis und Lymphome. — Störungen nach Strumenoperationen: Tetanie, Kachexia strumipriva. Schilddrüsen-Therapie und ihre Gefahren. Strumektomie bei Morb. Basedowi. — Caput obstipum. — Verhalten der Narben am Halse.

Nebenverletzungen. Die große Fülle auf engem Raume dicht beieinander gedrängter wichtiger Organe bringt es mit sich, daß nach *Operationen am Halse* Nebenverletzungen, unbeabsichtigte wie notwendige, nicht zu den Seltenheiten gehören. Glücklicherweise sind sie nicht immer von schlimmen Folgen begleitet.

Die früher so gefürchteten Läsionen größerer Venen haben ihre Gefahren dank der Antisepsis nahezu ganz verloren. Stauungserscheinungen im Gesicht treten nach *Unterbindung* der *V. jugularis* externa allein kaum ein und selbst nach gleichzeitigem Verschluß der V. jug. interna und externa einer Seite erinnere ich mich solche nur beobachtet zu haben in Fällen, in denen ein etwas komprimierend angelegter Verband auch den Rückfluß des Blutes auf der anderen Seite verhinderte. Das ausgedehnte Kollateralsystem erlaubt eben einen sehr raschen Ausgleich der Zirkulation. Nur bei abnormem anatomischen Verhalten der anderen Jugularis führte in extrem seltenen Fällen die Ligatur einer Jugularis interna durch Zirkulationsstörungen zum Tode.

An der Ligaturstelle kommt es bei gelungener Asepsis zur primären Verklebung der Gefäßwände. Zuweilen bildet sich freilich auch ein Thrombus bis zum Abgang der nächsten Kollateralen. Abreißen und Verschleppen von Thrombuspartikeln mit den Zeichen der Lungenembolie können demnach auch heute noch den Verlauf nach jeder derartigen Operation komplizieren, sind aber relativ selten.

Mit den Gefahren der gerade nach Venenverletzung am Halse sehr gefürchteten Luftembolie hat weniger die Nachbehandlung, als die Operation selbst zu kämpfen. Tritt nicht sogleich binnen wenigen Minuten der Tod ein, so pflegen sich die Verletzten glücklicherweise meist unter Anwendung künstlicher Atmung und Analeptika wieder zu erholen.

Größer sind die Gefahren der *Ligatur der Art. carotis,* nicht der externa, wohl aber der interna, insbesondere der communis. Die sehr hohe Mortalität der Operationen, bei denen die große Halsschlagader unterbunden wurde, ist freilich nur zum kleinen Teil auf diese Komplikation, zum weitaus größeren auf die Schwere des ganzen Eingriffes zurückzuführen. Doch ist auch die Ligatur für sich allein nicht ohne ernste Bedenken. Ich rede hier nicht von den noch während der Operation dem Zuschnüren des Fadens sofort folgenden Zeichen der rasch vorübergehenden akuten Anämie der gleichen Kopfhälfte, Blässe des Gesichtes, Pupillendifferenzen, Kopfschmerz, Schwindelanfällen, Bewußtseinsstörungen. Sie pflegen sehr bald wieder zu verschwinden. Ich habe nur die noch in den folgenden Tagen vorhandenen resp. sich ausbildenden bleibenden Störungen im Auge: Hemiplegie oder partielle Lähmung der entgegengesetzten Körperhälfte, Aphasie, epileptiforme Krämpfe, zunehmende Schwäche des Gedächtnisses, der Intelligenz usw., die Folgen dauernd ungenügender Ernährung der gleichseitigen Hirnhälfte wegen unzureichender Ausbildung eines Kollateralkreislaufes. Ihr pathologisch-anatomisches Substrat ist die Hirnerweichung.

Die Angaben über die Häufigkeit von Gehirnstörungen nach Unterbindung der Carotis wechseln; durchschnittlich darf man sie auf etwa 30% schätzen. Es ist verständlich, daß sie bei älteren Personen, namentlich solchen mit Arteriosklerose, häufiger sind, als bei jungen, sonst gesunden. Auch zeigen sie sich oft nicht sogleich, sondern erst nach einiger Zeit, sich schubweise verschlimmernd. Die Ursache dieses etwas eigentümlichen Verlaufes ist nach ZIMMERMANN in einer von der Ligaturstelle aus nach den Verzweigungen der Carotis fortschreitenden Thrombosierung zu suchen, durch welche eine Anzahl Kollateralen ausgeschaltet werden.

Eine recht unangenehme Nebenverletzung stellt die bei Exstirpation von Halsgeschwülsten, insbesondere großen Lymphomen, in einer bisher freilich sehr beschränkten Zahl von Fällen beobachtete Anreißung oder Durchtrennung des *Ductus thoracicus* dicht vor seiner Einmündung in die linke Vena subclavia dar. Die vorliegende spärliche Kasuistik zeigt freilich, daß die Verletzung beim Menschen nicht so ungünstige Folgen zeitigt, als im Tierexperiment. Während bei letzterem schwerste Ernährungsstörungen die Regel bilden, erfolgt beim Menschen in der Mehrzahl der Fälle schließlich Genesung. In einigen Fällen wurde die Läsion sogleich bei der Operation entdeckt und der verletzte Lymphgefäßstamm doppelt unterbunden, ohne daß weitere Störungen auftraten. In anderen — so auch in einem von mir selbst beobachteten Falle — deckte erst die rasche Durchtränkung des Verbandes und der reichliche milchigweiße Ausfluß aus dem Drainrohr beim Verbandwechsel die Komplikation auf. Die Angabe, daß die Lymphe des Ductus thoracicus nicht gerinnungsfähig sei, ist nicht ganz richtig. In meinem Falle füllte sich die Wundtasche mit massenhaften lockeren und zähen Fibringerinnseln, zwischen denen freilich flüssige Lymphe etwa 12 Tage lang in reichlicher Menge ausströmte. Patientin magerte wohl etwas ab, doch sistierte schließlich der Lymphfluß, und die Kranke genas. In der Regel wird man die Komplikation durch Tamponade und leichte Kompression mit Erfolg bekämpfen. Droht Inanition, ehe es zum Stillstand des Lymphflusses kommt, so muß man das verletzte Lymphgefäß aufsuchen und doppelt unterbinden.

Läsion der Nervi supraclaviculares, relativ häufig bei Exstirpation ausgedehnter Lymphome, ist für gewöhnlich bedeutungslos. Manche Patienten klagen indes sehr, die einen schon über den Sensibilitätsverlust der von ihnen versorgten Hautgebiete, die anderen über unangenehme Empfindungen, Parästhesien, ziehende Schmerzen neuralgischer Natur. Innerhalb einiger Monate schwinden diese Beschwerden in der Regel spontan.

Hartnäckiger und weit störender sind die im Anschluß an Halsoperationen zuweilen zu beobachtenden *Neuralgien im Bereich des Plexus brachialis*. Eine wirkliche Durchschneidung eines seiner großen Äste und dadurch bedingte motorische oder sensible Lähmung gehört zu den seltenen Ausnahmen. Reizung durch Druck und Zerrung bei der Operation, chemische Irritation durch die bei derselben zur Anwendung gelangenden Antiseptika, namentlich aber sekundär sich einstellende Funktionsstörungen infolge Fixation und Kompression der Nerven durch Narben sind etwas häufiger; zuweilen ist es lediglich der Druck eines gerade bis zu einem Nerven reichenden oder ihn kreuzenden Drainrohres, der die Beschwerden verursacht. Asepsis und prima reunio beugen demnach diesen Nachteilen am sichersten vor. Bleiben nach Heilung der Wunde Neuralgien bestehen und bringt die Anwendung des konstanten Stromes keine Heilung, so ist die Bloßlegung des Plexus und Auslösung des afficierten Zweiges aus der Narbe geboten; Neurolysis und Nervendehnung haben in einigen solchen Fällen günstige Resultate ergeben.

Auch die Schonung des hinteren Astes des *N. accessorius*, dort, wo er in den Musc. sternocleidomastoideus eintritt, ist bei festen Verwachsungen einer zu exstirpierenden Geschwulst mit dem Muskel trotz aller Vorsicht nicht immer möglich, Lähmung und Atrophie des M. sterocleidomastoideus und des Cucullaris mit schiefer Stellung des Kopfes und Behinderung der Bewegung des Schulterblattes sind die Folgen einer derartigen Verletzung. Nervennaht oder Einpflanzung des zentralen Nervenstumpfes in den Muskel können diese Störungen binnen einigen Monaten wieder beheben.

Derjenige Nerv, dessen operative Verletzung vielleicht die größte Aufmerksamkeit gefunden hat, weniger weil sie tatsächlich am häufigsten vorkommt, als weil die durch sie bedingten Störungen so auffällige sind, ist der *N. recurrens.* Die Gefahr, ihn zu durchschneiden oder mit einer Ligatur mitzufassen, liegt am nächsten bei Kropfoperationen. Der in einigen Fällen beobachtete rasche Rückgang der gleich nach der Operation beobachteten Heiserkeit läßt annehmen, daß in diesen nur eine Zerrung, Quetschung oder chemische Läsion, keine Kontinuitätstrennung des Nerven vorlag. Letztere ist von dauernder Lähmung des entsprechenden Stimmbandes gefolgt. Die dadurch bedingte Heiserkeit bleibt gleichwohl nicht immer bestehen. Indem das nichtgelähmte Stimmband allmählich über die Medianlinie hinausrückt, nähert es sich bei der Phonation in einigen Fällen — leider nicht in allen — dem gelähmten Stimmband soweit, daß die Stimme wieder normalen Klang erhält, obwohl die Kehlkopfspiegelung zeigt, daß die Lähmung als solche weiter besteht.

Stimmbandlähmung ist auch die einzige sicher festgestellte Störung, die nach *einseitiger Vagusdurchschneidung* auftritt. WIDMER hat in einer dankenswerten Arbeit unsere Kenntnisse über die Folgen operativer Vagusdurchtrennung geklärt. Die nach den Ergebnissen des Tierexperimentes zu erwartende, in vielen Lehrbüchern auch als tatsächlich beschriebene Pulsbeschleunigung wurde beim Menschen in mehreren Fällen, in denen die Aufmerksamkeit des Chirurgen vor und nach der Durchschneidung des Vagus speziell auf diesen Punkt gerichtet war, vermißt. Weder unmittelbar nachher, noch im späteren Verlaufe trat sie ein, nicht nur wenn die Kompression einer den Nerven umwachsenden malignen Neubildung schon vorher seine Funktion aufgehoben hatte, so daß man an einen Ersatz durch den intakten anderen Vagus hätte denken können, sondern auch bei Durchtrennung eines ganz gesunden Nerven. WIDMER leugnet auf Grund seiner eigenen, wie der aus der Literatur zusammengestellten Beobachtungen auch die vielfach angenommenen Respirations- und Zirkulationsstörungen der Lunge auf der Seite der Verletzung. Allerdings ging ein Teil der Operierten an Lungenkomplikationen, eitriger Bronchitis und lobulären Pneumonien zugrunde. Doch ist ein direkter Zusammenhang dieser Komplikationen mit der Vagusdurchtrennung nicht erwiesen; sie lassen sich auf anderem Wege erklären: die Pneumonien sind Fremdkörperpneumonien infolge Aspiration von Schleim, Eiter, Speisepartikelchen, Erbrochenem.

Die tatsächlich sehr hohe Mortalität der mit einseitiger Vagusläsion komplizierten Operationen ist minder durch diese, als die Schwere der Operation überhaupt zu erklären. Insofern scheint die Komplikation freilich, auch abgesehen von der bleibenden Stimmbandlähmung, nicht bedeutungslos, als infolge der gleichzeitigen sensiblen und motorischen Funktionsstörung des Pharynx und der Speiseröhre der Schlingakt erschwert ist, ein Verschlucken häufiger eintritt und damit eine Aspiration von Fremdkörpern leichter erfolgen kann. WIDMER ist der Ansicht, daß auch die Beeinträchtigung der Deglutition nicht nervösen Ursprungs, sondern auf direkte Zerrung und Quetschung des Schlundes resp. Oesophagus zurückzuführen sei, da die Durchtrennung des N. vagus, beabsichtigt oder unbeabsichtigt, wohl ausnahmslos unterhalb der Abzweigung des N. laryngis sup. erfolgt. Mag dem sein, wie ihm wolle, halten Sie für die Praxis fest, daß Operationen mit Vagusläsionen stets eine recht ernste Prognose haben, daß Störungen in ihrem Verlaufe, namentlich von seiten der Lunge, recht häufig vorkommen, und daß wenigstens in den ersten 8 Tagen zur Verhütung einer Aspiration von Speiseteilchen die Fütterung der Kranken mit der Schlundsonde empfehlenswert ist!

Die früher so seltene Durchtrennung des *N. phrenicus* ist von dauernder Lähmung und Hochstand der gleichseitigen Zwerchfellhälfte gefolgt. Die früher ziemlich allgemeine Ansicht, daß diese Verletzung stets tödlich sei, da die durch sie bedingte Lähmung der entsprechenden Zwerchfellhälfte nur für kurze Zeit durch die Aktion der anderen Hälfte kompensiert werde, ist durch die in den letzten Jahrzehnten so häufig bei Behandlung der Lungentuberkulose ausgeführte Resektion oder Exhairese des N. phrenicus als falsch erwiesen worden. Folgen dieser Operation auch zuweilen unmittelbar geringe Atemstörungen, ja ist auch ganz vereinzelt plötzlicher Tod beobachtet worden, so wird der Eingriff doch in der weitaus überwiegenden Zahl der Fälle anstandslos vertragen, und paßt sich der Organismus der veränderten Atmung meist recht gut an.

Durchschneidung des Halssympathikus führt zu Verengerung der gleichseitigen Pupille, Ptosis und Rötung der entsprechenden Gesichtshälfte. Auch cerebrale Störungen, langdauernder Kopfschmerz, Schwindelanfälle usw. können danach auftreten.

Störungen der Respirationsorgane. Störungen von seiten der *Respirationsorgane* sind, auch abgesehen von den schon erwähnten, nach größeren Operationen am Halse, selbst wenn diese sich nicht an den Luftwegen abspielen, recht häufig. So sieht man nach Lymphomoperationen, nach Exstirpation maligner Geschwülste, von den Drüsen der Gefäßscheide ausgehend, namentlich aber nach den verschiedenartigen Eingriffen wegen Struma, relativ oft eine mehrere Tage, ja länger anhaltende, selbst von Fieber begleitete Tracheitis und Bronchitis. Das reizlose Aussehen der Wunde, wie ihr weiterer aseptischer Verlauf beweisen, daß die vorhandene Temperatursteigerung nicht auf eine Wundinfektion, sondern lediglich auf die begleitende Komplikation zu beziehen ist. Sonst ohne weitere Bedeutung ist dieser akute Luftröhrenkatarrh in den in Rede stehenden Fällen durchaus nicht immer so unschuldiger Natur. Die Hustenbewegungen sind schmerzhaft, werden unterdrückt, der Schleim nicht genügend expektoriert. So kann der Katarrh, namentlich bei Kindern und Greisen, auf die tieferen Luftwege übergreifen und einen ungünstigen Ausgang zur Folge haben.

Lobuläre Pneumonien, insbesondere nach Kropfexstirpation gefürchtet, sind der allgemeinen Anschauung nach wohl meist durch eine Aspiration infektiöser Schleimmassen verursacht; besonders begünstigt wird eine solche durch Läsion eines Nervus recurrens. Die Behauptung WÖLFLERs und SULZERs, daß diese Pneumonien in der Regel auf eine Infektion auf dem Wege der Blutbahn zurückzuführen seien, halte ich für zu weitgehend, wenn auch zugegeben werden muß, daß sie vorzugsweise bei nicht ganz aseptischem Wundverlauf angetroffen werden.

In jedem Falle haben wir, insbesondere beim Auftreten von Fieber, dem Verhalten der Luftwege nach allen schweren Eingriffen am Halse von vornherein unsere ganze Aufmerksamkeit zuzuwenden und etwaige Störungen nach den Regeln der internen Medizin zu behandeln. Gleichmäßige Zimmertemperatur von etwa 15^0 R, Vermeiden von Zugluft, eine vorsichtige, doch energische Diaphorese, Inhalationen warmer Dämpfe, Anregung der Exspiration und Kräftigung der Herztätigkeit sind die wichtigsten in Betracht kommenden Maßnahmen.

Wundbehandlung. Die größte Gefahr droht dem Operierten von einer Wundinfektion. Die anatomische Anordnung der Muskeln und Fascien am Halse disponiert zu einer raschen Diffusion entzündlicher Prozesse und Verbreitung derselben an Orte, die dem Messer nicht mehr oder doch nur schwer zugänglich sind, zur Entstehung einer Mediastinitis anterior oder posterior. Dank der vervollkommneten Asepsis ist man gleichwohl heute in der Lage, selbst nach sehr großen Geschwulstoperationen am Halse die Wunde sogleich völlig durch Naht zu schließen und glatte Heilung zu erzielen. Hat man Ursache der Asepsis zu mißtrauen oder muß man mit Nachblutung rechnen, so lege man ein Drainrohr ein, achte aber darauf, daß es nicht etwa einen Nerven komprimiere. Kurze, ziemlich senkrecht in die Tiefe gehende Drains sind auch hier den langen, die Wundhöhle durchschrägenden vorzuziehen.

Eine aseptische Okklusion ist durch den Verband nur zu erzielen, wenn derselbe den oberen Abschnitt des Thorax und den Kopf resp. das Gesicht mit umgreift. Touren der Stella pectoris et dorsi resp. solche des Kapistrum müssen daher mit Zirkeltouren um den Hals entsprechend kombiniert werden. Namentlich am Kinn heben sich die Verbandstoffe leicht ab; die ihren Rand umsäumende Watte ballt sich zusammen und nun finden Bakterien nicht nur, sondern selbst grobe Partikel zwischen Kinn und dem Verbande leichten Zugang zur Wunde. Wie oft findet man nicht Brotkrümel usw. unter dem scheinbar undurchdringlichen Okklusivverbande! Die Kinn- resp. die vom Halse zum Gesicht aufsteigenden Touren sind daher besonders sorgfältig anzulegen. Ist es, z. B. nach Kropfoperationen wegen Erweichung der Trachealknorpel, wünschenswert, die Bewegungen von Kopf und Halswirbelsäule möglichst einzuschränken, so legt man in den Verband einige durch Eintauchen in heißes Wasser weich und biegsam gemachte Pappschienen, die hinten und zu beiden Seiten von den Schultern zum Hinterkopf resp. vorn zur Kinngegend ziehen. Wirklich immobilisierende, also Gipsverbände sind nach Operationen am Halse kaum je erforderlich.

Tiefe Eiterungen. Ich will nicht weiter auf die Wundbehandlung und ihre Störungen eingehen, sondern verweise auf das im allgemeinen Teile Gesagte. Nur der Nachbehandlung nach *Incisionen tiefer Eiterungen* am Halse muß ich noch einige Worte hinzufügen. Während sonst nach Eröffnung eines Abscesses das Fieber ziemlich prompt abzufallen pflegt, ist dies bei den in Rede stehenden Eiterungen durchaus nicht immer der Fall, mag es sich um eine sogenannte Cynanche oder eine Vereiterung tief gelegener Lymphdrüsen bei Scharlach oder Diphtherie oder Angina phlegmonosa usw. handeln. Flüssiger Eiter wird im Anfange meist wenig gefunden. Hingegen reicht die entzündliche Infiltration weit über die kleine Absceßhöhle hinaus, macht die umgebenden Weichteile bretthart, unbeweglich, erschwert jede exakte Palpation, macht den Nachweis etwaiger circumscripter, tiefer Fluktuation vielfach unmöglich. Große Fetzen der Absceßwand stoßen sich nachträglich gangränös ab. Die nur den Absceß eröffnende Incision reicht daher oft nicht aus, die Infiltration zum Rückgang, das Fieber zum Schwinden zu bringen. So lange dies aber noch anhält, besteht auch die Gefahr eines Fortschreitens der septischen Phlegmone, eines letalen Ausganges infolge pyogener *Allgemeininfektion* oder infolge eines hinzukommenden *Glottisödemes*. Auf letztere Komplikation kann ich Sie nicht dringend genug hinweisen. Bei jeder perilaryngealen Eiterung, akuter wie chronischer, haben wir mit ihr zu rechnen. Sie ist deshalb so ernst zu nehmen, weil sie sich binnen wenigen Stunden zu gefahrdrohender Höhe steigern kann und wir mit der lebensrettenden Tracheotomie leicht zu spät kommen. Man beuge der Gefahr daher vor! Hält das Fieber nach der ersten Incision noch an, ohne daß eine andere Ursache dies erklärt, geht die Schwellung und Rötung der Teile nicht zurück, so ist der Schnitt eben nicht ausgiebig genug und muß erweitert werden. Von einer Desinfektion mittelst Antisepticis von der Absceßhöhle aus ist ja doch keine Rede. — Die Nähe lebenswichtiger Gebilde, sowie die die anatomische Anordnung verwischende entzündliche Infiltration macht die Eingriffe technisch schwer und gefährlich. Ein vorsichtiges *präparierendes* Vorgehen mit großem Hautschnitte, stumpfes Operieren in der Tiefe ermöglicht indes dieser Schwierigkeit Herr zu werden.

Die Therapie eines komplizierenden Glottisödems sei, so lange noch Zeit ist, zunächst immer eine kausale. Die beginnende ödematöse Schwellung der Epiglottis und aryepiglottischen Falten kann sich noch zurückbilden, sowie dem benachbarten Absceß freier Ausweg geschaffen ist. Verlieren Sie daher, wenn die Atmung des an einer Halsphlegmone leidenden Patienten anfängt rascher zu werden und der Kehlkopfspiegel oder im Notfalle der zur Epiglottis vorgeführte Finger Sie von der drohenden Gefahr des Ödems in Kenntnis setzt, Ihre Zeit nicht mit zwecklosen Skarifikationen der geschwollenen Schleimhaut, sondern schreiten Sie sofort zur ausgiebigen Eröffnung des Eiterherdes! Sie umgehen damit zuweilen noch die Tracheotomie. Ist freilich Gefahr im Verzuge oder sind Sie nicht in der Lage, den Kranken beständig unter Aufsicht zu haben, wohnen Sie vielleicht gar weit von ihm fort, dann dürfen Sie, sowie einmal Zeichen von Glottisödem aufgetreten sind, mit dem Luftröhrenschnitt nicht länger zögern; der Kranke könnte erstickt sein, ehe Sie wieder an sein Bett gelangen können. Daß auch in diesem Falle der Absceß stets eröffnet werden muß, ist wohl selbstverständlich.

Tuberkulöse Lymphadenitis und Lymphome. Die chronisch entzündlichen Prozesse bedingen nur ausnahmsweise so plötzliche Lebensgefahr. Hingegen stellen sie die Geduld von Arzt und Patienten auf eine recht harte Probe. Es handelt sich vorzugsweise um tuberkulöse Erkrankungen der Halslymphdrüsen. Ist man nun auch noch so überzeugt, bei der Operation alle Krankheitsherde gründlichst entfernt zu haben, man ist der radikalen Heilung doch nie sicher. Noch ehe die Wunde geheilt ist, fühlt man oft schon wieder in der Nachbarschaft neue eiförmige, oft derbe und bewegliche, dann weich werdende und mit der Umgebung verlötende Drüsengeschwülste. Es gilt dies sowohl von der zur Erweichung und Abszedierung tendierenden Lymphadenitis tuberculosa, wie von dem eigentlichen tuberkulösen Lymphome, bei dem die geschwulstartige Wucherung der zahlreich erkrankten Drüsen prädominiert. Nur in etwa einigen 30% der Fälle bringt die scheinbar so radikale Exstirpation der Lymphome dauernde Heilung.

Auch ist die oben erwähnte Gefahr einer Verletzung des N. accessorius nicht zu unterschätzen. Man ist daher heute von der eine Zeit lang so beliebten Radikaloperation der Lymphome zurückgekommen und bevorzugt ihre Behandlung mittels *Röntgenbestrahlung*. Ihre Erfolge sind allerdings bei richtiger konsequenter Durchführung oft erstaunlich. Auf eine Dauerheilung darf man freilich nur rechnen, wenn es gelingt, die gesamte Körperkonstitution durch Allgemeinbehandlung zu kräftigen.

Die Ursache der häufigen Rezidive ist durchaus nicht immer in einem Übersehen und Zurücklassen schon erkrankter Drüsen zu suchen, sondern namentlich bei der ersten Form recht oft in einem Fortbestehen des primären Krankheitsherdes, dem Nasenrachen-, Mittelohrkatarrh usw. So lange diese Eingangspforte für das tuberkulöse Gift offen bleibt, kann eine neue sekundäre Erkrankung der Lymphwege nicht wundernehmen. Ihre Behandlung darf daher neben der Wundbehandlung nicht vernächlässigt werden. Freilich gelingt es nicht immer, den primären Herd zu finden, und noch schwerer ist es meist, ihn zu heilen.

Erlauben es die Mittel des Kranken, so ist ein mehrwöchentlicher Aufenthalt in einem Sol- oder Seebade, oder einem Höhenklima in ozonreicher Waldluft sehr zu empfehlen. Andernfalls muß man den Patienten daheim in die günstigsten hygienischen Verhältnisse, soweit dies eben möglich ist, zu versetzen suchen.

Sorge für Luft und Licht in der Wohnung, viel Bewegung in freier Luft auf Berg und Wald, peinlichste Hautpflege, eine nahrhafte und fettreiche Kost stehen obenan. In der Regel läßt man Lebertran, Jod, Arsen, Eisenpräparate längere Zeit gebrauchen.

Der so häufigen Senkungsabscesse am Halse bei tuberkulöser Spondylitis werde ich erst bei Besprechung der letzteren gedenken.

Für die Nachbehandlung der gerade hier am Halse relativ häufig, wenn auch absolut immerhin selten, wegen *Aktinomykose* der Kiefer und Halsdrüsen vorgenommenen operativen Eingriffe gelten die Regeln des allgemeinen Teiles. Rezidive sind ebenfalls häufig und erfordern, wie bei tuberkulösen Prozessen, Spaltungen der Fistelgänge bis in ihre letzten Verzweigungen und Évidement aller auch noch so kleinen Eiterherde. Innerlich läßt man gleichzeitig Jodkali brauchen.

Obenan steht freilich heute die *Röntgenbestrahlung*. Nach JÜNGLING ist sie die Methode der Wahl und soll selbst ohne gleichzeitige Operation gerade bei der Aktinomykose des Halses in fast 100% Heilung bringen.

Strumaoperationen. Noch muß ich Sie mit einigen Erscheinungen bekannt machen, die nach *Strumaoperationen* auftreten und einen ungünstigen Ausgang herbeiführen können.

Über die nach Jodinjektionen in eine Struma zuweilen zu beobachtenden Störungen kann ich kurz hinweggehen. In ganz seltenen Fällen folgte der Injektion rasch der Tod, bald die Folge der direkten Injektion des Jod in ein größeres Gefäß, in anderen Fällen durch Asphyxie, vielleicht infolge einer durch die entzündliche Schwellung erzeugten Verdrängung einer schon stark verlagerten, erweichten Trachea oder auch infolge einer Rekurrenslähmung. Es genügt, diese unglücklichen Zufälle erwähnt zu haben. Bei ihnen ist von einer Nachbehandlung keine Rede. — Anders bei den häufigeren der Einspritzung folgenden entzündlichen Prozessen. Für ihre Entstehung ist gewiß vielfach eine Infektion mittels ungenügend gereinigter Spritze anzuschuldigen, doch durchaus nicht immer; sie können auch bei Anwendung aller aseptischen Kautelen auftreten. Ihre Zeichen sind die einer akuten Strumitis: Fieber mit seinen Begleiterscheinungen, schmerzhafte Anschwellung des entzündeten Schilddrüsenlappens, zuweilen verbunden mit Symptomen eines rasch zunehmenden Druckes auf die Nachbarschaft, Dyspnoe durch Verdrängung der Trachea, Cyanose des Gesichtes, Nasenbluten durch Druck auf die Venen, Heiserkeit durch Kompression des N. recurrens. Geht die Störung auf Eisapplikation, die stets zunächst zu versuchen ist, nicht bald zurück, so schiebe man die Incision des Eiterherdes nicht lange hinaus! Meist macht man sie mit dem Messer, indem man die Blutung durch Ligatur resp. Umstechung und folgende Tamponade beherrscht. Doch bevorzugen viele, insbesondere bei tiefliegenden Abscessen, die Eröffnung mit dem Thermokauter. Wer im Besitz der erforderlichen Apparatur ist, wird den Schmelzschnitt mit dem elektrischen Messer benützen.

Für die Wundbehandlung nach *Strumektomien* gilt das für die Nachbehandlung nach Geschwulstoperationen am Halse allgemein Gesagte (s. S. 203).

In der Mehrzahl der Fälle habe ich die Wunde ohne Schaden, ohne Drainage geschlossen. Es genügt dann ein kleiner Schutzverband mit Heftpflaster. Mußte man ein Drain anlegen, dann ist ein großer Okklusivverband wie oben angegeben mit doppelter Sorgfalt anzulegen.

Fast ausnahmslos klagen die Operierten in den ersten 3—4 Tagen über Schmerzen im Halse und Schlingbeschwerden, die aber meist ohne Bedeutung sind und von selbst verschwinden. Die Körpertemperatur ist selbst bei ganz reaktionsloser Wundheilung anfänglich oft etwas erhöht (REINBACH), wahrscheinlich infolge Resorption von Fermenten und Albumosen, die durch Zerquetschung von Thyreoidgewebe frei werden. Das Allgemeinbefinden wird durch dieses aseptische Fieber, das übrigens 38⁰ nur um wenige Zehntelgrade zu übersteigen pflegt, kaum beeinflußt.

Nachblutungen sind dank der vervollkommneten Operationstechnik und Asepsis seltener geworden und in der Regel die Folge ungenügender Blutstillung bei der Operation selbst. Meist wird die frühe Durchtränkung der Verbandstoffe mit Blut auf die Gefahr rechtzeitig aufmerksam machen; nach Entfernung großer substernaler Kröpfe kann sich der Patient jedoch in die große Wundhöhle hinein verbluten, ehe ein Tropfen Blut durch den Verband nach außen tritt. Das Wartepersonal muß daher über die Zeichen der inneren Blutung gut unterrichtet werden, um rechtzeitig den Arzt zu rufen. Im Falle der Nachblutung ist der Verband rasch abzuschneiden. Erscheint die Blutung bedrohlich, so ist die Wunde zu öffnen, das blutende Gefäß aufzusuchen und zu unterbinden; nur bei geringer Blutung wird man sich auf Jodoformgazetamponade beschränken dürfen.

Die durch Kompression oder seitliche Abknickung der Trachea von seiten der Struma bedingten Atembeschwerden pflegen mit Entfernung des Kropfes sofort behoben zu sein. Bei starker Erweichung der Trachealknorpel kann jedoch auch noch nach Anlegung des Verbandes durch eine falsche Neigung oder Drehung des Kopfes eine akute Abknickung der Luftröhre und damit hochgradige Dyspnoe, ja plötzlicher Tod verursacht werden. Für solche Fälle empfiehlt es sich durch Einfügen einiger Pappschienen oder Schusterspäne in den Verband für eine sicherere Fixation des Kopfes in den ersten Tagen zu sorgen. — Das gleiche Ereignis kann aber auch noch etwas später durch Tiefertreten einer zurückgelassenen Kropfhälfte statthaben. Ist Gefahr im Verzuge, so wird man sich notgedrungen, obwohl wegen der Infektionsgefahr stets ungern, zur schleunigen Tracheotomie entschließen, andernfalls durch partielle Resektion auch der anderen Strumahälfte, Verlagerung derselben oder der KOCHERschen Trachealstütznaht zu helfen suchen müssen.

Die durch Quetschung, Ligatur, chemische Reizung oder Durchschneidung des N. recurrens gerade nach Kropfoperationen zu fürchtenden Störungen haben schon oben Erwähnung gefunden.

Zwei gefahrvolle Komplikationen nach Strumektomien haben in ganz besonderem Maße das Interesse der Ärzte erweckt: die Tetanie und die Cachexia strumipriva.

Die *Tetanie* zeigt sich häufiger beim weiblichen, als beim männlichen Geschlecht und kommt in der Regel schon in den ersten Tagen nach der Kropfexstirpation zum Ausbruch. Unbehagen, Gliederschmerzen, Schwäche und Steifigkeit der Muskeln der Arme und Waden, Starre der Gesichtsmuskeln bilden die Anfangserscheinungen, blitzartige Zuckungen der zugehörigen Gesichtshälfte bei Beklopfen des einen Facialis in der Parotisgegend (CHVOSTEKsches Symptom), Auslösung eines Krampfes einer Extremität durch Druck auf ihren Hauptnervenstamm (TROUSSEAUS Phänomen), typische Kontrakturstellungen der Extremitäten charakterisieren die ausgebrochene Krankheit: die Finger werden — meist in Streckstellung ihrer Mittel- und Endgelenke — in den Grundgelenken gebeugt, die Daumen in die Faust geschlagen (Geburtshelferhand); Hand-, Ellenbogengelenke stellen sich in Flexion, Hüft- und Kniegelenk werden gestreckt, die Füße plantarflektiert und supiniert. Diese Muskelkontraktionen sind tonisch, halten aber verschieden lange an, treten anfallsweise auf; Zuckungen der Gesichtsmuskulatur können sich hinzugesellen. Die einzelnen Anfälle halten 2—20 Minuten an, wiederholen sich ein- oder mehrmals am Tage. Durch Übergreifen auf die Muskulatur des Kehlkopfes und des Zwerchfells werden die Krämpfe bedrohlich und führen in etwa 60% der Fälle binnen wenigen Tagen zum Tode. In den in Genesung ausgehenden Fällen treten sie je nach der Schwere des Falles überhaupt nur rasch vorübergehend auf oder wiederholen sich, den Kranken stark herunterbringend, zuweilen recht lange Zeit hindurch.

Die *Cachexia strumipriva* bildet sich allmählich aus, läßt erst viele Wochen oder Monate nach der Operation deutliche Zeichen erkennen, also zu einer Zeit, wo der Patient aus der direkten Behandlung des Arztes schon entlassen und deshalb seiner Beobachtung schon oft entrückt ist. Nur ausnahmsweise kommt es zum akuten Myxödem. Außerordentliche, stetig zunehmende Anämie ist eines der auffallendsten und wichtigsten Symptome. Die Haut wird wachsbleich, zeigt manchmal einen mehr gelblichen, fahlen Farbenton; infolge fast völligen Versiegens der Sekretion der Schweiß- und Talgdrüsen wird sie trocken, rissig. Die Kopf-, Bart- und Schamhaare fallen aus; umgekehrt kommt es hie und da zu Haarentwicklung an Stellen, wo normalerweise keine Haare wachsen. Eine über den ganzen Körper verbreitete ödematöse Schwellung macht die Haut dick, wulstig. Von dem Ödem eines Nephritikers unterscheidet sie sich dadurch, daß sie keinen Fingerdruck behält, sich auch nicht wegmassieren läßt, daß sie nicht die abhängigen Körperpartieen bevorzugt, sondern überall auftritt. Die Haut fühlt sich kühl an, ja die Körpertemperatur ist überhaupt subnormal; der Puls meist verlangsamt, selten wenig beschleunigt. Die Urinmenge ist vermindert; sein spezifisches Gewicht bleibt stets ein wenig unter der Norm zurück. Die schon durch die ödematöse Schwellung bedingte Entstellung des Kranken wird noch beträchtlich gesteigert durch den immer blöder werdenden Gesichtsausdruck. Es schwindet nämlich die Intelligenz des Kachektischen mehr und mehr, langsam, aber stetig. Lebhafte, regsame Menschen werden geistig wie körperlich träge, langsam. Ihr Gedächtnis schwächt sich, geht verloren, die Sprache wird stockend, unbeholfen; schließlich haben wir das ausgeprägte Bild des Kretinismus vor uns. Jugendliche Individuen, die besonders durch Strumektomie gefährdet sind, zeigen auch Wachstumsstörungen; sie bleiben klein, auf der Stufe der Entwicklung, auf der sie zur Zeit der Operation standen. Nach jahrelangem Leiden gehen die Kranken an Erschöpfung oder interkurrenten Erkrankungen, viele an Phthisis zugrunde.

Glaubte man früher, die beiden klinisch ja so grundverschiedenen Krankheiten auf die gleiche Ursache zurückführen zu müssen, den Wegfall der Schilddrüse, und faßte nach KOCHER die Tetanie nur als eine akute Form der Cachexia strumipriva auf, so wissen wir heute, daß dies nicht zutrifft, vielmehr die zuerst von VASSALE und GENERALI aufgestellte Theorie richtig ist, daß nur die chronische

Kachexie durch den Schilddrüsenausfall, die Tetanie hingegen durch den teilweisen oder völligen Verlust der sogenannten „Epithelkörperchen" bedingt wird. Die anatomische Lage dieser kleinen Glandulae parathyreoideae zwischen Schilddrüse und Trachea, meist an der unteren Hälfte der Seitenlappen in der Nähe der Eintrittsstelle der Art. thyreoidea infer., erklärt es, daß sie auch bei partiellen Strumektomien, insbesondere der Seitenlappen, unbemerkt leicht mit verletzt oder mit entfernt werden, so daß sich dann die Erscheinungen des Ausfalls der Epithelkörperchen denen des Ausfalls der Schilddrüse hinzugesellen bezugsweise bei der reinen Tetanie überwiegen. — Auf die nähere Beweisführung kann hier nicht eingegangen werden.

Ist die Cachexia strumipriva auch seit Verlassen der totalen Strumektomie seltener geworden, so tritt sie doch auch nach partieller Kropfexstirpation noch hier und da in Beobachtung, sei es, daß der zurückgelassene Kropfrest zu klein oder bereits auch degeneriert war oder nachträglich noch erkrankte. Umgekehrt aber sieht man alle Krankheitserscheinungen wieder zurückgehen, die Schwerkranken wieder genesen, wenn eine vielleicht zufällig vorhandene Nebenschilddrüse hypertrophiert und den Verlust der exstirpierten Drüse kompensiert, oder auch falls sich nachträglich in einem zurückgelassenen, aber zu kleinen Schilddrüsenrest ein Kropfrezidiv entwickelt.

Derartige seltene Beobachtungen haben glücklicherweise der Therapie eine Handhabe geboten. Durch Schilddrüsenfütterung gelingt es, den traurigen Zustand der Kachektischen zu bessern, ja zu heilen. Statt der anfangs üblichen subcutanen Anwendung von Glycerinextrakten oder des innerlichen Gebrauches frischer Hammelschilddrüsen (wöchentlich 1—2mal je einen halben Schilddrüsenlappen, gut zerkleinert, auf Brot gestrichen und mit etwas Salz und Pfeffer bestreut) bevorzugt man heute die innerliche Darreichung von Thyreoidintabletten (BORROUGH und WELLCOME), deren jede gewöhnlich 0,3 g getrockneter Schilddrüsensubstanz enthält.

Bei längerem täglichem Gebrauche von 1—2 solcher Tabletten gehen die Erscheinungen des Myxödems, sowohl des spontan, wie des nach Strumektomie entstandenen, zurück. Der ganze Stoffwechsel wird ein regerer, die tägliche Urinmenge und Harnstoffausscheidung steigt; innerhalb einiger Wochen können die Kranken 10—15 Pfund an Körpergewicht verlieren. Die Sekretion der Hautdrüsen stellt sich wieder ein, die Haut wird wieder feucht, weich, die Haare wachsen wieder, die Ödeme schwinden, die geistige Regsamkeit, das Gedächtnis, die Intelligenz kehren zurück, die Sprache gewinnt normalen Charakter, kurz die Kranken werden aus blöden Kretins normale Menschen. Nach den bisher vorliegenden Erfahrungen muß das Thyreoidin, wenn auch mit Unterbrechungen, dauernd gebraucht werden. Nach Aussetzen des Präparates treten die alten Krankheitserscheinungen, bald früher, bald später wieder auf; doch bringt sie eine wiederholte Anwendung von Thyreoidintabletten rasch wieder für Wochen oder Monate zum Schwinden.

Es kann nicht wundernehmen, daß die Anwendung eines derart mächtig den ganzen Organismus beeinflussenden Mittels auch mit Gefahren verknüpft ist, daß es in größeren Dosen als schweres Gift wirkt. Es ist die äußerste Vorsicht und dauernde Überwachung geboten und namentlich beim Beginne der Behandlung erst die individuelle Reaktion des Patienten auf das Präparat zu prüfen. In der

Tat sind beim Gebrauch etwas größerer Dosen, als die angegebenen, so schon nach Gaben von einer Hammelschilddrüse oder 0,9 getrockneter Drüsensubstanz, auf einmal gereicht, oder in zu kurzen Zwischenräumen innerhalb 1—2 Tagen wiederholt sehr bedrohliche Zufälle beobachtet worden. Die Temperatur geht rasch fieberhaft in die Höhe, kann 40⁰ erreichen, ja überschreiten, der Puls wird außerordentlich frequent, klein, unregelmäßig, Schwächezustände, intensiver Kopfschmerz, Schwindelanfälle, Gelenkschmerzen, kurz die schwersten Vergiftungserscheinungen treten auf. Beim Auftreten derartiger Erscheinungen müßte das Präparat natürlich sofort ausgesetzt werden.

Zum Ersatz der bei der Operation verlorengegangenen Epithelkörperchen gibt man bei der *Tetanie* Parathyreoidintabletten. Auch von der Darreichung von Thyreoidintabletten hat man Erfolge gesehen, wahrscheinlich weil diese meist auch Parathyreoidin enthalten. Obenan steht in der Behandlung der Tetanie nach dem Vorschlage von HALSTED und CRILE das Calcium lacticum in großen Dosen, in leichten Fällen 6—30 g pro die, in schweren 40—50 g. Doch kann man vielfach auf beruhigende Mittel wie Chloralhydrat in großen Dosen, Morphium, Brompräparate nicht verzichten. — Viel empfohlen wird die intravenöse Verabfolgung von Afönil.

Durch Calciumtherapie, namentlich in Verbindung mit Parathyreoidintabletten oder Parathormon Collip, gelingt es schnell, die oft so äußerst bedrohlichen Erscheinungen der *akuten* Tetanie zu beseitigen; schon nach wenigen Stunden steigt der Calciumspiegel an. — Aber nach einiger Zeit versagen diese Mittel. Dann, wie überhaupt bei der Behandlung der *chronischen* Tetanie, erzielt man nach den neuesten Berichten oft geradezu glänzende Erfolge mit dem von HOLTZ angegebenen antitetanischen Präparat A T 10, dessen Wirkung sich zwar erst nach 2—3 Tagen zeigt, aber sehr viel länger anhält. — Freilich ist größte Vorsicht in der Dosierung geboten, die für jeden Einzelfall nur durch häufige Kontrolle des Calciumspiegels und sorgfältige klinische Beobachtung festgestellt werden kann. Man beginne stets mit kleinsten Gaben!

Über den weiteren Verlauf und die Resultate nach den heute, nach Aufgabe der totalen Exstirpation, allein noch üblichen konservativen Operationsmethoden, der Strumaverlagerung, der Ligatur der Schilddrüsenarterien, der partiellen Resektion oder Enukleation sei nur noch erwähnt, daß nach allen wirkliche Heilung beobachtet worden ist, daß nach Resektion einer Schilddrüsenhälfte die zurückgelassene, obwohl auch strumös entartete andere Hälfte atrophieren kann, daß aber auch, selbst nach ziemlich ausgedehnten Excisionen, sich zuweilen Rezidive einstellen. Durch Druck der Struma erzeugte Rekurrenslähmung kann sich zurückbilden, wofern sie noch nicht zu lange bestand; die durch Erweichung und Verbiegung der knorpeligen Trachea verursachte Dyspnoe macht einer normalen Atmung Platz.

Ungleich größer als nach der Strumektomie wegen Kolloidkropf ist die Gefahr der gleichen Operation wegen *Morbus Basedowi*. Berichten auch namentlich amerikanische Autoren über relativ geringe Sterblichkeit von nur 1—2%, so verzeichnen dem gegenüber hochbedeutende deutsche Chirurgen eine solche von 6—8%; ja noch höhere Zahlen werden angegeben. Es hängt die Höhe der Sterblichkeit in erster Linie ab von dem Zustand, in welchem die Patienten zur Operation kommen, davon ob und inwieweit es geglückt war, durch *vorbereitende Maßnahmen* (PLUMMERS Jodbehandlung: zweimal täglich 5—10—20 Tropfen LUGOLscher Lösung, doch nur unter steter Beachtung des Grundumsatzes und nicht länger als höchstens 2 Wochen) die so gefährliche Störung der Herztätigkeit genügend zu bessern. Jede Operation beim Morbus Basedowi, selbst die doch relativ einfache Unterbindung beider Art. thyreoideae sup. ist zunächst von einer Verschlimmerung des ganzen Symptomkomplexes gefolgt, deren Ursachen durchaus noch nicht klar sind, wenn auch vieles dafür spricht, daß durch den Eingriff namentlich bei Resektion in der Drüse erzeugte giftige Stoffe plötzlich in größerer Menge dem Säftestrom des Körpers zugeführt werden. Die ersten 24—28 Stunden nach der Operation sind für den nachbehandelnden Arzt fast immer aufregend: eine ja schon vorher bestandene psychische Unruhe des Patienten nimmt zu, das Gesicht wird blasser, der Exophthalmos stärker, die Atmung frequent, der Puls kleiner, schneller, seine Frequenz erhöht; betrug sie vor dem Eingriff vielleicht nur 80—90 Schläge pro Minute, so steigt sie auf 120—130—140. Bei günstigem Verlauf gehen alle diese Erscheinungen allmählich schon vom zweiten Tage an zurück. In schweren Fällen aber sind alle Störungen weit stürmischer, die Unruhe des Kranken steigert sich so, daß er kaum im Bett zu halten ist, die Atmung wird jagend, der Puls macht 160, 180, 200 Schläge, wird unzählbar und unfühlbar: binnen 6—12—24 Stunden kann der Tod eintreten. Die Temperatur kann dabei fast normal bleiben, geht aber meist etwas, hier und da sogar stark in die Höhe. Die Obduktion ergibt in der Regel keine Störung der Wundverhältnisse, zuweilen eine beginnende Pneumonie; oft deckt sie einen Status thymicus lymphaticus auf; die Thymusdrüse ist manchmal enorm vergrößert.

Leider kennen wir bis heute kein Mittel, diesen schweren Störungen Einhalt zu tun und auch nur mit einiger Sicherheit diesen traurigen Ausgang zu verhindern. Man versucht selbstredend die verschiedenen Herztonika; es ist Glücksache, ob der Erfolg eintritt. KOCHER u. a. empfahlen gegen die postoperative Störung Natrium phosphoricum (3—6 g pro die) und berichten Erfolge.

Caput obstipum. Bei den bisher beschriebenen Halsoperationen kam es mir wesentlich darauf an, Sie mit den Störungen bekannt zu machen, die in ihrem Verlaufe eintreten können. Die Therapie des Grundleidens war mit der Operation selbst, resp. der Heilung der Wunde erledigt. Nicht so bei den zur Beseitigung des *Caput obstipum* vorzugsweise geübten Operationen. Nur nach der von MIKULICZ für alle schweren Fälle vorgeschlagenen vollständigen oder teilweisen Excision des verkürzten M. sternocleidomastoideus soll eine weitere Nachbehandlung nach den Erfahrungen von MIKULICZ, die von HOFFA und v. BRUNS bestätigt wurden, unnötig sein. Die einfache Tenotomie des Muskels, gleichviel ob subcutan oder offen ausgeführt, dient indes nur dazu, die eigentliche orthopädische Nachbehandlung zu erleichtern resp. sie überhaupt erst wirksam zu machen. Ich rede hier selbstverständlich nur von dem kongenitalen, resp. bald nach der Geburt erworbenen Schiefhalse, nicht von dem rheumatischen oder durch Spondylitis bedingten, rein symptomatischen Torticollis.

Gleich nach der subcutanen Tenotomie oder der ohne Drainage angelegten Naht der Wunde nach offener Durchschneidung des Muskels redressiert resp. überkorrigiert man die Kopfstellung soweit als möglich und tut gut, schon in den antiseptischen Verband eine gut gepolsterte, auf der kranken Seite hohe, auf der gesunden niedrige, steife Pappkrawatte hineinzunehmen, die den Kopf wenigstens einigermaßen an der Rückkehr in die fehlerhafte Stellung hindert. Zur wirklichen Heilung reicht dieser primitive Verband freilich nicht aus. Mit den orthopädischen Maßnahmen, deren es hierzu bedarf, beginnen wir erst nach Heilung der Wunde, die bei aseptischem Verlaufe durchschnittlich in 10—12 Tagen beendet ist.

Es handelt sich darum, die skoliotische, mit der Konkavität nach der Seite des verkürzten Muskels gekrümmte Halswirbelsäule beweglich zu machen, sie umzukrümmen, die Fascien und Bänder auf der Konkavität der Krümmung zu dehnen, die Muskeln auf der Seite der Konvexität aber derart zu kräftigen, daß sie allein imstande sind, den Kopf in die der Deformität entgegengesetzte Stellung überzuführen. Es gelingt dies in um so kürzerer Frist, je jünger die Patienten sind.

Bei erst wenige Wochen alten Kindern reichen 5—6 Wochen aus, bei schon 6—8jährigen sind eben so viele Monate zur definitiven Korrektion erforderlich, uud bei noch älteren Personen müssen wir uns überhaupt oft mit einer Besserung begnügen. Die schon eingetretenen sekundären Veränderungen, insbesondere die von WITZEL zuerst gewürdigte Atrophie der Gesichtshälfte der kranken Seite, die sogenannte Skoliose des Schädels, sind nicht mehr wiederherstellbar.

Ähnlich steht es mit den anzuwendenden Mitteln. Bei der leicht umzukrümmenden Wirbelsäule der Neugeborenen kommen wir in der Regel schon mit methodischen passiven Bewegungen aus. Während Sie mit der einen Hand die Schulter der kranken Seite fixieren, neigen Sie mit der anderen den Schädel nach der entgegengesetzten Schulter und drehen ihn gleichzeitig mit dem Gesichte nach der ersteren. Diese Bewegung lehren Sie den Eltern des Kindes und lassen sie von denselben, sowie Sie sich davon überzeugt haben, daß diese sie richtig begriffen haben, täglich dreimal durch etwa je 8 bis 10 Minuten hindurch vornehmen. Bei exakter und konsequenter Ausführung gelangen Sie damit in kurzer Zeit zum Ziele.

Bei älteren Kindern ist neben dieser Mobilisierung eine länger fortgesetzte Fixation in überkorrigierter Stellung erforderlich. Man bedient

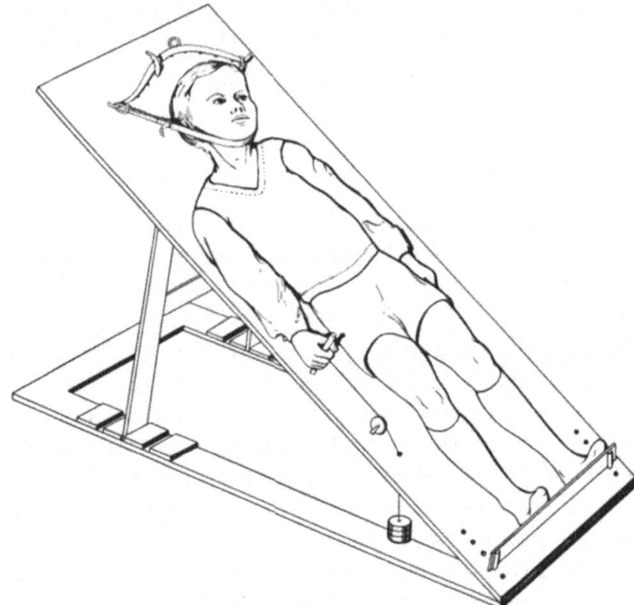

Abb. 30. Extension mittels der GLISSONschen Schwebe bei Caput obstipum.

sich hierzu vielfach der Extension am Kopfe mittelst einer GLISSONschen Schwebe.

Die an ihrem Bügel befestigte, das Gewicht — je nach der Größe des Kindes, 4—6 Pfd. — tragende Schnur gleitet über eine Rolle am Kopfende des Bettes. Stellt man dieses hoch, so gibt das Körpergewicht einen genügenden Gegenzug ab. Um nun die fehlerhafte Stellung zu korrigieren, schnallt man entweder die Riemen der Schwebe an der kranken Seite kürzer als an der gesunden oder läßt den Zug nicht in der Mitte des Bügels, sondern nach der Seite der Konkavität hin angreifen (Abb. 30). Einem Erheben der Schulter der kranken Seite können Sie bei starrer Wirbelsäule noch besonders durch einen über eine Rolle am Fußende des Bettes geführten Gewichtszug entgegenwirken, den Sie an einem breiten über diese Schulter hinweg gelegten Heftpflasterstreifen angreifen lassen; oder Sie bringen an der Schnur dieses Gewichtes einen Handgriff an, den Sie dem Patienten in die Hand geben.

Bei ambulanter Behandlung läßt man die Extension in der eben angegebenen Weise nur des Nachts oder in schweren Fällen auch wohl noch 1—2 Stunden des Tags über in Anwendung ziehen, während des Umhergehens aber Apparate tragen.

Sie bedürfen dazu keines Bandagisten. Mehr als mit all den zahlreichen zur Behandlung des Schiefhalses ersonnenen komplizierten, durch Schrauben, Federn und

Stahlspangen wirkenden, den Kopf meist immobilisierenden Maschinen erreichen Sie durch zweckmäßige Verwendung des elastischen Zuges mittels einfacher Bandagen.

Nach dem Vorschlage von LANDERER legen Sie um den Kopf nach Abrasieren der Haare einen Stirn und Hinterhaupt umfassenden Heftpflasterstreifen, befestigen an ihm auf der Seite der Konvexität einen elastischen Gurt, dessen anderes Ende, nachdem er angespannt ist, an einem zweiten breiteren den Thorax zirkulär umgreifenden Pflasterstreifen fixiert wird. Alle 8—14 Tage wird dieser Verband erneuert. Ein wenigstens viertelstundenweise wiederholt am Tage von der Hand der kranken Seite getragener schwerer Sandsack zieht die Schulter derselben herab.

Rationeller noch, den kompensatorischen Krümmungen der skoliotischen Wirbelsäule mehr Rechnung tragend, ist der von LORENZ angegebene Verband: Den Kopf umgreift ein dünner, nach Art eines Gipskorsetts anzufertigender abnehmbarer Gipsverband, vorn bis zu den Augenbrauen, hinten bis unter die Crista occipitalis hinabreichend, seitlich mit einem genügenden Ausschnitt für das Ohr versehen. Hinter dem Ohr der gesunden Seite ist ein Ring in dieses Gipsdiadem befestigt. Nun legt man eine elastische Binde um die konvexe Seite des Halses, kreuzt ihre beiden Enden erst über, dann unter der Schulter der kranken Seite — ein über der ersten Kreuzungsstelle zwischengelegter, doppelt gegabelter Stab verhindert eine würgende Einschnürung des Halses — führt sie zur konvexseitigen Hüfte, an deren Außenseite sie sich abermals kreuzen, um den Schenkel zu umgreifen, und läßt nun das eine längere Ende von der Rückseite des Schenkels zu dem Ringe am Gipsdiadem hinauflaufen. Durch seine Spannung wird der Kopf nach der konvexseitigen Schulter herabgezogen und gleichzeitig mit dem Gesicht nach der konkavseitigen gedreht.

Zur Kräftigung der Muskulatur der konvexen Seite massieren Sie täglich die Musculi sternocleidomastoideus, cucullaris, splenius und die kurzen Nackenmuskeln und sorgen dafür, daß der Patient sie fleißig durch aktive Bewegung übt. Natürlich ist dies nur bei Entfernung aller Apparate und Verbände möglich. Eine starre Halswirbelsäule muß also erst einigermaßen durch die besprochenen Mittel mobilisiert werden. Mit dieser orthopädischen Behandlung dürfen Sie erst aufhören, sowie der Kranke imstande ist, mit ziemlicher Leichtigkeit den Kopf aktiv in die der Deformität entgegengesetzte Stellung zu bringen, also mit dem Ohr fast die Schulter der konvexen Seite zu berühren und das Kinn ganz der konkavseitigen Schulter zuzuwenden.

Narben am Halse. Bezüglich der nach Operationen am Halse zurückbleibenden Narben sei noch erwähnt, daß im allgemeinen quer, resp. wenig schräg laufende Narben lineär bleiben und deshalb, namentlich wenn sie in der Furche zwischen Hals und Kinn gelegen sind, relativ wenig auffallen, sich auch durch ein Halsband leicht verdecken lassen, daß hingegen längs außerhalb der Medianlinie oder parallel dem Sternokleidomastoideus ziehende Narben sich, auch wenn sie anfangs noch so schmal waren, allmählich durch den Zug der elastischen Hautfasern etwas verbreitern.

Ausgedehnte flächenhafte Narben bedingen am Halse die Gefahr schwerer Kontrakturstellung des Kopfes. Schon während der Überhäutung größerer Flächenwunden müßten Sie daher der Narbenretraktion durch konsequente Extension am Kopfe entgegenzuwirken suchen. Sie ist freilich wegen des aseptischen Verbandes, wenn die Wunde auf das Kinn übergreift, schwer anzubringen. Frühzeitige Hauttransplantation nach THIERSCH muß der Bildung massenhafteren Granulationsgewebes vorbeugen. Eine konsequente orthopädische Nachbehandlung nach den bei der Therapie des Caput obstipum auseinandergesetzten Grundsätzen müßte der Vernarbung folgen. Schwere Narbenkontrakturen werden freilich fast immer neue Operationen verlangen.

Zwanzigste Vorlesung.

Nachbehandlung nach Operationen am Kehlkopf.

Endolaryngeale Eingriffe. — Laryngofissur. — Partielle und totale Kehlkopfexstirpation. Beschreibung eines künstlichen Kehlkopfes.

Alle *Kehlkopfoperationen* sind von einer reaktiven Entzündung gefolgt. Die dadurch bedingte, ausnahmslos eintretende Heiserkeit geht mit Ablauf derselben bald rasch binnen wenigen Tagen, bald langsam wieder zurück. Ob sie überhaupt wieder verschwinden kann, oder ob Heiserkeit oder gar völlige Stimmlosigkeit dauernd bestehen bleiben, hängt natürlich davon ab, inwieweit die Stimmbänder durch die Krankheit selbst oder die Operation geschädigt worden waren. Der Grad der entzündlichen Schleimhautschwellung wechselt nach der Art des Eingriffes, ist besonders groß nach in- und extensiven Kauterisationen. Sie kann danach schnell eine solche Höhe erreichen, daß Suffokation droht und der Luftröhrenschnitt, war er dem Eingriff nicht schon vorausgeschickt worden, noch nachträglich nötig werden kann.

Endolaryngeale Operationen. Auf die Nachbehandlung der endolaryngealen Operationen, Entfernung von Kehlkopfpolypen, Kauterisationen tuberkulöser oder syphilitischer Ulcerationen, Eröffnung kleiner, in das Lumen des Larynx vorspringender perichondraler Abscesse, Discision von Narben usw., will ich, weil fast nur von spezialistischem Interesse, nicht näher eingehen. Sie hat namentlich den das Grundleiden so oft begleitenden Katarrh, die allgemeine und lokale Therapie tuberkulöser oder syphilitischer Schleimhautaffektionen und die durch Vernarbung bedingten Folgezustände ins Auge zu fassen.

Laryngofissur. Ich beschränke mich auf die mit der Eröffnung des Kehlkopfes verbundenen Eingriffe, die partielle oder totale *Laryngofissur* und die *Kehlkopfexstirpation.*

Bei prophylaktischer Tracheotomie, die ihnen sehr häufig, unmittelbar oder schon mehrere Tage vorher, vorausgeschickt wird, müssen selbstverständlich die später zu besprechenden, nach jedem Luftröhrenschnitt zu beachtenden Kautelen gleichfalls aufmerksamste Berücksichtigung finden, denn nur selten wird man die Kanüle nach Schluß der Kehlkopfwunde fortlassen dürfen.

Nicht selten folgt der *Laryngofissur* eine bleibende Stimmstörung auch nach Ausschluß jener Fälle, in denen der Stimmapparat schon durch die Krankheit an sich mehr minder zerstört war oder durch die Operation notwendigerweise schwer geschädigt werden mußte. Ihre Ursache ist, von unbeabsichtigten Verletzungen der Stimmbänder abgesehen, in der Regel in einer nicht exakten Gegenüberstellung der Stimmbänder und ungenügender Fixation der Thyreoidknorpel zu suchen. Man beugt ihr am besten und sichersten durch eine sorgfältige primäre Nahtvereinigung der Kehlkopfhälften vor. Eine solche ist freilich Sache der Operation, nicht der Nachbehandlung.

Die Nachbehandlung hat den Patienten zu schützen gegen die Gefahren, welche ihm von einer Aspiration von Blut und Wundsekret aus der rückbleibenden Wunde des Larynxinneren und einer etwaigen Wiederverengerung der Luftwege drohen. Je nach Art des Leidens, welches die Operation indizierte, ist diesen Forderungen bald mehr bald minder leicht und vollkommen zu entsprechen.

Handelt es sich nur um die einfache Entfernung eines Fremdkörpers, ehe derselbe zu geschwürigen Prozessen Anlaß gegeben hat, so wird man meist die Wunde vollkommen schließen, selbst auf das Liegenlassen einer Trachealkanüle verzichten und sich auf die sorgfältige Überwachung des Operierten beschränken dürfen. — Auch nach Entfernung circumscripter Geschwülste, Excision stenosierender Narben usw. genügt es vielfach, die Wunde im Inneren des Kehlkopfes mit etwas Jodoform einzureiben, sie im übrigen aber durch Naht zu vereinen. Ließ sich indes die Blutung nur unvollkommen stillen, oder besteht die Gefahr eines Verklebens der einander gegenüberstehenden Wundflächen oder — z. B. bei Frakturen — eines Einsinkens des Kehlkopfgerüstes, so empfiehlt es sich den Kehlkopf zu tamponieren.

Man stopft einen langen Jodoformgazestreifen derart ein, daß er das Lumen gerade ausfüllt, ohne die Vereinigung der Schildknorpel durch Naht zu behindern, und leitet sein Ende oberhalb der Trachealkanüle zur Tracheotomiewunde — falls Kriko-Tracheotomie gemacht war — oder zum unteren Wundwinkel bei Tracheotomia inferior heraus. Die Tamponade sichert die Blutstillung, verhindert das Hineingelangen von Speisepartikelchen in die Luftwege, schützt die Larynxwunde gegen Infektion und verhindert eine primäre Verklebung einander gegenüberstehender Wundflächen, speziell im Bereich des vorderen Abschnittes der Stimmbänder. — Die Thyreoidknorpel werden über der Gaze durch direkte oder nur durch Weichteilnaht miteinander in genauem Kontakt erhalten, die Wunde mit einem aseptischen Verbande bedeckt. Hält man eine nochmalige Besichtigung des Kehlkopfinnern nach vollständiger Blutstillung für erforderlich, so legt man die Gaze auch zwischen die Spaltränder der Schildknorpel, entfernt sie behufs Kontrolle des Larynx nach 24—48 Stunden und verfährt nun mit neuer Tamponade und sekundärer Naht genau so, wie sonst gleich nach der Operation.

Bei gutem Verlaufe entfernt man den Tampon je nach der Größe des Eingriffes und der zurückgelassenen intralaryngealen Wunde, sowie nach der Neigung zu einer Dislokation der Kehlkopfknorpel, z. B. bei Kehlkopffrakturen, am 5.—10. Tage. Nur ausnahmsweise wird man gleichzeitig mit ihm auch sofort die Trachealkanüle entfernen dürfen. Meist folgt der Wegnahme des Tampons, namentlich wenn es sich um Brandwunden handelt, eine oft beträchtliche Schwellung der Kehlkopfschleimhaut. Der Druck des Tampons hatte sie bisher verhindert und nur dort, wo die Kompression eine geringe zu sein pflegt, zwischen Kehlkopf und Konvexität der Kanüle, hatte die Mucosa der hinteren Wand der Trachea sich wulstartig vorgedrängt. In einigen Tagen pflegt diese sekundäre Schwellung spontan zurückzugehen. Ist die Atmung beim Zuhalten der Trachealwunde frei, zeigt die laryngoskopische Untersuchung das Lumen des Kehlkopfes völlig offen, erst dann darf das Décanulement erfolgen. Die Trachealwunde schließt sich dann meist binnen kurzer Frist, ist durchschnittlich 3—4 Wochen nach der Laryngofissur vernarbt. Doch ist der Patient damit noch nicht definitiv geheilt.

Chronische Katarrhe, Wiederaufschießen neuer papillomatöser Wucherungen, namentlich die Vernarbungsvorgänge innerhalb des Kehlkopfes erfordern eine noch langandauernde Überwachung resp. fortgesetzte endolaryngeale Behandlung. — Je nach dem Sitze der Wunde führt die Vernarbung bald zu einem Verwachsen der vorderen Abschnitte der Stimmbänder, bald zu einer Näherung der Aryknorpel, bald zu einer seitlichen oder zirkulären Vorwulstung der Schleimhaut und dadurch oft nicht nur zu einer Beeinträchtigung der Schwingungen des Stimmbandes und damit der Stimme, sondern zu einer Verengung des Kehlkopflumens, die die freie Atmung stört, ja Erstickungsgefahr bedingt.

Laryngostenose. Soweit möglich sucht man dieser Wiederverengung durch eine konsequente Dilatationsbehandlung vorzubeugen. Sehr zweckmäßig sind hierfür die SCHRÖTTERschen Hartgummibougies oder Zinnbolzen (Abb. 31).

Nachdem Sie sich durch den Kehlkopfspiegel über Sitz und Grad der Verengung möglichst orientiert haben, nehmen Sie diejenige Nummer der Bougies, die in ihrer Stärke der Stenose zu entsprechen scheint, fetten sie mit reinem Öl ein wenig ein und führen sie nun unter Leitung des weit über den Zungengrund vorgeschobenen Zeige- und Mittelfingers der linken Hand, oder noch besser, falls Sie Übung genug besitzen, unter Leitung des Kehlkopfspiegels um die Epiglottis herum in den Larynx und durch die stenosierte Stelle hindurch. Lokale Anästhesie durch Kokainisierung erleichtert den Eingriff wesentlich. Die Bougie bleibt einige Minuten liegen, wird dann durch eine zweite, eventuell noch eine dritte stärkere Nummer ersetzt. Nach je 1 — 2 Tagen, je nach der der Dilatation folgenden Reaktion, wird das Manöver wiederholt, bis die Stenose für ein normal dickes Kaliber durchgängig ist. Weiterhin werden die Bougies in etwas längeren Zwischenräumen von anfangs 4 — 6 Tagen, später etwa 2 — 4 Wochen wieder eingeführt, bis die Neigung zur Wiederverengerung dauernd beseitigt ist.

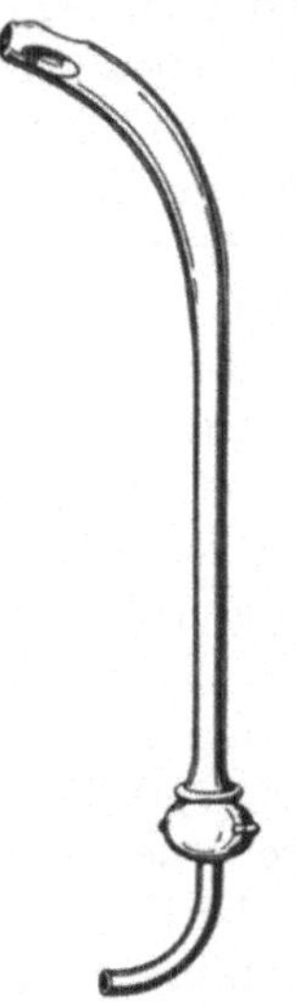

Abb. 31. Dilatator für Larynxstenosen nach SCHRÖTTER.

Die oft monatelange Dauer einer solchen Dilatationskur erklärt es, daß die Geduld der Patienten oft nicht standhält, die Kur vorzeitig abgebrochen wird; ein rasches Rezidiv der Larynxstenose macht dann alle vorausgegangene Mühe vergeblich.

Statt der immer nur für kurze Zeit häufig einzuführenden langen Hartgummibougies hat man sich auch mehrfach mit Erfolg der O'DWYERschen Intubationsröhren bedient, die den Vorteil haben, längere Zeit — bis zu mehreren Wochen — liegen bleiben zu können. Freilich erfordern sie während des Liegens eine ständige Überwachung. — Auch von unten her hat man bei noch offener Tracheotomiewunde die Dilatation mit geeigneten Instrumenten oder Laminaria- oder Tupelostiften vorgenommen.

Doch, wie manche Urethralstrikturen, so sind auch viele Larynxstenosen einer Dilatationsbehandlung nicht zugänglich. Die Narbe ist nicht dehnbar oder sie schnellt immer wieder elastisch zur früheren Enge zurück. Da müssen Discisionen der Narbe oder des Schleimhautwulstes mittels des Messers oder des Galvanokauters nachhelfen; eine Dilatationskur folgt. Oft ist aber auch eine zweite, selbst eine dritte Laryngofissur zur dauernden Offenhaltung des Kehlkopflumens vonnöten. — In Fällen, in denen nekrotische Knorpelstücke nach eitriger Perichondritis bei Tuberkulose, Syphilis, Typhus usw. ausgefallen waren, kollabiert das ganze Knorpelgerüst zuweilen so, daß sein Lumen überhaupt nicht dauernd offen erhalten werden kann und zeitlebens die Trachealkanäle getragen werden muß. Dasselbe gilt für manche Fälle mit Dislokation geheilter Frakturen des Larynx.

Kehlkopfexstirpation. Dank der Vervollkommnung der Operationsmethode und der Nachbehandlung ist auch die Mortalität der *Kehlkopfexstirpation* wesentlich zurückgegangen; immerhin beläuft sie sich auch heut noch auf 15—18%, und ist ziemlich gleich für die partielle, wie für die totale Laryngektomie. Es erklärt sich dies daraus, daß die Hauptgefahren für beide die gleichen sind, eine durch Aspiration von Wundsekret oder Speiseteilen veranlaßte septische Pneumonie einerseits, eine in dem lockeren Gewebe zwischen Trachea und Muskulatur rasch in das Mediastinum hinabsteigende Wundinfektion andererseits.

Um die Gefahr der Aspirationspneumonie auszuschalten, hatte GLUCK schon den Rat gegeben, den Stumpf der querdurchtrennten Trachea durch einen Querschnitt der Haut vorzuziehen, hier anzunähen und dadurch völlig aus dem Bereich der Wunde zu verlagern; doch fand sein Vorschlag erst spät Anerkennung und Nachahmung. Heute wird sein Verfahren, mehr minder modifiziert, vielleicht von der Mehrzahl der Chirurgen bevorzugt und hat wesentlich zur Besserung der Resultate beigetragen.

BARDENHEUER empfahl durch Vernähung der erhalten gebliebenen Schleimhaut des Kehlkopfeinganges bzw. der Epiglottis mit dem Rande der Oesophagusschleimhaut einen möglichst vollständigen Abschluß der Pharynxwunde herzustellen, welcher Verschluß noch durch Nahtvereinigung der Muskulatur über der Schleimhaut und mehr minder vollständige Hautnaht verstärkt werden kann. Wo dies gelingt, gestaltet sich die Nachbehandlung oft sehr einfach. Der Patient wird in den ersten Tagen mit Nährklysmen vom Rectum aus oder mit der Schlundsonde ernährt. In manchen Fällen vermochten derart Operierte sogar sehr bald nach der Operation allein zu schlucken, so daß auf die Schlundsonde ganz verzichtet werden konnte. — Selbst das Einlegen einer Trachealkanüle in den nach GLUCK verlagerten, in die Hautwunde eingenähten Stumpf der Luftröhre hat sich bei hinreichender Starrwandigkeit der Trachealknorpel unnötig erwiesen. — In vielen Fällen hält jedoch der Nahtverschluß der Pharynx nicht oder war von vornherein durch die Ausdehnung der Operation, die auch den Aditus laryngis oder selbst Teile des Oesophagus entfernte, unmöglich gemacht. Für solche Fälle muß dann auch jetzt noch die früher allgemein übliche Methode der Wundnachbehandlung Platz greifen; sie verlangt, soll sie erfolgreich sein, sehr große Mühe und Sorgfalt.

Nach Einlegen eines weichen Schlundrohres vom oberen Wundwinkel aus in die Speiseröhre wird die durch Fortnahme des Kehlkopfes geschaffene große Wundhöhle völlig mit Jodoformgaze bis hinab zur Konvexität der Trachealkanüle bzw. bis zu der nach GLUCK in die Hautwunde zirkulär eingenähten Luftröhre ausgestopft und mit dicken Ballen aseptischer Gaze bedeckt. Das Schlundrohr wird fixiert und bleibt mehrere Tage behufs künstlicher Ernährung liegen; nur wenige Operateure bevorzugen die wiederholte Einführung einer Schlundsonde vom Munde aus. Für peinlichste Säuberung der Mundhöhle und Zähne ist streng Sorge zu tragen.

Die im Anfang oft sehr starke Speichelabsonderung durchtränkt den Tampon oft binnen wenigen Stunden, erfordert daher in den ersten Tagen meist einen täglich mehrfachen, 2—3maligen, ausnahmsweise selbst noch häufigeren Wechsel des Verbandes. Später kommt man in der Regel mit einmaligem Wechsel aus.

Nach etwa 8—10 Tagen entfernt man das Schlundrohr; die die Wunde jetzt bereits auskleidenden kräftigen Granulationen rücken die Gefahr einer Infektion ferner. Manche Kranke vermögen jetzt bereits auf normalem Wege Nahrung zu sich zu nehmen, wenigstens breiige Kost, während Flüssigkeiten, namentlich bei Patienten, denen auch der Kehldeckel mit fortgenommen werden mußte, noch leicht neben der Oesophagusmündung in den Tampon fließen. Fällt der Versuch spontaner Nahrungsaufnahme unbefriedigend aus, so müßte man das Schlundrohr nochmals von der Wunde aus einlegen oder, was man jetzt meist vorzieht, es nur zur jedesmaligen Fütterung vom Munde aus einführen. — War die Tracheotomia inferior der Laryngektomie vorausgeschickt, so läßt man ihre Wunde sich jetzt schließen und legt eine dicke Kanüle vom unteren Winkel der oberen Wunde aus in die Trachea. — Bei Anwendung des GLUCKschen Verfahrens ist eine besondere Tracheotomie in der Regel überhaupt unnötig; war sie doch vorausgeschickt, so kann die Kanüle gleich nach Schluß der Operation entfernt und durch eine direkt in den Trachealstumpf eingelegte ersetzt werden.

Die Wundhöhle verkleinert sich meist sehr rasch, und schon nach 2—3 Wochen kann man bei ungestörtem Verlaufe den Tampon fortlassen, und durch einen künstlichen Kehlkopf ersetzen. Fließt auch im Anfang neben seiner pharyngealen Kanüle noch etwas Speichel und Getränk vorbei und zur Wunde heraus, ihre Wände legen sich doch sehr rasch der Kanüle so innig an, daß dieser Übelstand später fortfällt, und auch die Hautwunde zieht sich um die äußere Mündung des Silberrohres eng zusammen. Die eigentliche Nachbehandlung darf damit, falls die Kanüle paßt — die Tracheotomiewunde ist meist schon vernarbt — als beendet angesehen werden.

Die Nachbehandlung nach der ja meist atypischen *partiellen Laryngektomie* gestaltet sich verschieden je nach der Größe des zurückbleibenden Defektes. Zuweilen kann man die Wunde nach Einreibung von etwas Jodoform gleich vollständig schließen und sucht dann dem Einlaufen der Wundsekrete in die Trachea nur durch längeres, mehrere Tage lang fortgesetztes Liegenlassen der Tampon-kanüle — die Methode ist unsicher, da der tamponierende Gummiballon wegen Gefahr des Decubitus nicht zu stark aufgeblasen werden darf — oder durch einfache Lagerung auf der kranken Seite und mit tiefliegendem Kopf und Ober-körper vorzubeugen. In andern Fällen tamponiert man den Larynx für einige Tage mit Jodoformgaze, schließt die Hautwunde nur teilweise und leitet den Gaze-streifen zum offenbleibenden unteren Abschnitt der Wunde heraus, wie bei der Laryngofissur. Nach der partiellen Kehlkopfexstirpation können die Patienten, namentlich bei Erhaltung des Aditus laryngis, sehr oft von Anfang an spontan schlucken. Macht dies ja im Anfang Schwierigkeiten, so ernährt man den Kranken in den ersten Tagen mit der etwa dreimal des Tages einzuführenden Schlundsonde.

In der Regel kann nach der partiellen Laryngektomie die Trachealkanüle nach einiger Zeit ganz entfernt werden. Auch stellt sich die Stimme in oft über-raschend vollkommener Weise wieder her, wenn sie auch meist einen heiseren Klang behält.

Nach der Totalexstirpation des Kehlkopfes ist der Patient — ohne besonderen Apparat — auf Flüsterstimme angewiesen, die auch bei vollständigem Abschluß des Pharynx gegen die Luftwege erhalten bleibt und den meisten genügt, sich verständlich zu machen. Einige Kranke gewinnen freilich, wie zuerst der berühmt gewordene Fall von HANS SCHMID zeigte, durch Übung eine sogenannte Pseudo-stimme wieder und lernen laut, obwohl eintönig, sprechen. Die Mehrzahl bedarf jedoch, um laut mit Stimme zu reden, eines künstlichen Kehlkopfes.

Es würde mich zu weit führen, Ihnen die Konstruktion eines künstlichen Kehlkopfes im Detail zu schildern, zumal bereits eine ganze Anzahl Modifikationen ersonnen sind. Es genüge, seine prinzipiellen Teile hervorzuheben:

Der Apparat besteht aus zwei Kanülen, einer trachealen und einer pharyngealen. Erstere ähnelt ganz der gewöhnlichen äußeren Trachealkanüle. An der oberen konvexen Wand ihres vorderen Endes trägt sie eine Öffnung, durch welche nach ihrer Einführung in die Luftröhre die pharyngeale Kanüle nach oben hin eingeschoben wird. Um ein Einfließen von Speisepartikeln in diese zu verhüten, hatte der erste Erfinder eines künstlichen Kehlkopfes, GUSSENBAUER, an ihrer oberen Mündung eine Art künstlichen Kehldeckel angebracht, eine Klappe, die durch leichten Federdruck offengehalten, beim Essen durch den Zungengrund niedergedrückt wurde und so die Kanüle schließen sollte. Da er doch nur unvollkommen funktionierte, ersetzte ihn BRUNS durch einen an langer Feder befestigten Stopfen, der vor dem Essen und Trinken und nach Herausnahme des in der pharyngealen Kanüle verborgenen Phonationsapparates an dessen Stelle eingeschoben wurde. Um aber auch das Hineingelangen von Schleim und Speichel außerhalb der Mahlzeiten und damit die Schädigung des Phonationsapparates unmöglich zu machen, brachte WOLFF in seinem neuen, wesentlich verbesserten künstlichen Kehlkopf (Abb. 32) am oberen Ende der pharyngealen Kanüle ein nach oben konvexes, gut befestigtes Metallsieb an. Der Phonationsapparat befindet sich in einer, in den pharyngealen Teil zu steckenden Kanüle und besteht aus einer Gummizunge, die durch den Exspirationsstrom in Schwingungen versetzt wird. Die von GUSSENBAUER

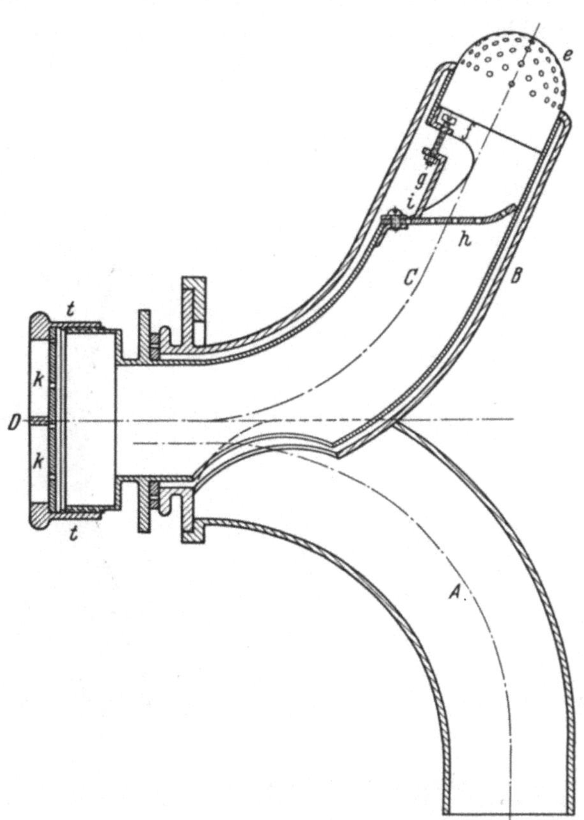

Abb. 32. Künstlicher Kehlkopf nach WOLFF.

zuerst verwendete metallene Zunge gab der Stimme einen häßlichen schnarrenden Klang; auch anderes Material hat sich nicht bewährt. Eine besondere Stellvorrichtung, durch welche der schwingende Teil des Gummiplättchens verkürzt werden kann, erlaubt bei dem WOLFFschen Apparat den Ton der künstlichen Stimme verschieden hoch zu stellen, ja der Patient vermag den Ton durch verschieden starkes Anblasen der Stimme gut zu modulieren; die beim Gebrauch der früheren künstlichen Kehlköpfe störende Monotonie ist dadurch beseitigt. Die äußere Mündung des Phonationsapparates trägt ein Ventil, das sich bei der Inspiration öffnet, bei der Exspiration schließt und damit die Luft in den pharyngealen Teil resp. die Phonationskanüle leitet.

Es bedarf wohl kaum der Erwähnung, daß sich die Patienten auch an den best gearbeiteten künstlichen Kehlkopf erst gewöhnen müssen, im Anfang öfters über lästigen Druck klagen, daß er auch den Größenverhältnissen des Patienten einigermaßen angepaßt sein muß. Nur wenige Patienten vermögen selbst den besten Apparat längere Zeit ohne Unterbrechung zu tragen, wenn auch WOLFF behauptete, daß sein Apparat einen stundenlangen Gebrauch gestattet. Das längere Sprechen mit demselben strengt zu sehr an, so daß viele Kranke den doch immerhin teuren Apparat wieder fortwerfen und sich mit Flüsterstimme begnügen.

Bei zur Verringerung der Gefahren der Wundinfektion und der Aspiration heute von den meisten Chirurgen erstrebtem primären vollständigen Pharynxabschluß muß man zur Benützung eines künstlichen Kehlkopfes die künstlich

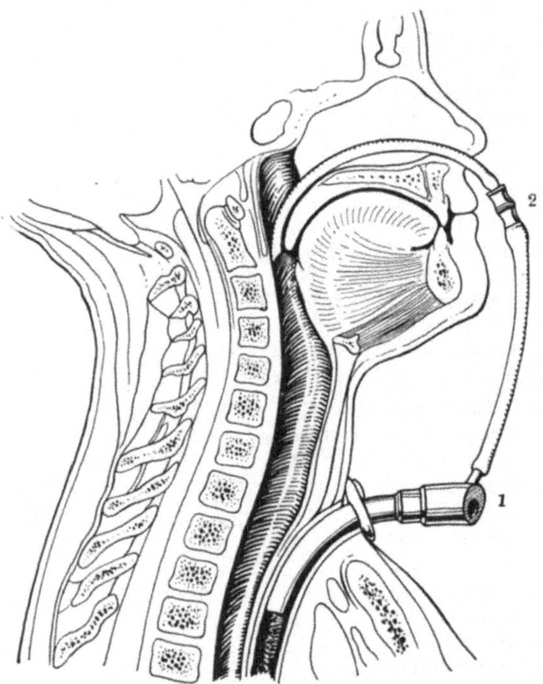

Abb. 33. Phonetischer Nasenapparat nach GLUCK in situ. 1 Klappe mit Ventil und Schornstein, auf die Trachealkanüle aufgesteckt; 2 Kapsel für die Stimme. (Aus: Handbuch d. prakt. Chirurgie, III. Aufl.)

geschaffene Scheidewand nachträglich durchbohren. Man bevorzugt deshalb heute den von GLUCK ersonnenen sehr einfachen nasalen Phonationsapparat. Dieser überträgt den Exspirationstrom von der Trachealkanüle durch einen Gummischlauch, in welchen die Stimme eingeschaltet ist, in den Nasenrachenraum. Seine Anwendung versteht sich aus Abb. 33 von selbst.

Was die Resultate der Kehlkopfexstirpation wegen Carcinom anlangt, so haben auch diese sich wesentlich gebessert: Heilungen von 3 Jahren und darüber wurden in 26—27% der Fälle erzielt, Rezidive nach der partiellen Laryngektomie in 31%, nach der totalen in 23,4% beobachtet. Freilich schützt selbst ein Freibleiben von 4—8 Jahren noch nicht definitiv gegen eine Wiederkehr der bösartigen Neubildung.

Einundzwanzigste Vorlesung.

Nachbehandlung nach Tracheotomie.

Störungen durch Verlegung oder Herausfallen der Kanüle. Hautemphysem. Nachblutungen. Decubitus der Trachealschleimhaut. Septische Prozesse in der Umgebung der Wunde. — Verlauf der Diphtherie nach der Operation. Verschiedenartigkeit der Epidemien. Diphtherieserumbehandlung. — Zeitpunkt der Entfernung der Kanüle. Schwierigkeiten des Décanulements. Granulombildungen. —
Tracheotomie wegen Fremdkörper im Kehlkopf und der Trachea.

Nur bei wenigen Operationen hängt, wie allgemein zugegeben wird, der Endausgang in so hohem Maße von der Nachbehandlung ab, wie gerade beim Luftröhrenschnitt, wenigstens wenn seine häufigste Indikation, Diphtherie, die
Operation verlangte. — Kann Ihnen die theoretische Schilderung auch die
praktische Erfahrung nicht ersetzen, so kann sie
Ihnen wenigstens eine Anleitung und Stütze gewähren.

Tracheotomie wegen Larynxstenose bei Diphtherie.
Nehmen wir als Beispiel den häufigsten und zugleich
schwierigsten Fall, eine Tracheotomie bei einem an
Diphtherie leidenden Kinde! Es ergeben sich die
Regeln für die Nachbehandlung eines Luftröhren-
schnittes aus anderer Indikation dann von selbst.

Die Operation ist beendet mit der Einführung der
Trachealkanüle. Ohne mich auf die Schilderung dieser
einzulassen, erinnere ich nur kurz daran, daß wir uns

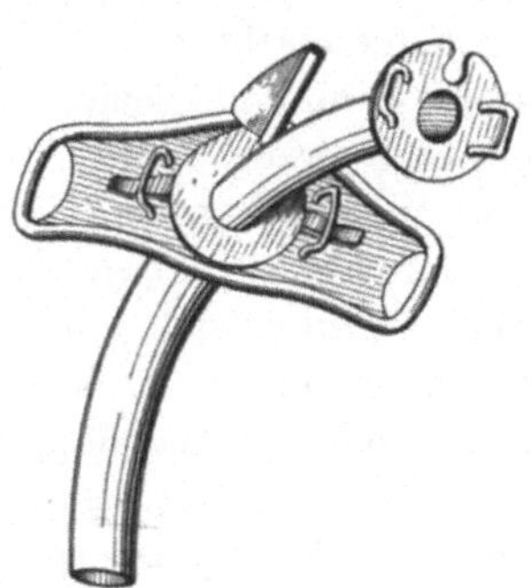

Abb. 34. LUERsche Doppel-
kanüle.

heute fast ausschließlich der silbernen LUERschen Doppelkanüle mit beweglichem
Schilde bedienen (Abb. 34). Die innere Kanüle muß leicht in der äußeren gleiten,
sich ohne jede Schwierigkeit aus ihr herausnehmen und wieder einführen lassen
und ihr nach der Einführung völlig dicht anliegen. Eine Kanüle, welche diese
Bedingungen nicht erfüllt, ist unbrauchbar. Ebenso muß sich der das innere
Rohr gegen das äußere fixierende Stellhaken leicht um seine Achse drehen und
über den Rand der inneren Kanüle hinweglegen lassen; sonst macht der Wechsel
der Kanüle dem Patienten stets unnötige Schmerzen. Länge, Breite und Krümmung des Rohres müssen den Größenverhältnissen der Trachea angepaßt sein.
Im allgemeinen ist ein möglichst großes Lumen vorteilhaft. Beweglich soll das
Schild sein, um der Kanüle in der Trachea bei den Atembewegungen den nötigen
Spielraum zu gewähren und Decubitus der Schleimhaut zu vermeiden. Sie befestigen die Kanüle mittels eines etwa 1 cm breiten, durch die zu beiden Seiten
des Schildes angebrachten Ringe hindurchgezogenen Bandes, dessen Enden Sie
um den Hals herumführen und an einer Seite knüpfen. Das Band soll sich der
Haut eben anlegen; zieht man es zu wenig an, so schleudert ein Hustenstoß die
Kanüle leicht heraus; ein zu festes Umschnüren würde hingegen durch Druck
auf die Halsgefäße schädlich wirken.

Die Weichteilwunde lassen Sie, wenn sie durch ausgehusteten Trachealschleim
beschmutzt wurde, am besten ganz offen, andernfalls können Sie sie durch eine
oder zwei Nähte etwas verkleinern, tun aber immer gut, sie um die Kanüle herum

mit etwas Jodoformgaze zu tamponieren. Zwischen Schild der Kanüle und Haut wird eine dünne, aus mehreren Lagen Jodoformgaze gebildete kleine Kompresse, die man von einer Breitseite her bis etwa über die Mitte spaltet, zwischengeschoben. Eines besonderen Verbandes bedarf es nicht.

Das Einführen der Kanüle reizt stets zu einigen Hustenstößen, durch die etwas blutiger Schleim expektoriert wird. Die geringe Blutbeimengung stammt aus der Wunde der Trachealschleimhaut. Sie schwindet sehr bald. Ruhige Atmung stellt sich ein, die Cyanose des Gesichtes macht einer normalen Farbe Platz, die prall gefüllten Halsvenen schwellen ab, der vorher durch Lufthunger gequälte Patient sinkt in ruhigen Schlaf.

Ursachen wiederkehrender Dyspnoe. Erste Aufgabe der Nachbehandlung ist es, den durch die Tracheotomie neu geschaffenen Weg für die Zufuhr der Luft offen, die Kanüle durchgängig zu erhalten. Der bei Katarrhen der Trachea und der Bronchien sehr zahlreich abgesonderte Schleim setzt sich nun leicht an der Innenwand und speziell der inneren Mündung der Kanüle fest, trocknet zu Borken ein und verengt damit ihr Lumen mehr und mehr. Von neuem tritt Dyspnoe und das ominöse Rasseln bei der In- und Exspiration ein. Um dieses Eintrocknen der Sekrete einigermaßen zu bekämpfen, ist es nach jeder Tracheotomie, insbesondere aber, wenn es sich um Diphtherie handelt, empfehlenswert, die Einatmungsluft feucht zu erhalten. In einfachen Fällen genügt es, ein mit einem Desinfizienz angefeuchtetes Gazeläppchen vor die äußere Mündung der Kanüle zu legen und diese öfters zu wechseln. Bei Diphtherie ist es besser, die ganze Zimmerluft durch einen großen Spray-Apparat mit Wasserdampf zu sättigen oder wenigstens den Dampfkegel eines gewöhnlichen Inhalationsapparates häufig gegen die Mündung der Kanüle zu richten. Natürlich muß man den Kranken hierbei gut vor Durchnässung schützen.

Ein Antisepticum der Sprayflüssigkeit beizumengen, hat wenig Wert, ist sogar wegen der Gefahr einer Intoxikation nicht ganz unbedenklich. Zur Lockerung sehr zähen Schleimes sprayt man Kochsalz- oder Kalkwasser. Vom Einträufeln von Papayotin in die Trachea zur Lösung der Croupmembranen habe ich keinen Vorteil gesehen.

Merkt man, daß sich in der Kanüle Schleim angesammelt hat, so nimmt man vorsichtig das innere Rohr heraus, reinigt es auf das peinlichste mit warmem Wasser, legt es sofort wieder ein und fixiert es durch den Stellhaken. Man achte ja darauf, daß es vollständig eingeführt wird, so daß der Stellhaken sich leicht über sein, dem des äußeren Rohres unmittelbar aufliegendes Schild hinwegdrehen läßt. Andernfalls bliebe an der inneren Mündung zwischen den Rändern der beiden Rohre ein enger Spalt, in welchen Schleim eindringt, fest haftet und später das vollständige Einführen der Kanüle ganz unmöglich macht. Man sieht dies bei unaufmerksamer Pflege gar nicht selten. Dieser Wechsel der inneren Kanüle ist so einfach, daß es hierzu keines besonders geschulten, sondern nur eines gewissenhaften Wartepersonals bedarf. Man kann es der Mutter des Kindes sehr leicht lehren, zeige ihr nur einmal den Mechanismus der Kanüle.

Die Verlegung des Rohres durch eintrocknenden Schleim erfolgt allmählich. Hier und da sehen wir aber die frühere Atemnot ziemlich plötzlich, meist nach einem starken Hustenstoß von neuem eintreten. Diese Störung kann verschiedene Ursachen haben. War die Diphtherie schon bis in die Bronchien hinabgeschritten, so kann eine Croupmembran, die ja oft einen völligen Ausguß der Trachea oder eines Bronchus darstellt, durch den Husten gelockert, in die Kanüle geschleudert worden sein und sie verstopfen. Herausnahme des inneren Rohres schafft Luft. Bessert sich die Atmung danach nicht, fand sich das Lumen der Kanüle frei, war die Membran nur der inneren Mündung der Kanüle vorgelagert, so entfernt man sie oft leicht durch vorsichtiges Einführen einer gut gereinigten Taubenfeder oder eines weichen Katheders; der dadurch ausgelöste Hustenstoß schleudert sie mit Gewalt heraus.

Die Dyspnoe kann aber auch dadurch hervorgerufen sein, daß die vielleicht nur mit kurzem Ende in die Trachea ragende und ungenügend befestigte Kanüle durch den Hustenstoß aus der Trachea herausgeworfen wurde. Sie liegt jetzt mit ihrer inneren Mündung unmittelbar vor, anstatt in der Luftröhre. War erst kurze Zeit seit der Operation verflossen, so federn die Trachealknorpel in ihre ursprüngliche Lage zusammen, und es bleibt nur ein schmaler Spalt zwischen ihren Wundrändern, der einen genügenden Lufteintritt nicht zuläßt.

Der Anfänger denkt an diese Komplikation, wie ich wiederholt gesehen habe, in der Regel zuletzt. Insbesondere, wenn die plötzliche Wiederkehr der Dyspnoe nach vorher ganz ruhiger Atmung nicht so deutlich vom Wärter beobachtet wurde, ist er nur zu leicht geneigt, das Respirationshindernis, falls er die innere Kanüle durchgängig findet, einem Tiefergreifen der Diphtherie zuzuschreiben. Bei genauerem Zusehen fällt ihm zwar vielleicht auf, daß das Schild der Kanüle etwas weiter vorragt, — groß ist die Differenz namentlich bei tiefer Tracheotomie nicht, — er begnügt sich, sie etwas tiefer hineinzuschieben und das Bändchen etwas fester zu schnüren, ohne zu wissen, daß er das Rohr damit nur in das lockere prätracheale Gewebe stößt und somit die Entstehung einer ins Mediastinum hinabsteigenden Eiterung begünstigt.

Bleibt die Kanüle in dieser fehlerhaften Lage, so bemerkt man in der Regel schon nach kurzer Zeit, falls der Patient nicht vorher erstickt, eine rasch zunehmende weiche Schwellung am Halse. Die wegen der Dyspnoe forcierte Exspiration treibt einen Teil der Luft durch den engen Trachealspalt; diese dringt, da sie nicht frei nach außen entweichen kann, in das peritracheale Gewebe und führt so zu einem Haut- und intermuskulären Emphysem. Zunächst auf die Umgebung der Trachealwunde beschränkt, breitet es sich bald rings um den Hals aus — das Band der Kanüle schnürt damit eine tiefe Furche in die Haut —, greift auf die Weichteile des Gesichtes, des Thorax über, kann sich, wenn die Ursache nicht rechtzeitig beseitigt wird, über den ganzen Körper ausdehnen und denselben zu einer unförmlichen Masse entstellen. Druck auf die geschwollenen Teile erzeugt ein charakteristisches, kleinblasiges, fühl- und hörbares Knistern. Sie können es sich bei jeder Sektion klarmachen, wenn Sie eine lufthaltige Lunge zwischen den Fingern zusammendrücken.

An sich ist die Füllung der Gewebsmaschen mit Luft ohne Gefahr, und es kann die so bedrohlich aussehende, fortschreitende Weichteilschwellung sich nach Reposition der Kanüle in die Luftröhre rasch wieder vollständig zurückbilden. Gleichwohl ist ein umfangreiches Gewebsemphysem nicht als gleichgültig anzusehen. Es scheint die Ausbreitung septischer Prozesse zu begünstigen, vor allen Dingen aber kann es direkte Lebensgefahr dadurch herbeiführen, daß es, in das Mediastinum dringend, die Ausdehnung der Lungen mehr und mehr erschwert und schließlich unmöglich macht.

Erstes Erfordernis der Therapie ist selbstverständlich, die Kanüle wieder an Ort und Stelle zu bringen; doch nur der ganz Unerfahrene kann glauben, daß er dies durch einfaches Tieferdrängen des Rohres erreichen könne. Der schmale Spalt der Trachealwunde muß erst wieder klaffend gemacht werden, um das runde Rohr durchführen zu lassen. Kann man, wie oben gesagt, den Wechsel der inneren Kanüle getrost der Wärterin überlassen, die Wiedereinführung der äußeren Kanüle ist, so lange sich noch kein starrwandiger Granulationskanal rings um sie gebildet hat, stets eine Operation, die mindestens das gleiche Geschick erfordert, wie die Tracheotomie selbst. Machen Sie es sich zur strengen Regel, dabei genau systematisch vorzugehen, wie bei letzterer!

Der Patient wird in die gleiche Lage, wie zum Luftröhrenschnitt, gebracht, die Schultern mit einem festen Kissen unterstützt, der Kopf leicht hinten übergebeugt. Ein Assistent, zu Häupten des Patienten sitzend, fixiert ihn mit beiden, die Schläfe umgreifenden Händen, ein zweiter Gehilfe hält den Rumpf, am besten, indem er die beiden Arme des Patienten seitlich an den Thorax drückt, die Schultern an ihnen herabzieht und durch leichtes Auflegen seines Körpers auf die unteren Extremitäten des kranken sich stark sträubenden Kindes dieses verhindert, um sich zu schlagen. Im Notfall kann Narkose erforderlich werden. Nun entfernt man die schlecht liegende Kanüle vollständig, läßt sich die Wundränder mit stumpfen Haken auseinanderhalten, legt zwei Schielhäkchen in die jetzt bloßliegende Trachealwunde ein, macht sie durch leichten seitlichen Zug klaffend und kann jetzt die Kanüle leicht an ihre normale Stelle zurücklegen. Ist sie kurz, so daß namentlich bei etwas langem Schnitt der Trachealknorpel die Gefahr eines neuen Herausfallens bestünde, so muß man eine längere, besser passende einsetzen. Hat man keine solche vorrätig, so legt man provisorisch einen Katheter resp. ein starrwandiges Gummidrainrohr ein oder befestigt die Ränder der Trachealwunde durch Naht mit der Hautwunde. Bei guter Assistenz und guter Beleuchtung ist dieser ganze Eingriff relativ einfach, wie die Tracheotomie selbst. Bei Mangel an beiden kann er ebenso, wie diese, zu den schwierigsten Operationen gehören, die der Chirurg auszuführen hat. Hüten Sie sich besonders vor einem hastigen, gewaltsamen Vorgehen! Durch Verletzung eines Gefäßes und dadurch erzeugte Überschwemmung des Operationsfeldes mit Blut könnten Sie die Schwierigkeit noch erheblich steigern, ja den Patienten unter den Händen verlieren, indem das Blut in die Luftröhre fließt und aspiriert wird.

Blutungen nach Tracheotomie. Der letztere Umstand ist es besonders, der auch spontane *Blutungen nach Tracheotomie* so sehr gefährlich macht. Ursachen und Quellen der Blutung sind sehr verschieden. Wir unterscheiden primäre und sekundäre.

Erstere sind meist die Folge eines Operationsfehlers, einer ungenügenden Blutstillung vor Eröffnung der Luftwege, weil man sich darauf verläßt, daß die Blutung mit Herstellung normaler Atmung und damit einhergehenden Sinkens des intravenösen Druckes — meist handelt es sich ja um venöse Blutungen — von selbst stehen würde. Nur ganz ausnahmsweise ist die Blutung aus der Trachealwunde selbst, resp. ihrer succulenten entzündeten Schleimhaut eine solche, daß sie durch Aspiration des Blutes gefährlich wird. Das einzige, was man im letzteren Falle tun könnte, wäre das Einlegen einer Tamponkanüle, falls man eine solche vorrätig hat, oder allenfalls das Umwickeln der Trachealkanüle mit Jodoformgaze. Indes ich will von den primären Blutungen nicht weiter reden, sie gehören ja zur Operation selbst.

Die *sekundären Blutungen* erfolgen erst mehrere, meist 6—8 Tage nach der Operation, nicht vor dem 3. Tage, zuweilen aber auch viel später nach monatelangem Tragen der Kanüle, und selbst noch tagelang nach Entfernung der Kanüle.

Die Blutung stammt teils aus dem prätrachealen Venenplexus oder der infolge eines Fehlers bei der Operation verletzten Schilddrüse oder aus Granulomen innerhalb der Trachea, seltener, doch immerhin häufiger als man vielfach annimmt, aus größeren Gefäßstämmen: dem Truncus anonymus, der Carotis, der Art.

thyreoid. superior, der Vena anonyma, der Vena jugularis int. Die hauptsächlichen Ursachen der Hämorrhagien sind, wenn wir von ungeschicktem, rohem Vorgehen beim Kanülenwechsel absehen, teils phlegmonöse Prozesse, welche zum eitrigen Zerfall von Thromben, seltener zur direkten Arrosion größerer Gefäße Anlaß geben, häufiger noch Druckusur der Trachealwand durch unpassende Kanülen. Seit Einführung der Kanüle mit beweglichem Schilde ist dieser Decubitus freilich seltener geworden, kommt aber noch infolge unzweckmäßiger Form und Größe des gewählten Rohres hier und da vor.

In den durch Druckusur bedingten Fällen ist das Blut, dem Fortschreiten der Usur entsprechend, anfangs dem expektorierten Schleim nur spurweise beigemengt, färbt diesen dann allmählich immer stärker rot, bis es schließlich fast unvermischt ausgehustet wird oder, sowie das untere Kanülenende die Trachealwand und eines der vorhin genannten großen Gefäße perforiert hat, eine foudroyante Blutung rasch den Tod des Patienten herbeiführt.

Spurweise Blutung und Krampfhusten sind die wichtigsten Zeichen eines beginnenden *Decubitus* der Luftröhrenschleimhaut. Blutig werdende Sputa müssen daher stets zur Vorsicht und Vornahme eines Kanülenwechsels mahnen. Wenn irgend möglich läßt man die Kanüle am besten ganz weg. Zum Decubitus kommt es ja erst nach mehrtägigem Liegen der Kanüle, also zu einer Zeit, wo der Kehlkopf bereits wieder frei wird. Ist die Stenose des Larynx indes noch zu groß, so legt man eine andere, längere oder kürzere oder anders gekrümmte oder biegsame Kanüle ein, um das Ulcus der Schleimhaut gegen weiteren Druck zu schützen. Zweckmäßig ist für solche Fälle die KÖNIGsche Hummerschwanzkanüle (Abb. 35).

Bei Blutungen aus einem der genannten größeren Gefäße sind die Patienten unrettbar verloren. Einfache Schleimhautblutungen pflegen nach Entfernung der Kanüle oder Einlegen eines passenden Rohres bald von selbst zu stehen. Blutungen aus kleineren Gefäßen der Wunde selbst sucht man, falls man das blutende Gefäß sieht, durch Ligatur, andernfalls durch $^1/_4$—$^1/_2$stündige Tamponade mit dem Finger zu stillen; sowie die Blutung steht, ersetzt man diese Digitalkompression durch eine feste Gazetamponade und drückt das Schild der Kanüle durch Anziehen des fixierenden Bändchens fest gegen die Gaze an, soweit dies ohne Kompression der großen Halsgefäße zulässig ist. Im Notfall kann auch styptische Watte oder Penghawar Djambi Verwendung finden. Die Prognose ist stets, schon wegen der die Nachblutung veranlassenden septischen Prozesse, eine ernste.

Ich erwähnte soeben als Ursache von Nachblutungen eine septische Beschaffenheit der Wunde. Ein völlig aseptischer Wundverlauf ist selbst nach Tracheotomie wegen anderer Indikation eine seltene Ausnahme, da eben den Keimen der Luft der Zutritt zur Wunde nie vollständig verschlossen werden kann. Nach Tracheotomie wegen Diphtherie dürfen wir einen solchen erst recht nicht erwarten; trotz der die Wunde tamponierenden Jodoformgaze ist eine Infektion unvermeidlich. Glücklicherweise ist dieselbe meist eine leichte. Die Wunde zeigt

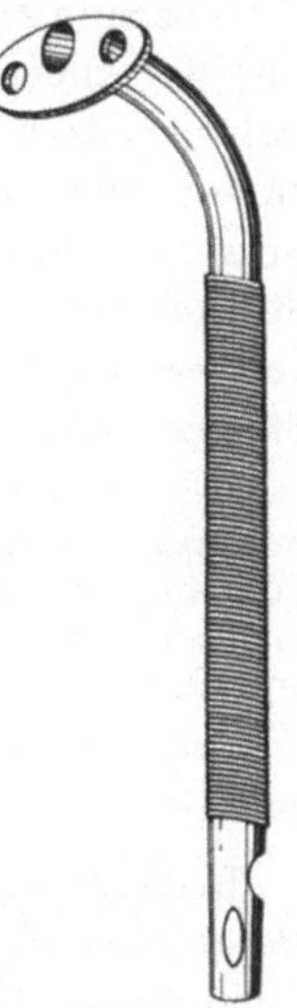

Abb. 35.
KÖNIGsche Hummerschwanzkanüle.

einen grauweißen Belag, eitert etwas, ihre Ränder röten sich und fühlen sich mäßig derb infiltriert an. Aber darauf beschränkt sich die Entzündung, die nicht einmal von Temperatursteigerung begleitet zu sein braucht. Mit Aufschießen von Granulationen gehen die entzündlichen Veränderungen der Nachbarschaft zurück und die Vernarbung erfolgt nach Entfernung der Kanüle ohne Störung.

Zuweilen kompliziert indes schwere Eiterung den Verlauf; sie hat Neigung, sich nach abwärts in das Mediastinum zu senken oder auch auf die Fossa supraclavicularis überzugreifen. In wieder anderen Fällen beobachtet man eine echte *Wunddiphtherie*. Dasselbe fibrinöse Exsudat, wie auf der Rachenschleimhaut, überzieht die ganze Wunde, liegt ihr nicht nur auf, sondern dringt in ihre Gewebsmaschen ein, läßt sich also nicht abstreifen; ein ulcerativer Prozeß bringt die Gewebe zum Zerfall; die intensiv geröteten Ränder der Weichteilwunde schmelzen ein; die knorpeligen Ränder der Trachealwunde werden nekrotisch; die mißfarbige, eiternde, stinkende Wunde vergrößert sich nach jeder Richtung. Fast immer endet ein rascher Tod den rasch fortschreitenden Zerfall. Ganz ausnahmsweise kommt es einmal, selbst in den anscheinend ungünstigsten Fällen, zum Stillstand derselben, zur Reinigung der Wunde und zur Heilung. Die Knorpelnekrose der Trachea bedeutet dann freilich die Gefahr ihrer folgenden narbigen Stenose.

Die regionären Lymphdrüsen, besonders die submaxillären und die submentalen sind regelmäßig geschwollen. Zuweilen kommt es, namentlich bei den septischen Formen der Diphtherie, bei denen neben der Infektion mit Diphtheriebacillen eine solche mit Streptokokken existiert, in ihnen zur Eiterung, also zu suppurativer Adenitis und Periadenitis mit den Zeichen oberflächlicher, wie tiefer Phlegmone.

Die Behandlung all dieser infektiösen Prozesse auf, um und in der Wunde ist nach den allgemeinen Grundsätzen zu leiten.

Behandlung der Diphtherie. Bisher habe ich noch mit keinem Worte der *Behandlung der Diphtherie* selbst nach der Tracheotomie gedacht. Mit Absicht! Denn das bisher Gesagte hat für alle Fälle Gültigkeit, gleichviel aus welcher Indikation die Operation ausgeführt war, und die Diphtherie selbst wird ja durch die Tracheotomie als solche nicht im mindesten beeinflußt.

Die Mortalität der wegen Diphtherie Operierten ist auch heute noch verhältnismäßig hoch, beträgt nach meinem Material 24,6%[1]. Immerhin bedeutet diese Ziffer im Vergleich mit der früheren Sterblichkeit, die je nach der Schwere der Epidemie zwischen 50 und 70, ja 100% schwankte, einen ganz wesentlichen Fortschritt. Diesen Fortschritt verdanken wir der BEHRINGschen Entdeckung. *Das Diphtherieheilserum ist das souveräne Mittel in der Behandlung der Diphtherie auch noch nach der Tracheotomie.* Die eben genannte Mortalitätsziffer spricht nicht gegen diesen Satz; sie beweist nur, daß das Mittel oft zu spät zur Anwendung gelangt. Ehe sie den Luftröhrenschnitt nötig macht, besteht die Diphtherie ja immer schon wenigstens 1—2, oft mehrere Tage; und wie oft werden die Kinder dem Krankenhaus überhaupt erst in extremis zur Operation überwiesen! Durch rechtzeitige Anwendung des Heilserums wird nicht nur die Tracheotomie in vielen Fällen umgangen, sondern auch nach dieser der Verlauf günstig beeinflußt.

---

[1] Der Prozentsatz ist berechnet aus 393 in den Jahren 1898 bis 1906 im Stadtkrankenhaus Chemnitz ausgeführten Tracheotomien wegen Diphtherie mit 97 Todesfällen.

Die Erkrankung schreitet minder häufig auf die Bronchien fort; die Lösung und Ausstoßung der Membranen wird beschleunigt und erleichtert; echte Wunddiphtherie, wie ich sie oben beschrieb, mit Tendenz zur tiefgehenden Destruktion habe ich seit Anwendung des Serums überhaupt nicht mehr beobachtet. Auch Kinder unter 1—2 Jahren, bei denen früher die Tracheotomie nur ausnahmsweise das Leben rettete, hat man heute bei Serumbehandlung nicht selten die Freude die schwere Krankheit überstehen zu sehen.

Ich lasse daher nach jeder Tracheotomie wegen Diphtherie, war eine Serumbehandlung nicht schon vorher eingeleitet worden, sogleich 3000—5000 Einheiten, bei Kindern unter 1 Jahr 1000 Einheiten, war vorher außerhalb des Krankenhauses schon eine geringere Dosis injiziert worden, noch einmal 500—1000 Einheiten Diphtherieheilserum unter die Haut des Rückens einspritzen.

FRIEDEMANN empfiehlt weit höhere Dosen, als Anfangsdosen 3—20000 I. E. mit evtl. Wiederholung bis 60000 I. E. in den nächsten Tagen. Er berechnet bei dieser Behandlung am Material des Virchow-Krankenhauses unter 1915 Fällen eine Mortalität von nur 4,3%. Bei kleinen Kindern erscheinen mir gleichwohl solche Dosen zu hoch.

Unbeeinflußt durch das Heilserum bleibt freilich eine die Diphtherie so oft begleitende gleichzeitige Streptokokkeninfektion.

Der Einfluß der Epidemie auf den Verlauf zeigt sich auch heute noch darin, daß die hinzutretenden Komplikationen mit derselben wechseln, daß dieselben während einer günstigen Epidemie fast vollständig fehlen, daß sie während ungünstiger sich auffallend häufen und zwar derart, daß in der einen besonders Nephritiden, in der anderen Pneumonien, in der dritten auffallend früh eintretender Herztod beobachtet werden, daß in wieder anderen die postdiphtherischen Lähmungen der Augen-, Schlund-, Kehlkopfmuskulatur sonderbar gehäuft sind. Auf die eben genannten Komplikationen wird man sein dauerndes Augenmerk zu richten haben. Bezüglich ihrer Behandlung verweise ich auf die Lehrbücher der inneren Medizin.

Auf eine Lokalbehandlung der Diphtherie verzichte ich, da mich reiche Erfahrung von ihrer völligen Nutzlosigkeit überzeugt hat. — Großer Wert ist hingegen darauf zu legen, den Kräftezustand der Kinder durch geeignete Ernährung hoch zu halten. Freilich ist es oft überaus schwer, die Patienten, denen das Schlucken starke Schmerzen verursacht, oder die sich wegen Parese der Schlundmuskulatur beständig verschlucken, so daß die Flüssigkeit in den Kehlkopf fließt, zur Aufnahme von Nahrung zu bewegen. In den letzteren Fällen kann man sich genötigt sehen, zur Ernährung mittelst der Schlundsonde zu schreiten. — Sehr zweckmäßig ist es, die Kinder täglich 1—2mal zu baden; sie schlafen danach meist ruhig ein. Auch bei Hinzutritt von Lungen- und Nierenkomplikationen hat mir eine leichte Hydrotherapie noch das meiste geleistet. Ich lasse den ganzen Körper der kleinen Patienten in ein in Wasser von Zimmertemperatur getauchtes, gut ausgewundenes, doch noch feuchtes Bettuch einschlagen und mit einer Flanelldecke umhüllen. Dieser große PRIESZNITZsche Umschlag bleibt etwa 1 Stunde liegen; dann werden die Kinder rasch getrocknet und erhalten ein frisches, vorher gut durchwärmtes Hemd. Je nach Bedarf werden diese kalten Einpackungen täglich 1—3mal erneuert. Die fieberhaft gesteigerte Temperatur pflegt danach regelmäßig zu sinken. — Hierbei möchte ich mir erlauben, Sie auf einen weit verbreiteten Irrtum aufmerksam zu machen, nämlich die Annahme, als müsse jede Diphtherie von Fieber begleitet sein. Es ist ja richtig, daß Fieber ein sehr häufiges Symptom der Diphtherie ist, aber sehr viele Patienten, bei denen sogar der Luftröhrenschnitt wegen Herabsteigens des diphtherischen Prozesses notwendig wurde, bleiben dauernd fieberfrei. Eintreten von Temperaturerhöhung weist in diesem Falle meist auf eine Komplikation hin.

Wann dürfen wir die Kanüle wieder entfernen? Der Luftröhrenschnitt hatte, wie oben hervorgehoben, die alleinige Aufgabe, der Luft an Stelle des durch die Croupmembranen verlegten Kehlkopfes einen neuen Weg zu öffnen. Der Zweck der Trachealkanüle ist somit erfüllt, sowie der normale Weg wieder frei geworden ist resp. wieder genügend Luft durchläßt.

Bei Serumbehandlung gelingt es oft schon am 2., meist aber am 3. Tage die Kanüle wieder fortzulassen. Je früher man sie entfernen kann, um so besser, da ein längeres Liegenlassen die Bildung von Granulationsgeschwülsten zu begünstigen scheint. Im einzelnen Falle wird man immer auf den Versuch angewiesen bleiben; zeigt sich die Atmung nach Herausnahme des Rohres frei, so läßt man die Kanüle fort, andernfalls legt man sie noch für 1—2 Tage ein.

In den ersten Tagen, ehe sich ein fester Granulationsgang gebildet hat, stößt die Wiedereinführung der Kanüle oft auf erhebliche Schwierigkeiten, weil die Ränder der Trachealwunde sich infolge der Elastizität der durchschnittenen Trachealknorpel rasch wieder aneinanderlegen. Glaubt man sich aus zwingenden Gründen zu einem so frühen Kanülenwechsel genötigt oder berechtigt, so nimmt man diesen Wechsel zweckmäßig über einem statt der inneren Kanüle eingelegten elastischen Katheter vor. Andernfalls halte man alles wie zu einer neuen Tracheotomie bereit.

Freilich ist die Atmung fast in keinem Falle sogleich ganz normal. Die Kinder werden beim Zuhalten der Wunde gewöhnlich im Anfange etwas unruhig; ihre Stimme klingt rauh, heiser, auch hört man wohl noch bei forcierter Respiration einen leichten Stridor. Doch beruhigen sich die Patienten häufig bald und zeigen bei ruhiger Atmung keine Zeichen von Dyspnoe. — In manchen Fällen tritt solche allerdings noch wiederholt in den ersten 24—48 Stunden nach der Herausnahme der Kanüle auf, namentlich im Gefolge von Hustenparoxysmen, und kann sich zu bedrohlicher Höhe steigern. Sind auch die Diphtheriemembranen geschwunden, so besteht eben doch immer noch eine entzündliche Schwellung der Kehlkopfschleimhaut. Um den mit solchen Erstickungsanfällen verbundenen Gefahren rechtzeitig zu begegnen, müssen die Kinder in den ersten 2 Tagen nach dem Décanulement durchaus unter beständiger Aufsicht einer sachverständigen Person sein, die imstande ist, die neben dem Bette des Kindes stets bereit liegende Kanüle sofort wieder durch den granulierenden Wundkanal in die Trachea einzulegen.

Da dieser Kanal sich sehr schnell zu verengen pflegt, eignen sich für diesen Zweck sehr gut die vielfach üblichen Entwöhnungskanülen. Sie sind ziemlich dünn (4 mm im Durchmesser) und verjüngen sich nach unten zu konisch; das innere Rohr endet blind und ragt etwas über das untere Ende des äußeren hinaus (Abb. 36). Bei Einführung der Kanüle und solange diese nur der Sicherheit wegen, z. B. über Nacht, eingelegt wird, um das Kind wieder an den normalen

Atmungsweg zu gewöhnen, bleibt das innere Rohr als Obturator liegen; bei eintretender Störung wird es herausgenommen.

Die Wunde bedeckt man nach Fortnahme der Kanüle mit einem Salbenläppchen, doch nur bei ganz freier Respiration fixiert man es sogleich, wie bei einer anderen granulierenden Wunde durch einen Bindenverband. Fürchtet man noch eine Rückkehr der Dyspnoe, so läßt man es, nur durch ein zirkuläres Band gehalten, schürzenartig über die Wunde herabhängen. Um eine vorzeitige, zu starke Verengerung des Wundkanales zu verhindern, kann man denselben auch für die ersten zwei Tage locker mit Gaze bis zur Trachea hin tamponieren. Tritt keine Störung ein, so heilt die Wunde weiterhin sehr rasch.

Aber nicht immer gestaltet sich das *Décanulement* so einfach. In manchen Fällen stellt sich beim Zuhalten der Tracheotomiewunde immer wieder sofort oder nach einigen Minuten starke Dyspnoe ein; man hatte die Kanüle dieserhalb schon mehrfach von neuem eingelegt, in der Meinung, der Kehlkopf sei noch nicht durchgängig, aber jedesmal wiederholt sich bei dem Versuch, die Kanüle fortzulassen, die Atemnot. Die Ursache derselben ist durchaus nicht immer leicht aufzufinden.

In der Mehrzahl der leichteren Fälle dieser Art haben die Kinder, ich möchte sagen, es einfach verlernt, durch den Kehlkopf zu atmen und müssen sich erst wieder daran gewöhnen, die Kehlkopfmuskulatur richtig zu gebrauchen. Es liegt dies wohl daran, daß der entzündliche Prozeß diese Muskeln vorübergehend funktionsuntüchtig gemacht hat. Sie sind nicht gelähmt — die postdiphtherischen Paralysen treten ja erst später, kaum vor der zweiten Woche nach Ablauf der

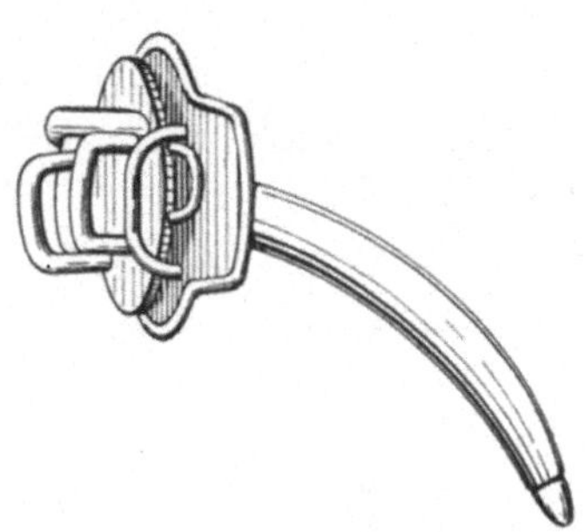

Abb. 36. Entwöhnungskanüle nach P. v. BRUNS.

Krankheit ein —, aber ihre Aktion ist erschwert. Die Atmung ist dadurch gestört, gerade so wie die Deglutition durch die gleiche Störung der Schlundmuskulatur. Für solche Fälle bedient man sich zum Entwöhnen der Patienten von der Kanüle mit Vorteil entweder der eben erwähnten Entwöhnungs- oder der gefensterten Kanülen, deren inneres wie äußeres Rohr an der Konvexität in der Verlängerung der Achse des trachealen Teiles eine Öffnung besitzt. Die äußere Öffnung verschließt man mit einem durchbohrten Stopfen; die Luft entweicht jetzt zum Teil durch die Kanüle direkt nach außen, zum Teil durch das Fenster in den Larynx. Indem man die Öffnung in dem Stopfen mehr und mehr verkleinert, gewöhnt sich der Patient wieder an die Atmung durch den Kehlkopf, so daß man meist schon nach wenigen Tagen die Kanüle ganz entfernen kann.

Während diese Art eines erschwerten Décanulements relativ häufig beobachtet wird, sind die Fälle, in welchen mechanische Verengungen eine schwer zu beseitigende ernstere Störung bedingen, glücklicherweise seltener. Ihre wichtigsten Ursachen sind wohl *Granulome*. Sie entwickeln sich am häufigsten von der oberen Umrandung der Trachealwunde aus, seltener von der hinteren Wand, falls der Druck der Konvexität, oder von der vorderen, falls der untere Rand der Kanüle infolge unzweckmäßiger Krümmung derselben zur Decubitalulceration geführt hatte. Ein langes Liegenlassen der Kanüle scheint ihre Bildung zu begünstigen. Sie behindern die Atmung, indem sie das Lumen der Trachea verengen oder sich von unten her vor den Glottisspalt legen. Dadurch können sie das Décanulement unmöglich machen. — Es kann aber auch sein, daß die Fortnahme der Kanüle anfangs ganz gut vertragen wird und erst das weitere Wachstum der kleinen Geschwülste nachträglich, ja selbst erst nach Heilung der Wunde Dyspnoe veranlaßt. — In anderen Fällen ist es einfach eine entzündliche faltenförmige Schleimhautwulstung der hinteren Wand der Trachea unmittelbar oberhalb der Konvexität der Kanüle, die das Lumen der Luftröhre verengt und die Fortnahme der Kanüle verhindert.

Bei der Schwierigkeit der laryngo- und tracheoskopischen Untersuchung kleiner Kinder ist die Diagnose oft recht schwer, vielfach nur mit Wahrscheinlichkeit zu stellen. Man wird um so mehr Veranlassung haben, an Granulationswucherungen zu denken, falls Zeichen eines Decubitalgeschwüres vorausgegangen waren.

Um ihren Sitz zu bestimmen, gab TRENDELENBURG folgende Anhaltspunkte. Man lege eine gefensterte Kanüle in die Trachea. Sitzt die Geschwulst oberhalb, so wird sie das Fenster verlegen; beim Zuhalten der äußeren Mündung der Kanüle wird Dyspnoe eintreten. Sitzt sie indes unterhalb, so wird sie durch das Rohr beiseite gedrängt, die Atmung bleibt auch beim Verschluß der äußeren Öffnung frei. Leider trifft diese Regel bloß für einige Fälle zu.

Im Anfang versucht man in der Regel, falls nicht zufällig das kleine Granulom gerade in der Trachealwunde sichtbar ist, durch Einlegen einer DUPUISschen Kanüle die Stenose zu beseitigen (Abb. 37).

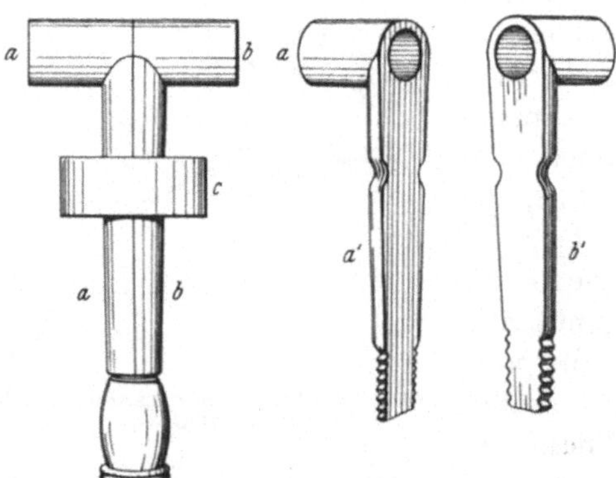

Abb. 37. Kanüle nach DUPUIS.

Diese ist T-förmig; ihr solider vertikaler Schenkel kommt in den Wundkanal, der ein gerades Rohr darstellende, horizontale Balken in die Trachea resp. den Larynx zu liegen. Sie läßt sich in zwei symmetrische Hälften, eine obere und eine untere, zerlegen. Nur dadurch ist überhaupt ihre Einführung möglich. Man legt erst das obere, dann das untere Stück ein, adaptiert die beiden Hälften des Stieles exakt aufeinander und hält sie durch eine Schraube und einen Gummiring fest zusammen.

Gelingt es nicht, durch den gleichmäßigen Druck einer solchen Kanüle die Schleimhautwucherung oder die Granulomgeschwulst zum Rückgang zu bringen, so muß man dieselbe dem Auge zugängig machen und durch Ausschaben mit einem kleinen scharfen Löffel oder Excision oder Kauterisation zu beseitigen suchen, falls man den Kranken nicht dazu verurteilen will, zeitlebens die Kanüle zu tragen. Es ist hierzu eine Erweiterung der Weichteil- wie der Trachealwunde erforderlich. Um die Aspiration von Blut dabei zu verhüten, kann man zunächst eine neue Tracheotomie tiefer unten vorausschicken, eine Tamponkanüle einlegen oder die Trachea von der oberen Wunde aus bis zur Kanüle mit Jodoformgaze tamponieren. Doch bin ich wiederholt auch ohne neuen Luftröhrenschnitt ausgekommen.

Die Wiederkehr der Granulome sucht man durch Ätzung oder Kauterisation mit dem Galvanokauter und möglichst frühzeitiges Fortlassen jeder Kanüle zu verhindern; war letzteres nicht möglich, empfiehlt sich die DUPUISsche Kanüle oder O'DWYERsche Intubationsröhre. Rezidive der Granulome sind leider nicht selten, so daß sich die Behandlung in solchen Fällen oft sehr in die Länge zieht.

Weit seltener als durch Granulome wird das Décanulement erschwert bzw. unmöglich gemacht durch Einstülpung des oberen Randes der Trachealwunde durch die Kanüle infolge eines zu kleinen Trachealschnittes. Durch Verlängerung des Schnittes und Ausstülpen des eingekrempten Randes wird sich dies Hindernis — wenigstens in den ersten Tagen — verhältnismäßig leicht beseitigen lassen.

Jeder Operation wegen erschwerten Décanulements sollte aber, wenn überhaupt ausführbar, stets erst eine möglichst genaue laryngoskopische Untersuchung vorausgehen, um festzustellen, ob das Hindernis für die Atmung nicht etwa weiter oben, im Kehlkopf, sitzt. Auch hier kommen Granulombildungen nach Diphtherie vor, ferner aber Narbenstenosen infolge vorausgegangener Ulceration in Betracht. Derartige Verengungen würde man durch allmähliche Dilatation mittels SCHRÖTTERscher Bougies zu dehnen, vielleicht auch auf endolaryngealem Wege zu spalten oder zu kauterisieren versuchen müssen. Im Falle des Mißlingens bliebe nur noch die Laryngofissur übrig.

Tracheotomie aus anderen Indikationen. Es bleibt nur noch sehr wenig übrig dem Gesagten über die Nachbehandlung nach Tracheotomie aus anderer Indikation, als wegen Diphtherie, hinzuzufügen. Im allgemeinen gestaltet sie sich wesentlich einfacher, und ergibt sich fast alles Wesentliche aus dem schon Mitgeteilten. Die Prognose der Operation selbst ist noch besser, da die bei Diphtherie den Wundverlauf zuweilen komplizierenden septischen Prozesse nur ganz ausnahmsweise den Kranken gefährden.

Der Zeitpunkt des Décanulements bestimmt sich nach der Durchgängigkeit des Kehlkopfes und der Indikation zur Operation. War diese wegen eines Fremdkörpers ausgeführt worden, so kann man, falls letzterer in der Trachea oder einem Bronchus gesessen war, mit Entfernung des Fremdkörpers auch die Kanüle sogleich fortlassen, resp. braucht eine solche überhaupt nicht erst einzuführen. Saß der Fremdkörper, insbesondere ein scharfer, spitzer, eckiger, im Larynx, so erfordert die Vorsicht, die Kanüle noch 1—2 Tage lang liegen zu lassen, da eine sekundäre Schwellung der Kehlkopfschleimhaut und Glottisödem selbst nach der Extraktion solcher Fremdkörper infolge der durch diese bedingten Schleimhautläsionen durchaus keine Seltenheiten sind. Die Weichteilwunde ganz durch Naht zu verschließen, ist wegen der Möglichkeit eines Hautemphysems nicht ratsam. Man näht sie zum größten Teil, drainiert oder tamponiert den Rest.

Ließ sich der tief in den Luftwegen festsitzende Fremdkörper nicht entfernen, so legt man eine möglichst weite Kanüle ein. Der Kranke wird beständig auf das genaueste überwacht, sowohl um ein Aushusten des Fremdkörpers nicht unbeachtet zu lassen, als besonders um einer Erstickung vorzubeugen, falls derselbe sich lockert und durch einen Hustenstoß gegen die innere Mündung der Kanüle, sich ihr vorlagernd, geschleudert wird. Man entfernt dann sogleich die Kanüle, läßt die Trachealränder mit zwei scharfen Häkchen auseinander halten und sucht den Körper mit einer Pinzette zu packen und zu extrahieren. Gewöhnlich wird er ja mit jeder Inspiration wieder tief aspiriert; so wie er aber einmal sich gelockert hatte, wird er doch meist durch forcierte Exspiration wiederholt in die Höhe geworfen. Diesen Moment muß man abpassen, um ihn zu fangen und zu entfernen.

Auch nach gelungener Extraktion ist die Prognose, wenn der Gegenstand mehrere Tage in den Bronchien gesessen war, keine ganz gute, da lobuläre Pneumonien sich relativ oft anschließen.

Nach prophylaktischer Tracheotomie vor Operationen an den Kiefern, in der Mundhöhle, im Rachen usw. ist es oft zweckmäßig, die Tamponkanüle noch bis zum Abend des Operationstages resp. bis zum folgenden Tage liegen zu lassen.

Gab Glottisödem infolge perilaryngealer Eiterung die Indikation ab, so verhüte man ängstlich ein Einfließen von Eiter aus dem benachbarten Abscesse in die Trachea. Die Gefahr septischer Pneumonie liegt zu nahe.

Nachbehandlung nach Operationen an der Speiseröhre.

Gefahr septischer Prozesse im periösophagealen Gewebe und von Nachblutungen.

Pharyngotomie. Für die Nachbehandlung nach der seltenen *Pharyngotomie* gelten ziemlich die gleichen Grundsätze, welche wir bei den Operationen in der Mundhöhle kennen gelernt haben. Die Tracheotomie mit Einlegen einer Tamponkanüle wird fast ausnahmslos vorausgeschickt. Die Wunde selbst wird am Schlusse der Operation, z. B. der Exstirpation eines Tumors des Rachens, der Epiglottis usw., soweit als möglich verkleinert, der Rest mit Jodoform bestäubt oder mit Gaze tamponiert. Die Tamponade ist stets für einige Zeit empfehlenswert, wenn ein großer Schleimhautdefekt zurückbleibt. Man legt von der Wunde oder auch vom Munde oder der Nase aus ein weiches Schlundrohr in die Speiseröhre, stopft die Gaze um dieses herum und leitet ihr freies Ende im ersten Falle zur Wunde nach außen, in den beiden anderen Fällen schließt man die Wunde und entfernt den Tampon später vom Munde aus. Die nach nur teilweiser Naht der Pharyngotomiewunde offen stehende Fistel schließt sich allein per secundam. Ob resp. wie lange man nach Entfernung des Tampon den Patienten noch mittels Schlundsonde ernähren muß, hängt ganz davon ab, inwieweit er allein zu schlucken vermag. Granuliert die Wunde im Rachen einmal, so ist ja eine Infektion des parapharyngealen Gewebes durch Eindringen von Speise nicht mehr zu fürchten. Für peinliche Reinhaltung resp. Desinfektion der Mundhöhle ist selbstverständlich Sorge zu tragen.

Oesophagotomie. Die hauptsächlichsten Gefahren nach der ja gleichfalls recht seltenen *Oesophagotomie* und *Oesophagektomie* drohen von septisch entzündlichen Prozessen innerhalb des periösophagealen Spaltraumes einerseits, schweren Nachblutungen andererseits.

Die Mortalität nach dem äußeren Speiseröhrenschnitt wegen Fremdkörper, die ja doch die häufigste Indikation abgeben, berechnet Gg. Fischer aus 107 Fällen auf 26%. Da diese Statistik indes auch viele ältere Fälle umfaßt, so dürfte die Sterblichkeitsziffer heute bei unserer wesentlich verbesserten Operationstechnik und Wundbehandlung wahrscheinlich um vieles geringer sein. Unter 17 seit dem Jahre 1891 veröffentlichten Fällen von äußerer Oesophagotomie wegen Fremdkörper fand Froelich nur 1 Todesfall, d. h. 5,8%. Freilich wird die Prognose jederzeit eine recht ernste bleiben in allen den nicht seltenen Fällen, in denen die Speiseröhre bereits zur Zeit der Operation perforiert oder gangränös war, resp. es schon zu einer serös-purulenten Infiltration der Nachbarschaft gekommen war. Eitrige Mediastinitis oder Pleuritis oder allgemeine Sepsis schließen sich an, oder es bedingt auch wohl die Arrosion eines Gefäßes einen rasch tödlichen Ausgang.

Ob man die Wunde des Oesophagus näht oder nicht, hängt ganz ab von der Beschaffenheit seiner Wand. Ist diese durch den Fremdkörper bzw. vorau gegangene Versuche, ihn vom Munde aus zu entfernen, stärker verletzt oder berei1 stärker entzündet, eitrig infiltriert, vielleicht gar gangränös, dann verzichtet man auf jeden Nahtversuch, läßt auch die ganze Weichteilwunde offen und tamponiert sie mit antiseptischer Gaze um ein weiches Schlundrohr herum, das man vorher von der Wunde aus in die Speiseröhre eingelegt hatte. Man entfernt das Rohr nach einigen Tagen, sowie die Wunde granuliert und damit die Gewebsspalten verschlossen sind. — Ist die Wand des Oesophagus aber ziemlich normal, fehlen entzündliche Veränderungen, so schließen wir heute die Speisenröhrenwunde durch die Naht. Lehrt die Erfahrung auch, daß dieser Verschluß öfter kein absoluter ist, so verhindert die Naht doch wenigstens in den besonders gefährdeten ersten Tagen den Austritt von Speisen in die Wundhöhle. Der Gefahr des Undicht- seins der Naht und damit der Wundinfektion trägt man am besten dadurch Rechnung, daß man die Weichteilwunde über der Oesophagusnaht für mehrere Tage tamponiert und   sekundär nach 5—6 Tagen näht. Es ist dies sicherer, als nur das Einlegen eines Drainrohres. Etwa doch entstehende Fisteln schließen sich spontan.

Schon wenige Stunden nach der Operation läßt man den Kranken, namentlich wenn er, wie so oft, durch vorausgegangene mehrtägige Nahrungsenthaltung schon sehr geschwächt war, flüssige Nahrung in kleinen Mengen zu sich nehmen. Ein- führung eines *weichen* Schlundrohres ist nur nötig, wenn das Schlucken dem Kranken zu erhebliche Schmerzen bereitet.

Das Einlegen und Liegenlassen eines Rohres vom Mund oder Nase aus, namentlich eines etwas starren Rohres, vermeidet man wegen der Gefahr eines Decubitus der Schleimhaut über dem Ringknorpel.

Bei tiefem Sitz der Oesophaguswunde, Hineinreichen der Weichteilwundhöhle in das Mediastinum empfiehlt sich für die ersten Tage die Tieflagerung des Kopfes durch Hochstellung des Fußendes des Bettes und, wenn dies der Er- nährungszustand des Kranken zuläßt, die ausschließliche Ernährung und Flüssig- keitszufuhr durch Mastdarmeinläufe bzw. intravenöse Infusion von 5%iger Traubenzuckerlösung.

Die Möglichkeit einer folgenden Narbenstriktur macht eine spätere zeitweise Kontrolle durch Einführen einer Schlundsonde erwünscht; doch scheint diese Komplikation nach den bisher darüber vorliegenden Mitteilungen recht selten zu sein. KROENLEIN mußte einen Patienten, dem er 8 Jahre zuvor ein Knochen- stück durch Oesophagotomie entfernt hatte, ein zweites Mal operieren, weil ein Stück Fleisch in der Speiseröhre stecken geblieben war, anscheinend infolge einer durch die erste Läsion veranlaßten Narbenverengerung. Einen ähnlichen Fall operierte BILLROTH zweimal.

Sehr zu fürchten sind indes Nachblutungen zum Munde oder zur Wunde heraus. Sie sind die Folge der Arrosion eines größeren Gefäßes durch den Fremd- körper oder durch komplizierende Eiterung, seltener durch ein die Gefäßwand drückendes Drainrohr, und zeigen sich durchschnittlich zwischen dem 6. und 8. Tage nach Verschlucken des Fremdkörpers, zuweilen noch später bei schon größenteils geheilter Wunde. Am häufigsten stammte die Blutung aus der Arteria thyreoidea inferior, selten aus der Carotis, der Cervicalis ascendens oder der

V. jugularis. In mehreren Fällen führte die Blutung sofort den Tod des Patienten herbei. Kommt man noch rechtzeitig zum Kranken, so darf man bei einer Blutung aus dem Munde ebensowenig zuwarten, wie bei einer solchen aus der Wunde. Man muß letztere öffnen resp. erweitern, das blutende Gefäß aufsuchen und unterbinden, bei Gefahr im Verzuge die Carotis temporär oder definitiv durch Ligatur verschließen. Die Auffindung des blutenden Gefäßes ist stets mit großen Schwierigkeiten verbunden. Sollte sie mißlingen, so empfiehlt FISCHER aufs Geratewohl die Art. thyreoidea inferior zu unterbinden, da erfahrungsgemäß aus ihr am häufigsten die Blutung erfolgt.

Der Oesophagotomia externa, wie interna wegen Narbenstrikturen müßte eine methodische Dilatationskur mittelst Bougies nachfolgen und monatelang durchgeführt werden.

Innere Oesophagotomie. Die mit der Sondierung nach dem in Deutschland nur ausnahmsweise geübten inneren Speiseröhrenschnitte verbundene Gefahr einer Perforation ist nicht zu unterschätzen. Das Instrument ist daher mit der äußersten Vorsicht einzuführen; am besten läßt man das nach der Durchschneidung der Narbe eingeführte dicke Schlundrohr die ersten Tage unverrückt an seinem Platze, wenigstens wenn es gelungen war, ein weiches Instrument einzulegen.

Nach der *Exstirpation von Oesophagus-Divertikeln* mit folgender Speiseröhrennaht verfährt man genau so, wie nach der Oesophagotomie wegen Fremdkörper.

Resektion des Oesophagus. Nach der erst in sehr spärlichen Fällen ausgeführten *Resektion des Oesophagus* wegen Carcinom ist die exakte zirkuläre Vereinigung der beiden Stumpfenden meist unmöglich. Man näht entweder das untere Ende in die Hautwunde ein oder vereinigt es partiell mit dem oberen und legt durch die offenbleibende Fistel ein Schlundrohr in den Magen, falls nicht schon durch eine vorausgeschickte Gastrostomie die Ernährung sichergestellt ist. Auf den operativen Schluß zurückbleibender Fisteln oder auf die zwecks Ersatz des resezierten Speiseröhrenabschnittes angegebenen plastischen Operationsmethoden einzugehen, würde die Grenzen meiner Aufgabe erheblich überschreiten. Es genüge, auf die Ausführbarkeit derselben hinzuweisen.

Zweiundzwanzigste Vorlesung.

Nachbehandlung nach Operationen am Thorax.

Exstirpation der Mamma wegen Carcinom. Zirkulationsstörungen im Arm bei Recidiven in der Achselhöhle. — Operation wegen Mastitis. — Rippenbrüche. Resektion der Rippen und des Sternum. — Pleuraempyem: seine Gefahren. Heilungsvorgang. Behandlung. — Empyemfisteln. — Operationen wegen Lungengeschwülsten, Lungenabsceß, Lungengangrän, Bronchiektasen. — Operationen am Perikard.

Mammaamputation. Bezüglich der Nachbehandlung nach *Operationen an den Weichteilen des Thorax* kann ich auf das im Allgemeinen Teil Gesagte verweisen. Nur weniges ist für unser Verhalten nach der häufigsten und wichtigsten Operation, der *Exstirpation der Mamma wegen Carcinom* zuzufügen. Trotz der Größe der nach Fortnahme der Brust und Ausräumung der Achselhöhle bleibenden Wunde ist die Wundabsonderung bei normalem Verlauf gering und kurzdauernd, sowie nur dafür gesorgt ist, daß die bedeckende Haut sich überall breit und innig der Unterlage anschmiegt, eine Höhlenbildung ausgeschlossen wird. Manche Chirurgen schließen deshalb die lange Wunde gleich vollständig durch Naht. Es bleibt dies aber trotz einiger glücklicher Erfolge gewagt, da auch bei sorgfältigster Blutstillung eine gewisse, wenn auch mäßige parenchymatöse Nachblutung regelmäßig statthat. Es ist sicherer, durch ein durch eine kleine Gegenöffnung am vorderen Rande des Musc. latissimus dorsi an der tiefsten Stelle der Wundhöhle eingelegtes Drainrohr für Abfluß zu sorgen. Die Heilung wird dadurch nicht verzögert; der Drain kann schon nach 2 Tagen entfernt werden.

Manche Chirurgen verzichten auf den früher allgemein üblichen großen Verband, bedecken die Wunde nur mit etwas Krüllgaze, die sie in die Achselhöhle eindrücken und durch einige Heftpflasterstreifen fixieren. Ich bin dem Bindenverband treu geblieben, da er, richtig angelegt, das genaue breite Aneinanderliegen der Wundflächen meiner Erfahrung nach besser gewährleistet, jede Höhlenbildung sicherer vermeidet.

In der ganzen Ausdehnung der Wunde, also vom Sternum bis zur hinteren Achsellinie, aufwärts bis zur Clavicula, abwärts zum Rippenbogen werden große Krüllgazebäusche, besonders reichlich in der Achselhöhle, darüber eine Lage glatter Gaze und eine Watteschicht gebreitet, das Ganze durch breite Cambrikbinden anbandagiert. Der Verband umgreift den ganzen Thorax, Hals und oberes Drittel des gleichseitigen Oberarmes. Um ein Abheben der Verbandstoffe im Bereich des Rippenbogens und Epigastrium zu verhüten, beginnt man den Verband am besten mit Zirkeltouren um diese Gegend. Der Verband soll die Haut überall gleichmäßig innig gegen die gegenüberliegende Wunde angedrückt erhalten, muß daher etwas fest angelegt werden, darf aber die Atmung nicht behemmen und nirgends schnüren. Letzteres gilt namentlich von den durch die Achselhöhle geführten Bindenstreifen.

Der Arm wird *nicht* an den Thorax anbandagiert, der Verband vielmehr in leichter Abduktion-Elevationsstellung des Armes angelegt, welche Stellung durch Lagerung auf Kissen oder Suspension für die nächsten Tage erhalten wird. Es wird dadurch eine raschere und ausgiebigere Wiederherstellung seiner Beweglichkeit erzielt. Früh, schon vom 2. Tage an werden Finger, Hand, Ellenbogengelenk aktiv bewegt.

Nach ausgiebiger Ausräumung der Achselhöhle bleibt oft für längere Zeit eine gewisse ödematöse Schwellung der Hand und des Armes zurück. Ein solches Ödem ist leicht erklärlich, wenn wegen Verwachsung mit carcinomatösen Drüsen die Vena axillaris oder subclavia selbst unterbunden werden mußte und braucht dann längere Zeit zur Rückbildung; es tritt aber auch auf, wo diese Gefäße geschont werden konnten, infolge Behinderung des Lymphrückflusses durch radikale Entfernung aller Lymphdrüsen. In der Regel schwindet es wieder binnen einigen Wochen oder Monaten durch Ausbildung von Kollateralen.

Hier und da aber nimmt die Schwellung dauernd zu und führt zu einer äußerst lästigen, die Funktion stark beeinträchtigenden, ja sie aufhebenden elephantiastischen Verdickung des ganzen Armes, die durch Hochlagerung nur wenig vorübergehend gebessert wird. In der Regel ist diese das Zeichen und die Folge eines frühen ausgedehnten Rezidivs (Abb. 38), einer Ummauerung des ganzen Gefäß- und Lymphgefäßgebietes der Subclavia durch Infiltration des lockeren Zellgewebes mit Carcinomnestern. Sie kann aber auch lediglich durch schrumpfende Narbenmasse verursacht werden, sei es bei Störung des Wundverlaufes durch Eiterung oder auch nur infolge Bildung und Schrumpfung massigen Granulationsgewebes in der Tiefe der Achselhöhle, wenn die Wundflächen durch den Verband nicht genügend aneinandergehalten wurden und es zur Bildung einer Höhle kam.

Störungen der Wundheilung durch entzündliche Prozesse sind, dank Vervollkommnung der Technik und der Asepsis trotz eines immer radikaleren Vorgehens selten geworden. In der Regel erfolgt die Heilung per primam. Selbst das früher gerade nach Mammaamputation so relativ häufige und gefürchtete Erysipel bildet jetzt eine seltene Ausnahme. Eher beobachtet man noch einmal eine blaue Eiterung, ausgehend von ineer schon vor der Operation vorhandenen Infektion der Haut der Achselhöhle mit dem Bacillus pyocyaneus.

Etwas häufiger sind dagegen Zirkulationsstörungen im Bereich der Nahtlinie infolge übergroßer Spannung der Wundränder. Man erstrebt und es gelingt heute in der Regel trotz der oft sehr bedeutenden Größe des durch die Exstirpation der Mamma geschaffenen Weichteildefektes die Wunde durch weitgehende Unterminierung ihrer Ränder oder Lappenplastik sogleich in ganzer Länge durch Naht zu schließen, aber oft doch nur unter Spannung. Dann schneiden die Nähte leicht durch, der Wundrand, die Spitze eines eingepflanzten Lappens nekrotisieren, die gespannten Weichteile ziehen sich zurück, und es restieren eine oder mehrere kleinere oder größere Granulationsstellen, die erst per secundam sich epithelisieren. Die dadurch bedingte kosmetische Störung ist ohne weiteren Belang. Von größerer Bedeutung und zuweilen recht störend ist in solchen Fällen die breite feste Verlötung der umgebenden Haut mit der Thoraxwand und das Rückbleiben einer leicht verletzlichen Narbe. Die Operierten klagen lange über ein lästiges Spannungsgefühl, während ein solches bei normalem Verlauf bald vorübergeht

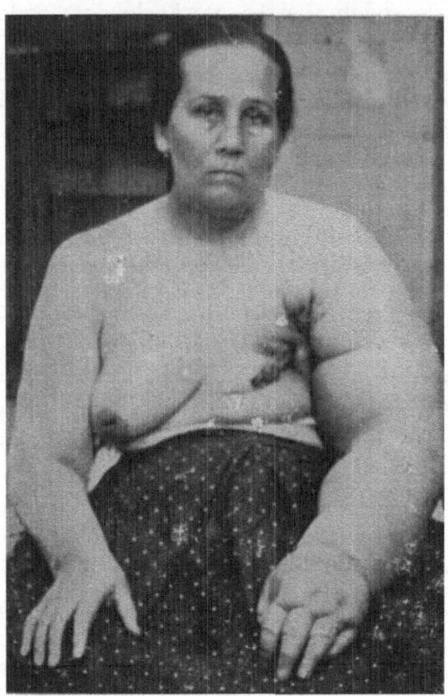

Abb. 38. Elephantiastische Verdickung des Armes bei Mammacarcinom. (Aus: Handbuch der prakt. Chirurgie, Aufl. 6, Bd. 2.)

und die Weichteile sehr schnell wieder auf der Unterlage verschieblich werden. — Einschneidende Fäden entfernt man am besten bald, während man die benachbarten Nähte ruhig bis zur definitiven Vernarbung bis zum 8.—10. Tage liegen lassen kann.

Die postoperative Mortalität nach der Mammaexstirpation ist dauernd mehr und mehr gesunken, beträgt heute nur noch 1—2%; die Dauerheilungen haben zugenommen. Heilungen über 3 Jahre wurden in 48—58% erreicht, über 5 Jahre in 23% (KLINGENSTEIN), bei Kranken ohne Lymphdrüsenbeteiligung sogar in 40%.

Über Notwendigkeit und Vorteile einer Nachbestrahlung mit *Röntgenstrahlen* wird noch heute viel gestritten. Die Mehrzahl der Chirurgen spricht sich für eine solche aus und zwar nicht ein- oder zweimalige mit hohen, sondern wiederholte mit kleinen Dosen. Weitere Erfahrungen müssen abgewartet werden.

Schon nach Mammaamputationen wegen Carcinom mit Ausräumung des gesamten Fettbindegewebes der Achselhöhle sieht man nach Heilung der Wunde, die durchschnittlich in 10—14 Tagen zu erfolgen pflegt, regelmäßig eine gewisse Behinderung der Abduktionelevation des Armes der operierten Seite. Es spannt sich die lineäre oder nach Transplantation flächenhafte Hautnarbe, mehr noch die die Haut der Axilla jetzt nach Wegfall des Fettgewebes mit den tieferen Teilen verbindenden Faserzüge. Der Gebrauch des Armes beseitigt diese Störung allmählich.

Die Fortnahme der thorakalen Hälfte des Musc. pectoralis, wie sie heute nach HEIDENHAINs Vorschlag von den meisten Chirurgen bei Exstirpation der Mamma wegen Carcinom geübt wird, bedingt keine wesentliche Störung der Funktion des Armes.

In weit höherem Maße macht eine solche sich geltend, wenn die Heilung durch Eiterung erfolgte, oder wenn es sich um Incisionen einer sogenannten *subpektoralen Phlegmone* handelte. In beiden Fällen kann es zur Bildung einer so massigen, festen Narbe kommen, daß die sekundäre Dehnung derselben außerordentliche Schwierigkeiten findet. Man muß daher bei der Nachbehandlung derartiger Fälle diesem Moment von vornherein genügend Rechnung tragen, den Arm in leichter Abduktionsstellung verbinden und früh, vielleicht noch ehe die Wunde sich ganz geschlossen hat, sowie nur die Entzündung völlig geschwunden ist, mit Abduktionsbewegungen beginnen, nach Schluß der Wunde aber eine ganz konsequente orthopädische Kur zur Beseitigung der Narbenkontraktur einleiten. Die allgemein hierfür gebräuchlichen Mittel habe ich Ihnen ja früher genannt. Einige speziellere Vorschriften werde ich Ihnen, um Wiederholungen zu vermeiden, erst bei Beschreibung der Mobilisierung versteifter Schultergelenke noch erteilen.

Noch ein kurzes Wort zur Nachbehandlung nach Operation einer akuten puerperalen *Mastitis*, eines Leidens, das sich so oft infolge unrichtiger Behandlung zu einer Crux der Patienten wie des behandelnden Arztes auswächst und durch das langanhaltende oft hohe Fieber die heftigen Schmerzen, Bildung von Fisteln und langdauernden Säfteverlust die armen Kranken aufs Äußerste herunterbringt. Nicht die kleinen subcutanen Abscesse neben der Mamilla habe ich im Auge — sie heilen rasch nach einfacher Stichincision —, sondern die eigentliche phlegmonöse Entzündung des Drüsenkörpers. Die meist von Rhagaden der Brustdrüse ausgehende Infektion pflanzt sich teils in den intraacinösen Lymphspalten, teils in den Milchgängen selbst in die Tiefe fort. So kommt es, daß die Erkrankung häufig nicht nur einen kleinen Sektor, sondern verschiedene Abschnitte der Drüse gleichzeitig oder nacheinander ergreift, nicht nur zu einem, sondern oft mehrfachen Abscessen führt, die teils voneinander unabhängig sind, teils infolge Gewebseinschmelzung miteinander kommunizieren, so daß außerordentlich unregelmäßig buchtige Eiterhöhlen entstehen. Dies anatomische Bild sollte man sich immer vor Augen halten. Wird nur *ein* Absceß eröffnet, so schreitet die Eiterung an anderer Stelle weiter, Fieber und Schmerz lassen wohl wegen der Entspannung etwas nach, aber der Mangel freien Sekretabflusses läßt den entzündlichen Prozeß nicht zur Ruhe kommen und führt schließlich zur fast vollständigen Zerstörung der kranken Mamma. Lassen Sie es sich daher in jedem Falle, in welchem nach Incision einer eitrigen Mastitis Fieber, Schmerz und

Eiterung anhalten, zur Regel dienen, auf das sorgfältigste nach weiteren Herden zu suchen, die eiternden Fistelgänge ausgiebig radiär zur Mamilla zu spalten, ihren Verzweigungen und Buchten mit dem Messer bis in den letzten Winkel zu folgen, die schlaffen Granulationen auszuschaben, die rückbleibende Wunde zu tamponieren! Man warte nicht auf den Nachweis einer Fluktuation! Örtlich vermehrte knotige Schwellung, stärkere spontane und Druckschmerzhaftigkeit weisen auf den oft tiefliegenden Entzündungsherd hin. Wenn Sie das allgemein gültige Prinzip, bei jeder Eiterung in erster Linie für völlig freien Sekretabfluß zu sorgen, in dieser gründlichen energischen Weise auf die Behandlung puerperaler Mastitiden übertragen, dann werden Sie auch die gleichen Resultate, wie sonst bei der Behandlung akuter Abscesse erzielen.

Erleichtert und abgekürzt wird die Behandlung durch Anwendung der BIERschen Stauung mit Hilfe von Saugglocken. Frühzeitig angewendet beugt sie einer weit verzweigten Eiterung vor; aber auch noch in späteren Stadien gestattet sie mit kleineren Incisionen auszukommen. Man setzt eine große Saugglocke (Abb. 39) nach Einfettung

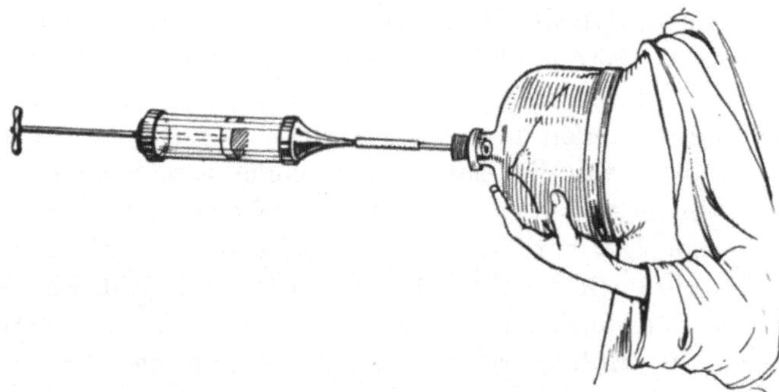

Abb. 39. Saugbehandlung der Mastitis nach BIER. (Aus: Münchener mediz. Wochenschr. 1905.)

ihres Randes mit Vaselin auf die entzündete Mamma, sie möglichst ganz umfassend, auf und saugt einen Teil ihrer Luft mit einer Spritze ab. Diese mäßige Luftverdünnung läßt die Mamma in die Glocke vorquellen, befördert den Austritt der Milch, wie des Eiters und wirkt durch die erzeugte Hyperämie entzündungshemmend. Zu stark darf die Luft nicht verdünnt werden; Schmerzen dürfen durch die Saugwirkung nicht erzeugt werden. Der Apparat wird täglich 1—2mal während 10—30 Minuten appliziert, das Saugen aber alle 5 Minuten durch je 3 Minuten unterbrochen. — *Bis zur Beseitigung der Eiterung darf die Mutter dem Kinde nur die gesunde Brust reichen,* schon in Rücksicht auf das Kind, da die Milch der kranken Brust Eiter oder wenigstens Eitererreger enthält. Bei doppelseitiger Erkrankung ist das Stillgeschäft ganz auszusetzen.

Bei schwerer ausgedehnter Erkrankung kann es durch Abstoßung größerer nekrotischer Gewebsteile und folgende narbige Schrumpfung zu einer Atrophie der ganzen Mamma mit starker Entstellung kommen. Bei örtlich beschränkter Entzündung ist eine solche nicht zu fürchten; doch bleiben auch dann oft knotige, derbe schmerzhafte Anschwellungen zurück; sie bilden sich unter Behandlung mit Diathermie und vorsichtiger Massage vollständig zurück. Narbiger Verschluß eines oder mehrerer Milchgänge kann bei fortdauernder Milchsekretion zur Stauung der Milch hinter der Verschlußstelle und zur Bildung einer Galaktocele führen; diese Geschwülste sind selten, können aber ausnahmsweise erhebliche Größe erreichen. — Daß vorausgegangene Mastitiden zum Carcinom disponieren, wird von manchen Autoren behauptet, ist aber noch strittig.

Der Verlauf der subcutanen **Rippenbrüche** hängt wesentlich von den sie komplizierenden anderweitigen Verletzungen, speziell der Lungen ab; auf diese wird man daher vornehmlich Rücksicht nehmen müssen. Fehlen solche, so heilt die Fraktur, auch falls mehrere Rippen gebrochen waren, gewöhnlich ohne weitere Störung mit knöchernem Callus. Da Dislokationen meist fehlen oder, wo sie vorhanden, doch nur unvollkommen zu redressieren sind, so hat die Therapie wesentlich nur die Aufgabe, die subjektiven Beschwerden des Patienten, die stechenden Schmerzen bei der Atmung zu lindern: Bettruhe, kalte Umschläge, kleine Dosen Morphium — bei Hustenreiz unentbehrlich —, ein die kranke Thoraxhälfte einigermaßen ruhig stellender Verband mittelst mehrerer breiter dachziegelartig sich deckender Heftpflasterstreifen ist alles, was man in Anwendung zu ziehen hat. Operative Eingriffe kommen außer bei Komplikationen nicht in Frage. — Bezüglich des späteren Verlaufes sei daher nur noch erwähnt, daß Patienten, die einen Rippenbruch erlitten haben, oft sehr lange Zeit, Monate ja Jahre über stechende Schmerzen an der Frakturstelle bei schwerer Arbeit und somit über eine Minderung ihrer Erwerbsfähigkeit klagen.

Dieser Erfahrungssatz mahnt zu besonderer Vorsicht bei der Begutachtung von Unfallverletzten, die mit Rentenansprüchen hervortreten. Man will und darf ihnen nicht Unrecht tun und darf doch andererseits nicht außer acht lassen, daß derartige Personen gern zu Übertreibungen neigen und aus ihrem Unfall Kapital zu schlagen versuchen. Der fehlende oder geringfügige objektive Krankheitsbefund steht oft in grellem Gegensatz zu ihren hochgradigen subjektiven Klagen. Eine gleichzeitige primäre Lungenverletzung, Aushusten blutiger Sputa in den ersten Tagen nach dem Unfall, ein größerer Hämothorax, das Rückbleiben schwieliger Verdickung der Pleuren, etwas gedämpfter Perkussionsschall, Abschwächung des Atemgeräusches, ungenügende Ausweitung der Lungen bei tiefer Inspiration, Vorhandensein von Reibegeräuschen, Kürze der seit dem Unfall verstrichenen Zeit sprechen für die Glaubwürdigkeit dieser Klage, ein vollständig negativer Befund lange Zeit nachher gegen dieselbe. Besonders lang pflegen die Beschwerden anzuhalten nach Quetschungen der unteren, falschen Rippen und der knorpeligen Rippenbögen.

Rippenresektion. Auch über die operativen Eingriffe am Knochengerüst des Thorax, den Verlauf und unser Verhalten nach *Resektion der Rippen* wegen Tumoren oder der so häufigen Rippencaries habe ich dem allgemein Gesagten wenig hinzuzufügen. Die Gefahr einer Dislokation der Fragmente, der wir bei den analogen Operationen an den Extremitäten so viel Aufmerksamkeit schenken müssen, existiert nicht. Die Enden der resezierten Rippe rücken einander etwas näher; bei subperiostaler Operation kann sich ein sie vereinendes knöchernes Zwischenstück bilden; zuweilen verlötet sie der Callus noch mit einer oder beiden benachbarten Rippen. Irgendwelcher funktioneller Nachteil entsteht hieraus nicht. Der Wundverlauf ist bei Intaktbleiben der Pleura der gleiche, wie nach Operationen an den die Rippen bedeckenden Weichteilen.

Resektion des Sternum. Nach *Resektion des Sternum* liegt freilich die Gefahr einer komplizierenden Mediastinitis weit näher. Durch strengste Asepsis bei der Operation und jedem Verbandwechsel und durch Tamponade ist auch diese Gefahr zu umgehen, wie der glückliche Verlauf in mehreren, wegen großer Geschwülste vorgenommenen, sehr ausgedehnten Resektionen des Sternums beweist.

Recht störend sind freilich die nach Operationen wegen *Rippencaries* so häufig zurückbleibenden Fisteln.

Der kalte Absceß senkt sich der Rippe folgend nach vorn und unten und erscheint unter der Haut in der Regel an einer dem eigentlichen Knochenherde ziemlich fern liegenden Stelle. Es kann recht schwer sein, den Ausgangspunkt der Eiterung zu finden resp. total zu beseitigen, zumal die Rippen oft auf ziemlich lange Strecken von tuberkulöser Granulation angenagt sind. Auch zwischen Rippen und Pleura erstreckt sich die tuberkulöse Granulationsmasse oft recht weit. Reste werden daher leicht zurückgelassen; Fisteln sind die Folge.

Blindes Ausschaben derselben mit dem scharfen Löffel bringt sie in der Regel ebensowenig zur Heilung, wie Einführen von Jodoformstäbchen, Einspritzen von Jod usw., oder ihr spontaner Schluß erfolgt doch erst nach recht langer Zeit. Mit einiger Sicherheit darf man auf rasche Heilung nur durch ausgiebige Spaltung der oft langen, unregelmäßig gewundenen Gänge und gründlichste Ausräumung des tief gelegenen Erkrankungsherdes unter Leitung des Auges hoffen.

Daß an Operationen der bedeckenden Weichteile oder der Rippen sich anschließende septische Prozesse auf die Pleura oder das Perikard übergreifen können, liegt auf der Hand. Bei fieberhaftem Wundverlauf wird man deshalb eine öftere Auskultation und Perkussion nicht vernachlässigen dürfen. Sehr nahe liegt indes die Gefahr bei intakter Pleura nicht.

Anders, wenn diese bei der Operation zufällig oder absichtlich mitverletzt wurde. Handelt es sich nur um einen kleinen Riß, der sofort wieder mit dem Finger und dann durch feste Tamponade verschlossen wurde, so hat der immerhin unliebsame Zufall meist wenig zu bedeuten: die geringe Menge der in die Pleurahöhle eingedrungenen Luft wird rasch resorbiert; die Respiration braucht kaum vorübergehend gestört zu sein; liegen doch selbst Beobachtungen eines ungestörten Verlaufes nach Eröffnung beider Pleurahöhlen bei Exstirpation großer Sternalgeschwülste vor. — Schlimmere Folgen hat die Komplikation, wenn mit der Luft auch Eiter — z. B. bei Rippenresektion wegen tuberkulöser Caries mit kaltem Absceß — aspiriert wurde: eine tuberkulöse, seröse oder eitrige Pleuritis kann sich anschließen.

Stets wird man beim ersten, selbst noch bei einem folgenden Verbandwechsel darauf gefaßt sein müssen, bei Fortnahme des Tampons das charakteristische schlürfende Geräusch in die Pleurahöhle eindringender Luft zu hören. Ein bereit zu haltender Tampon müßte das Loch sofort von neuem fest verschließen. In der Regel schließt sich der Pleurariß binnen wenigen Tagen durch Verklebung seiner Ränder oder — wenigstens bei etwas größeren Rissen — durch Verwachsung der Pleura pulmonalis mit der Pleura costalis in unmittelbarer Umgebung der Läsion. Eindringen von sehr viel Luft bedingt natürlich alle Gefahren eines akut eintretenden Pneumothorax: der Patient wird dyspnoisch, kann im Anfalle ersticken. Bei Eintritt bedrohlicher Zeichen schließe man die Wunde sofort luftdicht durch exakte Hautnaht, selbst auf die Gefahr einer folgenden Pleuritis hin, und sauge die eingedrungene Luft mit einer Spritze ab! Überlebt Patient die ersten Viertelstunden, so geht die Störung, war die Asepsis gewahrt und ließ sich die Öffnung luftdicht verschließen, ziemlich rasch vorüber. Bei *ungenügendem* Luftabschluß aber besteht die Gefahr, daß sich noch in den nächsten Tagen ein äußerst gefährlicher Spannungspneumothorax ausbildet.

Die *Behandlung seröser Pleuraergüsse*, sowohl die medikamentöse, wie — bei längerem Bestand oder zu großer Ausdehnung des Exsudates — diejenige mittelst *Punktion*, gehört fast ganz in das Gebiet des inneren Mediziners, der auch die kleine Operation in der Regel selbst ausführt. Ich verzichte deshalb auf ihre weitere Beschreibung, um so mehr, als von einer eigentlichen chirurgischen Nachbehandlung in der Tat keine Rede ist. Die kleine Stichwunde wird durch Heftpflaster oder Jodoformkollodium geschlossen; sie vernarbt sehr bald. Der Patient fühlt sich nach Ablassen des Exsudates sofort sehr erleichtert und atmet ruhiger. Wenn man auch durch die Punktion das seröse Exsudat nie vollständig entleert, wird doch durch sie die definitive Heilung eingeleitet; die Resorption des zurückgelassenen Restes erfolgt nun rascher. Oft freilich folgt der Punktion zunächst noch einmal eine geringe Exsudation, so daß die Dämpfungslinie schon am Tage nach der Operation wieder etwas höher steht, als unmittelbar nach 'derselben. Dieses Ansteigen braucht indes nur ganz vorübergehend zu sein, dann nimmt das Exsudat wieder stetig ab. Man kommt vielfach mit einer einmaligen Punktion aus. In einigen Fällen muß man freilich zweimal, ja wiederholt den kleinen Eingriff erneuern.

Pleuraempyem. Daß auch eitrige Pleuraergüsse durch ein- oder mehrmalige Punktion öfter — namentlich bei kleinen Kindern in noch frischen Fällen und bei nicht zu schwerer Infektion — zur Heilung gebracht werden können, sei nur nebenbei erwähnt.

Gewöhnlich verlangt die *eitrige Pleuritis* indes die Eröffnung der Eiterhöhle durch Schnitt, meist mit Resektion einer oder zweier Rippen, gehört daher ganz in das Gebiet der Chirurgie. Die Nachbehandlung ist mindestens ebenso wichtig wie die Operation selbst. Zwei sich zum Teil entgegenstehende Forderungen hat sie zu erfüllen: *die Sorge für die Entleerung und den dauernd freien Abfluß des Eiters einerseits, das Wiederaneinanderbringen der Pleura pulmonalis an die Pleura costalis andererseits.* Um beiden Aufgaben zu genügen, muß man sich stets die vorliegenden physikalischen Verhältnisse und die Art des Heilungsvorganges vor Augen halten.

Die Lunge der kranken Seite war durch das Exsudat komprimiert und mit dem Mittelfell und dem Herzen mehr minder nach der gesunden Seite gedrängt. Mit Eröffnung der Pleurahöhle durch das Messer strömt der Eiter im Strahl heraus, die verdrängten Organe kehren nach der kranken Seite zurück, aber gleichzeitig tritt unter laut schlürfendem Geräusch Luft in die Höhle; es entsteht akut ein offener Pneumothorax mit seinen bekannten Gefahren. Die Lunge zieht sich durch ihre Elastizizät völlig zusammen, das Mittelfell wird, solange es dünn und beweglich ist, bei jeder Einatmung nach der gesunden Seite eingezogen, bei der Ausatmung nach der kranken vorgewölbt (Mediastinalflattern), die diastolische Erweiterung des Herzens gehemmt, die Blutzirkulation gestört. Wohl reflektorisch bedingt folgt der Eröffnung der Pleura ein momentaner Atemstillstand, dann rasche krampfhafte Hustenstöße, Verlangsamung des Pulses. In schlimmen Fällen, bei zu schneller Entleerung des Exsudates kann der Tod sofort oder unter zunehmender Atemnot binnen Stunden eintreten. Kleine Kinder, deren Mittelfell noch zart und leicht beweglich ist, und Personen, deren Herz durch schon länger bestehende Erkrankung, längeres hohes Fieber und Giftwirkung des Exsudates bereits stark geschwächt sind, werden durch diese plötzlichen intrathorakalen Druckschwankungen besonders gefährdet. — Minder schwer sind die Störungen, wenn der entzündliche Prozeß schon einige Zeit bestanden und zu einer Verdickung, einem gewissen Starrwerden des Mediastinum geführt hat. Bei sonst noch leidlichem Kräftezustand und nicht zu schneller Entleerung des Exsudates beruhigt sich die aufgeregte Atmung bald, wird sogar, wenn der Erguß sehr groß war, freier als vorher und der Patient gewöhnt sich an den offenen Pneumothorax ziemlich rasch.

Aus Vorstehendem ergibt sich für unser Handeln folgendes:

Jede Thorakotomie wegen Empyem, so technisch einfach die Operation ist, bedeutet für den Kranken einen schweren Eingriff; er wird vom Unerfahrenen zu oft unterschätzt. Er soll daher nur bei strikter Indikation und mit äußerster Schonung vorgenommen werden. Ist der Prozeß noch sehr frisch, so entleere man den Eiter erst durch wiederholte Punktion — eventuell BÜLAUsche Drainage — und schreite erst dann zur Schnitteröffnung, wenn trotz der Punktion die Eiterung fortdauert, das Fieber anhält, die Kanüle sich immer wieder verlegt. Bei der Schnittoperation aber mache man die Öffnung der Pleura nicht unnötig groß, nicht größer als zum Austritt auch dicker Fibringerinnsel und Einlegen eines starken Drains, also auch zur Austastung mittels eines Fingers, erforderlich ist, lasse den Eiter nur langsam sich entleeren und unterbreche die Operation durch Zustopfen der Pleuraöffnung, sowie bedrohliche Zeichen von seiten der Atmung oder des Herzens auftreten.

Die Forderung schonendsten Vorgehens gilt aber auch für die Nachbehandlung.

Das schonendste Verfahren ist in geeigneten Fällen zweifellos die BÜLAUsche Drainage:

Durch die Trokarkanüle führt man nach Herausziehen des Stilets ein möglichst starkes Drain in die Empyemhöhle; sein äußeres Ende klemmt man zunächst provisorisch um ein Eindringen von Luft zu verhüten ab und fixiert es, nachdem man auch die Trokarkanüle über ihm herausgezogen hat, mit einer Naht in der Hautwunde. Durch ein kurzes Glasrohr verbindet man den Drain mit einem längeren Gummirohre, dessen anderes Ende man in ein zum Teil mit etwas Carbolwasser gefülltes Gefäß leitet. Nach Fortnahme der Klemme entleert sich nun der Eiter durch das Gummirohr in das Gefäß, wobei das Rohr bei Tiefstellen des Auffanggefäßes als Heber wirkt. Zur Erzielung eines luftdichten Abschlusses umstreicht man das Drainrohr an seiner Austrittsstelle dick mit Zinksalbe und umschlingt es hier noch mit einem schmalen Gazestreifen, den man durch Gummiheftpflaster sicher an der Haut befestigt. Zu achten hat man darauf, daß das Gummirohr nicht abknickt oder gar durch Bewegung eines ungebärdigen Kindes herausgerissen wird.

Theoretisch ist das Verfahren ideal und leistet auch in der Praxis recht Gutes, reicht aber vielfach nicht aus. Sein Hauptnachteil ist, daß es sich leicht durch Fibringerinnsel verlegt. Durch Durchspülung mit steriler Kochsalz- oder DAKINscher oder Borsäurelösung kann man zwar den Abfluß wieder in Gang bringen, doch wiederholt sich die Verstopfung nur allzuoft. Auch ist dabei, ebenso wie bei einem Wechsel des Drains, wenn dieser sich im Wundkanal gelockert hat, ein Eintreten von Luft gar nicht zu vermeiden. — Dann ist es aber schon besser durch Schnitt die Öffnung so weit zu machen, um durch ein *dickes* Drainrohr den Sekretabfluß auch sicher stellen zu können.

Zur Befestigung des Drains widerrate ich Ihnen, sich auf die sonst übliche Fixation mit einer Sicherheitsnadel zu verlassen. Es ist zu oft vorgekommen, daß Drain und Nadel in die Pleurahöhle hineingeschlüpft sind; selbst das Annähen an die Haut ist nicht absolut sicher, da der Faden durch Eiterung durchschneiden kann. Als ebenso einfaches, wie absolut sicheres Verfahren empfehle ich Ihnen, durch das Drainrohr unmittelbar vor der Wunde einen langen, dicken Seidenfaden quer durchzuziehen und diesen zirkulär um den Thorax festzubinden. Sie verhindern damit ebenso sicher ein Herausfallen, wie ein Hineingleiten des Rohres. Die Weichteil- bzw. Resektionswunde verkleinert man höchstens durch wenige Nähte, stopft sie besser mit antiseptischer Gaze aus, da ihre Infektion ja unvermeidlich ist, und schließt das Ganze durch einen ausgedehnten dicken Gazepolsterverband ab.

Beim Anlegen des Verbandes hüten Sie sich, den durch die Eiterung, das hohe Fieber oft auf das äußerste geschwächten Patienten, dessen Zirkulation wie Respiration soeben erst durch die Operation einen so starken Wechsel erfuhren, aufrecht zu setzen! eine schwere, selbst tödliche Ohnmacht könnte die Folge einer solchen Unvorsichtigkeit sein. Für die ersten Stunden lagern Sie den Kranken horizontal, unterstützen den Kopf nur leicht durch ein dünnes Kissen. Sowie er sich von dem Eingriff etwas erholt hat, wird er mit dem Körper höher gebettet. Er soll, wenn nicht dauernd, so doch möglichst oft und lange auf der kranken Seite liegen, damit der Eiter bequem in die Verbandstücke ausfließen kann. Um auch eine Retention in den unteren Abschnitten der Höhle auszuschalten, legt man den Schnitt und damit die Drainage ja jetzt gewöhnlich tiefer und weiter nach hinten — etwa 9. bis 10. Intercostalraum in der Schulterblattlinie — als früher; hatte man ihn indes, wie früher allgemein üblich, höher oben, im 6. Intercostalraum in der seitlichen Achsellinie geführt, so ist der früher erteilte Rat auch heute noch beachtenswert, den Patienten mehrmals des Tages am Becken hoch zu heben, ihn gewissermaßen umzustürzen und einige Minuten so zu halten, daß die Mündung des Drains tatsächlich den tiefsten Punkt der Höhle bildet.

Der erste Verband ist meist schon nach 24 Stunden derart durchfeuchtet, daß er erneuert werden muß. Alle weiteren Verbände können und sollen länger liegen bleiben, durchschnittlich 6—8 Tage und länger, falls nicht eine besondere Indikation, Fieber oder faulige, stinkende Zersetzung des Sekretes einen früheren Wechsel verlangt. Eine Auswaschung der Empyemhöhle mit antiseptischen Mitteln, wie sie bei diesen beiden Störungen auch heute noch von manchem Chirurgen empfohlen wird, widerrate ich. Von einer wirklichen Desinfektion ist ja doch keine Rede. Kann der Eiter frei abfließen, so läßt sowohl die Absonderung wie der üble Geruch und damit das Fieber bald nach. Unterhalten große faulende Fibrinklumpen die Eiterung, so entfernt man sie vorsichtig unter Leitung des Fingers mit langer Kornzange. Gelingt dies nicht, und glaubt man deshalb zu einer Spülung greifen zu müssen, so spüle man nur mit Kochsalz-, Normosal-, RINGERscher oder DAKINscher Lösung, aber nicht mit toxisch wirkenden Antisepticis. — Immer denke man an die Möglichkeit einer in die Empyemhöhle mündenden Bronchialfistel; besteht eine solche, dann kann selbst die einfache Kochsalzspülung tödlich wirken.

Eine Stauung des Eiters findet am häufigsten in den unteren Abschnitten der Pleurahöhle, in der Tasche zwischen der 8.—10. Rippe und Zwerchfell, statt. Fiebert Patient und zeigt sich beim Verbandwechsel, daß erst beim Umstürzen des Kranken Eiter aus dem Drainrohre abfließt, so muß man an tieferer Stelle eine Gegenöffnung anlegen, am besten nicht nur intercostal, sondern mit Resektion noch einer oder zweier Rippen. Ein einziges dickes Drainrohr genügt. Nur wenn Adhäsionen zwischen beiden Pleurablättern mehrere abgesackte Hohlräume gebildet haben, wovon man sich bei der Operation durch Inspektion oder Palpation mit dem Finger überzeugt, ist es geraten, jede dieser Höhlen gesondert zu drainieren. Das Rohr soll eben nur in die Höhle hineinragen, soll nicht lang sein; der Eiter fließt ja seiner Schwere gemäß nach unten.

Das Fieber schwindet beim Fehlen von Komplikationen schnell. In den ersten Stunden nach der Operation sinkt die Temperatur oft unter die Norm, so daß man durch Analeptika, Kognak, starke Weine, namentlich aber durch Zufuhr von Wärme von außen oder durch Mastdarmeinläufe warmen Wassers die gesunkenen Kräfte anregen muß. Weiterhin bleibt die Temperatur normal, der Appetit stellt sich ein, der Patient fühlt sich subjektiv wohler. Sowie sich der Kräftezustand einigermaßen gehoben hat, läßt man den Kranken aufstehen und etwas umhergehen, bei gutem Wetter im Garten, hält ihn auch an, früh mit sogenannter Lungengymnastik, tiefen In- und Exspirationen zu beginnen.

Die Vorgänge bei Ausheilung eines Empyems gleichen nicht denen bei Heilung eines Abscesses. Die Empyemhöhle schließt sich nicht durch Ausfüllung mit Granulationen, sondern durch Einsinken der kranken Thoraxhälfte, bis ihre Rippen sich einander dachziegelförmig decken, durch Aufrücken des Zwerchfelles, Verschiebung des Mediastinum nach der Höhle zu, *vor allem aber durch Wiederausdehnung der zusammengefallenen Lunge*, bis sich beide Pleurablätter wieder berühren und miteinander verwachsen. *Diese Wiederausweitung der Lunge muß die Nachbehandlung so früh und so viel als möglich zu fördern suchen.*

Bei jeder etwas forcierten Exspiration, z. B. unwillkürlichen Hustenstößen, wird ein Teil der Ausatmungsluft der gesunden Lunge auch in die Bronchien und Alveolen der Lunge der kranken Seite getrieben und entweicht auch nicht ganz aus den Alveolen, da es beim Zusammenfallen der Lunge zu einem Abschluß der feinsten Bronchiolen an ihrer Eintrittsstelle in die Alveolen kommt. Diesen Vorgang unterstützt man bei der Nachbehandlung nach Empyemoperationen dadurch, daß man den Kranken täglich längere Zeit gegen einen Widerstand, z. B. durch ein in eine mit Wasser gefüllte Flasche gestecktes Rohr ausatmen oder ihn häufig ein Wasserkissen aufblasen oder eine Trompete blasen läßt. Ungleich stärker ist aber die Saugwirkung bei jeder Inspiration. Bei ganz offener Pleurawunde ist sie freilich gleich null. Bei nicht zu großer Öffnung kommt sie gleichwohl zur Geltung, da diese ja durch den dicken Gazewatteverband verlegt und damit der Eintritt der Luft erschwert wird; sie nimmt zu mit Verengerung des Wundkanales und wird kräftig, sowie dieser enger wird, als der Hauptbronchus der kollabierten Lunge.

Sehr gut bewährt hat sich zur Verstärkung der Saugwirkung das zuerst von Perthes angegebene, später von ihm, Hartert u. a. etwas modifizierte Aspirationsverfahren.

Man bedient sich dazu heute gewöhnlich des einfachen Dreiflaschenapparates. Das in die Empyemhöhle eben hineinreichende, an der Haut durch eine Naht fixierte und durch Gummipflasterstreifen luftdicht eingesetzte dicke Drainrohr wird durch einen Gummischlauch mit einer als Sammelgefäß für den Eiter dienenden Flasche verbunden, die durch einen doppelt durchbohrten Gummistopfen geschlossen wird. Ein durch das zweite Bohrloch luftdicht eingeführtes, in die Flasche nur eben hineinreichendes Glasröhrchen verbindet durch einen zweiten Gummischlauch die erste Flasche mit der in gleicher Weise verschlossenen zweiten Flasche, welche mit Wasser gefüllt ist und in welcher ein durch das zweite Bohrloch geführtes Glasrohr bis nahe an den Boden reicht. Ein drittes, langes, mit Wasser gefülltes Gummirohr wird von der äußeren Öffnung dieses Glasrohres in die dritte Flasche geleitet. Senkt man jetzt diese, so wirkt der dritte Schlauch als Heber, saugt das Wasser aus der zweiten Flasche, verdünnt damit die über diesem stehende Luft der zweiten und die der ersten Flasche und aspiriert so den Eiter aus der Empyemhöhle. Ist das Wasser aus der zweiten Flasche abgesaugt, so tauscht man die zweite und dritte Flasche einfach gegeneinander aus, und die Saugwirkung beginnt von neuem. Ihre Stärke soll nie mehr als 1—2 cm Quecksilber übersteigen; man regelt den Druck einfach durch Höher- oder Tieferstellen der dritten Flasche.

Auch bei alten Empyemen gelingt es durch das Saugverfahren oft noch, die Lunge wieder zur Entfaltung zu bringen. Daß das Saugverfahren bei offen in die Empyemhöhle mündender *Bronchial- oder Lungenfistel* zwecklos ist, versteht sich von selbst. — Dies gilt aber auch für das in neuerer Zeit mehrfach in umgekehrter Weise angewendete Druckdifferenzverfahren, die Thorakotomie unter *Überdruckatmung.* Es sollen nach vorgängiger Entleerung des Exsudates durch Punktion die

beiden Pleurablätter durch die Entfaltung der Lunge durch Überdruck von vornherein in Berührung gebracht und erhalten werden. Dieses Vorgehen gestattet eine
weit ausgiebigere Eröffnung der Empyemhöhle und radikalere Ausräumung aller
Fibrinklumpen mit der Hand, zum Teil unter Leitung des Auges. Es verlangt aber,
soll es gelingen, einen wirklich luftdichten Abschluß der Wunde nach Beendigung
der Operation. Man erstrebt ihn durch Gazetamponade, Bedecken mit mehrfacher
Schicht Gummipapier oder Billrothbattist, Befestigung mit breiten Streifen Zink-
gummipflasters. Wie schwer er aber hierdurch zu erhalten ist, zeigt sich schon aus
dem häufigen Austreten von Eiter unter den Rändern des Verbandes. Dieser muß
dann etwa alle 2—4 Tage immer in gleicher Weise unter Überdruck erneuert werden.

Für ältere Fälle mit schon bestehender Einscheidung der kollabierten Lunge
durch starre Fibrinschwarten eignet sich das Verfahren nicht; es würde nur zu einer
Überdehnung der gesunden Lunge führen. Aber in noch frischen Fällen ohne Komplikation hat es bereits viele gute Erfolge gezeitigt.

Bei erst kurzem Bestand des Empyems und jugendlichem Alter kann die
Heilung in 2—3 Wochen beendet sein. Durchschnittlich erfordert sie 6—8 Wochen.

Infolge der Näherung der einzelnen Rippen krümmt sich die Wirbelsäule
skoliotisch am Brustabschnitte mit der Konkavität nach der kranken Seite.
Kompensatorische Gegenkrümmungen im Hals und Lendenteile können sich
dazu gesellen. Hat die Lunge die Fähigkeit sich zu entfalten noch nicht verloren, so dehnt sich die eingesunkene Thoraxhälfte bei fortgesetzter Lungen-
und Körpergymnastik wieder aus. Die Skoliose kann dann wieder verschwinden.
Hindern dicke pleuritische Schwarten ihre genügende Entfaltung, so bleibt ein
Teil der Verbiegung dauernd bestehen.

Empyemfisteln. Das Offenbleiben von *Empyemfisteln* ist indes leider nicht
selten.

In manchen Fällen ist Tuberkulose die Ursache, obwohl eine auf solcher Basis
entstandene Pleuritis, mag sie nun serös oder eitrig sein, durchaus nicht immer
unheilbar ist, im Gegenteil in sehr vielen Fällen in Genesung endet. Man erkennt
die tuberkulöse Natur der Entzündung — neben dem Nachweis vorhandener Lungentuberkulose — an der Beschaffenheit des Sekretes und der die Weichteilwunde bedeckenden, schlaffen, graurötlichen, fibrinös belegten Granulationen. Kräftigung der
Allgemeinkonstitution ist in solchen Fällen Hauptsache. Einspritzung von Jodoformglycerin oder Auswaschung der Höhle mit schwacher Jod- oder LUGOLscher Lösung
kann örtlich versucht werden, ist aber nicht ganz ungefährlich. Die Heilung kann
schließlich nach langer Zeit noch spontan erfolgen, falls nicht noch andere, gleich
zu besprechende Ursachen die Eiterung unterhalten.

In seltenen Fällen wird die Heilung durch eine Nekrose der Resektionsenden
der Rippen oder das zufällige Hineingelangen eines Drainrohres in die Höhle
verhindert. Die Indikation für unser Handeln — Entfernung der Sequester,
am besten erst nach ihrer Spontanlösung, oder des Fremdkörpers — ergibt
sich von selbst.

Die gewöhnliche Ursache der Empyemfisteln ist indes in einer Sekretstagnation oder darin zu suchen, daß die Lungen ihre Fähigkeit sich wieder zu
entfalten eingebüßt haben. In beiden Fällen kann nur eine neue Operation
helfen. Im ersten kann dieselbe höchst einfach sein, genügt manchmal die Anlegung einer Gegenöffnung an der abhängigsten Stelle. Im zweiten Falle bedarf
es meist eines sehr erheblichen Eingriffes. Die durch die oben genannten Momente
bewirkte Verkleinerung der Empyemhöhle hat ihre Grenzen. Wird die Lunge
durch alte, feste, dicke Exsudatmassen an der Entfaltung behindert, so bleibt

dauernd ein Raum zwischen Pleura pulmonalis und costalis bestehen, der mit Luft und Eiter gefüllt ist.

Die *Behandlung* dieser Empyemresthöhlen ist heute nicht mehr so aussichtslos, wie man früher annahm. Man kann sie in zweierlei Weise angehen:

Am häufigsten geübt und am erfolgreichsten hat sich die ESTLANDER-SCHEDEsche Thorakoplastik durchgesetzt.

Da die Pleura visceralis nicht mehr an die Pleura costalis heran kann, mobilisiert man die Thoraxwand, reseziert in einer oder mehreren Sitzungen je nach Bedarf zahlreiche Rippen, drückt die dadurch beweglich gewordenen bedeckenden Weichteile muldenartig tief in den Thoraxdefekt und bringt so die Pleura costalis an die Pleura pulmonalis. — Auf die Technik und die große Zahl der Modifikationen der ursprünglichen SCHEDEschen Operation näher einzugehen, ist hier nicht der Ort. — Das Verfahren ist eingreifend, kann nicht jedem der ja meist schon durch langes Leiden stark geschwächten Patienten zugemutet werden, hat aber in sehr vielen, fast unheilbar scheinenden Fällen glänzende Heilung gebracht.

Die andere, von DELORME schon vor fast 50 Jahren angegebene, in Deutschland später namentlich von KÜMMELL empfohlene Methode sucht umgekehrt die Lunge wieder zu mobilisieren.

Man sucht sie durch Ausschälung — Entrindung — aus den sie umgebenden starren Exsudatmassen von ihren Fesseln zu befreien, ihr die freie Entfaltbarkeit wieder zu geben, so daß sie sich wieder an die Brustwand anlegen kann. Der dadurch geschaffene Zustand nähert sich, wenn das Ziel erreicht wird, demnach einer völligen Wiederherstellung und ist gewiß weitaus idealer, als der nach bestgelungener, doch stets entstellender Thorakoplastik; aber die Gefahr des Eingriffes — Shok, Blutung, Infektion, Lungenfistel usw. — ist zur Zeit noch immer so groß — 60—70% Mortalität —, daß die Operation heute von den meisten Chirurgen abgelehnt wird.

Sind Entfernungen von *Lungengeschwülsten* noch immer Einzelfälle, so sind Operationen wegen *Lungenabsceß, Lungengangrän, Bronchiektasen* nicht mehr Seltenheiten. Konnte nach ersteren die Lungen- und Brustwunde gleich durch Naht geschlossen werden, so kann sich die Nachbehandlung außerordentlich einfach gestalten, ist dann rein exspektativ. — Mußte die Lungenwunde tamponiert werden, dann gleicht die Weiterbehandlung der nach Eröffnung eines Eiterherdes in der Lunge, sofern in beiden Fällen die Pleurablätter rings um die Lungenwunde schon vor der Operation — sei es spontan, sei es durch operative Vorbehandlung mit Plombe — miteinander verwachsen waren, die freie Pleurahöhle also nicht eröffnet wurde.

Stets folgt dem Eingriff in den ersten Tagen ein stärkerer Katarrh mit vermehrter Absonderung. Zur Verhütung einer Sekretstauung oder Verschleppung eitrigen Schleimes in gesunde Abschnitte der gleichen oder in die andere Lunge durch Aspiration, namentlich während des Schlafes, muß der Operierte zum Aushusten der Schleimmassen angehalten werden, deshalb wegen der Schmerzhaftigkeit des Hustens reichlich Morphium erhalten. Ein eigener Pfleger hat den Kranken alle 3—4 Stunden zwecks Aushustens zu wecken.

Hustenreiz und Auswurf gehen nach wenigen Tagen rasch zurück; der aashafte Gestank des letzteren bei Lungenabsceß oder Lungengangrän schwindet bei gelungener Operation fast sofort. Hält er an, dauert das Fieber weiter, so bestehen entweder Komplikationen, Pneumonie, Thrombose oder dgl., oder es bestehen außer der eröffneten Absceßhöhle noch andere Abscesse in der Lunge, meist in der Nachbarschaft. Jede solche Störung verlangt einen Wechsel des

Tampons, vorsichtiges Austasten und eventuell Eröffnung anderer Herde. Für gewöhnlich wechselt man den ersten Tampon nicht vor dem 4.—5. Tage, wischt dabei die Höhle schonend mit einem feuchten Gazetupfer aus und tamponiert locker von neuem. Ausspülungen sind wegen der Gefahr einer Überschwemmung etwa mit der Höhle kommunizierender Bronchien streng zu vermeiden. — Die Heilung erfolgt per granulationem. Die Höhle verkleinert sich durch Heranrücken der benachbarten Lungenteile ziemlich rasch und schließt sich nach Abstoßung nekrotischer Fetzen je nach ihrer Größe binnen 4—6 Wochen.

Nachblutungen sind selten, verlangen Umstechung der spritzenden Gefäße und etwas festere neue Tamponade. Ist die erforderliche Apparatur vorhanden, so setze man die Lungen sofort unter Überdruck. Überhaupt ist es geraten, bei jedem Tamponwechsel, bei dem am ehesten eine Blutung eintreten kann, den Überdruck bereitzuhalten. Etwa zurückbleibende Bronchial- oder Lungenfisteln bedürfen neuer Operation.

Schwieriger gestaltet sich die Nachbehandlung, wenn die Operation bei schon bestehendem Pleuraempyem ausgeführt werden mußte, oder es infolge Fehlens oder Einreißens von Pleuraverwachsungen ringsum bei der Operation zu einer Infektion der offenen Pleurahöhle gekommen war. Dann sind alle die Grundsätze zu beachten, die für die Nachbehandlung nach Empyemoperationen oben dargelegt worden sind.

Ungeahnt häufig sind die operativen Eingriffe wegen *Lungentuberkulose* geworden. Auf die Technik der Operationen selbst kann und soll hier nicht eingegangen werden.

Bezüglich des häufigsten Eingriffes, eines *künstlichen Pneumothorax*, sei nur erwähnt, daß er häufig, in Zwischenräumen von etwa 4—6 Wochen wiederholt werden muß. Viele bevorzugen deshalb vor anderen Gasen (Sauerstoff, Kohlensäure, filtrierte Luft) die Einblasung von Stickstoff, da dieser am langsamsten resorbiert wird. Die Wiederauffüllung des Pneumothorax ist solange fortzusetzen, bis der Zweck, Ausheilung der Tuberkulose durch Schrumpfung des erkrankten Gewebes erreicht ist, falls nicht Fortschreiten der Erkrankung oder Komplikationen einen größeren Eingriff erfordern. — Nicht selten gesellen sich zum Pneumothorax seröse Pleuraergüsse hinzu. Sie sind meist ziemlich harmlos, können ohne Fieber und ohne weitere Störungen bestehen, ja für Ausheilung des tuberkulösen Herdes vorteilhaft sein, da sie die Wirkung des Pneumothorax, Ruhigstellung und Zusammensinken der kranken Lunge durch Kompression unterstützen. Nur stärkere Druckerscheinungen erfordern ein teilweises Ablassen des serösen Ergusses durch Punktion. Eine solche reicht auch häufig aus, selbst wenn das Exsudat nicht rein serös, sondern eitrig, aber frei von Bakterien ist. Höheres Fieber, überhaupt bedrohliche Erscheinungen, Mischinfektionen verlangen natürlich eine Empyemoperation.

Die viel, teils für sich allein, teils zur Unterstützung anderer Operationen geübte *Phrenicusexhairese* stellt an die Nachbehandlung nur die Forderung jeder Wundbehandlung. Erwähnt sei aber doch, daß selbst dieser von vielen als völlig harmlos geschilderte Eingriff nicht immer so unschuldig ist, daß, wenn auch glücklicherweise nur in recht seltenen Fällen, schwerere Atemstörungen, ja plötzlicher Tod beobachtet worden ist.

Nach *extrapleuraler Plombierung* ist darauf zu achten, daß Störungen eintreten können durch Wandern der Plombe, durch Druck an falscher Stelle oder zu starken Druck auf die Wand einer Kaverne, die dann in das Bett der Plombe durchbrechen und es schwer infizieren kann. In allen diesen Fällen ist die Plombe zu entfernen, was durchaus nicht immer leicht ist, und ihr Bett durch Gazetamponade zu füllen.

Nach ausgedehnter *Thorakoplastik durch extrapleurale Rippenresektion* hat der Verband für ein starkes Eindrücken der mobilisierten Brustwand in die Tiefe zu sorgen, am besten und einfachsten durch straff angezogene breite Heftpflasterstreifen, die von der gesunden Schulter schräg über die Wunde zur entgegengesetzten Bauchseite geführt werden. Zur Erleichterung des Auswurfs ist mit Morphium nicht zu sparen, der Kranke aber auch zum Aushusten anzuhalten. Durch Aspiration von Kaverneninhalt kann der Zweck der Operation vereitelt, eine rasche Verbreitung der Lungentuberkulose vielmehr begünstigt werden. Es folgt dann Fieber mit oft schweren Begleiterscheinungen, auch mehrtägige Zeichen einer Tuberkulin-Intoxikation. Meist ist ein ungünstiger Verlauf durch unrichtige Indikationsstellung für Art und Ausdehnung der Operation bedingt. Große Erfahrung und Übung hat aber die Gefahren der stets sehr großen und eingreifenden Operation erheblich herabgesetzt und überraschend gute Heilerfolge erreicht. SAUERBRUCH verzeichnete unter über 1000 Operierten 40% Geheilte und 30% erheblich Gebesserte.

Fast selbstverständlich ist, daß jede Art operativer Behandlung der Lungentuberkulose durch eine langdauernde Allgemeinbehandlung zu unterstützen ist. Eine richtige Diätkur — salzarme GERSON- oder HERMANNSDORFER-Kost —, namentlich aber Sorge für dauernden Aufenthalt in reiner Luft, am besten im Höhenklima sind die wichtigsten Heilfaktoren.

Über die Nachbehandlung nach Operationen am *Perikard* vermag ich aus eigener Erfahrung nicht zu berichten. Es kommen dabei wesentlich die Grundregeln der Wundbehandlung in Betracht. Es mag genügen, darauf hinzuweisen, daß es nach Ablauf eitriger Perikarditis nach operativer Eröffnung, wie auch spontan zu fester Verwachsung beider Perikardblätter nicht nur, sondern durch dicke feste Schwartenbildung zu einer panzerartigen Umklammerung des Herzens, sowie durch extraperikardiale Verwachsungen mit dem Brustkorb zu schwerster Störung der Herztätigkeit kommen und daß man diese Folgezustände durch Kardiolyse — analog der DELORMEschen Entrindung der Lunge — oder Rippenresektion operativ angreifen kann. Die bisher erzielten Erfolge sind freilich noch recht spärlich, namentlich die Dauerheilungen noch sehr selten; sie beweisen aber doch die Berechtigung operativen Vorgehens bei der sonstigen Unheilbarkeit dieser Erkrankung. Daß auch die primäre Sterblichkeit danach noch sehr groß ist, etwas über 50%, kann bei dem schlechten Allgemeinzustand derartiger Patienten nicht Wunder nehmen.

Dreiundzwanzigste Vorlesung.

Verlauf und Nachbehandlung nach Laparotomien.

Lagerung. — Häufige Beschwerden: Durst, Erbrechen, Schmerz, Erschwerung der
Urin- und Kotentleerung. — Wundbehandlung. — Darmvorfall. — Tamponade
der Bauchhöhle. — Magen- und Darmblutungen, Ikterus nach Laparotomien. —
Akute Magendilatation. — Erschöpfungszustände: Shok; Inanition. — Innere
Blutung.

Zu ungeahnter Größe hat sich das Gebiet der *Abdominalchirurgie* ausgedehnt.
Doch so groß auch die Verschiedenartigkeit der einzelnen Eingriffe, der Unterschied zwischen einer leichten Ovariotomie bei nicht adhärenter Cyste und einer
Choledochotomie wegen Einkeilung eines Gallensteines oder einer Magen- oder
Darmresektion wegen Carcinom ist, das wichtigste, die Prognose und Nachbehandlung wesentlich bestimmende Moment, die Eröffnung der Peritonealhöhle ist
allen gemeinsam. Von den durch diese bedingten Gefahren, der Abkühlung der
Eingeweide, der starken Verdunstung, der Reizung des Geflechtes des Sympathicus, dem Intaktbleiben oder Erkranken des Bauchfells hängt der ganze
weitere Verlauf hauptsächlich ab. Deshalb lassen sich auch für die Nachbehandlung aller gemeinsame Grundsätze aufstellen.

Zugegeben, daß das Schicksal vielleicht der Mehrzahl der Laparotomierten
mit dem Schluß der Bauchwunde entschieden ist, so muß doch der eine Zeitlang
von den meisten Chirurgen adoptierte Satz „die bei der Operation Infizierten
sterben, die aseptisch Gebliebenen genesen" wesentlich eingeschränkt werden.
Eine richtig geleitete Nachbehandlung kann noch manches Leben erhalten, das
ohne sie, sich selbst überlassen, verloren wäre.

Gleich nach Schluß der Operation wird der Kranke in warme Decken gehüllt
und in das vorher wohlgewärmte Bett gebracht. Der Wärmeverlust pflegt trotz
aller Vorsichtsmaßregeln bei Laparotomien im allgemeinen größer zu sein, als
bei anderen Operationen, desgleichen die Rückwirkung auf die Herztätigkeit,
so daß die Pulswelle kleiner, leichter unterdrückbar, die Haut blaß und kühl
wird. Beides verlangt dringend Wärmezufuhr, bis der Puls wieder voller geworden,
die Haut ihren normalen Turgor und Wärme wieder gewonnen hat. Hierdurch
beugt man auch den nach Laparotomien besonders häufigen sogenannten Er-
kältungspneumonien am besten vor. Sehr zweckmäßig ist es, den Laparotomierten
für die ersten 24 Stunden einen mäßig temperierten Thermophor auf die Brust
zu legen.

Für die ersten Stunden wird der Kranke horizontal gelagert, der Kopf nur
leicht mit Kissen unterstützt, für sehr geschwächte ausgeblutete Patienten
empfiehlt es sich sogar, das Fußende des Bettes durch Untersetzen von 15—20 cm
hohen Holzklötzen zu erhöhen. Später, sowie der Puls sich wieder gehoben,
erhöht man umgekehrt das Kopfgestell etwas, doch stets — von besonderen
Indikationen abgesehen — in den ersten Tagen nur wenig. Die zusammenge-
krümmte Körperhaltung bei halbsitzender Stellung ist den meisten Laparotomierten lästig und erzeugt Schmerzen in der Bauchwunde. Unter die Kniekehlen
legt man ein gut gepolstertes Kissen, um durch leichte Beugestellung der Oberschenkel die Spannung der Bauchmuskeln zu verringern.

Fast alle Laparotomierten klagen am 1. Tage über sehr lebhaftes Durstgefühl, zum Teil durch den tatsächlichen Wasserverlust infolge der raschen, von der Oberfläche des Peritoneum vor sich gehenden Verdunstung bedingt, in einzelnen Fällen auch durch eine, trotz ganz aseptischen Verlaufes, lediglich durch die mechanische Reizung des Bauchfells hervorgerufene vermehrte Exsudation in die Peritonealhöhle. So grausam es auch mitunter scheint, gebe man doch dem Drängen der Kranken nach Getränk, wenigstens nach Anwendung allgemeiner Narkose wegen des zu fürchtenden Brechreizes nicht nach! Selbst das früher so beliebte Darreichen von Eispillen ist fehlerhaft. Man beschränke sich vielmehr darauf, die Lippen und Zunge des Kranken mit einem in Wasser getauchten Läppchen öfter anfeuchten zu lassen, das tatsächliche Flüssigkeitsbedürfnis aber durch 2—4stündlich zu wiederholende Einläufe von 100—200 ccm lauwarmen Wassers oder einen Dauertropfeinlauf in den Mastdarm zu stillen, sicherer noch — dieser Dauereinlauf ist vielen Kranken lästig — durch eine subcutane Infusion von 1000 ccm warmer physiologischer Kochsalz- oder Normosallösung noch vor dem Erwachen aus der Narkose oder intravenöse Dauertropfinfusion. Ich verweise auf das im Allgemeinen Teil Gesagte (S. 5). Tritt innerhalb der ersten 10 bis 12 Stunden kein Erbrechen oder Würgen auf, so kann man etwas kalten schwarzen Tee eßlöffelweise gestatten, kehre aber sogleich zur völligen Abstinenz zurück, sowie sich Brechneigung einstellt. Erst nach Schwinden jeden Brechreizes erhält der Patient flüssige, dann breiige Kost, aber selbst bei ganz glattem Verlauf — ausgenommen die Fälle einfacher Radikaloperation von Hernien und dgl. — leichte Fleischspeisen erst nach durchschnittlich 5—6 Tagen, da nach jeder Laparotomie die Darmfunktionen einige Tage gestört zu sein pflegen.

Bei manchem Patienten hält das Erbrechen mehrere Tage an und kann dann leicht den Verdacht einer beginnenden Peritonitis erwecken. Freilich ist die Art des Erbrechens verschieden. Das wesentlich durch üble Nachwirkung der Narkose bedingte Erbrechen ist, wenn ich so sagen darf, ein mehr gewaltsames, der Kranke sucht sich dabei aufzusetzen, setzt seine Bauchpresse stark mit in Aktion, kann mit dem Würgen vor und nach dem Erbrechen gar kein Ende finden. Das peritonitische Erbrechen erfolgt meist minder stürmisch; der Operierte bleibt ziemlich ruhig liegen, wendet den Kopf nur zur Seite; häufige Ructus gehen voraus; eine geringe Menge galliggrün gefärbten Mageninhaltes wird schließlich in den Mund gebrochen und ausgespuckt. Der Unterschied ist sicher wesentlich in der größeren Schmerzhaftigkeit des Erbrechens, ja jeder Bewegung bei Peritonitis begründet. So scharf, wie eben geschildert, ist er freilich nicht immer ausgeprägt. — Das beste Mittel zur Bekämpfung des Erbrechens ist nächst absoluter Abstinenz die ruhige völlig horizontale Lagerung. Man sieht sehr oft, daß sich beim Aufrichten des Patienten in halbsitzende Stellung sogleich Übelkeit und Erbrechen einstellt. In manchen Fällen lindern eine Saturation (potio Riveri, zweistündlich eßlöffelweise) oder gut gekühlte kohlensäurehaltige Getränke, in kleinen Mengen genommen, die Beschwerden. Lassen auch diese Mittel im Stich, so mache man vorsichtig eine Magenausspülung! oft genügt eine einzige Spülung, den tagelangen, jedem anderen Mittel trotzenden Brechreiz zu beseitigen. Hingegen eignet sich Morphium zu seiner Beruhigung in der Regel nicht, kann ihn sogar verschlimmern.

Ganz schmerzlos ist kein Laparotomierter. Während sich indes der *Schmerz* bei dem einen auf das Gefühl eines leichten Wundbrennens im Bereich der Bauchdeckenwunde beschränkt, ist er bei anderen auch bei aseptischem Verlauf beträchtlich. Er begrenzt sich indes auf den Sitz der intraabdominalen Operation, die Stelle des abgebundenen Ovarialstieles, den Ort zurückgebliebener, infolge Lösung ausgiebiger Adhäsionen entstandener Wundflächen. Das übrige Abdomen ist schmerzfrei, auch auf stärkeren Druck kaum empfindlich. Eine über den Verband auf das Abdomen gelegte Eisblase lindert den Schmerz oft binnen recht kurzer Frist. Man greife nicht gleich zur Morphiumspritze. Bei vernünftigen Patienten erreicht man sehr viel durch guten Zuspruch. Hält der Schmerz freilich trotz Kälteapplikation dauernd in erheblichem Maße an, wird die Ruhe des Kranken durch denselben zu sehr gestört, werden seine Kräfte durch Schlaflosigkeit erschöpft, so schaffe man dem Patienten durch eine Injektion von 0,015 bis 0,02 Morphium Erleichterung! Eine Wiederholung derselben ist oft gar nicht nötig; bei Mangel jeder Komplikation läßt der Schmerz schon bis zum nächsten Tage nach; die einmalige Beruhigung reicht hin, das Krankheitsbild bisweilen in geradezu wunderbarer Weise zu ändern, und viele, die am ersten Tage einen schwer kranken Eindruck machten, bieten nach dem ersten, künstlich erzeugten, längeren ruhigen Schlaf sogleich und weiterhin das Bild ungestörter Rekonvaleszenz.

Lebhafter Schmerz erweckt namentlich bei anhaltendem Erbrechen stets die Befürchtung einer Peritonitis. Da bietet die Palpation ein wertvolles differentialdiagnostisches Kennzeichen: bei Peritonitis ist die Bauchwand gespannt, hart, bei circumscripter Erkrankung wenigstens über der Stelle der Entzündung; bleibt der Leib weich, läßt er sich — allerdings nur bei zarter vorsichtiger Betastung — tief eindrücken, dann kann man das Bestehen einer Peritonitis nahezu sicher ausschließen.

Große Aufmerksamkeit erfordert die *Urinentleerung*. Da die Aktion der Bauchpresse wegen der Bauchwunde schmerzhaft ist, die in den ersten Tagen nach der Operation nicht gut aufzugebende Rückenlage an sich schon die Entleerung der Blase erschwert, so erklärt es sich, daß ein nicht unerheblicher Prozentsatz der Operierten, auch wenn keine Peritonitis oder sonstige Komplikation vorliegt, außerstande ist, spontan Urin zu lassen. Die Blase füllt sich bis zum Nabel, der Abfluß des Urins aus den Nieren wird behindert; die Dehnung der Blase, wie der Ureteren und der Nierenbecken ruft neben beständigem Urindrang heftige kolikartige Schmerzen, die von den Nieren zur Blase und nach den Schenkeln zu ausstrahlen, hervor. Ein einziger Griff auf den Bauch läßt oft an der medianen, kugelförmigen, nach oben konvexen, durch die gefüllte, ja überdehnte Blase gebildeten Geschwulst die Ursache der Beschwerden erkennen; die Schmerzen verschwinden sofort vollständig, sowie der Katheter die Blase entleert hat. Zu einer derartigen Urinretention darf man es nicht erst kommen lassen. Ist der Patient außerstande, allein zu urinieren, dann muß eben — natürlich unter allen Kautelen — der Katheter eingeführt werden.

Doch seien Sie mit seiner Applikation auch nicht vorschnell! Die Urinsekretion ist am ersten, selbst noch am zweiten Tage nach der Laparotomie spärlich, da die Wasseraufnahme gering, die Herzkraft geschwächt ist. Es bedarf also an sich längerer Zeit, als gewöhnlich, zu einer nennenswerten Füllung der Harnblase. Auch sieht man oft, daß, wenn auch die ersten Versuche Urin zu lassen, erfolglos waren, schließlich doch die spontane Entleerung gelingt und weiterhin ungestört bleibt, während recht viele Kranke, denen einmal der Katheter eingeführt worden war, denselben für längere Zeit, 8, ja selbst 14 Tage nicht mehr los werden, bis sie sich erheben und nun die Bauchpresse besser in Tätigkeit setzen können. Ein so häufiges Katheterisieren wegen Unmöglichkeit spontaner Urinentleerung ist aber trotz aller Vorsicht nicht gleichgültig; sehr leicht entsteht ein Blasenkatarrh. Ich ziehe deshalb auch, wenn es das Allgemeinbefinden des Patienten gestattet, der Einführung des Katheters den Versuch vor, den Kranken im Stehen oder auf dem Nachtstuhl den Urin entleeren zu lassen; vielfach gelingt dieser Versuch in Fällen, in denen das spontane Urinlassen im Liegen ganz unmöglich war. Also: kein Eingriff ohne Indikation!

Fast jeder Laparotomie folgt vorübergehend eine gewisse *Parese* einiger, den mechanischen und thermischen Reizen bei der Operation besonders ausgesetzter Darmschlingen, sich äußernd in Ostipation, Fehlen von Flatus, Aufstoßen, leichten Koliken, Auftreten eines meist nur geringen, manchmal aber auch stärkeren Meteorismus. Man erleichtert dem Kranken seine Beschwerden, wenn man frühzeitig für den Abgang der Gase sorgt. PAYR empfahl deshalb jeder Laparotomie sogleich eine Dehnung des Sphincter ani zuzufügen. Meist genügt das wiederholte Einlegen oder längere Liegenlassen eines gefensterten Darmrohres.

Sorge für regelmäßige und frühzeitige Darmentleerung, schon am 2. oder 3. Tage nach der Operation, fördert sehr die Rekonvalescenz. Man macht eine Mastdarmeingießung von $^1/_2$—$^3/_4$ Liter Wasser oder Seifenwasser, genügt dies nicht, einen Einlauf von $^1/_4$—$^1/_2$ Liter reinen Öls, oder man injiziert mit einer Spritze 10—15 ccm Glycerin. Sollte auch dies nicht ausreichen, um Stuhl zu erzeugen, so hilft man mit einem sicher, doch mild wirkenden Abführmittel nach, einem Löffel Ricinusöl oder 1—2 Glas Bitterwasser, falls nicht noch vorhandene Brechneigung die innere Darreichung ausschließt. Es ist ganz erstaunlich, welchen Wechsel im Befinden des Operierten oft die erste Stuhlentleerung hervorruft, wie das vorher oft vorhandene Bild des Leidens, des schweren Krankseins plötzlich dem des völligen Wohlbefindens Platz macht, der Appetit sich wieder einstellt, der Schlaf ruhiger wird. Dies ist der Grund, weshalb dem ersten spontan abgehenden Flatus als Zeichen der Rückkehr normaler Peristaltik eine so hohe prognostische Bedeutung zukommt.

Von der früher so warm empfohlenen Opiumbehandlung nach jeder Laparotomie, um durch Ruhigstellung des Darmes der Verbreitung einer etwaigen lokalen Infektion und Peritonitis vorzubeugen, ist man schon seit langem wohl allgemein abgekommen. Die Erfahrung hat zur Genüge gezeigt, daß Laparotomierte ohne Opiumnachbehandlung der Gefahr einer Peritonitis durchaus nicht mehr ausgesetzt sind, als solche, denen schematisch von Anfang an Opium gereicht wurde. Zudem birgt das Opium die Gefahr in sich, die ersten Zeichen eines sich entwickelnden Darmverschlusses zu verhüllen und die günstigste Zeit für einen etwa nötigen operativen Eingriff ungenützt verstreichen zu lassen. Ich komme auf letzteren Punkt sogleich noch einmal zurück. *Bei normalem Verlauf nach aseptischer Laparotomie ist Opium zwecklos, zuweilen schädlich.*

Wundbehandlung. Die *Wundbehandlung nach Laparotomien* gestaltet sich bei gutem Verlaufe höchst einfach.

War, wie gewöhnlich, die Bauchwunde in ganzer Länge exakt durch Naht geschlossen, so genügt ein dünner Gazeschleier, den man an den Rändern durch Kollodium befestigt. Um die Nähte bei Anstrengung der Bauchpresse zu entlasten, legt man quer zur Wundnaht mehrere breite, das Abdomen zu etwa $^2/_3$ umgreifende Heftpflasterstreifen. Noch besser ist es, namentlich nach Exstirpation großer Abdominaltumoren, deren Entfernung stets von einer sehr erheblichen Änderung der Zirkulationsverhältnisse innerhalb der Bauchhöhle gefolgt ist, eine allseitige Kompression auf das Abdomen auszuüben, sehr einfach und zweckmäßig mit Hilfe fertiger, durch Schnallen zu schließender, breiter Leibbinden. Wer einen Bindenverband vorzieht, muß die Binde mit um die Oberschenkel führen, sonst rutscht der ganze Verband in die Höhe und die Wunde liegt teilweise frei. Gerade am unteren Wundwinkel sieht man am häufigsten eine geringe Eiterung der Stichkanäle stattfinden, weil hier ein luftdichtes Anliegen der Verbandstoffe für die Dauer schwer zu erreichen ist und den Mikroben dadurch der Zugang zur Wunde noch nachträglich eröffnet wird. Hingegen darf man die das Epigastrium umgebenden Bindentouren nicht zu fest anziehen, da sie sonst die Atmung erschweren.

Der durch Zerrung der Bauchwunde bei tiefer Atmung, insbesondere Hustenstößen, erzeugte Wundschmerz hindert viele Patienten an der gerade nach Laparotomien zur Verhütung von Hypostasen, Bronchitiden, Pneumonien so notwendigen Durchlüftung der Lungen; sie expektorieren den angesammelten Schleim nicht aus. Da die eben besprochenen Verbände zur Beseitigung dieses Wundschmerzes nicht

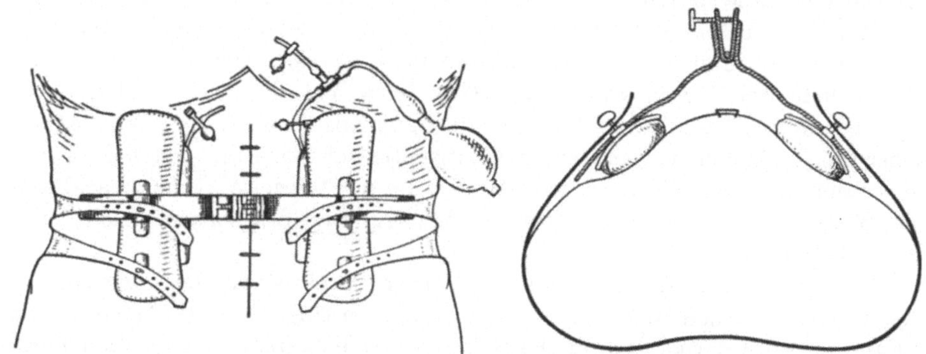

Abb. 40. Bandage für frisch Laparotomierte nach CAPELLE-TIEGEL. (Zentralblatt für Chirurgie, Jahrg. 1932, Seite 276).

ausreichen, hat CAPELLE eine besondere Bandage für frisch Laparotomierte angegeben, die mittels zweier zu beiden Seiten des Laparotomieschnittes angreifende Platten mit untergeschobenen Luftpolstern die Wunde entspannt. TIEGEL hat den Apparat noch wesentlich verbessert. Beide Chirurgen rühmen seinen praktischen Wert außerordentlich (Abb. 40).

Die Nähte entfernt man ungefähr am 10.—14. Tage, nur bei Eiterung früher. Indes selbst bei völliger prima reunio ist zu raten, einen die Wundränder aneinanderhaltenden Heftpflasterverband noch weitere 8 Tage liegen zu lassen, um ein Wiederaufplatzen der Wunde bei starker Aktion der Bauchpresse, beim Husten, bei der Defäkation, beim Brechen usw. zu verhüten. Ein solches Aufplatzen hat man wiederholt noch zu der angegebenen Zeit eintreten sehen; meist freilich nur bei decrepiden, kachektischen oder schon sehr alten Personen. Bei solchen Patienten schützt selbst die Anlegung versenkter Nähte mit nicht resorbierbarem Material, z. B. Silkworm, nicht sicher vor dieser Komplikation. Das morsche Gewebe reißt wie Zunder und wird bei gewaltsamen Hustenstößen von den Fäden einfach durchschnitten. Die Wunde sieht dann völlig reizlos aus, fast so als sei sie eben erst genäht. Es fehlen alle Zeichen der Regeneration, der Wundheilung.

Etwas häufiger beobachtet man ein Wiederaufgehen der Bauchwunde mit folgendem Darmvorfall nach etwas zu früher Fortnahme der Nähte bei nicht ganz aseptischem, obwohl vielleicht fieberlosem Verlauf, wenn die Hautwundränder zwar scheinbar per pr. verklebt waren, in den tieferen Wundschichten aber eine, wenn auch geringe, und an sich ziemlich harmlose Eiterung statthatte.

Netz und Darm werden gewaltsam zur Wunde unter die sie bedeckenden Verbandstücke herausgepreßt, meist unter den Erscheinungen der Darminkarzeration. Gewöhnlich wird der Unfall ja sogleich beobachtet; dann müssen — selbstverständlich bei strengster Asepsis — die prolabierten Eingeweide sofort reponiert und der Bauch durch exakte Naht von neuem geschlossen werden. Es kommt indes vor, daß die Komplikation nicht gleich entdeckt wird und erst die folgenden Einklemmungssymptome zur Entfernung des Verbandes zwingen und das Unglück erkennen lassen. Die vorgefallenen Därme zeigen dann ähnliche Veränderungen, wie eine inkarzerierte Bruchschlinge, sind blaurot, untereinander und mit dem Netze verklebt, mit fibrinösem Exsudat schleierartig bedeckt. In solchem Falle besteht fast immer die Gefahr einer inzwischen erfolgten Infektion des Prolapses. Ist nur Netz vorgefallen, so reseziert man es am besten nach Anlegung multipler Massenligaturen im Gesunden, reponiert den Stumpf und schließt den Bauch vollständig. War Darm prolabiert, so wird man sich zu einer Darmresektion nicht so leichten Herzens entschließen. Man säubert daher die Schlingen, bedeckt sie mit antiseptischer Gaze und leitet diese nach Reposition der ganzen Masse zu einer Lücke der nur teilweise wieder zu schließenden Wunde heraus, verfährt weiter, wie bei primärer Tamponade gleich bei der ersten Laparotomie.

Das früher ganz allgemein gültige Verbot, Laparotomierte keinesfalls vor Ablauf von 3 Wochen aufstehen zu lassen, hat man längst aufgegeben. Aber auch der zuerst von Amerikanern, in Deutschland von KÜMMELL aufgestellten Forderung, sie schon ganz früh, schon vom 2. Tage ab außer Bett zu bringen, weil so am besten einer Lungenhypostase, Pneumonie, Zirkulationsstörungen, Thrombophlebitiden vorgebeugt und die eigentliche Wundheilung beschleunigt, die Narbe fester würde, kommen heute wohl nur wenige deutsche Chirurgen nach. Eine reiche Erfahrung hat gelehrt, daß die eben genannten Vorzüge des Frühaufstehens in Wahrheit nicht bestehen, wenigstens nicht in dem davon erhofften Umfange, daß der in den ersten 4 Tagen ziemlich lebhafte Wundschmerz es den meisten Operierten unmöglich macht, so früh umherzugehen, daß man stark geschwächte Patienten aber recht häufig schleunigst wieder ins Bett zurückbringen mußte. Ein unnötig langes Krankenlager ist sicher nicht vorteilhaft, sondern schädlich, weil es den Kranken schwächt, aber ein zu frühes Aufstehen auch nicht ohne Gefahr. Der günstigste Zeitpunkt ist wohl bei normalem Verlauf der nach Entfernung der Nähte, also etwa 8—10 Tage nach der Operation. Man bestimme den Zeitpunkt des ersten Aufstehens Laparotomierter ganz individuell, ganz besonders unter steter Berücksichtigung des Allgemeinbefindens, des Pulses und der Atmung. Daß man auch dann noch die Wunde durch einen die Bauchdecken zusammenhaltenden Heftpflasterverband schützen soll, wurde bereits oben erwähnt.

Hingegen lasse ich nach Heilung der Wunde nur unter besonderen Umständen eine Bandage tragen, und zwar 1. in Fällen, in denen die Bauchhöhle drainiert oder tamponiert worden war, 2. in solchen, in denen die Heilung nicht ganz per primam erfolgte, 3. nach Entfernung sehr großer Geschwülste, durch welche die Bauchdecken ganz abnorm ausgeweitet wurden, und 4. bei Personen mit Hängebauch oder Enteroptose, bei welchen man auch ohne vorausgegangene Operation eine Bandage zur Stütze der herabsinkenden Eingeweide verordnen würde. Unter gewöhnlichen Verhältnissen erscheint mir nach Heilung der Laparotomiewunde per primam jede Bandage ebenso entbehrlich, wie ein Bruchband nach primär geheilter Herniotomie.

Die meisten Leibbinden haben den Nachteil, sich leicht zu verschieben und zu falten, so daß sie schließlich wie ein Strick den Leib an einer Stelle einschnüren und mehr lästig als nützlich sind. Sie schmiegen sich eben dem Körper nur schwer in jeder Stellung, beim Liegen, Sitzen und Stehen an. Recht gute Dienste leisten indes einige Bandagen, die, der Körperform entsprechend geschnitten, vorn breit, hinten schmal sind, durch vertikal stehende Fischbeineinlagen am Zusammenfalten gehindert werden und infolge zweckmäßiger breiter Gummizüge sich dem Körper in jeder Stellung anpassen. Solche werden z. B. von der Firma TEUTEL in Stuttgart in den Handel gebracht(Abb.41a,b). — Noch besser erfüllt ihren Zweck die von HOFFA angegebene Bauchbandage, namentlich bei Personen mit sehr starkem Fettpolster oder Hängebauch. Ein nach der Form des Körpers geschmiedeter Bügel von Stahlblech verhindert durch sein exaktes Anschmiegen an die Konturen des Beckens ein

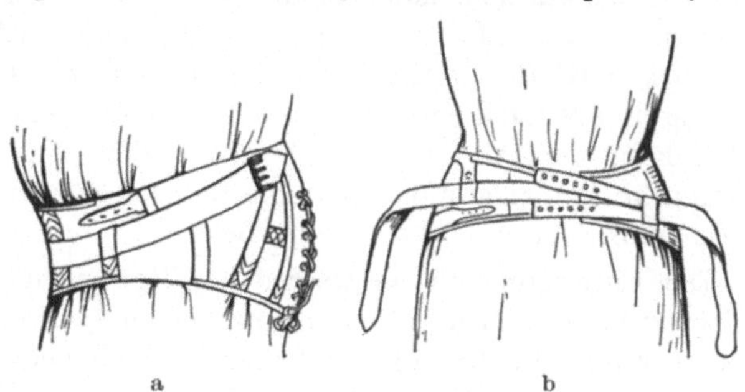

Abb. 41a und b. Leibbinde nach TEUFEL.

Verschieben der Bandage fast absolut sicher. Sie eignet sich vorzüglich für Fälle, in denen die Bandage sehr lange, vielleicht zeitlebens getragen werden soll. Auch die OSTERTAGsche aus Trikotstoff gefertigte „Monopol"-Leibbinde leistet recht gutes.

Mußte die Bauchhöhle drainiert oder tamponiert werden, so bedarf es natürlich eines voluminösen aseptischen Verbandes, der, da die Wundabsonderung in solchen Fällen in der ersten Zeit eine sehr starke zu sein pflegt, entsprechend häufig gewechselt, oft noch am gleichen Tage der Operation wieder erneuert werden muß. Bei aseptischem, auch sonst ungestörtem Verlauf entfernt man Drain wie Tampon durchschnittlich am 3. oder 4. Tage.

Tamponade der Bauchhöhle. Die von v. MIKULICZ in die Bauchhöhlenchirurgie eingeführte Gazetamponade hat unleugbar eine sehr hohe Bedeutung: zur sicheren Stillung parenchymatöser Blutungen aus flächenhaften Wunden, die sich nicht genügend mit Peritoneum übernähen lassen, ist sie fast unersetzlich; richtig ausgeführt leitet sie die Wundsekrete gut nach außen; sicherer wie jedes andere uns bisher bekannte Mittel vermag sie ein infiziertes oder der Infektion verdächtiges Gebiet gegen die übrige Peritonealhöhle abzugrenzen, es gewissermaßen für sich auszuschalten und damit einem Fortschreiten der Infektion auf andere, bisher noch freie Teile der Bauchhöhle vorzubeugen.

Diesen außerordentlichen Vorzügen der MIKULICZschen Methode stehen leider eine Anzahl Mängel gegenüber, welche uns zwingen, ihrer Anwendung nicht zu weite Grenzen zu stecken.

Die Gefahr der Intoxikation verbietet es, sehr große Mengen antiseptischer, insbesondere Jofoformgaze in die Bauchhöhle zu stopfen, man tamponiert daher am besten nur mit steriler Gaze oder man bedeckt nur die infizierte Partie, um deren Abgrenzung es sich handelt, mit einer dünnen Lage Jodoformgaze und tamponiert darüber mit steriler Gaze.

Soll das Sekret gut nach außen abgeleitet werden, so muß eine verhältnismäßig breite Kommunikation zwischen tamponierender Gaze und Verbandstoffen bestehen bleiben, es darf also die Bauchdeckenwunde nicht zu weit durch Naht geschlossen werden. Darin liegt aber die Gefahr eines Darmprolapses beim Husten, Erbrechen usw., weniger gleich nach der Operation, da das gesunde Peritoneum parietale sehr rasch und fest mit der Gaze flächenhaft verklebt, als nach wiederholter Tamponade bei stärkerer eitriger Wundsekretion, z. B. nach manchen Operationen wegen Appendicitis. Man schützt sich gegen eine solche Komplikation, indem man die Ränder der Bauchdeckenwunde über der tamponierenden Gaze durch einige Nähte zwar nicht vereinigt, aber an einem zu starken Klaffen verhindert. Oder man legt statt der großen Gazebäusche, wie sie v. Mikulicz empfahl, eben nur soweit einen Gazestreifen ein, als zur Abdeckung der infizierten Stelle erforderlich ist, und fügt diesem ein dickes Drainrohr hinzu; dann darf man die Bauchdeckenwunde unbeschadet in größerer Ausdehnung durch Naht verschließen.

Die Entfernung der Gazestreifen pflegt ziemlich schmerzhaft zu sein und erfordert bei sensiblen Patienten zuweilen eine nochmalige Narkose. Insbesondere aber verlangt die Lösung der festen Verklebungen zwischen Gaze und Darmserosa die äußerste Vorsicht. Jedes brüske Zerren und Ziehen ist streng zu vermeiden, nicht nur um das Zerreißen schützender Adhäsionen zwischen Darmschlingen zu verhüten und damit der Infektion die Wege zu öffnen, namentlich auch, um Läsionen der Darmwand selbst vorzubeugen; wiederholt hat man dem Wechsel der Tamponade Darmfisteln folgen sehen. Man erleichtert sich die Entfernung der Gaze durch Auseinanderziehen der Wundränder mit Haken und Anfeuchten der Gaze mit 3% Wasserstoffsuperoxyd.

Nicht zu unterschätzen ist schließlich die Gefahr eines Ileus, denn es wird durch die Verklebung der Gaze mit den Darmschlingen deren freie Bewegung gehemmt, die Peristaltik gestört, Darmknickung begünstigt. Ich entsinne mich einiger Fälle, in denen ich glaube, den ungünstigen Ausgang der Tamponade zur Last legen zu müssen.

Man wird daher im Einzelfalle die Vor- und Nachteile der Methode genau abwägen müssen, ehe man sich entscheidet, ob Tamponade oder Drainrohr oder gar Verzicht auf jede Drainage den Vorzug verdient.

Bei aseptischem Verlaufe schließt man die Bauchdeckenwunde nach Entfernung der tamponierenden Gaze am 3. oder 4. Tage zur Vermeidung eines Bauchbruches durch einige, alle Schichten durchgreifenden oder etagenförmig und versenkt angelegte Nähte völlig oder bis auf eine kleine Stelle für ein Drainrohr. — Ist man durch Eiterung zu längerem Offenlassen der Bauchhöhle und Beibehaltung der Tamponade genötigt, so wird man dann auf sekundäre Naht meist verzichten müssen. Die Heilung erfolgt, Genesung vorausgesetzt, ganz per secundam mit breiter dehnbarer Narbe. Die Patienten sind auf das dauernde

Tragen einer passenden Bandage oder die spätere operative Beseitigung des unvermeidlichen Bauchbruches angewiesen.

Die geringen Störungen, die wir bisher nach Laparotomie besprochen haben, sind relativ unschuldiger Natur. Sie verzögern kaum die definitive Heilung und geben keinen Anlaß zu ernster Besorgnis. Doch nicht immer ist der Verlauf so glatt.

Als seltener, aber gerade in den letzten Jahren etwas häufiger beobachteten Störung der Wundheilung nach Laparotomien, sei zunächst des *Gasemphysems* der Bauchdecken gedacht. Ursachen und klinischer Verlauf sind außerordentlich verschieden. Glücklicherweise ganz selten handelt es sich um die schwere, ja meist rasch tödliche Infektion mit dem Bacillus des malignen Ödems. — Die Mehrzahl der Fälle sind unschuldigerer Art. Am folgenden oder 3.—4. Tage nach der Operation zeigt die Umgebung der Wunde in Handbreite oder mehr eine gewisse Schwellung und ausgeprägtes Emphysemknistern. Das Allgemeinbefinden braucht dabei nicht gestört zu sein; Fieber und Schmerz können fehlen. Binnen einigen, 6—8 Tagen können alle Erscheinungen spontan ohne jeden Eingriff und ohne die Wundheilung selbst gestört zu haben wieder vollständig verschwinden. In solchen Fällen dürfte die schon vor Jahrzehnten geäußerte Annahme zu Recht bestehen, daß es sich nur um ein mechanisch bedingtes Emphysem mit atmosphärischer Luft handle, daß bei Schluß der Wunde in der Bauchhöhle zurückgelassene Luft durch nachträgliche forcierte Exspirationsstöße aus ihr durch Lücken der tieferen Wundschichten in das subcutane Fettgewebe geschleudert worden sei. — In anderen Fällen, am häufigsten nach Operation akuter Appendicitiden, deutet eine mäßige Rötung und Schmerzhaftigkeit der unmittelbaren Umgebung, manchmal auch geringe Temperatursteigerung auf einen entzündlichen Prozeß bakteriellen Ursprungs hin; nach Öffnung der Wunde entleert sich übelriechendes Gas und bräunliches Sekret. Die Heilung erfolgt ohne weitere Störung per secundam. Im Sekret wurde in solchen Fällen mehrfach das Bacterium coli nachgewiesen, in anderen Fällen aber weder aerobe noch anaerobe Bakterien gefunden. Obwohl auch solche Fälle ohne jeden Eingriff zur Heilung kamen, ist doch der Rat zu geben, lieber in *jedem* Falle von Gasemphysem durch wenigstens teilweises Wiederöffnen der Wunde dem Gase Abfluß zu schaffen, bei irgendwelchem Auftreten phlegmonöser Erscheinungen aber sowie bei Störung des Allgemeinbefindens die emphysematöse Partie ausgiebig zu spalten, zu desinfizieren und zu tamponieren.

Magen- und Darmblutungen nach Laparotomie. Eine recht ernste Störung bedeutet das Auftreten von *Magen- und Darmblutungen*. Obwohl vereinzelt schon früher beobachtet, haben sie doch erst, seitdem v. EISELSBERG auf dem Chirurgenkongreß von 1899 die Aufmerksamkeit auf ihr verhältnismäßig häufiges Vorkommen nach Laparotomien lenkte, die gebührende Aufmerksamkeit gefunden. Nicht rotes Blut, wie beim typischen Magengeschwür, erbrechen die Kranken, wenigstens nur ganz ausnahmsweise, sondern mehr minder große Mengen schwärzlicher oder schokoladebrauner, kaffeesatzähnlicher Massen, Blut, das durch den Magensaft verändert ist. In der Regel tritt dieses „schwarze" Erbrechen innerhalb der ersten 24—72 Stunden, zuweilen erst mehrere Tage nach der Operation auf, ist manchmal ganz vorübergehend, hält aber in anderen Fällen tagelang, oft bis zum Tode an. In wieder anderen Fällen deckt erst der Abgang der schwarzes Blut in großer Menge enthaltenden Stühle die Ursache der mitunter auffallend rasch auftretenden Anämie, der Kleinheit des Pulses und des Kollapses des Patienten auf.

Als Quelle der Blutung findet man bei der Obduktion massenhafte kleinste bis stecknadelkopfgroße, selbst hirsekorngroße Ekchymosen in der Schleimhaut und Submucosa des Magens und der oberen Jejunumschlingen, vielfach auch sogenannte Erosionen der Magenschleimhaut, d. h. kleine bis linsengroße oberflächliche Epitheldefekte, nur ausnahmsweise ein wirkliches Ulcus. Trotz der Kleinheit der Quellen der Blutung führt doch ihre Massenhaftigkeit oft zu sehr erheblichen, selbst tödlichen Blutverlusten.

Wenn auch nach Operationen jeder Art vorkommend, beobachtet man die Magen-Darmblutungen doch am häufigsten nach solchen am Darme selbst bzw. am Netz oder Mesenterium, besonders häufig nach Herniotomien eingeklemmter Hernien und während des akuten Anfalles ausgeführten Appendektomien, nächstdem auch nach Operationen am Gallensystem. Ihre Ursachen sieht man in retrograden Embolien der Magen-Duodenalvenen von der Pfortader aus infolge Verschleppung feinster Thromben oder Bakterienhaufen von der Operationsstelle her. Sind sie auch häufiger nach Operationen septisch infizierter Gebiete, z. B. bei brandigen Hernien, so kommen sie doch auch nach ganz reinen Eingriffen und völlig aseptischem Verlauf zur Beobachtung.

Die Prognose der Komplikation ist stets eine recht ernste, in einem sehr erheblichen Prozentsatz sterben die Kranken.

Die Therapie kann nur wenig tun, absolute Ruhe, Eisblase auf den Leib, Enthaltung jeder Nahrungsaufnahme per os und Ersatz durch subcutane Kochsalzinfusionen und Nährklystiere, Analeptika. KEHR sah gute Erfolge von vorsichtiger Magenspülung mit 2%iger Sodalösung, der er eine zweimalige Ausspülung mit $1^0/_{00}$ Argent. nitric.-Lösung und dann eine Spülung mit eiskaltem Wasser folgen läßt.

Ikterus nach Laparotomie. Eine ähnliche Bedeutung kommt dem nach Laparotomien gleichfalls nicht selten zu beobachtenden *Ikterus* zu. Nur ausnahmsweise handelt es sich dabei um einen Stauungsikterus infolge eines Magen-Darmkatarrhes oder Verlegung des Choledochus durch einen Stein, häufiger um eine Störung der Funktion der Leberzellen, einen Diffusionsikterus infolge septischer Prozesse. Wie die eben besprochenen Magen-Darmblutungen, ist er selten nach völlig aseptischen Operationen, häufiger nach Laparotomien wegen oder bei Eiterungsprozessen. Ich selbst beobachtete ihn mehrfach nach Appendektomien während des Anfalles, seltener bei der wirklichen Frühoperation, als nach Operationen im Stadium der Eiterung. Die Gelbfärbung der Conjunctiven beginnt in diesen Fällen regelmäßig in 24—36, spätestens 72 Stunden nach der Operation, bleibt in einzelnen nur gering und schwindet schnell, wird in anderen rasch intensiv und nimmt stetig bis zu dem in schweren Fällen binnen wenigen Tagen folgenden Tode zu.

In der Regel begleitet das Auftreten dieses Ikterus eine auffallende psychische Unruhe, die sich in leichten Fällen auf Schlaflosigkeit beschränkt, in schwereren oft schnell zu furibunden Delirien steigert, so daß die Kranken kaum im Bett zu halten sind, dann in Somnolenz und völliges Koma übergeht. Die Temperatur kann dabei ganz normal bleiben; die Pulsfrequenz pflegt mit Zunahme der Unruhe anzusteigen. Ganz leichte Grade von Ikterus ohne Störung des Allgemeinbefindens werden wohl häufig übersehen oder nicht weiter beachtet; ausgesprochener Ikterus trübt hingegen die Prognose schwer; ein sehr erheblicher Prozentsatz der Laparotomierten, welche Ikterus bekommen, stirbt.

Bei der Obduktion findet man die Gallenwege frei, hingegen die Zeichen einer Allgemeininfektion: massenhafte Ekchymosen der Pleura, des Peritoneum, Milzschwellung, Magen-Darmblutungen, Nierenverfettung, in der Leber zuweilen circumscripte beginnende Nekrosen einzelner Leberläppchen. — Peritonitis ist dabei entsprechend der Art der Krankheit, die die Operation indicierte, wohl häufig vorhanden, *kann aber auch vollständig fehlen.*

Die Therapie ist, da der in Rede stehende Ikterus ja nur ein Symptom beginnender septischer Allgemeininfektion ist, ziemlich machtlos und muß sich auf möglichste Hochhaltung der Kräfte des Patienten beschränken.

Eine immerhin seltene, aber doch nicht bedeutungslose Komplikation ist die *akute Magendilatation.* Sie tritt freilich nicht nur nach Bauchoperationen auf, sondern wurde nach Operationen jeder Art, mehrfach auch nach Anlegen eines Gipskorsettes wegen Skoliose, ja nach einfachen Diätfehlern beobachtet, aber am häufigsten doch nach Laparotomien. Ihre Ursache ist eine Atonie des Magens, deren Ursachen aber selbst noch nicht völlig geklärt sind. Eine vorhandene Gastroenteroptose scheint ihr Zustandekommen zu begünstigen. Der sich binnen wenigen Tagen mehr und mehr ausdehnende Magen wölbt die Bauchdecken zunächst im Epigastrium kugelig vor und drängt den Dünndarm nach unten und hinten, kann aber bei weiterer Dehnung bis zur Symphyse herabreichen und dann eine scheinbar gleichmäßige Ausweitung des ganzen Bauchraumes vortäuschen. Es kommt dabei zu einer Abknickung und Verschluß, seltener am Pylorus, gewöhnlich am Übergang des Duodenum ins Ileum, weshalb viele einen primären arteriomesenterialen Darmverschluß als Ursache der Magendilatation annehmen, während wohl die Mehrzahl der Chirurgen in der Magenatonie das primäre, in dem hohen Ileus infolge Abknickung des Darmes den Folgezustand sehen.

Das Leiden entwickelt sich innerhalb 24—72 Stunden nach der Operation, selten später. Der Kranke fühlt sich unwohl, klagt über Druck und Spannungsgefühl im Oberbauch, erschwerte Atmung; der Puls wird, während die Temperatur normal bleiben kann, kleiner und schneller, seine Frequenz steigt auf 150—180 Schläge pro Minute. Erbrechen kann völlig fehlen, weil eben der atonische Magen seinen Inhalt weder nach unten noch oben entleeren kann, ist aber doch meist vorhanden; bald werden nur häufig kleine Mengen, bald unter Anstrengung der Bauchpresse große Mengen Flüssigkeit erbrochen. Nur selten ist das Erbrochene nur schleimig wäßrig, in der Regel gallig. Charakteristisch für den Sitz des Verschlusses am Übergang des Duodenums ins Jejunum ist die Beimengung von Pankreasferment zum gallig Erbrochenen. Stuhl und Winde sind angehalten, aber doch nicht ganz aufgehoben. Unter zunehmender Verschlechterung des Pulses erfolgt binnen 3—6—8 Tagen der Tod.

Diagnostisch wichtig ist die zunächst im Oberbauch auftretende, sich erst von da abwärts ausdehnende tympanitische Geschwulst, an deren unterem Ende man manchmal eine halbmondförmige, nach oben konkave Dämpfung und Fluktuation nachweisen kann. Aber gerade nach Laparotomien, nach denen ja eine gewisse Parese oft weite Strecken des Darmes ergreift, ist diese Formveränderung des Bauches nicht immer so ausgeprägt, um gleich erkannt zu werden. In vielen Fällen wurde die Diagnose erst durch die Autopsie geklärt. Leicht ist und sicher gestellt wird die Diagnose nur, wenn man überhaupt an diese Komplikation denkt und durch Einführen eines Magenschlauches den massigen, bis 3—4 Liter messenden flüssigen Mageninhalt nebst reichlichen Gasen entleert und sogleich den Bauch zusammenfallen sieht.

Die *Prognose* der akuten Magendilatation ist stets sehr ernst. Die Atonie des Magens schwindet durchaus nicht rasch nach ein- oder zweimaliger Entleerung durch den Magenschlauch. Es ist ganz erstaunlich, welche Mengen galliger Flüssigkeit binnen wenigen Stunden den völlig entleerten Magen immer von neuem füllen. Man muß die Magenspülungen — nur solche kommen therapeutisch in Betracht — 6—8 Tage lang fortsetzen, anfangs vier bis fünfmal, später zweimal des Tages, bei völliger Enthaltung jeden Getränkes. Das Flüssigkeits- und Nahrungsbedürfnis muß durch Mastdarmeinläufe, subcutane und intravenöse Infusion physiologischer Kochsalz- oder 5%iger Traubenzuckerlösung befriedigt werden. Daß die Kranken dabei stark herunterkommen und stark an Gewicht abnehmen, ist begreiflich. Durch linke Seiten- bzw. Seitenbauchlage oder selbst reine Bauchlage bei erhöhtem Fußende des Bettes sucht man die Entleerung des Magens zu erleichtern, den Verschluß zu lösen. Operative Behandlung, Gastrostomie, Gastroenterostomie, Jejunostomie hat man vielfach versucht, aber nur wenig Erfolge erzielt. Die häufige lang fortgesetzte Magenaushebung bleibt die Methode der Wahl, vorausgesetzt natürlich, daß es sich um Magendilatation infolge Magenatonie, nicht etwa um einen mechanischen Darmverschluß durch Adhäsionen oder Incarceration handelt.

Erschöpfungszustände nach Laparotomie. Weitaus häufiger als die soeben erwähnten Störungen beanspruchen *Erschöpfungszustände* nach Laparotomien unser Interesse nicht nur, sondern unser energisches zielbewußtes ärztliches Eingreifen.

Man hat sie namentlich früher vielfach schlechthin mit dem Namen „Shok" zusammengefaßt.

Mit Unrecht! denn dieses Zusammenwerfen der verschiedenartigsten Zustände in einen Topf führt zu einer argen Konfusion in den Köpfen mancher Ärzte, die, einmal entstanden, die scharfe Beobachtung in späteren Fällen trübt, die scharfe Indikationsstellung in den therapeutischen Maßnahmen verhindert, die literarische Berichterstattung manchmal recht unzuverlässig und einem unbeteiligten Dritten es oft unmöglich macht, aus der vom Autor gegebenen Schilderung sich selbst ein klares Urteil zu bilden.

Unter *Shok nach Laparotomie* dürfen wir nur denjenigen Symptomenkomplex verstehen, den wir auch sonst nach einem mehr oder minder plötzlich einwirkenden Trauma als Shok bezeichnen, und der auf einer rasch eintretenden, gewaltsamen oder übermäßigen Reizung sensibler Nerven und ihrer Rückwirkung auf die verschiedenen Organe des Körpers beruht. Einen solchen operativen Shok beobachten wir nun nach Laparotomie weitaus häufiger, als nach Operationen an irgenwelchen anderen Stellen des Körpers, namentlich, wenn dabei Zerrungen der intraabdominalen Eingeweide stattfanden.

Jeder geübte Narkotiseur weiß, wie Patienten im Moment des Vorziehens eines im kleinen Becken eingekeilten myomatösen oder retroflektierten Uterus plötzlich aus tiefster Narkose scheinbar erwachen und die Glieder bewegen, weiß, wie im Moment des Zusammenschnürens einer Massenligatur eines Ovarialstieles, beim Vorziehen des Magens vor die Bauchwunde, beim Anlegen einer Darmklammer bei Darmresektion usw. der Puls plötzlich kleiner wird, oft für eine oder mehrere Sekunden vorübergehend ganz aussetzt, ausnahmsweise sogar eine tödliche Synkope eintreten kann.

Werner hat diese intensive Reflexwirkung einer Reizung der Intestinalnerven speziell auf die Herztätigkeit durch zahlreiche schöne Experimente unanfechtbar bewiesen, hat zuerst durch den Tierversuch gezeigt, wie eine geringfügige Darmquetschung mit einer Pinzette genügt, um den Blutdruck nach plötzlichem, sehr schnell vorübergehendem Steigen weit unter die Norm sinken zu lassen, wie eine Wiederholung des Reizes ihn immer mehr erniedrigt und schließlich das Herz zum völligen Stillstand bringt.

Erzeugt bei einem starken Fußtritt gegen den Leib, einer schweren Fingerquetschung, einer durch Überfahrenwerden entstandenen komplizierten Fraktur des Unterschenkels usw. die einmalige starke sensible Reizung den Zustand des Shoks, so wirkt bei dem operativen Shok nach Laparotomie die Summation der trotz aller Vorsicht unvermeidlichen kleinen Reize auf das Geflecht des Sympathicus zusammen, um den gleichen Effekt hervorzurufen: der schon während der Operation schwächer gewordene Puls bleibt klein, fadenförmig, leicht unterdrückbar; seine Frequenz ist etwas erhöht; die Atmung oberflächlich. Der Patient ist nicht komatös, wie etwa nach einer Hirnerschütterung, er reagiert auf Reize, antwortet auf Fragen, aber er ist völlig gleichgültig gegen seine Umgebung, fällt, durch Anruf erweckt, dann sich selbst überlassen, schnell wieder in seine Apathie zurück, liegt zeitweise ganz ruhig, dann wälzt er sich wieder im Bette umher, das Gesicht ist blaß, die Augen eingesunken, die Nase spitz, die Haut kühl mit kaltem Schweiß bedeckt, die Temperatur, gleichviel ob in Axilla oder in Ano gemessen, niedrig, oft subnormal, nicht nur um einen, sondern um mehrere Grade herabgesetzt.

Unter steter Zunahme dieser Erscheinungen kann der Zustand innerhalb weniger bis etwa 24 Stunden in den Tod übergehen. Ein längeres, über mehrere Tage sich hinziehendes Anhalten der Shokerscheinungen kommt beim Fehlen von Komplikationen wohl kaum vor, und beruhen derartige Angaben wohl immer auf Verwechslung mit septischen, bald näher zu erwähnenden Prozessen. — Die Obduktion zeigt einen negativen Befund, höchstens venöse Hyperämie der großen Unterleibsorgane, arterielle Anämie. — In den häufigeren, günstigen, leichten Fällen erholen sich die Operierten innerhalb einer oder mehrerer Stunden, der Puls wird kräftiger, die Haut rötet sich, das Gesicht wird voller, die Temperatur steigt zur Norm, die Atmung wird tiefer, das Sensorium klar. Der weitere Verlauf kann dann ein ganz ungestörter sein. Ein Stadium starker Exaltation, das dem der ersten Depression bei eintretender Erholung folgt, habe ich beim Shok nach Laparotomien nicht beobachtet.

Ruhe, Zufuhr von Wärme durch Wärmflaschen, Einhüllen des ganzen Körpers in gut gewärmte Tücher, Tieflagerung des Kopfes, Hochlagerung der Extremitäten sind die ersten Erfordernisse zur Bekämpfung der Depression. Sehr wirksam unterstützt man sie durch subcutane oder intravenöse Infusion von 1—2 Liter warmer physiologischer Kochsalzlösung, die nach Bedarf ein- bis zweimal des Tages wiederholt wird, außerdem durch anfangs stündlich, später zweistündlich zu verabfolgende Injektionen von Campher oder Äther, Coffein, Coramin.

Große Ähnlichkeit mit dem Shok haben die Erscheinungen einer schweren *inneren Blutung* in die Bauchhöhle, wie sie sowohl bei penetrierenden Bauchwunden, wie Quetschungen der Baucheingeweide, aber auch nach Laparotomien vorkommt. Die Amerikaner haben zuerst auf diese Ähnlichkeit hingewiesen und gezeigt, wie oft nach Bauchverletzungen der scheinbare Shok lediglich durch eine Nachblutung bedingt ist. Die Unterscheidung ist natürlich wichtig genug, indem man beim Shok den Kranken resp. Operierten möglichst in Ruhe läßt, bei interner Blutung schleunigst wieder die Bauchhöhle öffnen muß, um die Blutung zu stillen. Ihre Zeichen sind die einer schweren, stetig zunehmenden Anämie. Die Unterscheidung gegenüber dem Shok wird sich, abgesehen von der Berücksichtigung des ätiologischen Moments, wesentlich darauf stützen, daß bei ihr die sensoriellen Störungen weniger hervortreten als beim Shok, und daß alle Zeichen, insbesondere die auffallende Kleinheit des Pulses sich erst *nach* der Operation mehr und mehr ausbilden, an Intensität zunehmen, nicht wie beim Shok schon während der Operation resp. an ihrem Schluß deutlich vorhanden sind. Meist vermag auch bei schwerer intraabdominaler Blutung eine sorgfältige Perkussion eine Dämpfung in den abhängigen Partien des Bauches nachzuweisen. — Mit Ruhe, Eisblase, Opium usw. erreicht man bei wirklich schwerer Nachblutung nicht viel. Versäumen Sie damit nicht die kostbarste Zeit! Schnelles, zielbewußtes, energisches Handeln ist erforderlich: man öffnet das Abdomen, räumt die Blutgerinnsel mit der Hand oder mit Kompressen heraus, sucht die blutende Stelle auf, unterbindet oder umsticht die spritzenden Gefäße oder kauterisiert und tamponiert die blutende Stelle, falls es sich um mehr parenchymatöse Blutung aus großen, z. B. durch Lösung ausgedehnter Adhäsionen entstandenen Flächenwunden handelt. Die MIKULICZsche Jodoformgaze-Tamponade ist für sehr viele Fälle ein unschätzbares, durch kein anderes in gleicher Weise zu ersetzendes Mittel. Das aus der Bauchhöhle geschöpfte Blut seiht man sogleich durch einen sterilen, dichten Gazefilter durch und infundiert es intravenös.

Der operative Shok kann Patienten jeder Konstitution, kräftige, vollsaftige Individuen, wie schwächliche, magere treffen und hinwegraffen. Von ihm wohl zu unterscheiden, wenn auch im klinischen Bilde recht ähnlich, sind jene bedrohlichen *Schwächezustände*, die wir *bei schon vor der Operation durch langes Leiden heruntergekommenen, abgemagerten, kachektischen Kranken* nach Laparotomie ebenso, wie nach jeder anderen Operation auftreten sehen. Die an sich geringe Widerstandsfähigkeit des Organismus ist bei ihnen durch den schädlichen Einfluß der Narkose, die lange Dauer der Operation, die Abkühlung, vielleicht einen starken Blutverlust, auf ein Minimum herabgedrückt, ein Minimum, das oft schließlich nicht mehr zur Erhaltung des Lebens ausreicht.

Die geschwächte Herztätigkeit, der kleine, weiche unterdrückbare Puls, die flache Atmung, Herabsetzung der Körpertemperatur, Blässe und Kühle der Haut, der Schwund ihrer Turgescenz, Eingefallensein der Augen, der Ausbruch kalten Schweißes, alles dieses ist der Inanition mit dem Shok gemeinsam. Die Störungen des Sensorium pflegen indes minder hervorzutreten oder fehlen ganz. Der Kranke ist sich nach Erwachen aus der Narkose seiner Gefahr bewußt. Er fühlt seine übergroße Schwäche und klagt über seine Hinfälligkeit. Das schwache Herz reicht nicht aus, die geringe Blutmenge rasch genug durch die Adern zu treiben, um das Sauerstoffbedürfnis des Körpers zu befriedigen, es stellt sich Lufthunger ein, der Kranke fürchtet zu ersticken, versucht sich aufzusetzen, um sogleich ermattet hinzusinken.

Ruhe, Wärme, Tieflagerung des Kopfes, Exzitantien sind natürlich hier ebenso notwendig, wie im Depressionsstadium des Shoks. Vor allem aber braucht es hier nicht bloß der Exzitation, sondern der Ernährung zur Kräftigung des Körpers, zunächst insbesondere der Zufuhr von Flüssigkeit, um den Kreislauf wieder besser in Gang zu bringen.

Hier verdient deshalb die eventuell wiederholte subcutane oder intravenöse Infusion 5%iger Traubenzuckerlösung in erster Linie genannt zu werden.

Der Empfehlung von CREDÉ eines Zusatzes von etwa 50 g Calodal zur physiologischen Kochsalzlösung vermag ich mich nicht anzuschließen; von seiner behaupteten Reizlosigkeit habe ich mich nicht überzeugen können. Sämtliche Kranke klagten über stärkere Schmerzen, und fast ausnahmslos kam es im Bereich der Infusion zu einer mehr minder weitreichenden Rötung und teigigen Schwellung der Haut, die allerdings binnen einigen Tagen wieder zurückging. — Auch subcutane Ölinfusionen haben kaum den erhofften Wert; bei Obduktionen findet man das infundierte Öl noch einige Tage nachher in ziemlicher Menge an der Infusionsstelle.

Außerdem gebe man dem Patienten mehrmals täglich per rectum Milch, Bouillon, Wein. — So früh wie möglich aber gehe man, da die Ernährung per rectum doch unzulänglich ist, zur Ernährung per os über.

KRASKE beobachtete, daß die Resultate seiner Magenoperationen, nicht nur der Gastrostomie wegen Verengerung der Speiseröhre, sondern auch der Magenresektion und Gastroenterostomie wegen Pyloruscarcinom günstiger wurden, seitdem er die früher übliche Abstinenz aufgegeben und seinen Operierten vom 1. Tage an kleine Quantitäten Milch, Bouillon, Beeftea usw. zu trinken erlaubte.

Der Ausgang des operativen Shoks entscheidet sich durchschnittlich innerhalb der ersten 24 Stunden: entweder der Kranke stirbt, oder er erholt sich in dieser Zeit; fängt der Puls einmal an, sich zu erheben, erreicht die Temperatur die normale Höhe, so pflegt die Besserung beim Fernbleiben schwerer Komplikationen auch stetig fortzuschreiten, die Rückkehr zu einigermaßen normaler Zirkulation relativ rasch zu erfolgen. Die auf Inanition beruhenden Schwächezustände bessern sich hingegen naturgemäß weit langsamer. Tagelang hängt das Leben des Kranken nur an einem Faden, das Hinzukommen der geringsten Störung, eine mäßige fieberhafte Temperatursteigerung reichen aus, ihn ganz abzureißen. Die Rückkehr der normalen Körpertemperatur ist zwar ein günstiges Zeichen, sichert indes durchaus nicht das Fortschreiten der Besserung. Noch am Ende der ersten Woche kann der Tod infolge der Schwächung durch die Operation beim Fehlen jeder Infektion erfolgen, wenn sich auch die Prognose mit jedem Tage längeren Lebens bessert. Sehr leicht treffen den geschwächten, widerstandsunfähigen Organismus Komplikationen, und die Obduktion weist nur in einem Teil der Fälle einen so negativen Befund, wie beim Shok, in einem anderen Teile neben allgemeiner Macies und Anämie eine Lungenhypostase oder hypostatische Pneumonie oder einen Darmkatarrh als direkte Todesursache nach.

Ich habe Ihnen bisher die beiden Erschöpfungszustände des operativen Shoks und der Inanition als zwei Haupttypen möglichst scharf voneinander zu trennen versucht, in der Absicht, Ihnen klar zu machen, daß es sich um zwei, nicht nur ätiologisch, sondern auch prognostisch und zum Teil therapeutisch verschiedene Krankheitsformen handelt, um Ihnen also im Einzelfalle das diagnostische Urteil zu erleichtern. In praxi ist eine so scharfe Abgrenzung freilich sehr oft ganz unmöglich, deshalb, weil sich nur zu oft die beiden Zustände miteinander kombinieren, die schädlichen Nervenreize, die Quetschung und Zerrung der Intestina von vornherein geschwächte und elende Individuen treffen. Daß sich damit die Prognose verschlechtert, braucht wohl nicht erst hervorgehoben zu werden. Die Schwierigkeit der Unterscheidung wächst noch, sowie bei anti-, nicht aseptischer Operation sich Intoxikationserscheinungen hinzugesellen, als deren wichtigste ich Ihnen ja früher den schädigenden Einfluß auf die Herztätigkeit nannte.

Vierundzwanzigste Vorlesung.

Verlauf und Nachbehandlung nach Laparotomien
(Fortsetzung).

Peritoneale Infektion: Verschiedenheit ihrer Formen: Diffuse eitrige Peritonitis; circumscripte eitrige Peritonitis; peritoneale Sepsis. Peritonitis ohne Fieber. — Pseudoileus. — Differentialdiagnose. — Therapie. — Ileus nach Laparotomie. — Anderweitige Komplikationen.

Peritoneale Infektion. Den weitaus häufigsten Anlaß zu einer ähnlichen schweren und zwar stetig zunehmenden Schädigung und Schwächung des ganzen Organismus gibt nun aber die *peritoneale Infektion.* Praktisch wichtiger als die exakte Unterscheidung der eben besprochenen Schwächzustände ist deshalb die Beantwortung der Frage: Sind die vorhandenen Störungen aseptischer Natur oder sind sie durch eine Infektion der Peritonealhöhle erzeugt?

Die Wichtigkeit der Frage nötigt dazu, auf das so überaus vielseitige Bild der peritonealen Infektion etwas näher einzugehen.

Am bekanntesten und wohl auch häufigsten ist das der *diffusen eitrigen Peritonitis,* bei welcher die eitrige Entzündung an circumscripter Stelle beginnend sich bald rascher, bald langsamer über die gesamte Bauchhöhle verbreitet, die Serosa parietalis, wie visceralis sich intensiv rötet, mit fibrinös-eitrigem Exsudat bedeckt, die Eingeweide auf mehr minder große Strecken untereinander verlötet und flüssiger Eiter teils in größerer Menge frei in der Peritonealhöhle, teils zwischen Adhäsionen abgekapselt bei der Obduktion gefunden wird.

Die ersten Zeichen treten in der Regel schon innerhalb der ersten 24 bis 48 Stunden nach stattgefundener Infektion auf, und da diese bei Laparotomien doch meist während der Operation selbst erfolgt, so erlaubt der Verlauf der ersten 2 Tage meist schon einen Wahrscheinlichkeitsschluß auf den definitiven Ausgang. Wo die Infektion der Peritonealhöhle erst später erfolgt, z. B. nach Myomotomien infolge allmählichen Fortkriechens pathogener Keime vom Cervikalkanal aus durch die Wunde des Amputationsstumpfes des Uterus hindurch oder nach zirkulärer Darmnaht infolge Gangräneszenz der Darmwundränder und sekundärer Perforation, da werden auch die klinischen Zeichen der Peritonitis sich erst einige Zeit nach der Operation nach bisher völlig ungetrübtem Verlaufe geltend machen. Doch ist es ganz ausnahmsweise, daß eine Peritonitis noch später, als nach dem 5. Tage nach einer Laparotomie ausbricht.

In typischen Fällen stellt sich bald Fieber ein. Temperatur wie Pulsfrequenz gehen oft schon am Abend des Operationstages in die Höhe. Die erstere schwankt durchschnittlich zwischen 38 und 39,5°, kann jedoch auch die höchsten Grade erreichen. Letztere steigt schneller, als der Temperatur entspricht, erreicht früh 100—120 Schläge pro Minute und nimmt bis zum tödlichen Ende stetig zu.

Dabei wird die Pulswelle immer kleiner, weicher, schließlich wird der Puls flatternd, unzählbar. — Dem Fortschreiten der örtlichen Entzündung entspricht der Schmerz. Von primär circumscripter Stelle breitet er sich ziemlich schnell über das ganze Abdomen aus. Schon leiser Druck ist schmerzhaft, schon die Schwere der Bettdecke ist empfindlich; ängstlich spannt der Kranke unwillkürlich die Bauchmuskeln an, jede Palpation ist unmöglich. Da auch die Zwerchfellbewegungen Schmerz verursachen, nimmt die Respiration bald einen kostalen Typus an. — Das Erbrechen hält an oder stellt sich von neuem ein, falls es vor Ausbruch der Entzündung schon erloschen war; doch ändert es seinen Charakter und zeigt bald den oben geschilderten Typus des peritonealen maulvollen Erbrechens spärlicher, meist gallig gefärbter Schleimmassen. Quälende Ructus gehen voraus oder halten fast beständig zwischen den einzelnen Brechakten an. Infolge Parese der Darmmuskulatur kommt es zur hartnäckigen Obstipation. Zunächst besteht freilich die Peristaltik der noch nicht von der Entzündung betroffenen Darmschlingen fort, kann sogar zu Koliken Anlaß geben, später fehlt jede Bewegung; weder Stuhl noch Flatus gehen ab; auch die Auskultation des Abdomen weist Totenstille. Die Gasentwicklung treibt den gelähmten Darm auf; das ganze Abdomen zeigt faßförmigen, unter Spannung stehenden Meteorismus. Das Zwerchfell wird in die Höhe gedrängt, die Atmung wie die Herztätigkeit behindert, Dyspnoe tritt auf. — Inzwischen ist es längst zur starken eitrigen Exsudation gekommen, doch selbst bei erheblichem Flüssigkeitserguß gelingt der direkte Nachweis durch Perkussion nur selten. Unter Zunahme aller Erscheinungen erfolgt am 3.—6.—8. Tage der Tod.

Den Kundigen läßt oft ein einziger Blick auf den Kranken schon frühzeitig die Diagnose „peritoneale Infektion" stellen. Dieser macht von Anfang der Infektion, also z. B. bei Insuffizienz einer Darmnaht etwa vom 3. Tage post operationem an, einen leidenden Eindruck; er fühlt selbst, daß er schwerkrank ist; sein Gesicht ist ängstlich, unruhig, die Nase wird spitz, die Augen sinken in ihre Höhlen zurück, der Turgor der Haut schwindet, die Zunge ist erst weißlich, dann braun belegt, trocken, borkig, die Nasenöffnungen erscheinen schwarz. Der Leib, anfangs kahnartig eingesunken, bretthart, treibt mehr und mehr auf, die Atmung wird beschleunigt, oberflächlich, der Puls immer schneller und kleiner. Dieser Ablauf kann sich bis zum Tode je nach Schwere des Falles innerhalb 24 Stunden bis 3 Tagen abspielen.

Von diesem typischen Verlaufe gibt es die mannigfaltigsten Abweichungen, teils infolge des verschieden schnellen Fortschreitens und der wechselnden Ausbreitung der Entzündung, teils infolge der verschiedenen Arten der Infektionserreger.

Rasch in der Nachbarschaft des Infektionsherdes sich ausbildende Adhäsionen können denselben auf relativ kleinen Raum begrenzen, eine diffuse Peritonitis verhindern. Es kommt nur zur Bildung eines lokalen Abscesses, der entweder mit dem Messer eröffnet wird oder auch spontan nach außen oder in den Darm resp. die Blase, freilich auch oft sekundär noch in die freie Bauchhöhle durchbricht, vielleicht auch sich eindickt und allmählich zur Resorption gelangt.

So sehen wir z. B. um den Stielstumpf einer exstirpierten Ovarialcyste sich zuweilen ein abgesacktes, perimetritisches Exsudat entwickeln, das lange Zeit als fester, großer, derber Tumor fühlbar bleibt, schließlich unter Zurücklassung einer Narbe langsam verschwindet.

In solchen Fällen kann die Affektion von vornherein stürmisch mit den bedrohlichen Zeichen des geschilderten Bildes einsetzen; doch dieselben mildern sich bald; der Schmerz lokalisiert sich, nur das Fieber hält in wechselnder Höhe längere Zeit an. In anderen Fällen sind und bleiben alle Erscheinungen von vornherein minder intensiv, der Prozeß zieht sich mehr in die Länge, kann schließlich in Heilung ausgehen, oder auch noch nach Wochen, nachdem vielleicht mehrfach Abscesse geöffnet worden sind, zum Tode führen. Leider sind die günstigen, in Genesung endenden Fälle nicht allzu häufig, die ungünstigen die gewöhnlichen.

Wieder ein anderes Aussehen zeigt die foudroyante, eigentliche *peritoneale Sepsis*, wie wir sie namentlich nach Operationen am Darmtraktus beobachten, sowie Darminhalt vor (bei Darmwunden), während (bei Darmresektion) oder nach der Operation (infolge Platzens oder Gangrän der Darmnahtstelle) in die Bauchhöhle gelangt ist. Seltener sehen wir sie nach anderen Laparotomien. Die pathogenen Mikroben werden in großer Menge schnell über die ganze Serosafläche verbreitet, von den Lymphwegen aufgenommen, ins Blut verschleppt und töten durch massenhafte Bildung von Toxinen den Organismus unter dem typischen Bilde schwerster Allgemeininfektion binnen 12—48 Stunden. Es kommt oft nicht erst zu den Zeichen, weder den klinischen noch den anatomischen, der peritonealen Entzündung. Die Schmerzhaftigkeit des Leibes kann gering sein, Meteorismus fehlen, an Stelle der Obstipation können unstillbare septische Diarrhöen auftreten; im Vordergrunde des klinischen Bildes steht der stetig zunehmende tiefe Verfall der Kräfte, die enorme Beschleunigung und Kleinheit des Pulses. Die Temperatur kann anfangs rasch bis 40⁰ und darüber ansteigen, sinkt aber manchmal ebenso schnell oder bleibt vom Schluß der Operation bis zum Tode subnormal.

Die Obduktion ergibt nur eine stärkere Injektion der Serosa, vielleicht etwas trübes, sanguinolentes, seröses Exsudat im Cavum Douglasi oder in anderen Fällen eine geringere oder größere Quantität jauchiger, übelriechender Flüssigkeit oder auch wohl einen völlig negativen Befund. Da heißt es dann nur zu oft: „Der Kranke ist am Shok gestorben." Die bakteriologische Untersuchung gleich nach dem Tode deckt die Infektion als eigentliche Ursache dieses sogenannten „Shoks" auf. Ohne solche kann man in Fällen mit negativem Obduktionsbefund über die Todesursache zweifelhaft sein, wenn die Temperatur stets normal oder subnormal blieb. War es indes zu einer, wenn auch rasch vorübergehenden, stärkeren oder geringeren fieberhaften Temperatursteigerung gekommen, dann kann von einem Tode durch Shok nicht mehr wohl die Rede sein. Die fieberhafte Reaktion ist ein sicheres Zeichen, daß der Shok überwunden war.

In den eben beschriebenen Fällen war Kollaps die Ursache der niedrigen Temperatur. Indessen gibt es wieder andere, minder gekannte Fälle, in denen von Kollaps gar keine Rede ist und gleichwohl die diffuse exsudative Peritonitis während ihrer ganzen 4—10-, ja 20tägigen Dauer ohne Temperatursteigerung verläuft. Sie sind freilich selten. Bei ihnen sind auch die übrigen, so charakteristischen peritonitischen Symptome bisweilen nur wenig ausgeprägt. Der sonst so intensive Schmerz kann ganz fehlen, der Leib bleibt, wenn auch etwas meteoristisch, weich, eindrückbar. Dabei treten Erscheinungen auf, die zeitweise an einen Darmverschluß, mindestens eine Darmstenose denken ließen, wenn nicht nach mehrtägiger absoluter Obstipation — während der selbst nach Gebrauch von Abführmitteln weder Stuhl noch Flatus abgingen, dauerndes Erbrechen anhielt, das Erbrechen massenhaft werden, das Erbrochene fäkaloides Aussehen und Geruch annehmen kann, — dann doch wieder Gase und meist diarrhöischer Stuhl auf normalem Wege entleert würden. Dieses Spiel zwischen Ileussymptomen und Diarrhöe kann sich mehrfach bis zum Tode wiederholen. Man findet bei der Obduktion dann in der Regel eine oder mehrere Darmschlingen durch entzündliche Adhäsionen an irgend einer Stelle fixiert, vielleicht etwas geknickt resp. durch die Verwachsungen komprimiert, leer, schlaff, die Darmschlingen darüber und darunter von normalen Volumen oder sogar gedehnt, mit Kot und Gasen gefüllt, zwischen den Schlingen oder im kleinen Becken flüssiges, eitriges oder eitrig-jauchiges Exsudat.

In noch anderen, gleichfalls seltenen Fällen kann das klinische Bild der Peritonitis noch mehr dem wirklichen Ileus gleichen. Nach 1—2tägigem scheinbar gutem Verlaufe stellt sich Erbrechen ein, das erst selten, dann immer häufiger und intensiver wird, um bis zum Tode anzuhalten; der Leib wird meteoristisch, bleibt aber auf Druck schmerzlos; auf normalem Wege werden weder Fäces noch Flatus entleert. Dabei bleibt das Sensorium frei. Die Temperatur kann normal oder subnormal sein; in anderen Fällen — und dann ist die Differentialdiagnose gegenüber wirklichem Ileus leichter — besteht Fieber. Der Puls ist, wie auch bei der vorigen Gruppe, von vornherein auffallend frequent und klein. Die Obduktion zeigt in der Regel das Bild der Peritonitis, läßt aber zuweilen weder einen Darmverschluß noch peritonitische Veränderungen erkennen. Die Bakteriologie weist indes die peritoneale Infektion nach.

Wenn Sie in Betracht ziehen, daß zwischen den hier besonders herausgehobenen, so verschiedenen klinischen Symptomenkomplexen noch die mannigfaltigsten Übergänge vorkommen, so werden Sie mir Recht geben, wenn ich das Krankheitsbild der peritonealen Infektion als ein proteusartiges bezeichne; Sie werden verstehen, daß, wenn auch in der Mehrzahl der Fälle ein Zweifel über die infektiöse Natur der Affektion, über den Eintritt einer septischen Bauchfellentzündung nach Laparotomie von vornherein oft sehr frühzeitig ausgeschlossen werden kann, in anderen Fällen doch selbst dem erfahrensten Arzte Irrtümer begegnen können.

Woran soll und kann man sich denn nun in solchen zweifelhaften Fällen halten, um wenigstens mit größerer oder geringerer Wahrscheinlichkeit die Differentialdiagnose zwischen peritonealer Infektion und nicht durch septische Prozesse bedingten Störungen nach Laparotomien stellen zu können?

Vorzugsweise nur an Temperatur und Puls. Fehlen jeder Temperatursteigerung schließt zwar eine Infektion nicht aus, Vorhandensein von Fieber läßt aber das Anhalten eines operativen Shoks, wie erwähnt, mit Sicherheit ausschließen. Es beweist, daß das Stadium des tiefen Darniederliegens aller Lebensfunktionen überwunden ist, daß der Organismus noch reaktionsfähig ist, daß wieder ein regerer Stoffwechsel Platz gegriffen hat.

Dies ist auch von Bedeutung für die Beurteilung der Schwächezustände infolge Inanition. Wenn jemand, mag er noch so sehr durch sein Leiden heruntergekommen sein, in den ersten Tagen nach der Operation starb, seine Körpertemperatur aber von ihrer subnormalen Stufe unmittelbar nach der Operation sich wieder erhoben hatte und über 38⁰ gestiegen war, so haben wir kein Recht, zu sagen, der Kranke sei an seiner Schwäche zugrunde gegangen. Den direkten Anlaß zum Tode gab dann vielmehr die das Fieber veranlassende Komplikation. Es mag wohl sein, daß der Patient bei besserem Kräftezustand dieser Komplikation nicht so rasch erlegen wäre, sie vielleicht gar überwunden hätte, aber ohne ihren Eintritt wäre er auch nicht so rasch gestorben. — Tritt Fieber nach einer Laparotomie auf, so werden wir meist richtig urteilen, falls die Untersuchung nicht eine andere Ursache, eine Angina, eine Bronchitis, Pneumonie oder dgl. für dasselbe auffindet, es immer von vornherein auf infektiöse Prozesse innerhalb der Peritonealhöhle resp. der Bauchwunde zu beziehen. Bei tödlichem Ausgange wird die Autopsie in der Regel entzündliche Veränderungen im Peritoneum, wenn auch vielleicht nur geringfügiger Art aufdecken.

Noch wertvoller, speziell auch für die Prognose, ist indes der Puls. Beim Shok, bei Inanition ist er zwar oft noch viel kleiner, als im Beginne einer Peritonitis, aber seine Frequenz ist nur wenig erhöht und mindert sich, sowie eine Besserung eintritt. Beim Ileus kann zwar der Puls auch frequent und klein sein, sowie der Darmverschluß mit gleichzeitiger starker Quetschung der Darmnerven einhergeht. Gewöhnlich zeigt er indes nicht nur normale Zahl, sondern bleibt auch, selbst wenn das ganze Krankheitsbild schon einen recht bedrohlichen Eindruck macht, relativ voll, solange, bis eben eine komplizierende Peritonitis sich hinzugesellt hat. Eine erhebliche Beschleunigung des Pulses, eine dauernde Frequenz von 100—120 Schlägen pro Minute, macht nach Laparotomien immer den Verdacht einer Infektion rege, auch wenn das Befinden des Kranken sonst anscheinend ein durchaus gutes ist; es müßten denn besondere Umstände — stets hohe Pulsfrequenz, starke Anämie, Aufregungszustände usw. — die hohe Pulszahl genügend erklären. Nicht eine einmalige oder kurz anhaltende, doch vorübergehende Pulsbeschleunigung entscheidet, sondern das meist rasche Ansteigen und Hochbleiben der Pulskurve. In der Regel ist der Anstieg schon in den ersten 24—48 Stunden deutlich erkennbar. Die Form der Pulskurve, die oft in direktem Widerspruch zu der der Temperaturkurve steht, beseitigt einen Zweifel in der Differentialdiagnose oft sehr schnell. Ein Abfallen derselben ist prognostisch günstig, dagegen spricht ein stetiger Anstieg für Infektion (Abb. 42a, b).

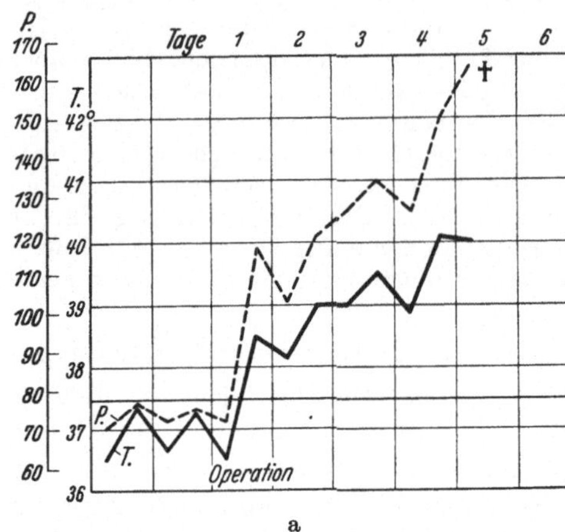

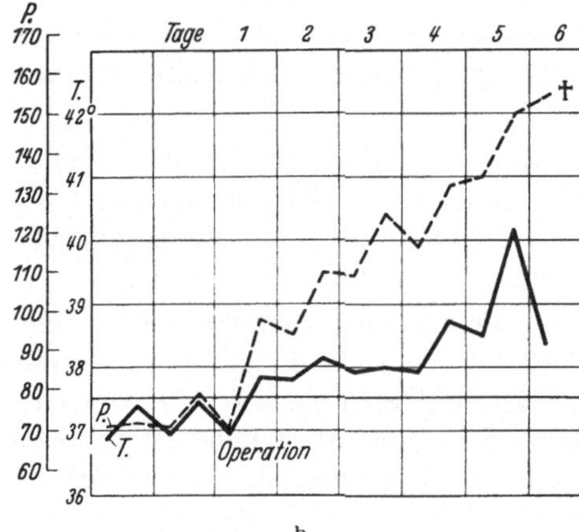

Abb. 42a und b. Temperatur- und Pulskurve bei peritonealer Infektion.

Diese differentialdiagnostisch und prognostisch so hohe Bedeutung des Pulses zur Unterscheidung von Peritonitis und mechanischem Ileus gilt als Regel. Es darf aber nicht verschwiegen werden, daß das beschriebene Bild des *Pseudoileus* — völliges Fehlen von Stuhl und Winden, häufiges Erbrechen, rasch zunehmender Meteorismus bis zum trommelartigen Auftreiben des Leibes, schnelles Ansteigen der Pulsfrequenz bis 120—150 Schläge pro Minute, Kleinheit der Pulswelle ohne jede Temperatursteigerung, rascher Verfall — gar nicht so selten im unmittelbaren Anschluß an eine Laparotomie eintritt und binnen 24 Stunden zum Tode führen kann, *ohne daß die Obduktion auch nur die geringste Infektion nachweist.*

Gelingt es in solchen Fällen Abgang von Winden und Stuhl zu erzwingen, so kann sich das äußerst bedrohliche Krankheitsbild schlagartig binnen wenigen Stunden zum Besseren wenden und der weitere Verlauf ungestört bleiben. Schon dieser Verlauf spricht gegen eine peritoneale Infektion. Aber die eigentliche Ursache dieses mit Recht äußerst gefürchteten *postoperativen akuten Meteorismus* ist noch immer nicht geklärt. Man nimmt eine Darmlähmung an und spricht von paralytischem Ileus; aber wodurch eine so schwere, über große Darmstrecken ausgedehnte Lähmung erzeugt sein soll, vielleicht reflektorisch durch Zerrung des Splanchnicus, steht noch dahin.

Ein wirklich sicheres Kriterium zur Unterscheidung des durch peritoneale Infektion bedingten und des nicht infektiösen Pseudoileus besitzen wir leider noch nicht. Ebenso wenig vermögen wir mit Sicherheit einen rein *spastischen Ileus* zu diagnostizieren, dessen Vorkommen auch nach Laparotomien lange angezweifelt, jetzt aber doch sichergestellt ist.

Die Therapie der peritonealen Infektion nach Laparotomie findet leider wenig Angriffspunkte und muß sich auch heute noch wesentlich auf palliative, symptomatische Maßnahmen beschränken. Was wir erstreben, ist möglichste Begrenzung des Infektionsherdes, Verhütung eines Übergreifens der Entzündung auf die bisher noch freien Teile der Bauchhöhle, Linderung der subjektiven Beschwerden des Kranken, Hochhaltung seines Kräftezustandes, namentlich Verhütung des drohenden Herzkollapses.

Absolute Ruhe und strengste Einhaltung der Diät sind Forderungen, die sich von selbst ergeben, die aber doch den wichtigsten Teil dessen bilden, was wir bei ausgebrochener Peritonitis zu tun vermögen. Der Kranke hält dauernd ruhige Rückenlage bei nur leicht erhöhtem Kopfe ein; das Kopfende des Bettes wird durch Unterstellen von Holzklötzen mäßig erhöht, um sich bildendes flüssiges Exsudat sich möglichst nach dem kleinen Becken senken zu lassen. Auf dem Leib werden flach zwei große, nicht zu sehr gefüllte, also nicht zu schwere Eisblasen gebreitet, der Verband, falls die Wunde völlig durch Naht geschlossen war, möglichst dünn gemacht, um die Kälte in die Tiefe wirken zu lassen.

Als das zuverlässigste Mittel, einer Verschleppung der Infektionsstoffe über weite Strecken der Bauchhöhle möglichst vorzubeugen, die Abgrenzung des primären Infektionsherdes durch Adhäsionsbildung zu begünstigen, schätzen wir heute die Ruhigstellung der Peristaltik des Darmes durch *völlige Abstinenz*. Der Kranke erhält in den ersten Tagen der Erkrankung *nichts* per os, weder einen Schluck Wasser noch Eispillen oder dgl. Das Flüssigkeitsbedürfnis wird durch die bereits mehrfach erwähnten subcutanen Kochsalzinfusionen — täglich 2—3 zu je 1000 g — oder intravenöse Dauertropfinfusion, eventuell gleichzeitig durch vorsichtige Mastdarmeinläufe befriedigt, das Durstgefühl durch Ausspülen des Mundes bekämpft. Heidenhain empfahl zur Steigerung des Blutdruckes der intravenösen Kochsalzinfusion Adrenalin (10—20 Tropfen der Stammlösung auf 1 Liter) hinzuzufügen. Der Erfolg ist oft augenfällig, aber leider ziemlich rasch vorübergehend. Zur Hebung des Pulses dienen 1—2stündlich zu verabfolgende Camphereinspritzungen.

Mit der früher allgemein, auch von mir aufs wärmste empfohlenen Opiumdarreichung bin ich zurückhaltender geworden. Gewiß beruhigt Opium die Peristaltik in vorzüglicher Weise, doch fürchten wir etwas seine lähmende

Wirkung. Wiederholt habe ich Sie bei Schilderung des klinischen Bildes darauf aufmerksam gemacht, daß ein sehr gewöhnliches Zeichen der Peritonitis völlige Obstipation, absolutes Fehlen von Stuhl und Flatus ist, bedingt durch zunächst meist circumscripte, auf eine oder wenige Darmschlingen beschränkte, erst später auf große Darmstrecken sich ausbreitende Lähmung der Darmmuskulatur durch die Toxine des septischen Exsudats. Die hierdurch bedingte Stauung des Darminhaltes durch Verabfolgung von Opium noch zu begünstigen, ist nicht ratsam. Denn unzweifelhaft wirkt die Resorption der sich in den stauenden, sich zersetzenden Ingestis bildenden Toxine ungünstig auf den Organismus zurück; sie summiert sich mit der Wirkung der Toxine des peritonitischen Exsudats. Man beschränke daher die Anwendung des Opium auf die seltenen Fälle, in denen die völlige Abstinenz jeder Nahrungszufuhr per os nicht zur Ruhigstellung des Darmes ausreicht, heftige Kolikschmerzen und große Unruhe des Patienten zur Anwendung eines Sedativum zwingen. Wenn man es gibt, verabfolgt man es in solchen Fällen am besten in Form von Suppositorien von 0,05 g. Das quälende peritonitische Erbrechen wird durch Opiate meist auch nicht günstig beeinflußt, oft noch verschlimmert; am günstigsten wirkt außer der Abstinenz in der Regel noch eine vorsichtige Magenausspülung.

In den beschriebenen Fällen eines postoperativen Pseudoileus bzw. akuten Meteorismus suche man durch Applikation von Wärme, durch Magenspülung, Mastdarmeinläufe die Peristaltik wieder in Gang zu bringen, Stuhl zu erzeugen; per os zu reichende Mittel kommen nicht in Betracht. Kommt man mit diesen Mitteln nicht zum Ziele, so injiziere man Strychnin oder Eserin oder Hormonal. MOSKOWITZ, ARNDT u. a. sahen zuweilen glänzende Wirkung von subcutaner Injektion von 0,001 Physostigmin salicyl.; binnen etwa 1 Stunde setzten starke schmerzhafte Darmkoliken ein, Winde gingen ab, bald folgte auch Stuhl. Andere Autoren berichten Versager. Bleibt jeder Erfolg aus, dann verfahre man wie beim mechanischen Ileus und zögere nicht mit einer Relaparotomie!

Auch die *Serumtherapie* der Bauchfellentzündung hat bisher noch keine großen Erfolge aufzuweisen. Wohl berichten einige Chirurgen günstige Beeinflussung des Verlaufes nach Appendektomie durch das von KATZENSTEIN empfohlene aus Kulturen des Bacterium coli gewonnenen Serums; andere aber hatten Versager. In der Annahme, daß die Ursache der Mißerfolge darin zu suchen sei, daß als Erreger einer infektiösen Peritonitis ja nicht nur das Bacterium coli, sondern zahlreiche andere, aerobe wie anaerobe pathogene Keime in Betracht kämen, stellte man in neuester Zeit ein polyvalentes Serum aus Kulturen verschiedenartiger Darmbakterien her; doch fehlen über seine Wirksamkeit noch genügend zahlreiche klinische Erfahrungen.

Die Versuche, eine nach Laparotomie auftretende peritoneale Infektion durch eine nochmalige Operation zu bekämpfen, haben bisher leider nur beschränkte Erfolge gezeitigt. Die Hoffnung, die Peritonealhöhle durch antiseptische Auswaschungen desinfizieren zu können, hat sich als trügerisch erwiesen. Es kann sich höchstens um eine mehr minder vollkommene Entfernung der Entzündungsprodukte und Sorge für weiteren möglichst freien Sekretabfluß handeln. Die Frage, ob und inwieweit man dies durch Spülungen erreichen kann, ob diese vorteilhaft oder gar schädlich wirken, wird heute noch von verschiedenen Chirurgen ganz verschieden beantwortet. Ich selbst habe mich von dem Vorteil der intraperitonealen Ausspülungen, obwohl ich sie selbst in geeigneten Fällen mehrfach versucht habe, nicht zu überzeugen vermocht, glaube vielmehr, daß die von anderen, wie auch von mir in einigen Fällen diffuser Peritonitis nach ihrer Anwendung beobachteten Heilungen weniger der Spülung, als der Drainage zu danken sind. Zur Spülung darf man jedenfalls nur warme physiologische Kochsalzlösung, keine starken Desinfizientien benützen. SCHÖNBAUER und EISELSBERG empfahlen als unschädliches Desinfiziens der Bauchhöhle salzsaure Pepsinlösungen, PAYR Pepsin-Preglsche Jodlösung.

Einen Erfolg hat man bei diffuser postoperativer Peritonitis durch Relaparotomie fast nur erreicht, wenn man sich zeitig, innerhalb 24 bis längstens 48 Stunden zu dem neuen Eingriff entschloß. Man fand und entleerte dann oft reichliches serös eitriges Exsudat, nach dessen Entleerung und folgender ausgiebiger Drainage das Fieber abfiel und die peritonitischen Erscheinungen zurückgingen. In der Mehrzahl der Fälle ausgesprochener peritonealer Infektion vermochte der neue Eingriff leider den tödlichen Ausgang nicht aufzuhalten. Aussichtslos erscheinen für unsere heutigen Mittel die Fälle ohne flüssige Exsudation und die mit jauchigem Exsudat.

Weitaus günstiger liegen die Chancen bei Bildung eines mehr minder circumscripten intraperitonealen Abscesses. Wo nach einer Laparotomie die Zeichen einer *umschriebenen* eitrigen Peritonitis — vielleicht nach vorübergehender allgemeiner Peritonealreizung — auftreten, bei anhaltendem, wenn auch vielleicht mäßigem Fieber, zeitweisem peritonitischen Erbrechen ein druckempfindlicher Tumor fühlbar wird, zögere man nicht, dem Durchbruch des Eiters in die allgemeine Bauchhöhle rechtzeitig durch einen neuen operativen Eingriff zuvorzukommen.

Besonders häufig werden solche umschriebene Eiterungen im Cavum Douglasi und im subphrenischen Raum angetroffen. Auf diese Stellen hat die Untersuchung daher stets besonderes Augenmerk zu richten. Man weist den Douglasabsceß durch Palpation vom Rectum oder vorsichtige bimanuelle Austastung des Beckens nach, den subphrenischen durch Perkussion und Palpation — Tiefstand des unteren Leberrandes bei Hochstand des Zwerchfells — eventuell durch Probepunktion. Auch Röntgendurchleuchtung kommt in Frage. — Den Douglasabsceß entleert man bei der Frau leicht und einfach durch Incision vom hinteren Scheidengewölbe aus, beim Manne genügt in der Regel die Punktion vom Rectum aus mit etwas stärkerem, langem Trokar, dessen Kanüle man nach Herausziehen des Stilets einige Tage liegen läßt. Nachteile hiervon habe ich nie gesehen. Bei großen, hoch hinaufreichenden Abscessen ziehe ich freilich die Eröffnung von oben her vor.

Auf die Technik dieser Eingriffe näher einzugehen, ist hier nicht der Ort. Nur so viel sei erwähnt, daß man sich vor jeder unnötigen Trennung bestehender Adhäsionen hüten muß, um nicht bisher noch freie Teile der Bauchhöhle zu infizieren. Nur jene Verwachsungen darf, ja soll man lösen, hinter denen man weitere Eiterherde vermutet. Nach Ablassen des Eiters wird die Höhle drainiert.

Für die oben erwähnten Fälle peritonealer Infektion mit ileusähnlichen Erscheinungen, einer durch kein Mittel zu beseitigenden Kotstauung und circumscripten Meteorismus empfahl HEIDENHAIN die Enterostomie. Ist sie auch kein Allheilmittel, so hat sie doch nach reichlicher allgemeiner Erfahrung oft noch in verzweifelt erscheinenden Fällen Hilfe und Heilung gebracht.

Ileus nach Laparotomie. Neben dem mehrerwähnten Pseudoileus kommt aber auch ein wirklicher *Ileus nach* Laparotomie gar nicht so selten vor.

Bei ungenügender Aufmerksamkeit während der Bauchnaht kann eine Darmschlinge von der Sutur umfaßt und eingeschnürt werden, oder sie kann sich bei etwas weit voneinander gelegten Nähten zwischen die Bauchwundränder vordrängen und einklemmen. Diese durch einen Operationsfehler herbeigeführten Fälle bieten meist einen sehr stürmischen Symptomenkomplex vom Tage der Operation an. Sie können binnen 12 Stunden unter dem Bilde des tiefsten Kollapses, wie wir ihn sonst bei akuter Darmperforation auftreten sehen, zum Tode führen, ehe es möglich ist, auch nur eine bestimmte Vermutung über die Ursache des Kollapses zu hegen. In der Regel zeigen sie die bekannten Symptome und den Verlauf einer akuten Brucheinklemmung.

Häufiger ist schon ein wirklicher Volvulus, die Drehung einer Darmschlinge oder der Flexura sigmoidea um ihre mesenteriale Achse um 180—360°. Sie bildet sich leicht einmal aus, wenn die durch einen großen Tumor in die Höhe gedrängten Eingeweide nach Exstirpation desselben ins kleine Becken wieder zurücksinken. Der Volvulus setzt bald akut, bald subakut ein, je nach dem Grade der Achsendrehung, der dadurch bedingten Quetschung der Darmnerven und Kompression der Gefäße und dem Sitze der torquierten Schlinge. Diese selbst verhält sich genau wie eine inkarzerierte Bruchschlinge, macht alle Phasen der venösen Stase durch, Hyperämie, dann Ekchymosierung, blutige Infarzierung, bruchwasserähnliche Exsudation in ihr Lumen, wie in ihre Wand, dadurch bedingte vermehrte Sukkulenz derselben mit Verlust der Peristaltik, schließlich Gangrän. Die in ihr stattfindende Gasentwicklung bläht sie zu einem *wurstförmigen, unbeweglich an seiner Stelle verharrenden Tumor* auf, der der Erkenntnis durch Palpation vermöge seiner etwas vermehrten Resistenz zugänglich wird. Die zuführenden Darmschlingen werden erst allmählich durch den in ihnen stauenden Kot und Darmgase ausgedehnt; ihre Peristaltik ist gesteigert und nicht nur dem Finger, sondern auch dem aufmerksam beobachtenden Auge bemerkbar; die Darmbewegungen hören erst auf, sowie die Zirkulationsstörungen der gedrehten Schlinge zur Peritonitis geführt haben. Bei tiefem Sitze des Volvulus in der Flexur kann Erbrechen lange Zeit ganz fehlen, nimmt die Auftreibung des Abdomens hingegen allmählich kolossale Dimensionen an. Bei Achsendrehung einer höheren Dünndarmschlinge erfolgt das Erbrechen meist früher und anhaltender; Meteorismus kann ganz fehlen.

Weitaus am häufigsten entwickelt sich indes ein Ileus nach Laparotomie durch adhäsive Prozesse. Durch mechanische, wie chemische Läsion des peritonealen Epithels, durch Rücklassen von Wundflächen gibt die Laparotomie mannigfachen Anlaß zur Verlötung von Eingeweiden miteinander oder mit der Bauchwand oder mit dem Stiel exstirpierter Tumoren und schafft damit eine Anzahl Momente, die gelegentlich durch Umschnürung oder Abknickung einer Darmschlinge den Verschluß herbeiführen können. Die Knickung findet sich besonders oft als ursächliches Moment erwähnt; es bilden zu- und abführender Schenkel an der Stelle der Adhäsion einen scharfen Winkel, ersterer ist gebläht, letzterer ist leer, zusammengefallen. Es würde mich zu weit führen, näher auf den Mechanismus der Okklusion durch Knickung einzugehen. Zugrunde liegen der entzündlichen Fixation und Abknickung der Darmschlinge recht oft circumscript gebliebene infektiöse Prozesse, die zur lokalen Darmlähmung im Bereich der fixierten Schlinge geführt haben.

Dementsprechend zeigen sich auch die ersten Symptome des Darmverschlusses erst nach Ablauf einiger, etwa 3—5—10 Tage. Sie sind oft unscheinbar genug. Nach bisher völlig gutem, in anderen Fällen leicht fieberhaftem Verlaufe klagt Patient über Unbehagen, Unruhe im Leib, die sich zu ausgesprochenen schmerzhaften Koliken steigert; Übelkeit, Brechneigung, erst seltenes, dann häufiges Erbrechen stellt sich ein, der Leib treibt auf, bleibt aber für Druck nahezu schmerzlos. Weder Stuhl noch Flatus gehen ab. Vielleicht hatten, z. B. nach Herniotomie wegen Brucheinklemmung, ein- oder mehrmalige Entleerungen stattgefunden, dann aber kam es zu hartnäckiger, absoluter Obstipation. Ein Klysma geht ungefärbt oder nur mit wenig Kotkrümeln gemischt ab; das Rectum ist leer. Ein Abführmittel steigert nur das Erbrechen und die Koliken, ohne Defäkation zu erzwingen.

Die Entscheidung, ob es sich um einen Ileus oder Pseudo-Ileus handelt, die Beantwortung der Frage, ob wir zu einer mechanischen Lösung des Verschlusses durch neue Laparotomie schreiten oder bei medikamentöser Behandlung zuwarten sollen, gehört zu den schwierigsten Aufgaben, die dem Arzte gestellt werden können. Bezüglich der Differentialdiagnose kann ich nur auf das bereits früher Gesagte zurückverweisen. Besonders hervorheben will ich nur noch, daß vom ersten Moment des Auftretens verdächtiger Symptome an eine unausgesetzte aufmerksame Überwachung, eine häufig zu wiederholende sorgfältige Untersuchung des Abdomens unerläßlich sind, um die Entwicklung der objektiv wahrnehmbaren Zeichen eines mechanischen Darmverschlusses, eine sich tumorartig aufblähende unbewegliche Darmschlinge, eine vermehrte Peristaltik der zuführenden Därme nicht zu übersehen.

Man hüte sich bei *akutem* Ileus das Symptomenbild durch Opium zu verschleiern, sondern verhalte sich zunächst bei absoluter Diät zuwartend, um sofort einzugreifen, d. h. das Hindernis operativ durch neue Laparotomie aufzusuchen, sowie man bezüglich der Diagnose einigermaßen ins Klare gekommen ist. Zu Abführmitteln greife man nur, wenn man entschlossen ist, im Falle ihres Versagens eine Laparotomie sogleich anzuschließen.

Die durch Adhäsion und Darmknickung erzeugten, sich meist subakut ausbildenden Störungen gehen indes nicht selten ohne Operation zurück; die Rückkehr einer normalen Peristaltik überwindet oft die Stenose.

Dies sind die Fälle, in denen subkutane Injektionen von Atropin (0,002 bis 0,005 pro dosi, eventl. zweimal in 48 Stunden zu wiederholen), Strychnin (dreimal 0,003 in Zwischenräumen von je 2 Stunden), Eserinum salicyl. (zweimal 0,001 in 24 Stunden) durch mächtige Anregung der Peristaltik wiederholt sehr günstige Resultate ergeben haben. — Umgekehrt wirkt bei spastischem Ileus Opium in Dosen von 0,05, noch besser Papaverin (0,05—0,1 pro dosi) 2—3mal pro die oft Wunder.

Nie versäume man bei Zeichen eines dynamischen Ileus, den Magen eventuell wiederholt auszuhebern! Man entleert dadurch oft sehr erhebliche Mengen fäkulenten Inhaltes, entlastet dadurch die oberhalb des Hindernisses geblähten Darmschlingen und erzielt nicht so selten schon durch eine einmalige Spülung nicht nur vorübergehende subjektive Erleichterung, sondern völlige Lösung des Verschlusses: das Erbrechen hört auf, der Schmerz läßt nach, der langersehnte erste Flatus geht ab und nach Hinzufügen eines Mastdarmeinlaufes folgt der erste Stuhlgang. In der Regel pflegen die der hartnäckigen Obstipation in den nächsten Tagen folgenden Stühle diarrhoisch, zuweilen aashaft stinkend zu sein.

Bei dieser Gelegenheit möchte ich freilich nicht unterlassen, Sie darauf hinzuweisen, daß mit der Magenausspülung — gerade bei Überfüllung des Magens und der oberen Darmabschnitte mit Darminhalt — auch eine gewisse Gefahr verbunden ist. Die Einführung der Sonde löst bei sehr vielen Patienten sofortiges Erbrechen und unbezwinglichen Würgreiz aus; der neben der Sonde vorstürzende Mageninhalt füllt mit einem Male Mund und Rachen, und leicht werden Teile hiervon von dem ängstlich nach Luft schöpfenden Patienten aspiriert. Ein solches „Verschlucken" kommt meiner Erfahrung nach leichter bei Vornahme der Magenausspülung in liegender als in sitzender Stellung vor, weshalb ich letztere wenn irgend möglich bevorzuge. Merkt man, daß der Patient erbrochene Massen im Rachen hat, und gelingt es nicht, sie mit einem Tupfer rasch wegzuwischen, so unterbreche man sofort die Spülung und gönne dem Patienten mindestens die Zeit sich vollständig auszuhusten, ehe man die Spülung fortsetzt. Eine tödliche Schluckpneumonie könnte sonst die Folge sein.

Erfolgt jedoch innerhalb 24—48 Stunden kein Rückgang der Ileuserscheinungen, dann zögere man namentlich beim Fehlen jeden Fiebers nicht mit einem neuen Eingriff, warte nicht erst, bis eine totale Darmblähung und die ihr folgende faßförmige Auftreibung des Leibes die hinzutretende peritoneale Infektion ankündigen und damit jede Aussicht auf operativen Erfolg zunichte machen. — Zeichen septischer Allgemeininfektion, wie diffuser Darmlähmung, sind Kontraindikationen eines jeden Eingriffes.

Die Resultate der Laparotomie wegen postoperativem Ileus sind freilich noch immer wenig erfreulich. Recht oft beschleunigte sie nur den tödlichen Ausgang, indem ihr eine akute diffuse Peritonitis auf dem Fuße folgte. Die Ursachen dieser Mißerfolge sind teils in einem zu späten Operieren zu suchen, teils darin begründet, daß lokale infektiöse Prozesse die Veranlassung zur Adhäsion, Kompression und Knickung des Darmes gaben, und nun die Lösung der Verwachsungen zu einer Verschleppung der septischen Stoffe über das gesamte Bauchfell führte. Nur von frühzeitiger Operation ist eine Besserung der Resultate zu erhoffen.

Anderweitige Komplikationen nach Laparotomie. Von anderen leider nicht seltenen Komplikationen nach Laparotomien, die nicht rein zufällig sich zu letzteren hinzugesellen, sondern in mehr oder minder direktem Zusammenhange mit ihnen stehen, seien noch kurz hervorgehoben das Vorkommen von *Bronchopneumonien*, namentlich nach Darminkarzerationen, von *Thrombose* der Vena femoralis resp. iliaca, von *Embolie* infolge Losreißens von Thrombuspartikelchen, nicht nur bei Thrombose der genannten Gefäße, sondern auch von Thromben der Ovarial-, Uterin-, Mesenterialgefäße, deren Bestehen erst durch den Eintritt der Embolie erkannt wird.

Zur Entstehung von Pneumonien prädisponieren höheres Alter, Herzschwäche, Lungenemphysem, Bronchitiden, Alkoholismus; aber auch bei sonst gesunden kräftigen Personen beobachtet man diese Komplikation nach Laparotomien häufiger als nach anderen Operationen. Die Erfahrungen der einzelnen Operateure über ihre Häufigkeit lauten verschieden: CZERNY sah nach etwa 1300 Laparotomien 52 Pneumonien, KRÖNLEIN nach 1409 Bauchschnitten nur 8 gleich 0,56%; TRENDELENBURG beobachtete postoperative Pneumonien in 1% aller Operierten, in 5% aller Laparotomierten. Worin diese Verschiedenheit begründet ist, ist zur Zeit noch unklar; auch über die eigentliche Ursache der Komplikation bestehen große Meinungsverschiedenheiten.

Es handelt sich in der Regel um Bronchopneumonien und zwar vorwiegend um Aspirationspneumonien, für deren Zustandekommen vielfach Störungen der Narkose, Erbrechen während derselben oder bei einer Magenausspülung, ungenügende Expektoration des Schleims bei starker Bronchitis infolge Schmerzhaftigkeit kräftiger Atembewegungen verantwortlich gemacht werden müssen. Sehr oft schließt sich die Pneumonie an eine Lungenhypostase, welche der langdauernden Rückenlage, der geschwächten Herzkraft und Atemerschwerung ihre Entstehung verdankt. Eine sehr große Rolle spielen auch Embolien, insbesondere aber auch septische Prozesse, deren bakterielle Erreger teils auf der Lymph- teils auf der Blutbahn in die Lunge gelangen. Echte croupöse Pneumonien nach Laparotomien sind selten und hängen von zufälliger spezifischer Infektion ab.

Die Leitwege für unser therapeutisches Handeln ergeben sich aus den eben angeführten Faktoren der Pathogenese: von den vor und bei der Operation zu beachtenden Maßnahmen — Vorsicht bei der Narkose, Magenausspülung vor derselben zur Verhütung von Erbrechen, Schutz gegen Abkühlung, peinlichste Asepsis usw. —

dürfen wir hier absehen. Für die Nachbehandlung kommen prophylaktisch in Betracht: Warmhaltung des Operierten besonders in den ersten 24 Stunden, Vermeidung unnötig langer Rückenlage und möglichst häufiger Lagewechsel besonders bei älteren oder sehr geschwächten Personen zur Entfaltung der Lungen, Anhalten der Patienten zu fleißiger tiefer In- und Exspiration und kräftigem Expektorieren des Schleims; ist dieses zu schmerzhaft, so leisten Morphium und Kodein gute Dienste. FRANKE empfiehlt bei dem ersten Verdacht auf Pneumonie (Fieber, Schallabschwächung, verschärftes Atmen, Knisterrasseln) sofort folgende Medikation anzuwenden: Inf. fol. Digitalis 1,5:150,0, Natr. salicyl. 7,0, Antipyrin 3,0, event. Syr. ad 175,0, 2stündlich ein Eßlöffel; bei irgend leerem Pulse fügt er Nitroglycerin 0,015 bis 0,02 hinzu; bei starkem Hustenreiz gibt er Kodein, bei trocknem Husten Liq. Ammonii anis. — Im übrigen gelten für Diagnose und Therapie die Regeln der inneren Medizin.

Auch *Thrombosen* der Schenkel- und Beckenvenen sowie Lungenembolien werden nach Bauchoperationen häufiger, als nach solchen an anderen Körperteilen beobachtet. DE QUERVAIN fand durch eine Sammelstatistik ein Schwanken der Zahl der Embolien nach Bauchoperationen zwischen 0,24% (nach Appendektomie) und 4,2% (Prostata), nach andersartigen Operationen zwischen 0,06 und 1,35%. Nach Eingriffen in nichtaseptischem Gebiet folgen Embolien fast noch einmal so häufig, als nach rein aseptischen Operationen. Besonders häufig erkranken anämische, ausgeblutete, herzschwache Patienten an Thrombose; die Häufigkeit wächst mit zunehmendem Alter; bei Kranken unter 30 Jahren ist die Komplikation selten. — Ihre eigentliche Ursache ist trotz der zahlreichen Arbeiten des letzten Jahrzehnts noch immer nicht geklärt. Man sucht sie heute wesentlich in Änderung der Blutbeschaffenheit durch Blutverlust, Narkotika usw., schuldigt besonders den Kernzerfall nach Operationen an.

Unter Schmerzen und gewöhnlich auch geringen Temperatursteigerungen schwillt das Bein vom Knöchel bis zur Schenkelbeuge hinauf ödematös an; unterhalb letzterer fühlt man oft schon frühzeitig die thrombosierte Vene als druckempfindlichen dicken derben Strang. Nur ausnahmsweise gehen die Erscheinungen binnen wenigen Tagen zurück; meist hält die Schwellung mehrere, 3—6—8 Wochen an und schwindet erst ganz allmählich vollständig.

Häufiger noch als *Thrombosen* des ganzen Venenstammes sind solche lediglich *der Unterschenkelvenen* bzw. in der Wade; man fühlt sie als bald strang- bald knotenförmige, aber auch weniger scharf abgegrenzte, mehr flächenhafte, derbe, druckempfindliche Anschwellung unter der Haut und in der Muskulatur von Daumen- bis Handtellergröße. Sie sind oft die alleinige Ursache eines geringen Fiebers. Ihre Bedeutung liegt weniger in der immerhin lästigen Schmerzhaftigkeit, als in der Gefahr eines Fortschreitens der Thrombose auf die Vena femoralis selbst mit folgender Embolie.

Die von LENNANDER zur Verhütung dieser Thrombose empfohlene Hochstellung des Fußendes des Bettes hat den Nachteil, daß die Rücksicht auf Herz und Lungen gerade die entgegengesetzte Stellung erfordern. Als zweckmäßige prophylaktische Maßregel ist hingegen der Rat DÖDERLEINS zu empfehlen, bei heruntergekommenen, blutarmen Personen mit schwacher Herzkraft die Beine schon vom 1. Tage nach der Operation an regelmäßig mehrmals am Tage bis zur Vertikalen erheben und vorsichtig massieren zu lassen. Bezüglich alles weiteren verweise ich auf das bereits im allgemeinen Teil Gesagte.

Schließlich will ich noch das besonders nach Ovariotomien, aber auch nach anderen Laparotomien, sowohl bei fieberhaften, als bei sonst ganz normalem Verlaufe beobachtete Auftreten von Parotitiden erwähnen. Der innere Zusammenhang zwischen dem *Mumps* und der Abdominaloperation ist durchaus nicht klar. Tatsache aber ist ein häufigeres Zusammentreffen beider, als nach anderen Operationen. Gegen die metastatische Natur der Affektion spricht der gewöhnlich günstige Ausgang in Resorption bei rein exspektativem Verhalten oder der Anwendung PRIESZNITZscher Umschläge. Nur ganz ausnahmsweise kommt es zur Vereiterung. — In einzelnen Fällen macht es die mikroskopische Untersuchung der Speicheldrüse nach dem Tode höchst wahrscheinlich, daß es sich um die Fortpflanzung eines Katarrhs von der Mundhöhle aus durch den Ductus Stenonianus auf die Parotis handelt. Ob dieser Entstehungsmechanismus für alle Fälle zutrifft, muß dahingestellt bleiben.

Therapeutisch wichtig ist die fleißige Reinhaltung der Mundhöhle durch Zahnbürste und desinfizierende Mundwässer und Anregung der Speichelabsonderung durch Kaubewegungen. Da die Operierten in den ersten Tagen ja nicht viel essen können, läßt man sie deshalb auf einen Gummistopfen beißen.

Fünfundzwanzigste Vorlesung.

Verlauf und Nachbehandlung nach Laparotomien
(Fortsetzung).

Explorativincisionen. — Laparotomie wegen Bauchfelltuberkulose. — Operation cystischer Geschwülste. — Operation an der Milz. — Leberresektion. — Cholecystostomie. Cholecystotomie. Cholecystektomie. — Choledochotomie.

Das Ihnen soeben allgemein über die Nachbehandlung von Laparotomien Mitgeteilte hat Gültigkeit für alle Abdominaloperationen, welcher Art dieselben auch seien. Für viele derselben, z. B. die meisten Exstirpationen von Tumoren, enthält es überhaupt alles, was Ihnen zu wissen nötig ist. Um beständige Wiederholungen zu vermeiden, verzichte ich deshalb darauf, auf jede Operation nochmals im einzelnen einzugehen und werde mich darauf beschränken, diejenigen herauszugreifen, deren weiterer Verlauf oder Therapie irgendwelche Besonderheiten bietet, deren Kenntnis dem praktischen Arzte von Wichtigkeit ist.

Explorativincisionen. Die *Explorativincisionen* haben im ganzen einen ungestörten Verlauf, sowie sie eben wirklich nur Probeeinschnitte zur Klarstellung der Diagnose, resp. der Feststellung der Operabilität eines Leidens bleiben.

Diese Einschränkung ist notwendig, weil nur zu oft unvollendete Operationen nachträglich als Explorativschnitte bezeichnet werden. Sind einmal Versuche gemacht worden, eine Geschwulst zu exstirpieren, die sich schließlich doch als nicht entfernbar erweist, mußte dabei viel in der Bauchhöhle herumhantiert, mußten Verwachsungen gelöst, Gefäße unterbunden oder umstochen werden, so komplizieren sich die Wundverhältnisse gleich derart, daß sich die Prognose wesentlich verschlechtert, die Gefahr einer peritonealen Infektion weit näher tritt. Wir werden auf eine solche Komplikation um so eher gefaßt sein müssen, je stärkere Veränderungen die Serosa bereits durch das Grundleiden erfahren hat, ein je größeres Mißverhältnis bereits zwischen seiner Transsudations- und Resorptionsfähigkeit bestand; mit anderen Worten: Die Gefahr einer infektiösen Peritonitis nimmt zu, wenn schon vor der Operation ein entzündlicher Ascites bestand.

Mußte die Bauchhöhle unverrichteter Sache wieder geschlossen werden, so erwächst im Falle des Überlebens dem Arzte die peinliche, meist unbefriedigende Aufgabe rein symptomatischer Weiterbehandlung. Sie ist nach den Lehren der allgemeinen Medizin zu leiten. Aussprechen möchte ich bei dieser Gelegenheit nur, daß es meiner Ansicht nach Pflicht des Arztes ist, den Kranken, falls nicht besondere Umstände dies verbieten, über den Mißerfolg der Operation möglichst hinwegzutäuschen. Den Angehörigen schenke man klaren Wein ein, schon um sich den Rücken zu decken; dem Patienten raube man nicht den Trost, daß nun nach der Operation, auf die er so viel Hoffnung gesetzt, zu der er sich oft schweren Herzens endlich entschlossen hat, Heilung oder doch wenigstens Besserung seiner

Beschwerden eintreten werde. Er läßt sich ja nur zu gern und, ein Glück für den Arzt, meist auch recht leicht über seinen Zustand täuschen. — Sehr erleichtert wird dem Arzte diese gewiß nicht erfreuliche Aufgabe zuweilen dadurch, daß wider alles Erwarten wirklich ein Teil, in seltenen Fällen sogar sämtliche Beschwerden nach der unvollendeten Operation schwinden. Der sicher sehr mächtige psychische Einfluß erklärt dies durchaus nicht allein, wenn die Suggestion auch vielfach wesentlich mitwirkt.

Man hat beobachtet, daß große Geschwülste nach derartigen Operationen vollständig verschwanden. Sicher waren es nur solche entzündlicher Natur, die nur eine Fehldiagnose als wahre Neubildungen angesprochen hatte. Oft bewirkte die absichtliche oder unabsichtliche Lösung von Adhäsionen durch Beseitigung vorhandener Zerrungen das Aufhören von Schmerzen, obwohl die geplante Exstirpation eines Tumors nicht gelang, ein vermuteter Absceß nicht gefunden wurde. Auch bildet sich zuweilen der durch die Laparotomie entleerte Ascites bei allgemeiner metastatischer Karzinose des Bauchfells nicht mehr wieder; das Zwerchfell kann freier agieren, der Patient fühlt sich erleichtert. Über die Ursache derartiger Besserungen oder selbst Heilungen nach unvollständigen Eingriffen lassen sich kaum Vermutungen hegen.

Leider ist aber die Zahl derartiger glücklicher Zufälle relativ gering. Für gewöhnlich halten die alten Beschwerden an, der Ascites kehrt zurück, sogar oft mit auffallender Schnelligkeit, oft noch ehe die Bauchwunde fest vernarbt war. Dann kann es sich ereignen, daß sich das flüssige Exsudat selbst durch einen Stichkanal oder durch Aufplatzen der jungen Narbe an circumscripter Stelle Bahn bricht und das Offenbleiben einer Fistel unterhält. Nur zu leicht gelangen in solchen Fällen pathogene Mikroben trotz der entgegengesetzten Richtung des Flüssigkeitsstromes durch den Fistelgang in die Bauchhöhle und erzeugen eine rasch tödliche Peritonitis. Nur die peinlichste Sauberkeit und ein häufiger Wechsel des beständig zu tragenden, voluminösen Verbandes kann hiervor schützen. Ein spontaner Schluß der Fistel durch Narbenkontraktion ist möglich. Auch kann man versuchen, denselben dadurch zu begünstigen, daß man den Ascites durch Punktion möglichst vollständig abläßt. Mit Sicherheit darf man jedoch auf einen Erfolg nicht rechnen. Zuweilen verlegt der wachsende Tumor die innere Fistelmündung oder wuchert durch sie nach außen hindurch und bedingt eine Bauchdecken-Metastase.

Bauchfelltuberkulose. Bei Carcinom der Serosa ist die Rückkehr des Ascites nach Laparotomie die Regel, nicht so bei *Bauchfelltuberkulose*. Man darf deshalb auch bei ihr den Bauchschnitt nicht als einfache Explorativincision oder unvollendet gelassene Operation bezeichnen, selbst wenn er, wie so oft, auf Grund irrtümlicher Diagnose vorgenommen wurde. Er ist vielmehr, worauf KÖNIG zuerst hingewiesen hat, für viele derartige Fälle — leider nicht für alle — ein wirkliches Heilmittel, selbst wenn der primär tuberkulöse Herd, eine tuberkulöse Salpingitis, ein tuberkulöses Darmgeschwür, nicht mitentfernt wurde, und der größte Teil des Peritoneum mit Tausenden miliarer Knötchen bedeckt war.

Wie BUMM zeigen konnte, kommt es in denselben zunächst zu einer massenhaften Einwanderung von Leukocyten, dann zur Bindegewebsneubildung und narbiger Schrumpfung.

Der Ascites bildet sich nicht wieder, die früheren Beschwerden bleiben fort, das Allgemeinbefinden hebt sich, die Patienten genesen. Selbst bei Fortschreiten anderweitiger tuberkulöser Affektionen, z. B. schwerer Phthisis, kann doch die

Bauchfelltuberkulose nach der Laparotomie zur Ausheilung gelangen. In solchen Fällen ist natürlich die Nachbehandlung äußerst einfach, weicht in nichts von den oben allgemein aufgestellten Regeln ab. Daß man hier, wie bei jeder tuberkulösen Erkrankung, auf die Kräftigung des Organismus durch nahrhafte roborierende Kost, Sorge für frische Luft, Hygiene im weitesten Sinne des Wortes mit besonderer Aufmerksamkeit achten muß, versteht sich von selbst.

Operation cystischer Geschwülste. Gemeinsame Besprechung erlaubt die Nachbehandlung derjenigen Dank der vervollkommneten Technik heute selten gewordenen Laparotomien, bei welchen Cysten, da sie nicht exstirpiert werden konnten, oder ihre Exstirpation mit zu großen Gefahren verknüpft gewesen wäre, in die Bauchwunde eingenäht wurden. Es handelt sich hier um *Cysten des Mesenterium* — seröse, chylöse, Blut- und Dermoidcysten — *Cysten des Pankreas, der Milz, der Leber.* Die Operation selbst bietet in solchen Fällen in der Regel keine große Gefahr, da sie wesentlich extraperitoneal verläuft, in der Bauchhöhle selbst nicht manipuliert zu werden braucht, auch das Einfließen von Cysteninhalt in dieselbe sich meist sicher verhüten läßt. Infektiöse Peritonitis ist demnach selten. Indes drohen im weiteren Verlaufe oft von anderer Seite Störungen. Die Heilung erfolgt dadurch, daß die Wände des Sackes sich aneinander legen und miteinander verkleben. Sie ist eine vollständige nur bei rein serösen, chylösen, hämorrhagischen Bindegewebscysten, deren Innenwand nur von einem Endothel bedeckt ist, und den, freilich relativ am häufigsten vorkommenden sogenannten *Pseudocysten des Pankreas* traumatisch entzündlichen Ursprunges. Hier und da bleibt freilich bei letzteren, wie stets bei den derart behandelten Dermoidcysten und den echten, mit Epithel ausgekleideten Retentionscysten des Pankreas eine Fistel dauernd zurück. Bei diesen sollte daher, wenn irgend möglich, eine Exstirpation angestrebt werden. Bei den ersterwähnten Cysten aber, welche nach Incision in die Bauchwand eingenäht wurden, muß die Öffnung zur Erzielung einer vollständigen Heilung längere Zeit hindurch, wenigstens mehrere Wochen lang, offen erhalten werden. Der Neigung der Fistelöffnung, sich frühzeitig zu verengen, ist bequem durch ein dickes Drainrohr zu begegnen. Schwieriger ist es, die Asepsis dauernd zu wahren. Der intraabdominale Druck drängt die Wandungen der Cyste aneinander. Dabei bilden sich Buchten und Taschen, in denen, wenn nicht dauernd, doch vorübergehend, Sekretretention stattfinden kann. Gelangen Infektionskeime in den Sack hinein, so führen sie rasch zu einer Entzündung des retinierten Sekretes, zu Fieber und septischen Erscheinungen. Das sonst so gut als Sicherheitsventil funktionierende Drainrohr schützt hier allein durchaus nicht sicher. Die eintretende Eiterung kann sehr profus sein, den Patienten sehr herunterbringen, ja ihn töten. Zudem besteht stets die Gefahr eines Übergreifens der septischen Entzündung vom Cysteninnern auf das Peritoneum.

Die Haut der Umgebung der Fistel schützt man gegen die arrodierende Wirkung des Sekrets — namentlich bei Pankreascysten — und gegen Ekzembildung durch Einstreichen von Zink- oder Airolpaste. Solange der Verlauf aseptisch bleibt, ist keinerlei Ausspülung erforderlich. Tritt Zersetzung ein, so reinigt man die Höhle durch Auswaschen mit 3% Borsäure, 1^0/$_{00}$ Salicylsäure, 1^0/$_{00}$ Rivanol oder 1—2% essigsaure Tonerdelösung, bis zum klaren Abfließen des Spülwassers, täglich ein bis mehrere Male, je nach Bedarf.

Die Sorge für freien Sekretabfluß steht freilich auch hier über der für Desinfektion der Sekrete, da ein völliges Sterilisieren einer einmal inficierten Höhle bei unseren heutigen Mitteln doch nie gelingt. Nun liegen aber für die freie Entleerung des Eiters durch das Drainrohr die Verhältnisse deshalb ungünstig, da seine Mündung ja fast immer vorn, also bei der gewöhnlichen Rückenlage des Kranken an der höchsten anstatt an der tiefsten Stelle gelegen ist. Diesem Übelstande läßt sich nur durch passende Lagerung, völlige Bauchlage oder doch Seitenbauchlage, abhelfen. Man muß sich da, je nach den individuellen Verhältnissen, nach der Lage der äußeren Fistelöffnung zur Höhle richten. Bei manchen Patienten fließt das Sekret am besten bei sitzender Stellung ab, bei anderen sogar im Umhergehen. Bei Cysten, die sich nach der Lumbalgegend vorwölben, wird man hier eine Gegenöffnung machen und drainieren.

Sollte sich die Mündung vorzeitig verengen, müßte man sie stumpf mit dem Finger, Dilatator oder durch Einschieben von Jodoformgaze neben dem Drainrohr zu erweitern suchen. Die sich mit Sekret vollsaugende Gaze übt eine sehr kräftige, gleichmäßig dilatierende Wirkung aus. Nur ausnahmsweise wird man zum Tupelostift, zur Laminaria oder zum Preßschwamm greifen dürfen. Die Erweiterung mit dem Messer ist auf die seltensten Fälle zu beschränken und hätte mit der äußersten Vorsicht zu geschehen, da die Gefahr einer Eröffnung und Infektion der freien Peritonealhöhle oder selbst der Läsion einer Darmschlinge nahe liegt.

Der Wechsel des Drainrohres, Ersatz durch ein solches schwächeren Kalibers, wie der Zeitpunkt der endgültigen Entfernung richtet sich nach der Stärke der Sekretion. Der definitive Schluß der Fistel erfolgt bei großen Cysten oft erst nach vielen Monaten. Zögert derselbe infolge Epithelbelags der Innenwände, z. B. bei Pankreascysten, so kann man versuchen, diesen durch Injektion von Jodtinktur, Höllensteinlösung usw. in den Fistelgang zu zerstören und dadurch völlige Heilung zu erzwingen. Doch verspreche man sich von diesen Versuchen nicht allzuviel. Zuweilen schließt sich die Fistel später noch nach Jahren ohne weiteres therapeutisches Zutun.

Auffallend raschen Nachlaß der Absonderung und Heilung von Pankreasfisteln beobachteten einige Chirurgen durch Änderung der Diät, indem sie ihren Operierten nach dem Vorschlage WOHLGEMUTHS vorwiegend Eiweiß- und Fettkost, unter möglichster Vermeidung von Kohlenhydraten gaben. Andere Autoren sahen hiervon freilich keinen Erfolg. Schließt sich eine Pankreasfistel nicht, so bleibt nur neue operative Behandlung — Exstirpation des Fistelganges oder Einpflanzung in den Magen oder Darm — übrig. Auf deren Technik kann hier nicht eingegangen werden.

Echinokokkenoperationen. Ganz analoge Verhältnisse wie bei den eben beschriebenen Cysten liegen vor bei den *Echinokokken-Säcken* der Leber, Milz, Niere, des Netzes, des Mesenterium oder der freien Peritonealhöhle, sowie ihre Exstirpation unmöglich war, und deshalb die Incisionsöffnung des Sackes in die Bauchwunde eingenäht werden mußte (Marsupialisation). Doch kommt hier noch ein die Nachbehandlung erschwerender Umstand in Betracht. Es gelingt oft nicht gleich bei der Operation alle Blasen aus dem Sacke zu entfernen. Während einer Reihe von Tagen entleeren sich solche noch bei jedem Verbandwechsel, aber erst nach ihrer völligen Ausstoßung und der des Balges der Mutterblase ist die Heilung möglich.

Um sicher alle noch in Tochterblasen oder in der Wand der Mutterblase lebenden Skolices zu ertöten, empfahl FRANKE die Auswaschung mit 1%iger Formalinlösung oder das Eingießen von 5%igem Formolglycerin. — Um aber

den Austritt der der Nekrose verfallenden gröberen Partikel, Tochter- wie Mutterblase zu ermöglichen, muß die Öffnung längere Zeit durch zwei dicke Drainröhren
offen erhalten und die Höhle täglich mit Kochsalz- oder einer schwachen Lösung
von Trypaflavin oder Rivanol ausgespült werden, bis die letzten Reste entfernt
sind. Im günstigsten Falle schließt sich dann die Wunde je nach Größe und Sitz
der Höhle in 3—6—8 Wochen.

Recht oft aber treten Störungen ein.

Es ist verständlich, daß es in offenen größeren buchtigen Höhlen, in denen
sich nekrotische Massen abstoßen, leicht zu einer Eiterung kommt. Die Infektion
erfolgt trotz aller Vorsicht teils von außen, teils von infizierten Gallengängen aus.
Sorge für freien Sekretabfluß ist also doppelt nötig. Durch Spülungen mit
Rivanol hält man die Eiterung in Schranken. Manche Chirurgen sehen allerdings
die Eiterung gar nicht ungern, da sie die Lösung der Balgreste und ihre Ausstoßung beschleunigt. Doch wird die Gefahr einer septischen Allgemeinerkrankung
dadurch erhöht.

Mit Abstoßung von Teilen der die Mutterblase umgebenden Bindegewebswand
kommt es hier und da zu Blutungen aus den Granulationen. Ist eine solche
stärker, so bekämpft man sie durch Eingießen von Vivokol und feste Tamponade.

Noch zwei weitere Komplikationen können lange Zeit stören, ja verhängnis-
voll werden: einmal das permanente Offenbleiben von Fisteln infolge Starrheit,
namentlich partieller Verkalkung der Cystenwandung, die ihr Aneinanderlegen
unmöglich macht, sodann der häufige Gallenausfluß nach Schnittbehandlung der
Leberechinokokken.

Im ersten Falle muß man versuchen, die Kalkplatten mit dem scharfen
Löffel zu zerbrechen und zu entfernen oder durch starke Säuren zu lösen und
durch örtliche Reize den zum Stillstand gekommenen Granulationsprozeß der
Höhlenwand wieder anzuregen. Es dauert oft viele Monate, bis die Fistel sich
endlich schließt.

Nicht mindere Geduld verlangt oft die zweite Komplikation. Manchmal
fließt gleich nach der Incision Galle aus der eröffneten Cyste; in der Regel kommt
es hierzu erst nach teilweiser oder völliger Abstoßung des Cystenbalges. Ob die
Galle aus Gallengängen, welche hinter dem Bindegewebsack in normalem Leber-
gewebe oder im Bindegewebssack selbst verlaufen, stammt, ist ein noch strittiger
Punkt. Der Zustand ist ungefährlich, solange Galle auf dem normalen Wege auch
in den Darm fließt, der Gallenausfluß aus der Wunde sich in mäßigen Grenzen
hält und bald zum Stillstand kommt. Dies pflegt in der Mehrzahl der Fälle mit
Schrumpfung der die Höhlenwand bedeckenden Granulationen rasch zu erfolgen.
Zögert diese, so wird man versuchen, sie durch Injektion von Ätzmitteln, Liquor
ferri sesquichlor., Jodtinktur, siedendes Wasser zu beschleunigen. Hier und da
persistieren Gallenfisteln aber außerordentlich lange und entleeren so bedeutende
Gallenmengen, daß schließlich die Ernährung des Patienten darunter leidet. In
solchen Fällen entsteht stets der Verdacht einer Verlegung der abführenden
Gallenwege, sei es durch einen Schleimpfropf oder eine Tochterblase oder Gallensteine oder infolge Narbenzerrung, Kompression durch andere Echinokokken-
cysten usw. Lehrt nun auch die Erfahrung, daß selbst in anscheinend verzweifelten
Fällen nach vielmonatlichem Bestehen des Leidens die Heilung doch noch hier
und da spontan erfolgt, so nötigt der zunehmende Kräfteverfall doch dazu, kein

Mittel unversucht zu lassen, den profusen Gallenverlust zu hemmen. Eine Tamponade der noch restierenden Höhle wird sich bei dem inzwischen sehr eng gewordenen Zugang durch die Fistel kaum je ausführen lassen. Hingegen hat ISRAEL gezeigt, daß die feste Verstopfung der äußeren Fistelbildung durch ein exakt in sie eingepaßtes, mit einem Stopfen verschlossenes Drainrohr weiterhin den Abfluß in den Darm erzwingen und schließlich zur definitiven Heilung führen kann. Läßt auch dies Mittel im Stich, so wird man unter Umständen genötigt sein, das Hindernis auf operativem Wege aufzusuchen und zu beseitigen oder, falls dies unmöglich, durch eine Anastomose zwischen der Wundhöhle und den freien Gallenwegen (Körte) bei Durchgängigkeit des Ductus cysticus und Choledochus mit der Gallenblase zu umgehen.

Ungleich einfacher, als nach Einnähung des Echinokokkensackes in die Bauchwunde, gestaltet sich die Nachbehandlung, wenn entweder der ganze Sack exstirpiert werden konnte oder nach Ausräumung der Mutterblase — mit oder ohne nachfolgende Injektion von Jodoformglycerin oder Formalin — vollständig vernäht wurde. Man hat dann die Bauchhöhlenwunde sogleich vollständig geschlossen und glatte, rasche Heilung, wie nach einfachster Ovariotomie eintreten sehen. Die Gefahr einer Vereiterung, Nachblutung, Gallenflusses durch die Nahtlinie hindurch in die freie Bauchhöhle ist indes nicht zu unterschätzen und läßt auch bei solchem Vorgehen die Vorsichtsmaßregel gerechtfertigt erscheinen, wenigstens für die ersten Tage den Zugang zum Sack durch einen Jodoformgazestreifen offen zu halten.

Auch für die *Nachbehandlung von Abscessen*, deren Wand nach Eröffnung der Höhle mit den Rändern der Bauchdeckenwunde vernäht wurde, bei Sitz in der Leber, der Milz, dem Pankreas gelten die gleichen Prinzipien, wie für die Cysten und erübrigt sich ein weiteres Eingehen.

Operationen an der Milz. Über die *Operationen an der Milz* kann ich sehr kurz hinweggehen. Nach der Splenopexie wegen Wandermilz ist von einer eigentlichen Nachbehandlung kaum die Rede; das Abdomen wird nach Schluß der eigentlichen Operation völlig durch Naht geschlossen; es genügt also das allgemein über Laparotomie Gesagte. Um eine vorzeitige Zerrung der durch die Operation erstrebten Verwachsungen zwischen Milz und Bauchwand zu vermeiden, einem Rezidive möglichst vorzubeugen, lasse man den Patienten nicht vor Ablauf der 4. Woche aufstehen und nachher für 3 bis 4 Monate eine feste Leibbinde tragen. — Im übrigen kommt nur noch, abgesehen von den schon erwähnten Operationen wegen Echinokokken oder Milzabsceß, die Exstirpation des ganzen Organes in Betracht. Ihr Verlauf hängt fast vollständig vom Grundleiden ab, gestaltet sich nach Exstirpation wegen Prolapses durch die Bauchwunde oder wegen Wandermilz sehr einfach, hängt nach Milzruptur wesentlich davon ab, wie weit der Patient schon vor der Operation durch den Blutverlust erschöpft war, und ob es gelungen ist, die Infektion bei der Laparotomie zu vermeiden, ist schließlich nach Exstirpation wegen Milztumoren ein höchst ungünstiger, insbesondere nach denen wegen Leukämie fast immer ein letaler. Von einer eigentlichen Nachbehandlung ist in diesen letzten Fällen fast nicht die Rede, da die Operierten in der Regel schon wenige Stunden nach der Operation zugrunde gingen, nur wenige einige Tage lebten. Der Tod erfolgte an einer infolge der Blutdissolution bei Leukämie aus allen Wunden stattfindenden, nicht zu stillenden Blutung. Desgleichen gab nach Exstirpation großer Milzsarkome Blutung öfter die Todesursache ab.

Leberresektion. Auch nach den freilich recht seltenen wegen Lebergeschwülsten vorgenommenen *Leberresektionen* ist die Gefahr der Nachblutung die drohendste. Auf sie wird man besonders dann zu achten haben, wenn die Leber versenkt, die Bauchwunde ganz durch Naht geschlossen wurde, also keine nach außen tretende Blutung die drohende Gefahr anzeigt. Beim Auftreten der ersten Zeichen einer inneren Nachblutung müßte man die Bauchwunde wieder öffnen und die Blutnng durch Umstechung, Tamponade oder Thermokauterisation zu stillen suchen. Tamponade stillt die Blutung sicherer als die Kauterisation. War die blutende Fläche von vornherein tamponiert, der Tampon zur Wunde herausgeleitet worden, so verfährt man weiter, wie oben für die Mikuliczsche Tamponade der Bauchhöhle angegeben wurde, und war die Leberwunde in die Bauchwunde eingenäht worden, so ist die Nachbehandlung gleich der einer Oberflächenwunde; doch zieht sich die Leber nach und nach in die Bauchhöhle zurück und zieht die Bauchwundränder hinter sich her. Treten Zerrungserscheinungen auf, so kann man nachträglich die Leber von der Bauchwand lösen, sie versenken und die Bauchwand durch Naht schließen.

Operationen an den Gallenwegen. Reihen wir gleich die Besprechung der ungleich häufigeren *Operationen an den Gallenwegen* hier an! Auf etwaige Störungen des weiteren Verlaufes durch Infektion des Peritoneum und ihre Behandlung brauchen wir jetzt nicht mehr einzugehen, da alles Nötige oben erörtert ist. Übrigens sind sie, wie mehr als tausendfache Erfahrungen zeigen, selten genug und durch technisch richtige Ausführung der Operation fast immer zu vermeiden. Der Einfluß größerer Mengen von Galle in die Peritonealhöhle läßt sich sicher verhüten; geringe Mengen rufen, falls sie unzersetzt sind, keinen weiteren Schaden hervor.

Cholecystostomie. Die nächste Folge der *Cholecystostomie,* der früher häufigsten, jetzt in Deutschland freilich selten gewordenen, aber im Ausland noch immer viel geübten Operation, ist natürlich, sowie der Ductus cysticus frei ist, der Ausfluß von Galle. Im Anfang meist reichlioh, pflegt er sich doch ziemlich schnell zu mindern, und von Anfang an bleiben die Stühle bei Durchgängigkeit des Ductus choledochus bräunlich gefärbt, zum Zeichen, daß stets ein Teil der Galle in den Darm gelangt, nur ein Teil sich nach außen entleert. Ist durch Einlegen eines weichen, etwa fingerdicken, exakt in die Öffnung der Gallenblase passenden langen Gummirohres, dessen anderes Ende in ein mit einem Desinfiziens gefülltes Gefäß mündet, für freien Abfluß der Galle gesorgt, so kann der erste Verband längere Zeit, 10—20 Tage, liegen bleiben. Durch Ausspülungen mit physiologischer Kochsalzlösung bekämpft man den begleitenden Katarrh der Gallenblase. Sind die Zeichen eines solchen geschwunden, ist die ausfließende Galle dauernd völlig klar, ist man sicher, daß kein Stein mehr in der Gallenblase zurückgeblieben, so läßt man nach etwa 3 Wochen das Drainrohr fort und läßt die Fistel sich schließen, was bei Freisein der tieferen Gallenwege ziemlich regelmäßig binnen weiteren 3—6 Wochen zu erfolgen pflegt.

Fließt neben dem Gummirohr Galle aus, ebenso nach Fortnahme desselben, so muß man die die Fistelöffnung umgebende Haut durch starkes Einfetten mit Zinkpaste und öfteren Verbandwechsel gegen die beständige Benässung und das sonst fast unausbleibliche Ekzem schützen.

Ein Stocken des Gallenflusses nach vorher völlig freiem Ausfluß kann bedingt sein:

1. Durch Verstopfung des Gummirohres mit Blutgerinnseln. Der Reiz des Gummirohres an sich und seine heberartige Saugwirkung erzeugt namentlich bei stark ikterischen Patienten leicht eine nicht unbeträchtliche Blutung der Schleimhaut, die dann zur Ausfüllung der Gallenblase mit Blutkoagulis und Koliken Anlaß gibt und zum völligen Fortlassen des Drains, mindestens aber des Heberschlauches zwingen kann.

2. Durch Verlegung mit Steinen. Trotz sorgfältigsten Abtastens der Gallenblase bei der Operation mit dem Finger werden doch nicht selten selbst größere Konkremente übersehen, welche sich zwischen die Schleimhautfalten versteckt hatten und erst allmählich frei werden. Der Gallenstrom kann sie dann nach außen und in das Drainrohr befördern. Da sie aber auch in der Gallenblase liegen bleiben können, kontrolliere man jedenfalls beim Verband- und Drainwechsel noch wiederholt die Gallenblase resp. Gallengänge durch Einführen von Finger oder Sonde auf das Vorhandensein neuer Steine; man entfernt sie durch Kochsalzspülungen oder mit schlanken, entsprechend gebogenen Kornzangen oder Steinlöffeln. Bei allen diesen Maßnahmen ist aber große Vorsicht geboten, da ein zu starker Flüssigkeitsdruck oder ungeschicktes Manipulieren auch wohl einmal einen noch im Cysticus steckenden Stein in den Choledochus treiben kann. Der freie Rückfluß der Spülflüssigkeit muß deshalb gesichert sein. Auch entferne man das Drainrohr nicht früher, als bis die ausströmende Galle klar abfließt; man verhütet damit vielleicht am sichersten das Entstehen späterer Rezidive.

In einer Reihe von Fällen kommt es indes nach der Cholecystostomie nicht zum Ausfluß von Galle, sondern es entleert sich nur schleimiges oder schleimigeitriges Sekret: der Ductus cysticus ist verlegt — durch einen Stein oder katarrhalische Schwellung — oder er ist verödet. In letzterem Falle ist in der Regel die Schleimhaut der ganzen Gallenblase soweit zerstört, daß sich ihre Innenwand mit Granulationen bedeckt, ihre Wände miteinander verwachsen, ihr Lumen damit verödet und die Schleimfistel sich nach einigen Wochen spontan schließt. Hält die Schleimsekretion an, bleibt die Schleimfistel dauernd bestehen, so sind doch die Beschwerden meist äußerst geringfügig. Wünscht der Kranke gleichwohl den definitiven Schluß der Fistel, so bliebe bei Obliteration des Cysticus eben nur die Exstirpation der Gallenblase übrig.

Eine katarrhalische Schwellung verhindert natürlich nur vorübergehend den Gallenausfluß und auch ein den Cysticus verstopfender Stein lockert sich mit Rückgang des entzündlichen Prozesses in der Regel und läßt Galle neben sich in die Blase und zur Fistel austreten. Manchmal treibt der Druck der Galle auch den Stein aus dem Cysticus in die Blase und ermöglicht dann seine relativ leichte Entfernung. Einen im Ductus cysticus feststeckenden Stein sucht man mit schlanken Zangen, löffelförmigen Instrumenten, oder auch durch Anschaben, Aushöhlen mit dem Fingernagel zu verkleinern und zur Fistel zu entfernen. Mißlingt dies, so käme eine neue Laparotomie, meist die Cystectomie in Frage.

Halten Zerrungsschmerzen nach der einfachen Cholecystostomie an, so löst man die Gallenblase von der Bauchdecke ab und schließt die Gallenblasenfistel durch Naht. Sie schnellt beim Loslassen der Fäden oft sofort stark zurück. Oft wird man vorziehen, die Gallenblase gleich ganz zu exstirpieren.

Die *Cholecystotomie* mit sofortiger Wiedervernähung der Gallenblase nach Extraktion der Gallensteine, Reposition der Blase und Schluß der Bauchwunde macht dem nachbehandelnden Arzte, was die Wundbehandlung anbetrifft, natürlich weit weniger Mühe; er beachte nur die oben allgemein aufgestellten Regeln! Und doch verdient die Operation den Namen „ideale" Cholecystotomie nicht mit Recht. Nur zu leicht bleiben Gallensteine trotz aller Vorsicht zurück und erzeugen neue Gallensteinkoliken. Dies wäre also die Komplikation, mit der man bei der Nachbehandlung — das Halten der Blasennaht vorausgesetzt — am meisten zu rechnen hätte. In der Tat sind auch schon eine große Reihe von Rezidiven nach dieser Operation beschrieben. Richtiger ist es freilich, von Übersehen zurückgelassener Steine, als von Rezidiven zu reden.

Die *Cholecystostomie* wird jetzt in Deutschland fast ganz auf jene Ausnahmsfälle beschränkt, in denen das Allgemeinbefinden des Patienten jeden größeren Eingriff verbietet. Sie hat der *Cholecystektomie* Platz machen müssen, seitdem man erkannt hat, daß die Gallensteinbildung mindestens ganz vorzugsweise in der Gallenblase, weit seltener in den höheren Gallenwegen stattfindet, die Fortnahme der Gallenblase daher den größtmöglichen Schutz gegen die schwere Komplikation eines Choledochussteinverschlusses bietet, daß ihr Wegfall keinen dauernden Schaden verursacht, und daß ihre Exstirpation, rechtzeitig d. h. frühzeitig ausgeführt, nur wenig gefährlich ist.

Beim Fehlen von Komplikationen, insbesondere entzündlicher Veränderungen, ist die Mortalität der reinen Cholecystektomie allerdings sehr gering geworden, beträgt etwa 2—3%. Auch ihre Nachbehandlung gestaltet sich unter solchen Umständen äußerst einfach. Konnte das Leberbett der Blase, sowie der Cysticusstumpf gut mit Peritoneum übernäht werden, so schließen viele Chirurgen die Bauchwunde ohne jede Drainage; meist erfolgt glatte Heilung p. pr. Sicherer ist freilich das Einlegen eines Drains, da es hier und da doch zu einer geringen Nachblutung und auch zu Gallenaustritt aus dem Leberbett kommt. Meist kann man das Drainrohr schon nach 2—3 Tagen wieder entfernen.

Gab schwere, vielleicht *gangränöse Cholecystitis* ohne oder mit gleichzeitiger *Cholelithiasis* die Indikation zum Eingriff, dann verlangt die Sicherung gegen Peritonitis die Begrenzung des Infektionsherdes durch Tamponade und Sorge für Sekretabfluß. Man stopft nicht große Mengen Gaze in das Leberbett; es genügt, die durch Lösung von Verwachsungen wunden Stellen mit schmalen Streifen Jodoformgaze zu bedecken, zwischen welche man ein dickeres Drainrohr einschiebt. Die Bauchwunde wird bis auf die relativ kleine Öffnung für Drain und Gaze durch Etagennaht geschlossen. — Wichtig ist der Rat KÖRTES, in solchen Fällen die *Hautwunde* primär nicht zu nähen, da das subcutane Fett einer fast unausbleiblichen Infektion wenig widersteht. Man entfernt die zwischen die Hautränder zu legenden Gazestreifen nach wenigen Tagen und erzielt selbst ohne sekundäre Naht meist Heilung mit linearer Narbe. Bei Fortnahme des Drains und der die Tiefe tamponierenden Gaze etwa am 6.—8. Tage p. op. ist Vorsicht geboten, da die Lösung der mit der Gaze eingegangenen Verwachsungen eine Blutung erzeugen kann; man erleichtert sich die Lösung ganz wesentlich durch Eingießen von Wasserstoffsuperoxyd durch den Drainkanal.

Etwas schwieriger und umständlicher ist die Behandlung nach der meist mit der Cholecystektomie verbundenen *Choledochotomie* bei teilweiser oder völliger Verlegung des Hauptgallengangs. KEHR, zwar nicht der erste Operateur, der einen Gallenstein aus dem Choledochus entfernt hat, aber doch der eigentliche Begründer der Choledochotomie, gab den Rat, in den Hepaticus ein Drain zu schieben und rund um dieses ausgiebig mit Gaze zu tamponieren. Drain und Gaze sollen erst nach etwa 14 Tagen entfernt und so ziemlich lange ein breiter Zugang zur Choledochuswunde offen gehalten werden. Zweck dieses Vorgehens ist die Ermöglichung eines noch nachträglichen Austrittes von Konkrementen aus dem Hepaticus und seinen Verzweigungen, die sich wegen ihres hohen Sitzes bei der Operation ihrer Erkennung und Entfernung entzogen hatten. Auch heut verdient dieser Rat KEHRS namentlich in Fällen, in denen die nach Öffnung des Choledochus ausfließende Galle schlammig, mit Eiter und Steinkrümeln durchsetzt ist, noch volle Beachtung, und mancher Chirurg, der glaubte sich über die Bedenken KEHRS hinwegsetzen und mit einfacher Drainage begnügen zu können, ist nach Mißerfolgen zu KEHRS Verfahren zurückgekehrt. In Fällen freilich, in denen die Galle gleich ziemlich klar abfließt und man Grund zu der Annahme hat, daß keine gröberen Konkremente mehr in den oberen Gallenwegen zurückgelassen sind, sucht man heute mit Drainage allein auszukommen. KÖRTE legt in den Choledochus abwärts und in den Hepaticus aufwärts je ein Gummirohr mit zwei seitlichen Öffnungen nahe seiner Spitze und vernäht die Choledochuswunde um diese möglichst wasserdicht, legt aber zur größeren Sicherheit, falls doch zwischen den Nähten Galle austreten sollte, neben diese Gummiröhren noch ein mit etwas Jodoformgaze umwickeltes Drainrohr. Die zum Hepaticusdrain ausfließende Galle wird durch ein längeres Ansatzstück in ein mit irgendeinem Desinficiens halbgefülltes Glasgefäß neben dem Bett des Kranken geleitet; das Rohr wirkt somit gleichzeitig als Heber. Die Bauchwunde wird dann ohne Hautnaht bis auf die Öffnung für die Drainröhren durch Naht verschlossen.

Durch den Hepaticusdrain wird der Hepaticus wie Choledochus täglich mit Kochsalzlösung ausgespült. Dabei vermeide man zu starken Druck. Erst wenn die Galle ganz klar, möglichst auch bakterienfrei, abfließt, durchschnittlich nicht vor dem 14. Tag, entfernt man Drains und Gazestreifen.

Nach gelungener Operation fließt Galle in wechselnder Menge anfangs stets wegen des jeden Choledochusstein begleitenden Katarrhs des Choledochus trüb, schleimig, oft eitrig ab; es ist nicht selten, daß sich mit ihr Steinchen, ja bis erbsengroße Konkremente entleeren. Allmählich aber wird sie heller, dünner, klarer. Gleichzeitig aber tritt sie auch wieder in den Darm ein und werden die vorher acholischen Stühle wieder braun. Ist die durch den mechanischen Reiz bei der Operation zunächst vielleicht noch stärkere katarrhalische Schwellung der Schleimhaut des unteren Choledochusendes ganz zurückgebildet, der Weg nach dem Duodenum wieder völlig frei, dann verringert sich auch die Menge der zum Drain ausströmenden Galle. Nach Fortnahme des Drains schließt sich die Wunde in etwa 4—6 Wochen. Ein vorher bestandener stärkerer Ikterus geht nur sehr allmählich zurück, und verschwindet völlig oft erst nach 8 Wochen und länger.

Dieser normale Verlauf erleidet leider in schweren Fällen mancherlei *Störungen*. Ich sehe ganz ab von einer trotz aller Vorsicht vorkommenden Fortpflanzung einer Infektion auf das umgebende Peritoneum und verweise auf das allgemein über postoperative Peritonitis Gesagte.

Recht lästig, ja gefährlich wird hier und da ein lang oder gar dauernd anhaltender Gallenausfluß, der seine Ursache in einer einfachen Knickung des Choledochus unterhalb der Choledochotomie oder einer Kompression durch tamponierende Gaze oder einer stärkeren Schwellung der VATERschen Papille, aber auch in einem zurückgelassenen, sich in seinen Ausgang einkeilenden Stein, selten in einem narbigen Verschluß haben kann.

Die tägliche ausfließende Gallenmenge kann dann die erstaunliche Höhe von 1000 *ccm* erreichen. Es kann nicht wundernehmen, daß bei längerer Dauer derartiger Gallenverluste die Ernährung des Patienten wesentlich leidet. Über die

Durchlässigkeit des Ganges gibt schon die Färbung der Fäces Aufklärung, freilich nicht über die Ursache einer Undurchgängigkeit. Eine Sondierung läßt oft im Stich, denn es geben die weichen Gallensteine beim Anstoßen mit der Sonde durchaus nicht immer ein charakteristisches Gefühl; auch läßt sich die Sonde von der Fistel aus meist nicht weit genug vorschieben. Daß es sich nur um eine geringe Abknickung handelt, läßt sich manchmal leicht durch das von KEHR angegebene Experiment des Zustopfens der Fistelmündung mit einem mit Watte umhüllten kegelförmigen Holzstopfen zeigen, den man durch Collodium und Watte befestigt. Die sich jetzt in der Gallenblase in den oberen Gallengängen stauende Galle überwindet die Knickung, entleert sich in den Darm und färbt die Stühle braun. In diesem Falle wird die einfache länger fortgesetzte Tamponade der Fistelöffnung meist zum Ziele führen. Andernfalls, wenn ein Konkrement den Choledochus verlegt, kommt es zu einem typischen Anfall von Gallensteinkolik mit Schüttelfrost, Fieber, Ikterus; die Fäces bleiben ungefärbt oder zeigen nur vorübergehend streifenförmige Gelbfärbung, falls eben der Verschluß des Ductus kein vollständiger ist. Dann bleibt nur die Beseitigung des Steines durch nochmalige Operation übrig.

Bedrohlicher noch ist die nach allen Operationen an den Gallenwegen bei länger bestehendem Ikterus vorhandene *Neigung zu Nachblutungen*. Einspritzungen von 2%iger Gelatinelösung (KEHR), Pferdeblutserum, Eigenblut, innerliche Darreichung von Calciumchlorid (MAYO ROBSON) haben dabei manchmal gute Dienste geleistet. Örtlich bleibt nur zur Stillung stärkerer parenchymatöser Nachblutung aus dem Leberbett die feste Tamponade mit Jodoformgaze, eventuell unter gleichzeitiger Verwendung von Clauden oder Vivocol übrig. Nachteilig wirkt natürlich auch die Verstopfung des Drain durch Blutgerinnsel und dadurch bedingte Gallenstauung. Man hüte sich aber vor einem vorzeitigen Wechsel der Drainrohre, da hierdurch nur zu leicht eine neue Blutung angeregt wird, warte zunächst lieber ab; nach 24—48 Stunden fließt dann doch noch oft die Galle zwischen Blutgerinnsel und Drainrohr heraus; andernfalls versucht man vorsichtige Ausspülungen des Drains mit Kochsalzlösung.

Am gefährlichsten ist das Fortbestehen einer schon vor der Choledochotomie bestandenen eitrigen *Angiocholitis*. Während in günstigen Fällen nach der Choledochotomie mit Abfluß der schleimig eitrigen Galle diese bald minder trüb und dann klar wird, das Fieber abfällt, das Allgemeinbefinden sich bessert, halten in ungünstigen hohe Temperaturen, Schüttelfröste, starke Pulsbeschleunigung an, der Ikterus nimmt zu und unter rascher Zunahme des Kräfteverfalls erfolgt der Tod.

Verhältnismäßig häufig hat man gerade nach den in Rede stehenden Operationen auch das früher erwähnte Erbrechen schwärzlicher kaffeesatzartiger Massen infolge Magendarmblutungen beobachtet. Auch Ileuserscheinungen, insbesondere in der Form akuter Magendilatation, sind danach keine allzugroßen Seltenheiten. Bei andauerndem Erbrechen versäume man daher nicht die frühzeitige und wiederholte Auswaschung des Magens.

Die Sterblichkeit nach komplizierter Cholecystektomie und Choledochotomie beträgt durchschnittlich noch 6—7%, wird aber von einzelnen Chirurgen viel höher beziffert, je nachdem diese Anhänger oder Gegner der Frühoperation sind; sie nimmt zu mit höherem Alter, ist am günstigsten bei Personen unter 40 Jahren. Unter Frühoperation meint man nicht das frühe Operieren im Gallensteinanfall, sondern versteht darunter nach ENDERLEN das „frühzeitige Eingreifen beim Gallensteinleiden in jungen Jahren“.

Eine nicht geringe Anzahl der Operierten klagt auch nachher noch über die gleichen Beschwerden, wie vor der Operation, in geringerer oder auch gleicher Intensität wie vorher. Man hört daher viel von *Recidiven*. Echte Recidive kommen zwar vor, sind aber nach richtiger Ausführung des Eingriffes sehr selten. Handelt es sich wirklich um neuen Steinverschluß, so ist ein solcher fast stets die Folge übersehener, zurückgebliebener Konkremente, die dann natürlich einen neuen Eingriff verlangen. In der weitaus überwiegenden Mehrzahl handelt es sich aber nur um sogenannte Adhäsionsbeschwerden. Verwachsungen sind ja nach allen Operationen an den Gallenwegen unvermeidlich. Sie lockern sich unter dem Einfluß der Darmbewegungen allmählich und bedürfen, da die Beschwerden dann nachlassen, in der Regel keines nochmaligen Eingriffes.

Ein völliger *Narbenverschluß des Choledochus* ist recht selten, auch *schwere Stenosierung* durch schrumpfende Adhäsionen nicht häufig. Kommt man in letzterem Falle mit der Durchtrennung der Verwachsungen aus, so bleibt im ersteren nur eine Anastomosierung der oberhalb des Verschlusses gelegenen Gallenwege mit dem Duodenum oder Magen übrig bzw. die Einpflanzung des Choledochus in Magen oder Darm. Allen diesen Operationen, also der Choledocho- oder Hepaticoduodenostomie, wie der Cholecystenterostomie, mögen sie nun erst als Nachoperation nach einer Gallensteinoperation oder primär wegen eines Carzinomverschlusses nötig werden, haftet der Nachteil des Fehlens eines Schließmuskels, entsprechend dem Sphincter Oddi, an; es besteht daher die Gefahr eines Hineingelangens von Darmbakterien in die Gallenwege. Neuere röntgenologische Untersuchungen haben gezeigt, daß nicht nur Bakterien, sondern überhaupt Darminhalt in die Gallenblase nach Cystenterostomie übertreten kann. Dieser Nachteil muß als unvermeidlich in Kauf genommen werden. Natürlich können entzündliche Prozesse die Folge einer derartigen bakteriellen Infektion sein. Die Erfahrung lehrt, daß sie selten sind, ja daß selbst in der Gallenblase retinierter Darminhalt ohne Beschwerden vertragen werden kann.

Ein wegen Defektes des Choledochus als Ersatz zur Überleitung der Galle in den Darm eingepflanztes Gummirohr kann anstandslos einheilen, und wie bereits mehrfache Beobachtungen zeigen, jahrelang gut funktionieren.

Zuweilen sind die nach Cholecystektomie oder Choledochotomie geklagten Beschwerden auch rein psychischer Natur; oft hatte sich schon bei der Operation der vermutete Gallenstein garnicht gefunden. Derartige Neurotiker sollten am besten überhaupt nicht operiert werden.

Da alle Operationen wegen Gallensteinerkrankungen ja nur die Beschwerden, Gefahren und üblen Folgen, die mit dem Aufenthalte und Wandern der Fremdkörper in den Gallenwegen verbunden sind, nicht aber auch die Ursache der Gallensteinbildung beseitigen — selbst die Gallenblasenexstirpation vermag dies nicht —, so ist stets eine durch lange Zeit hindurch fortgesetzte nachträgliche diätetische, respektive medikamentöse und Brunnenbehandlung, wie sie die innere Medizin lehrt, zur Beeinflussung des Stoffwechsels und damit zur Verhütung von Rezidiven anzuraten.

Nicht unerwähnt bleibe, daß nach allen Operationen in den Gallenwegen, sowie
eine längere Tamponade in etwas größerer Ausdehnung der Wunde erforderlich
wurde, besonders aber wenn es zu einer Eiterung in der Bauchwunde selbst kam,
sich nicht selten große Bauchwandbrüche ausbilden. War der Rectus abdominis
quer durchtrennt und blieb die prima intentio der Muskelstümpfe aus, so können
diese Hernien eine besondere Größe erreichen; auch sind die Schwierigkeiten einer
restitutio ad integrum durch Operation dann oft beträchtlich.

Sechsundzwanzigste Vorlesung.

Magenoperationen.

Ernährung Magenoperierter. — Gastrostomie. — Retrograde Dilatation von Oeso-
    phagusstenosen. — Gastroenterostomie; Störungen danach: Magenileus; Dünn-
    darmileus; Ulcus pepticum jejuni. — Magenresektion: Ernährung; Nachblutung;
    Magenileus; Sturzentleerung; Nahtinsuffizienz; Mortalität. — Operation wegen
    Pylorospasmus.

Magenoperationen. Das Régime, welches man heute nach Magenoperationen
beobachtet, weicht von dem in den ersten Jahren der Magenchirurgie empfohlenen
nicht unwesentlich ab. Die Furcht vor einer Insuffizienz der Naht ließ damals
den Rat erteilen, die Patienten wenigstens in den ersten Tagen nach der Operation,
um jede Zerrung der Nahtlinie zu vermeiden, hungern zu lassen und sich nur
auf eine Ernährung per rectum zu beschränken. Solange es sich um sonst gesunde,
noch ziemlich kräftige und leidlich gut genährte Personen handelt, erscheint
eine solche Abstinenz auch heute noch nicht unberechtigt. Dies trifft aber nur
zu für die wenigen Fälle von Gastrotomie wegen Fremdkörper oder Verletzung
des Magens. In fast allen anderen Fällen aber — und sie bilden doch die weitaus
überwiegende Mehrzahl — handelt es sich um bereits stark heruntergekommene,
geschwächte, abgemagerte, mehr minder ausgehungerte Patienten. Bei ihnen ist
die Gefahr der Inanition größer, als die des Platzens der Nahtlinie; es gilt nicht
nur das Wasserbedürfnis der Kranken zu befriedigen, was ja ebensogut subcutan
erreicht werden kann, es gilt, ihnen so früh als möglich Nahrstoff zuzuführen. Wir
gestatten daher den Genuß von Milch, falls nicht bestimmte Kontraindikationen
dies verbieten, insbesondere häufiges Erbrechen, schon am gleichen Tage der
Operation; ja wir flößen den Gastrostomierten in der Regel gleich auf dem Operationstische Milch zu der eben angelegten Fistel ein. Seitdem dieser Grundsatz
der möglichst frühen Ernährung ziemlich allgemein befolgt wird, haben sich die
Resultate der Magenoperationen nicht verschlechtert, sondern gebessert.

Gastrostomie. Der infolge des Grundleidens — einer langbestandenen Striktur
oder Stenose des Oesophagus oder der Kardia — stark geschrumpfte Magen läßt
anfangs eine stärkere Ausdehnung nicht zu. Nur je 50—100 ccm, allerdings in
nur 1 bis höchstens 2stündlichen Pausen, dürfen wir am ersten und zweiten Tage
nach der *Gastrostomie* auf einmal durch das in die Fistel eingelegte Gummirohr
einlaufen lassen; jede stärkere Füllung erzeugt lästiges Druckgefühl, ja Schmerz.
Allmählich steigert man die jeweilige Nahrungszufuhr von Tag zu Tag, bis man
schließlich die Bestimmung ihrer Häufigkeit und Menge dem Nahrungsbedürfnis
des Patienten selbst überlassen kann. Man bedient sich zu dieser Fütterung am
einfachsten eines Trichters.

Anfangs gibt man ausschließlich flüssige Kost — Milch, Bouillon mit Ei,
Beeftea, ausgepreßten Fleischsaft, Wein, Kakao usw. —, später auch breiige
jeder Art, die man durch Zerkleinern mit Hackmaschinen usw. und Zugießen von
Milch oder Bouillon in einen Zustand versetzt hat, daß sie sich durch das Rohr
eingießen läßt. Es ist wichtig, dabei für entsprechende Abwechslung zu sorgen.
Nebenbei kann man dem Patienten in der Regel auch das Trinken von Flüssigkeit
gestatten, da nach Anlegung der Magenfistel die die Operation veranlassende
Stenose durch Nachlaß der Schleimhautschwellung etwas geringer zu werden
pflegt. TRENDELENBURG rät, den Patienten die Speisen in der gewöhnlichen
Weise kauen und dann durch ein Rohr, dessen einer Ansatz in die Fistel,
dessen anderer in den Mund geführt wird, in den Magen befördern zu lassen.
Man gewährt damit dem Kranken nicht nur einen Genuß am Essen, es werden
vor allen Dingen dadurch auch der Nahrung die für die Verdauung wichtigen
Speichelsäfte beigemischt. Die Befolgung des TRENDELENBURGschen Vorschlages
scheitert leider meist daran, daß der Drain der Magenfistel zu eng ist, weitere
Gummiröhren sich aber kaum wasserdicht in den Fistelkanal einlegen lassen.

Mit der früher so überaus lästigen Komplikation des Ausfließens von Magensaft aus der Fistel und Arrosion der umgebenden Haut haben wir heute, nachdem die WITZELsche Methode der Anlegung der Magenfistel bzw. eine ihrer Modifikationen fast ausnahmslos allgemeine Anwendung findet, kaum noch zu kämpfen.
Ich brauche daher auf die früher zum sicheren Schluß der Fistel empfohlenen
Obturatoren nicht mehr einzugehen. Das bei der Operation 8—10 ccm weit in
den Magen vorgeschobene, 50—60 cm lange Gummirohr wird dicht vor der äußeren
Fistelmündung durch einen Pflasterstreifen an die Haut fixiert (v. MIKULICZ
empfahl, über das Rohr ein ihm eng anliegendes, 2 cm langes Stück Gummirohr
hinwegzuziehen, durch letzteres allein eine Sicherheitsnadel zu stecken und diese
durch Pflaster an der Haut zu befestigen) und durch eine Klemme verschlossen.
Das Rohr bleibt dauernd liegen, wird nur zur Reinigung 1—2mal wöchentlich
herausgezogen und alsbald wieder eingeführt. Es länger fortzulassen, ist nicht
ratsam, da der Kanal sich oft sehr rasch verengt und die Wiedereinlegung des
Rohres dann Schwierigkeiten findet.

Es gelingt, durch die Fistel den Patienten ausreichend zu ernähren und seinen
Kräftezustand zu heben; doch erreicht seine Gewichtszunahme bei dieser künstlichen Fütterung nie den Grad, den man nach Gastroenterostomie oder namentlich
nach Magenresektionen oft beobachtet; es bleibt die Ernährung durch eine Magenfistel immer nur ein kümmerlicher Ersatz.

Wurde die Gastrostomie wegen einer *Narbenstriktur* des Oesophagus oder der
Kardia angelegt, so bildet die Erweiterung dieser neben der Sorge für die Ernährung den wichtigsten Teil der Nachbehandlung.

Schon der Wegfall des bisherigen Reizes der Sondierung wirkt nach der
Gastrostomie bisweilen durch Abschwellen der Schleimhaut so günstig auf die
Striktur, daß dieselbe wieder für Sonden passierbar wird, die vorher absolut
nicht mehr hindurchgeführt werden konnten; man kann die verlassene Sonden-
behandlung zwecks allmählicher Dilatation wieder aufnehmen.

Gelingt die Sondierung vom Munde aus nicht, so versucht man die
retrograde Dilatation. Es gelingt manchmal die Durchleitung einer Sonde von
unten, die von oben die Striktur absolut nicht entrierte.

Einen wesentlichen Fortschritt bedeutet die von v. HACKER angegebene *Sondierung ohne Ende*, die auf der Erfahrung beruht, daß der elastische Druck eines durch eine Striktur gezogenen und dabei natürlich gedehnten Gummirohres bei längerem Liegen das Narbengewebe dehnt. — Man läßt nach SOCINS Vorschlag den Patienten eine an einem langen Faden armierte kleinste Schrotkugel mit einem Trunk Wasser verschlucken. Sie passiert oft die Striktur, wenn sich auch die dünnste Sonde nicht mehr einführen läßt. Macht man nun von der Fistel aus eine Magenspülung, so schwemmt das Spülwasser den Faden heraus. Man bindet ihn an das Ende eines dünnen Gummidrains, zieht dieses nun an dem zum Munde heraushängenden anderen Ende des Fadens von unten her durch die verengte Stelle der Speiseröhre eben hindurch und läßt es liegen. Am nächsten Tage führt man in das zur Magenfistel herausschauende Ende des Gummidrains ein nächststärkeres, bindet es fest und zieht nun dieses durch die Striktur. Indem man so allmählich immer stärkere Röhren einführt, gelingt es selbst sehr enge Narben so zu dehnen, daß sie schließlich wieder dicke Sonden vom Munde aus einführen lassen. Um nicht durch den dauernden Druck die verengte Stelle zu schädigen, zieht man vorübergehend das Drainrohr zur Magenfistel heraus, läßt aber den Faden als Leitsonde liegen.

Sowie die Dilatation hinreichend genügend weit gediehen, kann man den bedauernswerten Kranken von seiner Magenfistel befreien.

War die Fistel nach WITZEL angelegt, so genügt es das Gummirohr fortzulassen; die Wände des Kanals verkleben dann sehr rasch miteinander, die Fistel schließt sich. War es bei Anwendung einer der älteren Methoden zu einer Lippenfistel gekommen, so lößt man den Magen von der Bauchwand, umschneidet die Fistel, schließt die Magenwunde etagenförmig mit CZERNYschen Nähten, versenkt den Magen und vernäht die Bauchwunde.

Gastroenterostomie. Die *Gastroenterostomie* hat bekanntlich den Zweck, bei Verengerung des Magenausgangs durch Narbe oder Carcinom, aber auch zur Heilung eines Magengeschwüres dem Speisebrei den Durchtritt in den Darm zu ermöglichen bzw. zu erleichtern. Die Operation ist nahezu ungefährlich, stellt an eine Nachbehandlung meist gar keine Anforderungen und erfüllt auch ihre Aufgabe in den weitaus meisten Fällen so vollkommen, daß sehr viele Chirurgen in ihr die Operation der Wahl sehen. Das bisher oft vorhandene Erbrechen hört auf, der Appetit kehrt wieder, die Kranken nehmen rasch an Gewicht zu und selbst Carcinomkranke erholen sich nicht selten so erstaunlich, daß in dem Unerfahrenen Zweifel an der Richtigkeit der Diagnose auftauchen können. — Aber in einer Anzahl von Fällen versagt der Erfolg und treten bisweilen selbst lebensbedrohende Störungen auf, die der Arzt kennen muß.

Noch am geringsten ist der Nachteil, daß nach der einfachen Gastroenterostomie die Muskulatur des Magens den Speisebrei immer noch auf dem normalen Wege weiter treibt, nur einen Teil zur Magendarmfistel hinausdrückt, einen anderen, wenn auch kleineren Teil trotz dieser in und durch den Pylorus in das Duodenum treten läßt. Ist dieser Vorgang, den man röntgenologisch recht oft feststellen kann, auch gewöhnlich belanglos, so sieht man doch hier und da Fälle, in denen er zu einer allmählichen *Wiederverengerung der Anastomose*, ja zu ihrem völligen Verschluß Anlaß gibt. Dann treten die alten Beschwerden von neuem ein und erfordern einen nochmaligen Eingriff.

Selten, aber weit gefährlicher ist eine andere Komplikation: Übelkeit und Erbrechen schwinden nicht, sondern nehmen in den der Operation folgenden Tagen zu. Das vordem nur aus genossenen Speisen und Schleim bestandene

Erbrochene wird gallig, hat einen faden, wenn auch nicht fäkulenten Geruch und wird häufig und in oft sehr großen Mengen entleert. Das Epigastrium treibt auf, wird schmerzhaft, der sich ballonartig blähende Magen wölbt die mageren Bauchdecken geschwulstartig vor, während der übrige Leib eingezogen ist; Stuhl und Flatus fehlen. Es ist das typische Bild des *Magenileus*. — Die Ursache liegt darin, daß der Mageninhalt sich statt in den abführenden in den zuführenden Schenkel der implantierten Jejunumschlinge entleert, diesen ausweitet und die der Anastomose gegenüberliegende, spornartig vorragende Wand der Schlinge wie ein Ventil gegen den abführenden Schenkel preßt. Auf die Ursachen dieser Spornbildung einzugehen, ist hier nicht der Ort. Ausnahmsweise gehen die Erscheinungen nach ausgiebigem Erbrechen, besonders nach Magenausspülungen noch einmal zurück, und stellt sich der gewünschte Abfluß nach dem abführenden Darmschenkel her. Hält das Erbrechen aber länger wie 3—4 Tage an, so zögere man nicht, die Laparotomiewunde wieder zu öffnen und durch eine zweite Anastomose zwischen geblähtem zuführenden und leerem abführenden Schenkel diesen gefährlichen *circulus vitiosus* zu beseitigen.

Seitdem BRAUN empfahl, diese zweite Anastomose stets von vornherein der einfachen Gastroenterostomie zuzufügen, befolgen fast alle Chirurgen diesen Rat, ist und ist seitdem diese Komplikation selten geworden. Sie wurde überhaupt fast nur bei der G. E. antecolica beobachtet, bei der v. HACKERschen G. E. retrocolica nur, wenn fehlerhafterweise der zuführende Schenkel der Anastomosenschlinge lang gewählt wurde.

Außer diesem Magenileus wurde als seltene Komplikation auch ein *Ileus* des *Dünndarms* durch Hineinschlüpfen einer Darmschlinge zwischen Anastomosenschlinge und Dickdarm bei der G. E. antecolica oder zwischen Anastomosenschlinge und Mesocolon transversum bei der G. E. retrocolica beobachtet. Die Erscheinungen sind die der akuten inneren Darmincarceration, meist plötzlich und stürmisch einsetzend und verlangen rasches, zielbewußtes operatives Handeln.

Als wichtigste, weil häufigste Komplikation, oder richtiger Nachkrankheit nach Gastroenterostomie ist das *Ulcus pepticum jejuni* zu nennen. Es entsteht innerhalb der Anastomose selbst oder in ihrer nächsten Nachbarschaft, namentlich in der der Anastomosenöffnung gegenüberliegenden Schleimhaut des Jejunum. Seine Ursachen sind wohl sicher die gleichen wie die des Magengeschwüres überhaupt, daher auch noch immer so wenig geklärt wie diese. Aber als sicher darf man doch annehmen, daß es seine Entstehung der Wirkung eines übersauren Magenbreies verdankt, wahrscheinlich infolge irgendwelcher Behinderung eines raschen Abflusses. Es ist mir nicht bekannt, ob es sich jemals nach Gastroenterostomie wegen Carcinoma pylori mit anacidem Magensaft entwickelte. Besonders häufig wurde es beobachtet nach der seinerzeit von EISELSBERG empfohlenen Verbindung der Gastroenterostomie mit einer Ausschaltung des Pylorus, welche Operation man daher jetzt wieder verlassen hat. Die Zeichen eines Ulcus pepticum jejuni treten manchmal schon wenige Wochen, meist einige Monate nach der Operation in Erscheinung und sind die gleichen, wie die des akuten Magengeschwürs; nur scheint die Neigung zur Perforation größer zu sein.

Schließlich sei nur noch erwähnt, daß nach Anlegung der *Anastomosen zwischen Magen- und Gallenwegen* von dem Übertritt der Galle in den Magen keinerlei Störung beobachtet wurde.

Auch nach der ja ungleich eingreifenderen *Magenresektion* gestaltet sich der Verlauf in zahlreichen Fällen genau so wie nach der einfachsten glücklich verlaufenen Gastroenterostomie und läßt der Nachbehandlung nur eine leichte Überwachung zu, am häufigsten dann, wenn die Operation in reiner Lokalanästhesie ausgeführt werden konnte. Ich habe nicht wenige derart Operierte am Tage nachher, ruhig die Zeitung lesend, im Bett sitzend angetroffen, als sei gar nichts geschehen. Aber freilich in der Mehrzahl der Fälle kennzeichnet sich die Schwere des Eingriffes doch in den folgenden Tagen durch mancherlei kleine Störungen des Allgemeinbefindens. Ich meine nicht das auch jeder anderen großen Operation und längerer Narkose nachfolgende Unbehagen, Schwächegefühl, Chloroformerbrechen, sondern Beschwerden, die der Magenresektion als solcher eigentümlich sind, und wesentlich mit einer fast unvermeidlichen Reizung des N. splanchnicus durch Zerrung am Mesogastrium während der Operation zusammenhängen. Auch beim Fehlen jeder Temperatursteigerung bleibt der Puls in den ersten 48—72 Stunden etwas klein und frequent, macht etwa 80 bis 85 Schläge pro Minute, gewinnt erst in den folgenden Tagen seine normale Völle zurück. Die Atmung ist in der Regel etwas oberflächlich, wie nach fast allen Operationen im Oberbauch, weil die Zwerchfellatmung Schmerz verursacht. Für die erste Nacht, nur ausnahmsweise auch die folgenden Tage, empfiehlt sich deshalb durch eine Morphiumeinspritzung für Schlaf zu sorgen. — Hauptsächlich aber klagen manche Operierte mehrere Tage über die Folgen einer *Magenatonie:* Druck und Spannungsgefühl, Blähung des Magens, Übelkeit, Anhalten von Erbrechen, meist schwärzlicher, blutig schleimiger, übelriechender Massen, Beschwerden, die durch jede Flüssigkeits- oder Nahrungsaufnahme gesteigert werden. Sie sind dadurch bedingt, daß die geschwächte Magenmuskulatur trotz genügend weiter Anastomose den Mageninhalt nicht in den Darm befördert. Zeichen von Peritonitis fehlen dabei völlig.

Die Häufigkeit des Auftretens dieser Störungen nach Magenresektion ist sehr verschieden, wird von manchen Chirurgen sehr hoch, von anderen gering angegeben, hängt ab in erster Linie wohl von der anatomischen Beschaffenheit des kranken Magens, aber auch sehr von der Art des Operierens und der zur Resektion gewählten Methode. Ich selbst habe in meinem großen Material bei der von mir angegebenen Modifikation von Billroth II mit breiter Einpflanzung der ganzen Magenwunde in die straff gespannte oberste Jejunumschlinge ernstere Störungen dieser Art nur ganz ausnahmsweise gesehen.

Die Beseitigung der Retention durch einmalige, nur selten wiederholte Ausheberung und vorsichtige Ausspülung des Magens bringt sofortige Erleichterung und ist dann, wenn andere Komplikationen ausbleiben, von glattem Verlaufe gefolgt.

Rücksicht auf diese, in geringem Grade ziemlich häufige Atonie des Magens verlangt für die ersten 2—3 Tage seine völlige Schonung. Ich habe nie Bedenken gehabt, den ersterwähnten Magenresezierten, die gar keine derartige Beschwerden hatten, vom ersten Tage ab selbst häufiges Trinken kleiner Mengen von Wasser, Tee oder Milch zu gestatten. Bestehen aber Zeichen von Atonie, dann ist *völlige Abstinenz* jeder Zufuhr von Nahrung nicht nur, sondern auch von Flüssigkeit, das am schnellsten und sichersten zum Ziele führende Mittel. Das Durstgefühl bekämpft man ausreichend durch öftere kleine Wassereinläufe per rectum oder intravenöse Dauertropfinfusion.

Der von KOCHER gegebene Rat, durch rechtsseitige Seitenlagerung den Abfluß des Mageninhaltes durch die Anastomose zu erleichtern, verdient Beachtung. Hingegen verbietet sich der Rat, die Operierten vom ersten Tage an außer Bett zu bringen, wegen ihrer Schwäche meist von selbst. Seine Befolgung ist auch nicht nötig; es genügt und ist empfehlenswert eine etwas erhöhte halbsitzende Lage im Bett.

Selbst bei ganz ungestörtem Verlauf, Rückkehr des Appetites, ja Heißhungers gebe man dem Verlangen mancher Patienten nach Rückkehr zur Kost des Gesunden nicht allzu früh nach! Durchschnittlich erst vom 3. Tage an gestatte ich Milch, Tee, Kakao, vom 5.—6. Tage an breiige, nicht vor dem 8. leichte feste Kost, und auch diese soll ja gut zerkleinert und gekaut werden. Nicht tage- sondern wochenlang soll eine vorsichtige Diät eingehalten werden. Anatomisch nachgewiesenermaßen wird ja jedes Ulcus ventriculi, mehr noch jedes Magencarcinom von einer mehr minder ausgedehnten und intensiven chronischen Gastritis begleitet, und eine solche könnte durch Verschlimmerung infolge Diätfehlers leicht den glücklichen Erfolg der besten Operation illusorisch machen. — Bei Beachtung dieser Maßnahmen und Ausbleiben von Komplikationen sieht man bei der größten Mehrzahl der wegen Ulcus Resezierten eine rasche Rekonvaleszenz und Wiederkehr des Gesundheitsgefühles und Kräftezustandes; Gewichtszunahmen von 30, ja 50 Pfund in wenigen Monaten sind nicht selten. Gab Carcinom die Indikation zur Operation, so spielt sich der gesamte Heilungsverlauf im allgemeinen langsamer ab; aber auch solche Operierte gewinnen ihre Lebensfreude und Arbeitskraft oft für eine Reihe von Jahren wieder, bis — leider noch immer recht häufig — ein Rezidiv des tückischen Leidens sie wieder herunterbringt. Dauerheilungen nach Resektion wegen Carcinom von mehr als 5 Jahren wurden bisher höchstens in etwa 20% erzielt. ANSCHÜTZ sah zwar Heilungen von mehr als 10jähriger Dauer noch in 21%, FINSTERER solche von 5—13jähriger Dauer in 31%; doch sind dies Ausnahmen.

Von ernsteren bedrohlichen Zufällen nach Magenresektion sei zuerst eine *Nachblutung* in den Magen erwähnt. Die meisten Chirurgen mit großem Krankenmaterial haben selbst solche Fälle gesehen. Nicht, wie fast gewöhnlich, etwas blutiger Schleim wird erbrochen, sondern reines Blut in größerer Menge. Kommt die Blutung auch in der Regel spontan zum Stillstand, eventuell nach einer Magenspülung mit eiskaltem Wasser und Eingießens von Clauden, so bringt sie doch manch Operierten in äußerste Gefahr: der Puls wird klein, Haut und Schleimhäute äußerst blaß, die Atmung beschleunigt, Patient unruhig. Wiederholt sah man sich zu einer Bluttransfusion genötigt. — Solche Blutungen stammen in einem Teil der Fälle aus einem zurückgelassenen, bei der Resektion übersehenen Geschwür, in anderen aus massenhaften stecknadelkopf- bis fast linsengroßen Schleimhauterosionen, wie wir sie nach den verschiedensten Bauchoperationen, besonders solchen mit vielfachen Netzabbindungen unter dem Bilde des schwarzen Erbrechens (v. EISELSBERG) auftreten sehen, am häufigsten aber doch aus der Anastomosennaht selbst. Diese sind dann wohl weniger die Folge eines sekundären Abgleitens einer Ligatur, als des Übersehens und daher Nichtligierens größerer Magengefäße bei der Operation; die Blutung schien nach Abnahme der Magenklemme ganz gestillt, mit Rückkehr eines stärkeren Blutdruckes aber blutet es aus nicht unterbundenen bzw. umstochenen Gefäßen der Magenwunde ganz beträchtlich. Wer, wie ich, grundsätzlich ohne Magenklemmen operiert und gewohnt ist, auch die kleinsten submukösen Gefäße der Magenwunde zu unterbinden, bekommt solche Komplikationen überhaupt nicht zu Gesicht.

Die Entscheidung, ob man bei einer Nachblutung sofort relaparotomieren soll, ist sehr schwer zu treffen in Anbetracht dessen, daß erfahrungsgemäß die Blutung schließlich meist spontan steht, eine neue Laparotomie den so sehr geschwächten Patienten noch stärker schwächt, und man ja nicht erwarten darf, das oder die blutenden Gefäße sogleich zu finden, da ja die Blutung nicht nach der Peritoneal-, sondern in die Magenhöhle hinein erfolgt. Im bedrohlichen Zweifelsfalle bleibt gleichwohl eine Wiedereröffnung des Bauches das sicherere Mittel.

In einer Anzahl von Fällen treten die obenerwähnten Zeichen einer Retention im Magenstumpf in ungleich höherem Maße und lebensbedrohlich auf, sind aber dann nicht Folge einer einfachen Magenatonie, sondern eines *mechanischen Hindernisses*. Nach Resektion nach Billroth I macht der kreisförmige, ins Lumen vorragende Schleimhautwulst die Anastomose hier und da zu eng, kann selbst eine Spornbildung bedingen. Bei nach irgendeiner Modifikation von Billroth II Resezierten liegt die Ursache des postoperativen Magenileus bald in einem Circulus vitiosus, wie wir ihn schon bei der Gastrojejunostomie kennenlernten, bald in einem Vorlagern oder vielmehr Hineinfallen der der Anastomose gegenüberliegenden Wand des Jejunum, ja selbst einer völligen *Invagination der Anastomosenschlinge* in den Magen, bald in einer durch sich rasch bildende Adhäsionen fixierten Drehung des abführenden Darmschenkels um seine Längsachse, bald um eine wirkliche Incarceration einer Dünndarmschlinge, wie bereits bei der Gastroenterostomie besprochen. Gelingt es nicht durch Ausheberung des Magens den Abfluß des Mageninhaltes in den Darm herzustellen, hält das Erbrechen an, dann muß das mechanische Hindernis mechanisch, d. h. durch schleunige Relaparotomie beseitigt werden.

Häufiger als den *akuten Magenileus* infolge mechanischer Stenosen und Verschlüsse sieht man das Gegenteil. Der Magen entleert sich infolge des fehlenden Sphinkters zu rasch, ist statt in $1\frac{1}{2}$ Stunden schon in einer $\frac{1}{2}$ Stunde wieder leer. Die Folge ist ein sich sehr bald wieder einstellendes Hungergefühl, ja plötzlich einsetzender Heißhunger, selbst schwere psychische Störungen, Aufregungszustände, Schwächegefühl, Zittern am ganzen Körper. Man spricht von „*Sturzentleerung*“ des Magens. Allzuhäufig sind derartige irgendwie schwere dadurch bedingte Störungen nicht. Meist regelt sich die Entleerung des Magens in einigen Wochen von selbst. Vielfach ist eine Sturzentleerung wohl röntgenologisch nachzuweisen, macht aber klinisch überhaupt keine Erscheinungen. Jedenfalls braucht die Ernährung des Operierten darunter gar nicht zu leiden. Ich habe wiederholt Fälle mit sehr rascher Entleerung des Magens und dennoch einer Gewichtszunahme von 30—50 Pfund binnen 6 Wochen gesehen. — Man hat den Vorwurf der Sturzentleerung namentlich meiner Methode der Anastomosierung der ganzen breiten Magenwunde ohne jede Nahtverkleinerung in das Jejunum gemacht. Röntgennachuntersuchung meiner Fälle ließen mich einen wesentlichen Unterschied gegenüber der nach anderen Modifikationen von Billroth II Operierten nicht erkennen.

Der geringere Salzsäuregehalt des Magensaftes bzw. manchmal seine völlige Anacidität hat durch Fortfall seiner bakteriziden Eigenschaften nach ausgedehnter Magenresektion hier und da *abnorme Zersetzung des Darminhaltes* und damit Darmkatarrh zur Folge. Man bekämpft sie leicht durch Regelung der Diät und Darreichung von Salzsäurepepsin.

Die *Wundbehandlung* gestaltet sich nach der Magenresektion in der Regel äußerst einfach. Wohl die Mehrzahl der Chirurgen schließen die Bauchwunde vollständig durch Naht, und legen nur in besonderen Ausnahmefällen ein Drainrohr ein. Einige behalten grundsätzlich eine Drainage als Sicherheitsventil.

Die Resektionsmethode nach *Billroth II* hat einen schwachen Punkt an der Einstülpungsstelle des Duodenalstumpfes. Hier kommt es hier und da zu einer *Nahtinsuffizienz,* namentlich in Fällen, in denen die Lösung vom Pankreas erschwert war und das Pankreas oberflächlich verletzt wurde. Die verdauende Wirkung des Pankreassaftes kann dann ein Aufgehen der Darmnaht bedingen. Ein lokaler Absceß ist die Folge. Besteht kein Abfluß durch ein Drain nach außen, so erweitert er sich leicht zu einer retroperitonealen Phlegmone oder einem subhepatischen Absceß oder führt zu allgemeiner Peritonitis. Stellt sich in den ersten Tagen nach der Operation Fieber mit Zeichen örtlicher Bauchfellentzündung in der Gegend des Duodenalstumpfes ein, so soll man sofort die Bauchwunde öffnen, die Magenwunde kontrollieren; man trifft auf galligen Eiter. Durch Drainage und Tamponade gelingt es dann in einem Teil der Fälle den Entzündungsherd noch zu begrenzen; Ausfließen von Galle und oft von Pankreassaft halten aber stets längere Zeit an. Erst nach Wochen pflegt sich die Gallenfistel zu schließen, ein Vorgang, den einige Autoren durch Darreichung von Insulin begünstigt und beschleunigt haben wollen. — Ein Aufplatzen der Duodenalwunde ist aber immer eine äußerst schwere Komplikation; trotz Ableitung des Eiters nach außen schreitet die Infektion in der Tiefe oft weiter und führt zum Tode. Der Versuch, die Duodenalfistel durch Darmnaht zu schließen, ist, selbst wenn er sehr früh vorgenommen wird, nur ausnahmsweise von Erfolg begleitet.

Die häufigste Ursache eines unglücklichen Ausganges einer Magenresektion bilden Pneumonien und auch Thrombose und Embolie. Ich verweise diesbezüglich auf das schon allgemein Gesagte.

Die *Mortalität der Resektion* ist beim Ulcus ventriculi aut duodeni dank der vervollkommneten Technik heute gering, beträgt nur noch 3—5%, ist aber nach Carcinomoperationen noch immer relativ hoch, etwa 30—35%. Der Unterschied findet in dem meist schon vorgeschrittenen Alter der Carcinomoperierten, ihrer oft schon beträchtlichen Kachexie und dadurch bedingten Minderung der Widerstandsfähigkeit des Organismus eine leichte Erklärung, ist aber zum Teil auch darin begründet, daß — wie zahlreiche bakteriologische Untersuchungen lehren — die Magen- und auch die Jejunalschleimhaut beim Ulcus bakterienfrei, beim Carcinom oft bakterienhaltig ist.

Als *Nachkrankheit* wird nach der Resektion, wie nach der Gastroenterostomie ein *Ulcus pepticum jejuni* in etwa 1,5% der Fälle beobachtet.

Nach der seltenen *Totalexstirpation* des Magens wegen Carcinom ist die Gefahr einer Nahtinsuffizienz an der Anastomosenstelle zwischen Oesophagus und Duodenum bzw. Jejunum besonders groß, die Sterblichkeit daher größer. Im übrigen gilt für ihre Nachbehandlung das bereits für die Resektion Gesagte.

Für die Nachbehandlung aller anderen Magenoperationen: Gastropexie, Pyloro- oder Gastroplastik, Operation wegen Cardio- oder Pylorospasmus ist

auch dem grundsätzlich Gesagten kaum noch etwas hinzuzufügen. Nur sei für
die Ramstedtsche Behandlung des Pylorospasmus der Kinder als wichtigster
Punkt hervorgehoben, daß die Operation selbst einfach und wenig gefährlich
ist, daß alles auf die folgende Ernährung ankommt; man lasse die Kinder noch
am gleichen Tage Milch trinken; am besten ist es, ihnen sogleich und regelmäßig
die Mutter- oder Ammenbrust zu geben.

Siebenundzwanzigste Vorlesung.

Operation von Hernien.

Radikaloperation nicht eingeklemmter Leistenbrüche. Störungen danach: Hämatombildung; Urininfiltration bei Verletzung der Harnblase. Nekrose der Hoden;
Infektion. Rezidive. — Operation der Nabel- und Bauchbrüche. — Operation
eingeklemmter Hernien: Taxis. Scheinreduktion. — Herniotomie. — Sekundäre
Darmstenose. — Verhalten bei gangränverdächtiger Bruchschlinge. — Nachbehandlung nach Darmresektion wegen gangränöser Hernien. — Kotfistel und
Koteiterfistel.

Von allen Darmoperationen sind die wegen *Hernien* die häufigsten und
deshalb wichtigsten. Ihr Heilungsverlauf ist verschieden je nach der Veranlassung
zur Operation, nach Art derselben, Größe und Sitz der Hernien, Alter der
Patienten und Vorhandensein von Komplikationen. Dementsprechend sind auch
die Aufgaben der Nachbehandlung recht verschieden, verschieden schwierig
namentlich, je nachdem es sich um nichteingeklemmte oder um incarcerierte
Hernien handelt und im letzteren Falle, ob nur die unblutige Taxis oder ein
blutiger Eingriff ausgeführt wurde.

Die *Radikaloperation nicht eingeklemmter Leistenbrüche* ist heute eine der
häufigsten Operationen überhaupt und stellt in der Mehrzahl der Fälle an die
Nachbehandlung so gut wir gar keine Anforderungen. So wenig man auch heute
noch einig ist über die beste Methode der Radikaloperation, so besteht doch
Einigkeit darüber, daß die Wunde — von Ausnahmen abgesehen — am besten
etagenförmig und ohne jede Drainage vollständig durch Naht geschlossen wird.
Als Verband genügt ein dünner Gazeschleier, der durch Kollodium befestigt wird.
Sehr zu empfehlen ist für die ersten 24 Stunden das Auflegen eines flachen, nicht
zu schweren Sandbeutels zur Verhütung einer Nachblutung.

Da die Operation fast immer in Lokalanästhesie ausgeführt wird, bleibt das
Allgemeinbefinden bei einem, die Regel bildenden aseptischen Verlauf, ungestört.
Die Operierten können nach 3—4 Tagen das Bett, nach 8—10 Tagen das Krankenhaus geheilt verlassen. Es genügt, sie noch für weitere etwa 3 Wochen von
schwerer Arbeit fernzuhalten. Das Tragen eines Bruchbandes nach gelungener
Operation ist nicht nur unnötig, sondern eher schädlich, da der Pelottendruck
zu einer Atrophie der Gewebe führt.

Die Operation ist heute so gut wie ungefährlich, seitdem sich die Anschauung
allgemein eingebürgert hat, daß die Radikaloperation der Leistenbrüche bei jungen
Personen bei weitem der Bruchbandbehandlung vorzuziehen ist, seitdem die Operation
daher hauptsächlich bei noch jungen, sonst gesunden Menschen und noch relativ
kleinem Bruch ausgeführt wird. Graser hatte unter 1000 derartigen Operationen
einen einzigen Todesfall an Lungenembolie, 14 Tage nach der Operation, zu beklagen.

Diese *fast völlige Ungefährlichkeit* ändert sich freilich, sowie es sich um Operation *sehr großer, besonders irreponibler Brüche alter Leute* handelt. Müssen fettreiche Netzklumpen reseziert, zahlreiche Unterbindungen gemacht, ausgedehnte Verwachsungen zwischen Därmen, Netz und Bruchsack gelöst werden, wurden große Gleitbrüche, die seit Jahren im Scrotum lagen, mühsam in ihr normales Bett zurückgebracht, so bleiben Komplikationen nicht aus. Schwarzes Erbrechen, wie wir es schon bei den Operationen am Magen und in den Gallenwegen kennenlernten, schwere Beeinträchtigung der Darmfunktion, insbesondere hartnäckige Obstipation mit Koliken, Erbrechen, ja ileusähnlichen Zuständen, dazu die Folgen der in solchen Fällen oft nötigen Allgemeinnarkose, Thrombosen und Embolien, Bronchitiden und Pneumonien können den Verlauf stören, sind zum Glück meist vorübergehender Natur, gefährden aber auch nicht selten das Leben.

Zu diesen Störungen des Allgemeinbefindens gesellen sich dann aber auch leicht solche des örtlichen Wundverlaufes.

Von relativ geringer Bedeutung ist danach eine parenchymatöse Nachblutung und *Hämatombildung*. Eine mäßige blutige Durchtränkung des lockeren Zellgewebes, die sich entlang des Samenstranges abwärts zieht und zu Schwellung desselben und der entsprechenden Scrotalhälfte führt, ist nicht ungewöhnlich und ohne Belang. Größere Hämatome nach Radikaloperation kleiner Brüche sind Fehler ungenügender Blutstillung bei der Operation, lassen sich aber bei Ausschälung *sehr großer Bruchsäcke* trotz größter Sorgfalt nicht immer vermeiden, zumal bei Operation in Lokalanästhesie infolge Suprareninwirkung viele kleinste Gefäße erst nach Beendigung des Eingriffes zu bluten anfangen. Man sieht dann das Scrotum zur Größe einer Faust, ja eines Kindskopfes anschwellen. — Man beugt einer solchen Störung vor, indem man nach Operation großer Hernien statt des gewohnten Schleierverbandes einen leicht komprimierenden Bindenverband anlegt, der freilich gut angelegt werden muß.

Derselbe soll bei Knaben und Männern die obere Hälfte beider Oberschenkel, sowie das ganze Scrotum mit umfassen, so daß nur der Penis aus dem Verbande vorschaut. Die Bindentouren werden zwischen den Schenkeln über den Damm hinweggeführt, kreuzen sich auf letzterem. Während des Anlegens des Verbandes werden die Beine in Spreizstellung gestreckt gehalten, der Patient in der Kreuzgegend unterstützt. Die Verbandtechnik will geübt sein, ist nicht ganz einfach; doch nur auf diesem Wege ist eine wirkliche aseptische Okklusion gesichert. Um ein Benässen des Verbandes mit Urin zu vermeiden, steckt man den Penis durch ein nicht zu weites Loch eines Stückes Gummipapier, das zwischen den Schenkeln nach vorn herabfällt, durch einige Nadeln am Verbande befestigt und nach Bedarf gewechselt wird. — Bei Frauen muß man sich mit Spicatouren begnügen, muß aber die Touren, welche neben der großen Labie zur Beckentour aufwärts ziehen, ziemlich straff anlegen, da der Verband gerade an der Vorderinnenseite namentlich bei Flexion des Beines gern klafft. Durch Polsterung dieser Stelle mit Watte und Vorlegen eines schmalen Streifens Gummipapier sucht man die Wunde vor nachträglicher Infektion möglichst zu schützen. Wird der Verband beim Urinieren oder beim Stuhlgang beschmutzt, so muß er erneuert werden.

Außer einer freilich nicht unwesentlichen Verlängerung des Heilverlaufes und einer oft lang zurückbleibenden derben Verdickung des Samenstranges und Nebenhodens bedingen diese Hämatome, bleibt die Asepsis gewahrt, keinen weiteren Schaden und bilden sich bei Hochlagerung des Scrotum in der Regel spontan zurück. Kann man Fluktuation nachweisen, so entleert man den blutig serösen Erguß durch einfache ein- oder mehrmalige Punktion. Nur selten ist man zu breiter Wiederöffnung der Wunde gezwungen.

Eine solche macht sich aber nötig bei schwereren anderen Störungen der Wundheilung.

Von diesen ist zu nennen eine *Urininfiltration* der Wunde in Fällen, in denen bei der Operation — namentlich innerer Leistenbrüche — die Blase verletzt wurde. Wurde die Läsion gleich bemerkt, die Blasenwunde sogleich wieder durch Naht verschlossen, so erfolgt die Heilung meist anstandslos. Wurde sie aber übersehen, so infiltriert der nachträglich aussickernde Urin das Zellgewebe weithin, nekrotisiert es und bedingt unter Einsetzen von Fieber, Schmerzen, Rötung und Schwellung der Wunde rasch fortschreitende ausgedehnte Phlegmonen. Besonders gefährlich wird die Komplikation, wenn der Urin nicht aseptisch war. Rasches Eingreifen, völliges Öffnen der Wunde, auch Entfernung der tiefen versenkten Nähte und Tamponade ist geboten. Bei nur kleiner Blasenwunde schließt diese sich dann bei Anwendung eines Dauerkatheters durch den Vernarbungsprozeß in der Regel spontan; bei größerer kann ein operativer Verschluß nötig werden. — Daß der Effekt der Radikaloperation dabei fast immer verloren geht, ist verständlich.

Eine *Nekrose* des nach Zubinden seines Halses reponierten und als Polster vor die innere Bruchpforte verlagerten *Bruchsackes* nach dem Vorschlage MACEWENS wird heute kaum noch beobachtet, da man diese Methode einer Radikalbehandlung wohl allgemein verlassen hat.

Ausnahmsweise sieht man aber auch jetzt noch — glücklicherweise nur ganz selten — eine Nekrose des *gleichseitigen Hodens* infolge unbeabsichtigter Unterbindung der Arteria spermatica.

Die Samenstranggefäße sind ja sehr oft nicht mehr zu einem Strange zusammengefaßt, sondern flächenhaft über den letzteren verbreitet, und dann kann einmal bei ihrer Ablösung jener unglückliche Zufall eintreten. Mit oder bei Asepsis der Wunde auch ohne Fieber schwillt das Scrotum an, seine Haut rötet sich, es entsteht eine akute Hydrocele, man fühlt Fluktuation, eines Tages bricht die Wunde am unteren Winkel auf, oder es entleert sich aus der Drainstelle oder einer Incision etwas Eiter. Einige grauweiße fadenartige Gewebsfetzen hängen zur Fistel heraus. Man zupft sie ab, doch stets neue folgen nach, haften zunächst noch in der Tiefe fest; der Hoden folgt ihrem Zug. So kann er sich innerhalb Wochen allmählich spontan abstoßen. Sowie an der Diagnose Hodengangrän nicht mehr zu zweifeln ist, wird man richtiger handeln, den abgestorbenen Testikel durch Schnitt bloß zu legen und zu exstirpieren.

Schließlich sei noch der durch *primäre oder sekundäre Infektion* bedingten Störungen der Wundheilung gedacht. Sie sind außerordentlich selten geworden und beschränken sich dann meist auf ganz eng begrenzte Bezirke, so daß eine Öffnung der Hautwunde an ganz kleiner Stelle, Entleerung eines Tröpfchens Eiter, zu ihrer Beseitigung genügt. — In anderen Fällen führt die Vereiterung einer fortlaufenden Catgutnaht zu einem subcutanen Absceß und verlangt Öffnung der ganzen Hautwunde. Es ist nicht immer notwendig, auch die tiefen Nähte gleich mit zu entfernen; die Eiterung geht oft nach einfacher Entleerung des Abscesses rasch zurück. Hier und da freilich kommt es zu einer mehr minder ausgedehnten Nekrose der Fascien und Aponeurose. Für unser Verhalten gelten dann die allgemein gegebenen Vorschriften der Behandlung infizierter Wunden.

Nur der Vollständigkeit wegen sei noch hinzugefügt, daß gerade nach Radikaloperation nicht eingeklemmter Leistenbrüche in neuerer Zeit einige Fälle von Gangrän der Wundränder nach Lokalanästhesie mitgeteilt wurden, deren eigentliche Ursache, ob Suprareninwirkung oder Infektion, freilich nicht völlig geklärt ist.

Durch Hinzutreten irgenwelcher der geschilderten Komplikationen wird die Radikaloperation der Hernien natürlich ihrer sonstigen Ungefährlichkeit entkleidet. Ich verzichte auf statistische, sich doch sehr widersprechende Angaben in der Literatur über die Gesamtsterblichkeit einzugehen, zumal die Zahl der dem einzelnen Chirurgen zugehenden schweren Fälle zu sehr dem Zufall unterworfen ist.

Die bis in die neueste Zeit sehr lebhafte Diskussion über die beste Operationsmethode beschäftigt sich namentlich mit den *Rezidiven* nach der Radikaloperation. Auch ihre Häufigkeit wird ganz verschieden angegeben, hängt aber nicht so sehr von der Art der gewählten Methode, als ihrer Ausführung ab. So hat z. B. bei Anwendung der BASSINIschen Methode der eine sehr viel, der andere fast gar keine Rezidive. Bei richtiger Ausführung der Operation dürfte die Zahl der Rückfälle 5% kaum übersteigen. Erwähnt sei hier nur noch, daß Rezidive — Fehlen von Komplikationen, insbesondere von Eiterung während des Verlaufes vorausgesetzt — ganz vorzugsweise am inneren Wundwinkel auftreten, dort wo sich der untere Rand des Musc. obliquus internus und transversus nur schwer am Lig. Pouparti durch Naht fixieren bzw. dauernd erhalten läßt. In der Regel machen sie sich schon binnen 2—3 Monaten nach der Operation bemerkbar. Blieb der Operierte 1 Jahr lang rezidivfrei, so darf man ziemlich sicher eine Dauerheilung annehmen.

Was von den Leistenbrüchen gesagt wurde, gilt mutatis mutandis auch für die Radikaloperation der *Schenkelbrüche*.

Eine Sonderstellung aber nehmen *die* **Nabelbrüche,** *die großen Brüche der Linea alba* und *die postoperativen Bauchhernien* ein.

Für die Nachbehandlung nach Operation der *kleinen epigastrischen Hernien der Linea alba,* wie der kleinen Nabelbrüche der Kinder und Erwachsenen genügt die Beachtung der allgemeinen Regeln der Wundbehandlung; sie heilen fast immer p. pr. und hinterlassen keinerlei Schäden.

Aber die *Nabelbrüche* der Erwachsenen sind leider nur selten klein. Fast immer kommen die meist korpulenten Träger von Nabelbrüchen erst zur Beobachtung, wenn der Bruch ziemlich groß geworden ist, Faust- ja Kindskopfgröße erreicht hat, oder aus dem Nabelbruch schon ein Nabelbauchbruch geworden ist. Sein Inhalt besteht in der Regel aus fettreichen Netzklumpen, Dünndarm und Teilen des Colon transversum, sehr oft untereinander und mit dem Bruchsack verwachsen. Den Nabelbrüchen haften also in ihrer Mehrzahl die Eigenschaften an, die wir bereits bei den alten großen Scrotalbrüchen als häufige, schwere Komplikationen kennenlernten. Ihr Heilungsverlauf nach Radikaloperation leidet daher relativ oft, auch wenn keine Einklemmung bestand, an den gleichen Störungen: Störungen der Darmfunktion, schwarzes Erbrechen, aber auch etwas häufigerer Wundinfektion. Nicht daß eine Peritonitis öfter vorkäme! Eine solche ist zum Glück recht selten; aber nicht selten ist eine Eiterung der Bauchdecke. Ist das subcutane Fettgewebe an sich gegen Infektion wenig widerstandsfähig, so besonders im Bereich der oft viele Zentimeter dicken Bauchfettschichten. Eine Quetschung, ja Zerquetschung von Fettläppchen ist bei der Operation der

Nabelbauchbrüche kaum vermeidlich; mit jeder Herabsetzung der Lebensfähigkeit des Gewebes wächst aber die Infektionsgefahr. Man tut deshalb gut, zwar die tiefen Muskelschichten exakt zu vernähen, ins Unterhautfettgewebe aber, wenn man irgendwie Ursache hat, der Asepsis der Wunde zu mißtrauen, ein oder zwei dünne Drainröhren für wenige Tage einzulegen.

Das soeben schlechthin über Nabelbrüche Gesagte gilt in gleicher Weise für die durch Dehiszenz der Musculi recti entstandenen *Bauchbrüche.* Sie können ja erstaunliche Größe erreichen; solche eines Mannskopfes sind keine Seltenheit. Bei diesen großen Hernien gesellt sich der erwähnten Komplikation eine weitere hinzu, die oft beträchtliche Schwierigkeit, die mediane Lücke der muskulösen Bauchwand durch Aneinandernähen der geraden Bauchmuskeln und ihrer Fascien sicher und fest zu schließen. Auf die verschiedenen hierfür angegebenen Methoden der Bauchdeckennaht kann ich nicht eingehen; ihre Zahl beweist schon die Größe der zu überwindenden Schwierigkeit, die darin begründet ist, daß der Inhalt dieser großen Brüche gewissermaßen in der Bauchhöhle keinen Platz mehr hat, die Recti sehr weit auseinandergewichen sind, ihre Ränder sich daher nur unter oft großer Spannung aneinanderbringen lassen, die Nähte aber nur allzuleicht das fettinfiltrierte Gewebe der Fascien und Muskulatur durchschneiden. Die Folge ist eine Verlängerung der Operationsdauer, Erhöhung der Infektionsgefahr, hier und da Vereiterung tiefer Stichkanäle, öfteres Wiederauseinanderweichen der geraden Bauchmuskeln an engbegrenzter Stelle oder in größerer Ausdehnung, teilweise Rezidive. Um solchen nach Möglichkeit vorzubeugen, bedarf es für die nächsten Wochen nach der Operation einer möglichsten Entspannung der Bauchnarbe durch breite, mehr als die vordere Hälfte des Leibes umfassende quere Heftpflasterstreifen bzw. nach Heilung der Wunde durch eine gutgearbeitete Bandage.

GÖPEL hat zur Vermeidung dieser Schwierigkeiten und Gefahren bei besonders großen Bauchbrüchen empfohlen, die Muskelnaht nur so weit zu machen, als dies ohne größere Spannung geht, die restierende Lücke aber durch straffes Einnähen eines großen Silberdrahtnetzes zu decken und berichtet gute Erfolge. Aber auch Mißerfolge wurden beobachtet: Fistelbildung, die die Wiederentfernung des Netzes oder wenigstens einiger Netzmaschen erfordert.

Eine besondere Gefahr kann erwachsen, wenn der Bauchbruch hoch ins Epigastrium hinaufreicht. Durch Reposition des etwas massigen Bruchinhaltes wird das Zwerchfell in die Höhe gedrängt und in seiner Aktion behindert. Ich habe in zwei Fällen sehr großer Bauchhernien, in denen ich die Nahtvereinigung der Recti auch im Epigastrium mit einiger Gewalt erzwang, wenige Stunden nach der Operation den Tod eintreten sehen unter den Erscheinungen der Erstickung. Die Atmung wird in ähnlicher Weise erschwert, wie durch einen engen, Bauch- und Brustkorb einschnürenden Gipsverband.

Bei den nicht median, sondern an irgend einer anderen Stelle gelegenen *postoperativen Bauchhernien* muß man auseinanderhalten die durch eine Lücke in der Bauchmuskulatur durch Nachgeben der Wundnarbe entstandenen eigentlichen Brüche von den oft breiten Vorwölbungen großer Abschnitte der Bauchdecke durch Lähmung von Bauchmuskeln infolge Durchtrennung ihrer Nerven bei der Operation. Die Aussichten der Heilung dieser letztgenannten Fälle durch sekundäre Naht der durchschnittenen Nerven sind nicht eben groß; meist wird man, falls Beschwerden entstehen, auf das Tragen von Bandagen angewiesen sein. Für die ersterwähnten Fälle kommt hingegen nur ein neuer operativer Eingriff

— Excision der Narbe, Vorziehen retrahierter Muskelstümpfe, exakte Muskel-
und Fasciennaht — mit bester Aussicht auf Erfolg in Frage.

Ist die Nachbehandlung nach Radikaloperation nicht eingeklemmter Brüche
in der weitaus größten Mehrzahl der Fälle äußerst einfach, kommen Störungen
im Heilverlauf, wie wir gesehen, zwar vor, aber doch verhältnismäßig selten, so
wachsen die Komplikationen nach *Operation incarcerierter Hernien.*

Am einfachsten liegen die Dinge noch nach Reposition derselben durch *Taxis,*
falls diese — heute von der Mehrzahl der Chirurgen nahezu ganz verlassene, nur
noch auf Ausnahmefälle beschränkte — Methode sich ohne Anwendung größerer
Gewalt ausführen ließ. Gelingt dies, so tritt fast immer eine sofortige Erleichterung
aller Einklemmungsbeschwerden, Schwinden des Schmerzes, des Erbrechens,
ein, und vielfach gehen noch am gleichen Tage Winde und Stuhl ab. In anderen
Fällen bedarf es noch eines Einlaufes oder Glycerinzäpfchens, um die Entleerung
herbeizuführen. Es ist nur noch nötig, durch ein passendes Bruchband den
Wiederaustritt des Bruches zu verhüten.

In einigen Fällen aber halten die Einklemmungserscheinungen an: Abgang
von Stuhl und Winden erfolgt überhaupt nicht oder nach ein- oder zweimaliger

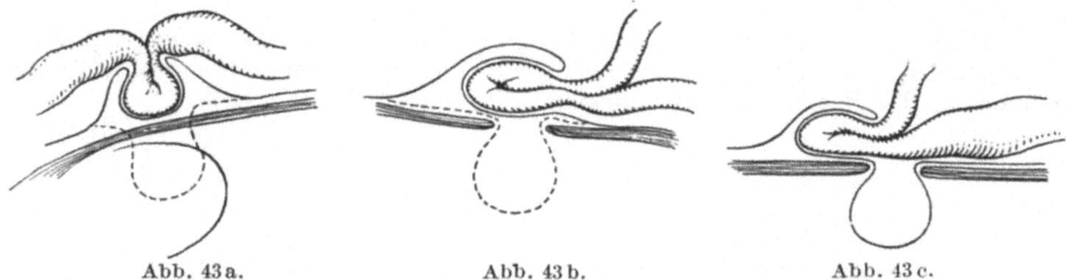

Abb. 43a.   Abb. 43b.   Abb. 43c.

Entleerung meist dünnflüssiger übelriechender Stühle setzen nach 1—2 Tagen von
neuem Zeichen eines Darmverschlusses ein. Ileus oder Pseudoileus?

Das ist die Frage, die sich dem Arzte jetzt aufdrängt. Ehe wir uns ihrer
Beantwortung zuwenden, lassen Sie uns, ohne näher auf die spezielle Pathologie
eingehen zu wollen, doch einen Augenblick bei der Betrachtung der mechanischen
Verhältnisse verweilen, die die Incarceration unterhalten können, da ihre Kenntnis
für die Diagnose und rationelle Behandlung der Komplikation unerläßlich ist!

Oft handelt es sich nur um eine *Scheinreduktion,* eine Massenreposition, eine
réduction en bloc oder um eine Dislokation der Hernie mit Zerreißung des Bruchsackes, wobei das Verhältnis ihres Inhaltes zum Schnürring unverändert bleibt.
In allen diesen Fällen wird letzterer nicht durch die Bruchpforte gebildet, sondern
sitzt im Bruchsackhalse.

Wir müssen folgende Variationen auseinander halten, deren Verständnis Ihnen
eine Anzahl schematischer Zeichnungen erläutern möge:

1. Unter der Wirkung forcierter Taxis löst sich die Serosa in der Umgebung
des inneren Bruchringes von der vorderen Bauchwand, der ganze Bruchsack aus
seinem Bruchbett und wird mit seinem Inhalt in den durch Abhebung der Serosa
parietalis geschaffenen subserösen Raum dislociert (Abb. 43a und b).

2. Es handelt sich um einen doppelten zwerchsackförmigen Bruchsack. Der
vor dem äußeren Bruchring gelegene Abschnitt enthält die eingeklemmte Hernie, der
hintere Abschnitt des Bruchsackes liegt properitoneal. Der Bruchinhalt weicht bei
den Taxisversuchen aus dem vorderen in den hinteren Teil, die Hernie scheint verschwunden, ist indes nur zu einer properitonealen geworden (Abb. 43c). (Ich lasse

die Frage, inwieweit es sich bei den properitonealen Brüchen stets um eine präexistierende, vielleicht angeborene Bruchsackbildung handelt, oder ob der properitoneale Teil erst unter dem Einfluß der Taxis durch partielle Verlagerung des Bruchsackes entstehen könne, absichtlich unberührt.) An Stelle eines properitonealen kann es sich auch um einen interstitiell entwickelten Bruchsack handeln.

3. Der Bruchsack reißt an einer Stelle in der Nähe des Schnürringes ein. Der Bruchinhalt tritt durch den Spalt heraus und weicht unter Abhebung der Serosa parietalis in eine subseröse Nische (Abb. 44a) oder bei gleichzeitigem Riß der Serosa parietalis durch diese hindurch in die Bauchhöhle (Abb. 44b).

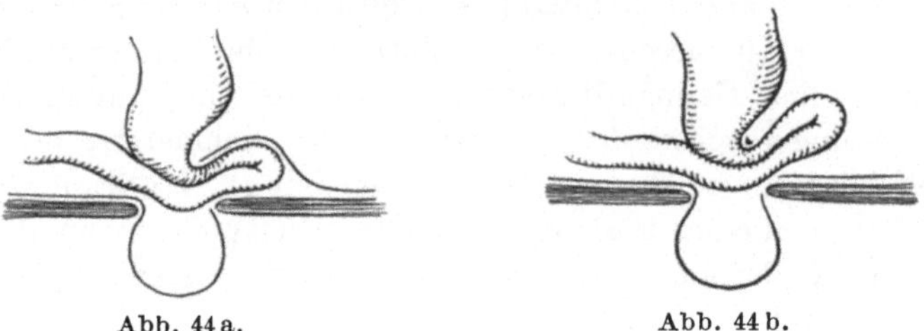

Abb. 44a.   Abb. 44b.

4. Der dem Bruchsackhals angehörende Schnürring reißt ganz vom Bruchsackkörper ab und der Bruch wird mit der Serosa parietalis in das Abdomen zurückgedrängt (Abb. 44c).

5. Peritoneum parietale und Bruchsack reißen zirkulär zentral resp. peripher vom Schnürring des Halses los und der Bruchinhalt wird allein, aber eben noch vom Schnürring des Bruchsackhalses inkarzeriert, reponiert (Abb. 44d).

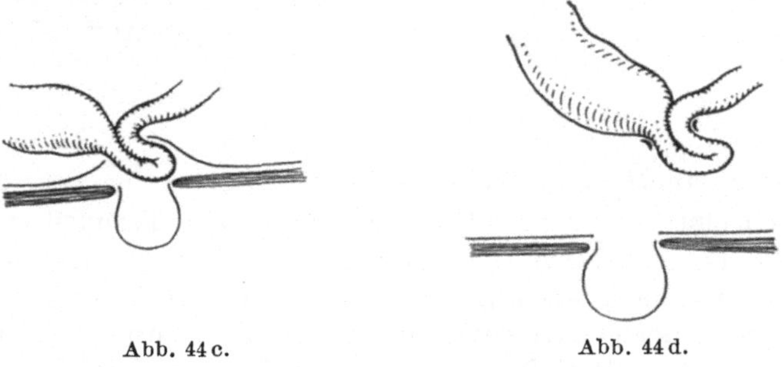

Abb. 44c.   Abb. 44d.

Fall 1, 4, 5 ist wohl nur bei forcierter unblutiger Taxis möglich. Die Bruchgeschwulst verschwindet ziemlich plötzlich unter einem krachenden Geräusch, während das sonst bei der Reposition in der Regel hörbare Gurren vermißt wird.

Fall 2 und 3 können sich hingegen ausnahmsweise auch bei der Taxis, ja selbst bei einer Herniotomie ereignen, falls der Operateur es versäumt, sich zu überzeugen, daß der Finger frei in die Bauchhöhle und nicht etwa in eine subperitoneale Tasche eindringt.

Im Gegensatz zu allen diesen Fällen, in denen die bestehende Brucheinklemmung überhaupt nicht erst gelöst wird, ist es auch möglich, daß trotz ihrer Lösung die Darmokklusion weiter besteht, weil im Moment der Reposition eine wirkliche innere Einklemmung neu geschaffen wurde. Es ist nicht Seltenes, daß das Netz in der nächsten Umgebung des inneren Bruchringes fest adhäriert. So kann es kommen, daß die reponierte Bruchschlinge zwischen Netzstrang und Bauchwand geschoben und in dieser Lücke sogleich von neuem eingeklemmt wird. Auch disponieren Verlötungen des zu- und abführenden Schenkels mit der Bauchwand zu Achsendrehungen, es kann ein wirklicher Volvulus entstehen.

Am häufigsten bedingt aber nächst den oben erwähnten Scheinreduktionen eine Abknickung der reponierten Bruchschlinge den Darmverschluß. Der teilweise Verlust ihrer Peristaltik durch die bestandene Einklemmung, die entzündlichen Prozesse ihrer Wand, die zu fibrinösen Verklebungen mit der Nachbarschaft Anlaß geben, begünstigen eine solche Abknickung, namentlich an der Stelle der Schnürfurche außerordentlich. Sie kann entstehen, ehe es noch zur erstmaligen Stuhlentleerung gekommen ist, so daß die Einklemmungssymptome ohne Unterbrechung andauern. Häufiger ist es, daß erst ein- oder mehrmalige Defäkation erfolgt, und erst in den folgenden Tagen die Ileuserscheinungen sich von neuem entwickeln. Die Abknickung und der durch sie bedingte Verschluß kann übrigens bald ein vollständiger, bald ein unvollständiger, sich zeitweise spontan lösender sein.

Bezüglich der Differentialdiagnose sei zuerst daran erinnert, daß diejenigen oben erwähnten Fälle peritonealer Infektion, deren klinisches Bild ganz dem des Ileus gleicht, doch recht selten sind, häufiger diejenigen vorkommen, die ihm nur ähneln, bei denen aber doch hier und da der Abgang von Gasen oder gar etwas diarrhöischen Stuhles die Durchgängigkeit des Darmes beweist. Vor allem suche man nach objektiv erkennbaren Zeichen des Darmverschlusses. Der Nachweis des wichtigen, von WAHL als charakteristisch für eine innere Darmincarceration, insbesonders den Volvulus angegebenen Zeichens, einer wurstförmigen tumorartigen Auftreibung der unbeweglich liegen bleibenden abgeschnürten Darmschlinge dürfte in Anbetracht der Kleinheit der Bruchschlinge nur selten gelingen; häufiger ist es möglich, bei oft wiederholter genauer vorsichtiger Betastung des Abdomens — und eine dauernde sorgfältige Beobachtung des Kranken ist in solchen Fällen absolut geboten — die zunehmende isolierte Aufblähung der oberhalb der Schnürstellen gelegenen Darmpartie zu erkennen. Sie bedingt zunächst einen *lokalen* Meteorismus. Was sie von der peritonitischen Auftreibung besonders unterscheidet, ist das Erhaltenbleiben der Peristaltik, wenigstens in der ersten Zeit. Die palpierenden Finger fühlen, ja man sieht manchmal direkt die durch die Perkussion und Palpation angeregten Darmbewegungen durch die Bauchdecke, man hört das dadurch hervorgerufene gurrende Darmgeräusch. Die Peritonitis indes führt zur Darmlähmung; daher verschwinden auch die eben genannten Zeichen, sowie sie sich komplizierend zum Darmverschluß hinzugesellt. Freilich gibt es auch Ausnahmefälle von Peritonitis, bei denen bis kurz vor dem Tode von einer eigentlichen Darmlähmung nicht die Rede ist.

Was die Diagnose bis zu einem gewissen Grade erleichtert, ist der aus den geschilderten anatomischen Verhältnissen sich ergebende Umstand, daß der Sitz der weiter bestehenden Incarceration sich mit seltenen Ausnahmen in *nächster Nähe der Bruchpforte* befindet. Hier wird die wesentliche Schmerzhaftigkeit weiter bestehen, hier ein Tumor, hier der lokale Meteorismus aufzusuchen sein, während das übrige Abdomen sich erst allmählich aufbläht und zunächst weniger druckschmerzhaft ist. Bei der réposition en bloc, bei welcher der Bruchsack mit aus seinem Bette dislociert wurde, fällt oft schon die große Weite des Bruchkanales nach der Reduktion auf; der in ihn geführte Finger bewegt sich aber nicht frei, sondern stößt in der Tiefe auf eine Resistenz, die beim Husten stark hervortritt und der incarcerierten Schlinge entspricht. Manchmal ereignet es sich ja sogar, daß dieselbe bei forcierten Husten- oder Brechbewegungen wieder vor den äußeren Bruchring vorgepreßt wird.

Man halte sich indes mit diagnostischen Bedenken nicht lange auf! Man handle stets, als sei der mechanische Darmverschluß erwiesen, d. h. man macht die Laparotomie. Bei diffuser Peritonitis ist nichts zu verlieren. Liegt eine circumscripte Peritonitis mit abgekapseltem Exsudate vor, so kann die Entleerung des letzteren und folgende Drainage nur förderlich sein. Besteht aber wirklich die Incarceration weiter, so ist ja die mechanische Beseitigung derselben das einzige Mittel, das allenfalls noch Aussicht auf Erfolg verspricht.

Man kann die Laparotomie in der Medianlinie machen; da das Hindernis indes fast immer in der Nähe der Bruchpforte zu suchen ist, ist es meist geratener, eine Hernio-Laparotomie auszuführen. Man soll nicht im Blinden arbeiten, sondern möglichst unter Leitung des Auges. Die Gefahr, daß der Darm bereits gangränös ist und im Moment des Vorziehens der Schlinge platzen könnte, oder daß schützende Adhäsionen gelöst werden und septisches Exsudat in die noch freie Bauchhöhle sich ergießt, ist naheliegend.

Herniotomie wegen Brucheinklemmung. Nach *Herniotomie* wegen Brucheinklemmung, die ja heute unter Beschränkung der Taxis auf Ausnahmen nahezu allgemein die Methode der Wahl ist, kann sich der Verlauf bei frühzeitiger Operation, geringer Schädigung der Bruchschlinge genau ebenso einfach gestalten, wie bei der Mehrzahl der Radikaloperationen, insbesondere wenn diese sogleich angeschlossen werden konnte.

Dies ist in der überwiegenden Mehrzahl der Fälle möglich; nur ganz ausnahmsweise habe ich mich — von gangränösen Hernien mit eitriger Infiltration des Bruchsackes abgesehen — noch veranlaßt gefunden, von dem sofortigen Anschluß der Radikaloperation abzustehen. Selbst der Ausfluß reichlicher Mengen seröser Flüssigkeit aus der Bauchhöhle bei der Operation, der mich wie andere Chirurgen früher in solchen Fällen Drainage bzw. Tamponade vorziehen ließ, bildet nach meinen jetzigen Erfahrungen keine Kontraindikation für den sofortigen vollständigen Verschluß der Bauchhöhle, sofern die Flüssigkeit eben wirklich nur serös, nicht eitrig getrübt und die eingeklemmte Bruchschlinge lebensfähig war. — Glaubte man sich zur Drainage der Peritonealhöhle oder Tamponade genötigt, so wird man bei ungestörtem Verlauf in einzelnen Fällen die Radikaloperation noch in den nächsten Tagen nachfolgen lassen können, in den meisten wird man sie auf spätere Zeit verschieben müssen; man läßt dann den Patienten nach Heilung der Wunde inzwischen ein gutsitzendes Bruchband tragen.

Bei normalem Verlauf verhält man sich nach der Herniotomie wegen Brucheinklemmung ebenso abwartend wie nach der einfachen Radikaloperation; zu irgendwelcher innerer Medikation, insbesondere auch zu der früher so beliebten Opiumdarreichung liegt keine Veranlassung vor.

Der Stuhl folgt der Lösung der Incarceration häufig in wenigen Stunden. Mindestens gehen wieder Flatus ab, die Schmerzhaftigkeit der Bruchstelle läßt nach — abgesehen von dem nur kurz dauernden Wundbrennen —, die Übelkeit, das Erbrechen schwindet, die Kollapserscheinungen weichen, die Urinentleerung wird wieder normal, der Patient fühlt sich subjektiv erleichtert und macht objektiv den Eindruck des Genesenden.

In etwa der Hälfte der Fälle aber läßt der Stuhlgang länger auf sich warten, die eigentlichen Incarcerationssymptome schwinden zwar, das Erbrechen hört auf, der Kollaps geht vorüber, das Auge wird wieder klar, aber doch fühlt sich der Kranke nicht wohl. Ihn ängstigt das Ausbleiben des Stuhles, ihn belästigt eine beständige Unruhe im Leibe; Appetitlosigkeit, vielleicht auch noch eine gewisse Übelkeit halten an. Ein Klysma, die Einführung eines Glycerinzäpfchens oder 1—2 Eßlöffel Ricinusöl pflegen die Störung zu beseitigen.

Die Ursache dieser häufigen, an sich geringfügigen Störung ist in der Parese der eingeklemmt gewesenen Darmschlinge insbesondere an der Schnürstelle zu suchen. Erst mit Erholung ihrer Muskulatur setzt eine kräftige Peristaltik ein.

In einer anderen, kleineren Zahl der Fälle sind die klinischen Störungen umgekehrt, das Krankheitsbild aber ernster. Reichliche Stuhlentleerung beweist zwar die Lösung der Einklemmung, aber es setzen Durchfälle und Koliken ein. Mehrfache kopiöse Dejektionen aashaft stinkender flüssiger brauner Fäkalmassen folgen sich rasch aufeinander; der Puls bleibt oder wird frequent, macht 90 bis 100 Schläge in der Minute. Auch die Temperatur, die überhaupt nach Herniotomie wegen Brucheinklemmung in den ersten 48 Stunden meist ein wenig, bis 38⁰, erhöht ist, steigt stärker an. Es handelt sich um einen durch Zersetzung der retiniert gewesenen Kotmengen bedingten schweren infektiösen Darmkatarrh. — Einige Dosen Opium pflegen bei gleichzeitiger Exzitation durch Alkoholika und warmen Leibumschlägen den Zustand des Kranken bald zu bessern. Hier findet der SYDENHAMsche Ausspruch: „me hercle, opium sedat, opium excitat" seine volle Bestätigung.

In wieder anderen Fällen rafft eine *septische Peritonitits* den Kranken hinweg. Ihr vielgestaltiges Bild habe ich Ihnen oben zu schildern versucht. Hier möchte ich nur noch darauf hinweisen, daß dieselbe sich manchmal völlig unverhofft, ganz akut nach der Operation entwickeln kann in Fällen, in denen diese ganz glatt und rasch verlaufen war, die Einklemmung sich leicht lösen, die gut aussehende Bruchschlinge sich leicht reponieren ließ, auch die Obduktion keine schweren Veränderungen an letzterer aufdeckt und die Quelle der Infektion unaufgeklärt läßt.

Ich entsinne mich zweier derartiger Beobachtungen, in denen sofort im Anschluß an die Operation die bisher normale Temperatur rasch anstieg, am Abend des Operationstages noch 39⁰ oder darüber erreichte, und sehr rasch der Tod eintrat. Ein so rasch nach einer Laporotomie auftretendes hohes Fieber ist stets von übelster Prognose. KÖRTE hat ähnliche Fälle nach der Reposition von Hernien durch Taxis innerhalb der ersten 24 Stunden nach erfolgter Einklemmung gesehen. Er nimmt als Ursache der Peritonitis das Einfließen infizierten Bruchwassers in die Peritonealhöhle an. Es glückte ihm, seine beiden Patienten durch Laparotomie und Drainage zu heilen. In dem Exsudate des einen ließen sich bakteriologisch Kurzstäbchen und Diplokokken nachweisen. — Bei regelmäßiger bakteriologischer Untersuchung des Bruchwassers eingeklemmter Hernien trifft man zwar bei blutiger Beschaffenheit derselben oft den gleichen Befund von Stäbchen und Kokken, ohne daß der Verlauf nach der Operation, selbst bei vollständigem Verschluß der Peritonealhöhle, die mindeste Störung zeigt. Gleichgültig ist ein größerer Bakteriengehalt des Bruchwassers jedoch sicher nicht, und nur von der größeren oder geringeren Virulenz der Keime wird es abhängen, ob in einem Falle peritonitische Störungen folgen oder nicht.

Nächst der Infektion von außen kann die Ursache der septischen Peritonitis nach Herniotomie in der Bruchschlinge gelegen sein. Dieselbe kann bei der Operation lebensfähig erscheinen, und doch kommt es nachträglich am 1. oder 2. Tage nach der Operation noch zu einer Perforation: nachdem die Herniotomie vorübergehend Erleichterung geschaffen hat, auch wohl schon Defäkation erfolgt war, und alles gut zu gehen schien, tritt plötzlich von neuem eine Verschlimmerung ein, heftige Schmerzen, Erbrechen, rascher Kollaps. Schnell entwickeln sich die Zeichen foudroyanter, jauchiger Bauchfellentzündung. Jede Behandlung ist aussichtslos. Rationell erscheint zwar die sofortige Wiedereröffnung der Peritoneal-

höhle, Aufsuchen und Naht der Perforationsstelle bzw. Resektion der eingeklemmt gewesenen Bruchschlinge, Säuberung der Bauchhöhle und Drainage
resp. Tamponade. Indes nur ganz ausnahmsweise, *nur bei ganz früher Operation*,
wird es bei Perforation in die freie Bauchhöhle gelingen, das Leben des Patienten
noch zu retten.

Freilich ist der Ausgang der sekundären Perforation der Bruchschlinge nicht
immer so ungünstig. Erfahrungsgemäß bleibt die reponierte Schlinge häufig in
nächster Nähe des Bruchringes liegen; entzündliche Adhäsionen fixieren sie hier
an die Bauchwand. Erfolgt jetzt ein Geschwürsdurchbruch, so kann durch die
inzwischen gebildeten Verklebungen bereits der Weg nach der freien Peritonealhöhle verlegt sein. Es braucht dann nur zur Bildung eines circumscripten Abscesses
zu kommen mit Fieber, Erbrechen, starker lokaler Schmerzhaftigkeit, Bildung
einer circumscripten druckempfindlichen Geschwulst, kurz einem Krankheitsbilde ähnlich dem des akuten perityphlitischen Abscesses. Der den Kotaustritt
in die freie Bauchhöhle begleitende Kollaps, wie die diesem sofort folgenden
Zeichen der akuten *diffusen* Peritonitis *können* ausbleiben. — Unter günstigen
Umständen, insbesondere wenn etwa aus Mißtrauen gegen die Lebensfähigkeit
der Schlinge von vornherein ein Drain oder Tampon bis zur Bruchschlinge vorgeschoben war, kann sich der Absceß nach außen entleeren und nach vorübergehender Bildung einer Koteiterfistel Heilung eintreten. Jedenfalls darf man bei
Eintritt der geschilderten Erscheinungen nicht zögern, diesen ausnahmsweise
günstigen, spontanen Heilungsverlauf nachzuahmen und den freien Abfluß des
Kotes und Eiters durch breite Öffnung der Herniotomiewunde in ganzer Länge
und Tiefe — bei Schenkelhernien unter breiter Spaltung des Leistenbandes oder
mittels eines oberhalb desselben und ihm parallel geführten besonderen Schnittes
— zu befördern.

Neben einem Pseudoileus kommt aber in selteneren Fällen auch nach Herniotomie wegen Einklemmung ein echter mechanischer Ileus vor. Seine Entstehung
und Mechanik ist die gleiche, wie wir sie nach Reposition einer incarcerierten
Schlinge durch Taxis kennengelernt haben. Ich kann daher auf das dort Gesagte
verweisen.

Aller anderen, selbst nach der einfachsten Herniotomie wegen Brucheinklemmung möglichen Komplikationen, der häufigen Pneumonie, der Störungen
der Urinentleerung usw. wurde schon bei Besprechung der allgemeinen Nachbehandlung nach Laparotomie gedacht. Hier sei nur noch erwähnt, daß sich in
seltenen Fällen nach völliger gelungener Taxis oder Herniotomie nach anfänglich
günstigem Verlauf als *Nachkrankheit* die Zeichen einer schweren *Darmstenose*
einstellen können, nicht bedingt durch Adhäsionen und Knickung, sondern durch
eine wirkliche Narbenstriktur infolge Abstoßung gangränöser Schleimhautfetzen
der Bruchschlinge. Hochgradige Störungen verlangen in einem solchen Falle
dann die Resektion der verengten Darmschlinge oder die Umgehung des Hindernisses durch Enteroanastomose.

Wir haben bisher der Störungen und Komplikationen gedacht, welche nach
Reposition einer noch als lebensfähig angesehenen, eingeklemmten Darmschlinge
durch Taxis oder Herniotomie den Verlauf trüben können. Es erübrigt noch ein
Wort über die Fälle, in denen wegen Zweifel an der Lebensfähigkeit oder wegen
Gangrän des Darmes ein anderes Verfahren eingeschlagen werden mußte.

Im ersteren Falle empfiehlt die Mehrheit der Chirurgen, denen ich mich voll anschließe, *stets* ein Vorgehen als sei die Gangrän offensichtlich, d. h. die sofortige Resektion der verdächtigen Bruchschlinge mit primärer Darmnaht. Andere wollen abwarten, ob sich die Schlinge binnen 12—24 Stunden wieder erholt, lagern sie deshalb nach Spaltung des einschnürenden Ringes vor die Bruchpforte vor und umhüllen sie mit Jodoformgaze. Erweist sich der Darm jetzt beim Verbandwechsel lebensfähig, so reponiert man die Schlinge, wird freilich die Radikaloperation nur ausnahmsweise anschließen können, meist besser tun, ein Drain oder einen Streifen Jodoformgaze bis zur reponierten Schlinge vorzuschieben und die Heilung per secundam abzuwarten. — Ist die Gangrän ausgesprochen, so schreitet man jetzt noch zur Darmresektion oder Anlegung eines Anus praeter naturam.

Dieses anscheinend rationelle Vorgehen krankt indes daran, daß erfahrungsgemäß trotz Spaltung des Schnürringes die Peristaltik an der Schnürstelle des *vorgelagerten* Darmes recht oft ein Hindernis findet, die Ileuserscheinungen anhalten. — Noch andere versenken deshalb die mit Jodoformgaze umhüllte Schlinge dicht hinter die Bauchdecken im Vertrauen auf ihre Isolierung durch die sich rasch um die Tamponade bildenden Verklebungen; käme es zu einer Perforation, so träte der Kot nicht in die freie Peritonealhöhle, sondern habe Abfluß nach außen; ja man dürfe hoffen, daß die sich bildende Kotfistel sich später spontan wieder schließe. Der Erfolg auch eines solchen Vorgehens ist höchst zweifelhaft, die Hoffnung allzu trügerisch. Wurde aber eines dieser beiden Verfahren gewählt, so hat die Nachbehandlung vor allem für ein weites Offenhalten der Wunde durch lockere Tamponade Sorge zu tragen.

Sicherer, wenn auch nicht gefahrlos, ist die sofortige *Darmresektion* der brandigen Darmschlinge. Sie bietet gegenüber der gleichen Operation aus anderer Indikation einige Besonderheiten. Die Ursachen für ihre noch immer hohe Mortalität liegen in der Erschöpfung der Patienten und der oft recht schwer vermeidbaren Peritonitis.

Der schon durch die tagelange Darmincarceration oft auf das äußerste geschwächte Kräftezustand des Kranken ist dem schweren und selbst bei noch so raschem Operieren doch stets $^3/_4$—1 Stunde, hier und da aber selbst 2 Stunden dauernden Eingriff vielfach nicht mehr gewachsen. Er erliegt, wenn nicht in unmittelbarem Anschluß an die Operation, im Laufe der nächsten 24 Stunden. Die geringste Störung des Wundverlaufes, die leichteste Infektion, die von einem noch kräftigen Individuum anstandslos überwunden worden wäre, rafft ihn hinweg.

Auch kann es nicht verwundern, daß die Peritonitis so viele Opfer fordert, mehr, als sonst nach ähnlichen Operationen. Die Überfüllung des zuführenden Darmschenkels mit flüssigen Kotmengen behindert die strenge Durchführung der Asepsis außerordentlich; trotz aller Vorsicht, trotz Darmklemmen, Abschnüren mit Ligaturen, oder Abklemmen mit Assistentenhänden quillt leicht etwas Kot vor und beschmutzt die Peritonealhöhle. Das ungleiche Lumen des geblähten zuführenden, des kontrahierten abführenden Schenkels erschwert die Technik der exakten Vereinigung; die Zirkulationsstörungen des ersteren beeinträchtigen die Ernährung des Nahtrandes; das Andrängen der gestauten Kotmassen gegen die frische Nahtstelle stellt ihre Haltbarkeit auf eine harte Probe. Ein Undichtwerden der Naht, eine sekundäre Perforation hierselbst ist daher nichts seltenes.

Das sind ja auch wesentlich die Gründe, die gegen die primäre Darmnaht und für Anlegung eines widernatürlichen Afters geltend gemacht werden. Wenn die erstere Operation gleichwohl heute von der Mehrzahl der Chirurgen bevorzugt wird, so erklärt sich dies nicht so sehr aus den infolge Vervollkommnung der Operationstechnik soviel besseren Resultaten, als daraus, daß wir die Schattenseiten und Gefahren des Anus praeternaturalis anders beurteilen. Ich werde bald Gelegenheit haben, sie zu berühren. Näher auf die Entscheidung dieser Streitfrage einzugehen, steht außerhalb unserer gegenwärtigen Aufgabe.

Ließ sich die primäre Darmresektion und Naht bei noch gutem Allgemeinbefinden exakt in normalem Gewebe aseptisch ausführen, auch die Radikaloperation des Bruches sofort anschließen, so bedarf es keiner anderen Nachbehandlung als nach jeder aseptischen Laparotomie, bei der die Bauchwunde völlig durch Naht verschlossen werden konnte. — Die erwähnten Schwächezustände verlangen indes namentlich in den ersten 24 Stunden meist eine besondere Rücksichtnahme: möglichste Ruhe, Warmhaltung, subcutane oder intravenöse Kochsalzinfusionen oder wenigstens wiederholte Einläufe von lauwarmem Wasser in den Mastdarm, Stimulation des Herzens durch häufige, eventuell 1—2stündliche Campherinjektionen. Klagen die Patienten über starke Schmerzen, so lasse ich ihnen, wenn der Puls nicht gar zu schlecht ist, ruhig eine Morphiumeinspritzung machen oder gebe ihnen 0,05 Opium als Suppositor. Im allgemeinen aber halte ich nach der Darmresektion an der Opiumabstinenz in gleicher Weise fest, wie nach irgend einer anderen Laparotomie. Nur wenn die Ungunst der äußeren Verhältnisse, Mangel an geübter Assistenz, morsche Beschaffenheit der Darmwand, zu große Differenz der Darmlumina usw. die aseptische schulgerechte Ausführung der Operation erschwerte und von vornherein berechtigte Bedenken an der Sufficienz der Naht erweckte, mag man versuchen, durch einige größere Dosen Opium den Darm für die ersten Tage ruhig zu stellen. Trotz derselben erfolgt noch oft genug am selbigen Tage ausgiebige Stuhlentleerung.

Für gewöhnlich läßt diese nach der Darmresektion freilich etwas länger auf sich warten, als nach der Reposition einer lebensfähigen Bruchschlinge. Auch der Abgang von Flatus ist manchmal behindert und Klagen über mäßige Kolikschmerzen sind bis zur ersten Defäkation nicht selten. Aber die sonstigen Zeichen der vorher bestandenen Incarceration, das Erbrechen, der dauernde starke Einschnürungsschmerz, der ängstliche Gesichtsausdruck pflegen bei gelungener Operation und sonst normalem Verlaufe alsbald zu schwinden. Die erwähnten geringen Stenosenerscheinungen erklären sich zum Teil wohl rein mechanisch durch eine gewisse Einengung des Darmlumens an der Nahtstelle, namentlich bei etwas reichlicher Einstülpung der Darmwundränder und dreifacher Etagennaht. Ihre Hauptursache liegt indes in einer funktionellen Störung, einer gewissen Parese der Darmmuskulatur an der Nahtstelle und ihrer durch die Operation selbst bei schonendstem Vorgehen mehr minder geschädigten Umgebung. Cirkumskripte Darmparese bildet ja eine häufige Ursache von Ileuserscheinungen. Sowie diese Störung gehoben ist, die Darmmuskulatur wieder normal funktioniert, folgt meist bald die erste Stuhlentleerung und schwinden die bisherigen Beschwerden rasch. Ein längeres, wochen- oder monatelanges Anhalten der Stenosenerscheinungen deutet auf mechanische Behinderung; es ist glücklicherweise selten.

Der Anschluß der Radikaloperation an die Darmresektion wegen gangränöser Hernien ist oft nicht möglich. Nur zu häufig ist das ganze Bruchbett als infiziert zu betrachten und muß wenigstens für die ersten Tage tamponiert erhalten werden. Die Darmnahtstelle selbst mit Jodoformgaze zu umhüllen, empfiehlt sich nicht; v. MIKULICZ, der diese Maßnahme früher empfohlen, ist später selbst davon zurückgekommen; sie begünstigt mehr das Zustandekommen einer Kotfistel, als daß sie es verhindert. Hegt man Bedenken gegen die Haltbarkeit der Naht, so begnügt man sich meist damit, nur den Bruchkanal durch ein Drainrohr oder einen Jodoformgazestreifen für 3—4 Tage offen zu halten, um im Falle des Undichtwerdens der Naht dem Kot den Abfluß nach außen zu ermöglichen.

In der Regel bedeutet Nahtinsufficienz freilich diffuse Peritonitis und Tod. Bei nur kleiner Perforationsöffnung, günstiger Lage derselben zur Drainstelle kann die Komplikation jedoch noch einen günstigen Ausgang nehmen, wofern man nur einem fortschreitenden phlegmonösen Prozesse durch Offenhalten des Kanals wenigstens bis zum Granulationsstadium vorgebeugt hatte. Der Fistelgang verengt sich mehr und mehr, immer weniger Kot gelangt in ihn hinein und durch ihn hinaus und endlich schließt er sich nach Tagen, Wochen oder auch erst nach Monaten allein oder nach einer mehrmaligen Kauterisation mit dem Thermokauter oder dem Lapisstift vollständig, bricht wohl vorübergehend noch einmal auf, um dann aber definitiv zu vernarben. Man begünstigt diesen Schluß, indem man die Fistel, sowie nur noch wenige Fäkalien durch sie austreten, durch die Pelotte eines Bruchbandes, natürlich nach Unterlage mehrfacher, oft zu wechselnder Gazebäusche geschlossen hält. Für peinlichste Säuberung der Umgebung ist selbstverständlich Sorge zu tragen.

Weit lästiger und auch gefahrvoller ist der Verlauf bei einer sogenannten *Koteiterfistel*, wenn sich zwischen der oder den mehrfachen Perforationsöffnungen des Darmes und der Bauchwand eine meist taschenförmige, oft weithin sich unregelmäßig buchtig ausdehnende Höhle gebildet hat, in der sich Kot und eitrigjauchiges Wundsekret ansammelt. Es ist stets nur einem glücklichen Zufalle zu danken, wenn sich in einem solchen Falle nicht gleich von vornherein eine tödliche diffuse Peritonitis einstellte. Oft entleert sich fast aller Kot in eine derartige Höhle und durch die Bauchdeckenwunde nach außen; nur wenig geht auf normalem Wege ab. Daher treten die beim eigentlichen Anus praeternaturalis bald zu beschreibenden Ernährungsstörungen auch hier frühzeitig auf. Dazu kommt unregelmäßiges, meist niedriges, aber hier und da durch höhere Temperaturen unterbrochenes Fieber. Die Kranken kommen herunter und gehen nach kürzerem oder längerem qualvollem Leiden zugrunde. Nur die Herstellung eines ganz breiten offenen Abflußweges für Kot und Eiter durch weite Spaltung der die Höhle bedeckenden Bauchdecken kann hier Besserung schaffen und die Heilung anbahnen. Opium, abwechselnd mit Ricinusöl muß die Kotentleerung, soweit dies möglich, regeln. Fleißige Ausspülungen der durch Einlegen von Jodoformgaze und dicke Drainröhren offen zu haltenden Höhle, eventuell *permanente Bäder* müssen phlegmonöse Prozesse hintanhalten. Allmählich verengt sich die Höhle.

Ein spontaner Schluß der Darmfistel kommt zwar auch in diesen desolaten Fällen vor, bildet aber eine seltene Ausnahme. Wirkliche Heilung ist meist nur auf operativem Wege durch sekundäre nochmalige Darmresektion und Naht zu erzielen. Bis die Wundverhältnisse aber ihre Vornahme mit Aussicht auf Erfolg gestatten, sind die Kräfte des Patienten oft schon völlig verbraucht. Man hat deshalb die operative Ausschaltung der perforierten, in die Koteiterhöhle mündenden Darmschlinge und ihre erst sekundäre Exstirpation empfohlen und sie auch in einigen Fällen mit Erfolg ausgeführt; doch nur ein kleiner Prozentsatz der Patienten, bei denen sich nach Darmresektion solche Koteiterfisteln bilden, kommt mit dem Leben davon.

Achtundzwanzigste Vorlesung.

Verlauf und Nachbehandlung nach Operationen am Darm.

Nachbehandlung nach Anlegung eines künstlichen Afters wegen Darmgangrän. Ekzeme rings um die Fistel. Gefahr der Inanition. Behandlung mit der DUPUYTRENSchen Darmschere. — Indikationen der Enterotomie und der Darmresektion wegen Anus präternaturalis. — Appendektomie. Störungen des Verlaufes durch Kotfistelbildung, intraperitoneale Abscesse, Ileus, Thrombophlebitis. — Serumbehandlung. — Intervalloperationen.

Anus praeternaturalis. Auch von den Patienten, welchen wegen Gangrän der Bruchschlinge ein künstlicher After angelegt wurde, stirbt, so einfach und wenig eingreifend die Operation an sich ist, ein nicht unbeträchtlicher Teil in den ersten Tagen an Entkräftung, Peritonitis oder einer Komplikation, wie wir sie bei den übrigen Laparotomien kennen gelernt haben.

Die Weiterbehandlung der Überlebenden erfordert ebensoviel Mühe als Sorgfalt. Von einer aseptischen Wundokklusion kann hier natürlich keine Rede sein. Man tamponiert die Wunde rings um die Darmmündung sorgfältig mit Jodoformgaze und bedeckt das Ganze mit etwas gekrüllter Gaze, einem Moos- oder Holzwollekissen, das man mit einem um den Körper gelegten Handtuch leicht fixiert und nach Bedarf mehrmals des Tages erneuert. Das Jodoform ist gerade bei der Behandlung derartiger Wunden, wie aller, bei denen eine Beschmutzung mit Darminhalt zu befürchten ist, von unschätzbarem Werte, indem es trotz Überfließens von Fäkalien eine schwere Wundinfektion ziemlich sicher verhütet, die von der Gaze aufgenommenen Wundsekrete gegen Zersetzung schützt. Notwendig ist freilich gleichzeitig der völlig freie Sekretabfluß. Man näht die Wunde um die Darmöffnung vielfach überhaupt nicht. Sollte es zu einer Eiterung und Eiterverhaltung kommen, so müssen jedenfalls alle, den Abfluß hindernden Nähte sogleich entfernt, die Wunde geöffnet, resp. der Absceß breit gespalten werden. In der Regel kündigt sich ja eine solche Wundkomplikation durch Fieber, Schmerz, Schwellung und Rötung an; doch zuweilen sind alle diese Erscheinungen nur wenig intensiv; Fieber kann fast ganz fehlen. Namentlich bei tiefem subserösem Sitz der Eiterung kann dieselbe bei ungenügender Aufmerksamkeit der Beobachtung entgehen. Uneröffnet schreitet sie weiter und kann selbst bei späterer operativer Schließung des Anus praeternaturalis noch gefährlich werden. Es ist also eine stete genaue Kontrolle der Wunde notwendig. Die umgebende Haut fette man von Anfang an tüchtig mit Borvaseline oder Zink- oder Granugenpaste ein. Trotz dieser Vorsicht ist die Entstehung nässender, oft sehr schmerzhafter Ekzeme nicht zu verhüten. Nur der peinlichsten Sauberkeit gelingt es, sie in mäßigen Grenzen zu halten. Bepinselungen mit 2%iger Lapislösung oder Bestreichen mit 2—3%iger Höllensteinsalbe besänftigt nach rasch vorübergehendem, starkem Brennen den Schmerz und begünstigt die Heilung des Ekzems.

Einen nahezu sicheren Schutz soll das Bepinseln mit Kolloidgummi gewähren; es bildet ein für Flüssigkeiten völlig undurchgängiges, fest auf der gefährdeten Hautpartie haftendes Häutchen. Der Anstrich muß mehrfach erneuert werden.

In manchen Fällen, in denen die Wunde fortwährend mit Fäkalien überschwemmt wird, ist man auf die Anwendung des permanenten oder protrahierten Vollbades angewiesen. Der Patient fühlt sich in demselben oft außerordentlich wohl und verlangt, hat er erst einmal seinen wohltätigen Einfluß kennen gelernt, von selbst wieder nach ihm. Die Wunde reinigt sich im Bade auch recht gut von nekrotischen Gewebsteilen, zeigt freilich stets einen dünnen, schleierartigen, grauweißen, fibrinösen Belag auf den etwas schwachen Granulationen. Die Gefahr des permanenten Bades liegt aber in seinem schwächenden Einfluß, und gerade das Hochhalten der Kräfte des Patienten ist eine der hauptsächlichsten Bedingungen für seine definitive Heilung. Deshalb greife man nicht unnötig und voreilig zu diesem für den Arzt freilich recht bequemen, für den Kranken oft angenehmen, für das Wartepersonal recht anstrengenden Auskunftsmittel!

Bei Beachtung der angegebenen Kautelen bleibt der eigentliche Wundverlauf ohne schwerere Störungen. Ist es nach Abstoßung des nekrotischen Bindegewebes — ist doch bei gangränösen Hernien Bruchsack und Bruchbett, wie erwähnt, oft schon zur Zeit der Operation infiziert und phlegmonös infiltriert — zur Granulationsbildung gekommen, so verkleinert sich die Wunde und übernarbt, bis schließlich die Schleimhaut der beiden Darmschenkel direkt in die Haut übergeht.

Hatte man bei der Herniotomie die gangränöse Darmschlinge, ohne sie vorzuziehen, nur an ihrer Konvexität eröffnet, — eine Methode, die man aus Gründen, auf die einzugehen hier nicht der Ort ist, fast vollständig verlassen hat —, so wandelt sich unter diesem Vernarbungsprozeß in manchen leider seltenen Fällen bei nur kleiner Bruchschlinge, namentlich Darmwandbrüchen, der ursprüngliche widernatürliche After von selbst in eine Kotfistel um, d. h. nur ein Teil des Darminhaltes entleert sich nach außen, ein anderer tritt in das abführende Darmende über. Es kann dann sogar Spontanheilung eintreten.

Bei Bestehenbleiben eines wirklichen Anus praeternaturalis geht indes ein recht großer Prozentsatz der Kranken, ehe es zu einer soweit gehenden Vernarbung kommt, daß die Darmschleimhaut direkt in die Haut übergeht, an Entkräftung zugrunde, resp. muß sich vorher wegen dringender Gefahr der Inanition dem operativen Schluß der Darmfistel unterziehen. Da die Brucheinklemmung ja fast ausschließlich — von Nabelhernien abgesehen — den Dünndarm betrifft, der ganze, unterhalb des widernatürlichen Afters gelegene, doch wesentlich der Resorption dienende Darmabschnitt ausgeschaltet ist, so leidet die Ernährung der Patienten sehr beträchtlich; nur ein Teil der aufgenommenen Speisen wird verdaut und resorbiert. Trotz reichlicher Nahrungszufuhr magert der Patient ab, natürlich um so rascher, je höher oben die Fistel sitzt. Da man hiervon bis zu einem gewissen Grade den Zeitpunkt einer etwa vorzunehmenden Operation abhängig macht, so hat die Bestimmung des Sitzes der Darmfistel eine gewisse praktische Bedeutung. Ungefähr läßt sich derselbe nur aus der Beschaffenheit des abfließenden Darminhaltes und der Zeit, nach welcher Partikel der genossenen

Speisen im Stuhle erscheinen, abschätzen. Doch nur ungefähr; man erlebt dabei manchmal große Täuschungen. Praktisch wichtiger und für den Entschluß zu einer Operation entscheidender ist deshalb die regelmäßige, wöchentlich 1—2mal vorzunehmende Wägung des Körpergewichtes. Dadurch kontrolliert man am besten, inwieweit das Ernährungsbedürfnis des Organismus befriedigt wird.

Wohl von selbst ergibt sich aus diesen Betrachtungen die Forderung, dem Kranken reichliche, leicht verdauliche, wenig Kot machende Nahrung zuzuführen: Milch, Kakao, Eier, Beeftea, Fleischsolution, Pepton, Milchbrei, geschabten rohen Schinken, kleingeschnittenes zartes Kalbfleisch, junges Geflügel, Fische usw.; jedoch namentlich anfangs mit Vorsicht, um den in den ersten Tagen ganz darnieder liegenden Appetit nicht noch mehr zu stören. Gleichzeitig füttert man den Kranken per rectum. Es liegt der Gedanke sehr nahe, auch die untere Hälfte des Darmes dadurch für die Ernährung auszunutzen, daß man in ihn von der Fistel aus direkt flüssige Speisen, eventuell den aus dem oberen Darmende

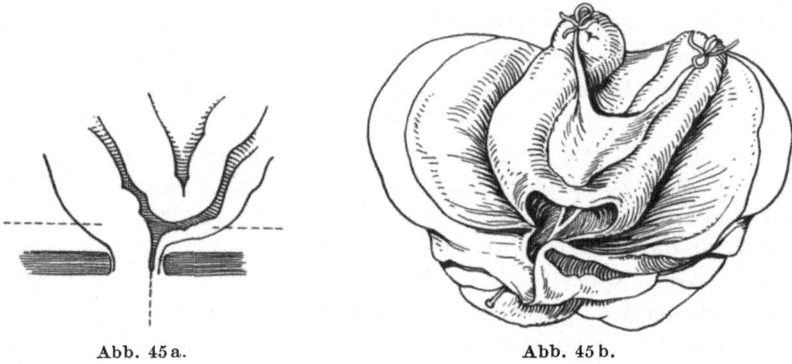

Abb. 45 a.   Abb. 45 b.

abfließenden Speisenbrei mittelst weicher tief eingeführter Schlundsonde eingießt. Er ist sicher rationell; gelingt seine Durchführung, so gewinnt man neben besserer Ernährung gleichzeitig den weiteren Vorteil, der Kontraktion und Atrophie des abführenden Darmes vorzubeugen, die unausbleiblich ist, sowie auch nur mehrere Tage, geschweige denn einige Wochen kein Inhalt in ihn gelangte. Leider ist der Plan leichter gefaßt, als ausgeführt, indem antiperistaltische Darmkontraktionen den eben eingegossenen Inhalt oft wieder sogleich zur Fistel heraustreiben.

Die drohende Gefahr der Inanition, sowie die ekelhaften Beschwerden, die der widernatürliche After in seinem Gefolge hat, verlangen es, denselben so früh als möglich wieder zu schließen und die normale Passage für den Kot wieder herzustellen. Ein spontaner Schluß ist bei der jetzt meist geübten modernen Art der Anlegung des Anus praeternaturalis — mittelst Resektion des brandigen Darmes und Einnähen beider Darmschenkel nebeneinander nach Art einer Doppelpistole — fast eine mechanische Unmöglichkeit; doch auch die oben erwähnte frühere Methode der einfachen Eröffnung der Bruchschlinge ließ einen solchen nur in ganz seltenen Ausnahmefällen zu. Die beiden miteinander verwachsenden mesenterialen Wände der beiden Darmschenkel legen sich ventilartig vor die Mündung des abführenden (Abb. 45 a u. b) und erst die Beseitigung dieses „Spornes" erlaubt wieder den Austritt von Kot aus dem zuleitenden in das abführende Ende.

Die Versuche, den Sporn einfach zurückzudrängen, z. B. durch die DUPUYTRENsche Darmkrücke, deren gehöhlter Pelottenteil gegen den Sporn drängt, während der Stiel durch eine Bandage resp. Bruchband von außen tief gedrückt wird, oder durch sanduhrförmige, mit Luft aufzublähende, mit je einem Kolbenende in die beiden Darmschlingen einzuführende Gummibeutel führen schon deshalb nur selten einen Erfolg herbei, weil es sich ja nicht um eine einfache Vorwölbung der hinteren Darmwand durch den intraabdominalen Druck handelt, sondern um eine Verwachsung der beiden Schenkel auf ziemliche Strecken miteinander.

In der Regel beseitigt man das Hindernis mittelst der DUPUYTRENschen oder einer ihr ähnlichen Darmschere, deren beide Branchen, die männliche in den einen, die weibliche in den anderen Schenkel eingeführt, den Sporn etwa 6—7 cm weit zwischen sich fassen und durch Schraubenwirkung abklemmen (Abb. 46).

Man schraubt das Instrument nur so weit zu, daß es die Zwischenwand gerade fest packt und zieht die Schraube alle 2—3 Tage etwas an, bis die Klemme samt dem nekrotisierenden Sporn innerhalb durchschnittlich 7—12 Tage herausfällt. Durch den Reiz dieser allmählichen Abquetschung des Sporns werden die beiden Darmschenkel ringsum, soweit sie nicht schon vorher verwachsen waren, zur Verlötung gebracht und dadurch eine Eröffnung der freien Peritonealhöhle verhindert. Würde man die Klemme zu rasch wirken lassen, so würde das Instrument einfach ein Loch in die hintere Wand des Darmes schneiden, und Kot in die Bauchhöhle austreten.

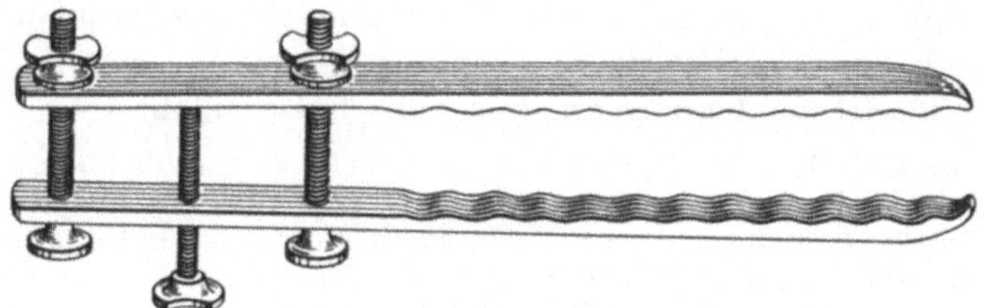

Abb. 46. Darmklammer.

Das Anlegen der Darmklemme ist übrigens weder so leicht, als es nach dieser kurzen Schilderung den Anschein haben mag, noch auch ohne Gefahren. Ich will ganz absehen von den Schwierigkeiten, die ein tiefer Sitz des Spornes, ein enger Fistelkanal, wie sie bei spontaner Entstehung eines widernatürlichen Afters bei gangränösen Cruralhernien getroffen werden, bereiten; selbst bei offenem Zugang gelingt es manchmal erst nach langem Suchen, die Mündung der eng kontrahierten, atrophischen abführenden Darmschlinge zu finden. Auch kann eine Kreuzung der beiden Darmschenkel, sowie eine zu große Dicke der mesenterialen Zwischenwände die Klammerbehandlung erschweren oder unmöglich machen.

Die mit ihrer Anwendung verbundene starke Darmquetschung ruft jedesmal intensive Schmerzen hervor, die den gleichzeitigen Gebrauch von Morphium oder Opium fast unumgänglich machen. Zuweilen steigern sie sich zu solcher Höhe, sind von Ohnmachten, schweren Kollapszuständen begleitet, daß man das Verfahren überhaupt aufgeben muß. Eine nicht zu unterschätzende Gefahr liegt auch darin, daß man bei zu weitem Vorschieben der Branchen leicht eine zweite Darmschlinge, die sich zwischen die Schenkel der früheren Bruchschlinge geschoben (Abb. 45a), mitfaßt und eröffnet.

Statt mittelst der Klammer kann man den Sporn auch zwischen zwei Klemmen mit der Schere durchschneiden und die Ränder des derart geschaffenen Längsspaltes sogleich in querer Richtung durch Naht vereinen.

Ist die Operation geglückt, der Sporn auf die eine oder die andere Weise beseitigt, so tritt wieder Kot in das abführende Ende über und geht, meist mit etwas Blut und Schleim, per rectum ab. Der widernatürliche After ist damit in eine Kotfistel umgewandelt, die sich jetzt um so rascher verengt, je breiter die künstlich geschaffene Kommunikation zwischen beiden Darmschenkeln ist, und je leichter die Fäces in das untere Ende übertreten können. Eine erhebliche Atrophie oder gar Stenose des letzteren infolge Knickung verzögern den Fistelschluß oder können ihn selbst unmöglich machen. Die definitive Heilung erfordert in der Regel noch einige operative Maßnahmen, mindestens eine wiederholte Ätzung der Fistelränder mit dem Höllensteinstift oder dem Thermokauter. Eine solche oder noch sicherer eine direkte Anfrischung der Fistel mit dem Messer mit oder ohne folgenden Nahtverschluß ist absolut notwendig, wenn eine sogenannte Lippenfistel entstanden ist, d. h. das Epithel des Darmes sich direkt in das der Haut fortsetzt, eine Wunde also überhaupt nicht mehr existiert.

Die einfache Naht der angefrischten Fistelränder hat sehr oft keinen oder nur vorübergehenden Erfolg. Die Fistel platzt wieder auf. Von einem plastischen Verschluß, wie man ihn früher vielfach übte, durch Überpflanzung gestielter Hautlappen sehen heute wohl, seltene Fälle ausgenommen, alle Chirurgen ab, meist bevorzugt man — und dies ist entschieden der sicherste und bei der heutigen Technik auch kaum gefährlichere Weg — die Ablösung der Darmfistelränder von der vorderen Bauchwand und Vernähung durch Darmnaht.

Auf die nähere Schilderung der verschiedenen, zur Schließung der Kotfistel angegebenen Operationen verzichte ich ebenso, wie auf die der übrigen zur Heilung des widernatürlichen Afters ersonnenen anderweitigen operativen Verfahren: zirkuläre Darmresektion und Darmnaht, Enteroanastomose, Darmausschaltung, lineäre Enterotomie ohne Darmresektion. Sie überschreiten das Thema der Nachbehandlung. Wenn ich auf die Behandlung mittelst der DUPUYTRENschen Schere etwas näher eingegangen bin, so geschah dies, weil diese Methode, relativ einfach, auch wohl einmal vom praktischen Arzte versucht werden darf, nicht stets der Kunst spezialistisch gebildeter Operateure bedarf.

Die Frage, ob das Enterotom oder die Darmresektion den Vorzug in der Therapie des widernatürlichen Afters verdiene, ist noch immer nicht entschieden.

Wir besitzen zur Zeit noch keine wirklich zuverlässige, über große Zahlen verfügende Statistik. Die vorliegenden Zusammenstellungen sind teils zu klein, teils umfassen sie so ungleichartige Fälle, daß ein sicherer Schluß aus ihnen nicht möglich ist, um so weniger, als unglückliche Fälle ja zu häufig verschwiegen werden, so daß jeder Versuch, aus literarischen Angaben eine zuverlässige Statistik zusammenzustellen, wohl immer mißlingen muß.

Das Richtige ist wohl, in der Wahl der Methode sich ganz nach den individuellen Verhältnissen zu richten. Die Klammerbehandlung erfordert Zeit. Sitzt der widernatürliche After tief an einer unteren Schlinge des Ileums, ist der Kräftezustand des Kranken ein guter, liegen die beiden Darmschlingen gut nebeneinander, fehlen Komplikationen, dann paßt die Anwendung der Darmschere. Ist indes wegen zunehmender Inanitionsgefahr Eile notwendig, sitzt die Fistel hoch, bestehen Komplikationen, die die Anwendung der Klammer erschweren, z. B. prolapsartige Invagination des zuführenden Endes oder Kreuzung beider Schenkel — wenn dies auch keine direkte Kontraindikation der Darmschere ist —, so rate man zur Darmresektion, entweder mit folgender zirkulärer Darmnaht, oder

Anastomosenbildung zwischen dem zu- und abführenden Ende. Ihre Gefahr dürfte kaum viel größer sein, als die der Klammerbehandlung.

Nächst der Herniotomie ist die *Appendektomie* heute die häufigste Abdominaloperation geworden. Für ihre Nachbehandlung ist, soweit es sich um Operationen im sogenannten freien Intervall oder um wirkliche Frühoperationen im Anfall handelt, bei denen noch keine Perforation der Appendix eingetreten, die periappendikulären Entzündungsprozesse leichter Art waren und die Bauchwunde völlig geschlossen werden konnte, dem bereits allgemein Gesagten kaum noch etwas hinzuzufügen. Die Heilung erfolgt meist glatt, binnen etwa 8—10 Tagen. — Aber schon bei den Frühoperationen, die erst 24—48 Stunden nach Beginn des Anfalles ausgeführt wurden, ist der Verlauf nicht immer so glatt, und muß man auf Störungen gefaßt sein.

Ich habe mich dem Vorschlage ROTTERs, selbst bei eitrigem Exsudat nach seiner Entleerung und Entfernung des kranken Wurmes die Bauchhöhle stets sogleich völlig zu schließen, da das Peritoneum mit den Resten entzündlicher Exsudation allein fertig würde, nie anzuschließen gewagt. Die Menge des in den ersten 24 Stunden p. op. durch ein Drainrohr in die Verbandstoffe abfließenden Sekrets spricht meiner Ansicht nach dafür, daß man durch Sorge für seinen Abfluß dem Peritoneum seine Aufgabe mindestens erleichtert, einem Fortschreiten der Entzündung sicherer vorbeugt. Ich rate deshalb bei eitriger Entzündung, ja selbst reichlicher seröser Exsudation stets ein Drainrohr bis zum übernähten Appendixstumpf, eventuell bis in die Tiefe des Cavum Douglasi einzulegen und um dasselbe einige lange Jodoformgazestreifen zu fügen, die Bauchdeckenwunde um das Drain durch Naht zu schließen, die Hautwunde aber stets offen zu lassen und für 3—4 Tage zu tamponieren. Waren die Bauchdecken aber selbst schon eitrig infiltriert, dann ist es geraten, sie nur teilweise in der Tiefe zu vernähen, die ganze übrigbleibende Wunde aber ausgiebig zu tamponieren. Achten muß man dann freilich auf die Gefahr, daß beim Pressen, Husten, Erbrechen der Tampon herausgedrängt werden und eine Darmschlinge zwischen ihm und Wundrand vorfallen kann. Man beugt einem solchen, höchst unliebsamen Vorfall aber leicht vor, indem man die Hautwundränder über der tamponierenden Gaze durch einige Nähte einander nähert, aber nicht vereint. Das Drainrohr entfernt man mit Nachlaß der Sekretion schon nach 2—3 Tagen, die Tamponade durch Aufträufeln von 3%igem Wasserstoffsuperoxyd. Einige *sekundäre* Nähte schließen dann die Bauchdeckenwunde bis auf eine kleine Öffnung an der Stelle des Drains.

Bei gutem Verlauf pflegen das Fieber, die Störungen des Allgemeinbefindens nach der Operation rasch zurückzugehen, der Drainfistelgang sich schnell zu schließen.

In gleicher Weise gehe ich vor auch bei den Spätoperationen nach Ablauf der ersten 48—72 Stunden, gleichviel ob dabei stets, wie dies vielleicht die Mehrheit der Chirurgen tut, gleich die Radikaloperation ausgeführt wird oder, was ich mit vielen anderen Chirurgen vorziehe, die kranke Appendix zunächst zurückgelassen, nur der perityphlitische Absceß entleert und drainiert, die Radikaloperation auf später verschoben wurde.

Für gewöhnlich schließt sich die Wunde bei Ausbleiben von Komplikationen binnen 3—6 Wochen. Ein ungewöhnlich lang dauerndes Offenbleiben einer Fistel, insbesondere Anhalten eines fötiden, fäkulenten Geruches des Sekrets ohne wirklichen Abfluß von Kot deutet auf das Vorhandensein eines Fremdkörpers in der Tiefe, bald eines Kotsteines, bald eines Fetzens nekrotischen Gewebes, z. B. wie ich es einige Male sah, des ganz oder teilweise sich brandig abstoßenden Wurmfortsatzes selbst, hier und da wohl auch einmal eines in der Tiefe der Wundhöhle vergessenen Gazestreifen. Ausnahmsweise gelingt es in den erstgenannten Fällen durch vorsichtige Einführung einer stumpfen Curette den Fremdkörper zu entfernen. Meist ist die breite Spaltung und Aufsuchung der Ursache der Fistel unter Leitung des Auges erforderlich.

Zuweilen kommt es sowohl nach der einfachen Absceßeröffnung, wie nach der Radikaloperation, zur Bildung einer wirklichen *Kotfistel*. Der Kot dringt dann im ersten Falle entweder aus dem perforierten erweiterten Wurmfortsatz oder aus sekundär, durch Durchbruch des Eiters in den Darm entstandenen Perforationsöffnungen, ist im zweiten Falle meist Folge der Insuffizienz der den Resektionsstumpf verschließenden Naht. Die Prognose wird durch diese Komplikation stets stark getrübt. Bezüglich der Behandlung gilt das oben über die gleiche Komplikation nach Darmresektionen wegen brandiger Hernie Gesagte.

Einer besonderen Medikation gleich nach der Operation bedarf es in der Regel nicht; insbesondere verzichte ich auf Opiumdarreichung. Hingegen lege ich Wert darauf, den Kranken bis zum völligen Schwinden jedes Brechreizes in den ersten 24, auch 48 Stunden nach dem Eingriff weder Speise noch Trank per os zuzuführen, das Flüssigkeitsbedürfnis bis dahin nur durch subcutane Kochsalzinfusionen oder Mastdarmeinläufe zu stillen. Erfolgt nicht vorher schon spontane Stuhlentleerung, so befördert man eine solche am 3. oder 4. Tage durch einen Öleinlauf oder Einspritzung von 10—20 ccm Glycerin in den Mastdarm.

Die Hauptgefahr, welche den Patienten droht, ist und bleibt die progrediente Peritonitis. Bei sachgemäßem, schonendem, vorsichtigem Vorgehen wird sie sicher nur zum kleinsten Teil durch die Operation selbst verschuldet, wenn auch mit der Möglichkeit einer Infektion der bisher freien Bauchhöhle durch Reißen von Adhäsionen und Einfließen schwer virulenten Eiters bei Eröffnung perityphlitischer Abscesse stets gerechnet werden muß. Meist nimmt sie ihren Ausgangspunkt von infektiösen Herden, welche zur Zeit der Operation schon bestanden, aber nicht erkannt, übersehen, jedenfalls nicht frei eröffnet wurden. Wenn es gelingt, alle vorhandenen Herde frei zu legen und für *dauernd freien* Sekretabfluß zu sorgen, ist ein Fortschreiten der Entzündung im Bauchraum ebensowenig zu befürchten, wie bei gleichem Verhalten an anderen Körperstellen. Gehen also nach der Operation trotz breiter Eröffnung des bloßgelegten Abscesses die Störungen nicht rasch zurück, so werde man nicht müde, nach neuen Herden zu suchen und sie, wenn möglich, noch rechtzeitig zu eröffnen. Bei allgemeiner eitriger Peritonitis ist freilich all unser Tun so gut wie stets vergeblich. Bei der weitaus häufigeren zwar diffusen, vielleicht weit verbreiteten, disseminierten, aber doch nicht wirklich allgemeinen Bauchfellentzündung vermag eine sorgfältige umsichtige tatkräftige Nachbehandlung noch manches sonst verlorene Leben zu retten.

Da ist es nun von Wichtigkeit zu wissen, daß diese fortschreitende Peritonitis bestimmten, durch die anatomische Lagerung vorgezeichneten Wegen zu folgen pflegt, man daher neue Abscesse für gewöhnlich immer an den gleichen Lieblingsstellen trifft, am *häufigsten* im *Cavum Douglasi*, nächstdem in der *linken Unterbauchgegend* oberhalb des POUPARTschen Bandes, dann rechts im *subhepatischen* und beiderseits im *subphrenischen* Raum. Fieber, örtliche Schmerzhaftigkeit, circumscripte Bauchdeckenspannung und Dämpfung weisen auf sie hin; der palpatorische Nachweis eines mehr minder umschriebenen derben oder fluktuierenden druckempfindlichen Tumors sichert die Diagnose und zeigt damit der Therapie den Weg. *Nie versäume man daher die sorgfältige, bei Anhalten der Störung wiederholte Abtastung des Beckens vom Rektum aus.*

Douglasabscesse, welche das hintere Scheidengewölbe nach vorn unten, die vordere Rektalwand nach hinten unten vordrängen, eröffnet man am besten, eventuell nach vorgängiger Punktion, mit schmalem spitzen Messer von der Scheide oder nach ROTTER vom Mastdarm aus und erweitert die Öffnung stumpf mit der Kornzange. Einlegen eines Drainrohres ist meist unnötig. — Wölbt sich der Absceß oberhalb des POUPARTschen Bandes vor, so wird man ihn mittelst eines diesem parallelen Schnittes angreifen. Dabei gehe man präparierend vor und achte bei Incision des Peritoneum auf die Möglichkeit, daß sich Darmschlingen zwischen Absceß und Bauchwand gedrängt haben und durch das Messer gefährdet werden können. — Perinephritische Abscesse erzeugen Schmerzen in der Lendengegend, die sie allmählich vorwölben; man öffnet sie mit seitlichen, zwischen Rippenbogen und Darmbeinkamm liegenden Schnitten. Subphrenische Abscesse drängen das Zwerchfell nach oben, bedingen daher Dämpfung des Perkussionsschalles über den unteren Intercostalräumen; oft vergesellschaften sie sich mit serösen oder eitrigen Pleuritiden; ihre Eröffnung verlangt oft ein perpleurales Vorgehen und Resektion einer oder einiger Rippen. — Ich muß mich auf diese wenigen Andeutungen beschränken, eine nähere Beschreibung den Lehrbüchern der speziellen Chirurgie überlassen.

Nicht selten läßt nach Perityphlitisoperationen die Wiederherstellung der normalen Darmentleerung auf sich warten. Größere Mastdarmeinläufe bleiben erfolglos, Koliken quälen den Kranken, die Darmschlingen blähen sich mehr und mehr, man sieht ihre Peristaltik durch die Bauchdecken, Erbrechen hält an oder tritt, nachdem es schon geschwunden, von neuem auf: kurz das Krankheitsbild nimmt, mehr minder bedrohlich, den Charakter des *Darmverschlusses* an. Es handelt sich fast immer um eine Kombination von mechanischem und dynamischem Ileus, um Knickungen paretischer, untereinander oder mit der tamponierenden Gaze verwachsener Darmschlingen. Die Gazetamponade ist meiner Überzeugung nach an der Störung oft nicht ganz unschuldig; ihr Wechsel reicht mitunter aus, diese zu beseitigen; aber oft hat sich schon durch die Knickung und Verwachsung eine Art Ventilverschluß gebildet. Kommt man mit wiederholten Magenausspülungen und hohen Mastdarmeinläufen nicht zum Ziele, so kann man die oben erwähnten, mächtig die Peristaltik anregenden Mittel Atropin, Strychnin, Eserin versuchen, entschließe sich aber, falls auch sie versagen, *nicht zu spät* zu einer neuen Operation. Meist verdient dann die einfache, den Darm entlastende Enterostomie nach HEIDENHAIN vor der eingreifenden Laparotomie und Aufsuchung des Hindernisses den Vorzug.

Glückt es auch, dem Weiterschreiten einer Peritonitis durch rechtzeitige Appendektomie oder Eröffnung perityphlitischer Abscesse Halt zu gebieten, so scheitert der Erfolg der Operation leider hier und da doch noch an der *septischen Allgemeininfektion*; ja in einigen Fällen gewann ich sogar den Eindruck, daß dieselbe durch den Eingriff nicht nur nicht verhindert, sondern begünstigt wurde.

Kinder und jugendliche Individuen scheinen besonders dadurch gefährdet. Ihr klinisches Bild ist meist gekennzeichnet durch psychische Unruhe, Aufregungszustände, gesteigert bis zu furibunden Delirien, gefolgt von septischem Koma und Tod. Die Temperatur kann dabei wenigstens im Anfange niedrig bleiben, während die Pulskurve meist rasch anzusteigen pflegt. Recht oft beobachtet man dabei als prognostisch ungünstiges Zeichen einen 36 bis spätestens 72 Stunden nach dem Eingriff einsetzenden, an Intensität rasch zunehmenden Ikterus. Therapeutisch stehen wir der Komplikation so gut wie machtlos gegenüber.

Die Erfahrungen über den praktischen Wert einer Serumbehandlung mit Coliserum oder besser noch einem polyvalenten Serum gegen Colibakterien, Eiterkokken, Strepto- und Staphylokokken sind zu einem sicheren Urteile noch zu spärlich; doch scheinen die bisher veröffentlichten Erfolge, wenigstens bei früher Anwendung des Serums, für die Zukunft vielversprechend.

In anderen Fällen ist das Krankheitsbild weniger das der Sepsis, als der *Pyämie:* Schüttelfröste mit folgendem hohem Fieber wechseln mit Tagen nur geringer Temperatursteigerung; auch hier folgt häufig Ikterus. Bedingt ist die Störung durch eine *eitrige Thrombophlebitis der Vena ileocoecalis* und embolische Verschleppung losgerissener Gerinnsel in die Pfortader. Durch frühzeitige Resektion der kranken Vene nach Brauns Vorschlag kann es in einzelnen Fällen gelingen, den bedrohlichen Prozeß zum Stillstand zu bringen. Meist läßt sich die Bildung multipler kleiner Leberabscesse und ein tödlicher Verlauf nicht aufhalten. Bilden sich nur ein oder zwei etwas größere Leberabscesse, so kann ihre Entleerung durch Incision noch Heilung bringen.

Thrombosen der Schenkelvenen und embolische Prozesse scheinen auch gerade nach Appendicitisoperationen etwas häufiger den Verlauf zu komplizieren, als nach anderen Laparotomien.

Neben den gewöhnlichen, freilich noch lange nicht genügend geklärten Ursachen dieser Komplikation, die linkerseits etwas häufiger auftritt als rechterseits, spielt in einzelnen Fällen von Appendicitis der direkte Druck eines großen eitrigen Exsudates und die Fortpflanzung der eitrigen Entzündung auf die Wand der rechten Vena iliaca eine Rolle. Die Thrombose beginnt dann in dieser und pflanzt sich nach abwärts fort, statt wie sonst meist in den Venen des Unterschenkels zu beginnen und sich aufwärts zur Schenkelvene fortzupflanzen. — Der Verlauf dieser Thrombose der Vena iliaca kann nach Entleerung des perityphlitischen Exsudates der gleiche sein, wie nach jeder anderen Thrombose; bei der Art ihrer Ursache liegt aber die Gefahr einer Pyämie infolge eitriger Einschmelzung des Thrombus näher.

Die gleiche Ursache führt übrigens in seltenen Fällen auch zu einer primären Thrombose der Arteria iliaca.

Noch ein Wort über die *Intervalloperationen* bei Appendicitis! Sie sind indiziert nach mehrfachen leichten, aber auch nach einem einmaligen schweren Anfall akuter Appendicitis, gleichviel ob derselbe ohne Eingriff zur Heilung gelangte oder eine Absceßeröffnung erfordert hatte. Nur wenn sich nach letzterer der Wurmfortsatz ganz oder zum größten Teil gangränös abgestoßen hatte, würde sie sich erübrigen. Doch nehme man sie nicht früher als 6—8 Wochen nach völligem Abfall des Fiebers bzw. Vernarbung der Wunde, nach völligem Schwinden aller Krankheitserscheinungen vor. Bei früherem Eingriff setzt man sich stets der

Gefahr aus, in noch infiziertem Gewebe operieren zu müssen. Selbst nach der genannten Frist trifft man noch oft genug auf Reste eingedickten Eiters, der sich dann aber fast immer als steril und unschädlich erweist; wo man ihn findet, wird es sich gleichwohl empfehlen, ein Drainrohr einzulegen. Die Prognose der Intervalloperation ist günstig, ihre Mortalität $\frac{1}{2}$—1%.

Neunundzwanzigste Vorlesung.

Verlauf und Nachbehandlung nach Operationen am Darm
(Fortsetzung).

Dünndarmresektion. — Dickdarmresektion; Nahtinsuffizienz. — Ileus: Enterostomie; Colostomie.

Das bereits über die Nachbehandlung nach Darmresektion wegen brandiger Hernien Gesagte gilt auch für die aus anderer Indikation ausgeführten gleichartigen Operationen. Aber einiges muß doch hinzugefügt werden:

Der Verlauf nach *Resektion des Dünndarmes* wegen chronischer Stenosen oder Tumors ist im allgemeinen günstig, ihre Gefahren, falls es noch nicht zum Ileus gekommen war, geringer als nach der Bruchoperation, Nahtinsuffizienz weitaus seltener, da die bei gangränösen Hernien infolge des Ileus meist vorhandenen schweren Ernährungsstörungen des zuführenden Rohres fehlen. Hingegen ist bei ihnen eine andere Gefahr nicht zu unterschätzen. Es müssen bei multiplen tuberkulösen Ulcerationen oft sehr große Darmstücke reseziert werden. Dadurch leidet, ist auch der Wundverlauf ungestört, die Ernährung; es droht die Gefahr der Inanition, zumal es sich ja meist um schon durch ihre Krankheit stark heruntergekommene Personen handelt. Entfernung von mehr als zwei Metern Darm werden nur ausnahmsweise vertragen. Sorge für streng geregelte Diätetik ist aber in diesen Fällen besonders geboten.

Daß es bei Nahtvereinigung seit-zu-seit seltener zu Störungen in der Fortleitung des Darminhaltes komme, als nach zirkulärer Naht, da die beliebig weit anzulegende Anastomose dem Übertritt vom zu- zum abführenden Ende keinerlei Hindernis böte, trifft nicht zu, weil die Durchtrennung der Ringmuskulatur im Bereich der Anastomose die Peristaltik stark beeinträchtigt. — Bei vorschriftsmäßiger Ausführung der Operation wird die vorher durch das Grundleiden gestörte Darmpassage bei zirkulärer wie seitlicher Anastomose in der Regel sehr rasch, manchmal sofort frei; bleibt der Stuhl auch noch 1—2 Tage angehalten, so erfolgt er dann auf einen Einlauf meist prompt. Es ist hier nicht der Ort Vorzüge und Nachteile beider Methoden gegeneinander abzuwägen, aber eine — allerdings nur nach unkorrekter Operation — hier und da beobachtete Störung nach seitlicher Anastomosierung muß erwähnt werden. Wird die Anastomose weit von dem durch Naht einzustülpenden Ende des zuführenden Darmrohres angelegt, so entsteht zwischen beiden ein Blindsack, in den der Darminhalt durch die in normaler Richtung laufende Peristaltik trotz noch so weiter Anastomose hineingetrieben wird. Er staut sich, wird zurückgetrieben. Im schlimmsten Falle kann es dabei zu einer Insuffizienz der Einstülpungsnaht kommen, im günstigen doch zur Antiperistaltik, kolikartigen Schmerzen und Behinderung der Darmentleerung. Namentlich nach Dickdarmresektionen hat man wegen der derberen Konsistenz des Kotes schwerere Störungen nach solch unvorschriftsmäßiger Anlegung der seitlichen Anastomose gesehen. Durch Röntgenphotographie lassen sich Anastomose und Blindsack auch dem Auge sichtbar machen und damit die Diagnose klären.

Handelte es sich bei Operation gangränöser Hernien — von Nabelbrüchen abgesehen — fast ausschließlich um Resektion von Dünndarm, so bei der wegen Tumoren weitaus am häufigsten um eine solche des Dickdarmes. Die so verschiedenen anatomischen Verhältnisse, insbesondere die derbere Beschaffenheit des Kotes bedingen bei diesem Besonderheiten, die auch für die Nachbehandlung von größter Wichtigkeit sind.

Die Gefahren der *Dickdarmresektion* sind im allgemeinen ungleich größer; ihre Mortalität beträgt noch immer etwa 30%. Ist schon der Eingriff an sich ein viel größerer, so daß viele Patienten bald nachher an Herzinsuffizienz zugrunde gehen, so ist die Gefahr einer Nahtinsuffizienz und Peritonitis bedeutend erhöht. Ihre Ursachen liegen zum Teil in der nur unvollständigen Umkleidung des Colon ascendens und descendens mit Peritoneum und der minder guten Blutzirkulation an der Konvexität des Darmes, zum wesentlichen aber in der derben Konsistenz des an der Nahtstelle sich stauenden Kotes. Die Ansichten, wie man dieser Gefahr am besten vorbeugt, sind auch heute noch geteilt. Wohl die Mehrzahl der Chirurgen hat aber heute die früher allgemein übliche Opiumnachbehandlung verlassen und empfiehlt die frühzeitige Darmentleerung. Kleine Mastdarmeinläufe von etwa 150—200 cbm lauwarmen Wassers unter ganz geringem Drucke, vom ersten Tage an 3—4mal täglich wiederholt, haben sich mir hierfür bestens bewährt; der über der Nahtstelle stauende Kot wird erweicht, die Peristaltik vorsichtig angeregt. Auch die von Pendl angegebene Darreichung kleiner Mengen Ricinusöl, während der ersten 6—8 Tage täglich 1—2 Kaffeelöffel voll, kann ich aus eigner Erfahrung empfehlen.

Im übrigen bedeutet nicht jede Nahtinsuffizienz, so ernst diese Komplikation auch stets ist, bei richtiger Nachbehandlung gleich ein Todesurteil für den Patienten. Sie erfolgt in der Regel am 3. oder 4. Tage nach der Operation, selten früher — es ist also schon fast immer zu Verklebungen des Netzes oder der anliegenden Darmschlingen mit der Nahtstelle gekommen — und kennzeichnet sich, nachdem die ersten 2—3 Tage störungslos verlaufen sind, durch einen plötzlichen, oft heftigen Schmerz in der Gegend der genähten Schlinge, zuweilen von Erbrechen begleitet, Druckempfindlichkeit, Anspannung der Bauchmuskulatur bei Betastung der kranken Stelle, Anstieg der Temperatur und Beschleunigung des Pulses, also ganz den gleichen Erscheinungen wie beim Beginne einer akuten Appendicitis. *Sofortiges Eingreifen ist nötig!* Durch Wiedereröffnung der Laparotomiewunde oder auch — falls Medianschnitt gewählt war — durch direktes Einschneiden der Bauchdecke über der besonders schmerzhaften Stelle legt man die Nahtstelle bloß, tupft den hier meist schon vorhandenen, nach Coli riechenden Eiter vorsichtig aus, legt ein dickes Drain bis zur Perforation und stopft die Umgebung mit Jodoformgaze ab, sorgt für völlig freien Abfluß von Eiter, Kot und Darmgasen nach außen. So gelingt es gar nicht so selten — aber freilich nur bei frühzeitigem entschlossenem Vorgehen — dem Fortschreiten der zunächst ja nur circumscripten Peritonitis Einhalt zu tun und noch manches Leben zu retten. Es entsteht dann zunächst eine Kotfistel, die sich aber meist binnen einigen Tagen oder Wochen von selbst schließt, selten ein widernatürlicher After; zuweilen aber schließt sich auch die ganze Wunde wieder ohne jeden weiteren Kotaustritt. Es hängt dies ganz von der Größe der Perforation und der freien oder behinderten Durchgängigkeit des Darmes an der Nahtstelle ab.

Wie man die durch die Operation und etwaige Komplikation bedingte allgemeine und Herzschwäche bekämpft, wurde bereits im allgemeinen Teil geschildert.

An den operativen Schluß einer bei mehrzeitigem Vorgehen der Dickdarmresektion vorausgeschickten Coeco- oder Colostomie gehe man nicht zu früh, stets erst, wenn regelmäßige Stuhlentleerung auf normalem Wege die freie Durchgängigkeit des Darmes beweist und andere Komplikationen fehlen, durchschnittlich nicht vor 2—3 Wochen nach der Resektion. Ein nur als Sicherheitsventil zur Ableitung der Darmgase oberhalb der Nahtstelle in das zuführende Darmrohr eingelegtes Drainrohr entfernt man nach etwa 6—8 Tagen; die an seiner Stelle rückbleibende kleine Wunde schließt sich spontan binnen wenigen Tagen.

Nach *Ausschaltung* größerer Dickdarmstücke wegen ulceröser Colitis oder inoperabler Geschwülste, sei es durch einfache seitliche Anastomose zwischen zu- und abführendem Darm, z. B. Ileosigmoideostomie oder durch Durchtrennung des Darmes oberhalb der kranken Partie, Einstülpung und Vernähung des aboralen Endes, Einpflanzung des oralen in die abführende Schlinge, *können* analoge Störungen eintreten, wie wir sie oben bei unrichtiger seitlicher Anastomosierung kennengelernt haben. Durch Antiperistaltik tritt Kot in die ausgeschaltete Schlinge, staut und dickt sich hier ein und bildet dann große wurstförmige Geschwülste, die nicht nur den Röntgenstrahlen, sondern schon der tastenden Hand diagnostisch zugängig sind. Es ist klar, daß dann der Zweck der Darmausschaltung verfehlt ist, der ulceröse Prozeß durch den stauenden Kot unterhalten wird, die Beschwerden bestehen bleiben oder noch verschlimmert werden, daß das Übel auch nur durch neue Operation beseitigt werden kann. — Mit diesen Andeutungen muß ich mich hier begnügen.

Noch einige Worte über die Nachbehandlung von Laparotomien wegen Ileus! Mit Beseitigung des Darmverschlusses ist seine Gefahr noch lange nicht behoben. Sie liegt einmal in einer durch den Verschluß verursachten Schädigung der Darmwand an der Verschlußstelle selbst oder oberhalb derselben, andererseits in der Giftwirkung des gestauten Darminhaltes.

Relativ am einfachsten liegen die Dinge und ist die Prognose deshalb meist günstig bei einfacher Kompression des Darmes durch eine Geschwulst von außen, z. B. einem Ovarialtumor; mit Entfernung dieser pflegt sich die Darmtätigkeit bald wieder normal einzustellen. — Bedenklicher schon ist die Abschnürung durch einen Strang, obwohl die einfache Durchschneidung desselben oft eine ebenso rasch ausführbare, als an sich leichte Operation ist, weitaus gefährlicher aber die wirkliche innere Einklemmung und der Volvulus. Ihre Gefahren sind weit größer, als die einer Herniotomie wegen äußerer Einklemmung. Die schwierigere Diagnose läßt die Operation später vornehmen, diese selbst ist wegen der intraperitonealen Hantierung und der oft zahlreichen Verwachsungen von Darmschlingen ungleich eingreifender, das bei der äußeren Hernieneinklemmung sich im Bruchsack ansammelnde oft an pathogenen Bakterien reiche Bruchwasser wird hier in die freie Bauchhöhle abgesondert, eine Beschmutzung der Bauchhöhle bei etwaiger Darmresektion wegen Gangrän der Schnürfurche ist weit schwieriger zu vermeiden, falls es nicht gar schon vorher zu einem Austritt von Darminhalt aus einer Perforationsstelle gekommen ist. — Kollaps und peritoneale Infektion sind die hauptsächlichen Todesursachen. Aber eine Perforation eines sogenannten KOCHERschen Dehnungsgeschwüres — richtiger Ileusgeschwüres — im zuführenden Darm kann selbst noch einige Tage nach der Operation nach anfänglich anscheinend durchaus günstigem Verlauf einen raschen Tod herbeiführen.

In vielleicht der Mehrzahl der Fälle erfolgt der Tod nach Ileus, auch wenn keine Peritonitis vorliegt, unter den Zeichen einer zunehmenden Herzschwäche. Nicht um plötzlichen Shok handelt es sich, sondern ein stetig Schneller- und Kleinerwerden des Pulses, Beschleunigung und Oberflächlichwerden der Atmung bei Fehlen jeder Temperatursteigerung, öfterem Erbrechen. Man ist heute ziemlich einig darüber, daß es sich um eine Vergiftung durch den gestauten Darminhalt handelt. Wie ihr Zustandekommen sich erklärt, wie man die Gefahr durch möglichst vollständige Darmentleerung schon während der Operation zu beseitigen versucht, darauf kann hier nicht eingegangen werden, nur auf die daraus sich ergebenden Forderungen für die Weiterbehandlung.

Die Untersuchungen haben ergeben, daß es sich wesentlich um eine Entziehung von *Wasser* und namentlich von *Kochsalz* handelt. Deshalb soll beides dem Körper unmittelbar nach der Operation und in den folgenden Tagen durch subkutane und intravenöse Kochsalzinfusionen *in reichem Maße* zugeführt werden. Die Technik wurde früher angegeben, desgleichen die sonst anzuwendenden Mittel zur Hebung der Herzkraft.

In einer Anzahl von Ileusfällen sieht man sich genötigt, zu einer einfachen *Enterostomie*.

Nur ganz ausnahmsweise wird der Chirurg sich mit einer solchen begnügen, wenn die Ursache des Darmverschlusses völlig unbekannt und der Ileus ohne vorausgegangene Stenosenerscheinungen ganz akut eingetreten ist; muß man doch in solchen Fällen mit Wahrscheinlichkeit damit rechnen, daß es sich um eine Einschnürung durch einen Strang, eine innere Einklemmung oder eine Achsendrehung handle. Da diese aber durch die Enterostomie nicht gelöst werden, wäre Darmperforation und tödliche Peritonitis die unausbleibliche Folge. Man beschränkt die Enterostomie wegen akutem Ileus daher auf die verzweifelten Fälle, in denen das Allgemeinbefinden des Patienten schon so geschwächt ist, daß kein irgendwie größerer Eingriff in Frage kommt, um dem Kranken wenigstens die einzige letzte Chance zu geben, daß der Verschluß sich nach Beseitigung der Kotstauung oberhalb spontan löse, wenn er nur durch eine Achsenknickung oder geringe Invagination bedingt wäre und das Hindernis durch spätere Laparotomie endgültig beseitigt werden könne.

Weit häufiger gibt die Indikation zur Enterostomie im Ileus ein Tumorverschluß, da man sich ja bei solchem im akuten Anfall jedes größeren Eingriffes enthalten soll; meist gehen diesen ja langdauernde Stenosenerscheinungen, Zeichen eines chronischen Ileus voraus. Handelte es sich in jenen ersten Fällen fast ausnahmslos um Anlegung einer Darmfistel im Dünndarm, so beim Tumorverschluß vorzugsweise um eine Coecostomie oder Colostomie. Eine solche bildet ja auch die erste Phase bei mehrzeitiger Dickdarmresektion wegen Carcinom, auch wenn kein Ileus vorliegt.

Für die Nachbehandlung jeder solchen Entero- bzw. Colostomie ist zu beachten, daß die Wundheilung trotz aller Vorsicht nicht selten durch eine Eiterung im subcutanen Gewebe gestört wird, man dann bei ihren ersten Zeichen mit einer Wiederöffnung der Hautwunde nicht zögern darf. Die umgebende Haut ist durch starkes Einfetten mit Zink- oder Desitinsalbe oder Aufpinseln von Kolloidgummi gegen lästige Ekzeme zu schützen. Reicht dies nicht aus, so leistet das Dauerbad oft vortreffliche Dienste.

Die Erfahrung lehrt, daß die verengte Stelle nach Entleerung der zuführenden Schlinge durch die Kotfistel in sehr vielen Fällen bei Tumorverschluß, aber auch bei einfacher Darmknickung wieder teilweise oder vollständig durchgängig wird; Gase und Kot gehen bald wieder auf normalem Wege ab. Der Ausfluß durch die Fistel mindert sich von Tag zu Tag. Wann dürfen wir sie, da sie ja nur palliativ angelegt war, wieder schließen? Jedenfalls erst nach Beseitigung der Ursache des Verschlusses, bei Tumoren also erst nach Entfernung der Geschwulst durch Darmresektion oder, falls der Fall inoperabel ist, nach seiner Ausschaltung durch Anastomose, bei andersartiger Stenose, wenn der Verlauf — am sichersten die Inspektion bei einer Laparotomie — die völlig freie Durchgängigkeit des Darmes bewiesen hat.

Auf einen spontanen Schluß der Fistel darf man höchstens dann rechnen, wenn sie nicht als Lippenfistel, die Enterostomie vielmehr nach Art einer WITZEL-schen Fistel angelegt war, wie dies vielfach besonders bei paralytischem Ileus gemacht wird. War die Darmschleimhaut direkt mit der Haut vernäht worden, so umschneidet man die Fistel, stülpt die Schleimhaut ein und schließt den Darm durch Serosanaht.

Colostomie. Schließlich noch ein Wort über *Colostomien* wegen inoperabler Mastdarmcarcinome oder -Strikturen. Hier will man einen wirklichen Anus praeternaturalis schaffen, hier rechnet man auf die Wirkung des Spornes, bzw. man führt die Operation z. B. nach der Methode MAYDLs derart aus, daß ein Übertritt von Kot in das Mastdarmende zur Unmöglichkeit wird. Hier soll der widernatürliche After aber auch, so lange Patient lebt, bestehen bleiben, und er kann es, da ja bei seinem tiefen Sitz eine Ernährungsstörung nicht zu befürchten ist. Den Zustand eines Patienten nach Colostomie stellt man sich im allgemeinen weit schlimmer vor, als dies der Fall ist. Da der Kot im Colon descendens dick-breiig oder sogar schon geformt ist, findet die beständige Beschmutzung, wie sie bei Dünndarmfisteln unvermeidlich ist, nicht statt. Solange der Patient nicht an Durchfall leidet, vermag eine gut sitzende Pelotte die Fistel genügend zu ver-schließen, so daß der Kranke umhergehen, ja sich in Gesellschaft bewegen und sein Leben bis zu einem gewissen Grade genießen kann. Die meisten Patienten gewöhnen sich daran, täglich 1—2mal zu bestimmten Tageszeiten ihren Stuhl zur Fistel regulär zu entleeren und haben den übrigen Rest des Tages Ruhe. Selbst-verständlich ist auch hier peinlichste Sauberkeit nötig, und nur an Reinlichkeit und Sorgfalt gewöhnte Menschen werden zur vollen Zufriedenheit mit ihrem an sich ja ekelhaften Leiden fertig.

War die Operation nach MAYDL ausgeführt und die vor die Bauchdecken vorgelagerte Flexur zunächst nur, primär oder nach 24 Stunden, an ihrer Kon-vexität geöffnet worden, so durchtrennt man sie nach etwa 10—14 Tagen, wenn man auf erfolgte Vernarbung der Bauchwunde zwischen ihren Stümpfen rechnen kann, quer mit dem Thermokauter oder trägt auch gleich die ganze Schlinge am zuführenden Ende etwa 1 cm vor, am abführenden unmittelbar vor den Bauch-decken ab. Spritzende Gefäße müssen unterbunden werden. Die frische Narbe der Bauchwunde und die Umgebung des Anus praeter naturam schützt man durch dickes Einfetten mit Zinkpaste gegen Infektion durch austretenden Kot. Nach beendeter Vernarbung läßt man den Patienten eine Bandage mit hinreichend großer, den neuen After sicher deckender Pelotte tragen. Zwischen diese und die fast stets ein wenig vorquellende Darmschleimhaut legt man etwas mit Öl angefeuchtete Watte oder Gaze. Durch eine solche Bandage verhütet man auch die ohne solchen Schutz häufig zu beobachtende Komplikation einer partiellen, oft 10, ja 20 cm weit vordringenden Invagination des Dickdarmes.

In sehr verschiedener Weise hat man versucht, die bekannten Nachteile jedes widernatürlichen Afters durch Bildung einer Art muskulären Verschlusses zu beseitigen; ein allseitig befriedigendes Ergebnis wurde bisher nicht erzielt. Die Schilderung dieser Methoden gehört aber in eine Operationslehre, nicht hierher.

Das abführende Ende spült man, — falls seine Mündung nicht nach dem Vorschlage von SCHINZINGER und MADELUNG verschlossen und versenkt wurde, — von der Fistel aus mit Wasser oder Borsäure durch. Man beseitigt dadurch die Reizung des kranken Mastdarmes durch stauenden Kot. Durch seine regelrechte Auswaschung gelingt es z. B. bei ulceriertem Carcinom die Jauchung derart in Schranken zu halten, daß die Kranken, die durch die Blutungen, durch den Säfteverlust, die Resorption der zersetzten Massen usw. schwer heruntergekommen waren, sich wieder vorübergehend erholen, die kachektischen Erscheinungen verlieren, an Körpergewicht zunehmen, fast als seien sie radikal von ihrem malignen Tumor befreit.

Operationen am Mastdarm.

Künstliche Obstipation oder Sorge für frühe Stuhlentleerung? — Entzündliche Prozesse. Nachblutung. — Sekundäre Stenosen. — Operationen wegen Fissuren, Mastdarmfisteln, Hämorrhoiden, Prolaps. — Amputation und Resektion des Rectum. Exstirpation des Rectum.

Erscheint uns eine völlige Asepsis der Wunde im bakteriologischen Sinne nach unseren heutigen Erfahrungen schon an anderen Körperregionen kaum erreichbar, so ist sie direkt ausgeschlossen nach allen *Operationen am Mastdarm*. Die erzielten Erfolge zeigen indes, daß es bei strengster Beachtung aller Kautelen doch meist gelingt, wenigstens im klinischen Sinne eine Asepsis der Wunde zu erzielen. Aufgabe der Nachbehandlung ist es, ihrer sekundären Infektion vorzubeugen. Damit wirft sich sofort die Frage auf: sollen wir nach der Operation für eine regelrechte tägliche Entleerung des Stuhles sorgen? Oder sollen wir besser umgekehrt eine solche möglichst lang, am liebsten bis zur Heilung der Wunde künstlich zurückhalten?

Vielleicht die Mehrzahl der Chirurgen gibt auch heute noch dem früher ganz allgemein verlangten zweiten Vorgehen den Vorzug. War der Darm, nicht nur der Mastdarm, durch eine abführende Vorbereitungskur — und eine solche sollte, soweit sie nach Art des Leidens überhaupt durchführbar ist, nie unterlassen werden — vor der Operation gut entleert, so gelingt es unschwer, schon durch strenge Regelung der Diät, Enthaltung aller festen Speisen, Beschränkung der Nahrung in den ersten 5—6 Tagen auf Suppen, Tee, Milch, Fleischsaft, allenfalls 1—2 Eier, namentlich aber durch kleine Gaben Opium, etwa 0,05 pro die, den Stuhldrang zu bekämpfen. Selbst eine 8—10tägige Stuhlverhaltung wird von vielen Personen anstandslos vertragen. — Zweck einer solchen Behandlung ist, eine Beschmutzung der Wunde durch überfließenden Darminhalt zu verhindern, namentlich aber eine Ruhigstellung der Wunde bis zu ihrer festen Verklebung, Schutz gegen die Zerrungen der Peristaltik. Allerdings sammelt sich auch bei Opiumbehandlung stets Darminhalt in der Ampulla recti an, und steht ein in diese hinreichender Schleimhautteil der Wunde in dauernder direkter Berührung mit der Bakterienflora des Rectum. Aber ein sehr großer Teil der hier in Betracht kommenden Operationen hält sich ja unterhalb des Sphincter internus, und erfahrungsgemäß dringt die Infektion von nur der Schleimhaut aufliegendem Kot nicht in die Tiefe; ein durch sie bedingter entzündlicher Prozeß beschränkt sich auf die Wundränder der Schleimhaut, ohne die feste Verwachsung der tiefen Schichten zu stören. Nach etwa 4 Tagen sucht man durch milde Abführmittel, etwas Ricinusöl und vorsichtigen Mastdarmeinlauf den ersten Stuhl zu erzeugen.

Das Gesagte spricht für künstliche Obstipation. Aber in einer Anzahl der Fälle ist eine solche nicht zu erzwingen. Trotz selbst großer Opiumgaben quält die Patienten ein beständiger Stuhldrang, macht Schmerzen und oft große psychische Unruhe. Bei Neigung zu Durchfällen kommt es auch zu unwillkürlichem Abgang von Kot. Die gewünschte Ruhigstellung der Wunde bleibt aus, und die Vermeidung einer Beschmutzung der Wunde wird illusorisch. In solchen Fällen wäre es verfehlt, auf weiterer Hintanhaltung von Stuhl bestehen zu wollen. Man helfe vielmehr durch einen vorsichtigen Öleinlauf, kleine Dosen von Ricinusöl oder Bitterwasser nach! Nach ein- oder zweimaliger gründlicher Entleerung kommt die Peristaltik dann oft selbst zur Ruhe. Daß man nach jedesmaligem Stuhl durch Abspülen, Abtupfen mit angefeuchteter Watte für peinlichste Reinhaltung Sorge tragen muß, ist selbstverständlich.

Noch ein anderes ist zu bedenken. Nach mehrtägiger Obstipation ist die erste Entleerung des in die Ampulle eingedickten Kotes nicht nur schmerzhaft, sondern gefährdet beim Durchpressen durch den sich krampfhaft zusammenziehenden After die Wundnaht, kann die noch frische, eben erst verklebte Wunde zum Aufplatzen bringen. Damit wird aber nicht nur der Zweck der Operation vereitelt, sondern zuweilen auch die Gefahr sekundärer Infektion heraufbeschworen. Führt, wie gesagt, die oberflächliche Berührung der Schleimhautwunde zu keiner tiefergehenden Entzündung, so kann das Hineinpressen von Darminhalt in die Buchten einer aufplatzenden, alsdann wieder frischen Wunde zu einer periproktalen Eiterung Anlaß geben.

Von diesen Gedankengängen aus empfehlen andere Chirurgen es überhaupt nicht erst zu einer Ansammlung derber Kotmassen in der Ampulla recti kommen zu lassen, sondern vom ersten Tage an für flüssige oder doch dünnbreiige Entleerung zu sorgen.

So stehen sich die Ansichten beider Gruppen noch hart einander gegenüber. In praxi tut man gut, sich nicht an ein Schema zu halten, sondern in jedem Falle das Für und Wider abzuwägen.

In keinem Falle läßt sich die nachträgliche Berührung der Wundoberfläche mit bakterienreichem Sekret völlig verhüten. Ein a- oder antiseptischer Verband läßt sich nicht anlegen. Versuche, einen solchen durch Ausstopfen des Rectum mit antiseptischer Gaze zu ersetzen, sind zu widerraten. Höchstens zur Stillung einer Blutung soll ein solches Verfahren vorübergehend zur Anwendung kommen. Ganz abgesehen von einer übrigens durchaus nicht zu unterschätzenden Intoxikationsgefahr reizt der Tampon zu einer beständigen Kontraktion des Sphincter, die dem Patienten geradezu qualvoll werden kann. Er behindert aber auch den Abgang von Gasen, deren Stauung zu Koliken und Auftreibung des Leibes führen kann. Ja es sind Fälle bekannt, in denen direkt das Bild des Ileus erzeugt wurde, das sofort verschwand, wie der Tampon entfernt wurde. — Es genügt, die Wunde mit einem antiseptischen Pulver — ich bevorzuge immer noch das Jodoform — zu bestäuben und bei äußerer Wunde diese mit etwas Gaze oder einem Salbenlappen zu bedecken, einen darübergelegten Krüllgazewattebausch durch ein dreieckiges um das Becken gebundenes Tuch zu befestigen; bei stärkerer Sekretion wäre dieser häufig, wenn nötig mehrmals des Tages zu erneuern, selbstverständlich nach jeder Stuhlentleerung.

Bei Auftreten entzündlicher Erscheinungen, Rötung und Schwellung der Wundumgebung, stärkerer Schmerzen, namentlich aber höheren Fiebers ist die größte Aufmerksamkeit und sorgfältigste Untersuchung geboten. Relativ leicht und früh zu erkennen und von geringerer Gefahr ist ein periproktitischer submuköser oder subcutaner Absceß; Öffnung einiger Nähte oder eine kleine Incision von der Schleimhaut oder Haut aus beseitigt rasch die Störung. — Bedrohlicher wird die Infektion bei Vordringen in das Fettgewebe der Fossa ischiorectalis, bei Ausbildung einer wirklichen Kotphlegmone. Der tiefere Sitz erschwert die Diagnose; in dem lockeren Zellgewebe aber schreitet der entzündliche Prozeß oft außerordentlich rasch aufwärts, kann zur retroperitonealen Eiterung oder gar zur tödlichen Peritonitis führen. — Die Temperatur ist manchmal nur wenig erhöht, es überwiegen die Zeichen der Allgemeininfektion: der Puls wird stark beschleunigt und klein, der Appetit schwindet, die Zunge wird trocken, bräunlich, rissig; die Patienten klagen über Kopfschmerz; oft zeigen sie eine auffallende Müdigkeit und Schläfrigkeit; zuweilen weist schon der nach Kot riechende Atem auf die Quelle der Allgemeininfektion hin. Vorsichtige digitale Austastung des Beckens vom Rectum aus läßt die perirectale druckschmerzhafte derbe oder derbweiche Schwellung oder Fluktuation erkennen. Durch ausgiebige Incision muß der manchmal ziemlich tiefliegende Absceß eröffnet und durch Drainage und Tamponade breit offen gehalten werden. Mit freiem Sekretabfluß pflegt die Entzündung, war sie noch nicht zu hoch hinauf gewandert, bald zurückzugehen; sich selbst überlassen führt die Kotphlegmone in der Regel zum Tode.

Bei dem Reichtum des Rectum an großen Venen kann es nicht wundernehmen, daß Embolien infolge primärer Thrombose im Bereich der Hämorrhoidalvenen nach Operationen am Rectum und seiner Umgebung auch heute noch ziemlich häufig beobachtet werden, aber durchaus nicht immer septischer Natur sind. Die Verschleppung erfolgt natürlich zumeist in die Zweige der Pfortader; da aber Kommunikationen dieser mit der Vena cava bestehen, so kann es auch zur Lungenembolie kommen.

Gemeinsam ist fast allen Mastdarmoperationen die Gefahr einer *Nachblutung;* sie ist nicht verwunderlich in Anbetracht des Gefäßreichtums des Rectum und der manchmal geradezu enormen Dilatation der Hämorrhoidalgefäße, aber zum Glück doch selten. Die Gefahr wird dadurch noch vermehrt, daß die Blutung oft längere Zeit unbemerkt bleibt. Ist der Sphincter schlußfähig, so sammelt sich das Blut oberhalb des Schließmuskels, dehnt die Ampulle aus und füllt das ganze Rectalrohr bis hinauf zur Flexur. Es stellt sich Stuhldrang ein, doch statt Fäkalien entleert der Patient kolossale Mengen reinen Blutes. Inzwischen kann die Anämie schon einen sehr bedrohlichen Grad erreicht haben. — Man denke an diese Gefahr namentlich in den ersten 24 Stunden nach der Operation, versäume aber auch später, insbesondere nach der ersten Defäkation nicht die nötige Vorsicht. Geringgradigere Blutungen stehen nach Applikation von Kälte auf die Analgegend, Eingießen von Eiswasser ins Rectum bei Einhaltung völliger Ruhe. Ist die Blutung stärker, oder hat der Kranke bereits gefahrdrohende Mengen Blut verloren, so halten Sie sich mit diesen Mitteln nicht erst auf, sondern narkotisieren den Patienten, suchen mit dem Speculum die blutende Stelle auf und unterbinden oder umstechen sie. Dies ist sicherer als die Tamponade oder Kauterisation, welche natürlich bei Unmöglichkeit der Ligatur als ultimum refugium in Betracht kommen.

Einige Operationen, wie die der kongenitalen Atresia recti, das Abbrennen von Hämorrhoidalknoten, ausgiebige Kauterisationen von Prolapsen bergen in sich die Gefahr, daß zuweilen eine gewisse Stenosierung des Rectum zurückbleibt, resp. sich nachträglich eine *Striktur* ausbildet. In beiden Fällen ist möglichst frühzeitig eine Bougiebehandlung in derselben Weise einzuleiten, wie nach Discision von Narbenverengerungen, die durch ulcerative Prozesse entstanden sind. Man warte nicht etwa so lange, bis wirkliche Beschwerden durch die Verengerung bedingt werden und den Kranken zum Arzt treiben, sondern untersuche bis zur Beendigung des Vernarbungsprozesses wiederholt digital! Sowie man den ersten Beginn pathologischer Verengerung feststellt, beginne man mit der Dilatationskur. Sie ist, noch während des Granulationsstadiums begonnen, wirksamer, als wenn die Vernarbung bereits beendet ist.

Zur Dilatation bedient man sich entweder der englischen elastischen Bougies oder dicker Zinnbolzen oder olivenförmiger Dilatationssonden, die auf einen dünnen Stiel geschraubt, den Vorzug besitzen, die Sphincterenpartie nicht mit zu dehnen. Die Sonde wird täglich eingeführt. Man steigt mit dem Kaliber allmählich an und läßt die stärkste Nummer, die sich ohne Gewalt einführen ließ, etwa 5—10 Minuten lang liegen! Ohne Gewalt vorgehen! Das ist eine der wesentlichsten Bedingungen. Es ist vorgekommen, daß bei unvorsichtiger Handhabung der Mastdarm perforiert wurde. Das gut eingeölte Instrument muß durch leisen, aber stetigen Druck durch die Striktur vorgeschoben werden. Durch die digitale Untersuchung überzeugt man sich vorher von der Richtung, in der es bewegt werden muß. Schraubenbewegungen vermeide man beim Vorschieben der Sonde lieber völlig; jedenfalls dürfen sie nur sehr zart ausgeführt werden, da sie nicht ganz ungefährlich sind.

Die Dilatation muß durch sehr lange Zeit fortgesetzt werden. Ist es gelungen, ein annähernd normales Lumen des Rohres herzustellen, so wird dann die Sonde seltener eingeführt, nur alle 8 oder 14 Tage, später alle 3—4 Wochen einmal, um sofort wieder zur konsequenten Dilatationskur zurückzugreifen, sowie die Verengerung sich wieder bemerkbar macht. Wegen dieser langen Dauer der Kur lehrt man den Patienten selbst das Einlegen der Bougies. Rezidive treten, wie bei allen Narbenstrikturen, außerordentlich leicht und oft ein. In schlimmen Fällen sieht man sich zur Spaltung der Striktur mit dem Messer genötigt; multiple Scarificationen sind ungefährlicher, als ein einziger tiefer Schnitt. Selbstverständlich bedarf es auch dann der nachträglichen Bougiebehandlung. In ganz schweren, resp. immer rezidivierenden Fällen hat man wiederholt die Resektion des strikturierten Mastdarmteiles ausgeführt.

Hatte man zwecks Behandlung einer schweren chronischen Mastdarmstriktur — nur ausnahmsweise die Folge einer Operation — meist die einer syphilitischen oder gonorrhoischen Verschwärung — eine Colostomie gemacht, so bedarf es stets einer viele Monate dauernden Nachbehandlung mit Durchspülung des kranken Rectum von der Fistel, wie vom After aus. Die Erfolge sind recht mäßig. Die eiterige Absonderung wird freilich in Schranken gehalten, die Ausheilung des Geschwüres erfolgt aber nur in wenigen Fällen und eine Beseitigung der durch seine Vernarbung bedingten Striktur durch allmähliche Dilatation ist noch seltener. Für ihre Durchführung eignet sich bei sehr engen Strikturen das von HACKER für die Erweiterung von Oesophagusstrikturen angegebene Verfahren der Durchleitung eines mit einem Schrotkorn armierten Fadens, mit dem man dann immer stärkere Gummirohre hindurchzieht.

Nach allen Operationen, bei denen der Sphincter ani durchtrennt werden mußte oder überdehnt wurde, z. B. bei manchen Mastdarmfisteln, behufs Entfernung von Fremdkörpern usw. bleibt für kürzere oder längere Zeit eine gewisse Inkontinenz für Gase, ja sogar für flüssigen oder breiigen Stuhl bestehen. Die Erfahrung lehrt nun, daß dieser Übelstand sich in der weitaus größten Mehrzahl der Fälle von selbst verliert und wieder völlige Kontinenz eintritt. Wo dieselbe ausbleibt, — so nach totaler Durchschneidung des Schließmuskels — bleibt nur eine neue Operation übrig: Excision der Narbe, *Anfrischung* der Stümpfe des Sphincter und Naht desselben. Ist der Muskel durch Eiterung zerstört, so kann man eine Muskelplastik versuchen; ihr Erfolg läßt leider meist viel zu wünschen übrig.

Überschauen wir kurz, was nach den verschiedenen Operationen am Anus und Rectum — zunächst ohne Berücksichtigung des Carcinoms — im Einzelnen zu beachten ist!

Nach der einfachen Spaltung oder Kauterisation von *Fissuren* genügen für die ersten Tage Umschläge mit Bleiwasser oder 2%iger essigsaurer Tonerde, später ein kleiner Salbenlappen. Es bedarf weder längerer Bettruhe noch künstlicher Obstipation. Um die oft zu beobachtenden Schmerzen der ersten Defäkation zu lindern, kann man die kleine Wunde vor derselben mit 10%igem Kokain betupfen bzw. einen kleinen mit 5%igem Kokain mäßig getränkten Gaze- oder Wattetupfer für einige Minuten in den After einlegen. Eine durch Sphincterdehnung absichtlich herbeigeführte Inkontinenz geht in der Regel nach wenigen Tagen zurück.

Nach der Spaltung oder Ausbrennung von *Mastdarmfisteln* muß man von vorneherein besonders darauf achten, daß die Wundränder nicht vorzeitig miteinander verkleben, sondern die Wunde von der Tiefe aus per Granulationem allmählich zur Heilung kommt, handelt es sich doch nur zu oft um unregelmäßig sich verzweigende Fistelgänge mit Buchten und Taschen, mit schlaffer Granulation erfüllt. Man legt deshalb etwas mit Salbe bestrichene Jodoformgaze bis in die Tiefe der Wunde bzw. Wundhöhle hinein. Auch wenn es sich nicht — wie freilich besonders häufig — um tuberkulöse Fisteln handelt, erfordert die Heilung mehrere Wochen, mitunter 3—4 Monate. Zur Anreizung der Granulationen bedarf es während dieser langen Zeit oft wiederholter Ätzungen mit dem Lapisstift oder Jodtinktur; auch zeitweises Bestreichen mit Perubalsam ist vorteilhaft. Schon diese lange Dauer der Wundheilung verbietet ein künstliches Hintanhalten des Stuhles; vielmehr ist seine regelmäßige Entleerung schon für das Allgemeinbefinden von Vorteil. Dieses zu kräftigen ist aber, namentlich wenn Tuberkulose vorliegt, in erster Linie zu fördern.

War der ganze Fistelgang exstirpiert, die Wunde vollständig bis zur Schleimhaut etagenförmig durch Naht verschlossen worden, so kann die Heilung p. pr. binnen 14 Tagen erfolgen. Nur ausnahmsweise liegen die Verhältnisse so günstig.

Mußte der Sphincter teilweise oder ganz durchtrennt werden, so bleibt eine teilweise, im letzteren Falle freilich völlige Inkontinenz für Gase und dünnen

Stuhl längere Zeit bestehen, pflegt aber nach völliger Vernarbung sich nicht nur zu bessern, sondern ganz zu schwinden. Völlige Durchtrennung des Schließmuskels verlangt spätere Sphincternaht.

Sorge für freien Sekretabfluß ist das wesentlichste Erfordernis nach Eröffnung *periproktitischer Abscesse.* Auf die Gefahr einer im Retroperitoneum fortschreitenden Phlegmone wurde schon oben hingewiesen; sie ist zum Glück selten. Häufiger und meist die Folge zu kleiner Incisionen ist ein Übergreifen der Entzündung über die Mittellinie nach der anderen Seite. Es macht sich dann wieder ein neuer Einschnitt, eventuell die hufeisenförmige Umschneidung des Afters zur Schaffung einer einzigen Wundhöhle erforderlich.

Die häufigste Rektumoperation, die Exstirpation von *Hämorrhoiden,* nach welcher Methode sie auch ausgeführt war, verlangt fast stets wegen der meist vorhandenen brennenden Schmerzen für mehrere Tage die Darreichung von etwas Morphium oder Opium; eine länger dauernde Obstipation ist nicht notwendig, sogar zu widerraten. — Nach Abbrennen oder Excision einzelner Knoten — mehr als 3—4 sollen ja wegen Stenosengefahr nie auf einmal abgetragen werden — sieht man zuweilen in den folgenden Tagen die benachbarte Schleimhaut stark geschwollen, blaurot, geschwulstartig aus dem After prolabieren. Das fast bedrohlich aussehende Bild bessert sich indes in den folgenden Tagen ziemlich rasch, die Schwellung läßt nach, die Varixknoten ziehen sich zurück. Manchmal kommt es in einem oder dem anderen zur Thrombosierung und späteren Verödung. Man bekämpft den entzündlichen Zustand einfach und am besten durch eisgekühlte Umschläge mit Bleiwasser oder läßt direkt eine kleine Eisblase gegen den mit etwas Gaze bedeckten After legen.

Auf die Komplikation einer etwaigen Nachblutung nach Abstoßung des Randschorfes oder Aufplatzen einer genähten Excisionswunde bei erschwerter Stuhlentleerung wurde schon oben hingewiesen, desgleichen auf die Gefahr nachträglicher Narbenstenose nach nicht ganz korrekter Abtragung zu zahlreicher Varizen, ohne Rücklassung genügender Schleimhautstücke zwischen ihnen oder infolge eintretender Eiterung.

Die Gefahr der isolierten Abtragung einzelner Hämorrhoidalknoten ist gering; viele Operateure haben viele hunderte, ja tausend derartige Operationen ohne Todesfall ausgeführt. — Nicht ganz so ungefährlich ist die eingreifendere Totalexstirpation eines ganzen, zirkulären, mit Varizen vollbesetzten Schleimhautstreifen nach WHITEHEAD.

Für die Operationen des *Mastdarmvorfalles* hat man besonders eine längere künstliche Hintanhaltung des Stuhlganges von 8—10 Tagen empfohlen. Aber gerade hier stehen sich die Ansichten der Chirurgen gegenüber. Eine nachträgliche Wundinfektion durch überfließenden Darminhalt ist bei der Mehrzahl der in Betracht kommenden Operationsmethoden — Verengerung der Analöffnung, Raffung, Rectopexie, Beckenbodenplastik, Kolopexie — nicht zu befürchten, da die Wunde außerhalb des Rectum liegt. Die von allen aber erstrebte Verengung des Afters und der Sphincterpartie wird beim Durchpressen derben Kotes ernstlich gefährdet, es kommt dann leicht zu einem Platzen der Wundnaht. Deshalb ziehe ich, wie bei der später zu besprechenden LAWSON-TAITschen Perineoplastik wegen Vaginalprolaps oder Mastdarmscheidenrisses, die frühzeitige regelmäßige Darmentleerung vor.

Bei der von Mikuliczschen Resektion des Prolapses kommt wegen Eröffnung des Cavum Douglasi die Gefahr einer Peritonitis mit in Betracht. Ihre hohe Mortalität von etwa 10% wird bedingt durch die lange Dauer der Operation, die nicht unerhebliche Blutung und Peritonitis.

Nach allen so verschiedenartigen Operationsverfahren werden Rezidive des Vorfalles beschrieben. Die größte Sicherheit dagegen scheint noch die freilich auch nicht ganz ungefährliche Rehn-Delormesche Resektion der Schleimhaut des Prolapses und Raffung des seiner Schleimhaut entblößten Darmabschnittes zu geben. Wegen ihrer Schwierigkeit und Gefahr muß sie freilich nur für schwere Fälle reserviert werden.

Die so einfache Thierschsche Umschnürung des Anus mit einer liegenbleibenden subcutanen Drahtnaht gibt für leichte Fälle gute Resultate. In manchen Fällen muß der Draht allerdings wegen Schmerzen bei der Defäkation oder Ulceration vorzeitig wieder entfernt werden.

Eine besondere Besprechung verlangen die *Amputation* und *Resektion des Mastdarmes* wegen Carcinom oder chronischer mit Striktur einhergehender Verschwärung. Die Größe des Eingriffes, seine lange Dauer, der Blutverlust, ganz besonders aber septische Prozesse sind die Gründe ihrer auch heute noch hohen Sterblichkeit.

Relativ einfach liegen die Verhältnisse noch bei der alten *amputatio recti* tiefsitzender Carcinome. Aber auch bei ihr, selbst wenn es gelungen war, das obere Darmende bis zur Hautwunde herabzuziehen und seine Schleimhaut mit den Rändern der letzteren zu vernähen, pflegt doch wegen der meist starken Spannung nur selten eine primäre Vereinigung zu erfolgen. Recht häufig reißt ein Teil der Nähte, hier und da sogar sämtliche aus und der Darm retrahiert sich nach oben. Da dieses Ausreißen der Suturen, wenn überhaupt, immer erst nach mehreren Tagen erfolgt, zu einer Zeit, wo die Wunde schon zu granulieren beginnt, die bei der Operation etwa eröffnete Peritonealhöhle sich längst wieder geschlossen hat, so ist der Nachteil nicht allzu groß, abgesehen von der etwas längeren Heilungsdauer und der größeren Narbe. Bis zu einem gewissen Grade wirkt die Retraktion der das jetzige untere Mastdarmende zirkulär umgebenden Narbe günstig, insofern sie die Funktion des fehlenden Sphincters teilweise übernimmt. In der Regel besitzen die Operierten nach der Heilung völlige Kontinenz für derben und breiigen Stuhl; nur Gase gehen ungehindert ab, und im Falle eines Darmkatarrhs und diarrhoischen Stuhles ist der Patient sehr übel daran, da gut schließende Pelotten sich schwer anbringen lassen. Bei Rückbleiben eines perinealen Anus praeternaturalis funktionieren die Pelotten überhaupt nicht, während sie bei sakralem After gute Dienste leisten können. Meist behelfen sich die Leute nur mit Vorlegen dicker Leinwandlappen oder Watte oder eines durch Gummiband gegen den After gedrückten Schwammes. — Zuweilen geht freilich die Narbenretraktion so weit, daß es zu einer wirklichen Striktur kommt, und sich dann die Strikturbeschwerden mit der Inkontinenz kombinieren. Für diese Fälle gilt das oben Gesagte.

Die Gefahr wächst mit höherem Sitze der Geschwulst.

Durch die Quénusche *Exstirpation des ganzen Mastdarmes* mit Einnähung des oberen Darmstumpfes in die Bauchwunde wird zwar die Gefahr einer Peritonitis oder septischen Infektion der großen Beckenwundhöhle wesentlich verringert und läßt sich in der Regel durch Drainage und Tamponade beherrschen, aber die Größe des gewaltigen Eingriffes an sich erfordert doch zahlreiche Opfer.

Das verständliche Bestreben, den Patienten die Last eines bleibenden widernatürlichen Afters zu ersparen, durch Resektion des kranken Darmabschnittes und Wiederherstellung der Kontinuität des Darmes mit Erhaltung des Schließmuskels, kompliziert die Operation noch durch Resektion des Kreuzbeines, bei den abdominosakralen Methoden auch durch das Hantieren in der Bauchhöhle, erhöht aber vor allem die Infektionsgefahr. Die Gefahr einer *primären* Peritonitis ist dabei dank unserer vervollkommneten Operationstechnik nicht hoch anzuschlagen, die Hauptgefahr droht von den Ernährungsstörungen des Darmes an der Nahtstelle und ihrer Umgebung. Welche Operationsmethode man auch wählt, ein- oder mehrzeitiges, rein sakrales oder abdominosakrales Vorgehen — die Schilderung ihrer Technik, ihrer Vor- und Nachteile ist Sache einer Operationslehre und gehört nicht hierher —, so sehr man auch bemüht ist die Blutzirkulation des zuführenden Darmrohres durch Beachtung des SUDECKschen Ligaturpunktes zu schonen, immer kommen Fälle vor, in denen die Naht insuffizient wird oder gar das ganze unterste Ende des oberen Darmes der Nekrose verfällt. Manche Chirurgen wollen ja deshalb an der Hinterseite der Nahtstelle, an welcher sie am häufigsten platzt, lieber von vornherein eine Lücke offen lassen.

Nicht gewöhnlicher Kot, sondern aashaft stinkende blutige Jauche infolge fauliger Gärung des aus der Darmwunde und Ecchymosen der Darmwand in sein Inneres gelangten Blutes bildet in den ersten 24 Stunden den Inhalt des genähten Darmes. Man tut unter allen Umständen gut, ihn durch Einlegen eines dicken weichen Gummirohres bis über die Nahtstelle hinaus und 1—2malige vorsichtige Spülung zu entfernen. Die Wundhöhle ringsum wird bis ans Peritoneum locker mit Gaze tamponiert und drainiert, die Hautwunde ziemlich breit offen gelassen. Eine etwaige nachträgliche Infektion durch Nahtinsuffizienz bzw. Nekrose kündigt sich durch die schon oben geschilderten Zeichen der Kotphlegmone, insbesondere Zunahme der Pulsfrequenz an, sodann aber auch durch einen eigentümlich süßlich-fauligen Geruch der Verbandstoffe. Man entfernt die stark blutig serös durchtränkten Gazestreifen, spült die Wundhöhle auch wohl mit Rivanol oder Trypaflavin aus, legt zur Nahtstelle ein dickes Drain und tamponiert ringsum von neuem mit Jodoformgaze. In einer Anzahl von Fällen glückt es den infektiösen Prozeß hierdurch zu koupieren und den Schaden auf Bildung einer Fistel zu beschränken. In leider vielen Fällen schreitet aber die Infektion trotz aller Mühen weiter, und führt zum Tode durch Allgemeinvergiftung oder auf dem Umwege einer sekundären Peritonitis. Ist die entstandene Fistelöffnung nur klein, so kann sie sich durch narbige Retraktion wieder schließen; meist bildet sich aber ein widernatürlicher After aus, der wenige Zentimeter oberhalb der normalen Afteröffnung nach hinten mündet und aus welchem gewöhnlich die Mastdarmschleimhaut etwas prolabiert. — Einen solchen Vorfall beobachtet man auch häufig bei Mastdarmamputationen mit Fortnahme des Sphincters an der späteren Aftermündung. — Vor jedem weiteren Eingriff warte man erst das Ende der Vernarbung vollends ab, die durchschnittlich 2—3 Monate verlangt. Erst dann übersieht man deutlich, auf welchem Wege am sichersten Abhilfe zu schaffen ist. Auch hat man dann schon eher ein Urteil über ein sich vielleicht rasch entwickelndes Rezidiv des Carcinoms.

Mancher Kranker findet sich mit seinen mäßigen Beschwerden so gut ab, daß er auf den Schluß der restierenden Fistel verzichtet. In der Regel werden wir ihn natürlich erstreben, — denn nur in der Erzielung völliger Kontinenz liegt ja der Vorzug der Erhaltung des Sphincter ani — und zwar, wenn möglich, durch Anfrischung der Fistel und Naht, im Notfalle durch plastische Operationen. — Der Verlust des Steißbeines allein bringt erfahrungsgemäß keinen weiteren Nachteil, aber auch partielle nicht zu weitgehende Resektion des Kreuzbeines tut der Festigkeit des Beckenbodens keinen besonderen Eintrag. Die Befürchtungen, welche man anfangs dieserhalb hegte, sind durch die Erfahrung widerlegt worden. Nach temporärer Kreuzbeinresektion, durch welche man allen etwaigen Nachteilen von vornherein vorbeugen will, kann die Wiedereinheilung mit knöchernem Callus ohne Störung erfolgen: zuweilen stößt sich aber das Knochenstück aus oder muß nachträglich entfernt werden; auch ist die Mortalität dieser Operation größer als die der anderen Methoden, so daß sie nur von wenigen Chirurgen angewendet wird.

Ist die Mortalität nach den modernen ausgedehnten Mastdarmexstirpationen und -resektionen wegen Carcinom auch noch immer hoch, so ist doch die Zahl der durch sie erzielten Dauerheilungen eine erfreulich große, beträgt 5 Jahre nach der Operation noch etwa 35%.

Infolge Läsion der vorderen Äste der sakralen Nerven sah man nach der KRASKEschen Methode der Mastdarmexstirpation resp. -resektion wiederholt Störungen der Blasenentleerung auftreten. Sie sind natürlich um so eher zu erwarten, je höher man die Resektion am Kreuzbein ausführt. Die bisherigen Beobachtungen zeigen indes, daß diese Störungen sich mit der Zeit wieder spontan verlieren, wohl durch funktionellen Eintritt der sakralen Nerven der anderen Seite und der zu den oberen Sakral- resp. den Lumballöchern austretenden, zum vesikalen Nervenplexus ziehenden Nervenfasern.

Auf Störungen der Urinentleerung muß man aber nach jeder Operation am Mastdarm achten. Sie sind außerordentlich häufig, auch wenn eine direkte Schädigung der Blasennerven gar nicht in Frage kommen kann. Ischurie oder völlige Unmöglichkeit spontan zu urinieren, ist weit häufiger als Inkontinenz. Es ist deshalb in der ersten Zeit nach der Operation das Einführen eines Katheters in die Blase öfter erforderlich. Als Folge hiervon droht leider die Gefahr schwerer Cystitis und Pyelonephritis, die wiederholt Ursache des tödlichen Ausganges waren. Peinlichste Durchführung aller antiseptischen Maßnahmen ist daher beim Katheterismus doppelt erforderlich. Auch ist es ratsam, prophylaktisch und solange die Funktionsstörung der Blase anhält, was glücklicherweise für gewöhnlich nur kurze Zeit der Fall ist, innerlich Urotropin zu geben und die Blase nach jedesmaliger Einführung des Katheters mit Borsäure auszuspülen.

Dreißigste Vorlesung.

Verlauf und Nachbehandlung nach Operationen an den Nieren.

Menge und Beschaffenheit des Urins nach Nierenoperationen. — Nephrektomie: wegen Tumoren, Eiterungsprozessen, Tuberkulose. — Nephrotomie und Pyelotomie. — Pyelolithotomie. Nephropexie.

Nach allen Operationen ist die Funktion des Organsystems, an welchem der Eingriff geschah, bis zu einem gewissen Grade ausschlaggebend für den weiteren Verlauf. So achten wir nach Operationen am Gehirn auf das Auftreten oder Schwinden von Lähmungen, nach solchen an den Luftwegen auf die Atmung, nach solchen am Magendarmtraktus auf die Verdauung und Darmentleerung. Nach *Operationen an den Harnorganen* ist es speziell die Sekretion und Exkretion des Urins, die unsere ganze Aufmerksamkeit erfordert.

Nephrektomie. Die täglich ausgeschiedene Urinmenge ist besonders von Bedeutung nach der *Nephrektomie*, da sie uns zeigt, ob und inwieweit die zweite Niere imstande ist, die Funktion der exstirpierten mit zu übernehmen. In den Fällen, in denen das entfernte Organ nur noch sehr wenig sezernierendes Gewebe enthielt, z. B. bei sehr großen alten Hydronephrosensäcken, ist kaum eine Veränderung in der Urinabsonderung zu bemerken; es hatte die andere Niere eben schon vorher die allmählich ausgefallene Funktion der erkrankten Drüse mit übernommen und war in dem Maße hypertrophiert, wie jene zugrunde ging. Anders nach Exstirpation von Nieren mit noch viel sezernierendem Parenchym! Ganz ausnahmsweise folgt ihr eine völlige *Anurie*. Sie ist reflektorischen Ursprungs, kann daher, wie nach der Nephrektomie, auch nach jedem anderen Eingriff an den Harnwegen, welcher Art derselbe auch sei, auftreten. Sie kann stunden- aber auch tagelang anhalten und dann — glücklicherweise nur in recht seltenen Fällen — zum Tode führen. Über die Ursache der Anurie kann man im Anfang im Zweifel sein. Zunächst drängt sich natürlich der beängstigende Verdacht auf, daß der Patient unglücklicherweise überhaupt nur eine Niere, die exstirpierte, gehabt hatte, ein Zufall, der freilich stets vor einer Nierenexstirpation in Betracht gezogen werden müßte und sich ja auch mit Sicherheit feststellen läßt. Täuscht nur die Verlegung des Ureters der erhaltenen Niere durch einen Stein eine wirkliche Anurie vor, so werden die sich einstellenden Nierenkoliken, wie die Kenntnis des Grundleidens, der Nephrolithiasis, eine Röntgenaufnahme die Komplikation bald erkennen und durch Nephro- bzw. Pyelolithotomie der anderen Seite beseitigen lassen. — Häufiger ist *Oligurie*. In der Regel ist die Urinmenge am Tage nach der Operation stark, um weit mehr als die Hälfte, auf 150—200 ccm herabgesetzt, steigt in den folgenden Tagen ziemlich rasch an und erreicht schon gegen Ende der ersten Woche die Norm, also lange, ehe die kompensatorisch eintretende Hypertrophie des Organes sich völlig ausgebildet haben kann. Häufig folgt dann sogar eine Periode einer gewissen Polyurie, die erst nach einigen Wochen wieder der normalen Ausscheidung Platz macht.

Dies der gewöhnliche Hergang bei gesunder zweiter Niere. Nur selten sieht man an Stelle der Hypertrophie der Niere sich eine solche des linken Ventrikels ausbilden, so daß eine gesteigerte Tätigkeit des Herzens wenigstens zum Teil den funktionellen Verlust ausgleicht.

Ist indes die zweite Niere gleichfalls krank, so reicht auch dieser Ersatz nicht hin und in kürzerer oder längerer Frist, je nach der Ausdehnung der Erkrankung des erhalten gebliebenen Organes, erfolgt der Tod unter den Zeichen akuter oder subakuter Urämie: heftige anhaltende Kopfschmerzen, Erbrechen, auffallende Schläfrigkeit sind schon sehr bedenkliche Symptome; hinzutretende epileptiforme Krampfanfälle lassen an der Diagnose nicht lange zweifeln; zuweilen tritt CHEYNE-STOKESsche Atmung oder urämisches Asthma auf. Bei den ersten drohenden Anzeichen suche man durch heiße Bäder von 38⁰ C, allmählich bis 40⁰ C ansteigend, von $^1/_2$stündiger Dauer, während deren der Kranke nach Belieben Wasser trinken darf, durch PRIESZNITZsche Einpackungen des ganzen Körpers, bei denen das Leintuch aber in heißes, statt in kaltes Wasser zu tauchen ist, die Hauttätigkeit anzuregen, starke Schweißsekretion zu erzeugen und hierdurch, wie durch Drastika, die im Blut retinierten schädlichen Stoffe zur Ausscheidung zu bringen, um die Niere möglichst zu entlasten und ihr Zeit zur Anpassung an die gesteigerten funktionellen Anforderungen zu gönnen. Im urämischen Anfalle gibt man Chloralhydrat oder Morphium in großen Dosen; bei vollsaftigen Individuen leistet auch der Aderlaß zuweilen Gutes. Nur selten wird es gelingen, die Operierten noch zu retten. Die weitaus größte Mehrzahl der Nephrektomierten, bei denen es einmal zu urämischen Symptomen gekommen ist, geht zugrunde.

Die chemische und mikroskopische Untersuchung des Urines ist von Bedeutung zur Entscheidung der Frage, ob die andere nicht operierte Niere gesund oder gleichfalls erkrankt ist. Sie ist sicher gesund, falls nach der Operation ein ganz klarer, normaler Urin aus der Blase entleert wird. Doch auch ein in den allerersten Tagen nach dem Eingriff eintretender, vorübergehender Eiweißgehalt beweist noch keine ernstere Erkrankung. Er ist recht häufig nach jeder Art von Nierenoperation zu beobachten und auf den Einfluß der Narkose oder die Anwendung von Antisepticis zu schieben. Halten die abnormen Ausscheidungen indes an, findet sich Blut oder Eiter im Urin, so entsteht der Verdacht, daß auch die zweite Niere krank sei. Dieser Schluß ist sicher nach Nierenexstirpation, wofern kein eitriger Blasenkatarrh oder eitrige Ureteritis auf der Seite der Operation besteht. Nach Nephrotomie muß man auch noch das Einfließen von Urin, Eiter, Blut von seiten der operierten Niere ausschalten, ehe der Schluß berechtigt ist.

Man tut dies gewöhnlich durch Einspülen gefärbter Flüssigkeiten in die Fistel. Bleibt der Urin in der Blase ungefärbt, so spricht dies dafür, daß kein Urin aus der operierten Niere in die Blase gelangt. Es muß demnach der abnorme Inhalt der Blase notwendig aus dieser selbst oder aus der zweiten Niere oder aus dem Ureter der operierten Seite unterhalb der angelegten Fistel stammen. Letzteres kommt vor bei Nephrotomie und Nephrektomie wegen Tuberkulose der Niere oder des Nierenbeckens, da diese sehr oft auch schon den Ureter mit ergriffen hat. Der entscheidende Beweis läßt sich oft schon mittels des Cystoskops, sicher freilich nur durch gesondertes Auffangen der aus beiden Ureteren ausgeschiedenen Flüssigkeiten mittels Ureterenkatheterismus führen. Unter Berücksichtigung aller Nebenumstände wird die Diagnose meist auch ohne diese komplizierten Untersuchungsmethoden unschwer gelingen.

Nach allen Operationen, die mit einer gewissen Quetschung oder sonstigen Läsion des leicht verletzlichen Nierengewebes verbunden waren, wie Abtastung

der Niere nach Steinen nach vorgängiger Ausschälung der Niere aus ihrer Fett-
kapsel, Akupuktur, Nephrolithotomie usw. enthält der nachher gelassene Urin
geringe Mengen von Blut. Dieselben schwinden, je nach der Art und Ausdehnung
der Läsion, bald noch am selben Tage, bald erst nach 3—4 Tagen, sind indes nie
gefahrbringend. Die derart erzeugte Blutung steht spontan.

Was die eigentliche Wundnachbehandlung anbetrifft, so verdient nach allen
Eingriffen an den Nieren, wie bei der Operation, so auch nachher die Asepsis
entschieden den Vorzug vor der Antisepsis. Das Epithel der Nieren ist gegen den
toxischen Einfluß aller Antiseptika, namentlich aber gegen Sublimat, Karbolsäure und Jodoform außerordentlich empfindlich. Nach ihrem Gebrauch findet
man ausgedehnte Verfettungen des Epithels und in schlimmeren Fällen parenchymatöse Nephritiden. Wenn nun schon, wie oben erwähnt, die unvermeidliche
Narkose die Funktion der Niere beeinträchtigt und vorübergehend Albuminurie
erzeugt[1], so müssen wir jedenfalls die vermeidliche Schädigung durch Antiseptika verhüten, insbesondere, wenn infolge Ausfalls funktionierenden Nierengewebes durch die Operation an die Lebenstätigkeit der rückbleibenden Niere
besonders hohe Anforderungen gestellt werden. Statt mit Jodoformgaze wird man
daher wenigstens aseptische Wunden nur mit steriler Gaze tamponieren.

Ich habe nach Anwendung von Jodoformgaze in einem Falle von Nierenstein,
in welchem Niere und Ureter behufs Betastung resp. Akupunktur völlig frei gelegt,
jedoch wegen negativen Befundes nicht eröffnet wurden, Tod an Jodoformintoxikation
eintreten sehen.

Wo freilich, wie bei Nephrotomie wegen Pyelonephritis usw., für lange Zeit
Ausfluß eitrigen Urins zur Fistel zu erwarten ist, da dürfte behufs sicherer Hintanhaltung von Zersetzung eine antiseptische Gaze den Vorzug verdienen.

Nach aseptischer *Nephrektomie* ist eine Tamponade der Wunde in der Regel
überflüssig und genügt ein stärkeres Drainrohr, das meist schon nach wenigen
Tagen entfernt werden kann.

Jede Nephrektomie stellt einen gewaltigen Eingriff in den Organismus dar;
doch sind Größe und Gefahr der Operation außerordentlich verschieden je nach
ihrer Indikation. Die Wegnahme einer tuberkulösen Niere im Frühstadium bei
Fehlen aller Komplikationen kann äußerst leicht sein und das Allgemeinbefinden
wenig beeinflussen; die Exstirpation eines großen Nierencarcinomes, einer vorgeschrittenen Pyonephrose u. dgl. gehört nicht nur zu den technisch oft schwierigsten Eingriffen, sondern stellt auch an die Widerstandsfähigkeit des Körpers die
größten Anforderungen Durch welche Mittel die Herzkraft zu stärken, die allgemeine Schwäche zu bekämpfen ist, ist im allgemeinen Teil besprochen. — Für
die ersten 24 Stunden empfiehlt sich horizontale, später leicht erhöhte Rückenlage.

Die anfangs oft recht lebhaften *Schmerzen* verlangen, namentlich für die
erste Nacht, schmerzlindernde Mittel; doch sei man mit Morphiumgaben äußerst
vorsichtig.

Mit größter Aufmerksamkeit achte man besonders am ersten Tage auf etwaige
Nachblutung. Geringe blutige Absonderung aus dem Drain ist bei der Größe

---

[1] Vom Chloroform ist dies durch zahlreiche Beobachtungen sicher gestellt. Über
die Wirkung der Äthernarkose gehen die Ansichten noch weit auseinander; doch
halten manche den Äther bei schon vorhandenen Nierenstörungen für noch schäd-
licher, als das Chloroform.

der Wunde ohne Bedeutung, stärkere Blutung verlangt rasches Wiederöffnen der Wunde auf dem Operationstisch, nicht im Krankenbett und Unterbindung spritzender Gefäße, danach Tamponade. Auch Spätblutungen am 6.—8. Tage p. op. kommen vor.

Nach Nierenexstirpation wegen eitriger Prozesse, insbesondere tuberkulöser Pyonephrosen bleiben öfter langdauernd sezernierende Fisteln zurück. Ihr Ursprung liegt in der Regel in einem zurückgelassenen, aber auch schon erkrankten Ureter, aus dem sich sogar durch Rückstrom von der Blase aus Urin entleeren kann. Von ihm aus kann sich ein örtliches tuberkulöses Rezidiv entwickeln. Reichen Ätzungen, Einführen von Jodoformstäbchen, Röntgen- oder Höhenbestrahlung nicht aus, die Sekretion der Fistel zum Stillstand zu bringen, so ist das sicherste Mittel die nachträgliche Fortnahme des Harnleiters bis zur Blase. Manchmal trifft man freilich bei Wiederöffnen der Wunde als Ursache der Eiterung nur einen abgestoßenen Seidenfaden.

Nach Nephrektomie mittels Lumbalschnittes kommen Bauchbrüche kaum vor; nach Schrägschnitten ist zwar bei exakter Etagennaht der Bauchmuskulatur die Entstehung eines eigentlichen Bauchbruches mit Bruchsack auch so gut wie ausgeschlossen, bilden sich aber infolge Durchschneidung größerer Muskelnerven allmählich ziemlich große bruchähnliche Vorwölbungen der ganzen Bauchwand nicht selten aus, ein Nachteil, auf den die Schnittführung bei der Operation mehr Rücksicht nehmen sollte.

Auf die seltenen Nebenverletzungen — Eröffnung der Pleurahöhle bei Resektion der 11. und 12. Rippe, Anreißen des Zwerchfells bei Auslösung adhärenter Geschwülste, Verletzung des Dickdarmes usw. — braucht hier nicht näher eingegangen zu werden; es genügt der Hinweis auf das in früheren Abschnitten Gesagte.

Die Resultate der Nierenexstirpation wegen Tuberkulose werden verschieden angegeben und beurteilt. KÜMMELL, der Hauptvertreter der Frühoperation, berichtet über 75—80% Dauerheilung.

Die Mortalität der Nephrektomie wegen maligner Tumoren beträgt unmittelbar als Operationsfolge etwa 20%, später an Rezidiven 50—60%; nur 20—30% der Operierten bleiben dauernd bzw. länger als 5 Jahre geheilt.

Nephrotomie. Umständlicher und schwieriger ist die Nachbehandlung nach *Nephrotomie* oder *Pyelotomie* wegen Pyelitis, Hydro- oder Pyonephrosen, falls die Nieren- oder Nierenbeckenwunde nicht sogleich durch Naht wieder verschlossen werden konnte, weil in allen diesen Fällen der beständig zur Fistel nach außen fließende Urin einen häufigen Verbandwechsel nötig macht. In das Nierenbecken resp. den Hydronephrosensack wird ein dickes Drainrohr eingeführt, ein zweites in den perirenalen Raum und um diese herum die ganze Wunde mit antiseptischer Gaze tamponiert. Der zum Drainrohr ausfließende, mit Eiter und Wundsekret vermischte Urin wird in dicken Moos- oder Holzwollekissen aufgefangen; die Gaze kann man unbeschadet mehrere Tage liegen lassen.

Das vielleicht vor der Operation bestandene Fieber pflegt jetzt, wenn der eitrige Urin frei aus dem Nierenbecken ausfließen kann, rasch abzufallen. Hält es gleichwohl an, so deutet dies, wenn eine Infektion der Wundhöhle, sowie eine eitrige Cystitis resp. Erkrankung der anderen Niere oder sonstige Komplikation an anderen Organen ausgeschlossen werden können, darauf hin, daß die Eiterung nicht nur im Nierenbecken, sondern in der Nierensubstanz selbst ihren Sitz hat und nicht alle Eiterherde durch die Nierenspaltung eröffnet worden sind. Bei multiplen kleinen Absceßchen kann dies ja auch gar nicht anders sein. Gleichwohl lehrt die Erfahrung, daß auch in solchen Fällen, namentlich bei der relativ gutartigen Coliinfektion die einfache Nierenspaltung vielfach ausreicht, die entzündlichen Veränderungen zum Rückgang und Heilung zu bringen; freilich nur bei freier Durchgängigkeit des Ureters, wovon man sich durch Sondierung überzeugen muß, und in langer Zeit.

Man begünstigt den Heilungsprozeß des eitrigen Katarrhs des Nierenbeckens durch Spülungen, erst mit sterilem Wasser oder Borsäure, dann mit adstringierenden Lösungen, $\frac{1}{2}$—1%ige Alaun- oder Tannin- oder Höllensteinlösung. Bei Schlaffwerden der Granulationen der Wunde ist eine wiederholte Bepinselung mit Jodtinktur außerordentlich zweckmäßig.

Sistiert die Eiterung, fließt klarer Urin zur Fistel ab, so entfernt man das Drainrohr, doch nie vor Ablauf einiger Wochen, damit der frühere Nierenbeckenkatarrh auch wirklich Zeit zur Ausheilung findet. Eine Urininfiltration des umgebenden Gewebes ist jetzt nicht mehr zu befürchten. Der Urin fließt entweder durch den Ureter in die Blase oder durch den Fistelkanal nach außen. Ist erstere Kommunikation frei, so kann sich der Fistelgang vollständig schließen. Es ist dies die Regel, sofern er durch das Nierengewebe selbst führt, während nach Incision lediglich des Nierenbeckens eine Fistel dauernd zurückbleiben kann. Durch Kauterisation mit dem Höllensteinstift, mit dem Glüheisen, der Galvanokaustik oder durch Bloßlegung der Fistelöffnung im Nierenbecken und direkte Naht wird man versuchen, die Fistel zur Heilung zu bringen.

Doch nur in einem Teil der Fälle hat man Erfolg. Ein solcher kann natürlich dann nicht eintreten, wenn der Ureter verlegt, durch Narbenstriktur verschlossen oder auch nur erheblich verengt ist. Durch Sondieren des Ureters von der Fistel oder von der Blase aus, eventuell unter Zuhilfenahme einer Röntgenphotographie wird man sich über Sitz und Art des Hindernisses Klarheit zu schaffen suchen. Läßt sich der Ureter durch Bougieren, eventuell Ureterotomie, nicht wieder wegsam machen, dann muß der Patient sich bei gleichzeitiger Erkrankung der anderen Niere, so gut oder so schlecht es eben geht, mit seiner Fistel abfinden. Ist die zweite Niere aber gesund, so ist in Fällen sonst unheilbarer Nierenbeckenfisteln die sekundäre Nephrektomie wenigstens bei jüngeren Individuen ebenso indiziert, wie bei fortbestehender Eiterung in der Nierensubstanz. Freilich ist die Ausschälung der Niere aus den festen umgebenden Narbenmassen technisch erheblich schwerer, als die primäre Nierenexstirpation.

Bei tuberkulöser Pyelonephritis bleibt ein mäßiges unregelmäßiges Fieber auch nach der Nephrotomie oft bestehen. In der Regel hilft dann nur die sekundäre Nephrektomie. Ehe man zu dieser rät, muß man sich indes erst bestimmt von dem völligen Intaktsein der anderen Niere überzeugt haben.

Ob man nach *Nephro-* oder *Pyelolithotomie* die Nieren- bzw. Nierenbeckenwunde gleich völlig durch Naht schließen oder einen Drain einlegen soll, muß völlig von dem jeweiligen Befunde bei der Operation abhängig gemacht werden. Durchgängigkeit des Harnleiters ist selbstverständliche Voraussetzung. Bei einem stärkeren, vielleicht gar eitrigen Katarrh des Nierenbeckens und der Nierenkelche empfiehlt sich das Einlegen eines Drains, um durch dieses mittels Spülungen den Schleim, kleine Blutgerinnsel, etwaige kleinste Steintrümmer noch nachträglich entfernen zu können. Bei ganz aseptischen Steinen ziehen die meisten Chirurgen gleich den völligen Nahtverschluß vor und drainieren nur die perirenale Wunde für einige Tage.

Die Ansicht, daß der Patient nach Entfernung des oder der Steine und Heilung der Operationswunde nun aber auch gleich dauernd geheilt sei, ist leider nur für wenige Fälle zutreffend, höchstens für solche, in denen ein einziger aseptischer Stein einfach aus dem Nierenbecken herausgenommen werden konnte. Es ist gar nicht selten, daß in den ersten 8—14 Tagen nach der Operation noch ein oder zwei kleine erbsengroße Konkremente nachträglich mit dem Urin entleert werden. In der weitaus größten Zahl der Fälle ist der Urin in den der Operation folgenden Tagen nicht nur nach der Nephro- sondern auch nach der Pyelolithotomie etwas blutig, wird dann mehr bräunlich und trüb und erst nach 2—3 Wochen, oft noch viel später wieder völlig klar, auch wenn sonst gar keine Störungen, insbesondere kein Fieber, keine Eiterung besteht. Die Färbung und Trübung des Urins wird bedingt durch beigemengte rote und weiße Blutkörperchen, viele Epithelien, aber auch feinste Nierengewebstrümmer. Selbst bei geschicktester vorsichtigster Operation ist eine gewisse Quetschung der Niere nicht zu vermeiden. Wurden der oder die Steine eng vom Nierenbecken oder den Nierenkelchen umschlossen, war die Auslösung aus diesen erschwert, so sind leichte Verletzungen des Nierengewebes unvermeidlich; es kommt zu kleinen Blutungen und zur Ablagerung kleiner Blutgerinnsel, vermischt mit Schleim, in den Nischen von Nierenbecken und Nierenkelchen. Wird auch der größte Teil dieses „Schleimes" durch den nachströmenden Urin allmählich ausgespült und der Urin damit wieder klar, so haftet doch ein kleiner Teil oft lang genug, um bei vorhandener Anlage zur Steinbildung als Fremdkörper die Harnsalze sich auf ihm niederschlagen zu lassen und den Kern eines neuen Steines abzugeben. Wer sich diesen pathologisch-anatomischen Vorgang einmal klar gemacht hat, wird meiner Überzeugung kaum unrecht geben, daß fast jede Nierensteinoperation bereits zur Ursache neuer Steinbildung wird.

So erklärt sich die große Zahl der *Rezidive*. Solche werden in vielen Lehrbüchern überhaupt nicht erwähnt. Irgendeine größere Statistik über ihre Häufigkeit ist mir nicht bekannt; aber aus eigenster Erfahrung und Rücksprache mit Kollegen weiß ich, daß diese Zahl sehr groß ist, und das Rezidiv oft erstaunlich rasch der anscheinend radikalen Operation folgt.

Dies soll nun nicht heißen, daß der Operierte sehr bald wieder von seinen früheren Beschwerden gequält werde. Dies braucht durchaus nicht der Fall zu sein. Er kann jahrelang, ja vielleicht dauernd frei von nennenswerten Störungen bleiben, voll arbeitsfähig sein und sich selbst ganz gesund fühlen, aber Röntgenphotographien zeigen deutlich den anfangs kleinen lichten, allmählich größer und dichter werdenden Steinschatten und zwar fast stets an genau der gleichen Stelle, an der der durch Operation entfernte Stein gesessen hatte, eine Folge der hier vorhandenen örtlichen Disposition.

Man muß eben unterscheiden zwischen „Beschwerdefreiheit" und „Freiheit von Rezidiv", eine Unterscheidung, die meistens verabsäumt wird, auch nur durch Röntgenaufnahmen festzustellen ist. Können wir uns gegen diese Rückfälle schützen?

Es ist gewiß zweckmäßig, der Operation stets eine diätetische und Trinkkur nachfolgen zu lassen, wenn möglich in einem für Behandlung urologisch Kranker bekannten Kurorte: Wildungen, Brückenau, Salzbrunn, Karlsbad u. a. Die Kost soll nicht zu eiweißreich sein, mehr aus Vegetabilien als aus Fleisch bestehen; starke Alkoholika sind zu meiden. Auch vor Kaffee und Tee wird gewarnt. Nach meiner eigenen Erfahrung ist eine strenge Durchführung dieser Vorschriften auf die Dauer kaum möglich. Ein zuverlässig wirksames Mittel gegen ein Steinrezidiv kennen wir ebensowenig, wie eine sichere Prophylaxe gegen Lithiasis bei einmal vorhandener Konstitution; wohl aber vermögen wir durch Einhaltung einer gewissen Diät und zeitweise immer wiederholte regelmäßige Trinkkuren, überhaupt stete Sorge für eine Durchspülung der Nieren durch reichlichen Wassergenuß Beschwerden von seiten eines Steinrezidives oft lange hintan und in Schranken zu halten. Die diuretische Wirkung von Kaffee und Tee habe ich dabei mehr förderlich als schädlich gefunden. Ein Punkt verdient aber besonders hervorgehoben zu werden: Vermeidung jeder Erkältung, werden doch Steinbeschwerden meist durch begleitende Katarrhe ausgelöst. Ein Steinoperierter hüte sich daher auch besonders davor, in starken Schweiß zu kommen; jedenfalls aber soll er durchschwitzte Wäsche alsbald wechseln.

Bei begleitendem infektiösen Nierenbeckenkatarrh lasse man längere Zeit zwecks Desinfektion des Urins Urotropin (2—3mal täglich eine Tablette) brauchen oder verabfolge, da dieses bei manchen Patienten Magenbeschwerden verursacht, Cylotropin intravenös. — Bei gleichzeitigem Blasenkatarrh soll die Blase regelmäßig gespült werden.

Handelte es sich um Nephrotomie wegen *Hydronephrose*, so schrumpft der Sack nach der Operation oft erstaunlich rasch. Bei offener Hydronephrose, freier Kommunikation durch den Ureter mit der Blase kann es sogar schließlich zu einer definitiven Heilung und zum Schluß der Urinfistel kommen. Wichtig hierfür ist — wie TUFFIER durch klinische Beobachtungen und Tierexperimente bewies — die Lage der Niere, die also bei der Operation zu berücksichtigen, eventuell zu korrigieren und zu fixieren wäre. Bei abnormer Lage, Senkung der Niere, entsteht leicht eine Knickung des Ureters, die den Abfluß des Urins erschwert und, wie sie zur Entstehung der Sackniere geführt hat, so jetzt ein Rezidiv bedingt und das Offenbleiben der Nierenfistel unterhält. KÜSTER hat gezeigt, daß man bei ungünstiger Einmündung des Ureters in den Hydronephrosensack durch Verlagerung desselben, durch Resektion und Implantation an anderer Stelle doch noch die definitive Heilung erreichen kann. Auf die verschiedenen in solchen Fällen empfohlenen und z. B. von FENGER mit Erfolg ausgeführten plastischen Operationsmethoden kann hier nicht eingegangen werden. Wo freilich das Lumen des Ureters verlegt, verengt oder verschlossen ist, wo das Hindernis auch operativ nicht zu beseitigen ist, also die Ursache der Hydronephrose fortbesteht, ist auch an einen Schluß der Urinfistel nicht zu denken und würde die Exstirpation der Niere nachträglich in Frage kommen. Die Menge des zur Fistel abfließenden Urins hängt natürlich ganz ab von der Größe des noch funktionsfähigen Nierenparenchyms dieser Seite.

Nephropexie. Die *Nephropexie wegen Wanderniere* läßt der Nachbehandlung bei ungestörtem Wundverlauf wenig Raum, da die Wunde ja meist ohne Drainage geschlossen werden kann. Etwas mehr Mühe verursachen nur diejenigen Fälle, in denen man z. B. nach dem Vorschlage Riedels, in der Absicht eine möglichst ausgedehnte und feste Narbenvereinigung zu erzielen, eine Heilung per granulationem durch lang liegenbleibende Tamponade zu erzwingen sucht.

Keinesfalls lasse man den Patienten vor Ablauf von 3 Wochen nach der Operation das Bett verlassen; ein zu frühes Aufstehen, ehe die Narbe genügend fest geworden, scheint manches Rezidiv verschuldet zu haben. Auch empfiehlt es sich, die Operierten für die ersten 4—6 Monate eine feste Leibbinde tragen zu lassen; sie gewährt ihnen anfangs stets eine wesentliche Erleichterung.

Die die Niere durchdringenden Nahtfäden bringen nicht den mindesten Schaden. Sind sie aseptisch, so heilen sie reaktionslos ein. Einige in den ersten Tagen dem Urin beigemengte Blutspuren sind ohne Bedeutung.

Die Operation ist etwas in Mißkredit gekommen, da viele Patienten bald nachher über die gleichen, zuweilen sogar erhebliche Beschwerden klagen, als vorher und die Rezidive häufig waren. Aber mit Unrecht! Bei richtiger Indikationsstellung und richtiger Technik sind die Erfolge durchaus zufriedenstellend. Wagner berechnet etwa 60% dauernde vollständige Heilungen, etwa 15% Besserungen, 20% Mißerfolge und Rückfälle. Andere berichten eine noch größere Zahl wirklicher Heilungen bei nur wenig mehr als 1% Mortalität. Die Ursachen der auch nach gelungener Fixation der Niere in richtiger Lage noch fortdauernden Beschwerden sind in der Regel darin zu suchen, daß diese überhaupt nicht durch eine etwas abnorme Beweglichkeit und Lageveränderung der Niere bedingt waren, sondern durch andere Erkrankungen: eine chronische Appendicitis, Adnexitis, Cholecystitis, Nieren- oder Ureterstein u. dgl. mehr. Dann müssen eben diese Leiden beseitigt werden. Oder es handelt sich um schwer hysterische Personen. Solche sollten aber der Operation nicht unterworfen werden.

Echte Rezidive aber, Lockerung der Befestigung und Rückkehr starker abnormer Beweglichkeit verlangen neue Operation mit besserer Technik.

Nach Operationen an den *Ureteren* wegen Stein oder Striktur legt man für einige Tage bis zur Ureterenwunde ein Drainrohr ein. Im allgemeinen heilen diese Wunden gut, wofern die Durchgängigkeit des Harnleiters gewahrt ist, wovon man sich nach jeder derartigen Operation durch eine Sondierung versichern muß. Andernfalls, aber auch wenn die Stumpfenden nach Resektion nekrotisieren, wird die Naht insuffizient, und kommt es zu einer Urinfistel. Der Drain verhütet dann eine Urinfiltration. Bleibende Urinfisteln verlangen neue Operation.

Überall da, wo eine Nieren- oder Ureteroperation nicht extra-, sondern transperitoneal ausgeführt wurde, kommt für den Verlauf und die Nachbehandlung noch alles oben über Laparotomie Gesagte in Betracht.

Einunddreißigste Vorlesung.

Nachbehandlung nach Operationen an der Harnblase.

Gefahren: Insuffizienz der Nieren; Urininfiltration. — Behandlung komplizierender
Cystitis. Technik der Blasenspülung. Verweilkatheter; Übelstände desselben.

Gefahren. Auch nach den Operationen an den Ableitungswegen des Urins, der Harnblase und Urethra hängt das Schicksal der Operierten mit in erster Linie von der Beschaffenheit der Nieren ab. Sind diese gesund, so stellt sich die

Prognose jedes, selbst des schwersten operativen Eingriffes an den Harnwegen sofort um sehr vieles besser. Doch nur zu oft sind sie bereits miterkrankt: die das Grundleiden, den Blasenstein, die Blasengeschwulst, die Prostatahypertrophie, die Harnröhrenstriktur komplizierende septische Cystitis hat längst zu einer durch die Ureteren aufsteigenden Infektion der Harnwege, einer Eiterung im Nierenbecken oder der Bildung multipler kleiner Abscesse in der Nierensubstanz, sekundär wohl auch zu Störungen der Herztätigkeit geführt. War die Funktion der Nieren hierdurch schon vor der Operation schwer geschädigt, so wird sie nun unter dem Einfluß der letzteren, der Narkose, des Blutverlustes, zuweilen auch eines in den ersten Tagen folgenden Fiebers insufficient und unter urämischen oder septischen Erscheinungen oder unter dem Bilde zunehmender Erschöpfung gehen die Kranken wenige Tage später zugrunde.

Derartige unglückliche Ausgänge werden sich nie völlig vermeiden lassen. Die Nachbehandlung ist ihnen gegenüber so gut wie machtlos. Nur durch möglichste Fernhaltung aller Schädlichkeiten, insbesonder der toxischen Wirkung unserer Antiseptika, durch richtige Behandlung der komplizierenden Cystitis, durch Sorge für regelmäßige Entleerung des Urins und freien Abfluß der Wundsekrete und dadurch durch Verhütung neuer infektiöser Prozesse können und müssen wir uns bemühen, der drohenden Insuffizienz der Nieren und des Herzens vorzubeugen.

Nächst dieser droht Gefahr — und zwar auch bei ganz gesunden Nieren — von der so gefürchteten *Urininfiltration.*

Schon die Resorption der im normalen Urin enthaltenen, zur Ausscheidung bestimmten Stoffe schädigt den Organismus. Die eigentliche Bedeutung der Urininfiltration liegt aber darin, daß sie zu rasch fortschreitenden Phlegmonen Anlaß gibt. Zwar ist gesunder Urin aseptisch; aber selbst die peinlichste Sorgfalt vermag nicht den Zutritt von Bakterien zur Wunde auf die Dauer zu verhindern, ganz und gar nicht, wenn schon der Urin selbst infolge Cystitis zersetzt war. In den stark durchfeuchteten und durch den Harnstoff besonders geschädigten Geweben finden nun die Mikroben den günstigsten Boden zu rascher Entwicklung vorbereitet.

Es kommt schnell zu einer progredienten eitrigen Infiltration, zu einem weit reichenden brandigen Absterben der Faszien und des Fettgewebes. Im Zentrum des Herdes sammelt sich wohl der Eiter zu einem mehr circumscripten Absceß, doch in der Peripherie dringt er schnell in dem lockeren Zellgewebe des perivesikulären Raumes, in der Fossa ischio-rectalis oder der Subserosa und von hier aufwärts vor und wird bald dem Messer unerreichbar. Die befallenen Teile schwellen an, werden schmerzhaft, die Haut rötet sich, hohes Fieber, Kopfschmerzen stellen sich ein, der Appetit schwindet vollständig, die Zunge zeigt einen dicken bräunlichen Belag, wird trocken, der Atem bekommt einen urinösen Geruch; Durchfälle können sich hinzugesellen und unter dem Bilde schwerster Sepsis erfolgt schon binnen wenigen Tagen der Tod.

Durch Sorge für freien Abfluß des Urins und der Wundsekrete suche man dem drohenden Gespenst der Urininfiltration zuvorzukommen! Ehe ich indes darauf eingehe, in welcher Weise wir dies im Einzelfall erreichen, muß ich Sie mit der Handhabung des Werkzeuges noch etwas näher vertraut machen, dessen wir fortwährend bei der Nachbehandlung nach Operationen an den Harnwegen bedürfen.

Cystitis. Zunächst, wie bekämpfen wir die so überaus häufig komplizierende *Cystitis*? Schon ein reichlicher Wassergenuß ist vorteilhaft; der Urin wird verdünnt, die Blase zu häufiger Entleerung angeregt, und damit dem Urin zur Zersetzung in der Blase möglichst wenig Zeit gelassen. Ist seine Reaktion neutral oder gar alkalisch, so gebe man anorganische oder organische Säuren, Salzsäure, Phosphorsäure, Salicylsäure, Benzoesäure oder deren Salze. Infolge ihrer antifermentativen Eigenschaften haben sich Urotropin, Salol, Hexal, Cystopurin, Cylotropin, in praxi gut bewährt. Weniger leisten die so vielfach gebräuchlichen Tees (Folia uvae ursi usw.), sowie auch die Balsamika (Kopaivbalsam, Kubeben, Terpentin); ihre längere Anwendung stört den Appetit und reizt die Nieren. Daher Vorsicht! Hingegen beeinflußt der Gebrauch verschiedener natürlicher Brunnen: Selters, Wildungen, Wernartz, Vichy, Bilin, Gießhübel u. a. erfahrungsgemäß den chronischen Katarrh der Harnwege in günstigem Sinne. Dabei erlaube man nur eine völlig reizlose, doch kräftige Diät und sorge für durchaus regelmäßige Stuhlentleerung.

So wenig ich den Wert einer derartigen internen Medikation unterschätzen oder ihre Mithilfe missen möchte, muß ich doch betonen, daß wichtiger als sie bei der Behandlung des chronischen Blasenkatarrhs entschieden eine sorgfältige Lokalbehandlung ist.

Die Desinfektion der Blase allein genügt nicht, resp. gelingt nie vollständig. Wie bei der Wundbehandlung sind wir daher auch bei Behandlung der Cystitis darauf angewiesen, in erster Linie die kranke Schleimhaut gegen den schädlichen Einfluß der Zersetzungs- und Entzündungsprodukte zu schützen, diese also so rasch und so vollständig als möglich fortzuschaffen. Da die Blase beim spontanen Urinieren aber nie völlig von eitrigem Sediment befreit wird, bleibt daher nur übrig, sie so lange auszuwaschen, bis aller Eiter und Schleim mechanisch aus ihr entfernt ist. Gleichzeitig oder nachträglich kann man dann ein Desinfiziens oder Adstringens auf die Schleimhaut einwirken lassen.

So geringfügig und leicht diese kleine Operation an sich ist, so lehrt doch schon die große Anzahl der Methoden, die man für ihre Vornahme angegeben hat, daß sie doch nicht ganz so einfach ist, wie man wohl denkt, daß mindestens der Erfolg sehr von der richtigen Art ihrer Ausführung abhängig ist. In der Tat sind eine Anzahl an sich kleiner und doch nicht ganz unwichtiger Vorsichtsmaßregeln zu beachten. Ich schildere Ihnen im folgenden das Verfahren, wie es sich mir als einfach und praktisch bewährt hat, ohne damit behaupten zu wollen, daß man nicht auch in anderer Weise zum gleichen Ziele kommen könne.

Während des Auswaschens der Blase nimmt der Kranke horizontale Rückenlage im Bette oder auf einem Operationstische mit etwas erhöhtem Becken ein. Die Ausspülung im Stehen vorzunehmen verbietet sich nach Operationen in der Regel von selbst. Die Neigung zu einer während derselben eintretenden Ohnmacht und die mit dieser verknüpfte Gefahr ist ja, ganz abgesehen von anderen Unzuträglichkeiten, nach solchen noch weit größer, als schon ohne dieselben. Doch ist zuzugeben, daß die Entfernung der letzten Reste von Urinsedimenten beim Stehen rascher und leichter gelingt, als bei Rückenlage. In einem zwischen die leicht flektierten und gespreizten Schenkel gestellten Eiterbecken oder noch besser einem reinen Uringlase fängt man den Urin oder die Spülflüssigkeit auf. Als Instrument bediene ich mich gewöhnlich eines weichen dicken Katheters aus vulkanisiertem Kautschuk (Jaques Patent) oder eines englischen Seidenkatheters, bei Patienten mit Prostatahypertrophie eines solchen mit MERCIERscher Biegung. Metallinstrumente sind wegen der notwendigen öfteren Wiederholung des Katheterismus im allgemeinen weniger geeignet, leiden auch durch bestimmte Medikamente, z. B. Argent. nitric. Immerhin gibt es genug

Fälle, in denen sie den weichen Kathetern vorzuziehen sind, falls letztere sich nicht
oder nur schwer in die Blase einführen lassen. Auch fand ich, daß bei Frauen die
Einführung eines metallenen oder Glasinstrumentes meist leichter und schmerzloser
gelingt, als die eines weichen. Selbstverständlich muß das Instrument aseptisch sein. Metallene und weiche Kautschukkatheter
kann man leicht durch Auskochen in Sodawasser oder im strö-
menden Dampf (Abb. 47) sterilisieren. Die elastischen französischen
oder englischen Seidenkatheter vertragen ein Auskochen in
Wasser oder Sodalösung nicht, wohl aber ein nicht allzulanges
und nicht zu oft wiederholtes Durchströmen mit Dampf. Man
desinfiziert sie meist mit Formalindämpfen, die aber stundenlang einwirken müssen, oder durch längerdauerndes Liegenlassen
in $1^0/_{00}$ Sublimat, nicht aber in Carbolwasser. (Nach Angabe von
L. MONTAZ (Grenoble) sollen sich die elastischen französischen
Katheter, ohne zu leiden, in $2\frac{1}{2}\%$igen Carbolglycerin dauernd
konservieren lassen.) Nach jedesmaligem Gebrauch spüle man sie
gründlich mit Sublimat durch, trockne sie sorgfältig ab und be-
wahre sie trocken in sterilen Glasgefäßen (Abb. 48) oder in Salicyl-
pulver auf. Stets überzeuge man sich vor dem Gebrauch des
Instrumentes von seiner Haltbarkeit und der Glätte seiner Oberfläche. Ein solches, das irgendwelche Risse oder Unebenheiten
zeigt, ist zu beseitigen und durch ein neues zu ersetzen. War das
Instrument mit Sublimat, Carbol oder Formalin desinfiziert, so
muß es, um eine schmerzhafte Reizung der Harnröhrenschleimhaut
zu vermeidem, vor seiner Benützung mit sterilem Wasser oder
Borwasser ab- und durchgespült oder mit einem trockenen sterilen
Läppchen abgewischt und mit reinem Öl oder Vaseline eingefettet

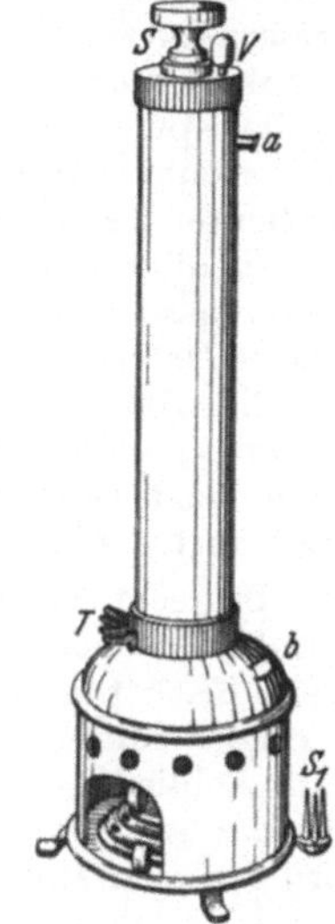

Abb. 47. Katheter-
sterilisator nach
KUTTNER.

werden. — Ohne mich hier näher auf die spezielle Beschreibung des Katheterismus
als solchen einlassen zu wollen, will ich doch nicht unterlassen hervorzuheben, daß
die Einführung jedes harten, wie weichen Instrumentes in die
Harnwege stets mit äußerster Vorsicht, mit leichter, fein fühlender
Hand zu geschehen hat, jedes brüske, gewaltsame Vorschieben
von Übel ist. Selbst das weichste Instrument kann, ungeschickt
oder roh gehandhabt, schlimme Verletzungen machen. Gerade am
Blasenhals findet man bei Cystitiden oft einen gewissen Widerstand
infolge krampfhafter Kontraktion des Sphincter; sie wird schmerz-
und gefahrloser durch leichtes, sanftes Andrängen des Instrumentes,
als durch kräftiges Vorschieben überwunden.

Ein an den Pavillon des Katheters gesetztes kurzes Gummirohr ermöglicht leicht das Einsetzen und Wiederentfernen des
Ansatzstückes des Irrigators, ohne hierbei das Instrument selbst
in nennenswerter Weise zu verschieben und durch solche ruckweise Bewegung dem Patienten Schmerz zu verursachen.

Wir wollen durch die Blasenausspülung allen Schleim und
Eiter mechanisch hinwegschwemmen und alle Teile der Schleimhaut
mit dem Medikament in Berührung bringen. Hierfür ist der früher
so beliebte Katheter à double courant völlig untauglich; denn bei
seiner Anwendung wird die Blase überhaupt nicht ausgedehnt; die
zur einen Öffnung eingespülte Flüssigkeit fließt sofort wieder zur
anderen Öffnung ab; nicht nur zwischen den Falten der kontrahierten Blase, sondern selbst am Boden derselben, namentlich
hinter einer hypertrophischen Prostata oder in einer Vesikocele
bleibt eitriges Sediment zurück. Um auch dieses zu entfernen,
muß die Blase durch die einströmende Flüssigkeit entfaltet und

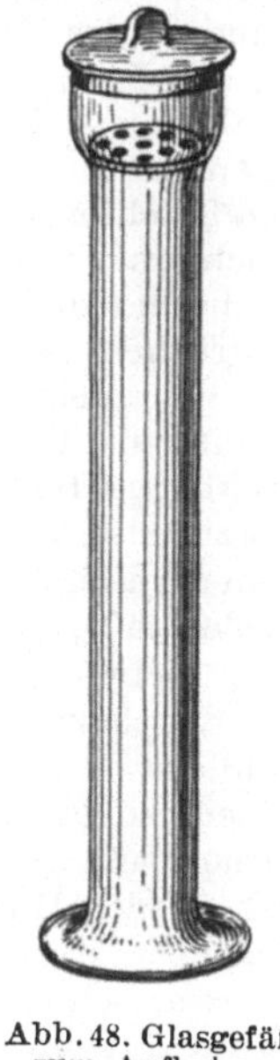

Abb. 48. Glasgefäß
zum Aufheben
steriler Katheter.

das Sediment aufgewirbelt werden. Manche empfehlen daher die Auswaschung mit einer
Spritze vorzunehmen, um durch das ruckweise Vorstoßen des Stempels die erstrebte
Wirbelbewegung zu erreichen und doch den Druck genau abmessen zu können. Ich ziehe

der Handlichkeit und der leichteren Reinigung wegen den gewöhnlichen Irrigator der Spritze vor. Bei richtiger Handhabung, durch Höherheben oder Senken desselben kann man nach Belieben jede Drucksteigerung und damit den gewünschten Zweck ebenso sicher erreichen. Im allgemeinen sind aber *rasche starke Druckschwankungen zu vermeiden;* sie sind nicht nur schmerzhaft, sondern können bei kranker, morscher Blase durch Ruptur eines Divertikels selbst gefährlich werden. Lieber spüle man die Blase etwas länger durch, als diese Gefahr heraufzubeschwören. Man richte sich in der Druckhöhe wesentlich nach der Sensibilität der Blase. Manche Patienten vertragen eine rasche Ausdehnung der Blase überhaupt nicht; durchschnittlich genügt eine Druckhöhe von etwa $\frac{1}{2}$ m vollkommen; kaum je dürfte man Veranlassung haben über 1 m hinauszugehen. In jedem Falle muß auch eine zu starke Dehnung der Blase vermieden werden. Man lasse daher immer nur 200—300 ccm in die Blase einlaufen, richte sich auch hier ganz nach der Kapazität ihres Lumens; man hat Blasenruptur durch zu starke Dehnung mehrfach beobachtet. Man wiederholt das Ein- und Ausströmen so lange, bis die Spülflüssigkeit völlig klar zurückkehrt.

In recht bequemer Weise kann man den Zu- und Abfluß auch in der Weise regeln, daß man ein T-Rohr aus Glas einschaltet, dessen eine Mündung dauernd mit dem Katheter, die zweite mit dem Irrigatorschlauch, die dritte mit einem in das Uringlas führenden Ableitungsschlauch verbunden ist. Durch abwechselndes Öffnen und Schließen der beiden letzteren füllt und entleert man die Blase, ohne je den Ansatz aus dem Katheter ziehen zu müssen, ist dadurch auch gegen jedes Eindringen von Luft gesichert.

Auch der HEGARsche Trichter ist recht gut verwendbar. Das Ausflußrohr eines etwa 300 ccm haltenden Glastrichters wird durch ein etwa 1 m langes Gummirohr mit dem Katheter verbunden; durch Heben und Senken des Trichters füllt und entleert man die Blase. Das Senken bewirkt eine stärkere Aspiration und entfernt so auch der Wand fest anhaftende Schleimhautklümpchen recht gut. Freilich ist einige Vorsicht nötig; denn mit Ausfluß der letzten Tropfen wird auch sogleich die Blasenwand in das Fenster des Katheters angesogen; man fühlt das Anschlagen derselben an das Instrument sehr deutlich; es ist schmerzhaft, kann auch zu Läsionen der Schleimhaut führen. Deshalb erhebe man vor dem Ende der Entleerung — was man ja an der Menge der wieder in den Trichter zurückgelaufenen Flüssigkeit erkennt — den Trichter wieder bis zum Niveau des Blasenhalses. Man hat der Anwendung des Trichters vorgeworfen, daß die mit zersetztem Urin gemengte Flüssigkeit bei abwechselndem Heben und Senken desselben wieder in die Blase zurückgelangt. Durch Zudrücken des Schlauches dicht vor dem Katheter nach der Entleerung, Ausgießen der gebrauchten Flüssigkeit und Zugießen frischer ist dieser Übelstand leicht zu beseitigen; die geringe Menge, die etwa noch im Katheter vorhanden war, hat keine praktische Bedeutung. Man bedarf dazu durchaus keiner weiteren Assistenz. Den Vorzug hat der Glastrichter, daß er gut aspiriert, die Blase besser entleert, als wenn man die Flüssigkeit nur durch eigene Kontraktion der Blase aus dem Katheter zurückfließen läßt, und daß man sofort sieht, ob noch unreine Massen ausgespült werden oder nicht.

Wie lange man spülen, wieviel Flüssigkeit man durch die Blase laufen lassen muß, ist in jedem Falle verschieden. Stets spüle man, falls nicht Blutungen eintreten, so lange, bis die Flüssigkeit klar, ungetrübt, ohne fremde Beimischungen zurückfließt (und um dies zu erkennen, halte ich alle von vornherein trüben oder sich in der Blase schnell trübenden Flüssigkeiten für die Auswaschung nicht für geeignet). Mit diesem Moment ist indes die Prozedur noch nicht beendet. Die Blase ist zwar jetzt mechanisch gesäubert, aber noch nicht desinfiziert. Die kurze Zeit, während deren die Spülflüssigkeit mit der Blasenschleimhaut in Kontakt war, reicht nach allen bakteriologischen Erfahrungen nicht entfernt aus, die ihr anhaftenden oder gar in sie eingedrungenen Bakterien zu ertöten, insbesondere nicht die zwischen den Falten sitzenden. Der mechanischen Auswaschung, die man einfach mit gekochtem Wasser oder Borwasser vornimmt, lasse ich daher jetzt eine nochmalige Füllung der Blase mit einem Antisepticum oder Adstringens folgen und dies während mehrerer

Minuten, wenn möglich 5—10 Minuten, mit ihr in Kontakt; wie lange ? richtet sich wesentlich nach der Empfindlichkeit der Schleimhaut.

Die zur Spülung benutzte Flüssigkeit soll Körperwärme besitzen. Gewöhnlich bevorzuge ich wegen ihrer völligen Reizlosigkeit eine 3 %ige Borsäurelösung. Ihre desinfizierende Wirkung ist freilich nicht sehr bedeutend, doch für die meisten Fälle ausreichend, wofern nur in der geschilderten Weise die mechanische Reinigung der Blase der Desinfektion voraufgegangen ist. Auch bietet sie vor vielen anderen den Vorzug, daß man zum Schluß der ganzen Prozedur einen Rest des Spülwassers in der Blase belassen, also das Medikament länger einwirken lassen kann, als dies sonst möglich ist. Von anderen Mitteln sind in Gebrauch: $\frac{1}{2}-1$ %ige Carbollösung, $^1/_{3000}$ Kali hypermanganicum (die Lösung muß schwach violett sein; ein ganz genaues Abmessen mit Maßglas oder Gewicht ist nicht erforderlich; man richte sich nach dem angegebenen Farbenton!), 1 % Resorcin, $\frac{1}{2}-1$ % Lysol, $1^0/_{00}$ Salicylsäure, Hydrargyrum oxycyanatum (1:3000).

Von allen diesen Antisepticis gilt, abgesehen vom Borwasser, daß sie schon kurze Zeit, $\frac{1}{2}$ bis einige Minuten nach Beginn der Auswaschung, ein je nach der Sensibilität des Individuums verschieden starkes, mehr oder minder schmerzhaftes Drängen verursachen, natürlich ein um so stärkeres, je konzentrierter sie angewendet werden, also nicht für längere Zeit in der Blase bleiben können. Insbesondere tritt dieses Drängen bis zum qualvollsten Tenesmus sich steigernd auf, sowie — vielleicht infolge Aktion der Bauchpresse — ein wenig der Spülflüssigkeit neben dem Katheter in den Anfangsteil der Urethra hineingelangt. Es werden die genannten Antiseptika auch von manchen Chirurgen in stärkerer Konzentration, als angegeben, benützt. Ich kann hierzu nicht raten. Man erreicht damit nicht mehr und macht dem Patienten unnötige Schmerzen. — Recht gut vertragen und vielfach wegen ihrer antikatarrhalischen und schleimlösenden, wenn auch nur schwach desinfizierenden Eigenschaften mit großem Vorteil verwendet werden 3—5 %ige Kochsalz- und etwa 3 %ige Kali chloricum-Lösungen. Sehr gute Dienste leistet auch das antibakteriell, wie adstringierend wirkende Argent. nitr. Es ist dasjenige Mittel, auf welches man namentlich bei schweren Fällen mit starker Eiterung oder gar Jauchung fast das meiste Vertrauen setzt. Zur Ausspülung benutzt man es in Lösung von 1:1000; noch besser wirkt es nach Ansicht einiger Autoren, z. B. Guyons, als Instillation in 2—3 %iger Konzentration. Man läßt nach gründlicher mechanischer Reinigung der Blase etwa 5—10 ccm dieser stark konzentrierten Lösung durch den weichen Spülkatheter ein- und nach einigen Minuten zurücklaufen. Es wird augenscheinlich von verschiedenen Patienten verschieden gut vertragen. Während die einen nur wenig über Schmerz klagen, krümmen sich die andern vor qualvollem Brennen und Krämpfen der Blase. In jedem Falle tut man gut, durch Nachspülen von sterilem Wasser oder Borwasser zu verhüten, daß einige Tropfen dieser starken Höllensteinlösung die Urethra passieren. — Während die Ausspülungen häufig lange Zeit hindurch und oft genug täglich mehrfach in Anwendung gezogen werden müssen, wiederholt man die Instillationen 2 %iger Argentumlösungen nur wenige Male in Zwischenräumen von 1—2 Tagen. — Zur Linderung der Schmerzen bei und nach den Ausspülungen der Blase ist in manchen, wenn auch seltenen Fällen das Beimischen von etwas Opium oder vorherige Injektion von 1—2 %iger Novocain- oder 2 %iger Antipyrinlösung oder nachträgliche Morphiumeinspritzung unerläßlich. Für besser halte ich es freilich immer, wenn man mit einer schwächeren Lösung auszukommen sucht. — Warme Sitzbäder oder feuchtwarme Priesznitzsche Umschläge um die Blasengegend helfen im Einzelfall den schmerzhaften Tenesmus lindern.

Behufs dauernder Ableitung des zersetzten Urins ist bei schweren Cystitiden die Drainage der Blase neben den Auswaschungen fast unentbehrlich. Man nimmt sie entweder von der speziell zu diesem Zweck oder aus anderen Gründen angelegten Wunde aus vor oder einfacher, wenn auch oft nicht ebenso wirksam, mittels eines durch die Urethra eingeführten Verweilkatheters. Da wir uns der letzteren nach Operationen an Blase und Harnröhre auch aus anderen Indikationen häufig bedienen müssen, erscheint es zweckmäßig, gleich hier das

Wichtigste über seinen Gebrauch und einige dabei anzuwendende Vorsichtsmaßnahmen zu erwähnen.

Zum Verweilkatheter eignen sich, wie zur Blasenauswaschung, wenn sie sich
ohne zu große Schwierigkeiten einführen lassen, am besten die ganz weichen Jaques
Patent-Katheter; nächstdem, namentlich bei Prostatahypertrophie, auch die englischen
Seidenkatheter mit MERCIERscher Biegung. Metallene Instrumente sind im allgemeinen zu schwer und machen leichter Decubitus am Blasenhalse und an der Stelle
der Blasenwand, gegen die eventuell die Spitze anstößt, oder auch in der Harnröhre.
Ist freilich die Einführung weicher Instrumente mit erheblichen Schwierigkeiten verknüpft, oder ist es nach langer Mühe z. B. bei Harnröhrenstrikturen endlich geglückt,
einen silbernen Katheter in die Blase zu schieben, so ist es meist rätlich, denselben

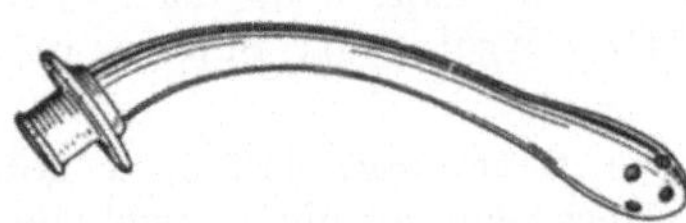

Abb. 49. Weiblicher Verweilkatheter.

gleich liegen zu lassen und als sonde à demeure zu
benützen. Jedes Instrument, selbst das weichste,
übt als Fremdkörper einen schädlichen Reiz
aus. Deshalb darf der Verweilkatheter gerade
nur soweit vorgeschoben werden, daß der Urin
frei durch sein Fenster abfließen kann. In dieser
Stellung muß er unverschieblich fixiert, sowohl
an einem weiteren Hineinschlüpfen in die Blase, als einem Herausgleiten aus derselben
verhindert werden. Bei metallenen Instrumenten dienen hierzu die am Pavillon angebrachten Ringe; man zieht durch sie ein Bändchen oder einen starken Seidenfaden
und bindet damit den Katheter an den Schamhaaren oder dem Penis, am besten der
Corona glandis fest. Man hüte sich vor einer zu festen Umschnürung, die namentlich

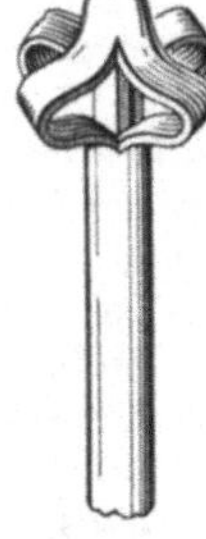

Abb. 50.
Verweil-
katheter
nach
CASPER.

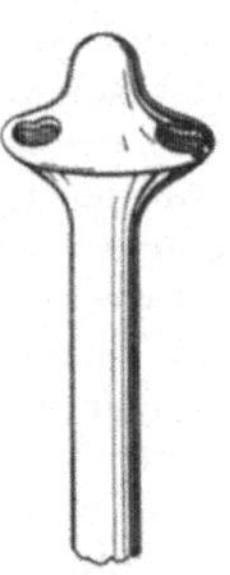

Abb. 51.
Verweil-
katheter
nach
PEZZER.

wenn Erektionen eintreten, zu ernsteren Zirkulationsstörungen in der Eichel Anlaß geben würden.

Bei Benützung weicher Katheter verfährt man anders,
am zweckmäßigsten nach dem Vorschlage DITTELS auf
folgende Weise: In die Mitte eines etwas über 1 cm breiten
Heftpflasterstreifens von der doppelten Länge des Penis
schneidet man einen Schlitz, durch den der Katheter durch-
gesteckt wird, und klebe die beiden Hälften zu beiden Seiten
des Penis an. Nun sticht man unmittelbar vor dem Orificium
externum urethrae durch den richtig liegenden Katheter eine
Insektennadel quer durch, kneift ihre beiden Enden ab und
befestigt die Nadel durch einen zweiten gleichfalls in der
Mitte geschlitzten Heftpflasterstreifen, den man an Ober-
und Unterseite des Gliedes anklebt. Einige Zirkeltouren
sichern das Halten der Längsstreifen. Der Katheter ist so
am Heraus- wie Hineinschlüpfen selbst beim Eintritt von
Erektionen und bei Bewegungen des Kranken sicher ver-
hindert. Der unter die Nadel gelegte Heftpflasterstreifen hat den Zweck, eine Läsion
der Harnröhrenmündung durch ihre Spitze und Decubitus der Eichelhaut zu verhüten.

Beim weiblichen Geschlecht muß man sich in ähnlicher Weise durch Ankleben
mit Heftpflaster oder Anbinden an die Schamhaare zu helfen suchen, oder man
bedient sich wohl auch besonderer, meist aus Hartgummi hergestellter Katheter,
deren Form schon ein Herausgleiten aus der Blase ziemlich sicher verhindert (Abb. 49)
oder des CASPERschen (Abb. 50) oder des PEZZERschen Gummikatheters (Abb. 51).

Je nach der Indikation, je nachdem ein wirklich dauernder Abfluß des Urins
erforderlich bzw. erwünscht ist, wie bei der Behandlung der Cystitis, zur Vermeidung der Dehnung der Blase nach Blasennaht, zur Heilung von Fisteln nach
Sectio alta, oder, z. B. nach Urethrotomie, nur ein Hineingelangen von Urin
in das periurethrale Gewebe bei spontanem Urinieren vermieden werden soll,
muß der Katheter offen gelassen oder geschlossen werden. Im ersteren Falle
leitet man den Katheter oder ein an ihn angesetztes Gummirohr in ein teilweise
mit $5^0/_0$ Carbol oder $1^0/_{00}$ Sublimat gefülltes Gefäß und läßt ihn unter der Ober-

fläche der Flüssigkeit münden. So verhütet man sicher jede rückläufige Infektion
der Blase. Im anderen Falle schließt man seine äußere Mündung durch einen
kleinen Holz- oder Korkstöpsel oder einen Quetschhahn und öffnet den Verschluß
nach Bedarf etwa alle 3—4 Stunden.

Da, wo es angängig ist, verdient letzterer Modus den Vorzug. Bei dauerndem
Abfluß des Urins legt sich die Blasenwand an den in den Blasenhals hinein-
sehenden Teil des Katheters und wird dadurch gereizt; es entstehen Schmerz,
Epithelverlust, manchmal sogar Ulceration und Blutung. Bei nur zeitweisem
Öffnen des Katheters ist die Reizung weit geringer; der sich ansammelnde Urin
drängt die Blasenschleimhaut von dem Instrumente ab.

Ein weiterer Übelstand des Verweilkatheters liegt darin, daß sich bei langem
Liegen um und in ihm, wie um jeden Fremdkörper, Harnsedimente niederschlagen
und ihn inkrustieren. Ein öfterer Wechsel, gründliche Reinigung und Desinfektion,
eventuell bei weichem Instrumente öftere Erneuerung desselben ist daher durchaus
geboten. Länger, wie durchschnittlich 4—6 Tage lasse man den Katheter nicht
unverändert liegen; noch besser ist es, man wechselt ihn, falls seine Einführung
nicht mit besonderen Schwierigkeiten verknüpft ist, täglich einmal. Auch verlegt
sich sein Lumen nicht selten durch Schleimeiterflocken, Harngries, namentlich
aber leicht bei Blasenblutung durch Gerinnsel. Man kontrolliere daher sorgfältig
seine Funktion. Ist der Katheter verstopft, so muß er herausgenommen, gereinigt
und von neuem eingeführt werden. Ein einfaches Freimachen seines Lumens
durch eine Blasenausspülung ist nicht angängig; man würde ja sonst den Eiter,
das Sediment, das Gerinnsel wieder in die Blase zurückstoßen.

Diese Übelstände sind mehr oder weniger nur Unbequemlichkeiten. Ein wirklicher Nachteil des Verweilkatheters ist indes sein Reiz auf die Urethralschleimhaut,
der trotz strengster Sauberkeit und Antisepsis nicht völlig zu vermeiden ist. Bei
manchen Patienten wird schon der einfache Katheterismus von einem Schüttel-
froste mit folgender Temperatursteigerung gefolgt. Dieses sogenannte *Urethral-
fieber*, wohl die Folge einer Infektion eines kleinen Schleimhautrisses, pflegt
binnen 24 Stunden oder doch wenigen Tagen wieder zu schwinden und hat meist
wenig zu bedeuten. Bei längerem Liegenbleiben des Katheters kommt es aber
ausnahmslos zu einer meist leichteren, hier und da aber schweren Urethritis mit
schleimiger, schleimig-eitriger, ja selbst rein eitriger Sekretion. In glücklicherweise seltenen Fällen kann sich auch eine Peri-Urethritis hinzugesellen, sogar
ein periurethraler Absceß kann entstehen. Völlig verhüten lassen sich diese Entzündungen nicht. Man muß nur bemüht sein, sie durch regelmäßigen Wechsel
und Reinigung des Katheters, Ausspülungen der Urethra mit Borsäure,
$1/_4$—$1/_2\,^0/_0$ Zincum sulf., $1\,^0/_{00}$ Arg. nitr., $1/_2\,^0/_0$ Carbol nach Möglichkeit in Schranken
zu halten. Kommt es zu ernsteren Störungen, gar zum periurethralen Absceß,
so muß der Verweilkatheter für einige Tage entfernt und durch wiederholten
Katheterismus oder auf irgend einem anderen Wege ersetzt werden.

So wertvolle Dienste der Verweilkatheter unter Umständen leistet, so wenig
man ihn ganz entbehren kann oder auch nur möchte, so sind doch die seine Anwendung begleitenden Übelstände derart, daß man gut tut, seinen Gebrauch auf
die Fälle mit strenger Indikation einzuschränken.

Zweiunddreißigste Vorlesung.

Nachbehandlung nach Operationen an der Harnblase und der Harnröhre (Fortsetzung).

Punktio vesicae. — Wundbehandlung nach Sectio alta: a) mit Blasennaht; b) mit Offenlassen der Blasenwunde. — Operation von Blasengeschwülsten. — Suprapubische Prostatektomie; ihre Gefahren. — Subpubische Prostatektomie. — Lithotripsie. — Perinealer Steinschnitt und Urethrotomia externa. — Katheterismus posterior. — Strikturbehandlung.

Wenden wir uns nach diesen allgemeinen Vorbemerkungen zu den einzelnen Operationen!

Punctio vesicae. Recht einfach gestaltet sich meistens die Nachbehandlung der *Anlegung einer Urinfistel* oberhalb der Symphyse durch Blasenpunktion mittelst der DECHAMPschen Trokarkanüle (Abb. 52). Nach Entfernung des Stilets wird sogleich in die liegenbleibende äußere Kanüle die innere mit wohlgerundetem, gefenstertem Ende eingelegt, der ganze Apparat durch ein durch die Fenster des Schildes gezogenes Band, das rings um das Becken gebunden wird, befestigt. Den Urin leitet man durch einen über das Mundstück der inneren Kanüle gezogenen Gummischlauch dauernd in ein zum Teil mit einem Desinfiziens gefülltes

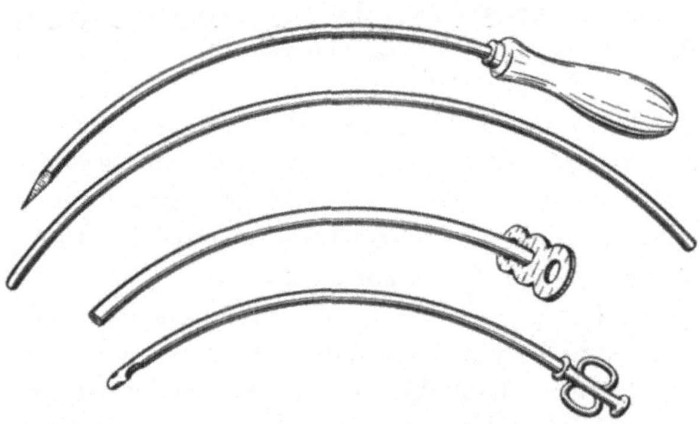

Abb. 52. DECHAMPscher Trokarapparat zur Punctio vesicae.

Uringlas oder entleert ihn in Zwischenräumen von 2—3 Stunden durch Öffnen eines sonst den Gummischlauch verschließenden Quetschhahnes. Durch die Kanüle wird die Blase täglich mit Borsäure ausgewaschen; absolute Sauberkeit, häufiger Wechsel der durchfeuchteten Verbandstoffe, Einfetten der Umgebung mit Borvaseline schützt vor Ekzemen. — Zum Kanülenwechsel behufs Reinigung bedient man sich der sogenannten Docke, die man nach Entfernung der inneren Kanüle durch die äußere in die Blase einschiebt. Sie hält den Weg in letztere offen und erlaubt somit eine leichte und gefahrlose Herausnahme und Wiedereinführung der äußeren Kanüle. Nach etwa 6 Tagen hat sich um dieselbe bereits ein ziemlich starrer, mit Granulationen ausgekleideter Kanal gebildet, durch den nunmehr auch ohne besondere Leitsonde die Einführung der Kanüle gut gelingt. Man ersetzt letztere nun durch einen NÉLATONschen weichen Katheter oder einen Gummidrain, den man in ganz analoger Weise wie einen Verweilkatheter befestigt.

Zu seinen beiden Seiten klebt man längs je einen Heftpflasterstreifen von 2 cm Breite auf die Bauchdecken, sticht durch den Katheter dicht vor der äußeren Fistelmündung quer eine Nadel, kneift ihre Spitzen ab und fixiert sie durch zwei auf die ersten geklebten Streifen, die man allenfalls noch durch zwei quere Heftpflasterstreifen sichert.

Ein Stopfen oder Quetschhahn schließt den Drain. Bei eintretendem Harndrang wird er nach Belieben geöffnet. Natürlich muß auch dieses Drainrohr zur

Verhütung von Inkrustationen öfter erneuert, resp. gründlich gereinigt und die Blase nach Bedarf ausgespült werden. Mit diesem kleinen Apparate kann der Patient umhergehen und seinen Beruf versehen.

NUSSBAUM hat übrigens gezeigt, daß, wenn der Einstich genau in der Medianlinie zwischen den Musc. pyriformes gemacht war, man später auch den Katheter vorübergehend ganz entfernen kann, ohne daß Urin zur Fistel abfließt. Nur behufs Entleerung der Blase wird der Katheter jedesmal eingeführt. — Noch sicherer ist dieser natürliche Verschluß, wenn man die permanente Urinfistel nach der Methode der WITZELschen Gastrostomie anlegt; die bei dieser gebildete Klappe verhütet den Urinaustritt.

Schwieriger ist die Nachbehandlung nach der *Sectio alta*. Sie gestaltet sich sehr verschieden, je nachdem die Blasen- und Weichteilwunde — vielleicht mit Einlegung eines Drainrohres in letztere — durch Naht geschlossen oder offen gelassen wurde. Es ist hier nicht der Ort, über den Wert dieser beiden Methoden zu diskutieren. Sicher ist die erstere die idealere: Hält die Naht, bleiben Komplikationen aus, so ist der Patient binnen 10, höchstens 14 Tagen nach der Operation geheilt. Aber es hängt eben alles davon ab, ob die Blasennaht hält; im Falle ihres Mißlingens droht die Gefahr der Urininfiltration. Bei komplizierendem schwerem Blasenkatarrh verdient, gleichviel welche Erkrankung den hohen Blasenschnitt erforderte, ob Stein, ob Fremdkörper, ob Geschwulst, die Drainage der Blase durch die Wunde, entschieden den Vorzug, namentlich auch in Rücksicht auf den günstigen Einfluß, den dieselbe auf den Katarrh als solchen, wie oben betont, äußert. Aber selbst beim Fehlen einer Cystitis bildet sich, wie die Erfahrung lehrt, trotz noch so exakter Naht hier und da eine Urinfistel.

Auf den möglichen Eintritt einer solchen Störung muß die Nachbehandlung von Anfang an Rücksicht nehmen. Man tamponiert deshalb die Wunde vor der Blasennaht mit antiseptischer Gaze, die man durch eine Lücke der nur zum Teil zu nähenden Bauchdeckenwunde herausleitet, oder legt mindestens in das Cavum Retzii ein nicht zu dünnes Drainrohr ein. Eine Insuffizienz der Blasennaht erfolgt in der Regel am 3. bis 4. Tage und kennzeichnet sich durch den urinösen Geruch der Verbandstoffe. Der mit Urin durchtränkte Gazetampon wird dann entfernt, ein Drain zur Nahtstelle bzw. Urinfistel eingelegt, die Wunde um dieses tamponiert, die Verbandstoffe täglich, bei starker Urindurchtränkung auch mehrmals am Tage erneuert. Eine nur feine Fistel schließt sich oft binnen wenigen Tagen spontan. Eintretendes Fieber zwingt zum Öffnen der ganzen Wunde und ausgedehnten lockeren Tamponade.

Zum besseren Schutz der Blasennaht gegen Zerrung infolge Ausdehnung der Blase empfehlen viele Chirurgen das Einlegen eines Verweilkatheters für die ersten 6—8 Tage. Bei vorhandenem Blasenkatarrh ist derselbe gewiß vorteilhaft, bei gesunder Blasenschleimhaut ziehe ich in Rücksicht auf die oben geschilderten Übelstände der sonde à demeure den 3—4mal täglich zu wiederholenden Katheterismus mit folgender vorsichtiger Blasenausspülung bei ganz geringer Druckhöhe vor, falls Patient nicht gar spontan Urin zu lassen vermag.

Die Technik der Nachbehandlung der Sectio alta bei offenbleibender Blase ist besonders durch die Bemühungen TRENDELENBURGs zu einem ziemlich hohen Grade der Vollkommenheit ausgebildet:

Nach Schluß der Operation und gründlicher desinfizierender Ausspülung der Blase, die zuletzt in Bauchlage vorgenommen wird, um jeden Rest der Spülflüssigkeit ablaufen zu lassen, wird in die Blase ein T-förmiges Drainrohr geführt, dessen kürzerer, in sie zu liegen kommender querer Schenkel ein Herausfallen ziemlich sicher verhütet; der Drain wird oberhalb der Symphyse herausgeführt. In seiner Umgebung bleibt die Wunde offen, sie wird locker mit Jodoformgaze tamponiert; der übrige Teil der Hautwunde wird durch Naht geschlossen. Bei großer Bauchdeckenwunde wird größerer Sicherheit wegen auch noch ein Drainrohr, bei Querschnitt in beide Wundwinkel, bei Medianschnitt in den oberen Wundwinkel eingelegt. Wunde und Drainöffnungen werden mit dicken Bäuschen steriler Gaze, eventuell noch mit einem Holzwolle- oder Mooskissen bedeckt. Ein ringförmig um das Becken gelegtes, mit Sicherheits- nadeln gestecktes Tuch oder einige Bindentouren dienen zur Fixation. Der Operierte wird nun in Seitenlage mit leicht angezogenen Schenkeln oder in Seitenbauchlage gebracht — völlige Bauchlage ist nicht erforderlich — und bleibt zum Schutz gegen Decubitus auf einem Wasserkissen, den Rücken mit Spreukissen unterstützt, bis zum Schluß der Blasenfistel liegen. Mit rechter und linker Seitenlage wird anfangs stündlich, später alle 2—3 Stunden gewechselt. Die Verbandstücke werden häufig, so oft sie durchfeuchtet sind, erneuert; hingegen kann die Jodoformgaze länger, 1—2—3 Tage liegen bleiben.

Natürlich stellt diese Art der Nachbehandlung an das Wartepersonal wegen der häufigen Umlagerung des Kranken große Anforderungen. Auch muß das selbe gut antiseptisch geschult sein, da man ihm ja den öfteren Wechsel der Verbandstücke — immer natürlich abgesehen von Drains und Jodoformgaze — in der Regel wird anvertrauen müssen. Doch läßt sich auf diese Weise eine Urin- infiltration, eine phlegmonöse Eiterung, da eben völlig freier Abfluß besteht, nahezu mit voller Sicherheit verhüten. Die Resultate dieser Methode sind äußerst zufriedenstellend.

Durch den Blasendrain wird die Blase regelmäßig täglich 1—2mal mit an tiseptischen Lösungen ausgewaschen. Nach etwa 8—14 Tagen kann der Drain entfernt werden. Es richtet sich dieser Zeitpunkt wesentlich nach der Beschaffen heit des Urins und der die Wunde ausfüllenden Granulationen. In günstigen Fällen sind dieselben jetzt schon hochrot, kräftig, umschließen das Drainrohr ringsum und verhindern sicher einen Eintritt von Urin in das Gewebe. Zuweilen ist bereits, noch während das Drainrohr lag, etwas Urin durch die Harnröhre abgeflossen. Nach Entferunng des Drain kontrahiert sich der Wundkanal ziemlich rasch; die Blase hält wieder längere Zeit Urin zurück; nur beim Pressen fließt ein kleiner Teil zur Fistel heraus; der auf normalem Wege abfließende Teil wird immer größer. In durchschnittlich vier Wochen ist die Wunde vollständig vernarbt.

Doch nicht immer läuft alles so glatt ab. Namentlich bei alten dekrepiden Individuen mit schwerer Cystitis, vielleicht auch Pyelitis, alkalischem Urin dauert es manchmal ziemlich lange, bis die Wunde sich mit kräftigen Granulationen bedeckt. Ohne daß es zur eigentlichen Urininfiltration oder zu phlegmonösen Prozessen kommt, werden doch die oberflächlichen Gewebsschichten der Wund höhle durch den beständig überfließenden zersetzten Urin derart in ihrer Er nährung geschädigt, daß sie teilweise absterben. Sie bekommen ein schmieriges graues oder graubraunes Ansehen, zeigen etwas eitrigen Belag; subcutanes Fett gewebe, wie Faszien, selbst oberflächliche Faserzüge der Muskulatur stoßen sich nekrotisch ab, die Fetzen bedecken sich mit Inkrustationen von Tripelphosphaten, und erst ganz allmählich reinigt sich und vernarbt die Wunde. Gerade in solchen Fällen ist die peinlichste Sorge erforderlich, ein Tiefergreifen der Eiterung zu verhindern. Bekämpfung der Cystitis durch häufige antiseptische Ausspülungen, innerlichen Gebrauch von Salz- oder Salicylsäure, um den Urin sauer zu

machen, Urotropin, fleißiges Wechseln der Verbandstoffe inkl. der Jodoformgaze, Bepinseln der Wunde mit 2—3%iger Höllensteinlösung oder zeitweises
Betupfen mit Jodtinktur, protrahierte oder selbst permanente Bäder, das sind
die Mittel, die neben Hebung des allgemeinen Kräftezustandes in Anwendung
zu kommen haben, um bessere Wundverhältnisse zu schaffen.

In diesen, aber auch in anderen Fällen, selbst solchen ohne stärkere Cystitis,
läßt die Wiederkehr der normalen Harnentleerung lange auf sich warten. Aller
Urin oder wenigstens der größte Teil fließt zur Fistel ab. Meist handelt es sich
um alte Patienten mit Prostatahypertrophie. Für solche Fälle paßt der Verweilkatheter. Wird durch diesen die Blase längere Zeit hindurch dauernd leer erhalten, so kann sich der Fistelkanal verengen und schließen. Ätzungen mit dem
zugespitzten Lapisstift oder einem feinen Thermokauter müssen mitunter nachhelfen; manchmal vergehen viele Monate bis zum definitiven Schluß. Eine
plastische Operation ist wohl nie erforderlich, wohl aber bei stärkerer Hypertrophie
der Prostata ihre sekundäre Exstirpation zu erwägen.

Nach Blasenschnitt wegen **Lithiasis** ist eine langdauernde diätetische Nach-
behandlung, wie der Gebrauch der natürlichen Mineralwässer von Ems, Neuenahr,
Wildungen, Selters, Salzbrunn, Vichy, Bilin oder anderer dringend anzuraten.
Steinrezidive werden in 6—8% der Fälle beobachtet. Teils handelt es sich um übersehene kleine Konkremente, teils entstehen sie in der Blase selbst durch Nieder-
schlag von Harnsalzen um Schleim- und Eiterklümpchen, teils sind sie aus der
Niere herabgewandert. Es gilt durch regelmäßige Kontrolluntersuchungen mit
Steinsonde und Endoskopie das Rezidiv frühzeitig zu erkennen, um das noch
kleine Konkrement durch die Harnröhre extrahieren bzw. zertrümmern zu können.

Ist der Blasenschnitt schon für Steinkranke wegen der oft vorhandenen
Komplikationen mit Herzschwäche, Nierenstörungen oder schweren Blasen-
katarrhen immer als ein ernster Eingriff zu betrachten, oder vielleicht richtiger,
können viele der Operierten durch den Eingriff nicht mehr gerettet werden,
so gilt dies in noch höherem Maße von Patienten mit **Blasengeschwülsten;** nicht
für junge Leute mit kleinen, gutartigen Papillomen, wohl aber für ältere Personen
mit flächenhaft ausgedehnten, sowohl benignen, als namentlich carcinomatösen
Tumoren. Das Alter, der durch die vorausgegangenen Blutungen erzeugte Säfte-
und Kräfteverlust, der so oft komplizierende Blasenkatarrh, begleitende Pyelonephritis, der durch Schmerz gestörte Schlaf, alles dies zusammen hat ihre Widerstandsfähigkeit schon derart geschwächt, daß sie die schwere, mit starker Blutung
verbundene Operation, die ja weit eingreifender ist, als die einfache Stein-
extraktion nach Sectio alta nicht mehr zu überstehen vermögen. Auch disponieren
die genannten Momente zu Komplikationen septischer Natur. Daher die hohe
Mortalität. War es gelungen, die Blutung sicher durch Naht, Glühhitze oder
Kälteapplikation zu stillen, so weicht die Nachbehandlung in nichts von der
oben geschilderten ab. In seltenen Fällen wird es aber notwendig, zur Tamponade
zu greifen. Dann kommt die Jodoformgaze nicht nur, wie sonst, in den prävesi-
kalen Raum, sondern in die Blase selbst zu liegen. Der in ihre Maschen eindringende
Urin lockert die anfängliche Verklebung zwischen ihr und der Blasenwunde recht
gut, so daß ihre Entfernung ohne Gefahr neuer stärkerer Blutung nach 24 bis
48 Stunden meist unschwer gelingt. Folgende Blasenausspülungen sind zur Erhaltung oder Wiederherstellung der Asepsis der Blase wohl immer erforderlich.

Bei Resektion der Blase gesellen sich alle Gefahren einer Laparotomie in erhöhtem Maße hinzu.

Eine besondere Aufgabe erwächst der Nachbehandlung, wenn die maligne Neubildung auf die Ureteren übergegriffen und zur Resektion ihres intramuralen Abschnittes gezwungen hatte, die Einpflanzung der Harnleiterstümpfe in den erhalten gebliebenen Rest der Blase aber nicht möglich war, desgleichen für die seltenen Totalexstirpationen der Blase. Es bleibt dann ja nur die Einpflanzung der Ureteren in die Bauchwunde oder ihre Abbindung und doppelseitige Nephrostomie übrig. In beiden Fällen sind die Unzuträglichkeiten des dauernden Urinabflusses schwer zu bekämpfen, müssen Harnrezipienten getragen werden, deren sichere Befestigung und gutes Funktionieren schwer zu erreichen ist, dauernde Aufmerksamkeit und peinlichste Sauberhaltung des Apparates verlangt. Die Haut muß durch starkes Einfetten mit Zinkpaste gegen Ekzeme geschützt werden. — Die Operationswunde wird tamponiert und drainiert.

Die *Sterblichkeit* nach ausgedehnten Blasenresektionen wegen Tumoren ist noch immer sehr hoch, sehr groß aber auch die Zahl der Rezidive, nicht nur der echten Carcinome, sondern auch der zumeist als gutartig geltenden einfachen Papillome, da diese in sehr hohem Prozentsatz sekundär carcinomatös entarten bzw. nur eine Vorstufe des Carcinoms darstellen. Die Operierten müssen daher dauernd in ärztlicher Kontrolle bleiben, um etwaige Rezidive sofort, solange sie noch klein sind, endovesikal beseitigen zu können.

Weitaus erfreulicher sind die Ergebnisse der *suprapubischen Prostatektomie.* Ihre Gefahren sind immerhin nicht zu unterschätzen. Sie liegen 1. in einer schon vorgeschrittenen Insuffizienz der Nieren, 2. einer vorhandenen, durch die Operation und die eventuell erforderliche Allgemeinnarkose gesteigerten Herzschwäche, 3. bei schwerer Cystitis im Hinzutreten septischer Prozesse, 4. im Blutverlust. Die beiden erstgenannten sind durch sorgfältigste Indikationsstellung, vorsichtige Auswahl der Fälle und richtige Festsetzung des Zeitpunktes der Operation, also durch *vorbereitende* Maßnahmen zu verhüten, einer septischen Infektion ist durch Behandlung bestehender Cystitis und ausgiebige Drainage vorzubeugen, die Blutung durch Tamponade zu beherrschen. Ihre Stärke ist sehr verschieden. Ist sie in manchen seltenen Fällen so gering, daß man die Blasenwunde — freilich nur beim Fehlen einer Cystitis — gleich durch Naht schließen kann, so ist sie meist doch erheblich, nicht selten bedrohlich. Es bleibt nur übrig, die an Stelle der Prostata zurückgebliebene Wunde fest mit antiseptischer Gaze auszustopfen, eventuell nach vorherigem Bestreuen mit Clauden.

Manche Chirurgen fixieren den Tampon mit einem langen Seidenfaden, dessen eines Ende sie behufs späterer Entfernung zur Blasenwunde, dessen anderes sie zur Urethra herausleiten, um durch Zug an ihm die Gaze fest gegen die blutende Wand der Wundhöhle angedrückt zu erhalten. Die Befürchtung, daß die Gaze infolge Durchtränkung mit Urin zu früh herausgespült würde und die Blutung sich erneuere, halte ich für unbedenklich.

Über die Notwendigkeit der Einlegung eines Verweilkatheters gehen die Ansichten sehr auseinander; sie ist auch nach Art der Fälle verschieden zu beurteilen. Mir selbst hat sich folgendes Vorgehen bewährt:

Nach Stillung der hauptsächlichen Blutung durch festes Andrücken von Gaze während 5—6 Minuten, eventuell einigen Umstechungen, lege ich durch die Urethra einen dicken weichen Verweilkatheter in die Blase, tamponiere dann um ihn die Prostatawundhöhle mit einem langen Streifen Jodoformgaze, dessen eines Ende ich zur Blasenwunde herausleite, lege neben diesen ein starkes langes Drainrohr in die Blase, verkleinere Blasen- und Bauchdeckenwunde durch einige Nähte, lege ein Drain ins Cavum Retzii, halte aber den größten Teil der Hautwunde durch Tamponade offen. — Der Verweilkatheter leitet den Urin in ein zwischen die Schenkel gestelltes Schnabelbecken, das lange durch die Wunde geführte Gummirohr in ein neben dem Bett stehendes Glasgefäß ab.

Der abfließende Urin ist am ersten Tage stark, in den folgenden immer weniger stark blutig. Verlegt sich der Katheter oder das Gummirohr, so beseitigt eine Durchspülung mit Borwasser die verstopfenden Gerinnsel. Erst nach 5—6 Tagen wird die Gaze aus der Blase entfernt; sie folgt, weil mit Urin durchtränkt, meist einem leichten Zuge. Sollte ja eine neue stärkere Blutung eintreten, müßte man nochmals tamponieren. — Das Gummirohr kann meist nach etwa 8 Tagen weggenommen werden. Der Verweilkatheter wird gelegentlich der Entfernung der tamponierenden Gaze gewechselt, durch einen neuen ersetzt, muß aber längere Zeit beibehalten werden, um den Schluß der Blasenwunde zu erleichtern, insbesondere aber auch um einer Striktur vorzubeugen. — Manche Chirurgen verzichten von vornherein auf das Einlegen eines Katheters durch die Urethra, begnügen sich mit der Drainage von der Blasenwunde aus und legen einen Verweilkatheter erst nach etwa 8 Tagen ein.

Die Wundheilung erfordert durchschnittlich 4 Wochen. Es ist indes meist nicht notwendig, ja sogar zu widerraten, die Operierten, ja stets alte, oft sehr alte Leute solange im Bett zu halten. Nach Entfernung der tamponierenden Gaze und des Gummirohres lasse man sie möglichst schon nach 10—14 Tagen aufstehen, schütze sie natürlich durch vorzulegende große Gazebäusche gegen Durchnässung der Wäsche. Manchmal bleibt eine Blasenfistel längere Zeit bestehen, schließt sich aber bei guter Durchgängigkeit der Urethra nach wiederholter Ätzung mit Lapis meist spontan. Nur ausnahmsweise ist neue Operation, Anfrischung und Naht erforderlich.

Gegen die Komplikation einer Thrombose schützt man den Patienten am besten dadurch, daß man ihn anhält, vom ersten Tage ab die Beine fleißig zu bewegen, sodann aber, daß man durch den Wärter mehrmals am Tage die Beine vertikal erheben, von den Füßen nach den Hüften zu massieren und mit Spiritus einreiben läßt. — Thrombose und Embolie raffen leider manche Patienten hinweg.

Die durchschnittliche Mortalität nach transvesikaler Prostatektomie beträgt etwa 8%.

Von anderen Komplikationen wäre noch zu nennen eine akute oder subakute *Epididymitis*. Sie weicht meist bei Hochlagerung des Scrotum und Wärmeapplikation. Hier und da sah man sich zu einer Resektion des vas deferens genötigt. Nur ausnahmsweise kommt es zur Abszedierung.

Öfter folgt der Prostatektomie *Impotenz*, in einem Teil der Fälle nur vorübergehend, in anderen bleibend. Jedenfalls ist es geraten, die Kranken vor der Operation auf die Möglichkeit solcher Störung aufmerksam zu machen.

Schließlich sei noch erwähnt, daß, wie bei jeder größeren Bauchdeckenwunde, auch nach der hohen Cystotomie, insbesondere wenn die Wunde nicht durch Naht verschlossen wurde, sich *Bauchhernien* und zwar oft schon sehr früh entwickeln. In jedem Falle lasse man die Operierten deshalb nach der Wundheilung eine gute, das Becken und die Unterbauchgegend fest umfassende Leibbinde tragen. Im übrigen verweise ich hierüber, sowie auch bezüglich einer sich glücklicherweise nur selten infolge Eröffnung der Bauchhöhle bei der Operation oder

Fortleitung einer Urininfiltration hinzugesellenden Peritonitis auf das bei der Laparotomie Gesagte.

Nach *subpubischer Prostatatektomie*, um diese hier gleich anzuschließen, gilt der Abfluß von Urin, Blut und Wundsekret zwar als leichter, auch ist die Gesamtmortalität etwas niedriger, nach einer Statistik von LIEBIG etwa 5%; doch ist die Gefahr des Rückbleibens einer Blasenfistel sowie einer Striktur etwas größer, namentlich groß aber die einer Mastdarmverletzung; eine solche kommt zwar auch bei der suprapubischen Operation vor, aber doch viel seltener als nach der perinealen oder nach der VOELKERschen ischiorektalen Prostatektomie. Eine Infektion der großen Wundhöhle ist dann unvermeidlich. Nur völlig offene Wundbehandlung durch ausgiebige Drainage und Tamponade vermag eine Ausbreitung der septischen Entzündung in dem lockeren perivesikalen Zellgewebe zu verhüten, unterstützt durch regelmäßige antiseptische Spülungen und Zurückhaltung des Stuhles durch Opium bis zum Granulationsstadium der Wunde. Eine rückbleibende Rektovesikal- oder Rektourethralfistel ist nur operativ zu beseitigen.

Auch ohne solche Komplikation ist nach jeder subpubischen Prostatektomie in die Blase und die Wundhöhle je ein Drainrohr einzulegen, die Prostatahöhle bei Blutung für mehrere Tage zu tamponieren. Anfängliche Inkontinenz pflegt nach verhältnismäßig kurzer Zeit zu schwinden und normaler Urinentleerung Platz zu machen, doch muß auch nach der perinealen Operation durch Verweilkatheter und späteres öfteres Bougieren einer Striktur vorgebeugt werden.

Impotenz und zwar bleibende scheint nach der perinealen Operation noch häufiger zu sein als nach der suprapubischen.

Lithotripsie. Der Verlauf nach *Lithotripsie* hängt gleichfalls ganz wesentlich von dem Befinden des Kranken zur Zeit der Operation, dem Zustande seiner Nieren und Blase ab. Besteht keine Störung in der Funktion der ersteren und keine Cystitis, so gestaltet er sich bei aseptischer und geschickter Ausführung der Operation ziemlich typisch. Dem am ersten Tage entleerten Urin sind in der Regel noch etwas Blut und Harngries, kleine Reste des zertrümmerten Steines, beigemengt; um so weniger, je sorgfältiger die Blase nach der Litholapaxie mit dem Evakuator ausgespült worden war. Die meisten Patienten klagen über brennende Schmerzen in der Urethra, die Folge der Läsionen, die ihre Schleimhaut beim Einführen der dicken Instrumente erlitten hat. Sie halten mehrere Stunden an und können eine Morphiumeinspritzung nötig machen, zeigen sich aber in den folgenden Tagen, an Intensität abklingend, nur noch während der Urinentleerung. Auch der Urin nimmt bald normale Beschaffenheit an. Manchmal ist die Abendtemperatur am Tage des Eingriffes etwas erhöht; doch ist der Verlauf auch oft genug ganz fieberfrei. Binnen 6—8 Tagen kann der Patient das Bett wieder verlassen und ist geheilt. — Bei septischer Cystitis ist freilich etwas Fieber, mehrere Tage anhaltend, die Regel. Antiseptische Spülungen müssen regelmäßig, 1—2mal täglich, so lange wiederholt werden, bis der Urin wieder klar geworden ist. — Waren Steintrümmer in der Blase zurückgeblieben, so halten die Blasenreizung, die Schmerzen beim Urinieren, die Blut- und Schleimbeimengungen beim Harnen länger an. Kleinere Trümmer passieren die Harnröhre, wenn auch unter brennenden Schmerzen, ohne Hindernis, etwas größere können sich indes in sie einkeilen und ihr Lumen mehr oder minder vollständig verlegen. Unter heftigem Schmerz bohren sie sich in die Schleimhaut ein; werden sie nicht rechtzeitig entfernt, so können sie sich zu Harnröhrensteinen weiter entwickeln. Seit Einführung der Litholapaxie in Narkose an Stelle der früher beliebten Lithotripsie und jedesmaligem Absuchen der Blase gleich am Schluß der Operation mittels des Zystoskops sind diese unangenehmen Störungen seltener geworden. — Selbst wenn der Patient keine Beschwerden mehr klagt, ist doch nach jeder Steinzertrümmerung innerhalb der nächsten Wochen eine wiederholte genaue Untersuchung mit dem Endoskop auf etwa zurückgebliebene übersehene Steinreste, die zu Rezidiven Anlaß geben könnten, dringend anzuraten.

Die Mortalität der Lithotripsie beträgt nach ZUCKERKANDL etwa 2,5%, die Häufigkeit der Rezidive etwa 12%.

Urethrotomia externa. Die Nachbehandlung des *perinealen Steinschnittes* fällt im wesentlichen zusammen mit der des *äußeren Harnröhrenschnittes wegen Striktur oder Harnröhrenzerreißung.* Eine begleitende Pyelonephritis oder schwere Cystitis trübt in allen diesen Fällen die Prognose in ähnlicher Weise wie beim hohen Steinschnitt. Doch ist die Gefahr einer Urininfiltration wegen der abhängigen Lage der Wunde minder naheliegend, wenigstens bei der meist üblichen offenen Wundbehandlung wegen Blasensteins. Die bei der Extraktion nicht ganz kleiner Steine unvermeidliche Dehnung des Blasenhalses und Sphincters veranlaßt in den ersten Tagen nach der Operation häufig eine gewisse Inkontinenz; der Urin träufelt andauernd durch die Harnröhrenwunde in die tamponierende Gaze. Die Verbandsstoffe müssen daher oft erneuert werden; doch schwindet diese Inkontinenz ziemlich rasch. Mit Eintritt der willkürlichen Harnentleerung fließt in der Regel ein Teil sogleich auf normalem Wege, ein Teil durch die Wunde ab. Schon nach durchschnittlich 14 Tagen, manchmal früher, wird sämtlicher Urin zur Urethra entleert. Nur ausnahmsweise bleibt längere Zeit eine Urinfistel am Damme bestehen. Die Wunde schließt sich rasch per secundam. Der Kranke kann daher oft schon nach 10—14 Tagen mit einem leichten Verbande, am bequemsten einer die Verbandgaze fixierenden, eng ansitzenden Badehose das Bett verlassen, ist innerhalb 2—3 Wochen beim Fehlen von Komplikationen vollständig genesen. — Gegen Ekzeme schützt man den Patienten, so lange eben noch Urin zur Fistel ausfließt, wie sonst durch Einfetten der Umgebung mit Vaseline oder Zinkpaste. Eines Verweilkatheters bedarf es bei normaler Harnröhre nicht. Die Gefahr einer Verengerung besteht nicht; ja es verdient die angegebene offene Behandlung vor dem vollständigen Nahtverschluß der Dammwunde mit Einlegen eines Katheters um so mehr den Vorzug, als letzterer, abgesehen von den mit seiner Anwendung verbundenen Nachteilen, vor einem Abfließen des Urins zwischen ihm und der Urethralschleimhaut und einem Eindringen in die Dammwunde doch nicht sicher schützt, die Gefahr also größer ist und die Heilungsdauer im günstigsten Falle doch nur unwesentlich abgekürzt wird. Es genügt, nach etwa 6—8 Tagen und späterhin einige Male gelegentlich zur Kontrolle einen dicken Metallkatheter mit guter Krümmung in die Blase einzuführen.

Urethrotomie wegen Striktur oder Harnröhrenzerreißung. Etwas anders liegen die Dinge bei pathologisch veränderter Harnröhre, bei *äußerer Urethrotomie* *wegen Striktur oder Harnröhrenzerreißung*, und zwar verschieden, je nachdem alles narbige resp. zerquetschte Gewebe reseziert und die beiden Harnröhrenstümpfe durch Naht miteinander vereinigt werden konnten, oder nur die Spaltung des Narbengewebes vorgenommen wurde. Im ersteren Falle schließen einige Chirurgen die Etagennaht der gesamten Dammwunde sogleich an, ohne Verweilkatheter, ja ohne Drainage. Es kann völlige prima reunio erfolgen, sowie aseptisch operiert wurde und kein Blasenkatarrh bestand. Die Gefahr einer Urininfiltration läßt es indes geratener erscheinen, die Dammwunde nur partiell zu schließen, den offenen Teil zu tamponieren, mindestens aber ein Drainrohr einzulegen. Die Erfahrung hat gezeigt, daß in diesem Falle, falls nur alles Narbengewebe exakt entfernt war und die Heilung ohne periurethrale Eiterung erfolgte, eine Wiederverengerung des Lumens der Urethra nicht zu befürchten steht. Stets hat man aber mit dieser Gefahr zu rechnen, wenn die untere Urethralwand der verengten oder gequetschten Partie einfach gespalten wurde oder nach Resektion der letzteren die exakte Vereinigung beider Stümpfe wegen zu großer Entfernung nicht gelang.

H. VILLARD (Montpellier) wie LYUNGREEN berichten zwar, daß auch in den letzteren Fällen, sowie die Weichteile des Dammes über einem dicken Verweilkatheter etagenförmig vernäht waren, kein Rezidiv eingetreten sei; doch bleibt das Verfahren unsicher. Eine völlige Regeneration der Harnröhre über dem Verweilkatheter, wie sie im Tierexperiment allerdings gelungen ist, ist beim Menschen bisher noch nicht anatomisch nachgewiesen. Auch ist das viele Wochen lange Liegenlassen eines Verweilkatheters nicht gleichgültig.

Hatte man sich mit einfacher Spaltung der Urethra begnügt, oder blieb wenigstens ihre Kontinuität an der oberen Wand erhalten, so kann man mit, wie ohne Verweilkatheter zum Ziele kommen. Im letzteren Falle führt man nach dem Vorschlage von KÖNIG nur zeitweilig einen dicken Metallkatheter oder eine ROSERsche Sonde zur Kontrolle ein, wobei man sich mit dem Instrument stets an der vorderen intakten Harnröhrenwand zu halten hat.

Besteht indes eine zirkuläre Kontinuitätstrennung der Harnröhre, so ist es wohl stets geratener, einen Verweilkatheter einzulegen, um über diesem die Bildung des neuen Urethralkanals zustande kommen zu lassen. Die äußere Wunde wird dabei am besten offen gelassen und tamponiert oder bei Anwendung der Etagennaht doch wenigstens drainiert. Macht die Einführung des weichen Katheters bei dem zur Reinigung nötigen öfteren Wechsel Schwierigkeiten, so hilft man von der Dammwunde aus mit dem Finger nach, natürlich unter Beachtung der antiseptischen Kautelen, oder man bedient sich auch statt des weichen eines dicken Metallinstrumentes, dessen Einführung meist leichter gelingt.

In den Fällen, in denen eine Cystitis den perinealen Steinschnitt oder die äußere Urethrotomie kompliziert, ist es sehr vorteilhaft, für die ersten 5—6 Tage behufs dauernder Ableitung des Urins und Vornahme der nötigen Blasenausspülung ein dickes Gummidrainrohr von der Dammwunde aus in die Blase einzulegen. Später ersetzt man es durch einen durch die Urethra eingeführten Verweilkatheter oder öfteres Katheterisieren.

Auch bei *impermeablen Harnröhrenstrikturen*, bei denen, wegen der Unmöglichkeit das hintere Ende bei der äußeren Urethrotomie aufzufinden, der Katheterismus posterior mittels Sectio alta erforderlich wurde, ist stets der Verweilkatheter angezeigt. Der Wechsel desselben ist gerade in diesem Falle wegen der häufigen Verlagerung des zentralen Endes durch die Narben besonders schwierig.

Man bedient sich daher sehr zweckmäßig des folgenden von TRENDELENBURG angegebenen Verfahrens. Man legt für die ersten 10—14 Tage nach der Operation eine dicke elastische Bougie so in die Urethra, daß man das in die Blase geführte Ende zur Blasenbauchwunde wieder herausleitet und durch einen Faden mit dem anderen Ende verbindet. Nach der angegebenen Zeit vertauscht man sie mit einem elastischen Katheter in der Weise, daß man den Schnabel des letzteren durch einen Seidenfaden mit dem peripheren Ende der Bougie verbindet, und nun die letztere aus der Bauchwunde herauszieht. So kommt der Faden in die Bauchwunde, der Katheter in die Blase. In der gleichen Weise kann man letzteren beliebig oft so lange wechseln, bis die Einführung einer Bougie von vorn keine weiteren Schwierigkeiten mehr findet. Dann läßt man die Bauchwunde, die sich inzwischen um den Faden schon verengt hatte, durch Entfernung des letzteren sich schließen (EIGENBRODT).

Sollte, was selten genug geschieht, nach der äußeren Urethrotomie resp. Sectio mediana oder lateralis [der definitive Schluß der Harnröhrenwunde ja längere Zeit auf sich warten lassen, so entleert man für einige Zeit den Urin stets 3—4mal des Tages mit dem Katheter. Die Fistel pflegt sich dann, wenn sie gar nicht mehr von Urin benetzt wird, meist rasch zu schließen.

In allen Fällen von Urethralstrikturen, in denen nicht alles Narbengewebe exstirpiert und beide Enden durch Naht vereinigt wurden, muß man auf ein Rezidiv gefaßt sein und deshalb von vornherein seiner Entstehung vorbeugen. Dies geschieht durch regelmäßiges Bougieren. Hierzu empfehlen sich besonders die dicken glatten metallenen THOMPSONschen Sonden, die durch ihre Schwere bei leichter Führung fast von selbst in die Blase gleiten. In der ersten Woche führt man sie täglich, später alle 4—8 Tage, nach Monaten nur alle 2—4 Wochen einmal behufs Kontrolle ein, um, sowie sich eine Wiederverengerung des Lumens bemerkbar macht, sofort mit einer regelrechten Dilatationskur zu beginnen. Da dieses Bougieren Monate, ja selbst Jahre hindurch, wenn auch schließlich nur in Zwischenräumen von 4—8 Wochen fortgeführt werden muß, will man wirklich eine radikale Heilung erzielen, so muß man das Einführen des Instrumentes dem Patienten selbst lehren, was bei einigermaßen intelligenten Personen nicht schwer hält. Die Notwendigkeit eiserner Konsequenz in der Durchführung dieser nur im Anfange lästigen Bougierkur muß den Kranken immer und immer wieder mit Nachdruck eingeschärft werden.

Urethrotomia interna. Die gleiche Nachbehandlung mit nachträglichem Einlegen des Verweilkatheters, späterem regelmäßigen Bougieren gilt auch für den internen Harnröhrenschnitt, wie für die forzierte Dilatation einer Striktur.

Die Gefahr der Blutung bzw. Nachblutung ist nach beiden Operationen nicht zu unterschätzen, läßt sich aber in der Regel nach Einlegen eines Verweilkatheters durch Kompression des Gliedes, Einspritzen von Koagulen bei Kälteapplikation beherrschen. Sollte dies ausnahmsweise nicht gelingen, bliebe nur das Hinzufügen einer äußeren Urethrotomie und Tamponade übrig.

Dreiunddreißigste Vorlesung.

Nachbehandlung von Operationen an den männlichen Genitalien.

Plastische Operationen wegen Mißbildungen des Penis und der Harnblase. TREN-
DELENBURGsche Operation der Blasenspalte. — Lösung epithelialer Verklebungen
zwischen Vorhaut und Eichel. Phimosen-Operation. — Penis-Amputation. —
Prostata-Abscesse. — Operationen am Scrotum: Verbandtechnik. — Hydrocelen-
Operation: a) mittels Punktion und Jodinjektion, b) mittelst Incision. —
Operation der Varicocele. Hodennekrose. — Kastration.

Plastische Operationen wegen Mißbildungen. Nach *plastischen Operationen
wegen Mißbildungen an Penis und Harnblase* bedarf es weniger besonderer Kenntnisse, als großer Geduld von seiten des Arztes, wie des Patienten. Mit der Operation ist die Hauptaufgabe erfüllt; doch stellt die weitere Behandlung große Anforderungen an die Sorgfalt des pflegenden Wartepersonals. Es genügt, mit
einigen Worten die hauptsächlichsten Punkte aus dem Verlaufe und die Endresultate hervorzuheben.

Die Wundbehandlung ist wesentlich eine offene, von einem aseptischen
Verbande ist keine Rede. Man bestäubt die Wunde mit etwas Dermatol, bedeckt
sie mit etwas steriler oder antiseptischer Gaze oder mit einem Borsalbeläppchen
oder läßt Umschläge mit Bleiwasser oder essigsaurer Tonerdelösung machen.
Die Hauptsache bleibt, daß die Finger des Patienten, wie des Wartepersonals
der Wunde möglichst fern bleiben; eine Infektion, deren häufigste und gefähr-
lichste das Erysipel ist, erfolgt dann nicht so leicht. Der frische aseptische Urin
bringt der Wunde, selbst wenn er sie beständig überrieselt, keine Gefahr, wofern
er nur nicht die Gewebsmaschen infiltriert oder auf der Wunde stagniert und sich
zersetzt. Auf das Liegenlassen eines Verweilkatheters kann man deshalb verzichten. Man spült einfach die Wunde meist mehrmals am Tage mit Borsäure
ab und erneuert fleißig die mit Urin benetzten Verbandstücke. Bei dauerndem
Abfluß des Harnes leisten lauwarme Bäder, mehrfach des Tages wiederholt,
ausgezeichnete Dienste. Etwaige Ekzeme behandelt man in der schon mehrfach
erwähnten Weise mit Einfetten der die Fistel umgebenden Weichteile mit Borvaseline, Applikation 2%iger Höllensteinlösungen oder -salben.

Eine völlige Heilung per primam bildet leider eine ganz seltene Ausnahme.
Die Unmöglichkeit einer absoluten Asepsis steht ihr im Wege. Eiterung der Stichkanäle, Einschneiden der Fäden, partielles Aufplatzen der Nahtlinie und Rückbleiben von Urinfisteln, selbst totales Auseinanderweichen der Wundränder
sind häufige Vorkommnisse und erklären wegen der vielen nötigen Nachoperationen die lange Dauer bis zur definitiven Heilung. Bei starker Spannung der
durch Naht vereinigten Weichteile droht die Gefahr einer Nekrose der Wundränder oder gar eines ganzen transplantierten Hautlappens. Das Ereignis ist
doppelt ungünstig, da es nicht nur die primäre Vereinigung unmöglich macht,
sondern auch das Material für eine spätere neue Plastik vernichtet. Sowie eine
stark bläuliche Verfärbung des Lappens die Gefahr erkennen läßt, müssen die
die Zirkulation hemmenden Suturen gelöst werden.

Selbst ein Ausreißen sämtlicher Nähte bedingt übrigens nicht immer einen
totalen Mißerfolg. Wenn z. B. bei der Urethroplastik wegen Epi- oder Hypospadie

nach der Methode von Thiersch die Wundränder auseinanderweichen, so stützen sich doch die sich retrahierenden einander deckenden Hautlappen derart gegenseitig, daß der neu gebildete Kanal erhalten bleiben kann. Es entsteht ein Granulationsstreif, der von den Rändern her übernarbt. Eine gewöhnliche Folge des Ausreißens von Suturen sind Fistelbildungen. Kleine Fisteln schließen sich oft noch sekundär, größere verlangen meist eine Nachoperation.

Etwas umständlicher ist die Nachbehandlung nach der von Trendelenburg angegebenen Operationsmethode *einer totalen Blasenspalte.*

Sie besteht, um dies nur kurz anzudeuten, darin, daß er zunächst durch blutige Trennung der beiden Synchondroses sacroiliacae die Beckenschaufeln mobilisiert, sie dann durch mehrwöchentliche Lagerung des Kindes in einem das Becken seitlich komprimierenden Lagerungsapparat bis zur gegenseitigen Berührung der Symphysenstümpfe nach innen biegt und nun durch Anfrischung und direkte Nahtvereinigung der seitlichen Spaltränder die Ektopie schließt.

Die Schwierigkeit des Verfahrens liegt in der sicheren Fixation der Beckenknochen, der Vermeidung eines Decubitus trotz ihrer langen starken Kompression, der Wahrung der Asepsis der Wunden an der Rückseite des Beckens. Ein eigens konstruierter Lagerungsapparat, sorgfältigste stete Kontrolle, Jodoformgazetamponade helfen über diese Schwierigkeiten hinweg. Bei der Umlagerung der Kinder müssen die Beckenschaufeln durch Händedruck gegeneinander gehalten werden.

Was die Endresultate der plastischen Operationen wegen Mißbildungen der Harnröhre und Blase betrifft, so sind die der einfachen und nicht zu weit zentral reichenden Epi- und Hypospadie recht günstige. Wenn auch oft erst nach langer großer Mühe gelingt es doch, einen Urethralkanal zu schaffen, der nicht nur das Urinieren in nahezu normaler Weise, sondern selbst die Kohabitation gestattet. Urin wie Sperma werden im Strahle an richtiger Stelle entleert. Eine vorhandene abnorme Kürze ist natürlich nicht zu beseitigen, auch die dorsale resp. ventrale Abbiegung nur bis zu einem gewissen Grade einer Korrektion zugängig. Reicht der Spalt bis zum Blasenhalse, so bleibt in den meisten Fällen Inkontinenz des Urines bestehen, doch ist es in einigen Fällen bereits durch hoch hinaufreichende Anfrischung und Verengerung der trichterförmigen Mündung der Harnblase gelungen, wenigstens für etwa 2 Stunden Kontinenz zu schaffen. Bei wirklicher Blasenspalte ist dies bisher auch der Methode von Trendelenburg erst in einem Falle geglückt.

Patient war von Trendelenburg operiert worden; eine zunächst zurückbleibende Fistel wurde später von Mikulicz beseitigt; das günstige Resultat war aber durch Cystitis und Inkrustationen in der Blase stark beeinträchtigt.

Man läßt die Operierten einen Harnrezipienten tragen oder einen Apparat, der mittelst kleiner Pelotte die Urethra in der Gegend des Blasenhalses komprimiert. Die Entleerung der nach der Methode von Thiersch gebildeten Blase ist nicht immer eine vollständige; es bleibt eine kleine Menge Urin in dem Trichter des Blasenhalses zurück, die in die Blase zurückgedrängt oder zur Urethra ausgestreift werden muß. Daraus erklärt sich wohl auch, daß sich in der Blase, auch wenn keine Haare in dieselbe ragen, also der zur Bildung der vorderen Wand verwendete Lappen nicht mit seiner Epidermisfläche dem Blasenlumen zugekehrt ist, gleichwohl leicht Inkrustationen bilden, die sich zu Blasensteinen vergrößern können, ein Übelstand, der leider auch durch die Trendelenburgsche

Operationsmethode nicht sicher vermieden wird. Im übrigen sind aber bereits einige, in Anbetracht der Schwere des Leidens ganz vorzügliche Resultate der Blasenplastik sowohl nach der Methode von THIERSCH, wie der von TRENDELENBURG erreicht worden.

Der MAYDLschen Operation der Blasenspalte, der Einpflanzung der Ureteren bzw. eines elliptischen, das Trigonum Lieutaudi samt den intakten Ureterenmündungen umfassenden Stückes der Blasenwand in die Flexura sigmoidea haften natürlich wegen der Eröffnung der Peritonealhöhle auch alle Gefahren der Laparotomie an. Hingegen scheint die theoretisch zu befürchtende Gefahr der aufsteigenden Ureteritis und Pyelonephritis durch Infektion vom Darm aus nicht allzu groß zu sein. Der Urin konnte von den Operierten 4—8 Stunden gehalten werden.

Das Gleiche gilt auch von dem Verfahren der Harnblasenplastik aus einem Stück Dünndarm.

Nach der SONNENBURGschen Exstirpation der ektopischen Harnblase und Einpflanzung der Ureteren in die Penisrinne gestaltet sich die Nachbehandlung außerordentlich einfach, beschränkt sich auf Reinhaltung der Wunde. Die Gefahren der Operation sind gering. Ein einfacher und bequemer Harnrezipient macht die Nachteile der Inkontinenz erträglich und gestattet den Operierten volle Arbeitsfähigkeit.

Der Lösung der so häufigen *epithelialen Verklebungen zwischen Vorhaut und Eichel* bei kleinen, meist erst einige Tage oder Wochen alten Kindern folgt in der Regel selbst bei ganz aseptischem Vorgehen eine leichte Entzündung, sich äußernd in einer geringen ödematösen Schwellung des Präputium, Rötung seines freien Randes und Schmerzhaftigkeit bei dem Versuch es zurückzuziehen. Man bekämpft sie mit Bleiwasserumschlägen; vor allem aber ist es notwendig, die Vorhaut trotz der dadurch verursachten Schmerzen täglich 1—2mal zurückzustreifen, die Eichel von dem in vermehrter Menge abgesonderten Präputialsekret, namentlich im Bereich der Corona glandis zu säubern und mit Borwasser zu desinfizieren. Dann bestreicht man sie mit etwas Borvaseline und streift die Vorhaut wieder zurück. Die entzündlichen Veränderungen lassen sehr rasch nach, und schon binnen etwa 8 Tagen läßt sich die Vorhaut leicht und ohne Schmerz vor- und zurückbringen.

Phimosenoperation. Auch nach der eigentlichen *Phimosenoperation*, der Discision, wie der Circumcision, habe ich mich bei kleinen Kindern meist damit begnügt, Bleiwasserumschläge um das Glied machen zu lassen und keine üblen Folgen je darnach eintreten sehen. Bei Erwachsenen ziehe ich es vor, einen kleinen Verband anzulegen.

Während ein Assistent die Eichel mit zwei Fingern anzieht und die Haut nach der Peniswurzel zurückstreift, legen Sie auf die kleine Wunde, zirkulär um den Penis einen Streifen Dermatolgaze, eine dünne Schicht Watte und befestigen sie mit einer schmalen Cambrikbinde, die Sie von der Eichel, so, daß deren Spitze mit dem Orificium urethrae frei herausschaut, zur Peniswurzel abwickeln. Einfacher ist noch das Umlegen eines Streifens Vulnoplast. Sie müssen sich hüten, die Binde, die natürlich leicht abgleitet, bzw. den Pflasterstreifen zu fest anzuziehen, denn schon bei richtigem Anlegen treten an der Eichel geringe Stauungsveränderungen auf. Sie verfärbt sich bläulich rot, schwillt etwas an, wird druckempfindlich; bei starker Zirkulationsstörung kann sich selbst ihr Epithel in der Umgebung der äußeren Harnröhrenöffnung bläschenförmig abheben. Es ist selbstverständlich, daß der schnürende Verband dann sogleich abgenommen werden muß. Die trotz aller Vorsicht unvermeidliche Befeuchtung seines vorderen Abschnittes mit Urin macht übrigens seinen Wechsel in jedem Falle schon nach 24 Stunden nötig.

Trotz dieser Unzuträglichkeiten leistet der Verband gute Dienste. Er schützt nicht nur die Asepsis der Wunde, er sichert bis zu einem gewissen Grade gegen Nachblutungen, er beugt vor allem einer recht lästigen starken Schwellung der Vorhaut vor. Zum Teil ist diese ödematöser Natur, wesentlich ist sie durch Blutung in die lockeren Zellgewebsmaschen ihrer Subcutis bedingt; Sugillationen der Unterseite des Gliedes, bis auf das Scrotum übergreifend, deuten oft noch nach 8—10 Tagen darauf hin. Waren alle, selbst die kleinsten spritzenden Gefäße bei der Operation unterbunden, die Wundränder durch Naht exakt vereinigt, so ist die Gefahr einer Nachblutung namentlich bei kleinen Kindern äußerst gering. Bei minderer Vorsicht oder infolge Abgleitens einer Ligatur kann sie aber bedeutend werden. Die Blutung erfolgt sowohl aus kleinen Arterien, speziell der bei der Circumcision etwa mitverletzten Art. frenularis, wie aus den oft ziemlich weiten Venen. Es kann die Haut in der ganzen Länge des Penis von den Schwellkörpern abgehoben, die Vorhaut ballonförmig aufgebläht, das Glied in eine unförmige dunkelblaue Masse umgewandelt werden. Steht auch die Blutung schließlich spontan, so begünstigt doch die starke Suffusion der Subcutis das Auftreten infektiöser Prozesse, partieller Hautnekrosen, die Entstehung von Thromben und embolischer Vorgänge. — Minder bedenklich in ihren Folgen ist in der Regel — abgesehen von ganz kleinen Kindern — eine nach außen erfolgende Blutung, wenn sie auch recht erheblich sein, Verband und Kleidungsstücke des Patienten stark durchtränken kann. Der Operierte sucht eben, durch sie erschreckt, früher ärztliche Hilfe auf. Die Stillung der Blutung macht ja keine weiteren Schwierigkeiten. Liegt das blutende Gefäß nicht frei zu Tage, so öffnet man einige Nähte, entfernt vorliegende Gerinnsel und unterbindet oder umsticht das Gefäß. Bei sehr starker Blutinfiltration der Subcutis wird man von einer Wiedervereinigung der Wundränder gewöhnlich Abstand nehmen, um die in ihrer Ernährung gestörte Haut zu entspannen. Hingegen kann man sie unbedenklich wieder vernähen, sowie eine erhebliche Sugillation fehlt. Die Heilung erfolgt dann rascher und mit günstigerer Narbe.

Es ist begreiflich, daß Nachblutungen, so selten sie glücklicherweise überhaupt sind, häufiger bei Circumcision, als Discision vorkommen und bei Erwachsenen eher, als bei kleinen Kindern. In der Regel treten sie während des Schlafes der Operierten auf als Folge starker Erektionen. Diese sind es, die die Hauptklage aller Operierten bilden, da sie durch Zerrung der frischen Wunde erhebliche Schmerzen bedingen. Die Patienten sollen deshalb in den ersten etwa 6 Tagen möglichst alle alkoholischen Getränke meiden, sich jeder sinnlichen Erregung durch Lektüre oder Bilder usw. enthalten, bei reizloser Kost für regelmäßige Stuhlentleerung sorgen, da der Druck fester Skybala auf die Prostata und Samenblasen gleichfalls die Häufigkeit der Erektionen steigert. Meist verordnet man Opiate. Von dem Gebrauch der Antaphrodisiaka, Lupulin. Campher usw. habe ich keinen Erfolg gesehen. Das sicherste Mittel bleibt die Applikation der Kälte. Dauernde Anwendung derselben ist nicht notwendig; es genügt, wenn Sie die Operierten anweisen, sich stets, sowie sie durch Erektionen aus dem Schlafe geweckt werden, sogleich eine auf Eis gekühlte Kompresse, die neben dem Bette bereit zu stellen ist, umzuschlagen. Kinder lassen Sie die ersten 3—4 Tage im Bett liegen; Erwachsene können, wenn sie nicht besonders empfindlich sind, in der Regel schon am nächsten Tage wieder umhergehen. Ein dicker Wattebausch schützt die noch empfindliche Eichel gegen die Reibung der Kleidung. Nach 4—5 Tagen entfernen Sie die Fäden. Bei sorgfältiger Naht ist die Heilung dann schon mit lineärer Narbe beendet. Andernfalls bedecken Sie die Wunde noch mit einem Borsalbeläppchen und Watte.

Septische Wundkomplikationen, früher so häufig, sind bei aseptischem Vorgehen auch nach der Phimosenoperation selten geworden. Ausnahmsweise beobachtet man noch einmal ein Erysipel. Der bei der rituellen Beschneidung durch Aussaugen der Wunde in einigen Fällen beobachteten Infektion mit Syphilis oder Tuberkulose brauche ich nur nebenbei zu gedenken.

Relativ häufig bleibt längere Zeit eine durch ihr unschönes Aussehen den Operierten stark belästigende ödematöse Schwellung des Präputium an der Unterseite der Eichel zurück. Zuweilen aber handelt es sich auch um eine derbere Verdickung durch Bindegewebsneubildung. Sie ist die Folge der erwähnten Nachblutungen in das Unterhautzellgewebe und entzündlicher Prozesse. Sorgfältigste Blutstillung, Asepsis und leichte Kompression durch einen gut angelegten Verband beugen ihr am besten vor. Methodische, durch viele Wochen fortgesetzte Kompression durch Heftpflaster und Bindenstreifen ist auch das einzige Mittel, die einmal entstandene Schwellung zu mindern bzw. zu beseitigen.

Auch das schürzenförmige Herabhängen eines zu langen Präputium nach der einfachen Discision ist kosmetisch störend. Eine Atrophie und Rückbildung findet höchstens in minimalem Maße statt; nur durch sekundäre Abtragung des überschüssigen Gewebes ist ein solches Resultat zu bessern. Richtiger ist es freilich, von vornherein bei Phimose mit zu langer Vorhaut die Circumcision, nicht die Discision auszuführen.

Penisamputation. Die Statistiken über Penisamputation berichteten früher eine ziemlich hohe Mortalität; dies trifft für die Gegenwart nicht mehr zu. Dank der Asepsis sind früher die so häufigen infektiösen Prozesse, insbesondere Erysipel und Pyämie, auch nach dieser Operation heute selten geworden. Gefahr droht den Patienten wesentlich nur von den Komplikationen, welche alten Leuten — und es handelt sich ja bei der in Rede stehenden Operation in der überwiegenden Mehrzahl um bejahrte Patienten — nach jeder Operation hier und da gefährlich werden, Thrombose der Schenkelvenen, embolische Prozesse, Lungenentzündungen usw. Bedingung für einen günstigen Wundverlauf ist nur Vermeidung aller unnötigen Manipulationen an der Wunde. Die Nachbehandlung ist in der Tat eine rein exspektative, gleichviel ob die Absetzung des Gliedes, wie heute meist üblich, mit dem Messer oder mit der Glühschlinge vorgenommen wurde. Es genügt, die Wunde mit etwas Jodoform oder Dermatol zu bestäuben und mit einer Kompresse zu bedecken; höchstens läßt man Umschläge mit 2%iger essigsaurer Tonerdelösung machen.

Die Urinentleerung erfolgt in der Regel spontan. Der Katheter darf wegen Gefahr der Infektion der Harnblase und etwaiger Nachblutung infolge vorzeitiger Abstoßung des Brandschorfes — bei Operationen mit der Glühschlinge — nur auf strikte Indikation hin eingeführt werden.

Nachblutungen sind selten und durch Ligatur oder Umstechung meist unschwer zu stillen. Recht störend kann eine Nachblutung freilich werden, wenn sie infolge Abgleitens einer Ligatur und Retraktion der Schwellkörper subcutan erfolgt; sie führt dann zu einer enormen Suffusion des lockeren Zellgewebes des Stumpfes, wie des Scrotum und bedingt eine ballonförmige Auftreibung des letzteren bis Kindskopfgröße und darüber. Man muß sofort die Hautnähte lösen, die retahierten Schwellkörper, eventuell nach vorgängiger breiter Discision der Haut, mit einer Kugelzange vorziehen und das spritzende Gefäß fassen und unterbinden.

Einer ringförmigen Narbenstriktur des neuen Orificium urethrae beugt man durch Längsspaltung in der Medianlinie an der Unterseite der Urethra auf 1—1½ cm Länge und Vernähung der Haut mit der Harnröhrenschleimhaut oder nach BARDENHEUER in der Weise vor, daß man die Urethra, ohne sie zu spalten, einfach etwa 2 *cm* weit frei aus der Wunde vorragen läßt; die Vernarbung führt dann zu einer Eversion der Schleimhaut und erfolgt mit genügend weiter Harnröhrenmündung.

Bleibt nur ein sehr kurzer Penisstumpf zurück, so macht der das Scrotum stets benässende Urin die Haut leicht ekzematös. Der Patient kann sich hiervor dadurch schützen, daß er ein Milchglasspeculum rings um den Stumpf fest gegen die Haut andrückt und den Urin durch dieses abfließen läßt. — Diese Vorsichtsmaßregel wird unnötig, sowie die Exstirpation des ganzen Penis vorgenommen und die Urethralmündung an den Damm verlegt wurde. Es genügt dann, beim Urinlassen das Scrotum stark anzuheben.

Operationen an der Prostata. Bezüglich der *Operationen an der Prostata* kann ich auf das bereits gelegentlich der Urethrotomie Gesagte verweisen. Handelt es sich um Abscesse, die vom Perineum aus eröffnet wurden, so kommen die allgemeinen Regeln über Absceßbehandlung, ausgiebige Drainage resp. Tamponade in Betracht. Hinzugefügt zu werden verdient höchstens rücksichtlich des weiteren Verlaufes der Umstand, daß bei gleichzeitigem Durchbruch des Eiters nach der Harnröhre vorübergehend Urinfisteln auftreten können, die sich indes spontan schließen, und daß bei ungenügendem Eiterabfluß die Gefahr einer Ausbreitung der septischen Entzündung auf das perivesikale, perirektale und subseröse Gewebe, ja auf das Peritoneum das Leben des Patienten bedroht.

Operationen am Scrotum. Sind wir für die Operationen am Penis und der Urethra wesentlich auf eine offene Wundbehandlung angewiesen, so können wir den Wunden am Scrotum wieder den Schutz der aseptischen Okklusion angedeihen lassen. Ist keine parenchymatöse Nachblutung oder stärkere Wundsekretion zu erwarten, so genügt ein einfacher Collodium -oder Pflasterverband. Andernfalls wird der Verband nach *Operationen am Hodensack* resp. seinem Inhalte ganz analog dem nach Herniotomien angelegt. Nur ist die Symmetrie ausgeprägter und größere Sorgfalt auf eine gleichmäßige, elastische Kompression des Scrotum zu legen.

Man hebt es beim Verbande ein wenig an, legt zunächst einen großen Krüllgazebausch zwischen Scrotum und Perineum, einen zweiten zwischen Scrotum und Penis, umhüllt nun das ganze Organ wie die Peniswurzel mit Gaze, bedeckt es mit einer 8—10fach zusammengelegten großen Kompresse, in die man ein Loch geschnitten hat, gerade groß genug, den Penis durchzustecken, polstert mit dicken Wattelagen und fixiert den Verband mit 8—10 cm breiten, das Becken und beide Oberschenkel mit umfassenden Cambrikbinden. Der Verband klafft, sowie der Patient die Schenkel in leichter Flexion an den Leib zieht, gern am Perineum. Deshalb muß hier ein Wattepolster eingelegt werden. Eine Beschmutzung des Verbandes mit Urin verhindert man durch Vorlegen eines Stückes Gummipapier oder indem man den Patienten anweist, den Urin stets durch ein Milchglasspeculum zu entleeren. Späterhin bei schon teilweise vernarbter granulierender Wunde genügt die Fixation des kleinen Salbenverbandes durch ein gut sitzendes Suspensorium.

Die Heilung der Scrotalwunden pflegt nach aseptischen Operationen ziemlich prompt zu erfolgen. Allerdings sieht man danach nicht selten eine diffuse teigige Schwellung des Hodensackes. Sie ist die Folge einer Infiltration der lockeren Subcutis mit Blut, wie wir sie in ganz gleicher Weise bereits am Präputium angetroffen haben. Durch sorgfältige Blutstillung bei der Operation und einen gut angelegten Verband ist sie zu verhüten. Im übrigen geht sie spontan durch Resorption wieder zurück, verlangt höchstens das Tragen eines Suspensoriums für etwa 2—3 Wochen. — Infektiöse Prozesse bedingen eine andere Schwellung, neben einer diffusen kleinzelligen Infiltration in Haut- und Unterhaut-Zellgewebe einen flüssigen Erguß zwischen die beiden Blätter der Tunica vaginalis des Hodens, eine akute, meist seröse, seltener eitrige Hydrocele. Die seröse Form geht bei Ruhe, Hochlagerung des Hodensackes wieder zurück und endet in Resorption. Die eitrige Form erfordert die Incision. Der Grad des Fiebers, die phlegmonösen Erscheinungen, die fast fehlende Transparenz erlauben die klinische Abgrenzung der beiden Formen. — Phlegmonöse Eiterung ebenso, wie das zuweilen noch immer komplizierende Erysipel können zu weitgehender Nekrose der Scrotalhaut führen. Nach Abstoßung des brandigen Gewebes, ausnahmsweise aber auch ohne jeden Substanzdefekt bei einfachem Auseinanderplatzen der Wundränder bzw. nach ausgedehnten Incisionen wegen phlegmonöser Prozesse, z. B. bei Harninfiltration, können infolge der Retraktion der Haut ein oder beide Testikel zur Wunde prolabieren. Der Anblick ist für den Unkundigen höchst beängstigend; er glaubt fast die Kastration für indiziert. Die Erfahrung zeigt indes zur Genüge, daß selbst bei sehr großen Defekten der Hodenvorfall sich fast regelmäßig spontan ohne jeden neuen operativen Eingriff zurückbildet, und die Wunde unter Heranziehen der Haut der Nachbarschaft vollständig, oft sogar auffallend rasch vernarbt. Man warte also bei aseptischer Wundbehandlung geduldig den Verlauf ab und rate nicht vorzeitig zu neuen Operationen.

Operation der Hydrocele. Auch nach der einfachen *Punktion einer chronischen Hydrocele* mit folgender Jodinjektion bedarf der Patient gerade so, wie nach der Schnittoperation einer mehrtägen Bettruhe; denn sie ist regelmäßig von einer starken Reaktion gefolgt. Diese ist um so intensiver, je stärker die Jodlösung und je mehr von ihr in dem Sacke zurückgelassen worden war. Ließ man die Flüssigkeit einige Minuten nach der Injektion wieder heraus, so sind die Reizerscheinungen gering, namentlich bei Benutzung Lugolscher Lösung. Blieben indes einige Kubikzentimeter reiner Jodtinktur zurück, so bekommt Patient starke Schmerzen und Fieber. Die Temperatur kann 40^0 erreichen, die betreffende Scrotalhälfte schwillt stark an, rötet sich; die Rötung und ein teigiges Ödem greifen über die Medianlinie auf die andere Hälfte hinaus; die Palpation weist einen neuen Flüssigkeitserguß in den Hydrocelensack nach. Lassen Sie sich durch derartige Erscheinungen nicht gleich erschrecken! nur ganz ausnahmsweise kommt es zu einer Eiterung. Für gewöhnlich lassen Fieber und Schmerzen binnen 3 bis

4 Tagen, selten erst nach 8—10 Tagen nach, der seröse Erguß in dem Sacke resorbiert sich. Nach etwa 10—14 Tagen kann der Patient mit einem straff sitzenden Suspensorium entlassen werden und seinem Berufe wieder nachgehen. Freilich dauert es 6—8 Wochen, bis der letzte Rest des teigigen Weichteilinfiltrates geschwunden ist.

Nach der *Schnittoperation der Hydrocele* — mag man nun das Verfahren VON VOLKMANNs — lange Incision und Vereinigung der Serosa mit den Hautwundrändern — oder einen kleinen Schnitt mit Einlegung eines Drainrohres oder die Umstülpung der Tunica vaginalis nach WINKELMANN oder partielle oder totale Excision ihres äußeren Blattes nach BERGMANN gewählt haben — sind die Reaktionserscheinungen bei Verhütung einer Infektion weitaus geringer, und ist die Heilung oft in kürzerer Frist, in etwa 8—10 Tagen, zu erreichen. Das Einlegen eines Drainrohres ist nach der WINKELMANNschen, wie BERGMANNschen Methode meist überflüssig. Hatte man aber drainiert oder nicht ganz exakt genäht, so läßt die definitive Vernarbung des Drainkanals bzw. eines schmalen Granulationsstreifens oft länger auf sich warten, so daß die Angaben über die Heilungsdauer zwischen 8 und einigen 20 Tagen differieren. Der Excision der Scheidenhaut folgt am ehesten die oben erwähnte, durch blutige Infiltration des lockeren periorchalen Bindegewebes bedingte teigige Schwellung. Sie kann, auch wenn keine eigentliche Nachblutung statthat, sehr erheblich sein. Deshalb lege man nach jeder dieser Operationen stets einen leicht komprimierenden Verband, wie oben beschrieben, an. Auch liegt bei ihr die Möglichkeit einer Läsion des Samenleiters oder der Arteria spermatica mit folgender Hodennekrose am nächsten, ein Unglück, das sich freilich bei genügender Vorsicht bei der Operation vermeiden läßt. Ein in den Scheidensack gelegtes Drainrohr entfernt man durchschnittlich nach 3—4 Tagen. Hatte man die Hydrocele nur punktiert und drainiert, z. B. indem man ein Drainrohr mit Hilfe eines dicken Trokars nach Art eines Haarseiles durch den Sack zog, so kann der Patient, wie BUSCHKE angibt, schon gleich nach der Operation umhergehen, und erfolgt die Heilung binnen 8 Tagen. Die Nachbehandlung ist also in diesem Falle die denkbar einfachste.

Bezüglich der Endresultate wäre zu sagen, daß trotz der durch alle Methoden erzeugten Verlötungen der beiden serösen Blätter der Tunica vaginalis resp. der Verwachsung des inneren Blattes mit der Haut nach der Excision des äußeren oder der WINKELMANNschen Umstülpung der Hoden sich später frei im Scrotalsacke, wie unter normalen Verhältnissen verschieben läßt, daß aber auch kein Verfahren mit absoluter Sicherheit vor Rezidiven schützt. Die Gefahr der Hodenatrophie liegt, falls der Samenstrang geschont wurde, in keinem Falle vor.

Operation der Varicocele. Auf die subkutane Methode der *Varicocelen-Operation* brauche ich mit keinem Worte einzugehen, da sie so gut wie vollständig verlassen ist und, wo ein Eingriff überhaupt nötig erscheint, durch die partielle oder totale Exstirpation der varicösen Gefäße ersetzt wird. Letztere birgt in sich alle die Gefahren, die überhaupt bei Unterbindung größerer Venen in Betracht kommen, die der Thrombose und Embolie, und — im Falle der Infektion — der eitrigen Einschmelzung der Thromben und Pyämie. Diese Gefahren sind jedoch bei aseptischem Vorgehen äußerst gering. — Eine gewisse, erst binnen vielen Wochen zurückgehende Schwellung im Verlaufe des Samenstranges ist freilich eine regelmäßige Folge der durch die Ligatur bedingten Zirkulationsstörungen.

v. VOLKMANN machte auf die Gefahr einer gleichzeitigen Unterbindung der Art. spermatica interna aufmerksam, nach welcher er in zwei Fällen Nekrose des Hodens auftreten sah. Von seinem Schüler MIFLET an Hunden angestellte Experimente ergaben, daß bei diesen die Ligatur des genannten Gefäßes regelmäßig zur Infarktbildung des Testikels und folgender Atrophie führt. Beim Menschen scheinen indes die Kommunikationen mit der Art. deferentialis für gewöhnlich auszureichen, einer Hodennekrose vorzubeugen, falls nicht gleichzeitig anderweitige schwere·Zirkulationsstörungen vorhanden sind, speziell solche infolge septischer, entzündlicher Prozesse. Immerhin wird man dieser Komplikation während des Verlaufes Rechnung tragen müssen.

Bezüglich der Wundnachbehandlung habe ich dem schon Gesagten nichts weiter hinzuzufügen.

Kastration. Diese gestaltet sich auch nach der *Kastration* höchst einfach, gleichviel welche Indikation zu ihr Anlaß gab. In sehr vielen Fällen ist eine Drainage überhaupt nicht erforderlich; die Wunde heilt wie jede andere gut vereinigte Weichteilwunde. Nur im Falle starker Blutung während der Operation oder bereits vorhandener Eiterung bzw. Fistelbildung, z. B. bei Hodentuberkulose, ist das Einlegen eines Drainrohres geboten. Eine septische Infektion kann durch Fortschreiten des infektiösen Prozesses entlang des Samenstranges durch den Leistenkanal hindurch in die Subserosa und Übergreifen auf das Peritoneum gefährlich werden.

Die vor etwa 30 Jahren so warm zur Behandlung der Prostatahypertrophie empfohlene doppelseitige *Kastration* ist in den letzten Jahren fast ganz wieder verlassen worden. Allerdings verkleinert sich die Vorsteherdrüse in manchen Fällen nach der Operation erstaunlich rasch, so daß die bisher äußerst erschwerte Urinentleerung leichter wird, der Kranke, der vielleicht vorher auf den beständigen Gebrauch des Katheters angewiesen war, binnen wenigen Wochen wieder spontan Urin lassen, die Entleerung der Blase mittelst des Instrumentes einschränken oder ganz aufgeben kann. Aber dieser günstige Erfolg zeigt sich leider durchaus nicht mit der Regelmäßigkeit, wie man dies anfänglich erhoffte. Namentlich CZERNY warnte auf Grund seiner Erfahrungen vor zu sanguinischen Erwartungen: es bleibt nicht nur die Hypertrophie der Prostata nach der Operation vielfach unverändert fortbestehen; es ist auch der Eingriff selbst für die alten Patienten nicht ohne Gefahr; es folgt bei ihnen der Kastration zuweilen ein ganz rapider Verfall der Kräfte. Manche sterben an komplizierender Pneumonie. Namentlich bei vorhandener septischer Cystitis oder Pyelitis ist der Eingriff nichts weniger als ungefährlich.

Daß man, solange die Blase spontan nicht völlig entleert werden kann, auch nach der Kastration den Katheter anwenden, daß man eine begleitende Cystitis mit Blasenausspülungen in der früher geschilderten Weise behandeln muß, braucht als selbstverständlich kaum gesagt zu werden.

Nach Kastration wegen Hodentuberkulose liegt die Möglichkeit einer tuberkulösen Infektion der Wunde, des Aufbrechens oder Rückbleibens einer Fistel vor, falls der zurückgelassene und versenkte Samenstrang, wie so häufig, bereits selbst erkrankt war. — Liegen nicht anderweitige schwere tuberkulöse Komplikationen vor, so erholen sich die Operierten nach der Kastration oft erstaunlich schnell und können dauernd gesunden. — Auf die Möglichkeit einer sekundären Erkrankung der Samenblasen, Prostata, Harnblase muß man indes stets gefaßt sein und öfter darauf hin untersuchen. Doch hat man auch wiederholt einen Rückgang dieser zur Zeit der Kastration schon vorhandenen Herde nach derselben beobachtet. Auch der zweite Testikel oder Nebenhoden wird sehr häufig noch von der Tuberkulose befallen, nach einer Statistik von Bruns in 23% der Fälle.

Nach der von v. Büngner bei Hodentuberkulose angegebenen sogenannten hohen Kastration mit Evulsion des Vas deferens sah Lauenstein in mehreren Fällen eine Komplikation des Wundverlaufes durch nachfolgende starke Blutung in das Bett des Samenleiters. Ein tödlicher Ausgang infolge hiervon wurde bisher nicht beobachtet; doch ist es klar, daß im Falle einer Infektion die Gefahr einer progredienten Phlegmone durch eine solche Blutsuffusion der Subserosa erheblich gesteigert wäre. — Schede warnte auch deshalb vor dieser Operation, weil der Samenstrang meist an einer bereits tuberkulös erkrankten Stelle abreißt, und eine Infektion sich dann leicht auf das Peritoneum fortsetzen kann.

Erwähnung verdient vielleicht noch, daß doppelseitig Kastrierte für eine Zeitlang, selbst bis zu 2 Jahren, die Fähigkeit der Kohabitation behalten können.

Vierunddreißigste Vorlesung.

Nachbehandlung nach Operationen an den weiblichen Genitalien.

Nachbehandlung nach Operationen an der Vulva und Scheide: Perineorrhaphie, Kolporrhaphie; plastischer Verschluß von Blasenscheiden- und Scheidenmastdarmfisteln; vaginale Fixation des Uterus wegen Retroflexio. Störungen des Verlaufes nach diesen Operationen: durch septische Prozesse, durch Embolien, durch Nachblutungen. Endresultate nach Prolaps-Operationen. — Nachbehandlung nach Eröffnung para- oder perimetritischer Abscesse. — Nachbehandlung nach intrauterinen Operationen: nach Curettement des Uterus; nach vaginalen Myomenukleationen. — Vaginale Totalexstirpation des Uterus: Störungen des Verlaufes durch septische Prozesse, Nachblutungen, Ureterenfisteln, Blasenscheidenfisteln; Rezidive nach Hysterektomie wegen Carcinom. — Nachbehandlung nach Operationen an den weiblichen Genitalien mittels Laparotomie: Ovariotomie, Kastration, Salpingotomie, Ventrofixation des Uterus, Myomotomie.

Operationen an der Vulva und der Scheide. So verschiedenartig auch die *Operationen im Bereich der Vulva und der Scheide* sind, die Wundbehandlung ist bei allen nahezu die gleiche und gestaltet sich, da in der Regel keine Höhlenwunde zurückbleibt, die Wunde vielmehr bei sehr vielen vollständig durch Naht geschlossen wird, meist sehr einfach, beschränkt sich im allgemeinen auf ein beobachtendes Zuwarten. Jedenfalls können wir mehrere Gruppen zur gemeinsamen Besprechung zusammenfassen: die Kolpoperineorrhaphie, den plastischen Schluß der Scheidenblasen- resp. Scheidenmastdarmfisteln, die vaginale Fixation des Uterus wegen Retroflexio, die Keilexcision der Cervixschleimhaut wegen cervicaler Endometritis, die infra- und supra-vaginale Portioamputation wegen Hypertrophie oder Carcinom.

Die Nahtlinie betäubt man in der Regel mit etwas Jodoform, dessen fäulniswidrige Eigenschaften auch hier am weiblichen Genitaltrakt ausgezeichnete Dienste leisten oder mit Dermatol und tamponiert die Scheide locker mit Jodoformgaze. Durchschnittlich läßt man sie 8—10, selbst 14 Tage liegen bis zur Herausnahme der Nähte bzw., falls mit Catgut genäht war, bis zur vermutlichen Heilung der Wunde. Wunden am Damme oder den Labien bedeckt man mit antiseptischer oder steriler Gaze, die man nach jedesmaligem Urinieren oder Defäzieren erneuert, oder man läßt feuchte Überschläge mit Bleiwasser, 2%iger essigsaurer Tonerdelösung, schwächeren Sublimatlösungen (1:5000 bis 10000) machen. Manche Chirurgen fixieren einen über die Nahtlinie gelegten Jodoformgazestreifen, indem sie die beiden Enden einer tief durch den Damm gelegten Sutur über ihm knoten. In all den letztgenannten Fällen bindet man die Beine oberhalb der Kniegelenke durch ein Handtuch locker zusammen, um ein unvorsichtiges Spreizen derselben und damit eine Zerrung der Nahtlinie unmöglich zu machen.

War mit nicht resorbierbarem Material, Seide oder Silk, genäht, so kann die Entfernung intravaginaler Nähte bei enger Scheide, insbesondere nach Kolpoperineorrhaphien, erhebliche Schwierigkeiten bereiten. Die Fadenschlinge muß selbstverständlich jenseits der Knoten durchschnitten werden, aber nur einer ihrer beiden Schenkel. Ein Zurückbleiben eines Stückes des Fadens bei fehlerhafter Durchtrennung vor dem Knoten oder beider Schlingenschenkel kann zu langdauernder Eiterung führen, im ungünstigen Falle sogar zu einem Einwandern des Silkrestes in die Blase und Steinbildung an derselben. Die Entfernung der Fäden soll deshalb stets unter Leitung des Auges stattfinden, indem man sich die Nahtstelle durch schmale Scheidenspecula bloßlegt. Dies aber verlangt größte Vorsicht, um nicht die erst frisch verklebte Scheidenwunde wieder auseinander zu reißen. Langlassen der Fäden erleichtert durch leichten Zug an ihnen die spätere Entfernung außerordentlich.

Recht oft beobachtet man nach allen Operationen an den weiblichen Genitalien, die den Uteruskörper intakt lassen, ein vorzeitiges Auftreten der Menstruation. Auch wenn man den Eingriff kurze Zeit nach Ablauf einer Menstruationsperiode vornahm, und die Menses sonst völlig regelmäßig waren, stellt sich oft schon wenige Tage nachher die Blutung von neuem ein. Die durch Zersetzung des Blutes bedingte Gefahr einer sekundären Infektion vermindert man leicht dadurch, daß man mit Eintritt der Blutung den Jodoformgazetampon vorsichtig aus der Scheide entfernt und die Scheide, solange die Blutung andauert, täglich 1—2mal mit lauen 1%igen Lysoformlösungen ausspülen läßt. Ist das Wartepersonal nicht ganz zuverlässig, so ist es geratener, die Ausspülungen selbst zu machen.

Nach Fisteloperationen, Portioamputationen oder Excisionen, Perineorrhaphien kann die Kranke nach durchschnittlich 10—14 Tagen wieder umher gehen und entlassen werden. Nach Kolporrhaphien und Dammplastiken wegen Prolaps halte ich es indes für richtiger, selbst bei ganz glattem Verlaufe die Patientin nicht vor Ablauf der 3. Woche aufstehen zu lassen, um eine zu frühe Inanspruchnahme der noch jungen Narbe und damit die Gefahr eines Rezidivs möglichst zu vermeiden.

Wie schon die große Zahl der vielfach variierten Operationsmethoden vermuten läßt, erfolgt die Heilung der *Scheidendammplastiken* durchaus nicht immer per primam lineam. Trotz aller Sorgfalt und Asepsis kommt es in einer nicht gerade kleinen Zahl von Fällen zu einem teilweisen — freilich nur ausnahmsweise völligen — Aufgehen der Naht. Als Ursache solcher Mißerfolge schuldigt man vielfach rein mechanische Momente an, die Zerrung, die die vordere Scheidenwunde durch die wechselnde Füllung und Entleerung der Blase mit Urin, die hintere und die des Dammes bei der Defäkation erfährt, und empfiehlt deshalb

die möglichste Ruhigstellung durch Verweilkatheter einerseits, künstliche 8 bis
10—14tägige Obstipation durch schmale, wenig kotmachende Kost und Opium-
gebrauch andererseits.

Für die Kolpoperineorrhaphie halte ich den Dauerkatheter nach meiner
Erfahrung nicht für erforderlich und verzichte meist auf ihn wegen seiner Un-
bequemlichkeit für die Kranken und der Gefahr sekundärer Cystitis. Freilich
können manche Frauen in den ersten Tagen nach der Operation nicht spontan
Wasser lassen. Dann führe man dreimal am Tage unter allen Cautelen den Katheter
ein und lasse eine Spülung mit 3%iger Borsäure oder 1:2000 Argentum nitricum-
Lösung folgen, spüle aber nie mehr als etwa 100 ccm und stets nur unter geringem
Drucke ein.

Auch die künstliche Obstipation halte ich selbst nach Operation von Rekto-
vaginalfisteln oder totalen, den Sphincter ani mit durchtrennenden Dammrissen
für zwecklos. Wird auch ein Teil der Patienten durch sie nicht belästigt, so stört
sie bei anderen das subjektive Wohlbefinden in hohem Maße. In jedem Falle
ist aber die erste, nach 10—14 Tagen erfolgende Entleerung derber Skybala mit
recht erheblichen Schmerzen verbunden und hat schon manchmal bei ins Rectum
reichenden Scheidendammrissen die junge Narbe wieder auseinandergesprengt.
Ich ziehe es vor, etwa jeden 2. Tag durch Bitterwasser oder Ricinusöl für weichen
Stuhl zu sorgen, und fordere die Kranke auf, ihre Bauchpresse dabei möglichst
wenig in Tätigkeit zu setzen und die Beine zusammen zu lassen. Nach der Defäkation wird der After mit Watte gereinigt, die Wunde und ihre Umgebung mit
Lysoform oder 1⁰/₀₀ Sublimat abgespült und mit frischer Jodoformgaze bedeckt.
Ich habe dabei in der Regel völlige prima reunio eintreten sehen.

Ein teilweises *Auseinanderweichen der Wundränder* gefährdet freilich das
Endresultat, insofern die Heilung in diesem Bereich mit breiterer, dehnbarer Narbe
per secundam erfolgt, bedingt aber durchaus keinen völligen Mißerfolg. Die Wunde
einer Kolporrhaphia anterior platzt häufiger auf, als die einer K. posterior. Man
wartet die Heilung, d. h. Übernarbung der granulierenden Wunde bei 1—2mal
täglich zu erneuernder Ausspülung der Vagina mit antiseptischen Lösungen
ab. — Bei Dammplastiken nach der Anfrischungsmethode von HEGAR sieht man
zuweilen die vordere Hälfte des Dammes fest verwachsen, in der hinteren, da
wo die Wunde der hinteren Kolporrhaphie in die der Dammnaht umbiegt, eine
Fistel entstehen. Ist sie nur klein, der neugebildete Beckenboden dick, so schließt
sie sich spontan. Größere Fisteln kann man versuchen durch eine tief die Weichteile durchdringende Sutur, eventuell nach vorgängiger Ausschabung der sie
auskleidenden Granulationen, noch zur Heilung zu bringen. Doch sind die Aussichten hierfür keine sehr großen. In der Regel überhäutet der Fistelgang und
bleibt in verschiedener Breite bestehen. Nur eine zweite Operation, bei der der
primär geheilte vordere Abschnitt der Dammwunde am besten gleichfalls median
durchtrennt wird, ermöglicht definitive Heilung.

Blasenscheidenfisteln. Bezüglich der Blasenscheidenfisteln sagt STÖCKEL: „Das
Resultat der Operation ist mit dem Knüpfen des letzten Fadens entschieden.
Gut gemachte Plastiken heilen, schlecht gemachte heilen nicht. Daran kann keine
Nachbehandlung etwas ändern." Dieser Ansicht kann man im allgemeinen wohl
zustimmen; doch soll man die Hände nicht in den Schoß legen. Nach Fistel-

operationen ist die Dauerableitung des Urins durch einen Verweilkatheter zwar auch kein unbedingtes Erfordernis, aber doch trotz ihrer Nachteile entschieden vorteilhaft. Durch vorsichtige, täglich 1—2malige Blasenspülung bekämpft man eine etwaige Cystitis. Um ihrer Entstehung durch Infektion von der Harnröhre aus ganz sicher vorzubeugen, legt Stöckel den Katheter mittels des von ihm angegebenen *infrasymphysären* Blasenstiches ein. Notwendig ist dies nicht.

Zuweilen wird eine Insuffizienz der Naht nur durch eine gewisse Inkontinenz des Schließmuskels nach längerem Liegenbleiben des Verweilkatheters vorgetäuscht; diese verschwindet nach Weglassen des Instrumentes binnen wenigen Tagen.

Ein *Insufficientwerden der Blasennaht* nach Operation von *Blasenscheidenfisteln* zeigt sich selten schon am Tage nach der Operation. In der Regel sickert erst am 3. oder 4. Tage nachher wieder etwas Urin in die Scheide.

Silk- oder Seidennähte entfernt man dann am besten bald; ihr längeres Liegenbleiben ist zwecklos, ja kann durch Inkrustation mit Harnsalzen schädlich werden. Kleine Fisteln können sich bei dauernder Urinentleerung durch einen Verweilkatheter auch noch spontan schließen, größere erfordern eine neue Operation.

Bei hochgelegener Blasenscheidenfistel *kann* ein Ureter von der Naht mit erfaßt und verschlossen werden. Fieber, starker nach der Niere zu ausstrahlender Schmerz, Oligurie weisen auf die unglückliche Komplikation hin. Es ist dringend geboten, die fehlerhafte Naht sofort zu lösen.

Ureterenscheidenfisteln. *Ureterenscheidenfisteln* werden durch einmalige vaginale Operationen seltener als Blasenscheidenfisteln zur Heilung gebracht. Es sickert sehr oft wieder Urin durch eine Stelle der Nahtlinie hindurch. Die moderne Ureterimplantation in die Harnblase leistet besseres. — Erscheinungen von Kompression oder Knickung des Ureters mit Urinstauung und Nierenkoliken können der Operation folgen. Ich muß indes verzichten, näher hierauf einzugehen. Es würde mich zu sehr auf das Gebiet der Operationstechnik ablenken.

Schwere *septische Prozesse* sind nach Scheidenoperationen glücklicherweise sehr selten geworden. Allerdings kommt es hie und da zu einer partiellen Eiterung; es ist der Verlauf nach Kolporrhaphien usw. nicht immer fieberfrei, aber die Störung geht meist mit dem teilweisen Aufplatzen oder der künstlichen Öffnung der Wunde rasch vorüber. Ausnahmsweise kommt es einmal zu einer Parametritis. Gewöhnlich geht dieselbe in Resorption aus; doch kann sich das Exsudat zu einem Absceß ansammeln und eine Incision von der Scheide oder der Bauchdecke aus oberhalb des Lig. Pouparti verlangen. Auch Todesfälle an Allgemeininfektion, sowie Pyämie sind beobachtet worden, aber alle diese schweren Komplikationen sind selten. Trotz einer recht großen Zahl eigener Beobachtungen entsinne ich mich in keinem Falle einen so ungünstigen Ausgang gesehen zu haben.

Vaginofixation. Auch nach der Fixation des Uterus wegen Retroflexio an der vorderen Scheidenwand nach Mackenrodt ist der Wundverlauf selten gestört, obwohl die Peritonealhöhle dabei oft, nach den neueren Modifikationen der Operation sogar immer, eröffnet wird. Über den Wert der *Vagino-* oder *Vesicofixation des Uterus* bei Retroflexion zu diskutieren ist hier nicht der Ort. Hingewiesen sei nur kurz auf die nach nicht ganz korrekter Ausführung der Operation oft beobachteten Störungen des Verlaufes einer folgenden Gravidität bzw. Geburt und darauf, daß die dadurch gleichzeitig bedingte Lageveränderung der Blase zuweilen zu Störungen der Urinentleerung Anlaß gibt.

Etwas häufiger sind gutartige *Embolien* infolge Thrombosierung einzelner der zahlreichen, weiten, die Vagina umhüllenden Venen.

Macht dieser große Gefäßreichtum die Operation selbst, z. B. eine vordere und hintere Kolporrhaphie mit Perineoplastik zu einer ziemlich blutigen, so pflegt doch die Blutung mit Schluß der Wunde durch die Naht vollständig zu stehen. — Eher sieht man einmal eine *Nachblutung* nach Portioamputation. Eine minimale Blutmenge sickert in jedem Falle nach letzterer zwischen je 2, die Vaginal- und die Uterusschleimhaut vereinenden Nähten hervor, hat indes keinerlei Bedeutung. Zuweilen ist sie aber stärker; der vorgelegte Jodoformgazetampon saugt sich voll und nun tröpfelt Blut zur Scheide heraus. Eine Sutur kann sich gelöst haben; es kann aber auch sein, daß ein spritzendes Gefäß bei der Operation nur deshalb übersehen wurde, weil es beim Anziehen des Portiostumpfes an den langen Suturfäden komprimiert wurde; mit Nachlaß der Gewebsspannung nach Durchschneidung der haltenden Fäden blutet es stark. In jedem Falle von Nachblutung begnüge man sich nicht mit blinder, fester Tamponade, sondern lege die blutende Stelle im Speculum bloß und sichere sie durch Ligatur oder Naht.

Bezüglich der *Endresultate der Prolapsoperationen durch Kolporrhaphie* will ich nur erwähnen, daß Rezidive leider recht häufig sind. Kein Wunder! Es liegen ganz ähnliche Verhältnisse, wie beim Mastdarmvorfalle vor. Die Operation verengt wohl den Kanal und seine Mündung, beseitigt indes nicht das Grundleiden, die Schlaffheit der fixierenden Gewebe. Der künstlich verengte Kanal dehnt und erweitert sich mit der Zeit wieder und das Rezidiv ist da. Für schwere Fälle ist deshalb der einfachen Kolporrhaphie die Kombination mit gleichzeitiger Ventrofixation des Uterus oder mit Verkürzung der Lig. rotunda nach ALEXANDER ADAMS vorzuziehen. Immerhin bringt selbst im Falle des Rezidivs die erste Operation den Vorteil, daß es nun gelingt, den Vorfall durch ein kleines Pessar zurückzuhalten, während früher selbst ein großes seinen Zweck nicht erreichte. Prophylaktisch einen Ring einzulegen, um einem Rezidiv vorzubeugen, empfiehlt sich allerdings nicht, da ein solcher die Scheide künstlich dehnt und damit dem Übel direkt Vorschub leistet.

Para- und perimetritische Abscesse. Bei *para- oder perimetritischen Abscessen,* die von der Scheide aus geöffnet wurden, ist die strenge Durchführung der Grundsätze, die im allgemeinen Teil für Abszeßbehandlung überhaupt aufgestellt wurden, leider nicht immer im vollen Umfange möglich. Im Verhältnis zur Größe der Eiterhöhle ist die Incisionsöffnung relativ klein; eine exakte, die ganze Höhle lückenlos ausfüllende Tamponade, ist nur ausnahmsweise möglich; man ist auf Drainröhren angewiesen. Bei der buchtigen Beschaffenheit mancher dieser Absceßhöhlen ist aber der Sekretabfluß durch die Drainröhren trotz dicken Kalibers derselben nicht stets ein ganz freier. Daher erklärt es sich, daß trotz Öffnung des Abscesses zuweilen noch vorübergehende Temperatursteigerungen anhalten, daß die Heilung oft recht lange auf sich warten läßt, nicht selten auch eine eiternde Fistel Monate, selbst Jahre lang bestehen bleibt. Man versäume in solchen Fällen nie durch sorgfältigste *bimanuelle* Austastung des ganzen Beckens mit Eindringen des Fingers durch die Incisionsöffnung in die Eiterhöhle nach versteckten Eiterherden zu suchen! Ein so langes Bestehenbleiben der Fistel ist freilich in manchen Fällen auch darin begründet, daß die eröffnete Eiterhöhle nicht dem para- oder perimetranen Gewebe angehört, sondern ein Pyosalpinxsack war, desssen epitheliale Auskleidung durch die Eiterung nicht vollständig zerstört war. Während wir sonst nach Incision von Abscessen auf alle antiseptischen Ausspülungen verzichten, sind wir wegen ungenügenden Eiterabflusses in den in Rede stehenden Fällen manchmal noch zu solchen genötigt, weniger in der Absicht, die Höhle wirklich zu desinfizieren, was doch nicht gelingt, als um mechanisch das stauende, in Zersetzung begriffene Sekret fortzuschwemmen. In allen Fällen schwerer Beckeneiterung jedoch, in denen das Fieber längere Zeit nach der vaginalen Incision anhält, die Patienten durch dasselbe, den Säfteverlust, den Appetitmangel mehr und mehr herunterkommen, halte man sich mit solchen halben Maßregeln nicht allzu lange auf, sondern erwäge die Möglichkeit durch eine neue Operation den Prinzipien der Behandlung von Eiterungen besser gerecht zu werden, nämlich vor allem freien Sekretabfluß zu schaffen. In Betracht kommen: die extra- oder auch intraperitoneale breite Eröffnung des Abscesses von den Bauchdecken aus, die Exstirpation der Eitersäcke durch Laparotomie bei Pyosalpingitiden, die vaginale Totalexstirpation des Uterus mit Wegnahme dieser mit Eiter gefüllten Geschwülste. Es handelt sich um technisch schwere und gefährliche Operationen, aber auch um sehr ernste, ohne sie zum Tode führenden Leiden.

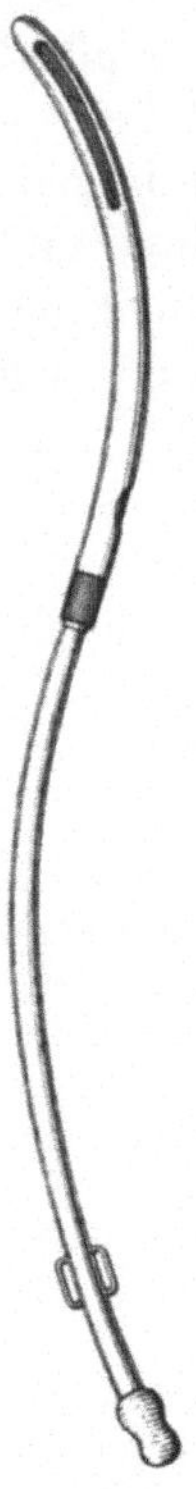

Intrauterine Operationen. Allen *intrauterinen Operationen* läßt man eine gründliche Ausspülung, wie vorausgehen, so auch folgen, um möglichst alle Blutgerinnsel, losgerissene Schleimhaut- oder Geschwulstpartikel aus dem Cavum uteri zu entfernen. Man bedient sich hierzu sehr zweckmäßig des BOZEMAN-FRITSCHschen Uterus-Katheters (Abb. 53).

Die Blutung beherrscht man, falls sie nicht schon spontan steht, durch Jodoformgaze-Tamponde.

Nach dem Curettement des Uterus wegen hyperplastischer Endometritis, behufs präparatorischer antiseptischer Reinigung vor Exstirpation des Uterus oder behufs Sicherstellung der Diagnose durch mikroskopische Untersuchung der ausgeschabten Massen, selbst nach Ausräumung von Abortusresten bedarf es in der Regel keiner besonderen Blutstillung, zumal schon die antiseptische Auswaschung resp. die vielfach nachgeschickte Einspritzung von Jodtinktur oder 5—8%iger Chlorzinklösung neben der desinfizierenden eine stypische Wirkung ausübt. Sollte die Blutung ausnahmsweise, wie bei manchen Aborten, anhalten, so versucht man zunächst heiße (40° R) oder eiskalte Uterusirrigationen und subkutane Ergotininjektionen, um die Gebärmutter zu energischer Kontraktion anzuregen. Reicht dies nicht aus, so tamponiert man. Man hakt sich die vordere Muttermundslippe mit einer Kugelzange an, läßt sich die hintere Scheidenwand mit einem Spekulum kräftig nach hinten zurückhalten und schiebt nun unter Leitung des Auges einen genügend langen Jodoformgazestreifen mit einer schlanken, langen, gebogenen Kornzange oder einer Uterussonde oder besonderen Tampontägern durch den Cervicalkanal möglichst hoch in die Uterushöhle, stopft mehr und mehr Gaze nach und füllt das ganze Scheidengewölbe rings um die Portio fest aus.

Abb. 53.
Uteruskatheter
nach
BOZEMAN-
FRITSCH.

Man entfernt die Tamponade nach 24—48 Stunden und hat nur ganz ausnahmsweise nötig, sie wegen wieder eintretender Blutung nochmals zu erneuern.

Dem Curettement wegen *Endometritis* läßt man zur Sicherung des Resultates zweckmäßig eine mehrmalige (4—5) Injektion von Jodtinktur oder Chlorzinklösung in Zwischenräumen von je 3—4 Tagen folgen. Bis zur Beendigung dieser Kur, die man durch innerlichen Gebrauch von Styptol (3—4mal täglich 0,05 in Tabletten), Stypticin, Extr. Hydrastis canadensis (4mal täglich 15 Tropfen) unterstützt, soll der Patient das Bett hüten. Die Unvorsichtigkeit, die Patienten dabei umhergehen zu lassen, bestraft sich leicht durch schwere Komplikationen, Parametritis, Embolien usw.

Vaginale Myomenukleation. Geradezu unentbehrlich ist die Tamponade in den meisten Fällen *vaginaler Myomenukleationen* aus der Cervix oder dem Uteruskörper. Vielfach steht zwar die Blutung auch hier nach Ausschälung der Geschwulst durch Kontraktion der Uterusmuskulatur. Sicherer ist es jedoch, sich in jedem Falle durch die Tamponade vor unangenehmen oder selbst gefahrbringenden Nachblutungen zu schützen. Nach Enukleationen sehr großer Geschwülste legt man noch um den Leib eine feste Bauchbinde, um eine Ansammlung von Blut hinter dem Tampon und ein in die Höhe Steigen der Gebärmutter zu verhüten und legt auf das Abdomen eine Eisblase. Nach etwa 5—6 Tagen entfernt man vorsichtig die Gaze und begnügt sich weiterhin mit antiseptischen vaginalen Ausspülungen zur Ableitung der sich in der Scheide ansammelnden Sekrete. Eine Rückkehr der Blutung ist dann kaum noch zu befürchten.

Die Jodoformgazetamponade ist hier wie anderwärts gleichzeitig das sicherste Mittel zur Bekämpfung der Infektionsgefahr. Diese ist nach allen intrauterinen Operationen naheliegender, als nach den vorhin beschriebenen vaginalen Eingriffen. Es liegt das wohl sicher nur daran, daß wir bis heute außerstande sind, das Operationsterrain bei ersteren in derselben Weise zu reinigen und zu desinficieren, wie bei letzteren; sieht man doch manchmal nach einer einfachen Sondierung des Uterus Fieber auftreten. Dem Curettement folgt gar nicht so sehr selten eine vorübergehende Temperatursteigerung, etwas übelriechender Ausfluß und leichte Empfindlichkeit des Parametrium. Dann werden antiseptische Ausspülungen der Uterushöhle empfohlen. Ich halte ihren Wert mindestens für zweifelhaft, wofern nicht etwa eine direkte Retentio in cavo uteri besteht, die durch die Spülung mechanisch beseitigt wird. Kommt es zur wirklichen Parametritis, dann ist jede Fortsetzung einer intrauterinen Behandlung nur schädlich; höchstens sind vorsichtige vaginale Ausspülungen ohne starken Lagewechsel der Kranken erlaubt. Hauptsache ist absolute Ruhe. Auf die empfindliche Seite legt man eine Eisblase. Späterhin, sowie das Fieber zurückgegangen, vertauscht man sie mit feuchtwarmen Priesznitzschen Umschlägen, zieht auch zur Beseitigung der letzten Reste des Exsudats warme Scheiden- oder Mastdarmeingießungen, warme Sitzbäder, Heißluftbäder, Einlegen von Jodoformglycerintampons, Jodoformbepinselungen des Scheidengewölbes usw. in Anwendung. Kommt es zur Abscedierung, so incidiert man.

Diese schwereren phlegmonösen Prozesse sind glücklicherweise nur Ausnahmen. Meist beschränkt sich die Infektion, wofern es überhaupt zu einer solchen kam, auf leichte, wenige Tage anhaltende Reizzustände. Nach Myomenukleationen wächst indes die Gefahr mit der Größe der Wunde, und sie wird sehr erheblich, sowie die Operation unvollendet und Geschwulstreste wegen der Unmöglichkeit ihrer Ausschälung oder wegen zu bedrohlicher Blutung zurückgelassen werden mußten. Erfahrungsgemäß verfallen Fibromyomknoten, deren Schleimhautüberzug resp. muskulöse Kapsel gespalten ist, leicht der Nekrose. Dann wird aber die Gefahr einer fauligen Zersetzung der nekrotischen Gewebsmassen bedrohlich, und ehe Uteruskontraktionen den zerfallenden Tumor ausgestoßen haben, ehe es möglich ist, die abgestoßenen Gewebe operativ zu entfernen, kann eine Allgemeininfektion die Kranke hinwegraffen.

Nur ganz ausnahmsweise wird man sich heute der peinlichen Aufgabe der Nachbehandlung einer unvollendeten Myomenukleation unterziehen müssen, da man wegen der eben geschilderten Gefahr sich heute Dank der vervollkommneteren Technik, wenn die Enukleation nicht gelingt, lieber sogleich zur sofortigen Totalexstirpation des Uterus, sei es mittels Morcellement per vaginam, sei es per laparotomiam, entschließt. Machen ausnahmsweise Umstände letztere aber einmal unmöglich, so bleibt nur übrig, durch strengste Asepsis und Tamponade mit Jodoformgaze dem üblen Ausgange vorzubeugen. Kommt es trotz derselben zur Nekrose und Jauchung, so ist man leider auf wenig zuverlässige Mittel angewiesen. Man beschränkt sich dann auf mehrfach des Tages zu wiederholende Ausspülungen der Scheide und der Wundhöhle mit Desinficientien, Ätzen der letzteren mit 8—10%iger Chlorzink-Lösung, starker Jodtinktur, eventuell dem Thermokauter und nachfolgender Tamponade mit Jodoformgaze, gibt innerlich oder subcutan Ergotin und sucht den Kräftezustand der Patientin, wie ich Ihnen dies im allgemeinen Teil zu schildern versuchte, nach Möglichkeit hochzuhalten. FRITSCH bediente sich in solchen Fällen mit Erfolg der permanenten Irrigation mit $3^0/_{00}$ Salicylsäure, $4^0/_0$ Borsäure oder $1^0/_0$ Liquor Alsoli.

Als Ultimum refugiens kommt natürlich noch die nachträgliche Totalexstirpation des Uterus in Betracht. Sie vaginal auszuführen, wird in der Regel aus den gleichen Gründen unmöglich sein, die schon die Vollendung der ersten Operation unmöglich machten; es bliebe nur die Laparotomie übrig. Ihre Prognose ist aber bei jauchendem Uterus eine wenig günstige.

Vaginale Hysterektomie. Trotz aller Fortschritte der Technik und Asepsis bleibt die vaginale Hysterektomie gegenüber der abdominalen — auch wenn wir von den eben besprochenen Fällen vorhandener septischer Prozesse absehen, — die weitaus ungefährlichere Operation: sie ist kaum noch zu den wirklich lebensgefährlichen Operationen zu rechnen. Gegenüber den rein vaginalen Operationen ist die Gefahr allerdings schon bei den supravaginalen Amputationen erhöht in dem Maße, als das Beckenzellgewebe dabei eröffnet werden muß, und sie wächst noch bei der Totalexstirpation wegen der breiten Eröffnung der Peritonealhöhle. Doch sind wir im allgemeinen durch gute Vorbereitung und aseptisches Operieren weit eher in der Lage, der wesentlichen Gefahr, der Infektion, Herr zu werden, als nach manchen Myomausschälungen.

Bis heute gehen die Ansichten darüber auseinander, ob es besser ist, die Peritonealhöhle nach Entfernung der Gebärmutter völlig durch Naht zu verschließen oder offen zu lassen und durch die Wunde im vaginalen Gewölbe ein Drainrohr oder Jodoformgaze in das Cavum Douglasi einzulegen. Der Umstand, daß die Resultate, die mit beiden Verfahren erzielt wurden, ziemlich die gleichen sind, beweist schon, daß die Frage nicht von der Bedeutung sein kann, die man ihr beigelegt hat. Ich selbst habe mich früher für einen totalen Verschluß ausgesprochen, um möglichst jede Wundfläche aus der Bauchhöhle auszuschalten, damit eine Sekretion in letztere zu vermeiden, die Gefahr der Peritonitis, wie der Adhäsionsbildung und einer durch letztere vielleicht erzeugten Darmabknickung herabzusetzen. Wo der völlige Abschluß ausführbar ist, die Operation aseptisch verlief, und während ihr keine Komplikation, z. B. durch Einfließen von Blut in die Bauchhöhle, stattfand, halte ich diesen Standpunkt auch heute noch aufrecht. Wo indes eine solche Komplikation statt hatte, die Asepsis vielleicht durch Ausfließen jauchender Massen aus der Uterushöhle während der Operation gefährdet wurde, ziehe ich es heute vor, Jodoformgaze durch die nur durch einige Nähte verengte, in der Mitte offen bleibende Wunde des Vaginalgewölbes in den DOUGLASschen Raum einzulegen. Die langgelassenen Ligaturfäden beider Parametrien pflege ich, um einem frühen Zurückziehen der Stümpfe und damit etwaiger Sekretretention sicherer vorzubeugen, über einem Jodoformgazebausch miteinander zu verknoten, umschnüre sie dann mit einem Faden zu einem Bündel, bestäube die Wunde mit Jodoform und tamponiere die ganze Scheide um die Ligaturen herum mit Jodoformgaze. Die Kranke muß sich zwar in den ersten Tagen ruhig halten, darf indes im Bette jede Lage einnehmen, die ihr gerade bequem ist. Es ist durchaus nicht erforderlich, auf Rückenlage zu bestehen.

Bei gutem Verlaufe entfernt man die Gaze erst, falls die Bauchhöhle ganz geschlossen wurde, etwa am 10. Tage. War ein Tampon in letztere vorgeschoben, so halte ich es für richtiger, diesen schon nach etwa 4 Tagen zurückzuziehen. Um ihn herum haben sich dann sicher bereits peritoneale Adhäsionen gebildet, und es genügt, etwaigem Sekret den Abfluß offen zu halten, wenn man jetzt nur noch zwischen die Ränder der Scheidenwunde, aber nicht mehr so hoch hinauf, etwas Gaze einlegt. Die abgebundenen Stümpfe der Ligamente stoßen sich nekrotisch ab, in der Regel mit etwas Eiterung, so daß man nach etwa 14 Tagen — beim Ausbleiben jeder Eiterung aber manchmal erst nach 3 Wochen — die Ligaturfäden samt diesen Stümpfen durch leichten Zug entfernen kann. Hüten Sie sich, vorher viel an den Fäden zu zupfen! Es ist zwecklos, erzeugt leicht Blutungen, setzt kleine Wunden und begünstigt damit nachträgliche Infektion. Sollten ausnahmsweise nach 3 Wochen die Ligaturen noch fester haften, so kann man sie mit der Schere lösen; doch mit großer Vorsicht! Ein Schnitt in die Ligamente zentral von der Ligaturstelle könnte zu sehr unangenehmen Blutungen führen. — Bis zur Entfernung der Fäden behalte ich die Jodoformgazetamponade bei; andere lassen sie schon nach 8—10 Tagen fort und begnügen sich dann mit täglichen desinfizierenden Scheidenausspülungen. Die rückbleibenden Granulationswunden übernarben meist ohne weitere Störung in 14—20 Tagen, und es hinterbleibt eine feste, lineäre, quere Narbe. Manchmal zögert ein Granulationsknopf sich zu überhäuten; man fürchtet dann schon ein Rezidiv. Die gewöhnliche Ursache findet sich in einer retinierten Ligatur, nach deren Ausstoßung die definitive Vernarbung rasch erfolgt. Vom 10.—14. Tage nach der Operation dürfen die Patienten das Bett verlassen.

Hatte man die Ligamente mit Catgut abgebunden und die Bauchhöhle vollständig geschlossen, so gestaltet sich die Nachbehandlung noch einfacher. Man schneidet die Fäden unmittelbar nach der Operation kurz ab, tamponiert die Scheide locker mit Jodoformgaze, entfernt sie am 2.—3. Tage und läßt die Wunde sonst bis zum Schluß der 3. Woche ganz in Ruhe. Dann zeigt eine Spiegeluntersuchung, ob noch etwas zu tun nötigt ist.

Waren die Ligamente anstatt unterbunden nach der Methode von Péan-Richelot abgeklemmt worden, so umhüllt man die liegenbleibenden Klemmen sorgfältig mit Jodoformgaze, unterstützt die vor die Vulva vorragenden freien Enden mit aseptischen Kissen und sichert ihre unverrückte Lage. Die Kranke muß vollständig ruhige Rückenlage einhalten. Nach zwei Tagen nimmt man die Klammern vorsichtig ab. Man tamponiert die Scheide frisch und verfährt weiterhin, wie nach der Ligatur. Die Methode ist heute, da doch Nachblutungen vorgekommen sind, nahezu ganz wieder verlassen worden.

Hatte man die Bauchhöhle offen gelassen, so achte man namentlich beim ersten Tamponwechsel auf einen etwaigen Vorfall eines Eingeweides. Man müßte dasselbe vorsichtig reponieren und durch Vorlegen von Gaze an einem neuen Vorfalle verhindern. Häufig ist dieser Zwischenfall nicht, da eben schon Adhäsionen um den ersten Tampon zustande gekommen waren. Man sieht wohl zuweilen eine Darmschlinge oder Netz oder einen Appendix epiploicus in der Tiefe der Wunde liegen; sie ist aber hier durch Verlötung fixiert. Es bedarf wohl kaum des Hinweises, daß dieser Tamponwechsel schon in Rücksicht auf die offene Peritonealwunde unter allen aseptischen Kautelen zu geschehen hat.

Hilfsschnitte, Seitenincisionen in die Vagina, die Labien, den Damm, wie sie zur besseren Freilegung des Uterus bei enger Scheide nötig sind, werden in der Regel sogleich ohne Drainage vernäht und heilen meist ohne Störung. Für sie haben die Regeln der allgemeinen Wundbehandlung Gültigkeit.

Bezüglich der Diät, der Regelung der Stuhlentleerung, etwaiger Opiumdarreichung halten Sie sich ganz an die Vorschriften, die ich Ihnen für die Nachbehandlung nach Laparotomien erteilte. Die Verhältnisse liegen ja ganz analog. Ich verzichte also für gewöhnlich auf Opium vollständig und sorge vom 2. Tage an für regelmäßige Defäkation. — Unmöglichkeit spontaner Urinentleerung macht in den ersten Tagen manchmal die Anwendung des Katheters erforderlich. Regelmäßig einen Verweilkatheter einzulegen widerrate ich. Treten Zeichen einer Cystitis auf, so bekämpft man sie mit antiseptischen Spülungen.

Von den *Störungen*, die *nach der vaginalen Hysterektomie* den Verlauf gefährden können, ist die bei weitem wichtigste die *peritoneale Infektion*. Daß sie weit seltener auftritt und einen letalen Ausgang bedingt, als nach Laparotomie liegt wohl in der Kleinheit der Bauchfellwunde, ihrem für Abfluß der Sekrete günstigeren Sitz an der tiefsten Stelle des Abdomen, namentlich aber darin begründet, daß sich die Operation doch wesentlich extraperitoneal abspielt und keine in die freie Bauchhöhle sezernierende Wundfläche hinterläßt. Das Sekret fließt eben sogleich in die Jodoformgaze und wird durch diese bequem nach außen abgeleitet. — *Ileus* hat man nach *Uterusexstirpationen* wiederholt beobachtet. Seine Entstehung ist fast ausnahmslos auf entzündliche Adhäsionen von Darmschlingen im kleinen Becken, meist septischer Natur, zurückzuführen. Für beide Komplikationen genügt es, auf das bei den Laparotomien Erwähnte hinzuweisen. — Phlegmonöse Prozesse im Beckenzellgewebe können lang dauerndes Fieber unterhalten und zur Bildung großer Exsudate Anlaß geben, gehören nach Hysterektomie aber doch zu den seltenen Vorkommnissen.

Eine recht ernste Gefahr bedingen *Nachblutungen*. Nur ganz ausnahmsweise handelt es sich um Spätblutungen infolge septischer Prozesse; etwas häufiger sind Blutungen infolge Abgleitens einer Ligatur von den Stümpfen der Seitenligamente unmittelbar oder einige Stunden nach der Operation. Auch ist es wiederholt vorgekommen, daß bei Fixation dieser Stümpfe in den seitlichen Winkeln der Wunde des Scheidengewölbes durch je eine die Scheidenwand und das Ligament durchdringende Naht, also ganz am Schlusse der Operation, ein größeres Gefäß angestochen wurde. Meist wird der Operateur den Unfall ja sogleich gewahr. Es kann aber auch sein, daß er ihn übersieht. Blutet es in die tamponierende Gaze, so wird der Ausfluß von Blut aus der Scheide relativ früh auf die Gefahr aufmerksam machen; überwiegt aber die Blutung in die Bauchhöhle, so erwecken die starke, zunehmende Anämie, Kleinheit des Pulses, wachsende Unruhe der Kranken erst spät den Verdacht. Die Blutung kann zwar schließlich spontan stehen, doch kann sich die Operierte auch verbluten; jedenfalls begünstigt der intraperitoneale Bluterguß das Zustandekommen resp. die Verbreitung septischer Prozesse.

Es ergibt sich aus dem Gesagten ohne weiteres, daß man die frisch Operierte namentlich innerhalb der ersten 24 Stunden auf das Genaueste überwachen muß. Beim Verdacht einer Nachblutung bringt man die Kranke sogleich auf den Operationstisch, entfernt die Tampons, kontrolliert die Wunde. Bei Zeichen innerer Blutung müßte man eventuell einige Nähte wieder lösen, die Peritonealhöhle öffnen; ein mittelst langer Kornzange in das Cavum Douglasi eingeführter Tupfer wird sogleich die Vermutung bestätigen oder widerlegen. Um die Quelle der Blutung zu finden, zieht man die Stümpfe der abgebundenen Ligamente, während die Scheidenwände gut durch Speculis auseinandergehalten werden, an den Ligaturfäden herab, hilft mit Kugel- oder MUZEUxschen Hakenzangen nach und faßt das spritzende Gefäß mit langer Klemmpinzette. Man umsticht es oder läßt die Klemme liegen. Gelingt es nicht, weil der Adnexstumpf nach Abgleiten der Ligatur sich zu weit zurückgezogen hatte, die Stelle der Blutung finden und das spritzende Gefäß zu fassen, so schreite man sogleich zur Laparotomie! Es kommt vor allem darauf an, ruhiges Blut zu behalten, nicht blind darauf los zu arbeiten, sondern jeden Griff unter Leitung des Auges zu tun.

Eine andere, gleichfalls auf einen, freilich in manchen seltenen Fällen schwer vermeidbaren, Operationsfehler zurückzuführende Störung ist die *Läsion eines Harnleiters*. Gerade bei den Versuchen der Stillung einer am Schlusse der Operation oder nachträglich sich ereignenden Blutung ist sie am ehesten passiert. Der Ureter kann durchschnitten, von einer Ligatur gefaßt, von einer Klemme gequetscht werden. Erkennt man an dem ausfließenden Urin die Verletzung des Ureters sogleich, dann verlasse man sich nicht auf das Einlegen eines Drains bis zum zentralen Stumpf des Harnleiters, um so den Urin nach außen abzuleiten, sondern entschließe sich zu sofortiger Laparotomie und Einpflanzung des Ureters in die Blase. — Ligatur oder Abklemmung eines Harnleiters ruft Nierenkoliken durch Urinstauung hervor. Manchmal wird die richtige Diagnose erst durch die sich ausbildende Ureterenscheidenfistel gestellt. Sofortige Entfernung der Ligatur, der Klemme beim Auftreten der Koliken ist natürlich angezeigt; das Entstehen der Fistel wird jedoch kaum vermieden werden. Ihr Schluß kann erst nach Heilung der Operationswunde auf operativem Wege angestrebt werden.

Auch *Blasenscheidenfisteln* können entstehen, falls der Tumor sehr nahe an die Blasenwand heranreichte. Reißt diese bei seiner Ablösung durch, so wird der Operateur den Riß wohl stets sogleich bemerken und durch Naht schließen; für solche Fälle wäre das Einlegen eines Verweilkatheters in die Blase nach der Operation empfehlenswert. Doch kommt es auch vor, daß die Blasenwand nur bis auf eine sehr dünne Schicht einreißt, eine Fistel sich erst nachträglich durch circumscripte Nekrose dieser ausbildet. In allen diesen Fällen, in denen der in die Scheide sickernde Urin die Tampons beständig durchfeuchtet, müssen dieselben häufig, mindestens zweimal täglich erneuert werden. Auf die bequemeren Scheidenausspülungen kann man sich erst nach völligem Abschlusse der Bauchhöhle beschränken.

Noch ein Wort über die *Rezidive nach Hysterektomie wegen Carcinom!* Beschränkt man die Operation auf die Fälle, in denen der Uterus noch gut beweglich und weder in den DOUGLASschen Falten, noch in den Parametrien verdächtige Infiltrationen vorhanden sind, so stellt sich die Prognose quoad Rezidiv relativ günstig und zwar recht gut für Körpercarcinome, minder günstig für die Cervixgeschwülste und noch schlechter für Portiokrebse. Die Mehrzahl der Rezidive entsteht bereits in den ersten 12 Monaten. Jedes weitere Jahr des Ausbleibens sichert die radikale Heilung. — Nur ausnahmsweise zeigt sich die Neubildung schon wieder, ehe auch nur die Wunde verheilt ist: Die erst unverdächtigen Granulationen beginnen zu wuchern, wachsen auch nach Ätzung mit Jod oder Höllenstein stets rasch von neuem, neigen zu Blutungen und Zerfall. Trotz der Besserung, die der Zustand der Kranken dadurch erfährt, daß Blutung und Jauchung durch die Operation beseitigt wurde, ein Rezidiv in den Parametrien oder den höher gelegenen Lymphdrüsen ein geschlossenes Carcinom darstellt, verursacht ein solches doch oft unerträgliche Beschwerden: Umwachsung und Druck von Nerven bedingt in manchen Fällen heftige, ja unerträgliche Neuralgien; Kompression der Ureteren führt zu Hydronephrose, des Rectums zu chronischem Ileus. Die Mehrzahl der Kranken erliegt der zunehmenden Kachexie.

Zuweilen entwickelt sich ein Rezidiv fernab von der Stelle des primären Tumors in der Narbe eines Hilfsschnittes der Scheidenwand, der Vulva, des Dammes. Man sucht sie durch Annahme einer Impfinfektion mit Carcinompartikelchen während der Operation zu erklären.

Nur sehr selten wird man in die Lage kommen, das Rezidiv noch mit einiger Aussicht auf Erfolg durch nochmalige Operation beseitigen zu können; in der Regel ist jeder neue Eingriff von vornherein aussichtslos. Am ehesten liegen die Chancen noch günstig bei den letzterwähnten Impfrezidiven an den äußeren Genitalien, so lange sie noch circumscripte kleine Tumoren darstellen. Rezidive in der Narbe des Vaginalgewölbes können, so lange sie noch klein sind, auch zu einem neuen Eingriff auffordern, wofern man in der Nachbarschaft noch keine Metastasen nachzuweisen imstande ist. Wenigstens darf man hoffen, durch Ausschaben und Ausbrennen die unglückliche Kranke für einige Monate von ihrem blutigen Ausfluß, oft ihrer einzigen Beschwerde, zu befreien. Eine Gefahr, die diese Operation in sich birgt, liegt aber in der Nähe der Blase und des Peritoneum. Man muß mit der Möglichkeit einer Eröffnung dieser Höhlen durch den scharfen Löffel resp. den Thermokauter rechnen; ja, das Unglück kann es wollen, daß man eine adhärente Darmschlinge verletzt und eine Scheidendarmfistel das Leiden der Operierten noch vermehrt. Eine genaueste Palpation vor und äußerste Vorsicht während dieser Nachoperation ist also auf das strengste geboten.

Zum Glück bietet uns heute die Röntgenbestrahlung eine wirksame Handhabe zur ungefährlichen Behandlung auch dieser Rezidive. Die Erfolge der Strahlenbehandlung sind ja gerade beim Gebärmutterkrebs so groß, daß viele Gynäkologen auf seine operative Beseitigung überhaupt verzichten wollen. Es ist hier nicht der Ort, das Für und Wider zu diskutieren, auch für unsere Zwecke ohne Belang, wieviel Prozent mit dieser, wieviel mit jener Methode dauernd geheilt wurden. Jedenfalls aber sollte man der Operation stets eine Nachbehandlung mit Röntgen- oder Radiumstrahlen folgen lassen, freilich nicht schematisch durch einen ungeübten Anfänger, sondern nur durch einen erfahrenen Facharzt für Röntgenologie.

Sehr wenig erübrigt mir noch hinzuzufügen über Verlauf und Behandlung nach den mittels *Laparotomie vorgenommenen Operationen an den weiblichen Genitalien*. Ich habe ja fast alles, was Sie wissen müssen, bereits bei dem Kapitel „Laparotomie" auseinandergesetzt.

Ovariotomie. Die Prognose der einfachen *Ovariotomie* gutartiger, nicht adhärenter, wenn auch sehr großer Eierstockgeschwülste ist eine recht gute geworden. Ihre Mortalität beträgt nur noch 1—2%. Sie verschlechtert sich freilich sofort, sowie ausgedehnte Verwachsungen, namentlich solche mit Darmschlingen gelöst werden müssen. Die statistischen Angaben über die Gesamtsterblichkeit schwanken zwischen 5—10%. In der Regel wird die Bauchhöhle sogleich vollständig durch Naht geschlossen, so daß die weitere Therapie eine mehr negative wird. Nur bei Rückbleiben großer Wundflächen, z. B. nach Ausschälung mancher intraligamentär entwickelten Tumoren, wird die Drainage oder Tamponade nach MICULICZ in Anwendung gezogen. Man verfährt dabei, wie früher angegeben.

Die sehr bedrohlichen, zuweilen eine akute Appendicitis vortäuschenden Erscheinungen der *Torsion einer Ovarialcyste* verschwinden nach Entfernung des Tumors rasch von selbst. Selbst bei Vorhandensein stärkerer entzündlicher Veränderungen, eines blutig serösen Exsudates, Auflagerung von Fibrinflocken, ist eine Drainage nach der Ovariektomie kaum nötig, es sei denn, daß man Nekrose des ligierten Stumpfes befürchten müßte.

Für gewöhnlich sind Ovariotomierte, selbst wenn die Operation schwer und — z. B. durch ausgedehnte Adhäsionen — kompliziert war, bei fieberlosem Verlauf, wenn nicht von vornherein, so nach den ersten zwei Tagen, schmerzfrei. Anhaltende Schmerzen sind in der Regel auf entzündliche Exsudate um die Ovariotomiestümpfe zurückzuführen. Sie können entstehen, ohne daß Fieber oder sonstige Zeichen peritonealer Infektion aufgetreten waren. Eine Nachuntersuchung bei der Entlassung der Kranken 3—4 Wochen nach der Operation läßt sie dann als fast zufällige Befunde in Form hühnerei- bis faustgroßer, druckempfindlicher Geschwülste auffinden. Empfehlen Sie in solchen Fällen Ihren Patientinnen, selbst wenn sich dieselben sonst ganz wohl fühlen, dringend noch einige Wochen möglichster Ruhe! Sie beugen dadurch der Gefahr späterer lang dauernder Beschwerden einigermaßen vor. Ruhe und feuchte Wärme befördern die Resorption. Massage wird wohl von einigen Autoren empfohlen, darf jedoch nicht zu früh und nur mit großer Vorsicht zu Hilfe genommen werden. Gewöhnlich ist völlige Resorption, wenn auch mit Rückbleiben narbiger Verwachsungen des Stumpfes mit anderen Eingeweiden, dem Netz, Mesenterium, den Därmen, der Endausgang, mit Verwachsungen, die freilich ihrerseits durch Zerrungen Schmerzen und Störungen der Passage des Darminhaltes zur Folge haben können. In einigen Fällen kommt es nach Monaten zur Ausstoßung der Ligaturfäden in die Scheide, den Darm oder die Blase. Ein von Fieber begleitetes Wachsen des Exsudates würde, wie ich dies früher hervorhob, zur Öffnung des Abscesses mit dem Messer auffordern.

Kastration. Fortnahme beider Ovarien hat bekanntermaßen das Aufhören der Menstruation zur Folge. Die Blutungen bei Uterusmyomen werden indes nach doppelseitiger Kastration durchaus nicht immer sicher gestillt; wenn auch von allen Seiten zugestanden wird, daß dieser günstige Effekt in vielen Fällen zu konstatieren ist und die Geschwulst oft an Größe abnimmt und derb wird, so hat man doch in anderen Fällen ein Anhalten der Blutung, ein rasches Weiterwachsen des Myomes, eine cystische Degeneration desselben nach der Kastration beobachtet.

Daß Hystero-Epilepsie durch Kastration nicht geheilt wird, wie man früher hoffte, darf heute als sicher gestellt gelten. Immerhin ist ein in manchen Fällen vorteilhafter mächtiger Einfluß der künstlichen, vorzeitig herbeigeführten Menopause auf das ganze psychische Leben der Patientin nicht zu leugnen.

Von größter Wichtigkeit sind die nach doppelseitiger Ovariotomie auftretenden *Ausfallserscheinungen*, sich äußernd teils in vasomotorischen Störungen: fliegender Hitze, Wallungen, Schwindel, Ohrensausen, Herzklopfen usw., teils in Beeinflussung der Psyche. Beruhen erstere wohl ziemlich sicher auf chemischen Wirkungen infolge Ausfalles der Sekretion der Ovarien, so werden die seelischen Depressionszustände vorzugsweise wohl durch das Bewußtsein hervorgerufen, für immer auf Nachkommenschaft verzichten zu müssen, nicht mehr ganz „Weib" zu sein. Die Störungen pflegen um so intensiver aufzutreten, je jünger die Patienten sind, pflegen aber nach einigen Jahren nachzulassen.

Das Studium der *Hormone* in den letzten zwei Jahrzehnten hat diese Anschauung bestätigt, aber nicht nur unsere theoretischen Kenntnisse erweitert, sondern auch schon für die Behandlung wichtige Fingerzeige gegeben. Es ist bereits beim Menschen — nicht nur im Tierexperiment gelungen, lang bestandene, durch Fortnahme der Ovarien verursachte Amenorrhöe durch intravenöse Injektion von Ovarialhormonen wenigstens vorübergehend zu beheben. Weiteren Forschungen bleibt es vorbehalten, ob auf diesem Wege auch Dauerheilungen zu erzielen sind. Zur Zeit befinden wir uns noch im Anfangsstadium neuer, aber Erfolg versprechender Wege der Therapie.

Platzt ein Ovarialcystom vor oder während der Operation, so ergießt sich sein Inhalt in größerer oder geringerer Menge in die Bauchhöhle. Ist dieser Inhalt flüssig, klar, so bleibt dieses Vorkommnis für den Verlauf ohne weiteren Belang; die Flüssigkeit wird aufgetupft, kleine Reste werden resorbiert. Anders wenn der Inhalt mehr gallertartig, myxomatös war. Die schlüpfrige Masse fließt nicht nur ins kleine Becken, sondern auch zwischen die Därme, kann an jeden Punkt der Bauchhöhle gelangen und haftet dort sehr rasch fest. Es ist trotz eifrigsten Bemühens vielfach nicht möglich, sie vollständig wieder aus der Bauchhöhle zu entfernen. Das Zurückbleiben kleinerer oder größerer Reste hat nun freilich für den Wundheilungsprozeß keine Bedeutung. Die Heilung kann ohne jedes Fieber, ohne subjektive oder objektive Störung anstandslos per pr. erfolgen. Aber in einigen Fällen entwickeln sich nachträglich aus den zurückgebliebenen Gallertresten neue Geschwülste, die eine beträchtliche Größe erreichen können. Sie bilden, an Zahl, Ort und Größe außerordentlich wechselnd, unscharf begrenzte, weiche, fluktuierende oder pseudofluktuierende Tumoren, die je nach ihrem Sitze bald der Beckenwand fest anhaften, bald zwischen den Därmen oder im Netz liegend, beweglich sind. Die Therapie ist diesem zuerst von WERTH beschriebenen *Pseudomyxoma peritonei* gegenüber so gut wie machtlos; binnen 1—2 Jahren führt die Krankheit durch Erschöpfung zum Tode.

Salpingektomie. Häufiger als nach den ja meist aseptischen Ovariotomien beobachtet man entzündliche Prozesse nach *Salpingektomien*, ist doch ein Platzen der mit Eiter gefüllten Säcke bei ihrer Ausschälung aus festen Verwachsungen oft unvermeidlich. Dennoch ist die Heilung auch nach Eintritt dieser Komplikation durchaus nicht immer gestört und allgemeine septische Peritonitis danach ein seltenes Ereignis. Es erklärt sich dies daraus, daß der Eiter lang bestandener Pyosalpinxsäcke oft steril oder mindestens weniger virulent geworden ist. Für den weiteren Verlauf ist es daher auch meist von geringer Bedeutung, ob die Bauchwunde sogleich völlig geschlossen oder drainiert wurde. Die Mortalität der Salpingektomie wegen Pyosalpinx beziffert sich auf 2—5%.

Leider sind aber die Endresultate oft wenig befriedigend; trotz Entfernung der kranken Tuben halten die Schmerzen oft in der alten Höhe an. Der Grund hierfür liegt in dem Fortbestehen der meist gonorrhoischen Entzündung des Uterus bzw. ihrem Übergreifen auf die Adnexstümpfe und dadurch unterhaltener chronischer Perimetritis. Bezüglich ihrer Behandlung verweise ich auf die Lehrbücher der Gynäkologie.

Nach den Salpingektomien wegen Ruptur des Fruchtsackes bei *Eileiterschwangerschaft* erfordert unsere erste und hauptsächlichste Sorgfalt die Bekämpfung der meist hochgradigen, oft eminent bedrohlichen, durch die innere Blutung bedingten Anämie.

Das souveräne Mittel hierfür ist die Bluttransfusion, am einfachsten und besten die sofortige Rückinfundierung des in die Bauchhöhle ergossenen Blutes in eine Vene.

Man seiht das mit der Hand oder einem Löffel ausgeschöpfte Blut sogleich durch ein mehrschichtiges steriles Gazefilter in einen sterilen, gut erwärmten und durch Filzumhüllung gegen Abkühlung geschützten Glastrichter oder Irrigator und läßt das Filtrat durch eine abgestumpfte Kanüle in die inzwischen von einem Assistenten freigelegte Vena mediana *langsam* einlaufen. Der Erfolg zeigt sich sofort. Der vorher kaum noch fühlbare Puls kehrt rasch wieder. Nachteile habe ich von dieser Art Autoinfusion nie gesehen. — Bezüglich der Technik der Infusion fremden Blutes verweise ich auf den Allgemeinen Teil. — Vielfach, falls Patientin noch nicht zu stark entblutet ist, reicht auch eine subcutane oder intravenöse Infusion von 1000 bis 1200 ccm einer physiologischen Kochsalzlösung aus.

Das Bett wird gut gewärmt; an die Füße und zu den Seiten der Operierten werden Wärmflaschen gelegt, das Fußende des Bettes wird hochgestellt, der Kopf tief gelagert; subcutane Kampferinjektionen, 1—2stündlich verabfolgt, dienen zur Anregung der Herztätigkeit. Dies Regime wird beibehalten, bis die bedrohlichen Zeichen der Anämie geschwunden sind, die Haut wieder warm, der Puls kräftiger geworden ist. Binnen den ersten 24 Stunden wiederholt man die Kochsalzinfusionen je nach Bedarf noch 1—2mal. Ist die erste Gefahr vorüber, so verfährt man weiter, wie nach anderen Laparotomien, stellt das Bett wieder horizontal oder erhöht sogar das Kopfende.

Der Verlauf pflegt sich weiterhin bei aseptischem Operieren meist über Erwarten günstig zu gestalten. Wiederholt habe ich freilich auch bei ganz aseptischem Verlauf in den ersten Tagen Temperatursteigerungen bis 38,0⁰, ja bis 38,5⁰ gesehen ohne sonstige Störung des Allgemeinbefindens, ein aseptisches Fieber, wie man es ja nach subcutanen Frakturen oder anderweitigen großen Blutergüssen nicht so selten beobachtet. — Eine Drainage der Bauchhöhle ist unnötig.

Ventrofixatio uteri. Nach *Ventrofixation des Uterus* wegen Retroflexio oder Prolaps durch Annähen der uterinen Enden der Ligamenta rotunda an die Bauchwand oder intraabdominale Verkürzung dieser Ligamente sieht man die Bauchnarbe durch das in das kleine Becken zurücksinkende Organ zuweilen trichterförmig eingezogen werden. Doch nur ein kleiner Teil der Operierten klagt über durch die Zerrung bedingte ziehende Schmerzen. Durch Unterstützung des Uterus durch ein Pessar und eine feste Leibbinde lassen sich dieselben lindern. Man befürchtete vielfach eine Behinderung der Füllung der Harnblase durch die an die Bauchwand fixierte Gebärmutter. Die Erfahrung hat diese Befürchtungen zerstreut; Störungen der Urinentleerung sind darnach recht selten. Auch hindert die Fixation, richtig ausgeführt, nicht einen völlig normalen Verlauf einer späteren Schwangerschaft. Leider sind Rezidive des Grundleidens auch nach der Ventrofixation durch Lösung oder Dehnung der Adhäsionen nicht ausgeschlossen. — Die Gefahr peritonealer Infektion ist minimal, wird doch die Bauchhöhle nur an eng begrenzter Stelle und für ganz kurze Zeit eröffnet.

Myomotomie. Die *Myomektomie, die Amputation, ja auch die Exstirpation des myomatösen Uterus* per laparotomiam haben ihre frühere große Gefährlichkeit dank der vervollkommneten Technik wesentlich verloren. Ihre hauptsächliche Gefahr, eine peritoneale Infektion, ist selten geworden. Im Gegensatz zur Ovariotomie zeigen sich ihre Zeichen zuweilen erst einige Tage nach der Operation. Ehe nicht die ersten etwa 5 Tage glatt verlaufen sind, sei man daher in der Prognose vorsichtig. Der Grund dieses späten Auftretens septischer Prozesse liegt darin, daß die Infektion in der Regel nach allgemeiner Annahme von dem Cervicalkanal resp. der Vagina ihren Ausgang nimmt und einige Zeit braucht, den Stumpf zu durchwandern. Durch die heute allgemein übliche von HOFMEIER eingeführte Überdachung des Stumpfes mit Peritoneum ist diese Gefahr der Peritonitis wesentlich verringert, aber freilich nicht ganz aufgehoben.

Mehr als die Infektion fürchten wir heute nach Myomoperationen die *Thrombose der Schenkel- und Beckenvenen* und *Embolie.* Ihre relative Häufigkeit erklärt sich vorzugsweise aus der, durch die vorausgegangenen Blutungen bedingten, oft sehr hochgradige Anämie und Schwächung des Herzmuskels. Aus dem gleichen Grunde erfordert die Rekonvaleszenz, selbst bei ungestörtem Wundverlaufe, durchschnittlich längere Zeit als nach Ovariotomie.

Die eigentliche Wundnachbehandlung ist nach den verschiedenen, heute üblichen Myomoperationen ziemlich einfach, da man heute wohl allgemein die Peritonealhöhle völlig schließt, nicht nur die Bauchdeckenwunde, sondern auch das Peritoneum über den abgebundenen Adnexstümpfen zunäht. — Nach abdominaler Totalexstirpation des Uterus versenken viele Operateure die langgelassenen Ligaturfäden in die Scheide, verschließen darüber die Bauchhöhle durch Peritonealnaht und tamponieren die Scheide. Die Nachbehandlung ist dann die gleiche, wie nach vaginaler Uterusexstirpation.

Dieser Einfachheit der *intraperitonealen* Stielversorgung des amputierten Uterus gegenüber ist die Nachbehandlung nach der *extraperitonealen* Methode recht umständlich.

Sie kommt heute nur noch ganz ausnahmsweise in Frage. Eigene Erfahrungen hierüber stehen mir nicht zu Gebote. Die Schwierigkeit liegt in der Erhaltung der Asepsis. Der durch eine Gummiligatur abgeschnürte, im unteren Winkel der Bauchwunde fixierte Stumpf stirbt ab und verfällt leicht der Fäulnis. PÉAN, der Erfinder, und HEGAR und KALTENBACH, die die Methode wesentlich verbesserten, suchten diese Gefahr, ersterer durch Verschorfung des Stumpfes mit Liquor ferri sesquichlorati, letzterer mit starken Chlorzinklösungen zu verringern. Dies verätzt indes gleichzeitig die Bauchwundränder und macht einen häufigen Verbandwechsel nötig. Man schützt sich gegen die Zersetzung durch Bestäubung des Stumpfes mit Jodoform oder einer Mischung von Tannin mit Salicylsäure (3:1) oder mit Wismutpulver und Tamponade der ihn umgebenden zirkulären Rinne mit Jodoformgaze. Nach etwa 3 Wochen pflegt sich der Stumpf samt Ligatur loszustoßen oder wird jetzt mit der Schere abgetrennt, wonach sich die rückbleibende trichterförmige Bauchwunde rasch schließt. Die Neigung zur Entstehung von Bauchhernien ist danach größer, als bei primärer exakter Naht der ganzen Bauchwunde. Fäulnis des Stumpfes bedingt sehr leicht ausgedehnte, namentlich in der Subserosa sich fortleitende Bauchdeckenphlegmonen. Auf sie achte man daher bei fieberhaftem Verlaufe in erster Linie. Man müßte die Bauchnähte rücksichtslos, soweit die Infiltration reicht, entfernen, die Wundränder bis zur Serosa öffnen und mit Gaze tamponieren. Natürlich liegt die Gefahr sekundärer Peritonitis recht nahe.

An sich ist die Nachbehandlung nach abdominaler *Totalexstirpation wegen Carcinoms* die gleiche wie die wegen Myoms, aber die Gefahr ist größer, wenigstens wenn man zwecks wirklich radikaler Entfernung alles Kranken die Parametrien weithin mit fortnehmen muß. Trotz vorausgeschickter Ausschabung und Kauterisation des zerfallenen, vielleicht jauchenden Carcinomgewebes ist eine Infektion oft nur sehr schwer zu verhindern, Tod an Peritonitis daher etwas häufiger. Hierzu kommt die vielfach schon vorhandene Kachexie, das höhere Alter; häufiger sind auch unbeabsichtigte Nebenverletzungen der Blase, der Ureteren, des Darmes, die die Prognose natürlich trüben. — Beiden Operationen gemeinsam sind ziemlich häufige Störungen der Funktion der Blase infolge traumatischer, durch teilweise Ablösung der Serosa des Uterus und obersten Scheidenteiles von der Blase bedingten Cystitis; sie ist nach den oben angegebenen Regeln zu behandeln.

Fünfunddreißigste Vorlesung.

Nachbehandlung nach Verletzungen und Operationen an der Wirbelsäule.

Wirbelsäulenbrüche: a) unkomplizierte; sekundäre Gibbusbildung; Lagerung; b) durch Lähmungen komplizierte: Decubitus; Inkontinentia und Retentio urinae; Cystitis; Darmlähmung. — Wundbehandlung nach Laminektomie; Liquorfistel. — Korsettbehandlung. — Kongestionsabscesse. — Spina bifida.

Unsere Anschauung über die beste Behandlung und Nachbehandlung der *Wirbelsäulenbrüche,* insbesondere der Kompressionsfrakturen, haben im Laufe der letzten Jahre grundsätzliche Wandlung erfahren. Vertrat man früher ganz allgemein die Ansicht, daß derartige Brüche, auch wenn keinerlei Lähmung besteht, zu den schwersten Verletzungen gehören, deren Heilung stets eine vielwöchentliche, möglichst vollständige Ruhigstellung und Fixation im Gipsbett oder durch permanente Extension und mehrmonatliche Korsettnachbehandlung erfordere, und die meist eine erhebliche dauernde Beeinträchtigung der Arbeitsfähigkeit zur Folge hätten, die durch hohe, oft 100%ige Rentenzahlung zu entschädigen sei, so haben die Erfahrungen der letzten zwei Jahrzehnte in den großen Unfallkrankenhäusern, namentlich der Bergbauindustrie, gezeigt, daß die Prognose der unkomplizierten Wirbelsäulenbrüche bei anderer Behandlung ungleich günstiger ist. Der Wirbelkörperbruch heilt bzw. konsolidiert durch Callus wie jeder andere Bruch in etwa 6—8 Wochen; ja durch seine Einkeilung wird die Konsolidation begünstigt. LÖBKER, RÖPKE, V. BRUN, in neuester Zeit besonders MAGNUS, lehrten auf Grund ihrer reichen Erfahrung eine völlige Umkehrung der früheren Behandlung.

Unter fast völligem Verzicht auf ein Redressement der Dislokationsstellung, des Gibbus empfiehlt MAGNUS von jeder Fixation des Kranken abzusehen und sich auf eine etwa 6wöchentliche Bettruhe mit flacher Rückenlage zu beschränken, vom 5. Tage ab regelmäßig die Rückenmuskulatur massieren zu lassen und ganz früh mit vorsichtiger Bewegungstherapie — noch während der Bettruhe — zu beginnen. Die Gefahr eines vorsichtigen Lagerungswechsels sei dabei nicht so groß. Durch diese Behandlung werde einer Atrophie der Muskulatur von vornherein vorgebeugt; mit Konsolidation der Fraktur sei aber auch in der genannten Zeit die Stütz- und Tragfähigkeit der Wirbelsäule wiederhergestellt, so daß der Verletzte sich wieder aufrichten und umhergehen könne, Zuversicht zur eigenen Leistungsfähigkeit gewinne, eines Stützapparates nicht mehr bedürfe. Das früher für unerläßlich gehaltene Stützkorsett sei nicht nur überflüssig, sondern zu verwerfen. MAGNUS sagt geradezu: ,,Abgesehen von der Lähmung ist die ernsteste Komplikation des Wirbelbruches das Korsett".

Wie eine schon mehr als tausendfältige Erfahrung gezeigt hat, ist der Erfolg solcher Behandlung die rasche Wiederkehr der Körperkraft und Arbeitsfähigkeit. Schon nach 3—4 Monaten konnte die 100%ige Rente herabgesetzt, nach $\frac{1}{2}$ Jahre weiter gekürzt werden, und ein nicht kleiner Prozentsatz war nach 1—2 Jahren wieder voll arbeitsfähig und konnte trotz Bestehenbleiben eines mäßigen Gibbus die schwere Bergwerksarbeit wieder in vollem Umfange aufnehmen.

Von 89 Lähmungen unter 479 Wirbelkörperfrakturen ging diese ohne jeden weiteren Eingriff in 34 Fällen wesentlich zurück oder verschwand vollständig; zwei völlige Paraplegien heilten restlos.

Die Nachbehandlung ist demnach bei den unkomplizierten Wirbelkörperbrüchen eine äußerst einfache geworden: frühe und lang fortgesetzte regelmäßige Massage und — vielleicht noch wichtiger — frühe Aufnahme passiver und besonders aktiver Bewegungen der Extremitäten, nach etwa 5 Wochen auch des Rumpfes.

Einen teilweise anderen Standpunkt als MAGNUS vertritt BÖHLER. Er verlangt wie bei jedem anderen Knochenbruch auch für den Wirbelkörperbruch zunächst eine möglichst genaue *Wiedereinrichtung* der verschobenen Bruchstücke, eine Beseitigung der pathologischen Lordose, die er durch Extension in Bauchlage und leichten Druck auf den Gibbus bis zur Überkorrektion erreichen will, sodann eine ununterbrochene Ruhigstellung des Rumpfes in dieser korrigierten Stellung durch ein hoch hinaufreichendes Gipskorsett bis zur vollendeten Konsolidation, welche 10—12 Wochen in Anspruch nehme, während dieser Zeit aber eine Bekämpfung der Muskelatrophie durch früh aufzunehmende aktive Bewegung aller Gliedmaßen. Er läßt deshalb die Kranken etwa vom 8. Tage ab aufstehen, umherlaufen und üben und setzt diese Übungstherapie auch nach Abnahme des Gipskorsettes nach der 10. Woche entsprechend lang fort. Auch er verwirft das Tragen jedes Stützapparates in dieser Nachbehandlungszeit. — Die von ihm mitgeteilten Resultate sind glänzend.

Beiden Methoden gemeinsam ist also die *der Nachbehandlung zufallende äußerst wichtige psychologische Aufgabe, in dem Verletzten gar nicht erst den Ge-*

danken einer durch den Unfall erzeugten langdauernden oder gar bleibenden Leistungs-minderwertigkeit aufkommen zu lassen, in ihm von vornherein das Vertrauen zur baldigen Wiederkehr der eigenen Kraft und Beweglichkeit zu festigen.

Für die andersartigen Wirbelbrüche, Abbrüche der Gelenk- oder der Quer-fortsätze, wie die nicht mit Lähmung komplizierten Brüche der Wirbelbögen gelten die gleichen Behandlungsgrundsätze; nur ist die Bettruhe für einfache Brüche der Querfortsätze auf kaum länger als 14 Tage zu bemessen.

In seltenen Fällen kommt es nach einer Verletzung der Wirbelsäule, die an-fangs keinerlei schwere Veränderung, insbesonders keine Spur einer Dislokation aufweist, nachträglich zu einem Einsinken des Wirbelkörpers und zur Gibbus-bildung.

Der Verlauf dieser Fälle ist oft überaus charakteristisch. Nach einem oft verhältnis-mäßig leichten Trauma, einer anscheinend einfachen Kontusion, nach welcher sie zuweilen noch mehr minder lange Zeit volle Arbeit verrichtet hatten, klagen die Verletzten über Schmerzen an der getroffenen Stelle, halten die Wirbelsäule steif, scheuen jede stärkere Belastung oder Bewegung des kranken Wirbelabschnittes und werden schließlich arbeitsunfähig. Objektiv läßt selbst die genaueste Untersuchung an der schmerzhaften Stelle keine Abnormität nachweisen; aber allmählich binnen Monaten bildet sich eine Kyphose aus, und jetzt kommt es langsam unter Nachlaß der Schmerzen zur Heilung.

Das Krankheitsbild erinnert an eine nach Trauma entstandene Spondylitis tuber-culosa. Aber um Tuberkulose handelt es sich bei diesen in Rede stehenden Fällen nicht; der Verlauf bleibt fieberlos, es kommt nie zur Eiterung, sondern schließlich zu einer festen knöchernen Verdickung des in sich zusammengesunkenen Wirbel-körpers. KÜMMELL, welcher zuerst das Besondere dieser Fälle hervorhob, glaubte anfangs den eigentümlichen Verlauf durch Annahme einer *traumatischen Spondylitis* erklären zu müssen. Heute nimmt man ziemlich allgemein an, daß es sich in diesen Fällen um verkannte Wirbelbrüche, Längs- oder Schrägfissuren mit folgender Er-weichung des Callus und infolge der Belastung folgendes Zusammensinken der ge-brochenen Wirbelkörper handelt.

Man muß diese Nachkrankheit kennen zur richtigen Beurteilung der von den Patienten geklagten Beschwerden, namentlich auch in Rücksicht auf etwaige Begut-achtung. Ihre Beurteilung ist besonders schwer, solange es noch nicht zur Gibbus-bildung gekommem ist. Nur zu leicht ist man geneigt, Simulation oder Neurasthenie anzunehmen, zumal in der Regel eine über größere Strecken der Wirbelsäule aus-gedehnte Hyperästhesie der Haut nachweisbar ist. Charakteristisch für eine Er-krankung der Wirbelsäule ist die eigentümlich starre Haltung, welche die Patienten dauernd bewahren, indem sie durch Muskelspannung den erkrankten Abschnitt der Wirbelsäule völlig unbeweglich zu fixieren suchen. Statt sich vornüber zu beugen, um einen Gegenstand vom Boden aufzuheben, lassen sie sich tief in die Knie sinken; beim Aufrichten suchen sie mit den Händen einen Stützpunkt in der Umgebung oder durch Aufstützen auf den Oberschenkel am eigenen Körper. Beim Übergang von sitzender in liegende Stellung, von Rücken- in Bauchlage und umgekehrt machen sie meist die eigentümlichsten Bewegungen, die aber alle darin übereinstimmen, daß dabei der kranke Wirbel ruhig gestellt bleibt; und diese Starrheit der Wirbelsäule behalten sie bei, gleichviel ob sie sich beobachtet wissen oder unbeobachtet zu sein glauben.

Deutlicher wird die Erkrankung natürlich mit dem objektiven Nachweis einer wenn auch noch so geringen Gibbusbildung. Sitzt die Erkrankung in einem normaler-weise lordotischen Abschnitt der Wirbelsäule, so springt der Gibbus natürlich minder stark vor, als im Brustteil. Dem Kundigen fallen aber die stets vorhandenen Gegen-krümmungen der ober- und unterhalb gelegenen Wirbelsäulenabschnitte sogleich ins Auge, durch welche die normale Kyphose des Brustteiles ausgeglichen oder sogar in eine geringe Lordose umgewandelt wird.

Ist die Nachbehandlung der unkomplizierten Wirbelbrüche, wie wir gesehen, höchst einfach — Operationen kommen bei ihnen nicht in Frage — so werden an sie durch *komplizierende* Lähmungen die größten Anforderungen gestellt.

Mag es sich um eine *Verletzung oder Erkrankung der Wirbelsäule oder des Rückenmarkes und seiner Häute* handeln oder um eine Operation, die ihre Behandlung erfordert, immer hängt das weitere Schicksal des Patienten in erster Linie davon ab, inwieweit das Rückenmark durch die Verletzung oder Erkrankung geschädigt wurde, und es der Behandlung gelingt, diese Schädigung zu beseitigen, bzw. der Nachbehandlung, ihren Wiedereintritt bzw. den Hinzutritt neuer Schädigungen zu verhüten. Es ist daher wohl zweckmäßig, diese Verletzungen wie Erkrankungen gemeinsamen Störungen und die Maßnahmen zu ihrer Behebung zunächst gemeinsam zu besprechen und alle Besonderheiten erst dann anzufügen.

Das ganze Symptomenbild derart Erkrankter zu schildern liegt außerhalb unserer Aufgabe. Ich erinnere nur daran, daß sehr viele dieser Patienten mehr oder minder ausgesprochene Lähmungen oder Reizungen motorischer, sensibler, vasomotorischer, vielleicht auch trophischer Nervenfasern zeigen. Ist, wie gewöhnlich, der ganze Rückenmarkquerschnitt betroffen, so sind die Lähmungen fast immer doppelseitige, also Paraplegien — mag auch ihre Intensität auf beiden Seiten Differenzen aufweisen — und erstrecken sich auf die peripher von dem getroffenen Querschnitt gelegenen Nervengebiete, reichen also um so höher hinauf, je höher oben die Fraktur, die Luxation der Wirbelsäule, der das Mark drückende tuberkulöse Absceß oder Tumor gelegen ist. Nahezu ausnahmslos sind die unteren Extremitäten vollständig, sehr oft gleichzeitig die Muskulatur der Blase und des Darmes, die Bauchmuskeln, bei Sitz der Schädigung im oberen Abschnitte der Halswirbelsäule auch die Oberextremitäten gelähmt. Die wesentlichsten, dem Leben der in Rede stehenden Kranken drohenden Gefahren dieser Lähmungen liegen nun in dem durch sie begünstigten, man kann fast sagen, hervorgerufenen Eintreten von *Decubitus und schwerer Cystitis*. Diesen Komplikationen vorzubeugen resp. sie zu behandeln bildet den wesentlichsten Teil unserer Aufgabe.

Am meisten der Gefahr des Druckbrandes ausgesetzt sind die dem Knochen fast direkt aufliegenden Hautpartien, auf denen der bewegungslose Patient fast beständig aufruht, bei Rückenlage also in erster Linie die Gegend des Kreuzbeines, der Ferse, sodann die der äußeren Malleolen, der Trochanteren, bei hoch hinaufragender Lähmung auch die der Schulterblattwinkel. Man lagert deshalb die gelähmten Patienten am besten sogleich auf ein großes Wasserkissen, bzw. legt ein solches bei dreiteiliger Matratze an Stelle des mittleren Polsters; Gummiluftkissen sind für den Schutz des Kreuzbeines weniger geeignet. Das *straff* darüber hinweggespannte Laken ist auf das peinlichste sauber zu halten; sowie es durch Urin oder Stuhl beschmutzt ist, wird es erneuert. Kleine mit Luft oder Wasser zu füllende Gummiringe dienen dazu, die Fersen hohl zu lagern. Oder man bandagiert die Beine auf gut mit Watte gepolsterte VOLKMANNsche Schienen, so daß die Fersen in den Ausschnitt zu liegen kommen. Man beugt damit der manchmal sehr ausgeprägten Neigung zu Kontrakturstellungen der Füße in Plantarflexion vor. Eine über die Beine gestellte Reifenbahre wehrt dem Drucke der Bettdecke.

Der Nutzen eines Extensionsverbandes bei *Wirbelfrakturen* ist sehr fraglich; jedenfalls erhöht der Druck des Heftpflasterverbandes die Gefahr des Decubitus an den gelähmten Extremitäten. Hält man eine Extension für vorteilhaft, so ist es meist wohl richtiger, sich mit einem Zuge am Kopf mittelst GLISSONscher Schwebe bei Hochstellung des Kopfendes des Bettes zu begnügen. Doch selbst dies ist nicht ohne Bedenken, lastet doch dann der Druck der Körperschwere in weit höherem Maße auf der Kreuzbeingegend. Aus dem gleichen Grunde sieht man auch von jeder Unterstützung durch Kopfkissen ab und bevorzugt meist eine völlig horizontale Lage. Ja zur Entlastung der Sakral-Gegend ist es vorteilhaft, zeitweise das Fußende des Bettes zu erhöhen. Sitzt die Erkrankung

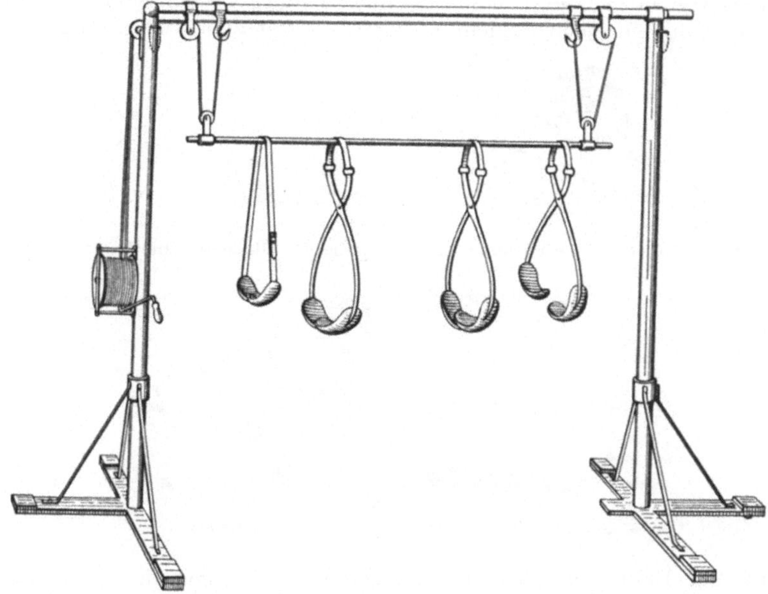

Abb. 54. Krankenheber nach HAASE-BECK.

am Halsteile, so stützt man den Kopf zu beiden Seiten durch Spreukissen oder Sandsäcke.

2—3mal des Tages müssen die dem Druck besonders ausgesetzten Teile mit Wasser und Seife gereinigt, vom Schweiße befreit, zur Anregung der Zirkulation in der Haut mit Spiritus, Campherwein, dem Safte einer Zitrone und dgl. abgerieben werden, außerdem die Gegend des Gesäßes, so oft eine Verunreinigung mit Urin oder Stuhl stattgefunden hat. Bei der hierzu notwendigen Umlagerung ist indes die äußerste Vorsicht geboten, sonst könnte gerade hierbei das Rückenmark an der Stelle der Kontinuitätstrennung der Wirbelsäule neue Schädigung durch Druck oder Zerrung erfahren. Diese Gefahr liegt natürlich weniger nahe, wenn es sich nur um eine Resektion der Dornfortsätze und Wirbelbögen handelt, die Säule der Wirbelkörper dagegen intakt ist. Sie droht dagegen ungemein, sowie eine Fraktur der letzteren vorliegt. Es ist daher bei Behandlung derartiger Patienten der bekannte VOLKMANNsche Heberahmen oder der Gebrauch eines der verschiedenen ingeniös erfundenen Krankenheber (Abb. 54) namentlich bei Mangel an zahlreichem Wartepersonal äußerst zweckmäßig.

Statt der Extension verwendet man vielfach mit Vorteil das LORENZsche Reklinationsgipsbett. Es sichert ebensowohl die völlige Ruhigstellung der Wirbelsäule, als es den erkrankten Wirbelabschnitt von dem Druck des aufwärts gelegenen Körperabschnittes entlastet. Art der Herstellung und Anwendung des Bettes erhält aus einem einzigen Blicke auf die beiden Abbildungen (Abb. 55 u. 56).

Man lagert den Kranken auf einen NEBELschen Schwebelagerungsapparat (Abb. 57) oder in seiner Ermangelung einfach auf zwei quergestellte VOLKMANNsche Bänkchen derart, daß die Wirbelsäule sich gerade so weit durchbiegt, daß es dem Kranken nicht lästig ist. Man stellt das Gipsbett nun in der Weise her, daß, nachdem man den Rücken mit einem Stück angefeuchteten Kambrikstoff oder Nössel bedeckt hat, man breite Gipsbinden in Longuettentouren vom Scheitel bis herab zum Steißbein, bzw. von den Schultern bis zu den Glutäalfalten, seitlich von den Achselhöhlen bis zur Trochantergegend in mehreren Schichten übereinander abwechselnd längs und quer ausbreitet und die einzelnen Schichten, damit sie fest aneinander haften, sorgfältig

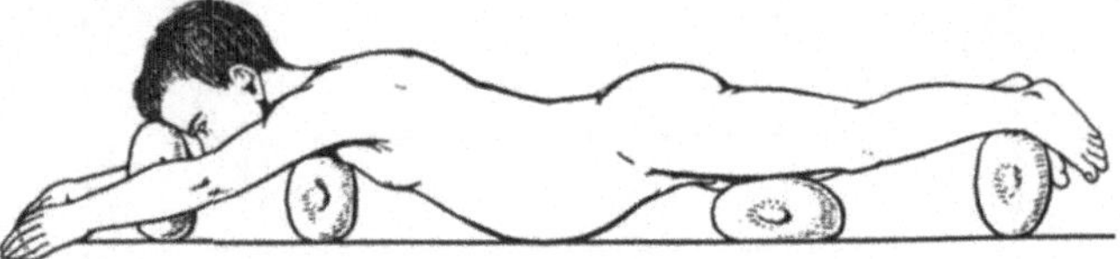

Abb. 55. Lagerung des Patienten zur Anlegung des Gipsbettes (nach LORENZ).

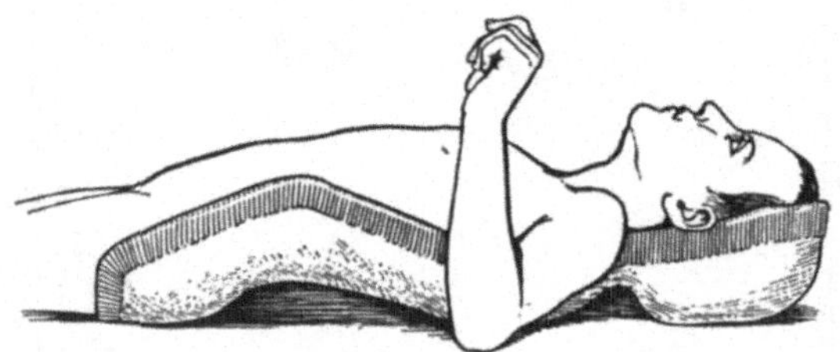

Abb. 56. Reklinationsgipsbett nach LORENZ.

verstreicht. Zur Erzielung größerer Festigkeit und Billigkeit fügt man dazwischen dünne, flach ausgebreitete, mit Gipsbrei imprägnierte Hanfstreifen. Der unterlegte Stoff wird über die Ränder des Bettes zurückgeschlagen, die Gipsform nach Festwerden abgenommen, an der Sonne getrocknet und durch Bestreichen mit alkoholischer Schellacklösung oder Dammarharz wasserdicht gemacht. Nach Abrundung der Ausschnitte für das Gesäß und die Arme ist das Bett gebrauchsfertig. Man bedeckt die Höhlung mit einer Lage geleimter Watte und bandagiert den Patienten mit Binden an das Bett an.

Die Umlagerung des Kranken behufs Reinigung erfolgt ohne Gefahr eintretender Dislokation zusammen mit dem Gipsbett. — MAGNUS verzichtet auch bei Lähmungen auf ein Gipsbett.

Einen trotz aller Vorsicht auftretenden Decubitus behandle man streng nach den Regeln der Antiseptik, Reinigung und Desinfektion der ganzen Umgebung, Bestäubung mit Dermatol, Bedeckung mit Jodoformgaze oder steriler Gaze unter möglichstem Schutze gegen weiteren Druck. Auch eignen sich hierfür die schon wiederholt erwähnten Moos- oder Holzwollekissen außerordentlich. Sehr empfehlenswert sind auch Umschläge mit Campherwein. Kommt es bei Abstoßung der nekrotischen Hautpartien zu phlegmonöser Eiterung, so incidiere man rechtzeitig und sorge durch Drainage oder Tamponade für freien Sekretabfluß! Leider

gelingt es trotz aller Kautelen nicht immer, einem Fortschreiten des Brandes
Einhalt zu gebieten; er dringt bis auf den Knochen, wird handtellergroß; die
nekrotischen Massen zersetzen sich leicht, und so sehen wir leider nur allzuoft
hinzutretende septische Prozesse das Leben der Kranken enden.

Fast noch schwieriger sind letztere von der Blase fernzuhalten.

In einigen Fällen besteht vollständige *Incontinentia urinae*; dann fängt man
den Urin in einem Receptaculum oder in einem Glase mit schnabelförmigem
Ansatz, in welchen der Penis hineingesteckt wird, auf. In beiden Fällen muß
das Gefäß auf das sorgfältigste reingehalten, das Glied mehrmals des Tages

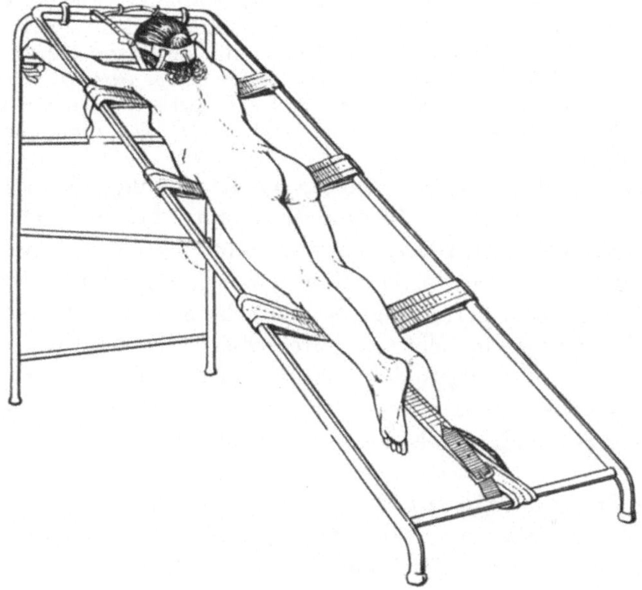

Abb. 57. Schwebelagerungsapparat nach NEBEL.

gewaschen und an der Stelle, wo es in das Gefäß hineinragt, mit einem Zink-
salbenlappen umhüllt werden. So läßt sich wenigstens ein Benässen der Bettunterlage noch relativ leicht verhindern. — Weit schwieriger ist dies bei der
Frau. Bei ihr fängt man den beständig abträufelnden Urin am besten in einem
oft zu wechselnden, vor die Genitalien gelegten Mooskissen auf. Zum Schutz des
Bettlakens schiebt man zwischen Mooskissen und Laken ein Gummituch. Natürlich
ist gleichfalls eine häufige Reinigung der Geschlechtsteile geboten.

In anderen Fällen führt die vollständige *Lähmung des Detrusor vesicae und
der Bauchmuskulatur* zu einer allmählichen enormen Ausdehnung der Blase durch
den sich in ihr sammelnden Harn, die ein Platzen befürchten läßt und deshalb
die Anwendung des Katheters erfordert. Leider folgt schon der erstmaligen
Anwendung desselben fast immer eine Cystitis nach. Daß man noch weit pein-
licher, als bei nicht gelähmter Blase auf alle aseptischen Kautelen beim Katheterismus achten muß, ist fast selbstverständlich. Am besten kocht man das
Instrument — es empfiehlt sich schon wegen der leichteren Asepsis meist ein
metallener Katheter — nach jedesmaligem Gebrauche aus und hebt es dauernd in

2%iger Carbolsäure auf. Die Eichel und das Orificium externum urethrae wäscht man unmittelbar vorher mit Seife und desinfiziert sie mit Sublimat; die Harnröhre spritzt man mit Borsäure aus. Gleichwohl ist die Komplikation nahezu unvermeidlich, falls die Lähmung nicht rasch vorübergeht.

Es werden eben aus der Urethra, die durch einfaches Ausspülen doch nicht desinfiziert werden kann, pathogene Keime in die Blase verschleppt, und finden hier in dem stauenden Urin den geeignetsten Nährboden.

Um der Gefahr möglichst entgegenzuarbeiten, ist es deshalb empfehlenswert, in jedem Falle von Anfang an dem Katheterismus eine Blasenausspülung mit Borwasser folgen und jedesmal einen kleinen Rest desselben in ihr zurückzulassen.

Noch sicherer ist es, wenn irgend möglich, den Katheterismus ganz zu vermeiden. Es gelingt in manchen Fällen, bei gelähmten Bauchdecken durch gleichmäßigen Druck auf die gefüllte, als Tumor fühlbare Blase mit der Hand dieselbe zu entleeren. Dieses Manöver versuche man daher stets in erster Linie. Absolut schützt es freilich ebensowenig, wie die völlige Inkontinenz gegen Cystitis, indem bei ungenügendem Sphincterenschluß die Keime der Urethra doch ihren Weg oft genug in die Blase finden.

Die komplizierenden Cystitiden sind in der Regel äußerst schwere und führen rasch zu einer Zerstörung der Blasenschleimhaut; dieselbe, erst hyperämisch, zeigt bald Ekchymosierung, Ulceration, sogenannten diphtherischen Belag, kleinzellige Infiltration; der Urin wird stark eiterhaltig, enthält rote Blutkörperchen, oft sogar viel reines Blut beigemengt, wird alkalisch, stinkend, jauchend. Schnell schließt sich aufsteigende septische Ureteritis, Pyelonephritis an und unter den Erscheinungen der Allgemeininfektion oder auch an Peritonitis infolge Perforation der Blasenwand erfolgt der Tod. — Die Behandlung der Cystitis ist natürlich keine andere, als die bei den Erkrankungen der Harnwege angegebene.

Die Folge der *Darmlähmung* ist eine höchst unregelmäßige Stuhlentleerung. Bald kommt es zu einer vollständigen, viele Tage anhaltenden Obstipation; eine starke meteoristische Auftreibung des Leibes behindert die Atmung; selbst große Dosen Ricinusöl vermögen kaum Stuhl zu erzeugen; oft genug wird eine mechanische Ausräumung der im Rectum sich ansammelnden Kotmassen erforderlich. In anderen Fällen, bei gleichzeitigem Enterokatarrh fließt permanent unwillkürlich und vom Patienten unbemerkt dünner Kot durch den gelähmten After ab. In wieder anderen wechseln Obstruktion und unwillkürliche Entleerung in unregelmäßiger Reihenfolge ab. Da die Gefahr des Decubitus durch jede Verunreinigung in hohem Maße gesteigert wird, ist eine gewisse Obstipation im allgemeinen erwünschter, als Diarrhöe. Man eile nicht zu sehr, Stuhl zu erzeugen, gebe leicht verdauliche, möglichst wenig Kot machende Kost, bei Neigung zu Durchfällen Opium und führe nur in mehrtägigen Intervallen, falls nicht spontan Stuhlgang erfolgt, solchen mit Ricinusöl und Klysmen herbei. Beständig müssen vor dem After dicke Kompressen oder Tücher, Schwämme, Holzwolle, Mooskissen oder dgl. liegen, um unwillkürlich entleerte Fäkalien aufzufangen; häufig muß ihre Sauberkeit kontrolliert, nach jeder Defäkation eine gründliche Reinigung und Desinfektion der Umgebung vorgenommen werden.

Im Vergleich mit den eben skizzierten Aufgaben bietet die *Erhaltung eines aseptischen Verlaufes der Operationswunde* relativ geringe Schwierigkeiten. Die ja vor allem zu fürchtenden infektiösen Prozesse lassen sich durch strenge

Asepsis vermeiden, und gegenüber den Gefahren eines Decubitus mit folgender Phlegmone oder Erysipel und der einer Cystitis und Pyelonephritis liegt die einer infektiösen Meningitis ferner, sofern keine *Liquorfistel* entsteht. Eine solche bildet die Hauptgefahr nach jeder *Laminektomie* mit Eröffnung der Dura. Exakte Naht der Dura und sorgfältigste Etagennaht der ganzen großen Weichteilwunde ohne jede Drainage ist nach dieser aseptischen Operation heut allgemeine Regel und beugt einer Liquorfistel am sichersten vor. In manchen Fällen aber, insbesondere solchen, in denen die Durawunde wegen Defektes nicht geschlossen werden konnte, sickert der Liquor doch zwischen ihren Nähten hindurch und führt zur Fistelbildung. Bestreuen ihrer Öffnung mit antiseptischen Pulvern, häufiger Verbandwechsel und peinlichste Asepsis sind die einzigen Mittel, eine sekundäre Infektion und damit eine tödliche eitrige Meningitis fernzuhalten. Gelingt dies, so kann sich die Fistel spontan schließen.

Ohne eine solche Komplikation gestaltet sich die Wundbehandlung naturgemäß äußerst einfach. Außerordentlich erleichtert wird sie in jedem Falle, wenn man den Patienten nicht in Rücken- sondern in Bauchlage hält. Die Wunde wird von jedem Druck entlastet, etwa in die Muskulatur eingedrungener Liquor verteilt sich in dieser, ohne die Hautwunde zu durchbrechen, die Kontrolle der Wunde liegt dem Auge frei ohne jede gefährliche Umlagerung.

Nach Operationen wegen akuter oder tuberkulöser Eiterungsprozesse, einfacher Eröffnung tiefer Abscesse oder Costo-Transversotomie mit oder ohne Ausschabung der kranken Weichteile begünstigt freilich die Rückenlage den besseren Abfluß der Sekrete. Drainage und Tamponade sorgen wie bei anderen Eiterungen auch hier für freieste Entleerung des Eiters.

Auf die Notwendigkeit, den Verbandwechsel in schonendster Weise vorzunehmen, bei demselben immer der Gefahr eingedenk zu sein, daß jede brüske oder ungeschickte Bewegung eine Quetschung oder Zerrung des Markes herbeiführen könne, habe ich schon oben hingewiesen.

Der Verlauf der Lähmungen nach der Operation hängt natürlich vollständig von der Art und Intensität der Läsion des Rückenmarkes ab. Soweit wir wissen, findet am Zentralnervensystem eine Regeneration zerrissener Nervenfasern, wenn überhaupt, nur in sehr beschränktem Maße statt. Lähmungen infolge Zerquetschung des Markes bleiben demnach dauernd bestehen; solche, die durch Kompression oder Zirkulationsstörungen bedingt waren, können sich bessern und verschwinden. Die Zeitdauer ihrer Rückbildung, der Wiederkehr normaler Funktionen wechselt. Die Sensibilität kehrt in der Regel etwas früher als die Motilität zurück. Reißende Schmerzen, unwillkürliche krampfhafte Zuckungen in den gelähmten Gliedmaßen pflegen die Besserung einzuleiten, sind demnach als günstige Vorzeichen zu begrüßen. Durch Massage, Elektrizität, fleißige passive Bewegungen der gelähmten Glieder sucht man die Besserung zu unterstützen, der Atrophie der Muskulatur, der Steifheit der Gelenke entgegenzuwirken.

Mit Gehversuchen wird man ja gewöhnlich warten, bis der Kranke die Beine wieder willkürlich bewegen, sie bei horizontaler Lage von der Bettunterlage zu erheben vermag. Verzögert sich indes diese Rückkehr der Funktion zu lange, so versucht man oft mit über alles Erwarten gutem Erfolge den Patienten früher auf die Beine zu bringen, sowie nur die Operationswunde geheilt, eine etwaige Fraktur konsolidiert ist, und das Allgemeinbefinden es gestattet, indem man ihn sich auf Krücken oder noch besser auf ein Gehrad (Abb. 58), in dessen Rahmen er hineingestellt wird, stützen läßt. Den Rumpf entlastet man, solange die Wirbelsäule noch nicht tragfähig ist, durch ein Gips-, Filz-, Zelluloid- oder Holzkorsett.

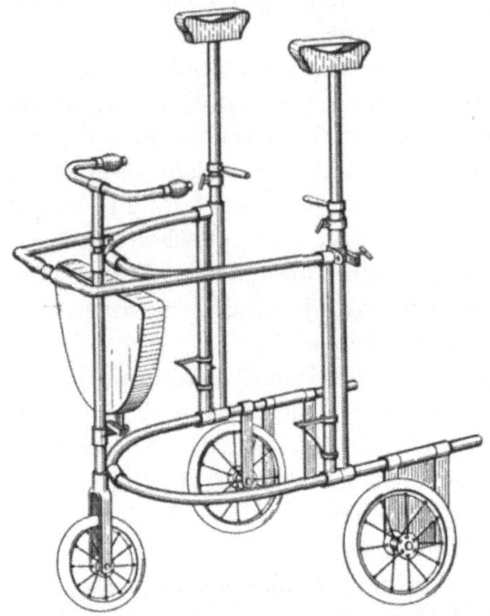

Abb. 58. Gehrad.

Für die Nachbehandlung nach Operationen *wegen tuberkulöser Erkrankung der Wirbelsäule* ist ein Stützkorsett unerläßlich.

Korsettbehandlung. Es ist deshalb hier der geeignete Ort, um Sie wenigstens mit den Grundzügen der *Korsettbehandlung* und der Herstellung der bei den verschiedensten Erkrankungen der Wirbelsäule Verwendung findenden Korsette bekannt zu machen.

Es soll das Korsett teils einer schwachen Rückgratmuskulatur vorübergehend die Aufgabe abnehmen, teils kranke Wirbel vom Druck der Schwere der höher gelegenen Abschnitte des Rumpfes und des Kopfes entlasten, teils eine Verschiebung in ihrer Kontinuität getrennter Knochenabschnitte, überhaupt jede Bewegung der Wirbel verhindern, also Rumpf und Kopf immobilisieren. Bald kommt es mehr auf die eine, bald mehr auf die andere Wirkung an, in einigen Fällen auf alle drei Effekte zugleich.

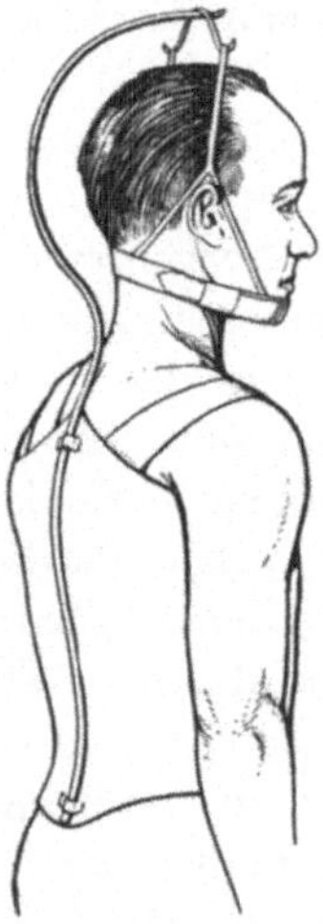

Um diese Zwecke zu erreichen, muß das Korsett an einem Körperabschnitte unterhalb der erkrankten Stelle eine genügend breite und feste Stütze finden und aufwärts hoch genug über sie hinaufreichen. Bei Affektionen der Brust- und Lendenwirbelsäule stützt es sich am Beckenring, bei solchen des Halsteiles an Schultern und Thorax; manchmal läßt man es aber selbst bei so hohem Sitz der Erkrankung bis zum Becken herabreichen. Nur bei Läsion des Lendenabschnittes und der untersten Brustwirbel genügt es, das Korsett aufwärts bis zur Höhe des Schlüsselbeines resp. der Schultergürtel zu führen. Ist ein Wirbel oberhalb des 8. Brustwirbels erkrankt, so erfüllt ein Korsett seine Aufgabe nur sicher, wenn es den Kopf mit unterstützt, also entweder den Hals zirkulär mit umfaßt und am Kinn und Hinterhaupt angreift oder den Kopf mittelst eines Jury-Mast schwebend extendiert hält (Abb. 59). Es ist dies ein in die Rückwand des den Thorax umgreifenden Korsettes eingelassener, den Krümmungen der Wirbelsäule entsprechen geformter Eisenstab, der mit nach hinten konvexer Schweifung das Hinterhaupt überragt und etwa handbreit oberhalb des Scheitels mit einer hakenförmigen Krümmung endet. An dieses Ende wird eine GLISSONsche Schwebe

Abb. 59. Gipskorsett mit Jury-Mast.

befestigt, durch die der Kopf in die Höhe gezogen wird. Es entlastet der Jury-Mast demnach die Wirbel, erlaubt indes bis zu einem gewissen Grade Drehbewegungen des Kopfes. Man biegt sich den Stab selbst aus weichem Eisen, das man erst nachher, wenn es die richtige Krümmung hat, härten läßt. — Reicht das Korsett, z. B. bei Erkrankungen des 6. Brustwirbels, nur bis zur Schulterhöhe, so sinkt der obere Teil des Rumpfes im Korsett doch noch nach vorn über. Dieses hebt sich hinten ab, so daß man die ganze Hand zwischen seinen oberen Rand und den Rücken einschieben kann, und die erstrebte Entlastung wird nicht erreicht. — Ein Korsett ist um so besser, je leichter es ist und um so sicherer es fixiert. Es braucht durchaus nicht sonderlich dick und damit schwer zu sein, braucht keine Einfügung von Stahlspangen usw., sowie es sich nur dem Körper exakt anschmiegt. Da es an einer so großen Oberfläche, an so tausendfachen Punkten angreift, ist selbst ein ganz leichtes dünnes Gips- oder Filzmieder fähig, einen schweren Körper zu tragen, ohne einzubrechen. Nur der Anfänger begeht in der Regel den Fehler, die Mieder besonders dick zu machen. Sollen — unter besonderen Umständen — Bewegungen, Massage der Muskulatur vorgenommen werden, die Reinigung möglich sein, so müssen die Apparate abnehmbar gemacht werden.

Nach diesen Bemerkungen will ich Ihnen kurz die Herstellung eines Gipskorsetts schildern.

Der Patient wird mit einem Trikothemde bekleidet, resp. es wird über seinen Kopf und Rumpf ein entsprechend langes und breites Stück Trikotschlauch gestülpt, das vom Gesäß bis über den Scheitel reicht und sich der Oberfläche des Körpers glatt anschmiegt. Sein unterer Rand wird von einem Assistenten straff nach unten gezogen oder einfacher vorläufig unterhalb des Dammes mit zwei Sicherheitsnadeln fixiert. In die obere Hälfte macht man zwei seitliche, bis zur Achselhöhle herabreichende Einschnitte, zu denen die Arme herausgestreckt werden. In den vorderen der so entstandenen zwei Lappen schneidet man Löcher für die Augen, Nase und Mund und vernäht die beiden Hälften darauf über den Schultern zu beiden Seiten des Halses, Kopfes und auf dem Scheitel, so daß der Trikotstoff überall faltenlos der Haut anliegt; der überstehende Rand wird abgeschnitten. — Zur Suspension stellen Sie sich aus zwei, etwa je 5 cm breiten Streifen dicken Segeltuchs eine Art Halfter her; der eine Streifen umgreift das Kinn von unten, läuft zu beiden Seiten des Gesichtes vor den Ohren in die Höhe bis handbreit über den Scheitel, woselbst seine beiden Enden durch festes Garn in der Medianlinie vernäht werden; an ihm wird die Suspension ausgeübt. Der zweite Streifen liegt mit seiner Mitte an der Basis des Hinterhauptes und zieht von hier dicht oberhalb der Ohren zu den aufsteigenden Schenkeln des ersten Streifens, an die er fest angenäht wird; er verhindert, daß der Kopf während des Aufhängens zu stark in den Nacken gebeugt wird; der Zug soll sich gleichmäßig über Kinn und Hinterhaupt verteilen. Die Stelle eines solchen Halfters vertritt bei tieferem Sitz der Erkrankung, wenn das Korsett nur bis zur Schulter zu reichen braucht, eine GLISSONsche Schwebe. — Um das spätere Aufschneiden des Verbandes zu erleichtern, legen Sie an einer Seite unter das Trikot je einen vom Ohr bis zur Schulter und von der Achselhöhle bis zum unteren Rande reichenden breiten Pflaster- oder Segeltuchstreifen und eine Schnur.

Nun wird der Patient mittelst Flaschenzuges derartig suspendiert, daß sich beim Stehen seine Fersen, beim Sitzen auf einem Tischrande der hintere Abschnitt des Gesäßes gerade anfängt von der Unterlage abzuheben. Im allgemeinen ziehe ich die sitzende Stellung der stehenden vor. Die Arme werden seitwärts gestreckt, wobei ihnen irgendein Stützpunkt gegeben werden muß. Alle einem Decubitus ausgesetzten Knochenvorsprünge werden mit einem Stück Sattelfilz bedeckt; solches kommt stets auf beide Spinae ant. sup. ossis ilei, den Scheitel des Gibbus, resp. die Stelle der Operationsnarbe, unter das Kinn, bei mageren Personen auch auf die vorstehenden Teile der Schulterblätter zu liegen. Nunmehr wickeln Sie rasch zirkuläre Gipsbinden, vom Becken nach dem Kopfe aufsteigend, um den Beckenring, das Abdomen, den Thorax, Hals und Kopf, nur das Gesicht und die Ohren frei lassend. Die Binden dürfen dabei nicht angespannt werden, wohl aber muß man den Gips mit der flachen Hand stets gut verstreichen, so daß sich die Binde überall dem Körper exakt anschmiegt. Höchstens 6 Lagen dürfen aufeinanderliegen; bei gutem Gips genügen oft schon 4 Schichten. Um dem Kranken das Öffnen des Mundes und das Essen fester Speisen zu ermöglichen, schiebt man während des Umlegens der Binden einen Kork zwischen die Zahnreihen. Sowie der Gips starr ist, schneidet man das Korsett an der einen Seite in ganzer Länge, an der anderen bis herab zur Schulter auf den untergelegten Segeltuchstreifen mit einem scharfen Messer auf, nimmt es vorsichtig ab, klappt es sogleich wieder zusammen und umwickelt es mit einer gewöhnlichen Cambrikbinde. Nach 24 Stunden ist es völlig getrocknet und wird jetzt wieder bei Suspension des Kranken verpaßt, d. h. man schneidet alle überflüssigen Teile, nachdem man sich die Grenze mit einem Blaustift vorgezeichnet hat, fort. Die untere Kontur des Korsetts reicht vorn bis zur Symphyse, steigt von hier, den Schenkelbeugen folgend, seitlich auf, bleibt aber unterhalb der Darmbeinstacheln und biegt von hier aus nach hinten unten ab, hinten bis zur unteren Hälfte des Kreuzbeines herabreichend. Die Armlöcher müssen genügend weit sein. Der Kopfteil des Korsetts reicht vorn bis zur Kinnlippenfurche, hinten bis zur Spitze des Hinterhauptes oder doch wenigstens bis zum Tuber occipitale. — Nachdem zu beiden Seiten der Schnitte, welche das Korsett aufklappbar machen, vom Sattler noch Lederstreifen mit Haken aufgenäht wurden, ist der Apparat gebrauchsfähig. Durch Gummischnüre hält man die Haken zusammen.

Ein derart gearbeitetes Gipsmieder fixiert ausgezeichnet, ist leicht, billig, daher auch sehr für die Armenpraxis geeignet. Bei einigermaßen schonender Behandlung hält es durchschnittlich 8—12 Wochen. Es wird in liegender oder suspendierter Stellung des Patienten morgens angelegt, abends, ehe der Patient das Bett aufsucht, gewöhnlich abgenommen. Doch hängt dies vom Leiden des Patienten ab. Gerade bei tuberkulöser Spondylitis ist es oft zweckmäßig, die Wirbelsäule Tag und Nacht durch den Gipsverband zu immobilisieren. In solchen Fällen ist es dann auch nicht nötig, das Korsett abnehmbar zu machen.

Zur Erzielung größerer Leichtigkeit, längerer Haltbarkeit, auch eines gefälligeren Aussehens verwendet man statt des Gipses Wasserglas, Filz, Zelluloid oder Holz.

Derartige Mieder arbeitet man auf einer Gipsform des Körpers, die man sich durch Ausguß eines in eben geschilderter Weise gewonnenen Negativs mit Gipsbrei hergestellt hat. Man überzieht die Form mit Trikotschlauch und wickelt auf diesen Mullbinden, die mit Wasserglas getränkt sind oder auf die man während des Abwickelns sirupdicke Celluloidlösung (Celluloid in Aceton gelöst) aufträgt und fest einreibt, ab. Beim Celluloidkorsett achte man auf seine Feuergefährlichkeit!

Holzkorsette werden in analoger Weise, wie ich Ihnen dies früher für die Herstellung von Oberschenkelprothesen angab, aus Hobelspänen, Leim und Cambrikbinden hergestellt.

Für Fälle, in denen die Korsettbehandlung sehr lange Zeit hindurch fortgeführt werden muß, eignen sich nach Ablauf der ersten Monate ganz vorzüglich die überaus leichten, abnehmbaren, gut stützenden, aber leider teuren Hessingschen Stoffkorsetts.

Das Korsett muß natürlich so lange getragen werden, bis die Wirbelsäule ihre Tragfähigkeit wieder gewonnen hat, resp. das Grundleiden ausgeheilt ist, bei tuberkulöser Spondylitis mindestens eine Reihe von Monaten, zuweilen auch Jahre, in Fällen, in denen sich die Operation auf Resektion von Dornfortsätzen oder Wirbelbögen beschränkte, wenn überhaupt, nur wenige Wochen. Das Vorhandensein von Fisteln erschwert wohl eine Korsettbehandlung, steht ihr indes bei mäßiger Sekretion nicht absolut entgegen. Man bringt dann gewöhnlich entsprechend der Fistelmündung ein Fenster in dem Gipsverbande an oder legt letzteren über den aseptischen Verband, falls dieser sich kompendiös anlegen läßt und bei sehr geringer Eiterung mehrere Tage liegen bleiben kann.

Nach der *operativen Versteifung* der kranken Wirbelsäule durch Einpflanzung eines Knochenspanes zwischen die Hälften der median durchtrennten Dornfortsätze nach Henle-Albee kann sich der Verlauf höchst einfach gestalten, die Wundheilung ohne Störung erfolgen, der Knochenspan knöchern einheilen, der Patient rasch seine Gehfähigkeit wiedererlangen und schneller als ohne Operation genesen. Ein Stützkorsett muß er freilich nach allgemeinem Urteil auch nach bestgelungener Operation für lange Zeit tragen. Leider wird dieser günstige Verlauf recht oft gestört und diese Störungen muß der nachbehandelnde Arzt kennen.

Die Operation ist groß und eingreifend, für manche der ja schon durch ihr tuberkulöses Leiden stark heruntergekommenen jugendlichen Patienten zu eingreifend; sie können sich von dem Eingriff nicht mehr erholen und erliegen bald ihrem Grundleiden.

Soll der Span seinen Zweck erfüllen, so darf er nicht nur den ober- und den unterhalb des kranken Wirbels gelegenen Dornfortsatz mit einander verbinden, sondern muß mindestens oben wie unten je zwei mit dem des kranken Wirbels zusammen also fünf Dornfortsätze fixieren. Bei starker Verkrümmung ragen dann aber die Enden eines so langen Spanes, falls man ihn, wie üblich, der Tibia, nicht dem gekrümmten Rande der Beckenschaufel oder einer Rippe entnommen hat, über das Niveau der Wirbelsäule etwas vor. Ihr dauernder Druck gegen die Haut ist nicht nur lästig, sondern führt schließlich zu einem Decubitus, einer Fistelbildung, von der aus eine sekundäre Infektion kaum zu verhindern ist. Ihre Folge ist dann eine Ausstoßung des Transplantates, falls nicht gar die Eiterung in die Tiefe dringend eine Meningitis bedingt.

In wieder anderen Fällen bricht der Span ein, es bildet sich eine Pseudarthrose, oder er wird gar völlig resorbiert. In beiden Fällen wurde der Zweck der Operation verfehlt.

Die Ansichten über den Wert der HENLE-ALBEEschen Versteifung einer Wirbelsäule sind daher sehr geteilt. In Deutschland, anfangs mit Begeisterung aufgenommen, hat die Methode zur Behandlung der Wirbelsäulentuberkulose heute nicht mehr allzuviel Freunde, im Auslande aber, besonders in Amerika, wird sie noch immer von sehr vielen Chirurgen als wertvolles Hilfsmittel der Behandlung hoch geschätzt.

Darüber ist man sich ja allgemein klar, die Versteifung der Wirbelsäule heilt nicht die Wirbeltuberkulose, sondern erleichtert nur durch völlige Ruhigstellung der kranken Teile ihre Heilung durch Allgemeinbehandlung. Diese, die Kräftigung der ganzen Konstitution durch gute Ernährung, Sonnenbestrahlung — eventuell Ersatz durch Quarzsonne — langen Aufenthalt in reiner Luft, am besten wenn möglich im Sommer an der See, im Winter in geschütztem Hochgebirgsklima, bildet natürlich den Kernpunkt jeder Nachbehandlung, gleichviel ob man die durchaus erforderliche Ruhigstellung durch operative Versteifung oder durch Stützkorsett zu erreichen sucht. Ruhigstellung bedeutet übrigens nur Ruhigstellung der kranken Wirbelsäule, nicht aber des übrigen Körpers. Diesem soll und muß vielmehr möglichst ausgiebige, wenn auch nach dem Allgemeinbefinden abgemessene Bewegungsfreiheit gestattet werden.

Für die weitere Behandlung nach einer der seltenen andersartigen Operationen wegen Wirbeltuberkulose — Resektion eines Gelenkfortsatzes, Costotransversektomie, Ausschabung des tuberkulösen Herdes, gelten die allgemeinen Regeln der Wundbehandlung, Sorge für freien Sekretabfluß durch Drainage und Tamponade neben Ruhigstellung durch Gipsbett oder Korsett.

Kongestionsabscesse. Noch muß ich der Behandlung der bei tuberkulöser Wirbelcaries so häufigen *Kongestionsabscesse* gedenken. Ihre Symptomatologie darf ich ja wohl als bekannt voraussetzen, erinnere hier nur daran, daß sie gewöhnlich immer und immer wieder an den gleichen Lieblingsstellen getroffen werden: am Halse als retropharyngeale oder retroösophageale Abscesse oder unterhalb des Warzenfortsatzes oder entlang des Sternokleidomastoideus, am Thorax in den Intercostalräumen, am Abdomen als Iliacal- oder Psoasabscesse, die als halbkugelige fluktuierende Tumoren breitbasig der Fossa iliaca aufsitzen, sich über oder unter dem POUPARTschen Bande vorwölben oder auch nach hinten über der Crista ilei nach außen durchzubrechen suchen, bei tiefer Senkung an der Innenseite des Oberschenkels bis an das Knie herabreichen können.

Wichtig ist ihre frühzeitige Feststellung durch Röntgenphotographie; der Absceßschatten zeichnet sich deutlich gegenüber der Wirbelsäule ab, wölbt sich bald symmetrisch nach beiden Seiten von ihr vor, ist in anderen Fällen nur einseitig und von verschiedenster Größe.

Während man noch in der ersten Hälfte der antiseptischen Periode auch diese Abscesse sogleich mit dem Messer anzugreifen pflegte, beschränken wir die Incision heute auf wenige Ausnahmefälle und versuchen zunächst eine Jodoformbehandlung. Gerade bei den Senkungsabscessen nach Wirbelentzündung leistet sie mitunter vorzügliches.

Nach vorgängiger Desinfektion der Haut stechen Sie die nicht zu schwache Kanüle einer am besten durch Auskochen sterilisierten, etwa 20 ccm fassenden Punktionsspritze in den Absceß, natürlich mit der nötigen Vorsicht unter Schonung wichtiger Gebilde, möglichst fern ab von großen Gefäßen. Eine Verletzung des Peritoneum ist bei Punktion eines größeren Iliacalabscesses, da er die Serosa von der

Unterlage abdrängt, nicht so leicht zu befürchten. Liegt der Absceß noch zu tief, noch nicht der Bauchwand an, so warte man entweder sein Größerwerden ab oder incidiere vorsichtig die Weichteile bis aufs Peritoneum, schiebe dieses stumpf nach oben und suche nun den Absceß mit der Spritze zu erreichen. Verstopft sich die Kanüle mit Fibrinflocken oder Käsebröckeln, oder ist der Eiter zu dick, so mache man sie durch Eingehen mit einer Sonde wieder durchgängig oder vertausche sie mit einem stärkeren Trokar. Im letzteren Falle tut man gut, in die Haut vorher einen kleinen Einschnitt zu machen, den man nach vollendeter Injektion wieder durch eine Naht schließt. Nachdem man die Absceßhöhle durch Aspiration mit der Spritze oder durch Ausdrücken möglichst vollständig entleert hat, injiziert man in sie je nach der Größe der Höhle und dem Alter der Patienten 10—20 ccm einer 10%igem Jodoformglycerinemulsion. Manche Chirurgen, so die Schule von MIKULICZ, scheuen sich nicht, erheblich größere Mengen, selbst bis 100 ccm zu injizieren. Man hat dies oft ohne Nachteil getan, und ich gebe zu, daß man bei Verwendung so großer Dosen häufiger mit einer einmaligen Injektion zum Ziele kommt, als bei Einspritzung kleinerer Mengen; auch gebe ich zu, daß die Gefahr der Intoxikation wegen der in diesen alten Absceßhöhlen herabgesetzten Resorption geringer ist, als nach Injektion in die Gelenke. Immerhin erscheint mir die Gefahr der Intoxikation doch so groß — man hat zuweilen sehr schwere Störungen, insbesondere starke Hämoglobinurie infolge Resorption des Glycerins beobachtet —, daß ich Ihnen rate, im allgemeinen nicht über die Dosis von 20 ccm hinauszugehen, wenigstens nicht, ehe Sie sich durch eine erstmalige kleinere Injektion von der sehr verschiedenen individuellen Reaktion des Patienten überzeugt haben.

Obwohl das Jodoform selbst kein Desinficiens im eigentlichen Sinne des Wortes ist, halte ich eine besondere Sterilisation der Emulsion durch Kochen für unnötig; die antiseptischen Eigenschaften des Glycerin reichen meiner Erfahrung nach, wenigstens wenn man die Emulsion nicht ganz frisch benützt, sondern erst einige Tage stehen läßt, vollständig aus, eine Infektion durch dem Jodoform anhaftende Mikroben auszuschalten; ich habe nie einen Nachteil davon gesehen.

In der Regel folgt der Injektion eine Reaktion, sich äußernd in Schmerzhaftigkeit, Temperatur- und Pulssteigerung; doch gehen diese Erscheinungen — Asepsis vorausgesetzt — durchschnittlich binnen etwa 3—4 Tagen vollständig zurück, pflegen auch minder intensiv zu sein, als nach Injektionen in die Gelenke. — Eine in die Absceßhöhle stattfindende vermehrte Sekretion läßt diese sich meist schon binnen wenigen Tagen wieder füllen, so daß eine nach 14 Tagen vorgenommene zweite Punktion fast die gleiche Menge Eiter entleert, wie beim ersten Male; doch warte man mit einer solchen lieber länger! Der durch sie entleerte Eiter zeigt oft schon eine mehr schleimige, seröse Konsistenz, und bei längerem Warten sieht man die wiederentstandene Absceßgeschwulst kleiner und kleiner werden. Zögert die Resorption, so wiederholt man die Punktion in Zwischenräumen von je etwa 3—4 Wochen drei- bis fünfmal. Nur in sehr günstigen Fällen erzielt man mit einer einmaligen Injektion Heilung des Abscesses, häufig mit einer wiederholten. Bei mehrmaliger Punktion wähle man stets eine neue Einstichstelle, vermeide überhaupt durch drohende Perforation bereits stark verdünnte Hautpartien.

Die Incision der tuberkulösen Abscesse birgt stets die bei der so häufigen Größe und Buchtigkeit der Eiterhöhlen fast unvermeidliche Gefahr der sekundären Infektion mit sich anschließender Allgemeininfektion. Nur in Fällen besonderer Dringlichkeit halten wir sie heute noch für erlaubt: beim Retropharyngealabsceß und bei Lähmungen, die durch Druck eines unter Spannung stehenden Abscesses auf das Rückenmark bedingt sind. In einzelnen Fällen sah man nach Eröffnung des Abscesses die Lähmung zurückgehen und schwinden.

Spina bifida. Nur wenig habe ich dem Gesagten noch bezüglich der Nachbehandlung der *Radikaloperation der Spina bifida* hinzuzufügen. Auf die Behandlung mit Punktion und Jodinjektionen usw., sowie die einfache Abschnürung des Meningocelensackes gehe ich nicht erst ein. Das Prinzip, nach Operationen an der Wirbelsäule wenn irgend möglich die Wunde völlig durch Naht zu schließen, hat sich, wie für die Laminektomie, so auch namentlich für die Radikaloperation der Spina bifida mehr und mehr Geltung verschafft; mit Recht, da wenigstens bei dem häufigen Sitz der Spaltbildung am untersten Teil der Wirbelsäule wegen der Nähe des Afters eine nicht ganz genähte Wunde sich kaum durch einen Verband gegen nachträgliche Infektion schützen läßt. Die eigentliche Nachbehandlung ist also einfach. Man bestäubt die Nahtlinie mit einem antiseptischen Streupulver, bedeckt sie mit etwas Jodoformgaze und fixiert diese durch Kollodium. Kinder lagert man dann am besten auf den Bauch, Erwachsene auf die Seite mit möglichst tief liegendem Kopfe, um den Druck der Cerebrospinalflüssigkeit nach Möglichkeit zu verringern.

Nicht ganz so einfach gestaltet sich oft der Verlauf:

Die Aussichtslosigkeit der nicht operativen Behandlung verführt leicht dazu, die Grenzen der Operation etwas weit zu stecken. Da gelingt es denn manchmal nicht, bei schon bestehender Excoriation der stark verdünnten Hautbedeckung die Asepsis völlig zu wahren oder den Meningocelensack völlig durch Ligatur oder Naht zu schließen. Der mehr minder starke Ausfluß von Cerebrospinalflüssigkeit kann an sich schon den Patienten töten, oder er gefährdet durch Durchtränkung der Verbandstoffe die Asepsis. Gar mancher Operierte erliegt daher auch heute noch einer eitrigen Mengingitis. Andere tragen durch Läsion der dem Sacke anhaftenden Nerven Lähmungen davon, die völlig irreparabel bleiben. Ein nicht unerheblicher Teil der „Geheilten" bekommt allmählich einen Hydrocephalus, so daß schon lediglich aus diesem Grunde viele Chirurgen die Operation der Meningocele überhaupt ablehnen. Die Zahl der völlig dauernd Geheilten wird leider immer eine sehr kleine bleiben.

Sechsunddreißigste Vorlesung.

Nachbehandlung nach Verletzungen und Operationen an der oberen Extremität.

Frakturen des Schlüsselbeines. — Luxationen im Sterno- und Akromio-Claviculargelenk. — Brüche des Akromion. — Brüche des Schulterblattes. — Luxationen des Schultergelenkes. — Verband nach blutigen Operationen am Schultergürtel. — Endresultate. — Mobilisierung des Schultergelenkes. — Nachbehandlung nach Exartikulation der Schulter.

An den Extremitäten besitzen von allen chirurgischen Leiden für den praktischen Arzt unstreitig das größte Interesse die *Frakturen und Luxationen.* Aber gerade bei ihnen ist es, wie ich mir recht wohl bewußt bin, namentlich bei den ersten, kaum möglich, streng zwischen Behandlung und Nachbehandlung zu scheiden. Wenn ich sie gleichwohl auf die Gefahr hin, die Grenzen meines eigentlichen Themas zu überschreiten, in den Kreis unserer Besprechung ziehe, so geschieht dies deshalb, weil bei komplizierten Frakturen, die eventuell operatives

Eingreifen erfordern, sowie nach operativ gesetzten Kontinuitätstrennungen alle bei Frakturbehandlung zu beachtenden Faktoren gleichfalls in Betracht zu ziehen sind. Allerdings werde ich mich darauf beschränken, nur die leitenden Gesichtspunkte der Behandlung hervorzuheben und die wichtigsten Verbandmethoden zu erwähnen.

Kontinuitätstrennungen des Schultergürtels. Das bei *Kontinuitätstrennungen des Schultergürtels,* nach Frakturen des Schlüsselbeines, Luxationen im Sterno- wie Akromio-Claviculargelenk, Brüchen des Akromion, des Scapulahalses, weniger bei solchen des Schulterblattkörpers, die Dislokation wesentlich bedingende Moment ist die Schwere der oberen Extremität. Sie zieht die lateral von der Stelle der Kontinuitätstrennung gelegenen Teile nach unten, bedingt aber auch gleichzeitg in sehr vielen Fällen eine Rotation derselben um die konvexe Schweifung der Rippen nach vorn und innen. Daraus folgt für die Reposition die Forderung, die herabgesunkenen lateralen Abschnitte zu heben, nach außen und hinten zu bewegen, und für die Retention die Aufgabe, bis zur vollendeten Konsolidation der Schwere der oberen Extremität durch einen kontinuierlichen Zug oder Druck in der genannten Richtung oder durch Immobilisation entgegenzuwirken. Konsequente Rückenlage, insbesondere mit Unterstützung der Interskapulargegend, entspricht dieser Indikation am meisten; in ihr sinken die Schultern nach hinten und außen; war der Arm etwas nach unten gewichen, so genügt eine Mitella ihn zu heben. Als noch sicherer empfiehlt BARDENHEUER die permanente Gewichtsextension an dem nach hinten oben außen *elevierten* Arme. Doch verstehen sich die meisten Kranken nicht zu so langer Bettruhe.

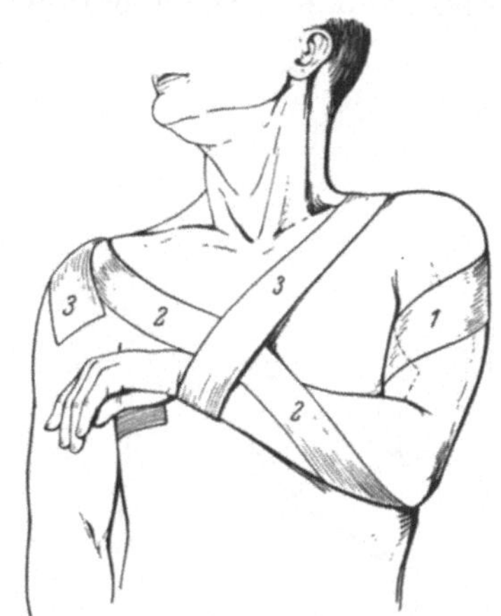

Abb. 60. SAYRES Heftpflasterverband.

Fraktura claviculae. Die Verschiebung nach unten läßt sich auch bei ambulanter Behandlung noch am leichtesten bekämpfen; sehr schwer hingegen bei *Frakturen, wie Luxationen des Schlüsselbeines* wegen der Schmalheit der Berührungsflächen die Dislokation nach vorn und innen. Der früher viel empfohlene DESAULTsche, wie VELPEAUsche Verband schützen in keiner Weise gegen die Wiederkehr der Dislokation im Verband. Am meisten gebräuchlich ist wohl zur Zeit noch immer der SAYREsche Heftpflasterverband (Abb. 60).

Ein Pflasterstreifen umgibt locker das obere Ende des Humerus der verletzten Seite, zieht quer über den Rücken durch die Achselhöhle der gesunden Seite nach vorn bis nahe an die Achselhöhle der kranken; er zieht das äußere Fragment nach außen, hinten; ein zweiter Streifen geht von der gesunden Schulter vorn zum Ellenbogen des verletzten Gliedes herab, faßt das Olecranon in einem Längsspalt und kehrt über den Rücken zum Ausgangspunkt zurück; er hebt den Arm; ein dritter Streifen, von Schulter zu Schulter, um die Gegend des Handgelenkes herumgreifend, stützt den Vorderarm nach Art einer Mitella. — SCHÖNBORN vereinigte die beiden letzten Touren in der Weise, daß er den Arm in der Stellung des VELPEAUschen Verbandes — die Hand der kranken Seite auf die gesunde Schulter gelegt —, durch einen Pflasterstreifen fixiert, der spiralig das obere Drittel des Vorderarmes von der radialen über die dorsale zur Ulnarseite umgreift, um den spitzwinklig flektierten Ellenbogen, das Olecranon freilassend, zur Dorso-Ulnarseite des Vorderarms zurückkehrt und ihr entlang bis zum unteren Schulterblattwinkel der gesunden Seite läuft, woselbst er festgeklebt wird.

Ich muß gestehen, daß ich weder von dem eigentlichen SAYREschen Verbande, noch dieser Modifikation recht zufriedengestellt wurde. Zieht man die Pflasterstreifen straff an, so kommt es zur Kompression der V. cephalica und starker Stauung in der Peripherie, auch wenn man den den Oberarm umgreifenden Streifen nicht zirkulär, sondern spiralig um ihn verlaufen läßt; der Verband wird nicht vertragen; legt man sie minder straff an, so stellt sich die Dislokation wieder her. LANDERER läßt dieserhalb den ersten Streifen nach Art der gespreizten Finger einer Hand an der Schulter selbst angreifen, verwendet außerdem zur Erhaltung einer dauernden Zugwirkung die Einschaltung eines kräftigen Gummigurtes (Abb. 61). Die übergroße Zahl der ersonnenen Clavicularverbände beweist zur Genüge die Schwierigkeit der Bekämpfung der Dislokation und erklärt es, weshalb viele, von vornherein an einer Heilung ohne Verschiebung verzweifelnd, sich mit einer straff angezogenen Mitella begnügen, allenfalls unter Hinzufügung einer PETITschen Acht. — Nach blutigen Kontinuitätstrennungen kommt die Knochennaht stützend zu Hilfe. — In neuerer Zeit bevorzugen viele auch bei nicht komplizierten Schlüsselbeinbrüchen die blutige Reposition und Knochennaht.

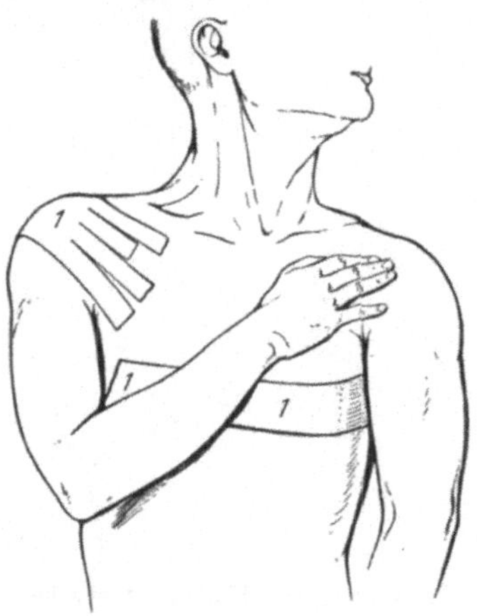

Abb. 61. Pflasterverband nach LANDERER.

Luxatio sternoclavicularis. Pelottendruck auf das sternale Ende des Schlüsselbeines nach Reposition einer *Luxatio sternoclavicularis* zur Erhaltung der normalen Lage ist unwirksam oder erzeugt Decubitus. Eine rückbleibende und mäßige Dislokation stört glücklicherweise funktionell kaum. Kommt sehr viel auf möglichste Restitutio ad integrum an, so muß der Patient sich eben für etwa 3—4 Wochen zur Bettruhe bequemen. Man legt dann am besten nach BARDENHEUER einen Heftpflasterextensionsverband am Arm an, der einen seitlich gerichteten Zug ausübt.

Luxatio acromioclavicularis. Das Wiederabgleiten der Gelenkflächen nach Reposition einer *Luxation im Akromioclaviculargelenk* vermeidet man am ehesten durch einen vom lateralen Ende des Schlüsselbeines längst des Oberarmes vorn bis zum Olecranon herab und an der Rückseite wieder bis zum Gelenk aufsteigenden breiten Pflasterstreifen oder Guttaperchaschienenverband. Die Schwere des Armes, die das Akromion nach unten zieht, zieht dann das akromiale Ende des Schlüsselbeines stets im selben Maße mit nach unten. Eine sichere Fixation des Akromion gegenüber dem Schlüsselbeine ist freilich nur durch Knochennaht zu erzielen.

Fraktura colli scapulae. Für die *Frakturen des Schulterblatthalses* paßt für die ersten etwa 3—4 Wochen nach Reduktion des peripheren Fragmentes durch Aufwärtsdrängen des Oberarmes ein Schulter, Oberarm und Ellenbogengelenk umfassender Gips- oder ein den vertikal elevierten Arm aufwärtsziehender Extensionsverband. Späterhin, sowie für die Brüche des Scapulakörpers von Anfang an, genügt in der Regel eine straff angezogene Mitella.

Länger wie 2, höchstens 3 Wochen soll der immobilisierende Verband nicht beibehalten werden. Mehr wie eine geringe Dislokation ist eine durch langdauernde Immobilisation begünstigte Versteifung des Schultergelenkes zu fürchten. Man beginne daher früh — soweit es der Verband zuläßt, schon nach wenigen Tagen — mit täglicher Massage der Schultermuskulatur und Mobilisierung des Gelenkes! Daß er diese durch einfaches Abhängen des Gewichtszuges schon sehr früh zuläßt, ist der wesentliche Vorteil des Extensionsverbandes. Ist es zu einer einigermaßen festen Vereinigung der Bruchstücke, bzw. nach Luxation des Schlüsselbeines zur Vernarbung des Kapselrisses gekommen, so vertauscht man die fixierenden Verbände mit einer einfachen Mitella und geht jetzt energisch mit der Mobilisierung des Schultergelenkes in der bald näher zu schildernden Weise vor.

Brüche des Scapulakörpers, wie solche ihres oberen, inneren oder des unteren Winkels, heilen sehr oft nur mit derber Bindegewebsnarbe, nicht mit knöchernem Callus, doch trotz dessen meist ohne funktionellen Nachteil.

Die Ergebnisse der Behandlung der *Frakturen des Oberarmkopfes* wie der *Schultergelenkbrüche* sind wesentlich besser geworden, seitdem man als allgemeine Regel aufgestellt hat, die Behandlung in Adduktionsstellung, namentlich mit immobilisierenden Verbänden, zu verlassen und durch *Extensionsverbände in abduzierter und auswärts rotierter Stellung* des Oberarmes zu ersetzen. Die Extension kann man mit Heftpflaster oder Drahtzügen in gleicher Weise erreichen. Der im Ellenbogengelenk rechtwinkelig gebeugte Vorderarm wird dabei an einem Galgen suspendiert oder durch eine hinzugefügte, gut gepolsterte Drahtschiene in elevierter Stellung erhalten. Durch diese Abduktion wird der Kapselschrumpfung und damit der Versteifung des Gelenkes von vornherein vorgebeugt. Kommt eine solche bei schweren Gelenkbrüchen doch zustande, so beeinträchtigt sie die Funktion des Armes weit weniger als eine Adduktionsstellung. — Zur ambulanten Behandlung dienen besonders konstruierte Schienenapparate. Meist ist ein nach dem Prinzip des bekannten MIDDELDORPFschen Triangels aus Drahtschienen leicht herzustellender Verband völlig ausreichend; nur darf man — anders als bei diesem Triangelverband — den Vorderarm nicht herabhängen, sondern ihn in im Ellenbogengelenk rechtwinkelig gebeugter und zwecks Außenrotation des Oberarmes abduzierter Stellung auf einer anmontierten Drahtschiene aufruhen lassen. — Nur beim Fehlen jeder nennenswerten Dislokation darf man bei Oberarmkopfbrüchen sowohl auf Extension wie Fixation verzichten; es genügt dann Ruhigstellung durch Mitella oder leichten Bindenverband.

Luxatio humeri. Nach Reposition einfacher Schultergelenkluxationen ist eine Fixation des Armes überhaupt nicht nötig. Es genügt das Anlegen einer Mitella, da die Gefahr einer Reluxation — von habitueller Luxation oder solchen mit gleichzeitigem Abbruch des Pfannenrandes abgesehen — nicht vorliegt. Vom 1. Tage ab beginnt man mit passiven wie aktiven Bewegungen. Da der Kapselriß bei der häufigsten, nach vorn gerichteten Luxationsform vorn unten sitzt, die Luxation durch Elevation des abduzierten, mit dem Ellenbogen etwas nach hinten gerichteten Armes am leichtesten wieder entstehen könnte, richten Sie diese Bewegungen zunächst nach vorn innen, erheben den Arm nach dieser Richtung von Tag zu Tag etwas weiter, erlauben bei gesenktem Arm Pendelbewegungen von vorn nach hinten; erst allmählich gehen Sie zur Abduktionelevation über. Alle die gleich zu erwähnenden Übungen zur Freimachung versteifter Schultergelenke kommen in Betracht. Durch tägliche Massage, vom 2.—3. Tage nach der Verletzung angefangen, befördern Sie die Resorption des Blutergusses in und um das Gelenk und die Kräftigung der Schultermuskulatur, insbesondere des bei allen Schultergelenkaffektionen sehr stark in Mitleidenschaft gezogenen Deltoideus.

Der *aseptische Verband* läßt sich *nach allen blutigen Operationen am Schultergürtel* sicher okkludierend anlegen. Er umfaßt stets die Gegend des Schultergelenkes und Teile des Thorax mit Spika- und breiten Zirkeltouren, in der Regel auch den Hals; mindestens muß er sich aufwärts bis dicht an die Schulterhalslinie erstrecken; abwärts reicht er bei hochsitzender Wunde bis nahe an den Rippenbogen, bei tief sitzender, z. B. Resektionen der Scapula bis zur Nabellinie. Der Oberarm wird mit wenigen Ausnahmen in leichter Abduktionsstellung von den aseptischen Stoffen bis zum Ellenbogen herab mit umhüllt, der Vorderarm durch eine Mitella unterstützt. Die Achselhöhle polstert man mit einem großen Bausch steriler Watte oder Gaze. Ohne eine solche hydrophile Einlage erzeugt die reichliche Schweißabsonderung namentlich bei fetten Personen leicht Ekzeme. Nach Resektionen des Humeruskopfes muß das Polster besonders dick sein; der Narbenzug, wie die Kontraktion des Musc. pectoralis major und des Musc. subscapularis ziehen den Resektionsstumpf nach dem Processus coracoideus hin; wir erstreben aber eine neue Gelenkverbindung zwischen Stumpf und Pfanne. Ein in die Axilla geschobenes Mooskissen stemmt sich dann dem in fehlerhafter Richtung wirkenden Zuge vorteilhaft entgegen.

Resektion des Schultergelenkes. Nach Schultergelenkresektionen bevorzugen daher viele bis zur Heilung der Wunde einen Extensionsverband in abduzierter Stellung des Armes; besonders empfiehlt sich ein solcher nach Arthrotomien oder Resektionen wegen Gelenkeiterung. Die Distraktion der Gelenkenden resp. das durch die Extension bewirkte Abziehen des Resektionsstumpfes von der Gelenkpfanne erleichtert den Sekretabfluß ganz wesentlich. Zur Vermeidung eines Schlottergelenkes hüte man sich nur vor zu starker Belastung. — In Abduktion bandagiert man auch nach Spaltung phlegmonöser Prozesse in der Axilla; Adduktion würde Druck und Schmerz erzeugen, den Sekretabfluß hindern. Die Gefahr der folgenden Narbenretraktion ist die gleiche, wie bei den früher erwähnten subpektoralen Phlegmonen.

Bei Weichteilwunden reicht der Bindenverband schon allein zur Ruhigstellung der kranken Teile, sowie des benachbarten Schultergelenkes aus und selbst nach Operationen am Knochen und den Gelenken genügt meist ein großer Mooskissenverband zur Fixation; man verstärkt ihn gewöhnlich noch durch Hinzufügen einiger Papp-, Filz- oder Guttaperchaschienen. Ist nach Fortfall der Mooskissen mit Nachlassen der Wundsekretion noch eine sicherere Fixation erwünscht, so appliziert man dann einen Gipsverband, am besten eine Gipshanfschiene über den kompendiös angelegten aseptischen Verband, oder nach Heilung der Wunde auf die bloße Haut. Dieser Fall kann eintreten *nach Resektion des Schultergelenkes* wegen veralteter irreponibler Luxation, wegen Ankylose, wegen Tuberkulose. Wir wollen freilich bei allen diesen, selbst der letztgenannten Erkrankung, ein bewegliches Gelenk erzielen und dürfen daher die Immobilisierung nicht übertreiben, aber fast noch mehr fürchten wir, wie ich Ihnen schon im allgemeinen Teile auseinandersetzte, ein Schlottergelenk. Der Zeitpunkt, wann wir von der absoluten Ruhe zur Bewegung überzugehen haben, ist allgemein

schwer genau zu bestimmen. Solange die Narbenverbindung zwischen oberem
Ende des Humerusschaftes und der Pfanne noch eine sehr schlotterige ist, rate
ich Ihnen, die Immobilisation durch Gips beizubehalten; sowie sie aber durch
ihre Retraktion resp. auch durch die Knochenneubildung straffer wird, ersetzen
Sie den Gipsverband durch eine Mitella und beginnen mit fleißigen Übungen.
In keinem Falle darf die Immobilisierung sich auf den ganzen Arm erstrecken,
mindestens Hand- und Fingergelenke müssen vollständig aus dem Verbande
frei bleiben und während der ganzen Behandlung von Anfang an regelmäßig aktiv
bewegt werden. Auch die Stellung des Ellenbogengelenkes soll öfter, wenigstens
bei jedem Verbandwechsel, geändert werden.

Blutige Reposition von Schulterluxationen. Nach gelungener *blutiger Reposition
von Schulterverrenkungen* durch Arthrotomie verzichten wir auf die absolute
Immobilisierung ganz. Bis zur Heilung der Wunde genügt die Fixation durch
den aseptischen Verband; dann gehen wir in der gleichen Weise vor, wie ich
Ihnen dies oben für die unblutige Reduktion andeutete. Infektion und Eiterung
zwingt natürlich zu längerer Ruhigstellung; fast nie wird dann noch ein frei
bewegliches Gelenk erzielt. Manchmal wird noch nachträglich die Resektion
erforderlich.

Progredient phlegmonöse Prozesse im Anschluß an die in Rede stehenden
Operationen, sowie Todesfälle an Allgemeininfektion sind übrigens, selbst wenn
die Durchführung der Asepsis nicht vollständig gelang, doch selten geworden.
Die Eiterung bleibt fast immer lokal. Schreitet sie ausnahmsweise weiter, so
folgt sie dem Verlaufe der Fascien und Muskeln und führt zur Infiltration der
Axilla mit dem bekannten Bilde der axillären Lymphadenitis und Periadenitis, zu
Eitersenkungen unter dem Musc. deltoideus, gewöhnlich unter Übergreifen der
Entzündung auf die Bursa subdeltoidea oder subacromialis, oder unter dem
Pectoralis major oder dem Latissimus dorsi. An diesen Stellen, nach Schultergelenkresektionen namentlich aber auch an der Rückseite des Gelenkes, fahnde
man bei fieberhaftem Verlaufe zunächst auf eine sich bildende Eiteransammlung
und schaffe ihr durch Incision und Drainage Abfluß. Hüten Sie sich aber bei
derartigen Einschnitten durch blindes Vorgehen wichtige Gebilde, z. B. die Art.
oder den N. circumflexus humeri zu verletzen!

Die *Endresultate nach Operationen am Schlüsselbein* sind im allgemeinen recht
zufriedenstellende. Nach Resektionen des Sternoclaviculargelenkes bildet sich,
falls es nur gelungen war, alles kranke Gewebe zu entfernen — handelt es sich
doch meist um Tuberkulose — eine straffe, gut funktionierende Pseudarthrose. —
Die Knochenneubildung bei Nekrose infolge eitriger Osteomyelitis der Clavicula
ist in der Regel eine so vollständige, daß die in Form und Umfang das Schlüsselbein nachahmende Totenlade sehr bald nach Entfernung des Sequesters seine
Funktion zu übernehmen vermag. Selbst nach nicht subperiostaler Resektion
des Schlüsselbeines in der Kontinuität, sogar nach totaler Exstirpation, ist die
Funktion des Armes weit weniger beeinträchtigt, als man im allgemeinen glaubt,
wie ja auch ein Patient mit frischer Schlüsselbeinfraktur imstande ist, den Arm
fast zur Norm zu erheben, sofern er nur den bei der Bewegung entstehenden
Schmerz zu überwinden die Energie besitzt. Natürlich sinkt die ganze Schulter
nach unten, vorn und einwärts.

In weit höherem Maße beeinträchtigt die Exstirpation der Scapula, selbst bei Erhaltung der Gelenkpfanne, die Erhebung des Armes, da nicht nur der Teil derselben in Wegfall kommt, der auf die Verschiebung des Schulterblattes in Rechnung kommt, sondern auch der Deltoideus in seiner Aktion schwer beeinträchtigt wird.

Nach Reposition frischer Schultergelenkluxationen pflegt bei jugendlichen Individuen binnen 3—4 Wochen völlige Restitutio ad integrum einzutreten, bei alten eine gewisse Beschränkung der Exkursionsweite des Gelenkes dauernd zurückzubleiben. Ähnlich verhält es sich nach Brüchen des Schulterblatthalses; mindestens für längere Zeit haben wir mit Gelenksteifheit zu kämpfen.

Das Endresultat der Resektion des Schultergelenkes hängt wesentlich von der Art des Grundleidens, der Größe des resezierten Stückes, dem aseptischen oder durch Eiterung gestörten Wundverlauf, aber auch von dem Alter und der Energie der Kranken ab. Schlottergelenke, wie Ankylosen sind leider keine Seltenheiten. Am meisten beschränkt bleibt die Abduktion-Elevation des Armes.

In allen Fällen der in Rede stehenden Gruppe von Operationen wird das Endresultat wesentlich durch zwei Faktoren bestimmt: der Erhaltung resp. Wiederherstellung der Aktion der Schultermuskulatur und der freien Beweglichkeit des Schultergelenkes. Auf sie haben wir daher von vornherein den Hauptwert der Nachbehandlung zu legen. Beide leiden um so mehr, je näher die Affektion dem Gelenke liegt, am meisten natürlich, wenn dieses selbst den Sitz des Leidens abgibt. Namentlich stellt sich eine lähmungsartige Schwäche des Deltoideus oft auffallend früh ein.

Sie ist nicht nur die Folge der direkten Läsion des Muskels durch das Grundleiden, das vorausgegangene Trauma, die Operation; denn sie zeigt sich auch ohne jede nachweisbare anatomische Veränderung desselben. Auch ist sie nicht lediglich durch Inaktivität bedingt; dafür tritt sie viel zu früh ein; sondern sie scheint zum großen Teil reflektorischen Ursprungs infolge Erkrankung des Gelenkes zu sein. Sie schwindet erst mit dem Rückgange der entzündlichen Prozesse in der Synovialis.

Mobilisierung des Schultergelenkes. Die therapeutischen Maßnahmen zur Beseitigung der letzten Reste der Exsudation resp. Extravasation in die Gelenkhöhle, Kapsel und das periartikuläre Gewebe und damit für die *Mobilisierung des mehr oder minder versteiften Schultergelenkes* fallen nun zum größten Teile mit denen zur Kräftigung der geschwächten, nach längerem Bestande der Krankheit atrophischen Schultermuskulatur zusammen: anfänglich Ruhe, eventuell verbunden mit Anwendung von Kälte oder später feuchter Wärme, dann früh beginnende Massage, passive und aktive Bewegung. Namentlich die letztere fördert am mächtigsten und raschesten die Wiederherstellung der Funktion. Ihre allgemeine Anwendungsweise habe ich Ihnen früher geschildert, will mich deshalb hier darauf beschränken, Ihnen kurz bestimmte Übungen zu bezeichnen, die sich für die Mobilisierung des Schultergelenkes, mag es sich um intra- oder parartikuläre Versteifung desselben handeln, und zur Kräftigung der Schultermuskulatur praktisch bewährt haben:

Pendelbewegungen des herabhängenden Armes von vorn nach hinten leiten das Verfahren ein; man erhöht ihren Effekt, indem man dem Kranken schwere Gegenstände, Gewichte, Hanteln oder dgl. dabei in die Hände gibt. Die ja am meisten geschädigte Elevation ist freihändig im Anfange oft kaum möglich; Patient schleudert den Arm nur durch Bewegung der Schulter oder des ganzen Oberkörpers ein wenig in die Höhe. Man beginnt mit der Erhebung nach vorn. Dazu kann man sich des schon mehrfach erwähnten kleinen Apparates, einer über eine in der Decke eingeschraubten Rolle geleiteten Schnur bedienen, mit deren Hilfe der Patient sich selbst den Arm der kranken Seite mit der gesunden Hand in die Höhe zieht. Oder man stellt den Kranken vor eine nicht zu glatte vertikale Wand, das Gesicht ihr zugekehrt; er drückt die Volarfläche beider Hände fest gegen sie; während die nach oben sehenden Fingerspitzen an ihrer Stelle liegen bleiben, krümmt er die Hand zur Faust, zieht also die Handwurzel an die Finger heran, preßt nun die Handwurzel fest an und streckt die Finger aus; durch beständiges Wechseln dieses Spiels klettert er gewissermaßen mit der Hand an der Wand möglichst hoch in die Höhe, hebt damit den Arm zunächst freilich mehr passiv, innerviert dabei aber doch jedesmal die elevierenden Schultermuskeln mit. Der Kranke dreht bei dieser Übung gern die kranke Seite der Wand zu, streckt den Bauch heraus, biegt die Wirbelsäule in starke Lordose. Durch alle diese Mitbewegungen täuscht er sich nur selbst über die Ausgiebigkeit der beabsichtigten Bewegung, die dann eben nur zum kleinen Teil im Schultergelenk, zum größeren durch Drehung der Scapula um ihre sagittale Achse ausgeführt werden. Man halte ihn also dazu an, gerade vor der Wand stehen zu bleiben. — Auch den eigenen Körper kann er an Stelle der Wand benützen, indem er die Hand des kranken Armes bei Neigung des Kopfes nach demselben in den Nacken legt und nach dem Scheitel des Kopfes, diesen aufrichtend, fortbewegt.

Sehr erleichtert wird die aktive Erhebung des Armes nach vorn — und empfiehlt sich daher als Anfangsübung — durch Aneinanderlegen beider Handflächen und gleichzeitige Erhebung *beider* Arme; der gesunde Arm unterstützt dabei den kranken und hebt ihn zum Teil passiv. — Überhaupt sind Mitbewegungen des gesunden Armes im Sinne einer symmetrischen (beide Arme vorwärts oder seitwärts heben) oder koordinierten Bewegung (beide gleichzeitig nach rechts oder links elevieren) von großem Werte, da die Innervation der Muskulatur der gesunden Seite den Innervationsreiz für die kranke entschieden erhöht.

Außerordentlich zweckmäßig sind *Stabübungen.* Die Länge des Stabes entspricht ungefähr der Entfernung der Hand des herabhängenden kranken Armes von der Hand des horizontal auswärts gestreckten gesunden Armes. Der Patient ergreift den Stab mit beiden Händen an seinen Enden und macht nun besonders folgende drei Übungen: 1. Vorwärts-aufwärts Führen des horizontal gehaltenen Stabes; dabei zieht der gesunde Arm den kranken zum Teil passiv mit, erleichtert ihm die Erhebung (Abb. 62a); 2. Abwechselnde Seitwärtsbewegung in einer Frontalebene von rechts nach links und von links nach rechts; der Stoß der gesunden Hand erteilt dabei der kranken eine kräftige Abduktionsbewegung (Abb. 62b); 3. Die gleiche Bewegung in der Frontalebene bei Hochhaltung der Arme (Abb. 62c).

Ist das Gelenk schon ziemlich frei, so sind zur Kräftigung der Muskeln auch die verschiedenartigen Freiübungen der Zimmergymnastik: Arme seitwärts strecken, vorwärts stoßen, aufwärts heben usw., Übungen mit Hanteln und Keulen außerordentlich förderlich.

Achten Sie bei Vornahme aller Bewegungen, insbesondere der passiven, streng darauf, daß dieselben im Schultergelenk nicht durch Verschiebung der Scapula ausgeführt werden! Der Ungeübte täuscht sich hierin außerordentlich. Er glaubt schon große Fortschritte gemacht zu haben und entdeckt bei Fixation der Scapula, daß der Arm kaum ein wenig seitwärts oder vorwärts erhoben werden kann.

Alle Apparate, die zur passiven *Streckung einer Schultergelenkkontraktur* dienen sollen, müssen in erster Linie eine Feststellung des Schulterblattes erlauben oder wenigstens ein Ausweichen desselben nach der Seite, nach der der Arm erhoben werden soll, unmöglich machen. Absolut vermag dies meines Wissens nach noch keine der überaus zahlreichen, bisher erfundenen Maschinen, wohl aber bis zu einem ziemlich hohen Grade. Als ganz brauchbar erwähne ich Ihnen den von HOFFA angegebenen, nach dem Prinzip der Nürnberger Schere konstruierten Apparat. In leichteren Fällen, in der Mehrzahl der nach Operationen zu beobachtenden Contracturstellungen des Armes, reichen zur Dehnung die Fixation der Schulter mit der einen Hand, die Erhebung des Armes mit der anderen Hand und die vorher angeführten Bewegungen aus. Sie leisten um so mehr, erreichen ihr Ziel um so schneller, je früher und konsequenter sie in Anwendung gezogen werden.

Schlottergelenk. Die gleichen aktiven Bewegungen, welche zur Mobilisierung des Gelenkes so vorzügliche Dienste tun, verdienen nun auch, so paradox dies

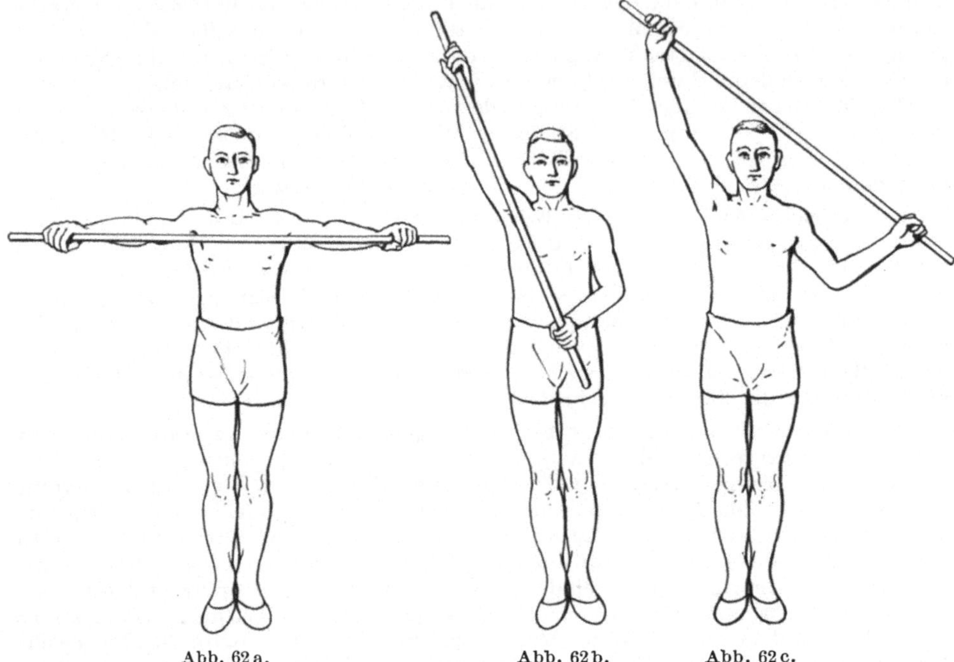

Abb. 62 a.   Abb. 62 b.   Abb. 62 c.

auf den ersten Blick erscheint, warme Empfehlung in Fällen, in denen ein *Schlottergelenk* sich zu bilden droht. Die durch sie beförderte Kräftigung der Muskulatur gleicht etwas die Nachteile des Schlottergelenkes aus. Nur ein von schwacher und schlaffer Muskulatur umgebenes, sogenanntes passives Schlottergelenk ist völlig unbrauchbar und dem Patienten weit lästiger als ein ankylosiertes. Eine kräftige Muskulatur vertritt zum Teil die Funktion des straffen Bandapparates, fixiert den Resektionsstumpf in der Pfanne und ermöglicht ein relativ kraftvolles Heben des Armes. Seien Sie deshalb auch mit der Verordnung von orthopädischen Apparaten, die durch Fixation des Humerus gegenüber der Schulter die Ausnützung der freien Bewegung des Ellenbogens und Handgelenkes ermöglichen und damit die Funktion des Armes besser wollen, nicht allzu voreilig, da alle Apparate durch Entlastung der Muskulatur und die unvermeidliche Kompression ein neues schwächendes und daher schädigendes Moment abgeben. In veralteten schlimmen Fällen bleibt freilich nur die Anwendung solcher den Arm stützender, ein Abgleiten des neuen Gelenkkopfes von der Pfanne verhindernder Apparate oder eine neue Operation, Arthrodese, Resektion, — in ganz seltenen Fällen Exartikulation übrig.

Exarticulatio humeri. *Exartikulationen der Schulter* werden den Operierten heute fast nur noch durch den bei der Operation erlittenen Blutverlust und operativen Shok gefährlich. Die die Mortalität früher so hoch steigernden Eiterungen sind ja dank der Antisepsis zwar nicht verschwunden, aber selten geworden und haben an Gefährlichkeit verloren. Die Gefahr wächst, wenn die den Eingriff indizierende Verletzung, z. B. Zermalmung des Armes, oder die Krankheit, z. B. Aufbruch eines gangräneszierenden Aneurysma der Art. brachialis oder Perforation eines Knochenaneurysma schon vor der Exartikulation schwere Blutung und Schwächung des Patienten herbeigeführt hatte. Gelingt es, die Gefahren der Anämie und der nervösen Erschöpfung zu überwinden — die Mittel dazu sind Ihnen ja von früher her bekannt — so dürfen wir fast immer einen weiterhin ungestörten Verlauf vorhersagen. — Der von dem vorspringenden Akromion herabhängende Weichteillappen muß durch den Verband gut an die tiefer gelegene Gelenkpfanne angedrückt werden, um die Bildung einer Nische zwischen beiden, die zur Blut- und Sekretstauung Anlaß geben könnte, zu verhüten. Ein an unrichtiger Stelle wirkender, zu starker Druck kann freilich Druckgangrän der Haut über dem Akromion bewirken; daher befleißige man sich bei der Anlegung des Verbandes der nötigen Vorsicht und Sorgfalt. Durch gleichzeitige Wegnahme des Akromion bei der Exartikulation wird die Verbandtechnik wesentlich erleichtert. Eine Randgangrän des Lappens ist meist nur die Folge unzweckmäßiger, zu langer zungenförmiger Gestaltung des Lappens.

So sehr auch die Schwere des ganzen Eingriffes noch durch die totale gleichzeitige *Exstirpation des Schulterblattes* samt seinen bedeckenden Muskeln und der lateralen Hälfte des Schlüsselbeines erhöht wird, falls Sarkome des oberen Humerusendes die Indikation zur Operation abgeben, wird dennoch die Nachbehandlung nicht weiter dadurch kompliziert. Leider bleiben auch nach dieser anscheinend so radikalen Operation nur wenige Patienten längere Zeit rezidivfrei.

Resectio scapulae. Subperiostale partielle oder totale Resektionen der Scapula — wegen Nekrose nach Osteomyelitis — ergeben, wenn die Muskulatur nicht schon durch die vorausgegangene Eiterung zu sehr geschädigt war und bei der Operation geschont werden konnte, auch funktionell befriedigende Resultate.

Siebenunddreißigste Vorlesung.

Nachbehandlung nach Verletzungen und Operationen an der oberen Extremität (Fortsetzung).

Oberarmschaftbrüche. — Diaphysenresektion. — Pseudarthrosen. — Frakturen des Ellenbogengelenkes. — Fractura olecrani. — Luxatio cubiti. — Myositis ossificans musculi brachialis interni. — Mobilisierung des Ellenbogengelenkes. — Arthrotomie und Resectio cubiti. Endresultate.
Vorderarmbrüche. — Fractura radii typica. — Pseudarthrose. — Operationen am Vorderarme.

Oberarmschaftbrüche. Als bester Verband für *Oberarmschaftfrakturen* empfehle ich Ihnen dringend den Gipsverband, sei es den zirkulären mit Gipsbinden, sei es, was ich vorziehe, die Gipsschiene. Schulter- und Ellenbogengelenk werden mit in den Verband hineinbezogen, der Oberarm liegt der Seitenwand des Thorax an, hängt bei stehender Stellung einfach herab, der Vorderarm ist zu ihm rechtwinklig flektiert, steht in Mittelstellung zwischen Pro- und Supination. Nur bei Abduktionsstellung des oberen Fragmentes des Humerus müßte man den Oberarm in abduzierter Stellung verbinden.

Die Gipsschiene besteht aus einem Schulter- und Armstück. Ersteres etwa handbreit reicht vom unteren Scapulawinkel über die Schulter hinweg nach vorn bis zur Mamilla, median bis zur Schulterhalslinie. Von seiner Mitte geht das Armstück ab, läuft an der Vorder-Außenseite des Schultergelenkes und Oberarmes herab, biegt am rechtwinklig flektierten Ellenbogen auf die Dorso-Radialseite des Vorderarmes um und endet oberhalb des Handgelenkes; der ulnare Rand des Vorderarmes bleibt frei. In das Vorderarmstück kann man einen Ring einfügen, an dem der Arm anstatt an einer Mitella mittelst einer Schlinge am Halse suspendiert wird. Beim Anlegen des Verbandes sitzt der Patient auf einem Stuhl; ein Assistent sitzt neben und vor ihm, das Gesicht ihm zugewendet, unterstützt mit der einen Hand die gleichnamige des Patienten, übt mit der anderen, deren Finger er in die Ellenbeuge von der ulnaren Seite her einhakt, einen kräftigen Zug nach unten. Die Teile, welche von der Schiene bedeckt werden, bleiben so vollständig frei. Man achte darauf, daß der Patient nicht durch Senken der Schulter nachgibt, sondern beide Schultern gleich hoch hält.

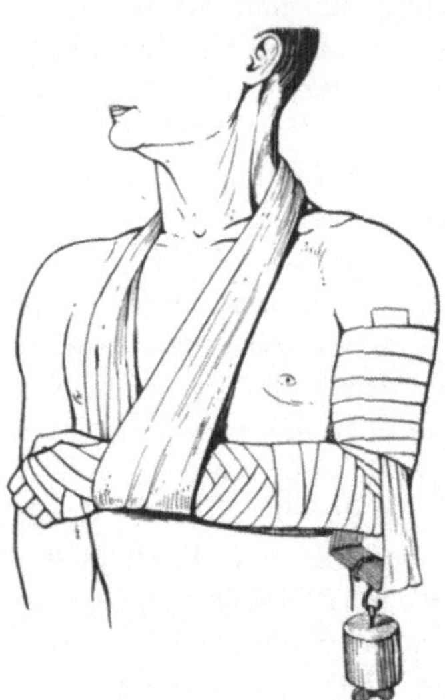

Abb. 63. Extensionsverband nach HAMILTON.

Der Dislocatio ad axin oder ad latus wirkt wesentlich der Oberarmteil der Schiene, derjenigen ad longitudinem die Schwere des Vorderarmes entgegen; deshalb soll auch der ulnare Rand des Vorderarmes nicht von der Schiene unterstützt werden, um seine Schwere voll zur Geltung kommen zu lassen. Einer Dislocatio ad peripheriam begegnet man durch geringere oder stärkere Abduktion des Vorderarmteiles der Schiene im Ellenbogengelenk.

Die Technik des Anlegens des Verbandes ist nicht ganz einfach und will geübt sein. Dafür bietet er den großen Vorteil vorzüglicher Heilresultate und bequemen Tragens für den Patienten. Die früher vielfach übliche Behandlung mittels MIDDELDORPFschen Triangels war ja für den Arzt ungleich bequemer; wer indes auch nur einmal die bei seiner Verwendung unvermeidlichen Zirkulationsstörungen und Ödeme an Hand und Fingern gesehen und sich und die Patienten mit ihrer späteren Wiederbeseitigung und Beweglichmachung der steif gewordenen Finger zu quälen hatte, wird froh sein, den Apparat durch den Gipsverband ersetzen zu können, ganz abgesehen davon, daß letzterer auch quoad Vermeidung von Dislokation bessere Resultate ergibt. Die Nachteile des Triangels werden freilich geringer, wenn man seine ursprüngliche typische Form durch die bei Besprechung der Oberarmkopfbrüche angegebene Modifikation ersetzt. Der beschriebene Gipsverband bewahrt den Patienten vor längerer Bettruhe; ja es ist das Umhergehen sogar erwünscht, weil dabei die extendierende Schwere des Vorderarmes zur Geltung kommt.

Um die Extensionswirkung zu steigern, kann man vor Adaption der Gipsschiene an den Oberarm noch einen Extensionsverband anlegen. Der etwa 6 cm breite, hufeisenförmig den Ellenbogen in einem Abstand von wenigen Zentimetern umgreifende Heftpflasterstreifen muß aufwärts über die Bruchstelle hinausreichen; ein der Entfernung der beiden Ellenbogenkondylen voneinander entsprechendes, in das Hufeisen gefügtes Spreizbrettchen dient gleichzeitig zur Befestigung des Gewichtes, einer kurzen Bleiplatte oder eines Sandsackes von 4—6—8 Pfund Gewicht. Des Nachts über befestigt man an ihm die über eine Rolle am Fußende des Bettes geleitete Extensionsschnur (Abb. 63).

Diaphysenresektion. Die Gipsschiene möchte ich Ihnen ganz besonders auch empfehlen bei *komplizierten Knochenbrüchen* oder *operativ gesetzten Kontinuitätstrennungen, z. B. Nekrotomien oder Resektionen von Stücken der Diaphyse.* Die große Bequemlichkeit beim Verbandwechsel und daher die leichte Kontrolle der Wundverhältnisse bieten wesentliche Vorzüge vor dem zirkulären Verband.

Die Konsolidation erfolgt in der Regel innerhalb 5—6 Wochen, bei Kindern binnen 3—4 Wochen mit knöchernem Callus. Allerdings sind Oberarmbrüche wegen relativer Häufigkeit von Pseudarthrosen etwas berüchtigt. Ihre Ursache liegt wesentlich in ungenügender Fixation durch die früher üblichen Schienenverbände, seltener in Muskelinterposition (Biceps, Triceps, Brachialis internus), die sich durch die erstmalige exakte Adaption der Fragmente ziemlich sicher verhüten läßt. Allerdings sind mehrfach Fälle beobachtet worden, wo selbst die genaueste Koaptation durch Knochennaht und sorgfältigste Immobilisation das Entstehen einer Pseudarthrose doch nicht verhüten konnte, und der Pseudarthrosenoperation immer neue Rezidive folgten. Ich verweise bezüglich der Behandlung solcher Fälle auf den allgemeinen Teil, will aber nicht unterlassen, zu erwähnen, daß eine kräftige, gut geübte Muskulatur, wie beim Schlottergelenk, die Nachteile der Pseudarthrose bis zu einem gewissen Grade ausgleichen kann. In einigen, freilich seltenen Fällen vermochten die Kranken trotz Pseudarthrose ihres Oberarmes den Arm mit Kraft zur Arbeit zu gebrauchen. — Die Knochenregenerationsfähigkeit des Periosts ist jedenfalls am Humerus sehr ausgeprägt; existieren doch Beobachtungen von subperiostalen Totalresektionen der ganzen Diaphyse und Bildung eines neuen funktionsfähigen Knochens.

Nach beendeter Verknöcherung des Callus erlangt der Arm seine Arbeitsfähigkeit verhältnismäßig sehr rasch wieder. Eine gewisse Bewegungsstörung des Schulter- und Ellenbogengelenkes muß freilich noch durch Übung überwunden werden; doch wird eine genügende, ja schließlich völlige Bewegungsfreiheit nach nicht zu langer Immobilisierung von kräftigen, noch jugendlichen Personen meist sehr bald wieder erreicht. Natürlich ist die zu bekämpfende Steifheit um so größer, je näher der Bruch oder die Resektionsstelle dem Gelenke lag, und je länger der immobilisierende Verband getragen werden mußte. Versäumen Sie deshalb nicht, bei jedem Verbandwechsel diese Gelenke zu massieren und vorsichtig passiv zu bewegen!

Bei Behandlung jeder Oberarmfraktur achten Sie von vornherein sorgfältig auf das Vorhandensein oder den Eintritt von Komplikationen, *Störungen der Zirkulation oder der Innervation* infolge Kompression oder Zerreißung der großen Armgefäße (Aufhören des Radialpulses, Aneurysmenbildung, Gangrän) oder der Nerven (Neuralgien, Paresen, völlige Paralysen) durch das Trauma selbst oder dislozierte Bruchstücke oder Interposition zwischen den Fragmenten oder sekundär durch Umwachsung des Nerven durch Narben- oder Knochencallus! Besonders häufig ist der N. radialis getroffen, dessen Lähmung das bekannte charakteristische

Krankheitsbild der Unmöglichkeit der aktiven Streckung von Hand und Fingern mit meist ausgedehnter Sensibilitätsstörung am Handrücken zeigt.

Die primäre, freilich oft genug übersehene Störung geht häufig nach Reposition der Fragmente bei Anwendung von Elektrizität und Massage binnen wenigen Wochen zurück, da eine wirkliche Zerreißung der Nerven sehr selten ist. Man beschränkt sich deshalb beim subcutanen Bruch, da eine sichere Diagnose der Art der Verletzung, ob Quetschung oder Zerreißung des Nerven, fast nie möglich ist, zunächst auf die genannten Maßnahmen. Bleiben diese aber erfolglos, so bleibt nur übrig, den Nerven — spätestens nach erfolgter Konsolidation des Knochenbruches — operativ bloß zu legen und je nachdem die Neurolyse, Nervenresektion, Nervennaht anzuschließen. — Für die weitere Nachbehandlung hätten Sie dann alles das zu beachten, was ich Ihnen im allgemeinen Teil bei Besprechung der Innervationsstörung nach Frakturen oder Operationen bereits geschildert habe.

Erwähnen möchte ich schließlich nur noch, daß schwere Zirkulationsstörungen infolge Verschlusses oder Zerreißens der Armschlagader, wenn sie nicht zur Gangrän führen, leicht ischämische Muskelkontraktur des Vorderarmes zur Folge haben, daß eine solche aber auch gerade am Vorderarm relativ oft nach zu fest anliegenden zirkulären Verbänden beobachtet wurde.

Frakturen des Ellenbogengelenks. Welche Fortschritte die moderne Frakturbehandlung durch Einführung der frühzeitigen Massage und frühen Vornahme von Bewegungen der Gelenke gemacht hat, zeigt sich so recht bei den *Gelenkfrakturen des Ellenbogens.* Während man früher stets auf eine mehr oder minder große bleibende Steifheit, mindestens lang dauernde Bewegungsbeschränkung gefaßt sein mußte, gelingt es heute, in weniger als der Hälfte der Frist die Patienten ihrem Berufe zurückzugeben und Heilung mit nur geringer Beeinträchtigung der Extreme von Beugung und Streckung, oft genug völlige Restitutio ad integrum zu erzielen. Die früher ziemlich häufigen Ankylosen sind Ausnahmen geworden. Die Behandlung selbst ist freilich für den Arzt etwas umständlicher geworden, da er sich bis zur Heilung fast täglich um den Kranken kümmern muß.

Von größtem Einfluß für die Behandlung und Nachbehandlung der Ellenbogengelenksfrakturen ist die stete *Kontrolle durch Röntgenstrahlen.* Sie erleichtert uns einmal durch deutliche Klarstellung der Stellung der Fragmente ihre Reposition. Sie bestätigt sodann die alte Erkenntnis, daß auch das funktionelle Endergebnis im allgemeinen umso besser ist, je besser die Beseitigung jeder Dislokation gelungen ist, zeigt aber auch, daß bei gewissen, insbesondere den suprakondylären, *nicht* in das Gelenk eindringenden Frakturen die Funktion trotz bestehenbleibender Dislokation eine völlig zufriedenstellende sein kann, und sie lehrte uns viertens als Grund für das völlige Mißlingen jedes Repositionsversuches die ungeahnt häufige völlige Verdrehung einzelner Bruchstücke.

Für unser Handeln ergeben sich daraus folgende Schlußfolgerungen:

Ist die Reposition gelungen, so ist auch heute noch eine Immobilisation für etwa 2 Wochen in folgender Weise das einfachste und empfehlenswerteste Verfahren. Ganz auf eine solche auch in den ersten Tagen zu verzichten — wie dies einige Chirurgen wollen — habe ich mich nie entschließen können. Die Gefahr des Wiedereintrittes einer Dislokation liegt solange zu nahe, bis wenigstens ein bindegewebiger Callus die Bruchstücke vereinigt hat.

Der früher gültige Grundsatz, den Arm in rechtwinklig flektierter Stellung bei Mittelstellung des Vorderarmes zwischen Pro- und Supination bis zur Konsolidation des Bruches zu immobilisieren, rechnete bereits mit der naheliegenden Gefahr der Ankylose und bezweckte, dem Patienten im Falle Eintrittes derselben wenigstens ein Glied zu lassen, das für die wichtigsten Verrichtungen des täglichen Lebens brauchbar war. Wir fürchten diese Gefahr heute kaum noch und stellen jenem Satze die Forderung gegenüber, den fixierenden Verband stets in der Stellung anzulegen, in welcher der Ausgleich der Dislokation am sichersten gelingt, die Gefahr einer neuen Dislokation der Fragmente am geringsten ist. Für einen Teil der Fälle behalten wir daher auch heute noch die rechtwinklige Flexion bei, für sehr viele ziehen wir eine stumpfwinklige Flexion oder selbst vollständige Streckung vor; namentlich bei den schräg ins Gelenk eindringenden Kondylen-Brüchen des unteren Gelenkendes des Humerus ist ein sicheres Urteil über eine fehlerhafte Valgus- oder Varusstellung des Vorderarmes fast nur in gestreckter Stellung zu gewinnen; liegen doch ganz analoge Verhältnisse vor, wie am Knie, wo ja auch eine selbst sehr ausgeprägte Valgusstellung bei der Beugung dem Gesichte vollständig verschwindet.

In der korrigierten Stellung legen Sie dann eine aufwärts bis nahe ans Schultergelenk, abwärts bis zu den Metakarpophalangealgelenken reichende Gipshanfschiene an; dieselbe muß so weit herabreichen, um eine Rotation der Vorderarmknochen auszuschalten, die Finger aber bleiben unter allen Umständen frei vom Verband und werden vom ersten Tage ab fleißig bewegt. Nach etwa 6 Tagen führen Sie das Gelenk in eine mehr rechtwinklige Stellung über, massieren und bewegen es beim Verbandwechsel und fixieren es durch eine neue Schiene. Nach weiteren 6 Tagen wird auch diese fortgelassen und nun der Arm täglich oder mindestens jeden 2. Tag massiert und bewegt, nachher jedesmal nur noch durch eine Pappschiene und Mitella ruhig gestellt. — Bei frischen Frakturen mit starkem Extravasat beseitigt eine mäßig komprimierende Einwicklung des Armes mit einer in 2%ige essigsaure Tonerdelösung getauchten Mullbinde mit Hochlagerung des Armes die starke Weichteilschwellung am schnellsten; nach 2 Tagen verbindet man trocken. Solange der Arm in gestreckter oder nahezu gestreckter Stellung bandagiert ist, wird er wenigstens am Tage stundenweise und während der Nacht hoch gelagert. Der Patient muß dazu im Bette liegen; sonst schwellen Hand und Finger ödematös an.

Gelang der Ausgleich der Dislokation nur bei ganz oder nahezu ganz gestreckter Stellung, oder zeigten die Bruchstücke Neigung, sich immer wieder zu verschieben, so empfiehlt sich vor dem immobilisierenden Gipsverbande ein Extensionsverband.

Reiche Erfahrung hat gezeigt, daß für sehr viele solche Fälle der *Dauerzug* das beste Verfahren ist, für Reposition wie Retention. Selbst starke Verschiebungen, deren Beseitigung auf keine Weise gelingen wollte, gleichen sich durch den permanenten Zug oft scheinbar von selbst aus. Für viele Chirurgen ist dieses Verfahren deshalb überhaupt für alle Ellenbogenbrüche dasjenige der Wahl.

Nach Kocher übt man die Extension bei rechtwinkelig gebeugtem Vorderarm und freischwebendem Oberarm aus. Ein nahe dem Ellenbogengelenk um den Vorderarm geschlungener Zug zieht das untere Bruchstück peripher eventuell aus einer

Verzahnung heraus. Ein am Oberarm angreifender Zug zieht das proximale Ende nach hinten, eine Längsstrecke am Vorderarm suspendiert diesen (Abb. 64). Seitenzüge bekämpfen, wenn nötig, eine Neigung zur Valgus- oder Varusstellung. — Beim Drahtzug führt man den Draht in der Regel durch das Olecranon. Hand und Finger bleiben stets zur Bewegung frei.

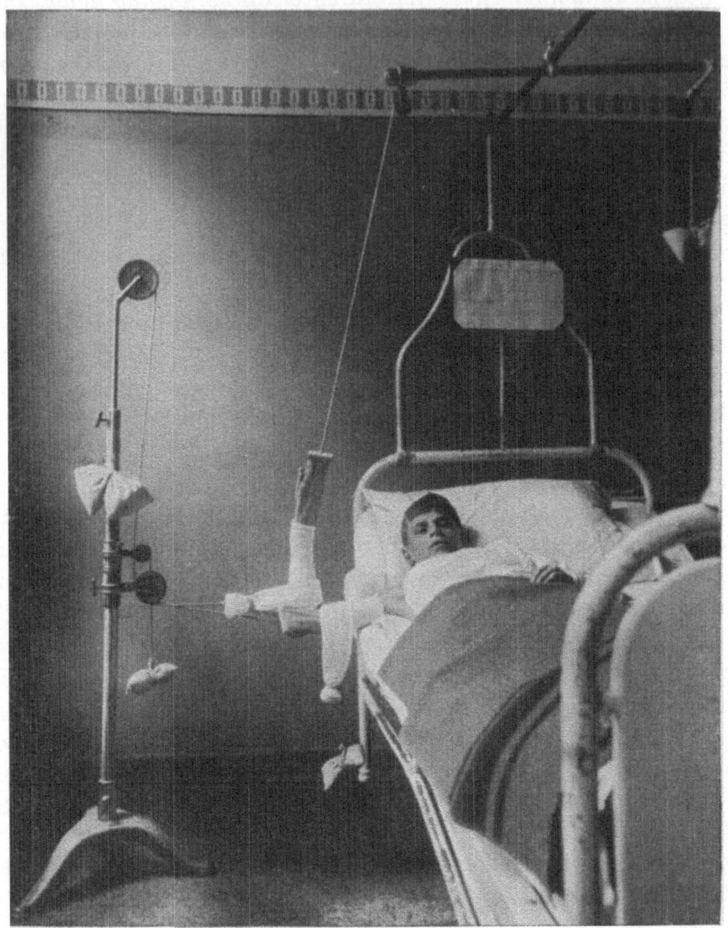

Abb. 64. Extensionsverband für Ellenbogenfrakturen. (Aus: Handbuch der praktischen Chirurgie, 6. Auflage, Band 5.)

In den Fällen, in denen auch die permanente Extension nicht zum Ziele führt bzw. nicht führen kann, bleibt nur die blutige Reposition und Retention übrig. Ihre Technik zu schildern ist hier nicht der Ort.

Manche Chirurgen wollen die Indikation zum blutigen Eingriff weit weiter stecken, um möglichst in jedem Falle, mindestens bei den ins Gelenk gehenden Frakturen einen völligen Ausgleich jeder Dislokation, eine völlige Wiederherstellung der normalen anatomischen Form zu erzwingen. Dem gegenüber weisen die Anhänger der Extensionsmethode darauf hin, daß dieses Ziel zwar oft, doch durchaus nicht immer, erreicht, aber vielfach durch völlige Anchylosierung oder hochgradige Versteifung des Gelenkes zu teuer erkauft würde, daß das Endresultat nach Dauerzug, trotz Bestehenbleibens einer geringen Verschiebung der Bruchstücke in manchen Fällen auf Grund tausendfältiger Beobachtung durchschnittlich besser, mindestens gleichwertig sei. Der Streit der Meinungen dauert noch heute fort.

Auch nach der blutigen, wie nach der Extensionsbehandlung verlangen fast alle Chirurgen die Wiederaufnahme von Bewegungen und Massage schon nach etwa 14 Tagen. — Nur Böhler und seine Schule wollen damit bis zur vollendeten Konsolidation nach etwa 5—6 Wochen warten. Sie werfen der frühzeitigen Massage und Mobilisierung vor, daß sie zu übergroßer Calluswucherung und Exostosenbildung und damit zu Bewegungshindernissen Anlaß gäbe, während die Gefahr einer Versteifung infolge längerer Ruhigstellung durchaus nicht so groß sei, wie meist angenommen wird.

Es ist richtig — und der nachbehandelnde Arzt muß dies wissen —, daß gerade nach Gelenkbrüchen und Operationen am Ellenbogengelenk eine zu massige Callusbildung verhältnismäßig oft beobachtet wird. Die Ursachen hiervon sind aber durchaus noch nicht klar, und gerade nach der einfachen Drahtextension hat man in neuester Zeit mehrfach ganz abnorme Knochenwucherungen am Olecranon, an den Ansatzstellen der Sehnen des Triceps, wie des Biceps und des Brachialis internus beschrieben. Ob deren Entstehung überhaupt der Behandlung zur Last fallen, ist mehr als zweifelhaft. — Ein Teil des überschüssigen Callus schwindet wieder bei Gebrauch des Armes allmählich; bleibende Störungen verlangen neue Operation.

Fraktura olecrani. Bei *Olecranonfrakturen, Brüchen des Proc. coronoideus der Ulna, wie bei reinen Epikondylenbrüchen* halte auch ich eine Immobilisierung überhaupt nicht für erforderlich. Es genügt die Fixation durch Pappschienen oder selbst einen einfachen Flanellbindenverband, bei Querbrüchen des Olecranon für die ersten etwa 8 Tage in gestreckter, in den beiden anderen Fällen in flektierter Stellung. Dieser einfache Verband wird täglich behufs Massage und Bewegung erneuert. Gerade bei den Olecranonbrüchen kommt alles darauf an, der Atrophie des Musc. triceps vorzubeugen; bleibt er kräftig, so stört selbst eine nur bindegewebige, nicht knöcherne Vereinigung der Fragmente die Funktion des Armes kaum, jedenfalls weniger als eine durch längere Immobilisierung bewirkte Steifheit. Übrigens kann ich aus eigener Erfahrung bestätigen, daß die eben geschilderte Behandlung das Zustandekommen knöcherner Konsolidation durchaus nicht verhindert. Es ist erstaunlich zu sehen, wie trotz der aktiven Kontraktion des Triceps, trotz der häufigen passiven und aktiven Bewegungen des Gelenkes, die doch die Fragmente vorübergehend voneinander entfernen, diese von Tag zu Tag einander näher rücken und schließlich knöchern miteinander verschweißen. Ich gebe zu, daß ein so günstiges Resultat nicht in jedem Falle zu erwarten ist und schwerlich bei breitem Einriß der Gelenkkapsel zu beiden Seiten der Tricepssehne erfolgen dürfte, daß in solchen Fällen noch späterhin Knochennaht nötig werden kann; zunächst rate ich Ihnen jedoch die Therapie in jedem Falle in der angegebenen Weise zu versuchen.

Bei frischen *komplizierten Olecranonbrüchen* wird man freilich, falls nicht besondere Kontraindikationen vorliegen, die Fragmente stets sogleich durch Naht vereinigen; im Prinzip ist die Nachbehandlung aber auch dann, ebenso wie nach *später Knochennaht bei subcutaner Olecranonfraktur*, genau die gleiche, wie eben angegeben, und läßt sich in die wenigen Worte zusammenfassen: Fixation in stumpfwinkliger Flexion — eine völlige Streckung ist ja hier, da die Bruchstücke durch die Knochennaht sicher miteinander verbunden sind, nicht erforderlich — bis zur Heilung der Weichteilwunde, also etwa 8—10 Tage, dann Mobilisierung des Gelenkes und Kräftigung der Muskulatur durch konsequente passive und aktive Bewegungen und Massage. Ohne diese gibt selbst die knöcherne Konsolidation stets ungenügende funktionelle Resultate.

Luxatio cubiti. Nach *Reposition von Luxationen* fixieren Sie das Ellenbogengelenk, vielleicht nach Anlegung eines feuchten Umschlages, in leicht flektierter Stellung durch einen Pappschienenverband und lassen den Arm in einer Mitella tragen. Eine Immobilisierung durch Gipsverbände ist nur für wenige Fälle mit sehr starker Kapselzerreißung für etwa 6—8 Tage wünschenswert und direkt notwendig nur für diejenigen Luxationen, nach deren Reposition die Retention erfahrungsgemäß mit großen Schwierigkeiten zu kämpfen hat, z. B. nach Luxation des Radiusköpfchens nach vorn. Der Vorderarm müßte bei letzterem Beispiel bei spitzwinkeliger Beugung des Gelenkes in Supinationsstellung verbunden werden, da geringe Beugung und Pronation ein Abgleiten des Gelenkkopfes begünstigt. — In fast allen anderen Fällen stellt man den Vorderarm in Mittelstellung zwischen Pro- und Supination oder überläßt seine Rotation sich selbst. — Bei der häufigsten Luxationsform, der Verrenkung der Ulna oder beider Vorderarmknochen nach hinten oder hinten außen, beginnen Sie Massage und Bewegungen getrost schon am 2. oder 3. Tage nach der Reposition. Die Gefahr eines Rezidivs ist dabei gering, da die vollständige Streckung oder gar Überstreckung, die die Luxation erzeugte, schon des Schmerzes wegen vom Patienten ängstlich gemieden wird. Etwas größer ist sie nur bei gleichzeitigem Abbrechen des Processus coronoideus ulnae; doch ist sie bei nur einiger Vorsicht leicht zu vermeiden, kann uns daher nicht veranlassen, dieses so wirksame Prinzip der Behandlung aufzugeben. Freilich bedarf es der steten strengen Kontrolle der Stellung der Gelenkenden zueinander von seiten des Arztes. Die Schmerzen, die die ersten Übungen veranlassen, lassen relativ rasch nach.

Schon nach durchschnittlich 3, längstens 4 Wochen nach dem Unfalle einer Fraktur oder Luxation vermag der Kranke den Arm zu leichteren Beschäftigungen zu gebrauchen, ja Sie tun gut, ihn streng dazu anzuhalten, den Arm nicht unnötig länger zu schonen, sondern möglichst alle die gewöhnlichen Verrichtungen des täglichen Lebens, wie Essen, Ankleiden, Kämmen usw. mit dem verletzten, nicht mit dem gesunden Gliede auszuführen. Dadurch gewinnt er am schnellsten die volle Funktionsfähigkeit wieder zurück. Auch Schreiben, Klavier-, Violinspielen usw. sind, mögen sie auch anfangs noch so unvollkommen ausfallen, äußerst zweckmäßige Übungen. — Innerhalb 6—8 Wochen sind die Verletzten im allgemeinen wieder arbeitsfähig. Das heißt freilich nicht, daß sie dann schon die volle freie Beweglichkeit des Ellenbogengelenkes erlangt haben; nur in der Mittellage, in einer Exkursionsweite von etwa 90^0, ist Beugung und Streckung völlig frei, die Bewegung kraftvoll und schmerzlos. Die Extreme der völligen Streckung bis zu 180^0 und der normalen Flexion bis etwa 30^0 kehren erst allmählich wieder zurück; sie sind nicht nur aktiv, sondern auch passiv behindert, welche Art der Verletzung des Gelenkes auch vorliegt.

Die Ursachen dieser Bewegungsbeschränkung liegen teils in den das Niveau der überknorpelten Gelenkfläche überragenden, an der Bruchstelle in das Gelenklumen vorspringenden Calluswucherungen, die erst binnen längerer Frist resorbiert werden, teils in entzündlichen Prozessen und Schrumpfung jungen, neugebildeten, intra- wie extrakapsulären Bindegewebes. Die zu beiden Seiten des Olecranon und der Tricepssehne verlaufenden Furchen resp. Gruben bleiben noch recht lange durch Reste entzündlicher Infiltration ausgefüllt und gewinnen erst ganz allmählich ihre normale Tiefe wieder. Das Alter der Patienten, ihre Energie und die verschiedenen Anforderungen ihres Berufes an Kraft und Beweglichkeit des Armes bedingen natürlich Differenzen in der Heilungsdauer bis zur Wiederherstellung der völligen Erwerbsfähigkeit von mehreren Wochen.

Nach Frakturen und Luxationen des Ellenbogengelenkes, namentlich denen nach hinten, bildet sich in manchen Fällen eine *Myositis ossificans des brachialis internus* aus. Es kommt einige Wochen nach dem Unfall entlang des Muskels zu einer derben schwieligen, nicht scharf begrenzten Schwellung, die, allmählich immer härter, schließlich knöchern werdend, die Bewegungen im Ellenbogengelenk mehr und mehr einschränkt, ja sie nahezu aufheben kann. Dem Versuch, durch Exstirpation der Knochenplatte das Bewegungshindernis zu beseitigen ist zu widerraten, denn die Erfahrung hat gelehrt, daß jeder vorzeitige Versuch von einem raschen Rezidiv gefolgt wurde, daß aber bei abwartendem Verhalten, wenn auch erst nach etwa 2 Jahren ein solcher Knochen von selbst der Resorption verfällt. Auch forcierte Massage und Mobilisation ist nur vom Übel. Man warte vielmehr, sowie die Diagnose feststeht, in Geduld ab, lasse wohl vorsichtige Bewegungen und Gebrauch des Gliedes zu, begnüge sich aber sonst zur Unterstützung des spontanen Heilungsprozesses mit Anwendung von Wärme, mit Diathermie oder heißen Armbädern oder feuchtwarmen Kompressen. Bleiben ja störende Reste, insbesondere Exostosen an dem Ansatz des Muskels noch länger nach der angegebenen Frist zurück, dann wird man sie mit jetzt besserer Aussicht eines Dauererfolges operativ entfernen.

Mobilisierung des Ellenbogengelenkes. Konsequente methodische Übung ist das zuverlässigste Mittel, um in möglichst kurzer Zeit auch die letzten Reste entzündlicher Exsudation zum Schwinden zu bringen und die normale Funktion wieder herzustellen. Hören Sie mit derselben nicht früher auf, bis Sie die sichere Überzeugung gewonnen haben, am Ende des erreichbaren Resultates angelangt zu sein! Wesentlich unterstützen kann man ihre Wirkung durch gleichzeitige tägliche Anwendung örtlicher Heißluftbäder. Die passive Bewegung nimmt der Arzt in der ersten Zeit selbst mit Hilfe seiner Hände vor, indem er durch ganz allmähliche, aber stetige Steigerung seiner Kraft die Spannung der antagonistischen Muskeln des Patienten zu überwinden sucht, soweit als der Schmerz von diesem ertragen wird. Alle gewaltsamen Versuche, sowie forcierte ruckweise Bewegungen sind zu unterlassen; sie zerreißen Adhäsionen, führen zu Blutungen und entzündlichen Ergüssen in das Gelenk und schrecken den Patienten durch ihre Schmerzhaftigkeit von weiteren Übungen ab. Öfteres Tragen schwerer Gewichte in der Hand bei schlaff herabhängendem Arm, verbunden mit pendelnden Bewegungen, dauernder oder des Nachts über wirkender Gewichtszug mittelst eines Heftpflasterextensionsverbandes, späterhin Übungen am Reck und Schwebereck, Langhang, Klimmzüge mit Auf- und Untergriff usw. fördern die Streckung der Gelenke.

Auf eine Beschreibung der in großer Zahl ersonnenen, mehr minder komplizierten, wesentlich durch Schraube und Feder wirkenden *Maschinen zur Mobilisierung versteifter Ellenbogengelenke* (Abb. 18, Abb. 19, Abb. 65) verzichte ich. Für die tägliche Praxis rate ich Ihnen viemehr, sich die nötigen Apparate in der einfachsten Weise aus Gips, Hanf und einigen Gummischnüren selbst herzustellen. Der elastische Gummizug erzielt oft in kürzester Frist die erstaunlichsten Resultate. Zur Beugung des Gelenkes fertigen Sie für Vorder- wie Oberarm je eine volare Gipshanfschiene an, an deren voneinander entfernten Enden Sie je einen oder zwei Ringe anbringen; ein diese verbindender, nur mäßig stark anzuspannender Gummischlauch hat die gewünschte Wirkung (Abb. 66). Will man das Gelenk strecken, so braucht man dorsale Schienen, muß dann aber dafür sorgen, daß der Gummizug über die Konvexität des Gelenkes hinwegzieht und nicht seitlich abgleitet. Man erreicht dies sehr einfach, indem man den Schlauch durch einen am Gelenkende der Schiene angebrachten Ring hindurchleitet. Da wegen der ungünstigen Zugrichtung nur ein Teil der elastischen Kraft des Schlauches zur Geltung

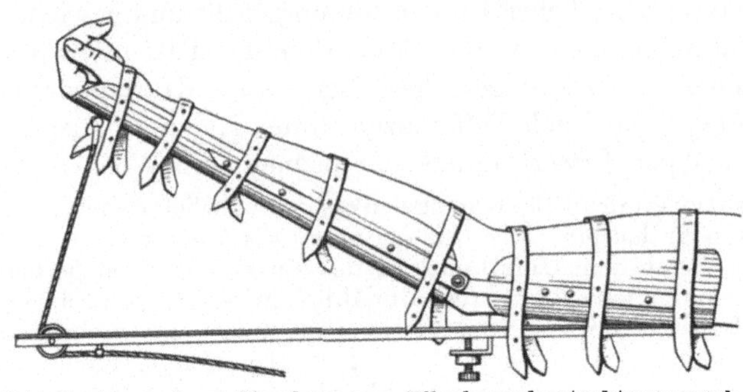

Abb. 65. Apparat zur Streckung von Ellenbogenkontrakturen nach BRUNS.

kommt, muß man denselben in diesem Falle von vornherein straff anspannen. Man nützt seine Kraft noch besser aus, wenn man den Gummizug in der Höhe des Gelenkes über eine dorsalwärts von der Schiene an ihr befestigte Rolle laufen läßt. Im allgemeinen zieht man indes zur Streckung den Gewichtszug vor. — Alle diese Apparate läßt man nur des Nachts wirken, nimmt sie für den Tag behufs Vornahme der nötigen Muskelübungen ab.

Arthrotomia, Arthrektomia, Resektio cubiti. Was ich Ihnen soeben über die Mobilisierung des Ellenbogengelenkes mitteilte, hat natürlich nicht nur für Frakturen und Luxationen Bedeutung, sondern gilt gleichfalls für die *Nachbehandlung von Arthrotomien, synovialen Arthrektomien und Resektionen.* — Der dicke, durch Mooskissen verstärkte, abwärts bis zum Hand-, aufwärts bis zum Schultergelenk reichende aseptische Verband fixiert in der Regel die Teile nach den genannten Operationen schon so genügend, daß es besonderer Schienen kaum bedarf; allenfalls sichert man die Stellung noch durch einige Pappstreifen. Nach Arthrotomien und rein

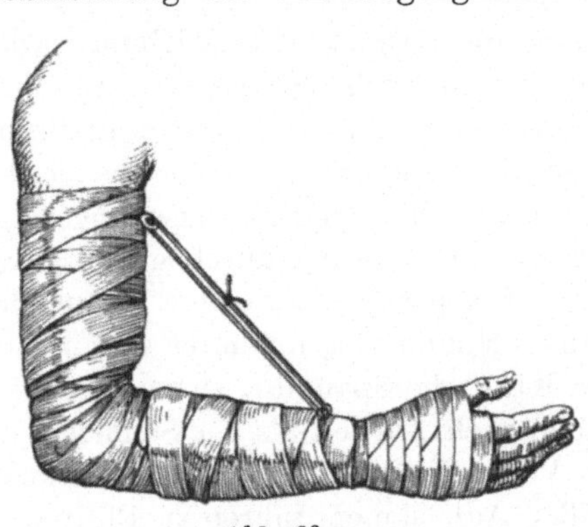

Abb. 66.

synovialen Arthrektomien verbindet man von vornherein in rechtwinkliger Flexion. Nach Resektionen ziehen viele, und ich schließe mich ihnen vollständig an, für die erste Zeit die gestreckte Stellung vor. Der Arm wird dabei hoch gelagert, oder suspendiert mit der Dorsoulnarseite nach unten gekehrt; sowohl bei dorsalem, wie seitlichem Verlaufe der Resektionsschnitte gewährt diese Stellung dem Wundsekret durch die in der nur teilweise genähten Operationswunde für Drain oder Jodoformgaze offen gelassenen Lücke freien Abfluß in die Verbandstoffe. Schon beim ersten Verbandwechsel nach etwa 8 Tagen, falls nicht Durchblutung oder fieberhafter Verlauf einen früheren Verbandwechsel verlangen, kann man meist auf jede Drainage verzichten, die

Nähte entfernen, den aseptischen Gazeverband kompendiös anlegen. Dann fügt man eine Papp- oder Gipshanfschiene oder auch einen zirkulären Gipsverband hinzu. Aus der gestreckten Stellung geht man allmählich in eine mehr gebeugte über, wobei der Vorderarm mit seiner volaren Fläsche der Vorderseite des Körpers zugekehrt wird. Zu achten hat man dabei aber darauf, daß der Vorder- zum Oberarm weder in Valgus- noch in Varustellung ist. Der Patient kann dann, während der Arm nur in der Mitella ruht, umhergehen. Der Vorteil der primären Streckstellung liegt darin, daß bei ihr die Koaptation der Sägeflächen der Resektionsstümpfe sicherer gelingt, ein Abgleiten derselben voneinander leichter vermieden wird.

Nach Heilung der Weichteilwunde hängt das weitere Verhalten davon ab, ob wir im Einzelfalle ein bewegliches oder steifes Gelenk erstreben; in der Regel verfolgen wir den ersten Zweck, schreiten wir doch oft genug zur Resektion gerade behufs Beseitigung einer Ankylose. Doch müssen wir bei der Beantwortung dieser Frage den individuellen Verhältnissen, insbesondere auch dem Berufe des Patienten, Rechnung tragen. Selbst im günstigsten Falle bleibt ein bewegliches reseziertes Gelenk schwächer, als ein normales. Einem Arbeiter, der schwere Lasten zu tragen hat, wird mit einer knöchernen Ankylosierung im allgemeinen mehr gedient sein, als mit einem zwar beweglichen, doch schwachen Arm; ein Schreiber, ein Violinspieler usw. braucht umgekehrt ein wenn auch schwaches, doch bewegliches Gelenk.

Entscheidet man sich für Ankylosierung, so immobilisiert man den Arm nach Heilung der Operationswunde am sichersten durch einen zirkulären, von der Mittelhand bis an die Schulter reichenden Gipsverband bis zur vollendeten knöchernen Konsolidation, bei rechtwinkliger Beugung und leichter Pronation des Vorderarmes. — Wünscht man ein bewegliches Gelenk, so beginnt man ungefähr von der 4.—5. Woche an, sowie sich eine straffe bindegewebige Verbindung zwischen den Knochen des Vorderarmes und dem Humerus hergestellt hat, mit Bewegungen in der vorhin angegebenen Weise. Ganz besonderer Wert ist dabei auf Kräftigung der Muskeln durch Massage, Elektrizität, aktive und namentlich auch Widerstandsbewegungen zu legen. Dabei bedarf es in den ersten Wochen noch einer besonderen Vorsicht. Das neue Gelenk soll bei aller Straffheit möglichst ausgiebige Bewegungen im Sinne der Flexion und Extension gestatten, hingegen keine Ab- und Adduktion. Bei der Mobilisierung des Ellenbogengelenkes nach Frakturen und Luxationen sind letztere schon durch die Konfiguration der Gelenkenden nahezu ausgeschlossen, nach Resektion indes ebenso möglich, wie Beugung und Streckung. Dadurch wird eine Schlotterung begünstigt. Wir beugen ihr vor, befördern ein Abschleifen der Resektionsstümpfe zu einer der normalen möglichst ähnlichen Form dadurch, daß wir durch Anlegung eines mit Scharniergelenk versehenen, abnehmbaren Gips- oder Wasserglasverbandes nur Beugung und Streckung gestatten. Die Technik dieser Verbände ist ganz analog der Herstellung der im allgemeinen Teile Ihnen geschilderten abnehmbaren Wasserglasverbände. Durch solche einfache billige Apparate kann man auch die Funktion eines schlottrig gewordenen resezierten Ellenbogengelenkes ganz wesentlich bessern. Hauptsache bleibt jedoch kräftige Muskulatur. Jeder Chirurg hat wohl Fälle zu Gesicht bekommen, in denen die Operierten, obwohl die Resektionsstümpfe bei jeder Flexion voneinander abglitten und sich seitwärts verschoben, Jahre nach der Resektion relativ schwere Arbeiten zu verrichten imstande waren.

Am günstigten sind die *Endresultate* nach subperiostaler Resektion wegen traumatisch entstandener Ankylosierung oder wegen komplizierter z. B. Schußfakturen, sowie diese von vornherein aseptisch behandelt werden konnten. Nach *Resektionen wegen Tuberkulose* bleiben sowohl Fisteln recht oft lange Zeit zurück, als sind Rezidive ziemlich häufig. So lange aber noch Fisteln bestehen, soll man von allen Bewegungen Abstand nehmen und die Gelenke durch Gips immobilisieren. Die Aufgabe, ein bewegliches Gelenk zu erhalten, steht hinter der, den tuberkulösen Prozeß zur Heilung zu bringen, erheblich zurück. Ankylosen oder doch nur wenig bewegliche Gelenke sind daher in diesem Falle häufiger, als in der ersten Gruppe.

Nicht zu vergessen und in ihrem Erfolge zu unterschätzen ist aber nach jeder Operation wegen Tuberkulose die Allgemeinbehandlung. Eine kräftige, möglichst salzarme Kost, langdauernder Aufenthalt in gesunder Luft befördern die Heilung nicht nur, sondern sind vielfach für sie unerläßliche Bedingung. Unter so günstigen äußeren Verhältnissen hat man vielfach sogar auf die Immobilisierung des Gelenkes verzichtet und bewegliche Ellenbogengelenke erzielt. — Im übrigen verweise ich auf den allgemeinen Teil.

Das Rezidiv kann sich auf die Bildung einer mäßig dicken derben Granulationsschicht zwischen den Resektionsflächen beschränken, die Sekretion aus den Fisteln spärlich sein. Dann warte man bei entsprechender Allgemeinbehandlung und lokal streng konservativer Therapie geduldig ab! ein günstiger Endausgang ist noch möglich. In anderen Fällen weist eine zunehmende teigig ödematöse Weichteilschwellung, stärkere Sekretion, Fieber, Bildung neuer Abscesse, Auftreibung der Knochenenden auf ein Fortschreiten des tuberkulösen Prozesses hin. Sehr gern bricht derselbe in die Markhöhle der Ulna durch und infiltriert dieselbe in ihrer ganzen Länge mit tuberkulösen, eitrig zerfallenden Granulationen. Auch die spongiöse Masse des unteren Humerusendes bringt er manchmal ziemlich schnell zur Einschmelzung. Unter solchen Umständen dürfen Sie mit einem neuen Eingriff nicht länger zögern. Bei günstigem Allgemeinbefinden kann ein nochmaliger Versuch einer Resektion gerechtfertigt sein; besteht schon anderweitige Tuberkulose oder Amyloid, oder ist der Kräftezustand des Patienten schon zu sehr erschöpft, dann paßt nur die Amputation.

Für etwaige kleine Nachoperationen, Spaltungen von Fistelgängen usw. erinnere ich Sie an die große Nähe wichtiger Nervenstämme. Das die Wand der Fistel bildende Narbengewebe adhäriert sehr oft ganz direkt dem N. radialis oder ulnaris und ähnelt ihnen in seinem Aussehen. Es ist deshalb geraten, in solchen Fällen den Nerven erst einige Zentimeter von der zu excidierenden Fistel entfernt bloßzulegen und zu letzterer hin zu verfolgen; dann läßt sich seine Läsion sicher vermeiden. — Das Gleiche gilt bei Fisteln, die in der Gelenkbeuge münden, von der Art. cubitalis und dem N. medianus. — Der direkt nach Operationen am Ellenbogengelenk zuweilen beobachteten Lähmungen von Hand und Fingern habe ich bereits im allgemeinen Teile Erwähnung getan.

Für alle *Operationen am Vorderarm* gilt die Regel, daß eine Ruhigstellung desselben nur durch *gleichzeitige Fixation der Mittelhand* zu erzielen ist. Ein nur bis zum Handgelenk reichender Verband läßt nicht nur die Rotation frei, sondern gestattet bei Kontinuitätstrennung der Knochen auch jede andere Art von Dislokation. Möchten die Ärzte dieser wichtigen Tatsache doch endlich einmal die genügende Beachtung schenken! dann würden nicht so erstaunlich viele Heilungen von Vorderarmbrüchen mit starker Dislokation vorkommen. Der immobilisierende Verband soll sich in jedem Falle abwärts bis zu den Metakarpophalangeal-Gelenken erstrecken und den ulnaren, wie radialen Rand der Hand mit umfassen. *Die Finger bleiben hingegen frei*, ja sollen und müssen sogar vom ersten Tage an fleißig bewegt werden, um etwaigen Versteifungen, z. B. infolge Verlötung ihrer Sehnen mit den Sehnenscheiden, vorzubeugen. Aufwärts umfaßt der Frakturverband das Ellenbogengelenk mit; nur bei Kontinuitätstrennungen der unteren Epiphyse der Vorderarmknochen, an der Stelle der typischen Radiusfraktur, genügt es, ihn bis zur Ellenbeuge zu führen, das Gelenk selbst aber frei zu lassen.

Diaphysenbrüche. Alle *Diaphysenfrakturen* des Vorderarmes tun Sie gut in starker Supinationsstellung zu fixieren, so daß der Kranke in seine nach oben sehende Hohlhand hineinschaut. Diese Stellung bietet die sicherste Garantie gegen spätere Behinderung der Rotationsbewegungen der Hand; auf die nähere Begründung einzugehen, würde mich zu weit führen. — Minder notwendig ist diese etwas gezwungene Stellung bei isolierten Brüchen der Ulna, den sogenannten Parierfrakturen, ohne Neigung zur Dislokation; für sie reicht eine Mittelstellung aus. — Das Ellenbogengelenk fixiert man in der Regel in rechtwinkliger Flexion, unzweifelhaft der für den Patienten angenehmsten Stellung, da der Arm bei ihr bequem in der Mitella ruht. Doch möchte ich Sie darauf aufmerksam machen, daß die in manchen Fällen vorhandene Neigung der peripheren Fragmente nach der Volarseite abzuweichen, so daß eine Dislokatio ad axin, vielleicht auch ad latus zustande kommt, sich leichter bei Streckstellung des Ellenbogens korrigieren läßt, daß mindestens die Kontrolle, ob der Ausgleich einer vorhandenen Dislokation vollständig gelungen ist, bei ihr sicherer zu handhaben ist und daher beim Verbandwechsel nicht unterlassen werden sollte. Bei letzterem sollen ja die Gelenke so wie so bewegt werden.

Schlimmer als eine Heilung mit geringer Verkürzung ist bei den Vorderarmbrüchen eine solche mit Achsenknickung eines oder auch beider Knochen, da durch diese die so wichtige Drehbewegung des Armes eingeschränkt wird. Besonders gefürchtet ist eine Knickung mit der Konvexität nach dem anderen Knochen zu; nicht nur wegen Gefahr einer Callusbrücke zwischen beiden; es genügt schon die Schrumpfung des Lig. interosseum, um die Drehbewegung stark zu hemmen. Beim Anlegen des Verbandes sucht man deshalb die beiden Knochen durch vorsichtiges Eindrücken der Weichteile zwischen sie möglichst auseinander zu halten. — Ergibt die in jedem Falle erforderliche Röntgenkontrolle, daß es auf unblutigem Wege nicht gelang, eine stärkere Achsenknickung zu beseitigen, dann soll man auf blutige Einrichtung drängen.

Fraktura radii typica. Beim *typischen epiphysären Radius-Bruch* liegen wieder ganz ähnliche Verhältnisse vor, wie bei den eigentlichen Gelenkfrakturen, auch wenn die Bruchlinie nicht in das Gelenk dringt; d. h. die Rücksicht auf möglichst rasche, nicht nur anatomische, sondern auch funktionelle Heilung, Vermeidung steifer Hand- und Fingergelenke erfordert möglichste Einschränkung der Immobilisation, frühzeitige Vornahme von Massage und Bewegungen. Die Finger bleiben von vornherein in ganzer Länge von jedem Verbande frei und werden vom ersten Tage ab passiv und aktiv bewegt. Ganz auf die Immobilisierung zu verzichten, halte ich nicht für richtig. PETERSEN erreichte zwar gute Resultate, indem er den Arm nach Reposition der Fragmente nur in einer Mitella tragen und die Hand über den freien Rand des Tuches herabhängen ließ; doch verhütet man ein Rezidiv einer Dislokation entschieden sicherer durch eine absolute Ruhigstellung für 1—2 Wochen; auch mindert dieselbe dem Kranken den Schmerz. — Den ersten Verband legen Sie — ich bevorzuge auch hier die Gipsschiene — nach vollständigster Reduktion in stark, den zweiten nach 6 Tagen in nur noch leicht volar- und ulnarflektierter Stellung der Hand an. Vom Ende der zweiten Woche an massieren und bewegen Sie das Handgelenk *täglich*; die Schiene kann ganz fortbleiben oder wird nach jedesmaliger Massage noch weitere 8 Tage mit einer Cambrikbinde anbandagiert. — In 4 Wochen gelingt es bei willenstarken Personen, die unter Überwindung der ersten Schmerzen selbst fleißig üben, eine völlige Restitutio ad integrum mit voller Arbeitsfähigkeit zu erzielen. Bei älteren oder minder energischen Personen erfordert die Wiedererlangung des kraftvollen normalen Gebrauches der Hand allerdings zuweilen viel längere Zeit, obwohl der Callus schon nach etwa 4 Wochen fest ist.

Lassen Sie sich gerade bei der Behandlung dieser so häufigen Fraktur die nötige Mühe und Sorgfalt nicht verdrießen! Es lassen sich ideale Heilungsresultate erzielen. Eine Heilung mit stärkerer Dislokation bedingt nicht nur einen schweren kosmetischen Fehler, sondern auch bedeutende Funktionsstörung der Hand; sie stellt dem behandelnden Arzte ein schlechtes Zeugnis aus. Aber auch die selbst bei Heilung ohne Dislokation früher so häufigen Steifheiten von Hand und Finger sollten bei jüngeren Personen die Arbeitsfähigkeit heute nicht mehr für längere Zeit beeinträchtigen.

Haben die Verletzten das 50. Jahr bereits überschritten, dann ist freilich, namentlich bei starkem Bluterguß in und um das Handgelenk, selbst bei sorgfältigster Nachbehandlung eine gewisse Versteifung oft nicht zu vermeiden. Bei älteren Personen ist deshalb die Immobilisation selbst auf die Gefahr des Wiedereintrittes einer geringen Dislokation auf das möglichste Mindestmaß zu beschränken und streng darauf zu halten, daß der Verletzte vom ersten Tage der Behandlung an die Finger bewegt und den Faustschluß übt.

Die Erfahrung lehrt, daß bei Diaphysenbrüchen der Vorderarmknochen die Verknöcherung des Callus oft lange auf sich warten läßt und verhältnismäßig viele *Pseudarthrosen* vorkommen. Ihre häufigste Ursache ist allerdings, wie bei anderen Knochenbrüchen, ungenügende Koaptation der Bruchenden, z. B. infolge Interposition von Muskeln, und mangelnde Immobilisation. Doch habe ich mehrfach Fälle gesehen, in denen die Konsolidation außerordentlich lange auf sich warten ließ oder selbst ganz ausblieb, obwohl beiden Forderungen vollständig genügt war. Es bleibt in der Ätiologie der Pseudarthrosenbildung noch manches Dunkel aufzuhellen. Man versucht bei verzögerter Callusbildung oder Verknöcherung nach Vorderarmbrüchen zunächst die üblichen Mittel, Immobilisation in exakter Stellung, am besten durch erst feste, später abnehmbare von den Metakarpophalangealgelenken bis zur Mitte des Oberarmes reichende zirkuläre Gips- oder Wasserglasverbände, tägliche Massage, sowie man zu abnehmbaren Verbänden übergegangen ist, Stauungshyperämie durch Umlegen einer mäßig anzuziehenden Gummibinde um den Oberarm während 6—10 Stunden am Tage unter gleichzeitiger Fixation der Fragmente durch Schienenverbände, und höre mit diesen Versuchen nicht vorzeitig auf! Ist aber ein Fortschritt in der Konsolidation nicht mehr zu bemerken, so tritt die operative Behandlung in ihre Rechte. — Wird eine Operation abgelehnt oder bleibt selbst sie ohne Erfolg, so kann man durch abnehmbare Schienenhülsenverbände dem sonst unbrauchbaren Arme eine leidliche Funktionsfähigkeit zurückgeben.

Operationen am Vorderarme. Während bei Frakturen die Funktion des Armes mit der vollendeten Verknöcherung verhältnismäßig rasch wieder eine vollständige zu sein pflegt, zögert ihre Wiederherstellung oft nach operativen Eingriffen *wegen Osteomyelitiden* resp. *Nekrosen oder auch einfacher Weichteilphlegmonen.* Die intermuskuläre Infiltration, die folgende Narbenbildung behindern die freie Muskelkontraktion, jede ausgiebige Bewegung zerrt die Narbe und ruft Schmerzen hervor; lange Zeit klagen die Patienten über hochgradiges Schwächegefühl in dem operierten Gliede; erst ganz allmählich gelingt es, durch methodische Übung und Gebrauch der Hand die Narbenzüge wieder zu dehnen, ihre Verlötung mit der Nachbarschaft zu lockern, die Haut abhebbar und verschieblich zu machen und die vollständige Arbeitsfähigkeit wieder herzustellen.

Die mehrschichtige Anordnung zahlreicher Muskeln disponiert am Vorderarm bei Infektion einer tiefen Operationswunde, sagen wir einer Nekrotomie, einer komplizierten Fraktur, einer Resektion und Knochennaht wegen Pseudarthrose usw. zu *progredienten tiefen Eiterungen.* Fieber, Schmerzen, diffuse teigig ödematöse Schwellung des ganzen Vorderarmes, livide, später hellere Rötung der Haut weisen auf sie hin; doch ist die örtliche Begrenzung der entzündlichen Infiltration nur unsicher zu diagnostizieren, die Behandlung wegen des tiefen Sitzes, der Nähe wichtiger Nerven und Gefäße schwierig.

Treten die eben angegebenen Zeichen nach einer Operation oder Verletzung am Vorderarme auf, so öffne man die Wunde sofort wieder rücksichtslos in ganzer Länge und drainiere ausgiebig! In der BIERschen Stauungshyperämie (durch mäßig angezogene, um den Oberarm gelegte Gummibinde während 20 bis 22 Stunden) haben wir freilich ein mächtiges Hilfsmittel zur Bekämpfung phlegmonöser Prozesse. Erste Bedingung für ihre Heilung bleibt aber immerhin freier Abfluß der Sekrete. Geht das Fieber daher nach Wiederöffnung der Wunde bei gleichzeitiger Stauungsbehandlung nicht binnen 24 Stunden zurück, so rate ich Ihnen auch heute noch zur frühzeitigen Anlegung ausgiebiger Incisionen und Drainage bei Fortsetzung der Stauungshyperämie. — Bei schweren Phlegmonen möchte ich selbst die Tamponade nicht völlig missen, und zwar kann ich Ihnen die Tamponade mit in CHLUMSKYscher Carbol-Campherlösung schwach durchfeuchteter Gaze, Einwicklung des ganzen Vorderarmes mit in gleicher Lösung angefeuchteten Kompressen und Umhüllung mit impermeablen Stoffen für 1—2 Tage als besonders wirksam empfehlen. Achten Sie freilich bei ihrer Anwendung auf etwaige Carbolintoxikation!

Über die Behandlung mit Lebertran und Immobilisation des eiternden Gliedes durch ausgedehnte länger liegenbleibende Gipsverbände habe ich keine eigene Erfahrung; doch lassen die jüngsten Veröffentlichungen von LÖHR u. a. Gutes erhoffen.

Die Finger darf, ja soll der Patient während der Stauungshyperämie und auch in der Folgezeit fleißig bewegen; will man erst nach beendeter Wundheilung mit Mobilisierung beginnen, dann ist es meist zu spät und bleibende teilweise Versteifung die Folge. Man soll deshalb auch die Finger stets frei vom Verbande lassen!

Nach Heilung der Wunden dienen Massage, protrahierte Warmwasser- oder Heißluftbäder nebst fleißiger Bewegung von Hand und Fingern zur möglichst raschen Beseitigung der letzten Reste des entzündlichen Infiltrates und Wiederherstellung der Funktion des Armes.

Achtunddreißigste Vorlesung.

Nachbehandlung nach Verletzungen und Operationen an der oberen Extremität (Fortsetzung).

Resektion des Handgelenkes. — Luxation des Handgelenkes. — Luxation der Fingergelenke. — Fingerfrakturen. — Sehnennaht. — Panaritium. — Fingerkontrakturen. — Tuberkulose an Hand und Fingern. — Enchondrome. — Ganglien. — Syndaktylie. — Begutachtung.

Resektion des Handgelenkes. *Nach Resektion des Handgelenkes* rate ich Ihnen, den Verband für die nächsten Wochen in Streckstellung anzulegen, derart, daß die Achsen der Mittelhandknochen in die Verlängerung der Achsen der Vorderarmknochen fallen, am besten indem Sie nach Umhüllung der Handwurzel mit aseptischer Krüllgaze auf Dorsal- wie Volarseite je ein aufwärts bis über die Mitte des Vorderarmes, nach vorn bis zu den Metakarpophalangealgelenken reichendes Mooskissen, vielleicht noch unter Hinzufügen einer Holz-, Papp- oder Gipsschiene, anbandagieren. Die Finger schauen aus dem Verbande heraus und sollen von Anfang an fleißig passiv und aktiv bewegt werden. Dieser Verband in Streckstellung hat den Zweck, die Resektionsflächen resp., falls nur die Handwurzelknochen exstirpiert worden waren die Gelenkflächen der Metakarpalknochen denen der Vorderarmknochen sicherer gegenüberzustellen, das sehr zu fürchtende, das Endresultat schwer beeinträchtigende Abgleiten der Hand nach der volaren oder dorsalen Seite hin zu verhüten.

Sowie aber die Verbindung zwischen Hand und Arm etwas straffer geworden ist, gehen Sie aus der Streckstellung in eine leichte, für die meisten Arbeiten zweckmäßigere Dorsalflexion der Hand über und fixieren die Hand in dieser Stellung entweder mittels eines zirkulären Gipsverbandes oder auf einer der speziell für Handgelenkresektionen angegebenen Schienen — ich nenne hier nur die von LISTER und die von KOCHER konstruierte — oder sehr zweckmäßig auf einer volaren, bis zu den Metakarpalköpfchen reichenden Gipsschiene. Auch nach Heilung der Wunde ist eine Fixation der Hand in schwacher Dorsalflexion durch einen abnehmbaren zirkulären Gips-, Wasserglas- oder Lederhülsenapparat für 3—4 Monate anzuraten, obwohl wir ein bewegliches Gelenk, keine Ankylose anstreben. Es geschieht dies, weil die Gefahr des Schlottergelenkes näher liegt und mehr zu fürchten ist, als eine Ankylose in brauchbarer Stellung. Sind nur die Finger frei beweglich — und ihre Mobilisierung muß, wie erwähnt, früh begonnen und fleißig gepflegt werden —, so schadet eine gewisse Steifheit des Handgelenkes der Arbeitsfähigkeit relativ wenig — eine Restitutio ad integrum dürfen wir ja doch nicht erwarten —, während ein schlottriges Handgelenk oder eine Subluxation der Hand nach oben oder unten, rechts oder links neben ihrer Unschönheit die Funktion schwer beeinträchtigt. — Leider sind Rezidive des Grundleidens nach den wegen Tuberkulose ausgeführten Resektionen recht häufig.

Miterkrankung der über das kranke Gelenk ziehenden Sehnenscheiden hat oft schon vor der Operation die Bewegung der Finger beeinträchtigt und verhindert eine frühe Mobilisierung derselben. Die Endresultate der Handgelenksresektion wegen Tuberkulose lassen daher zu wünschen übrig, sind aber doch nicht selten über Erwarten günstig.

Luxation des Handgelenkes. Mußte ich Ihnen für die Nachbehandlung von Schulter- und Ellenbogenluxationen die frühe Vornahme von Bewegungen dringend empfehlen, so muß ich nach Reposition der seltenen *Luxationen des Handgelenkes*, gleichviel ob es sich um die Verrenkung einer ganzen Handwurzelreihe oder nur eines einzigen Karpalknochens handelt, vor vorzeitigen Mobilisierungsversuchen warnen. Ein Rezidiv stellt sich hier sehr leicht her. Ist nun auch die Reposition leicht, so führt doch eine wiederholte Luxation zu chronischen entzündlichen Prozessen mit seröser Exsudation, Dehnung der jungen Narbe, Erschlaffung des Kapselapparates, bleibender Schwäche von Hand und Fingern. Hier heißt es also der gefährdeten Narbe des Kapselrisses Zeit zu gönnen, fest zu werden. Mindestens für 2 Wochen rate ich Ihnen, das Handgelenk bei dorsaler Luxation in leichter Volarflexion, bei volarer in Dorsalflexion durch Gips zu immobilisieren, die Finger freilich inzwischen frei spielen zu lassen. Rezidive zwingen zu einer noch längeren Fixation, ja machen bei Luxation des Os lunatum oder capitatum zuweilen die Exstirpation dieses Knochens nötig.

Die Röntgenphotographie hat uns gezeigt, daß Brüche einzelner Karpalknochen, namentlich des Naviculare und des Capitatum, seltener des Lunatum und Triquetrum, weit häufiger sind als man dies früher annahm. Bei längerem Anhalten eines örtlichen Schmerzes und einer wenn auch geringen örtlichen Schwellung — Crepitation ist meist nicht nachweisbar — unterlasse man deshalb die Kontrolle durch Röntgenstrahlen in keinem Falle; man würde dem Patienten Unrecht tun und sich selbst bei Unfallbegutachtung eine starke Blöße geben. Der Nachweis der Fraktur verlangt selbstverständlich längere Schonung der Hand. Die Heilung erfolgt durchschnittlich in etwa 4 Wochen mit knöchernem, oft aber auch nur bindegewebigem Callus. Bleiben langdauernde Störungen, so bringt die Exstirpation des gebrochenen Knochens oder auch nur eines seiner Fragmente anstandslose Heilung.

Distorsion der Hand. Nach einfachen *Distorsionen der Hand* pflegt die übliche Therapie, Ruhigstellung der Hand für die ersten Tage — je nach der Schwere der Verletzung nur 2—3 bis 8—10 Tage — mittels eines Pappschienenverbandes unter gleichzeitiger Anwendung feuchter Wärme, folgender Massage und Mobilisation ziemlich rasche Beseitigung der Beschwerden und Heilung zu bringen. Nach schweren Verstauchungen mit stärkerer Bandzerreißung bleibt jedoch für längere Zeit ein Schwächegefühl der Hand und Beeinträchtigung der Arbeitsfähigkeit zurück. In solchen Fällen zeigt freilich die Röntgenphotographie mitunter eine unvermutete schwerere Läsion, den Bruch eines oder mehrerer Handwurzelknochen oder den Abriß eines Stückchens einer Gelenkfläche. Langdauernde bleibende Schwellung des Gelenkes erweckt auch den Verdacht einer sich anschließenden Gelenktuberkulose.

Luxation der Fingergelenke. Nach Reposition von *Luxationen* der *Metakarpophalangealgelenke*, speziell des Daumen, oder der Internodialgelenke ist absolute Immobilisation zwar nicht direkt notwendig — es genügt eine Fixation in leicht volar flektierter Stellung durch einen Bindenverband —; immerhin nimmt ein Gipsverband für etwa 10 Tage dem Patienten einen Teil der Schmerzen. Bei den nachfolgenden Bewegungen vermeide man, wenigstens bei der häufigsten Verrenkungsform nach der dorsalen Seite, die völlige Streckung oder gar Überstreckung. Zu leichter Arbeit ist Patient schon nach Ablauf von etwa 3 Wochen fähig; eine Schwäche der zugehörigen Muskulatur, eine geringe

Schwellung und Schmerzhaftigkeit der luxierten Gelenke für Druck und Bewegungen bleiben indes mehrere Wochen, ja 2—3 Monate lang zurück, so daß ein Arbeiter, der fest zupacken, schwere Lasten heben muß, seine völlige Arbeitsfähigkeit erst innerhalb der letztgenannten Frist wiedererlangt.

Ein reaktionsloser Wundverlauf nach *blutiger Resposition einer Luxatio complexa* ist bei aseptischem Vorgehen fast mit Sicherheit zu garantieren; kaum bedarf es einer Drainage; die Wunde heilt binnen 8 Tagen per primam. Es weicht daher auch die weitere Nachbehandlung, wie die Prognose in nichts von der unblutig reponierten Verrenkung ab. Höchstens wird man die junge Narbe gegen Zerrungen bei Vornahme der passiven Bewegungen noch durch einen Heftpflasterstreifen schützen.

Frakturen der Mittelhandknochen. *Frakturen der Metakarpalknochen* heilen bei einfacher Fixation der Hand auf einer volaren Schiene binnen 3—4 Wochen mit knöchernem Callus und völliger Rückkehr der Erwerbsfähigkeit.

Zuweilen kommt es aber doch zu einer etwas stärkeren Dislokation der Fragmente nach der Dorsal- oder Volarseite und Verlötung des Callus mit den Sehnenscheiden, bzw. dieser mit den Sehnen, wodurch dann die Arbeitsfähigkeit längere Zeit beeinträchtigt wird. Man achte daher auch diese Verletzung von vornherein nicht zu gering, gleiche eine Verkürzung durch kräftigen Zug am zugehörigen Finger, die seitliche Verschiebung durch direkten Druck auf die Fragmentenden aus und lege für 10—14 Tage einen fixierenden Verband an. — BECK sucht nach Reposition der Bruchstücke durch zwei zu beiden Seiten des gebrochenen Mittelhandknochens in die Intermetakarpalräume auf der Dorsalseite der Hand eingedrückte, durch Heftpflasterstreifen fixierte Gummiröhrchen eine Art Schienung der Fragmente zu erzielen. — Bei stärkerer Neigung zur Verkürzung hat sich auch hier der permanente Extensionsverband für etwa 14 Tage gut bewährt. Massage, Mobilisation, eventuell Heißluft- oder Warmwasserbäder folgen.

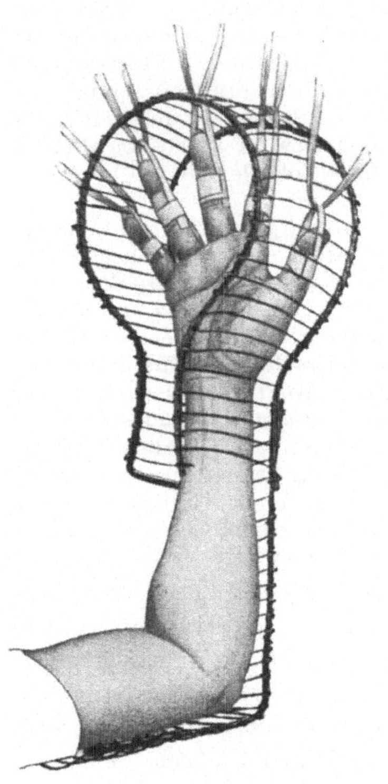

Abb. 67. Tennisschlägerverband, behelfsmäßig aus zwei KRAMER-Schienen hergestellt. (Aus: Handbuch der praktischen Chirurgie, 6. Auflage, Band 5.)

Man übt die Extension in einfacher Weise aus entweder mittels schmaler über Volar- und Dorsalseite des oder der zugehörigen Finger gelegte Heftpflasterstreifen, die durch einen spiralig um diese herumgeführten Streifen noch besonders fixiert werden, oder eine an das Endglied von beiden Seiten her eingezwickte Tuchklammer. An dieser bzw. den Heftpflasterstreifen greift ein Gummiröhrchen an, dessen anderes Ende unter entsprechender Dehnung am Ende einer langen, Vorderarm und Hand stark überragenden volaren Holz- oder entsprechend zurecht gebogenen KRAMERschen Drahtschiene befestigt wird (Abb. 67).

Fingerfrakturen. Weit größere Aufmerksamkeit und Mühe verlangt die Behandlung der *Phalangenbrüche*. Allerdings ist die Reposition und Retention etwaiger, meist dorsalwärts erfolgender Dislokation leicht, der Verband einfach. Man läßt den Kranken eine in die Hohlhand quer gelegte Rolle einer gewöhnlichen Cambrikbinde fest umgreifen und bandagiert die Hand in dieser Fauststellung. Die Konsolidation erfolgt in etwa 14 Tagen. — Was die Prognose etwas trübt, die Behandlung erschwert, ist die Gefahr einer mehr minder hochgradigen Versteifung des gebrochenen Fingers. In Rücksicht auf sie soll eben schon der Verband in flektierter, nicht in Streckstellung der Finger angelegt werden, da ein steifer leicht gebeugter Finger brauchbarer ist und schon kosmetisch weniger stört, als ein gestreckter. Bei stärkerer Neigung zur Verkürzung kommt freilich für die ersten 14 Tage auch bei den Phalangenbrüchen ein Extensionsverband in Frage. — Oft dringt die Bruchlinie direkt in das Gelenk; in anderen zahlreichen Fällen führte die die Fraktur erzeugende Gewalt zu einer gleichzeitigen Quetschung, einer Blutung in die benachbarten Gelenke oder Sehnenscheiden, einer Suffusion der Gelenkkapsel oder des umgebenden Bindegewebes. Schon die Fortpflanzung der entzündlichen Reize von der Frakturstelle aus bedingt leicht Verlötungen der Gelenkkapselfalten oder der Sehnen mit ihren Sehnenscheiden, deren spätere Dehnung und schließliche Resorption oft längere Zeit erfordert.

Dazu kommt, daß es sich gerade bei den Fingerfrakturen in einem sehr erheblichen Prozentsatz um komplizierte Brüche handelt, deren Wunden sich nur selten für primäre Naht und prima intentio eignen, in der Mehrzahl der Fälle vielmehr als inficiert betrachtet werden müssen. Für Ihre Praxis rate ich Ihnen daher, die Wunde nach Entfernung des sie imprägnierenden Schmutzes, Reinigung und Desinfektion der Umgebung, Excision zerquetschter, ertöteter Gewebe zunächst stets durch Einlegen dünner, kurzer Gazestreifen offen zu halten. Bleiben entzündliche Veränderungen aus, so mögen Sie sekundäre Naht versuchen; die meisten Fälle heilen wenigstens stückweise per granulationem. Infolge Vernachlässigung der Wunde kommt es leider auch heute noch oft genug zu oberflächlicher, wie tiefer Eiterung, eitriger Sehnenscheiden- und Gelenkentzündung, Periostitiden mit Nekrose gelöster Splitter.

Löhr und andere berichten gerade bei solchen Verletzungen der Finger und Hand ausgezeichnete Erfolge der Behandlung mit Lebertransalbe.

Daß auch Tetanus gerade nach komplizierten Fingerfrakturen relativ häufig beobachtet wird, erklärt sich zur Genüge daraus, daß die Infektion der Wunde infolge der Art des Traumas — Zerquetschung durch herabfallende Steine usw. — oft durch Straßenschmutz erfolgt, der ja nach bakteriologischer Erfahrung ziemlich oft Tetanusbacillen enthält.

Selbst im günstigsten Falle adhäriert die Hautnarbe auf kürzere oder längere Strecken dem Knochen. Ihre Schrumpfung führt zur Kontraktur. Für Druck bleibt sie noch lange empfindlich.

Alle die genannten Momente lassen es verstehen, daß Personen, die einen Fingerbruch erlitten haben, auch wenn derselbe die Diaphyse betraf, nur ausnahmsweise nach erfolgter Knochenkonsolidation als geheilt und völlig erwerbsfähig zu betrachten, in der weitaus größten Mehrzahl der Fälle vielmehr noch Wochen, ja selbst Monate in ihrer Arbeitsfähigkeit beschränkt sind. Den Arbeiter, der grobe Arbeit verrichtet, den Schlosser, Schmied, Maurer hindert vorzugsweise die Empfindlichkeit der Narbe resp. Frakturstelle bei Gebrauch der Instrumente, den Mechaniker, Uhrmacher, Schneider usw. vornehmlich die Beeinträchtigung der freien Fingerbewegung und des feinen Gefühls bei feineren Arbeiten. Ich betone diese Verhältnisse wesentlich deshalb, weil sie ja heute bei Beurteilung der Unfallverletzungen eine so große

Rolle spielen, und der Arzt nur zu leicht geneigt ist, die klagenden Patienten wegen der Geringfügigkeit der objektiv nachweisbaren Veränderungen der Übertreibung oder der Simulation zu beschuldigen.

Sehnennaht. Von großer Wichtigkeit ist eine korrekte und sorgsame Nachbehandlung nach der an Hand, Fingern und Vorderarm wegen Verletzung so häufig auszuführenden *Sehnennaht*. Unser Verhalten ist etwas verschieden, je nachdem wir es mit frischen Läsionen oder alten Fällen, in denen die Wunde schon vernarbt ist, zu tun haben. In letzteren Fällen, in welchen wir selbst die Wunde behufs Aufsuchung und Wiedervereinigung der Sehnenstümpfe erst setzen, dürfen wir sie als aseptisch betrachten, und sie daher sogleich vollständig durch Naht schließen. Bei frischen Verletzungen wäre der völlige Nahtverschluß höchstens bei scharfrandigen Schnittwunden, die sogleich in Behandlung kommen, statthaft. In der überwiegenden Mehrzahl der Fälle — meist Maschinenverletzungen — ist die Wunde als infiziert zu betrachten und deshalb, auch wenn man sichtbaren Schmutz noch so exakt entfernt, gequetschte Teile mit der Schere abgetragen und die Wundränder geglättet hat, für Abfluß des zu erwartenden Wundsekretes von vornherein Sorge zu tragen.

Die hierfür so geeignete Tamponade der Wunde scheut man aber nach Sehnennaht, weil sie durch Austrocknung die an sich schwer bedrohte Lebensfähigkeit der Sehne noch mehr gefährdet, auch zu fester Verwachsung der Wundnarbe mit der Sehne Anlaß gibt. Bei schwerer Infektion oder Zerquetschung verschiebt man daher ja am besten die Sehnennaht überhaupt bis nach Heilung der Wunde. In den übrigbleibenden Fällen aber empfiehlt es sich, wohl eine zur Aufsuchung der retrahierten Sehnenstümpfe vom Operateur selbst gesetzte Längsincision wieder durch Naht zu schließen, die Ränder der vorhandenen Querwunde sich aber nur durch einfache Beugung der Finger von selbst lose aneinander legen zu lassen oder durch wenige Situationsnähte in normale Lage zu bringen, zwischen den Hautnähten aber kleine Drains oder kurze schmale Gazestreifen bis zur Stelle der Sehnennaht in die Tiefe zu führen; bei gutem Verlauf entfernt man sie schon nach etwa 2 Tagen.

Zwischen die einzelnen Finger legt man kleine Gazebäusche; die ganze Hand wird in große Gazekompressen gehüllt und nun bei Durchtrennung der Beugesehnen in Volarflexion, bei Läsion der Strecksehnen in Überstreckung der Hand und Finger fixiert, am sichersten durch Gips, mindestens durch gestärkte Gazebinden. — Die Beuge- bzw. Überstreckstellung behält man etwa eine Woche lang bei. Eine längere Immobilisation erschwert etwas die spätere Mobilisierung der Finger und begünstigt feste Verwachsungen; eine vorzeitige Vornahme von Bewegungen gefährdet indes bei der schlechten Ernährung der Sehnen und ihrer geringen Tendenz zur primären Vereinigung das Resultat der Sehnennaht. Nach 2 Wochen beginnt man mit erst sehr vorsichtigen, später energischeren passiven und aktiven Bewegungen der Finger und Massage, deren Wirkung man durch protrahierte warme Handbäder unterstützt. Es währt oft lang, bis die versteiften Glieder wieder einigermaßen geschmeidig werden und der verletzte Finger seine Funktion wieder erlangt, um so länger, je älter oder je empfindsamer die Operierten sind. Bei exakter Naht, Erhaltung der Asepsis und konsequenter Nachbehandlung lohnt jedoch eine völlige Restitutio ad integrum nicht so selten die große gehabte Mühewaltung.

Panaritium. Ganz die gleichen Faktoren wie nach schweren Verletzungen der Finger kommen in Betracht nach *Incision tiefer Panaritien und eitriger Sehnenscheidenentzündungen*. Die Druckempfindlichkeit der Narbe pflegt freilich geringfügiger zu sein und kürzere Zeit anzuhalten, als nach komplizierten Frakturen. Die Kontraktur ist dagegen oft um so schwerer zu überwinden.

Das nach Spaltung von Panaritien auftretende Wundbrennen hört in 20 bis 30 Minuten auf; die vorausgegangenen klopfenden Schmerzen lassen sofort nach; zum ersten Male kann der Patient wieder ruhig schlafen. Ein Anhalten des Schmerzes beweist immer eine noch vorhandene Eiterretention, sei es infolge ungenügender Incision, sei es wegen Wiederverklebung der Wundränder oder Eintrocknung der tamponierenden Gaze. Um diese letzten beiden Komplikationen zu vermeiden, rate ich Ihnen für die *Nachbehandlung nach Incision von Panaritien* dringend etwas feuchte Gaze bis in die Tiefe des Eiterherdes und zwar in der ganzen Länge der Incision zu schieben, bei Sehnenscheideneiterungen ein nicht zu dünnes Drainrohr einzulegen und darüber einen den ganzen Finger umhüllenden *feuchten* Verband mit $1^0/_{00}$ Sublimat oder 2%iger essigsaurer Tonerdelösung anzulegen, dann die Hand hochzulagern. Bei oberflächlichen Panaritien genügt eine Mitella; bei tiefer Eiterung ist vertikale Suspension mit guter Unterstützung des Armes in seiner ganzen Länge zu empfehlen. Nach je 24 Stunden wird der Verband in der gleichen Weise erneuert; erst mit Nachlaß der Eiterung, in der Regel freilich schon nach 48 Stunden, wird der feuchte Verband durch einen Salbenverband ersetzt. Fortschreitende Entzündung zwingt zur Erweiterung der Wunde.

Die eben geschilderte Art der Nachbehandlung, die ich Ihnen auch heute noch, namentlich für schwere Fälle als sichersten Weg warm empfehlen möchte, hat durch Einführung der BIERschen *Stauungshyperämie* nicht unwesentliche Wandlungen erfahren. BIER verwirft, wie bekannt, die großen Incisionen, die Tamponade der Wunde, die Ruhigstellung der Hand und Finger, sieht in ihnen die hauptsächliche Ursache der schlechten rückbleibenden funktionellen Resultate, der Narbenkontrakturen, Versteifungen von Fingern und Hand und empfiehlt kurze Einschnitte, Einlegen kurzer Drainagen, frühzeitige Bewegung der Finger bei gleichzeitiger, mehrere Tage hindurch fortzusetzender Stauungshyperämie durch Anlegen einer Gummibinde für 20—22 Stunden um den Oberarm. Bezüglich der näheren Technik verweise ich auf das im allgemeinen Teil Gesagte. Hier will ich nur erwähnen, daß einige der von mir beobachteten Fälle die günstigen Erfahrungen BIERs allerdings durchaus bestätigen, indem ziemlich rasche Heilung mit sehr guter Funktion erzielt wurde, daß ich aber in anderen Fällen trotz strenger Befolgung seiner Vorschriften ein Fortschreiten der Phlegmone zu beklagen hatte. Jedenfalls rate ich Ihnen, das altbewährte Prinzip der frühzeitigen Spaltung tiefer Panaritien beizubehalten, den Einschnitt nicht allzu klein zu machen und bei Anwendung der Stauungshyperämie diese sehr sorgfältig zu kontrollieren. Bei richtigem Liegen der Gummibinde muß der Schmerz sehr bald — zirka nach einer $\frac{1}{2}$—1 Stunde — nachlassen; Anhalten oder gar Zunahme des Schmerzes, Blauwerden der peripher von der Einwicklung gelegenen Hautabschnitte zwingen zur Abnahme der Gummibinde. Wo diese stete Kontrolle nicht durchführbar ist, bleiben Sie besser beim alten Verfahren.

Länger anhaltende Eiterung ohne Progredienz der Phlegmone, ohne Erscheinungen von Retention, Vorwuchern der Granulationen macht das Vorhandensein eines Fremdkörpers wahrscheinlich, entweder eines von außen eingedrungenen oder einer Nekrose von Bindegewebe oder Knochen. Namentlich die Sequestration der Endphalangen bei subperiostalen Panaritien ist häufig; bald stößt sich die ganze Phalange, häufiger ihr peripher von der Epiphysenlinie gelegener Teil ab. Die Sondierung der Fistel läßt den rauhen Knochen fühlen. Man wartet zunächst die Demarkation der Nekrose ab und kann den Sequester nach einigen Wochen meist unschwer mit der Pinzette extrahieren. Manchmal zögert die Lösung und haftet die tote Phalange noch etwas fester an dem dorsalen Periost. Dann spaltet man die Fistel, durchtrennt die wenigen noch haltenden Bindegewebsfasern, entfernt den Knochen, schabt die eitrig infiltrierten Granulationen aus und tamponiert die Wunde für 1—2 Tage. Unter Salbenverbänden folgt dann rasche Heilung.

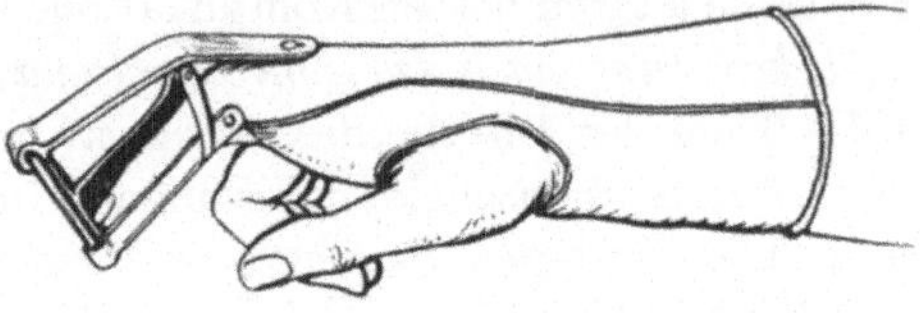

Abb. 68. Apparat zur Streckung von Fingerkontrakturen nach SCHOENBORN.

Über Verlauf und Behandlung der im Anschluß an tiefe Panaritien ja nicht seltenen eitrigen Sehnenscheidenentzündungen an Fingern und Hand habe ich Ihnen schon im allgemeinen Teil alles nötige gesagt.

Fingerkontrakturen. Nach Schwinden der akuten entzündlichen Erscheinungen hat sich unsere ganze Aufmerksamkeit sowohl bei den komplizierten Frakturen, wie bei den Panaritien der Verhütung resp. Beseitigung der späterhin so schwer störenden *Kontrakturen* zuzuwenden. Mit den Prinzipien dieser Behandlung habe ich sie ja hinreichend oft zur Genüge vertraut gemacht. Sie laufen immer und immer wieder auf Dehnung der Narben resp. extra- oder intrakapsulären Verwachsungen durch ganz konsequente passive, wie aktive Bewegung oder durch Apparate hinaus, deren Wirkung man durch stundenlangen lauwarme Wasser- oder ½—1stündige Heißluftbäder unterstützt.

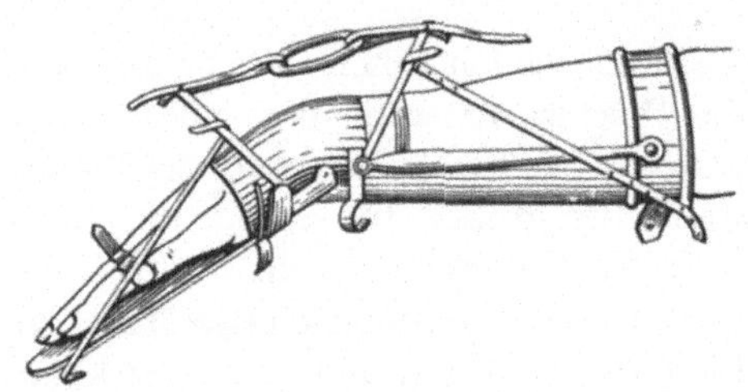

Abb. 69. Apparat zur Streckung des Handgelenkes nach BLANK.

Der KRUKENBERGsche Pendel (Abb. 16) leistet für die Mobilisierung der Finger ganz Vorzügliches. In welch einfacher und doch außerordentlich wirksamer Weise Sie den elatischen Zug zur Streckung eines oder mehrerer kontrakter Finger mittels Gipshanfschienen und einiger Gummischläuche verwenden können, habe ich Ihnen früher beschrieben (Abb. 17). Für die Praxis aurea mögen Sie sich eleganterer aus Lederhülsen mit Metallschienen und Gummizügen hergestellter Apparate bedienen. Es wird genügen, Ihnen einige der besten in Abbildung vorzuführen (Abb. 68 und 69). Für ganz schlimme veraltete Fälle bliebe nur die Operation, Excision oder Verlagerung der Narbe, resp. Resektion über. Aber auch diese Operationen sichern nur dann einen Erfolg, wenn sie von einer konsequenten Nachbehandlung in der eben skizzierten Weise gefolgt sind, nicht tage- oder wochen-, sondern monatelang. Die Operation bringt nicht die Heilung selbst, sondern nur die Möglichkeit zur Heilung. Auch genügt es nicht, dem Patienten die nötigen Vorschriften zu geben; Erfolge werden Sie nur erreichen, wenn Sie auch die Ausführung dieser Vorschriften persönlich überwachen, resp. die erforderlichen Bewegungen selbst vornehmen, den Apparat selbst anlegen.

Stört der versteifte Finger, wie so oft, auch die Funktion der übrigen Finger und läßt sich die Versteifung auf keine andere Weise heben, so soll man das konservative Verfahren nicht übertreiben; es ist dann besser, das hinderliche Glied durch Amputation oder Exartikulation zu entfernen.

Tuberkulose an Hand und Fingern. Wie Sie sich nach operativer Behandlung der *chronisch entzündlichen Prozesse* an Hand und Fingern, der Tuberkulose der Sehnenscheiden und Knochen zu verhalten haben, dafür habe ich Ihnen schon im allgemeinen Teile die nötigen Anweisungen gegeben. Die kosmetischen, wie funktionellen Endresultate sind von einer idealen Restitutio ad integrum meist weit entfernt. Je nach der Ausdehnung des Krankheitsprozesses bleibt nach Sehnenscheidentuberkulose eine bald schwerere, bald geringere Beschränkung in der Beweglichkeit der Finger zurück, und man muß froh sein, wenn nur das Grundleiden, die Tuberkulose, vollständig ohne Fistel zur Ausheilung gelangte.

Nach Ausschabung der Markhöhle bei *Spina ventosa* bleiben solche Fisteln oft lange zurück. Ihre Prognose ist indes, sofern es sich, wie gewöhnlich, um kleine Kinder handelt, keine so schlechte. Verlieren Sie in diesen Fällen die Geduld nicht zu früh! Bei entsprechender Sorge für das Allgemeinbefinden, guter hygienischer Pflege, Gebrauch von Lebertran, Eisen, Jodpräparaten, Handbädern in Salzwasser, zeitweiser Bepinselung der schlaffen Granulationen mit Jodtinktur oder Perubalsam, Einführen von Jodoformstäbchen in die Fistelgänge heilen dieselben sehr häufig noch, wenn auch nach langer Frist und mit etwas entstellenden, eingezogenen, mit dem Knochen fest verwachsenden Narben. Auch bleiben die Finger durch Ausstoßung resp. Exstirpation einer Phalange oder durch Wachstumsstörung oft um ein Glied verkürzt. Nichtsdestoweniger wird die spätere Erwerbsfähigkeit durch diese Überreste der Erkrankung in der Kindheit in den meisten Fällen nicht oder nur wenig beeinträchtigt. Die Kranken lernen es eben im Laufe der Jahre, die ausgefallene Funktion des einen oder selbst einiger Finger durch Übung der anderen zu ersetzen.

Daß es in manchen Fällen gelungen ist, den durch Resektion der erkrankten Phalange oder Metakarpalknochens entstandenen Defekt durch Einpflanzung gesunder, meist der Tibia entnommener Knochenstücke zu ersetzen, sei hier nur der Vollständigkeit wegen erwähnt. Für die Nachbehandlung solcher Fälle habe ich dem Gesagten nichts hinzuzufügen.

Enchondrome. Ganz analoge Veränderungen, wie nach Ausheilung einer Spina ventosa, bleiben zurück nach *konservativ operativer Behandlung der Fingerenchondrome* durch Ausschabung der weichen Knorpelmassen. Eine Drainage ist nach dieser Operation nicht erforderlich; man näht die einzelnen Wunden gleich oder sekundär nach primärer blutstillender Tamponande. In der Regel folgt die Heilung der Hautwunde primär linear; aber es zieht sich die Haut in die Markhöhle hinein, und die Narbe bleibt dem Knochen adhärent. Rezidive habe ich nach dieser Operation weniger an der Operationsstelle, als in der Nachbarschaft gesehen, d. h. es wuchern die zur Zeit der Operation sicher schon vorhandenen, aber für die klinische Untersuchung vielleicht noch nicht nachweisbaren Knorpelkeime auch in anderen Phalangen zu Geschwülsten heran. Ist die Zahl der durch Ausschabung zu entfernenden Tumoren eine sehr erhebliche, so ist freilich auch die Funktion dauernd durch die schrumpfenden Narben, die etwas mißgestalteten Phalangenknochen beeinträchtigt. Immerhin ist das Endresultat doch ein geradezu vorzügliches zu nennen im Vergleich mit dem einer sonst ja allein übrigbleibenden Amputation der Hand.

Ganglien. Für die Behandlung *nach Exstirpation von Ganglien* möchte ich Sie nur daran erinnern, daß bei der Operation fast ausnahmslos das Handgelenk oder die Sehnenscheiden eröffnet werden, daß also der kleinste Fehler der Aseptik sich schwer durch Vereiterung des Gelenkes oder eitrige Tendovaginitis rächen kann. Nicht die kleinste Vorsichtsmaßregel darf versäumt werden. Bei exakter Blutstillung kann man die Wunde sogleich ohne Drainage schließen. Die Hand stellt man bis zur Heilung der Wunde durch eine Holz- oder Gipsschiene ruhig. Die ersten Bewegungen sind dann immer etwas behindert; die Gesamtdauer der Heilung bis zur Wiederherstellung voller Funktion nimmt selbst bei gutem Verlauf in der Regel etwa 3 Wochen in Anspruch. Im Falle einer komplizierenden Infektion halten Sie sich an die allgemeinen Lehren der Wundbehandlung!

Syndaktylie. Nach dem Mitgeteilten werden Sie sich wahrscheinlich schon selbst sagen, daß auch nach Operationen der *Syndaktylie* — um diese der Vollständigkeit wegen noch zu erwähnen — die Nachbehandlung mit der Gefahr der Narbenkontraktur zu rechnen und zu kämpfen hat. Das vorhandene Hautmaterial reicht in der Regel nicht, die Wundfläche an beiden, miteinander verwachsen gewesenen Fingern zu bedecken; oft wird noch ein Teil des transplantierten Hautlappens gangränös; somit bleiben Granulationsflächen über, die breite Narben hinterlassen. Selbst die primäre oder sekundäre Transplantation nach THIERSCH schützt nicht gegen ihre Schrumpfung. So stellen sich die Finger in Flexions- oder seitliche Kontrakturstellung, die nur durch sorgfältige orthopädische Maßnahmen in der vorhin angegebenen Weise einigermaßen verhütet oder gebessert werden können. Die Endresultate sind keine glänzenden. Immerhin läßt sich durch Geduld deshalb verhältnismäßig viel erreichen, weil die Knochen und Bänder so jugendlicher Kinder sich durch langdauernde Einwirkung äußerer, wenn auch schwacher Kräfte gut umformen lassen. Wesentlich durch Schrumpfung des von einem Finger zum andern ziehenden Granulationsgewebes, weniger durch direkte Verklebung der einander gegenüberstehenden Wundflächen bilden sich Rezidive aus. Die Finger wachsen von der Basis nach der Spitze zu wieder miteinander teilweise zusammen. Man sucht dies freilich meist schon durch die Art der Operation, Bildung eines sogenannten ROSERschen Läppchens an der Stelle der normalen Schwimmhaut zu verhüten. War dies versäumt oder mißglückt, so kann man sich in folgender Weise zu helfen suchen: Um das Handgelenk legen Sie aus Verbandstoffen oder dünnem Leder eine Art Manschette an, an deren Dorsal- wie Volarseite je ein Haken angenäht ist. In diese hängen Sie die Ösen eines dünnen Gummischlauches, der zwischen den Basen der voneinander getrennten Finger durchgeleitet und gerade so lang ist, daß er, an den Haken befestigt, einen leichten elastischen Druck auf die Stelle der Schwimmhaut ausübt. Granuliert diese noch, wie gewöhnlich der Fall, so legt man ein Borsalbeläppchen unter den Gummi. Die definitive Vernarbung der gedrückten Partie läßt meist ziemlich lange auf sich warten.

Begutachtung. Gestatten Sie mir, meine Herren, anhangsweise noch einige Bemerkungen über die *Begutachtung von Unfallverletzungen der oberen Extremität!*

Da jeder Fall individuell beurteilt werden muß, die gleiche Verletzung im allgemeinen die Erwerbsfähigkeit eines alten Mannes mehr beeinträchtigt, wie die eines jugendlichen, anders zu bewerten ist, wenn der Verletzte sonst völlig gesund ist, als wenn seine Arbeitsfähigkeit schon durch ein anderes Leiden herabgesetzt ist, verschieden je nach der Lebensstellung, der Art der Beschäftigung, der Intelligenz des Verletzten usw., so können die folgenden Zahlenangaben Ihnen selbstverständlich nur einen *ungefähren* Anhaltspunkt für die Begutachtung gewähren, dürften als solcher aber für manchen von Ihnen doch wertvoll sein.

Das wichtigste Gebilde der oberen Extremität bleiben als die zum Greifen, Festhalten, Fühlen bestimmten Organe Hand und Finger. Jede Schädigung eines anderen Teiles ist in ihrem Einfluß auf die Arbeitsfähigkeit des Individuum darnach zu beurteilen, inwieweit sie die Funktion der Hand beeinträchtigt.

Verlust beider Hände macht die Betroffenen dauernd hilfsbedürftig, mehr als um 100% erwerbsunfähig, ähnlich der früher besprochenen Lähmung beider Unterextremitäten durch Verletzung des Rückenmarks. — Die durch Verlust *einer* Hand bedingte Einbuße an Erwerbsfähigkeit wird durchschnittlich auf 50—70% abgeschätzt, bei Verlust der rechten Hand gewöhnlich um etwa 10% höher als bei dem der linken (bei Linkshändern umgekehrt!), Verlust des Daumen als des zum Greifen wichtigsten Fingers mit 20—25%, des Zeigefingers mit 15%, des kleinen Fingers mit 12%, des dritten oder vierten Fingers mit je 10% bewertet.

Findet die Absetzung höher oben statt, so ist für den Träger allerdings jeder Zentimeter von Wert, und es ist unsere Pflicht, bei jeder Amputation nur soviel fortzunehmen, als unbedingt notwendig und mit einer guten Stumpfbedeckung vereinbar ist. So vermag z.B. jemand, dem der Vorderarm in der Mitte abgenommen ist, leichter eine Last, sagen wir einen schweren Sack, auf dem im Ellenbogen gebeugten Stumpf ruhen zu lassen und mit beiden Armen zu tragen, als bei Amputation im oberen Drittel; er kann leichter einen Gegenstand in die Ellenbeuge einhängen bei längerem als bei kurzem Stumpf, leichter bei tiefer als bei hoher Amputation des Oberarmes Gegenstände zwischen Stumpf und Rumpf einklemmen und tragen. Ja, daß selbst ein sehr kurzer Stumpf noch von Bedeutung ist und den Patienten besser stellt, als bei Absetzung im nächst höheren Gelenk, lehrte mich die Beobachtung einer Frau, welcher der rechte Vorderarm wenige Zentimeter unterhalb des Ellenbogengelenkes amputiert war, und die gelernt hatte, sich mit diesem ganz kurzen, aber im Ellenbogengelenk gut beweglichen Stummel das Schürzenband selbst zu knüpfen.

Für die Bemessung der Höhe der einem Amputierten zuzusprechenden Rente ist es aber im allgemeinen von untergeordneter Bedeutung, ob der Stumpf um einige Zentimeter länger oder kürzer ist; handelt es sich doch immer nur um eine sehr ungefähre Schätzung, nie um ein mathematisches Rechenexempel. Man bemißt daher auch die Schädigung der Erwerbsfähigkeit durch Amputation des Vorderarmes nur um wenig höher, wie die durch Exartikulation der Hand, und selbst die durch Amputation im Oberarme bedingte Einbuße schätzt man nur auf 70—75%, die durch Exartikulation im Schultergelenk auf 75—80%

Völlige Lähmung oder Versteifung eines Gliedes ist im allgemeinen gleich zu achten seinem vollständigen Verlust. So bedingt *Lähmung* des N. radialis, medianus und ulnaris zusammen eine vollständige Funktionsunfähigkeit des ganzen Armes, ist also mit etwa 70% Rente zu entschädigen, Lähmung je eines dieser drei Hauptnervenstämme des Armes setzt die Erwerbsfähigkeit um etwa 40 bis 60% herab.

Bei *Versteifung* nur eines Gelenkes ist zu beachten, in welcher Stellung das Gelenk versteift ist. Ein in fast rechtwinkliger Flexion versteiftes Handgelenk ist funktionell nahezu gleichbedeutend mit Verlust der Hand, ein in schwacher Dorsalflexion ankylosiertes Gelenk stört bei freier Beweglichkeit der Finger die Arbeitsfähigkeit verhältnismäßig wenig, kaum mehr als um 15—20%. Ein *stumpfwinklig,* — vielleicht im Winkel von 160⁰ — ankylosiertes Ellenbogengelenk beeinträchtigt den Umfang, in welchem die zugehörige Hand ihre Funktion erfüllen kann, außerordentlich, etwa um 60—70%, wäre also mit $^3/_5$ der Rente für Verlust der Hand, also mit 40—50% Rente zu entschädigen; eine Versteifung des gleichen Gelenkes in *rechtwinkliger* Beugung des Vorderarmes bei Mittelstellung zwischen Pro- und Supination gestattet — kräftige Muskulatur vorausgesetzt — fast alle Verrichtungen des gewöhnlichen Handarbeiters, ist also mit 20—25% hinreichend entschädigt. — Völlige Versteifung eines Schultergelenkes schädigt die Arbeitsfähigkeit um etwa 50—60%.

Bei nur *teilweiser* Versteifung eines Gelenkes, z. B. eines Handgelenkes nach typischer Radiusfraktur, eines Ellenbogengelenkes nach Kondylenbruch usw. ist der Grad der Versteifung zu berücksichtigen; geringe Grade beeinträchtigen die Erwerbsfähigkeit in der Regel gar nicht, hohe Grade sind meist der völligen Versteifung gleich zu achten. Versteifung eines Schultergelenkes derart, daß der Patient den Arm noch bis zur Horizontalen zu erheben vermag, mindert seine Erwerbsfähigkeit um etwa 25—30⁰/₀.

Unter Umständen ist auch die Versteifung oder Lähmung eines Gliedes mit einer höheren Rente zu bewerten, als sein völliger Verlust. Ein infolge eines Sehnenscheidenpanaritium in spitzwinkliger Contractur in die Hohlhand eingeschlagener Ringfinger hindert auch die übrigen Finger beim Ergreifen und Festhalten einer Last, beeinträchtigt also die Erwerbsfähigkeit nicht nur um 10⁰/₀, sondern zuweilen um 20—40⁰/₀. Ein nach Verletzung oder Resektion entstandenes Schlottergelenk oder eine sehr schlaffe Pseudarthrose können die Gebrauchsfähigkeit des Armes mehr behindern, als der Verlust des Armes in der gleichen Höhe.

Auch der alleinige *Verlust der Sensibilität* ohne jede Störung der Motilität genügt oft schon, das betroffene Glied völlig funktionsuntüchtig zu machen. Arbeiter, die in ihrem Berufe auf das feine Gefühl in den Fingerspitzen angewiesen sind, z. B. Feinmechaniker zum Festhalten kleiner Maschinenteile, Weber zum Fassen der Fäden usw., werden durch eine Störung desselben, wie sie schon durch eine einfache starke Quetschung für längere Zeit hervorgerufen sein kann, oft mehr beeinträchtigt, als durch teilweise Versteifung eines Fingers.

Ganz besonders müssen Sie aber bei der Begutachtung von Unfallverletzten mit ins Auge fassen, ob sie das ihnen verbliebene Maß von Kraft und Bewegung schmerzlos zu gebrauchen vermögen, oder ob der Gebrauch des Gliedes zur Arbeit stets mit mehr minder großem Schmerz verbunden ist, oder die Empfindlichkeit einzelner Teile gegen Stoß oder starken Druck, z. B. schmerzhafte Narben, empfindliche Amputationsstümpfe von Fingern usw., dauernd eine gewisse Vorsicht bei der Arbeit erheischt, ihre Ausführung dadurch verlangsamt und den Lohnerwerb entsprechend herabsetzt. Selbstverständlich sind wir hierbei auf die subjektiven Klagen des Patienten angewiesen und daher Täuschungen ausgesetzt. Eine genaue Feststellung des objektiven Befundes und wiederholte

Prüfung unter Ablenkung der Aufmerksamkeit des Untersuchten, das Inbetracht-
ziehen scheinbarer Nebenumstände, der Muskelkraft, des Vorhandenseins von
Arbeitsschwielen usw. erlaubt gleichwohl meist einen ziemlich sicheren Schluß
über die Berechtigung der subjektiven Klagen.

Die oben genannten Zahlen gelten für sonst gesunde Personen kurze Zeit
nach der Verletzung. Im objektiven Befund kann ja nun bei Verlust von Gliedmaßen, völliger Versteifung von Gelenken usw. eine Veränderung nicht eintreten.
Die Erfahrung lehrt nun aber zur Genüge, daß namentlich jugendliche Personen
sich allmählich im Laufe einiger Jahre oft erstaunlich an den erlittenen Verlust
gewöhnen und durch Übung, ganz besonders aber den regelmäßigen Gebrauch
der erhalten gebliebenen Glieder bei der Arbeit lernen, ihn mehr oder minder
vollständig auszugleichen, so daß sie in der Ausführung ihrer gewohnten Arbeit
später überhaupt nicht mehr oder doch in weit geringerem Maße als früher behindert sind; auch wissen wir, daß im Laufe der Jahre die Empfindlichkeit von
Narben und Amputationsstümpfen meist sehr nachzulassen bzw. völlig zu schwinden
pflegt. Als objektiven Anhalt für eine derart eingetretene Besserung der Funktionsfähigkeit, als Beweis für einen regelmäßigen, vom Untersuchten vielleicht ge-
leugneten Wiedergebrauch des verletzten Gliedes kann man dann oft das Vorhandensein dicker Arbeitsschwielen in der Hohlhand, eine kräftige Entwicklung
der vordem atrophischen Muskulatur des Gliedes nachweisen; auch der tatsächlich verdiente Lohn gibt für die Beurteilung einen nicht zu unterschätzenden
Anhaltspunkt. Man ist dann berechtigt, trotz des kaum veränderten objektiven
Befundes auf Grund der *Gewöhnung* eine tatsächliche wesentliche Besserung der
Arbeits- und Erwerbsfähigkeit des Verletzten anzunehmen und dementsprechend
für eine Herabsetzung oder sogar — z. B. bei Verlust nur eines Gliedes des dritten,
vierten oder fünften Fingers — für völlige Einstellung der bewilligten Rente zu
plädieren. Die Rechtsprechung des Reichs-Versicherungs-Amtes hat eine derartige Entscheidung wiederholt als voll begründet anerkannt und gut geheißen.

Ungleich häufiger ist natürlich eine *Änderung der Rentenfestsetzung* von Unfallverletzten erforderlich auf Grund objektiv nachweisbarer Besserung, weit seltener
Verschlechterung der Funktionstüchtigkeit des verletzten Gliedes. Die nach
Frakturen, Kontusionen, Distorsionen, Sehnenscheidenentzündungen, Ruhigstellung der Glieder nach Operationen usw. anfangs gewöhnlich vorhandene
Schwäche und Bewegungsbeschränkung des verletzten oder erkrankten Gliedes
geht in den folgenden Wochen und Monaten mehr oder minder rasch und vollkommen auch ohne jede weitere Behandlung immer mehr zurück. Der Gebrauch
stellt die Funktionsfähigkeit des Gliedes weit besser wieder her, als noch so lange
medikomechanische Behandlung; die Gelenke werden geschmeidiger, die Muskeln
kräftiger, und dementsprechend wächst die Erwerbsfähigkeit.

Da nun für jede Rentenänderung der Nachweis der eingetretenen wesentlichen
Änderung in der Arbeitsfähigkeit des Rentenempfängers gefordert wird, dieser
Nachweis aber nur durch Vergleich des neuen mit dem früheren Befunde sicher
geführt werden kann, so ergibt sich daraus für Sie, meine Herren, wie für jeden
praktischen Arzt die nicht streng genug zu beachtende Schlußfolgerung, bei jeder
Begutachtung den objektiven Befund nicht nur möglichst genau festzustellen,
sondern ihn auch im Gutachten sorgfältig durch Maß- und Zahlenangaben (Messung
der Exkursionsweite der Bewegung eines Gelenkes, Festlegung, ob oder inwieweit

der Faustschluß möglich ist, Messung der Druckkraft der Hand mit einem Kraftmesser, Messung des Umfanges der verletzten Extremität, bei Verletzung der Hand nicht nur der Hand selbst, sondern auch des Vorder- und Oberarmes an verschiedenen Stellen und stets unter Angabe des Umfanges der gesunden Extremität an der gleichen Stelle) jedesmal festzulegen.

Neununddreißigste Vorlesung.

Nachbehandlung nach Verletzungen und Operationen an der unteren Extremität.

Beckenbrüche. — Symphyseotomie. — Resektionen am Becken. — Schenkelhalsbrüche. — Luxation des Hüftgelenkes: a) frische; b) veraltete; c) kongenitale: unblutige Reposition; blutige Reposition. — Arthrodesis. Arthrotomie, Resektion, Arthroplastik des Hüftgelenkes. — Mobilisierung.

Beckenbrüche. Wie nach den Brüchen des Schädels und der Wirbelsäule, so beansprucht auch nach *Beckenfrakturen* weniger der Knochenbruch als solcher unsere Aufmerksamkeit und Sorgfalt, als die häufig ihn begleitenden Weichteilverletzungen. Bei Abbrüchen einzelner Knochenvorsprünge, der Spina anterior sup., Stücken der Crista ilei, des Tuber ossis ischii sind wir außerstande, die Fragmente auch nur einigermaßen sicher gegeneinander durch Verbände zu fixieren; sie werden durch den Muskelzug immer wieder etwas verschoben. Die Heilung kommt daher oft nur durch feste bindegewebige Narbe, aber doch ohne Funktionsstörung zustande. — Auch bei den Beckenringbrüchen können wir nach möglichstem Ausgleich etwaiger Verschiebungen durch direkten Druck auf die Fragmente oder Zug an den Beckenschaufeln kaum etwas anderes tun, als die Patienten Bettruhe einhalten zu lassen und das Becken durch einen festen Beckengurt aus Leder oder straff angezogene Tücher einigermaßen zu stützen. Die Beine, im Hüft- und Kniegelenk leicht gebeugt, unterstützt man durch eine quer unter beide Knie gelegte Polsterrolle und beiderseits durch lange Sandsäcke oder Spreukissen, oder man bandagiert das ohne Verband meist nach außen rotierende Bein auf eine lange VOLKMANNsche Halbrinne aus Blech oder Draht. Noch besser fixiert man es für die ersten 3—4 Wochen durch einen Heftpflasterextensionsverband mit freilich nur geringer Belastung von etwa 5—10 Pfund. Die Konsolidation erfolgt in der Regel zwar recht langsam, doch meist mit knöchernem Callus, erfordert durchschnittlich 8—14 Wochen. Ein gewisser Grad von Dislokation bleibt oft bestehen, ohne jedoch die Funktion wesentlich zu stören. Bei Frauen kann freilich eine durch Verschiebung der Beckenknochen bedingte Beckenverengerung im Falle späterer Schwangerschaft ein schweres Geburtshindernis abgeben.

Es ist nicht meine Aufgabe, alle die möglichen anderweitigen komplizierenden Läsionen aufzuzählen; nur auf die häufigen, für die Nachbehandlung besonders wichtigen Verletzungen der Urethra und der Harnblase möchte ich Ihre Aufmerksamkeit lenken. Störungen in der Urinentleerung bei Beckenfrakturen verlangen stets die vorsichtige Untersuchung der Harnwege mittels metallenen Katheters. Bei totaler Harnröhrenzerreißung soll stets sogleich der äußere Harnröhrenschnitt ausgeführt werden, bei partieller gehen die Ansichten, ob Urethrotomie, häufiger

Katheterismus oder Verweilkatheter den Vorzug verdienen, auseinander. Die Statistik spricht zugunsten der erstgenannten Methode. Was ich Ihnen über die Nachbehandlung dieser Operation sagte, gewinnt somit auch für einen nicht unerheblichen Teil der Beckenfrakturen Bedeutung.

Eine begleitende Blasenzerreißung würde, wenn intraperitoneal, die Laparotomie und Blasennaht erfordern, bei extraperitonealem Sitz zu einer Incision durch das mit Blut und Urin infiltrierte prävesikale Zellgewebe in der Medianlinie oder quer oberhalb der Symphyse zwingen, zur Bloßlegung des Risses und Weiterbehandlung, wie nach Sectio alta.

Auch nach beendeter Konsolidation klagen die Verletzten in der Regel noch recht lange über Schmerzen an der Frakturstelle und im Kreuz, sei es, daß eine Zerreißung der Synchondrosis sacroiliaca oder eine Fissur des Kreuzbeines oder Darmbeines dicht neben derselben den Bruch an der Vorderwand des Beckenringes begleitete; auch ausstrahlende Schmerzen entlang der Unterextremität bilden Gegenstand häufiger Klagen. Unsicherheit des Ganges verlangt noch für viele Wochen Unterstützung mit Krücken oder Stöcken. Personen, die in ihrem Berufe viel gehen oder stehen müssen, werden daher durch einen Beckenringbruch für etwa ½ Jahr völlig, für 1 Jahr teilweise erwerbsunfähig. Nur die Zeit lindert allmählich die subjektiven Beschwerden; die Therapie besitzt gegen sie kein wirksames Mittel.

Symphyseotomie. Im Gegensatz zu diesen subcutanen Beckenfrakturen stellt sich die Funktionsfähigkeit nach blutigen Kontinuitätstrennungen des Beckenringes in oder dicht neben der Symphyse, nach *Symphyseotomie* wegen Beckenenge bei der Geburt weitaus günstiger. Sind auch einige unglückliche Ausgänge durch Infektion beobachtet, so kam es doch in den meisten Fällen, insbesondere nach Ausführung der Knochennaht, zu recht schneller fester Wiedervereinigung der Beckenknochen, so daß die Patienten schon einige Wochen nach der Operation umhergehen konnten. Verletzungen der Urethra sind auch bei der Symphyseotomie wiederholt vorgekommen. Die Schwierigkeit der Behandlung liegt aber hier wesentlich in der Erhaltung der Asepsis der Wunde. Den besten Schutz gewährt der völlige Nahtverschluß. War dieser nicht möglich, so schützt nur die teilweise Tamponade und dauernd peinlichste Überwachung, häufiger Wechsel des mit Urin oder Wundsekret durchtränkten Verbandes gegen sekundäre Infektion. Man achte auf etwaige paravaginale Hämatombildung, da solche leicht sekundär vereitern. Die Knochennaht läßt man einheilen oder entfernt sie nach etwa 3—4 Wochen.

Resektionen am Becken. Totale operative Trennung der Kontinuität des Beckenringes kommt außer der Symphyseotomie nur ganz ausnahmsweise vor; die von TRENDELENBURG zur Therapie der Blasenspalte angegebene Durchmeißelung beider Articulationes sacroiliacae fand schon früher Erwähnung. Hingegen sind partielle Resektionen des Beckens, auch wenn wir zunächst von der Pfannenresektion bei Coxitis absehen, nicht ganz so selten. Nach Exstirpation kleinerer Beckentumoren kann man die Wunde meist unter Einlegung eines Drainrohres durch Naht schließen. Bei großen Tumoren zieht man zur sicheren Blutstillung und Abkürzung der sehr eingreifenden Operation die primäre Tamponade und sekundäre Naht vor. — Gab Tuberkulose der Beckenknochen oder einer Articulatio sacroiliaca die Indikation zur Beckenresektion, so rate ich Ihnen unter allen Umständen zur Tamponade mit Jodoformgaze. Lassen Sie die große Wundhöhle per granulationem von der Tiefe aus heilen! Es ist sehr schwer, durch die Operation alles Kranke sicher zu entfernen. Fisteln und Rezidive bilden sich daher bei Naht der Weichteilwunde und Drainage sehr häufig. Beibehaltung der Jodoformgazetamponade, zeitweise Bepinselung der schlaff werdenden Granulationen mit Jodtinktur, Ausschaben etwaiger Käscherde, sowie sie sich zeigen, erzielt zwar nicht absolut, aber doch etwas sicherer eine radikale Heilung. — Von Wichtigkeit ist, daß selbst durch relativ größere Defekte des vorderen Abschnittes des Beckenringes die Funktion mitunter auffallend wenig gestört wird.

In allen diesen Fällen erstreckt sich die Behandlung über eine Reihe von Monaten. Die Nähe der äußeren Genitalien und des Afters erschwert wohl bei einer so langen Dauer die Aufrechterhaltung der Asepsis, macht sie indes nicht unmöglich, freilich bedarf es der größten Sorgfalt beim jedesmaligen Verbandwechsel. Infektion bringt die Gefahr eitriger Osteomyelitis der Beckenknochen mit sich, namentlich wenn die Maschen der Spongiosa durch den operativen Eingriff in großer Ausdehnung eröffnet wurden; Sekretretention führt zu Eitersenkungen zwischen Musc. iliacus und Darmbeinschaufel einerseits, oder zwischen dieser und Glutäalmuskulatur andererseits. Diese Stellen unterziehe man daher bei Eintritt von Fieber einer besonders aufmerksamen Untersuchung. Für die Diagnose der innerhalb des Beckens sich senkenden Abscesse ist neben der Palpation von den Bauchdecken nie die per vaginam oder rectum zu vernachlässigen.

Müssen Sie die Glutäalmuskulatur behufs Freilegung einer tiefliegenden Eiterretention spalten, so vergessen Sie nicht die Gefahr einer Läsion der Art. glutaea oder des N. ischiadicus! Dringen Sie mit großen Hautschnitten präparierend unter steter Leitung des Auges, nie blind in die Tiefe vor!

Die *Prognose der* **Schenkelhalsbrüche** ist eine wenig günstige. Nicht nur bleibt die knöcherne Konsolidation bei den medialen Frakturen nahezu stets, bei den lateralen häufig aus, die Hauptgefahr liegt bei den alten Patienten — und um solche handelt es sich ja in der weitaus größten Zahl der Fälle — in dem Hinzutritt von Komplikationen infolge der durch die Verletzung bedingten langdauernden Ruhelage; chronische Bronchitiden, hypostatische Pneumonien, Decubitus, Cystitiden und Pyelitiden raffen etwa 20% der Verletzten hinweg. Unser Hauptaugenmerk ist daher von vornherein auf das Allgemeinbefinden zu richten. So früh wie irgend möglich, selbst unter Verzicht auf beste Stellung der Fragmente, führe man die Kranken aus der liegenden in halbsitzende Stellung über, halte sie zu Atemgymnastik an, gebe ihnen Expectorantien und frühzeitig Herzstärkungsmittel; durch Lagerung auf einem Wasserbett, Abreiben des Rückens mit Franzbranntwein, peinlichste Sauberkeit suche man einem Decubitus vorzubeugen; etwaige Cystitiden bekämpft man wie früher beschrieben.

Über die eigentliche Behandlung der Fraktur ist gerade im letzten Jahrzehnt viel geschrieben worden und hat man entschiedene Fortschritte gemacht; ihre detaillierte Schilderung liegt natürlich außer meiner Aufgabe. Das früher sehr übliche, mehr negative Verfahren, Schenkelbrüche alter Leute ohne weiteres Redressement nur durch Lagerung der in Hüft- und Kniegelenk leicht gebeugten Beine zwischen Sandsäcken und Kissen zu behandeln, beschränkt man heute auf jene Fälle, in denen das schlechte Allgemeinbefinden der Kranken jeden weiteren Eingriff verbietet, insbesondere wenn es sich um eingekeilte mediale Frakturen handelt. Sind die Patienten aber jünger, ist namentlich der Kräftezustand ein günstiger, dann verlangen wir heute, wie bei allen anderen Knochenbrüchen, zunächst ein möglichst exaktes *Redressement*, was freilich fast immer tiefe Narkose erfordert, und zwar unter Röntgenkontrolle, ist die Einrichtung gelungen, *Fixation*

der Stellung in *Abduktion* und *Innenrotation.* Statt des früher gebräuchlichen
Extensionsverbandes bevorzugt man heute meist den ausgedehnten vom Mittelfuß bis nahe an den Brustkorb reichenden Gipsverband, umsomehr als er, als
Gehverband angelegt, relativ früh das Verlassen des Bettes gestattet. Um die
Teile wirklich ruhig zu stellen, muß er freilich mit größter Sorgfalt angelegt und
namentlich um das Becken und Sitzbein herum dem Körper gut anmodelliert
werden. Das Sitzbein schützt man gegen Druck durch ein Stück Sattelfilz. Zum
Herumgehen wird ein hufeisenförmig den Fuß umgreifendes Bandeisen eingegipst (Abb. 70).

Die Konsolidation erfordert lange Zeit etwa 12—15 Wochen, und verträgt
keine vorzeitige Belastung des Beines.
Bei lateraler Schenkelhalsfraktur soll die
Belastung nicht vor Ablauf von 3 bis
4 Monaten, bei medianer nicht vor 1 Jahr
erfolgen. So lange muß man auch mit
allen Bewegungsversuchen warten.

Erfolgt die Heilung nur mit bindegewebigem Callus oder Pseudarthrose, so
sind die Kranken dauernd auf Krücken
oder Schienenhülsenapparate angewiesen.
Bei jüngeren kräftigen Individuen entschließe man sich dann lieber frühzeitig
zu operativer Behandlung, Entfernung
des medianen Bruchstückes, eventuell
Arthroplastik. — Nach neueren Statistiken werden mit der geschilderten Gips-
behandlung bis 70% der Verletzten geheilt.

Luxationen des Beines. Weichen auch
die Prinzipien der Behandlung *nach
Reposition von Luxationen an der unteren
Extremität* nicht ab von denen der
oberen, so bedingt doch die so sehr verschiedene Funktion im einzelnen nicht
unwesentliche Differenzen. Beweglichkeit ist das erste Erfordernis für die Ge-

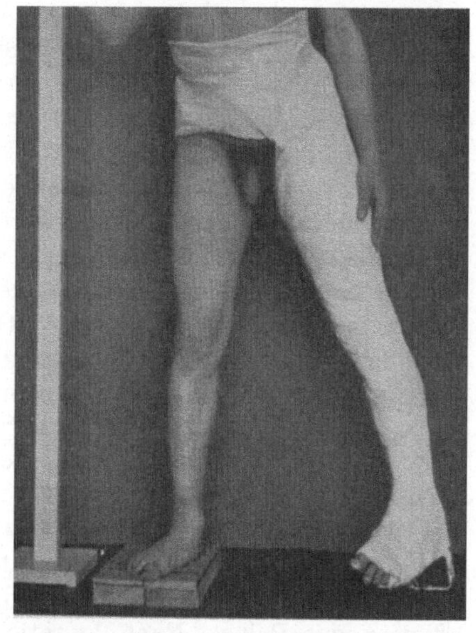

Abb. 70. Gehgipsverband in Abduktions- und
Innenrotationsstellung zur Behandlung der
Schenkelhalsfraktur. (Zur Aufrechterhaltung
der Innenrotation ist der Fuß mit eingegipst,
zur Vermeidung der direkten Belastung die
Sohle herausgeschnitten und der Fuß an die
dorsale Gipshälfte mit einer Mullbinde angewickelt.) (Aus: Handbuch der prakt. Chirurgie,
Aufl. 6, Band 6.)

lenke der oberen Extremität, Trag- und Stützfähigkeit dasjenige für die der
unteren. Freilich streben wir auch nach Luxationen des Beines bewegliche Glieder
an; Festigkeit des gesamten Kapselapparates, also auch der Narbe an der Stelle
des Kapselrisses ist indes von größerer Bedeutung, als die Exkursionsweite der
einzelnen Bewegungen. Wir fixieren daher die Gelenke nach gelungener Reduktion
weit länger durch Verbände und beginnen erst später mit methodischen Bewegungen.

Hüftgelenkluxationen. Die Gefahr eines Rezidivs nach *Reposition einer
frischen Hüftgelenkluxation* ist freilich in Anbetracht der Tiefe der Gelenkpfanne
nicht groß. Es würde meist die einfache Bettruhe und Stützung des Beines
durch seitlich gelagerte Sandsäcke genügen. Man bevorzugt indes der größeren

Sicherheit wegen einen Verband und zwar bei Luxationen nach hinten und vorn unten einen Extensionsverband mit geringer Gewichtsbelastung oder einen Gipsverband in gestreckter Stellung, bei Luxationen nach vorn oben eine Immobilisierung in leichter Beugestellung. Nach etwa 14 Tagen entfernt man den Verband, massiert täglich die Gelenkgegend, beginnt mit leichten Bewegungen und läßt nach weiteren 8 Tagen den Patienten das Bett verlassen und zunächst an Krücken, später an Stöcken umhergehen. Mit Nachlaß der Schmerzhaftigkeit gewinnt er von selbst ziemlich rasch das Vertrauen in die Stützfähigkeit des luxiert gewesenen Beines wieder und belastet es mehr und mehr. Die Übungen beginnen Sie mit mäßigen Flexionsbewegungen; stärkere Beugung, die für die Luxation nach hinten und die nach vorn unten die Gefahr einer neuen Verrenkung mit sich bringen würde, verbietet sich schon der Schmerzen wegen zu dieser Zeit von selbst. Hingegen meiden Sie im Anfange bei den Verrenkungen nach hinten die Adduktion, bei denen nach vorn die Abduktion!

Nach *Einrichtung veralteter Luxationen* haben wir in weit höherem Grade mit der Gefahr eines Rezidives zu rechnen. Ein mehr oder minder dickes Bindegewebspolster füllt die Gelenkpfanne aus; der Trochanter maior springt deshalb stärker nach außen vor, als auf der gesunden Seite; auch steht das Bein manchmal in geringer Außenrotation. Fast könnte man an der gelungenen Einrichtung zweifeln, bewiese nicht die gleiche Länge beider Beine, die freie Beweglichkeit, die genaue Palpation die richtige Stellung von Oberschenkel und Becken zu einander. Aber eine einzige ungeschickte Bewegung des Assistenten oder eine aktive Muskelkontraktion des Kranken bei vorzeitigem Erwachen aus der Narkose, ehe ein Verband die richtige Stellung fixiert, genügt zuweilen, den Kopf wieder aus der Pfanne austreten zu lassen. Wiederholt machte man beim ersten Verbandwechsel die unangenehme Entdeckung, daß die Luxation trotz sicher gelungener Reduktion sich wieder hergestellt hatte. Es bedarf deshalb nach Einrichtung veralteter Verrenkungen des Hüftgelenkes während Anlegung des ersten Verbandes und während der ersten Wochen einer doppelt scharfen Kontrolle und einer sicheren Fixation des Beines. Nach Luxatio iliaca und ischiadica stellen wir dasselbe von vornherein in Abduction und Streckung und erhalten es in dieser durch Gipsverbände oder Extension mit Gegenzug an der gesunden Hüfte; bei Luxationen nach vorn immobilisieren wir es in leichter Adduction. Natürlich hüte man sich vor Täuschung durch Scheinreduktionen! Man denke immer an die Möglichkeit, daß eine Luxatio obturatoria durch den Repositionsversuch in eine Luxatio ischiadica oder eine Luxatio iliaca in eine supracotyloidea umgewandelt sei u. dgl. mehr. Eine genaue Palpation der Stellung der Gelenkenden zueinander, sowie die *stets vorzunehmende Röntgenkontrolle* wird vor diesem Irrtum schützen.

Der Schwierigkeit, den Gelenkkopf in der Pfanne reponiert zu erhalten, gesellt sich nach blutiger Reduktion veralteter Hüftgelenkluxationen noch die weitere hinzu, die Wunde aseptisch zu erhalten. Selbst die größte Vorsicht vermag nicht immer eine Infektion während der eingreifenden Operation mit absoluter Sicherheit auszuschließen, wenn der Kopf, wie dies bei veralteten Verrenkungen die Regel ist, aus den ihn an der pathologischen Stelle fixierenden narbigen Verwachsungen gelöst werden mußte, die Gewebe dabei viel gequetscht, gezerrt, eingerissen wurden. Von einem aseptischen Wundverlaufe hängt aber das ganze

Resultat der Operation ab. Nur bei reaktionsloser Wundheilung ist ein bewegliches, gut funktionierendes Gelenk zu erhoffen; Eiterung ist fast immer von Ankylose gefolgt, falls sie nicht gar zur nachträglichen Resektion zwingt oder einen tödlichen Ausgang herbeiführt.

Um sich gegen die schlimmen Folgen einer etwa erfolgten Infektion möglichst zu sichern, legt man bis zur Pfanne einen dicken Drain durch die im übrigen genähte Wunde, oder — noch sicherer — man tamponiert die ganze Wunde für 6—8 Tage mit Jodoformgaze und vereinigt sie erst dann durch sekundäre Naht. Über den aseptischen Verband aber legt man in jedem Falle einen vom Unterschenkel bis zum Thorax reichenden Gipsverband. Das Drainrohr entfernt man bei aseptischem Verlauf durch ein in den Gips geschnittenes Fenster, die Fäden der primär oder sekundär genähten Wunden bei Abnahme des Gipsverbandes nach 2—3 Wochen. Die weitere Nachbehandlung gleicht der nach unblutiger Reposition.

Die Nachbehandlung nach gelungener *unblutiger* Reposition **kongenitaler Luxation des Hüftgelenkes** wird von verschiedenen Chirurgen in etwas verschiedener Weise geleitet. (Auf die Art der Reposition gehe ich als außerhalb meiner Aufgabe liegend natürlich hier nicht ein.)

LORENZ fixiert das in starker Flexion, Abduction und Außenrotation stehende Bein durch einen das Becken, den Rumpf bis zum Thorax, das Bein bis unterhalb des rechtwinkelig gebeugten Knies umgreifenden Gipsverband (Abb. 71 u. 72). Andere bevorzugen in Rücksicht auf die häufige Anteversionsstellung des Schenkelkopfes eine leichte Einwärtsdrehung. Während man früher den Verband schon nach etwa 5—6 Wochen und dann häufiger wechselte und das Bein ziemlich früh in eine minder gezwungene, etwas mehr gestreckte und weniger abducierte Stellung überführte, vertreten heute viele Chirurgen die Ansicht, daß es besser ist, den ersten Verband 5—6 Monate, ja noch länger liegen zu lassen, auch den zweiten Verband in gleicher Stellung anzulegen und ihn erst nach weiteren 3—6 Monaten abzunehmen. Um einen so langen Bestand des Gipsverbandes zu ermöglichen, bedarf es natürlich bei kleinen und noch unreinen Kindern der größten Aufmerksamkeit und Sorgfalt des Wartepersonals, besonders muß durch Vorlagen und häufiges Abhalten der Kinder verhütet werden, daß Urin, in Rückenlage des Kindes nach hinten fließend, den Gipsverband durchnäßt.

Es ist erstaunlich, wie gut und rasch die Kinder es lernen, sich trotz der so abnormen Stellung des Beines zu bewegen. Sie sollen auch nicht dauernd ruhig im Bett gehalten, sondern möglichst viel in sitzender Stellung auf geeigneten Stühlen an frische Luft gebracht werden. Ob aber eine frühe Belastung des Beines noch im Gipsverband vorteilhaft ist, wie LORENZ empfahl, wird von anderen bestritten. Darin aber besteht Einstimmigkeit, daß man nach Weglassen des Gipsverbandes nach frühestens 6, meist erst nach 9—12 Monaten von dem früher allgemein empfohlenen Mobilisieren des Beines absieht, sich auf Massage der Muskulatur beschränkt, die allmähliche Geradrichtung des Beines aber dem Kinde selbst überläßt. — Die Gefahr einer Reluxation ist beim Verbandwechsel, wie bei Bewegungsversuchen sehr groß; eine neue Röntgenkontrolle ist daher bei und nach jedem Verbandwechsel unerläßlich. Die zur definitiven Heilung erforderliche Umbildung und gegenseitige Anpassung des oft stark deformierten

Gelenkkopfes und der Pfanne erfordert viel Zeit, von Arzt und Patienten daher
größte Geduld.

Die Resultate der unblutigen Reposition sind — wenn man auch ein abschließendes
Urteil noch nicht fällen kann — wurde sie frühzeitig, d. h. bei Kindern bis längstens
zum 7. Lebensjahre ausgeführt, im allgemeinen befriedigend. Anatomische Heilung,
d. h. bleibende Reposition des Kopfes in der Pfanne, wurde bei einseitiger Luxation
nach DEUTSCHLÄNDER in 39%, nach HOFFA in etwa 70% der Fälle — bei doppelseitiger Luxation freilich nur in etwa 20% —, nach GAUGELE sogar bei einseitiger
Luxation in 95%, bei doppelseitiger in 80% erzielt, und damit eine Beseitigung der
Verkürzung, soweit sie nicht durch die
vorhandene anatomische Deformation des
Gelenkkopfes und Schenkelhalses bedingt
wird, und sicherer Gang, bei doppelseitiger
Luxation Wegfall des häßlichen Watschelns
infolge Verschiebung der Femurköpfe auf den
Beckenknochen erreicht. Zum Ausgleich der
geringen Verkürzung genügt es, eine habituelle
mäßige Abduktionsstellung des Beines anzustreben; bei hochgradiger bessert eine erhöhte
Sohle den Gang. — In einem nicht unerheblichen Teil der Fälle kam es zwar nur zu einer
Transposition des Gelenkkopfes nach unten
und außen von der Spina anterior inferior;
doch wird auch hierdurch eine wesentliche
Besserung gewährleistet. — Es darf aber nicht
unerwähnt bleiben, daß eine gewisse bleibende
Bewegungseinschränkung nicht selten ist, ja
daß in zum Glück nur wenigen Fällen eine
Flexions-Abduktionskontraktur das Gehen
nahezu unmöglich macht. — Auch Lähmungen
des Nervus ischiadicus, femoralis, peroneus
wurden beobachtet, und in einem Teil der
Fälle kommt es im weiteren Verlauf zu Wachstumsstörungen.

Nach *blutiger* Reposition der kongenitalen Hüftgelenkluxation tamponierte
HOFFA die Wunde mit steriler Gaze, legte
dann einen aseptischen Verband und darüber einen Gipsverband an; diesen entfernte er nach 4—8 Tagen, zog die tam-

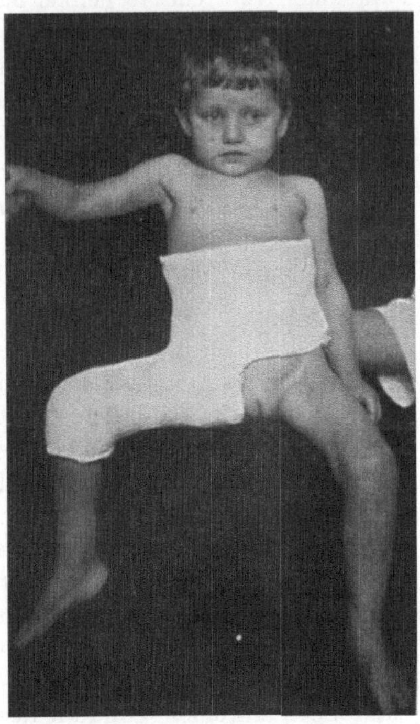

Abb. 71. Gipsverband in LORENZscher
Primärstellung bei einseitiger Luxatio coxae
congenita. (Aus: Handbuch der praktischen
Chirurgie, 6. Auflage, Band 6.)

ponierende Gaze heraus und die Wundränder durch eine einfache Rollbinde
zusammen; dann nochmalige Fixation durch Gips. — Andere bevorzugen dagegen
die Naht und Drainage. LORENZ tupft die Wundhöhle am Schlusse der Operation
trocken aus und schließt die Hautwunde ohne vorherige Kapselnaht durch
Catgut-Suturen bis auf eine kleine zentrale Lücke, durch die er einen dünnen
Jodoformgazestreifen bis zum Schenkelhalse vorschiebt. Nach Anlegung eines
dicken aseptischen Verbandes fixiert man das Bein in leichter Abduktionsstellung
durch einen vom Knöchel bis unter die Axilla reichenden zirkulären Gipsverband,
in den man zwecks Entfernung des Drains oder Tampons am 4. oder 5. Tage p. op.
zweckmäßig gleich ein Fenster schneidet. Ein Extensionsverband erscheint, wie
LORENZ mit Recht hervorhebt, irrationell, handelt es sich doch gerade darum,
den Kopf fest in die neue Pfanne hineinzupressen und für eine Zeitlang jede
Bewegung zu verhindern.

Heftige Schmerzen, über die die meisten Patienten in den ersten Tagen klagen, machen manchmal Morphiumanwendung notwendig, schwinden aber bei aseptischem Verlaufe bald. Sonst hat man zunächst nur für die Sauberhaltung des Verbandes zu sorgen; eine Benässung mit Urin ist freilich bei Mädchen, um die es sich ja meistens bei kongenitaler Hüftluxation handelt, nicht völlig zu vermeiden.

Der erste Verband bleibt etwa 4—5 Wochen liegen. Wie häufig man nach der blutigen Operation die folgenden Verbände wechseln und aus der primären stärkeren Abduction in eine minder gezwungene Stellung übergehen soll und darf, darüber weichen die Ansichten der Chirurgen noch auseinander. Die Fälle müssen auch individuell behandelt werden je nach dem anatomischen Befunde, den man bei der Operation erhoben hat, je nach der geringeren oder stärkeren Deformierung von Kopf und Pfanne. Je geringer danach die Gefahr einer Reluxation erscheint, um so früher wird man eine Stellungsänderung vornehmen, je größer sie ist, um so längere Immobilisation in abducierter Stellung bei leichter Innenrotation ist erforderlich. Die Mobilisierung der Hüfte überläßt man am besten dem Gebrauch des Beines.

Ist der Verlauf durch Eiterung gestört, so läßt sich die Immobilisation des operierten Beines und ein leichter Verbandwechsel mit Hilfe eines „Gipsbettes", wie ich es Ihnen bei der Nachbehandlung nach Wirbelbrüchen beschrieben habe, d. h. einer in Bauchlage des Patienten über Rumpf und Beine modellierten

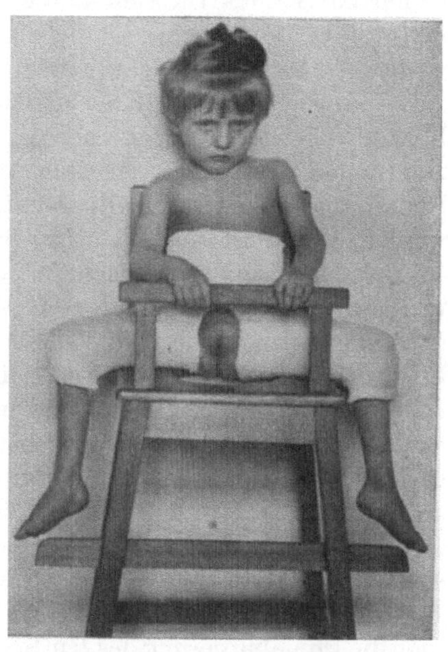

Abb. 72. Gipsverband in LORENZscher Primärstellung bei doppelseitiger Luxatio coxae congenita. (Aus: Handbuch der praktischen Chirurgie, 6. Auflage, Band 6.)

Gipslade ermöglichen. Im übrigen sind die allgemeinen Regeln der Wundbehandlung zu beachten.

Die nach Heilung der Wunde, nach HOFFA schon nach 3—4, nach LORENZ von der 5.—6. Woche an beginnende *gymnastische Nachbehandlung und Massage* bezweckt neben der Mobilisierung des Gelenkes vor allem Kräftigung der Muskulatur, speziell der Glutäen. Man nimmt zunächst wenig ausgiebige Beugung, Hyperextension und Abductionsbewegungen vor, deren Exkursionsweite man allmählich erhöht. Es genügt für das Sitzen und Gehen eine solche von 45⁰ von der Streckstellung bei Rückenlage aus vollständig; die Beugung über 90⁰ zu treiben hat keinen Zweck. Die Adduction braucht man für gewöhnlich nicht erst zu üben; sie stellt sich beim Gebrauch des Beines von selbst wieder her; im Gegenteil, die Neigung zu Adductions-Flexions-Kontrakturen verpönt direkt die Vornahme entsprechender Übungen im allgemeinen. Man beugt ihr am sichersten durch Mobilisierung des Gelenkes und Übung der Abductoren durch systematische Spreizübungen des operierten Beines vor; im Notfalle legt man wenigstens des Nachts einen Extensionsverband an oder fixiert das Bein in korrigierter Stellung durch Gips. Weit seltener zwingt eine bleibende störende Abduction zu einem Redressement und zu spezieller Übung der Adductoren.

Arthrodesis. Was wir bei den zuletzt besprochenen Operationen vermeiden wollen, die Ankylose des Hüftgelenkes, erstreben wir bei der *Arthrodesis* wegen paralytischer Kontraktur, Luxation oder Schlottergelenk, aber gerade hier oft ohne Erfolg. Ich wies Sie schon im allgemeinen Teile darauf hin, wie schwer an paralytischen Gliedern eine knöcherne Konsolidation zu erzielen ist, wie häufig es nur zur Pseudarthrosenbildung kommt. Diese zu vermeiden, muß die Nachbehandlung — und dies ist neben der Erhaltung der Asepsis der Wunde ihre wichtigste Aufgabe — dafür sorgen, die durch Abtragung ihres knorpeligen Überzuges wund gemachten Knochenflächen von Schenkelkopf und Schenkelpfanne bis zur vollendeten knöchernen Vereinigung unverrückt in innigstem Kontakte zu erhalten. Extensionsverbände sind daher hier natürlich nicht am Platze. Die Fixation geschieht durch Gipsverbände, die über die aseptischen Stoffe angelegt werden, genau wie nach blutiger Reposition kongenitaler Luxationen.

Da aber die paralytischen Luxationen und Subluxationen des Hüftgelenkes meist solche nach vorn sind, so fixiert man das Bein nach der Arthrodesis nicht in Abductions-, sondern in vollkommen indifferenter Streckstellung oder sogar in ganz leichter Adduction. Die Reinhaltung des Verbandes von Urin und Fäces ist freilich in dieser Stellung und namentlich bei Mädchen doppelt schwer, und gerade hieraus erklären sich so manche Mißerfolge der Arthrodesis, nicht weil es so oft zu nachträglicher Infektion und Eiterung käme — diese läßt sich bei genügender Sorgfalt vermeiden —, sondern weil die Beschmutzung des Verbandes zu einem häufigen Wechsel desselben zwingt, bei dem natürlich trotz aller Vorsicht geringe Bewegungen des Schenkels unvermeidlich sind, selbst nicht durch Knochennagelung absolut sicher ausgeschaltet werden können. Jedenfalls behält man die Immobilisierung des Hüftgelenkes durch Gips-, Wasserglas- oder Schienenhülsenverbände noch mehrere Wochen nach Heilung der Wunde bei, bis man sich von der knöchernen Konsolidierung überzeugt hat.

Die Nachbehandlung nach operativen Eingriffen am Hüftgelenk wegen **Gelenkeiterung** — Punktion, Arthrotomie — hat vor allem Wert auf möglichste Ruhigstellung des Gelenkes zu legen. Man sucht sie vielfach durch permanente Extensionsverbände zu erreichen, um durch Distraktion der Gelenkkörper ihren gegenseitigen Druck zu mindern und dadurch der Zerstörung ihres knorpeligen Überzuges möglichst entgegen zu arbeiten. — Eine sicherere Ruhigstellung erreicht man durch einen von der Knöchelgegend bis hinauf zum Thorax reichenden, oder einen das ganze kranke Bein, das Becken und den gesunden Oberschenkel umfassenden Gipsverband, in welchem ein großer Fensterausschnitt den Zugang zum Gelenk für zu wiederholende Punktionen bzw. Versorgung der Incisionswunde freiläßt; die Wunde wird bis zum Kapselschnitt drainiert oder locker tamponiert. Vor zu frühem Beginn der Mobilisation ist zu warnen; diese darf erst nach vollkommenem Abklingen der akuten Entzündung einsetzen, da die Gefahr eines Wiederaufflackerns der Eiterung zu groß ist. Mit einer gewissen bleibenden Versteifung des Gelenkes muß nach akuten Eiterungsprozessen stets gerechnet werden; in schweren Fällen ist auch eine völlige Anchylosierung nicht immer zu vermeiden.

Resektio coxae. Nach *Resektionen des Hüftgelenkes wegen Coxitis* gebe ich im allgemeinen der primären Tamponade und sekundären Naht den Vorzug vor dem primären Nahtverschluß mit oder ohne Drainage. Die durch erstere ermöglichte Abkürzung der Operationsdauer, die Ersparnis an Zeit und Blut ist für viele der durch langes Leiden, Fieber, Eiterung schon aufs äußerste geschwächten Patienten ein Gewinn von nicht zu unterschätzender Bedeutung. Sehr gewöhnlich beobachtet man noch viele Stunden nach der Operation subnormale Temperaturen, und ein Blick auf die Statistik lehrt zur Genüge, eine wie große Zahl der am Hüftgelenk Resecierten innerhalb der ersten 24 Stunden Erschöpfungszuständen, sogenanntem operativem Shok, erliegen. Alles, was diesen Shok begünstigen kann, ist daher zu vermeiden, und erste vornehmste Aufgabe der Nachbehandlung bleibt es daher auch, die Schwächezustände der frisch Operierten durch die Ihnen bekannten Mittel, Wärmezufuhr, Tieflagerung des Kopfes, Excitantien, Kochsalzinfusionen zu bekämpfen. Erfordert auch die sekundäre Naht in der Regel eine zweite Narkose, so haben die Kranken bis dahin doch Zeit, sich von der eingreifenden Operation einigermaßen zu erholen. — Bei leidlich kräftigen, nicht herabgekommenen Individuen mag man die primäre Naht beibehalten.

Solange der Tampon liegt, genügt zur Fixation des Beines, wenigstens bei kleinen Kindern, der durch ein großes, die Hüfte und den Oberschenkel umfassendes Mooskissen verstärkte aseptische Verband. Allenfalls bandagiert man es noch auf eine Blechrinne oder fügte eine Papp-, Holz-, Filzschiene oder dgl. in den Verband. Nach etwa 4 Tagen entfernt man die tamponierende Gaze und vereinigt die Wundränder durch tiefgreifende, Haut und Muskulatur durchdringende Knopfnähte. Gewöhnlich tut man gut, noch ein Drainrohr von der Mitte der Wunde bis zur Gelenkpfanne einzulegen. Jetzt bedarf es auch einer sicheren Fixation und sorgfältigen Beachtung einer guten Stellung des Beines zum Becken. Wohl die Mehrzahl der deutschen Chirurgen bevorzugt hierfür den Heftpflasterextensionsverband. Er bietet vor der Immobilisation durch Gips oder Schienen den Vorteil, das in die Höherücken des Resektionsstumpfes, eine Vorlagerung vor die Pfanne sicherer zu verhindern, den Sekretabfluß dadurch zu begünstigen, eine leichte, wegen der reellen Verkürzung des Oberschenkels und seiner Neigung zur Adductionscontractur erwünschte Abductionsstellung zu erzwingen und der Ankylosenbildung entgegenzuarbeiten. — Doch kann man auch durch Gipsverbände, die man über den aseptischen Verband anlegt, Gutes erreichen. Der zirkuläre oder Gipsschienenverband muß dann, wie nach blutiger Reposition von Hüftgelenkluxationen, das operierte Bein abwärts bis zum Mittelfuß, das ganze Becken und den Oberschenkel des gesunden Beines, beide in abduzierter Stellung, umfassen.

Die Technik des Extensionsverbandes und die dabei zu beachtenden Vorsichtsmaßregeln habe ich Ihnen ja früher im Detail geschildert. Ich will Sie nur noch einmal darauf aufmerksam machen, daß Sie den Pflasterstreifen hoch bis zur Gelenkgegend hinaufführen müssen. Befinden sich am Oberschenkel Wunden, z. B. Incisionen von Senkungsabscessen unter dem Tensor fasciae latae oder der Adduktoren-Muskulatur, so lassen Sie die Streifen, indem Sie sie der Länge nach eine Strecke weit halbieren, neben den Wundrändern in die Höhe laufen. Eine Infektion der Wunde ist von ihnen aus nicht zu fürchten. Das Pflaster muß der bloßen Haut anhaften. Sie bedecken daher die Wunde nach ihrer Naht provisorisch mit etwas steriler Gaze, legen nun den Extensionsverband an, fixieren die Pflasterstreifen am Unter- wie Oberschenkel durch dachziegelförmig sich deckende zirkuläre Streifen perforierten Heftpflasters unter Freilassen des Kniees, umwickeln das Ganze mit Flanell- oder Cambrikbinden und legen jetzt erst den aseptischen Verband an, der die oberen Enden des Pflasters mit an die Haut befestigt.

Der Anfänger findet meist Schwierigkeiten, den Hüftverband wirklich okkludierend anzulegen. Man kann sich jederzeit davon überzeugen, daß die einfachen Spicatouren Neigung haben, von den Glutäen abzugleiten, so daß dann die Wunde, namentlich bei dem gewöhnlich üblichen Langenbeckschen Resektionsschnitte, bloß oder doch dem Rande des Verbandes äußerst nahe liegt. Sie vermeiden ein solches Abgleiten, wenn Sie den Spicatouren andere hinzufügen, welche von der Dammschenkelfalte aus der Crena ani parallel, sich dachziegelförmig deckend, zu den das Becken umgebenden Quertouren hinaufziehen, straff angezogen und da, wo sie mittelst Renversées in die Quertouren umbiegen, durch einige Sicherheitsnadeln festgesteckt werden. Zur Anlegung des Verbandes können Sie sich einer der verschiedenen Beckenstützen bedienen. Ich finde es bequemer, in folgender Weise zu verfahren: Ich lagere den Patienten in Bauchlage quer über den Operationstisch, so daß er sich mit den Händen selbst am Tischrande festhält, oder, falls er noch narkotisiert ist, von einem zu Häupten stehenden Assistenten an den Schultern festgehalten wird. Ein zweiter Assistent steht zwischen den Beinen und unterstützt sie mit seinen Händen dicht oberhalb der Kniee. Er achtet darauf, daß die quere Beckenachse horizontal, senkrecht zur Längsachse des Rumpfes und beide Beine in gleichmäßiger leichter Abduktion stehen. Die Schwere des über dem Tischrande frei vorragenden Beckens sorgt schon allein für die gewünschte Streckstellung der Beine. Man kommt bequem zu allen vom Verband zu umhüllenden Teilen zu und kann denselben besonders auch an seinem wichtigsten Abschnitte in der Glutäalgegend ganz exakt anlegen. Bei Kindern macht die Erhaltung des Patienten in dieser Lage bis zur Beendigung des Verbandes dem Assistenten gar keine Mühe; aber auch bei Erwachsenen ist sie für ihn nicht allzu anstrengend, wofern er nur ober-, nicht unterhalb der Kniee die Beine umfaßt und die Unterschenkel leicht zwischen seinen Oberarmen und Thorax einklemmt.

Zur Extension genügt eine geringe Gewichtsbelastung, bei Kindern von etwa 4—8 Pfund, bei Erwachsenen von 10—15 Pfund; es liegen ja nach der Resektion andere Verhältnisse vor, als z. B. bei der Behandlung von Oberschenkelbrüchen. Den Gegenzug besorgt die Körperschwere, indem man das Fußende des Bettes hoch stellt und nur ein dünnes Kopfkissen gestattet; nur ausnahmsweise bedarf es eines Gegenzuges an der gesunden Beckenhälfte. Sorgfältig achte man auf Vermeidung einer fehlerhaften Außenrotation des Beines, die sich nach Hüftresektionen natürlich ebenso leicht, wie nach Frakturen einstellt. Um das Unterschieben eines Stechbeckens bei der Urinentleerung und Defäkation zu erleichtern, bringt man an einem quer über das Bett gestellten Galgen einen Gurt mit Handhabe an, an dem sich der Kranke selbst etwas emporheben kann.

Den ersten Verband wechselt man bei ungestörtem Verlaufe etwa am 8. bis 10. Tage. Sieht die Wunde gut aus, so entfernt man das Drainrohr oder den drainierenden Jodoformgazestreifen sogleich ganz. Bei noch bestehender stärkerer Sekretion schiebt man nochmals einen Drain ein. Fiebert Patient anhaltend, ohne daß eine andere Ursache das Fieber erklärt, eitert die Wunde stark, so rate ich Ihnen, sie wieder zu öffnen, von neuem locker zu tamponieren und sich per secundam schließen zu lassen. Einfache antiseptische Ausspülungen der Wundhöhle vom Drain aus führen nur selten zum Ziel. — Der zweite Verband wird, wenn auch minder voluminös, wie der erste angelegt und bleibt 10—14 Tage liegen. Dann besteht meist nur noch ein schmaler Granulationsstreifen an der Stelle der Drainage und genügt ein kleiner Salbenverband. In etwa 4—5 Wochen pflegt die Vernarbung zu erfolgen, falls nicht Rücklassen eines tuberkulösen Herdes bei der Operation ein Rezidiv und Offenbleiben einer Fistel zur Folge hatte.

So lange belasse ich auch die Patienten gewöhnlich im Bette und behalte die Extension bei. Doch kann man sie bei gutem Allgemeinbefinden mit Hilfe gut sitzender Apparate, die das Auftreten auf dem kranken Beine ausschließen und eine gleichzeitige Extension ermöglichen, einer TAYLORschen Maschine, der BRUNSschen Gehschiene, oder mit Hilfe eines Becken und Bein umfassenden, mit Trittbügel versehenen Gipsverbandes auch schon in der 3. oder 4. Woche mit beiderseitiger Unterstützung stehen oder umhergehen lassen.

Wir erstreben nach Hüftgelenkresektionen ein bewegliches Gelenk. Freilich dürfen wir keine so vollkommene Funktion erwarten, wie sie ein normales Gelenk besitzt. Was wir erreichen können, ist eine straffe binde-gewebige Fixation des oberen Endes des Resektionsstumpfes mit der Pfanne, gegen deren oberen Rand er sich stützt, Tragfähigkeit und eine aktive Beweglichkeit in solchen Grenzen, wie sie zum Sitzen und mühelosen Gehen erforder-lich ist. Im allgemeinen genügt eine Exkursionsweite im Sinne der Beugung und Streckung von 90^0, im Sinne der Abduction von der indifferenten Streckstellung aus um etwa 30^0. Zu verhüten suchen wir vor allen Dingen eine Flexions-Adductionscontractur. Am sichersten beugt ihr vor die Mobilisierung und die Kräftigung der Muskulatur. — Ehe wir indes mit Bewegungen beginnen dürfen, muß das Grundleiden sicher ausgeheilt sein. Solange noch irgend ein Zweifel hierüber besteht, wird die Immobilisierung bei-behalten; *lieber eine Ankylose indifferenter oder leicht ab-ducierter Streckstellung, als ein Wiederaufflackern des alten tuberkulösen Prozesses.* Alle Versuche der Mobilisierung verbieten sich daher, solange noch Fisteln bestehen, von selbst. Bis zu ihrem Schlusse fixiert man das Bein durch Gipsverbände und läßt die Kranken mit diesen in der BRUNSschen Gehschiene oder in einem Tutor umhergehen. Sowie indes feste Vernarbung erfolgt ist, die Narben eingezogen sind, jede Schwellung geschwunden, die Gelenkgegend schmerzlos geworden ist, fangen wir mit Bewegungen an und üben zunächst Beugung, Streckung und Abduction.

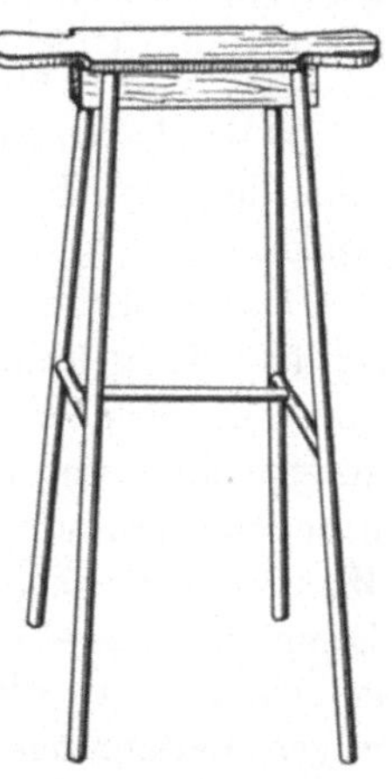

Abb. 73. Gehbänkchen nach VOLKMANN.

Doch selbst jetzt soll der Patient das Bein noch nicht belasten. Entweder stützt er das Glied der operierten Extremität beim Gehen auf ein VOLKMANNsches Gehbänkchen (Abb. 73) oder bedient sich besonderer Apparate, die ihren Stütz-punkt am Becken, speziell am Tuber ischii finden und ein Auftreten mit dem kranken Bein unmöglich machen. Besonders empfehlenswert sind solche, die gleichzeitig eine geringe Abduction sichern und eine Extension erlauben. Ich kann mich auf eine nähere Beschreibung dieser auch zur ambulanten Coxitis-behandlung ersonnenen Apparate nicht einlassen. Der gebräuchlichste ist wohl der von TAYLOR angegebene, doch kann man sich auch ohne diese kostspieligen Maschinen behelfen. Recht gute Dienste leistet für die Armenpraxis die

Thomassche Schiene. Doch können Sie sich einen nach dem Prinzipe der letzteren konstruierten, sehr billigen und brauchbaren Apparat ebenso gut selbst aus einem eisernen Stabe, Gummischlauch, Binden und Wasserglas verfertigen.

Sie lassen sich vom Schlosser aus einem etwa 1½ cm breiten, 3 mm dicken Eisenstabe eine Schiene biegen, die, am Perineum beginnend, an der Innenseite des Beines geradlinig herabläuft, um die Fußsohle in einem Abstande von etwa 3—5 cm hufeisenförmig herumbiegt und an der Außenseite bis zur Höhe des Trochanters reicht. Außerdem brauchen Sie einen aus dickwandigem starrem Gummirohr herzustellenden Ring, der das obere Ende des Oberschenkels umfaßt. Nachdem Sie nun Hüfte und Oberschenkel in Fanell eingenäht haben, umwickeln Sie das obere Drittel des Oberschenkels mit Wasserglasbinden, legen die Schiene an, streifen den Gummiring über sie, so daß er sich fest gegen das Tuber ischii und das obere Ende der inneren Schiene gegen ihn anstützt, und fixieren den Ring gegen die Schiene und die erst gelegten Teile des Wasserglasverbandes durch andere Wasserglasbinden. Der Flanellstreifen wird über den Gummiring zurückgeschlagen und an den Verband genäht oder geklebt. Nun zieht man den Apparat aus und läßt ihn trocknen. Hinten wird ein 4—5 cm breiter Gurt angenäht, der über die gesunde Schulter hinweggeleitet und dann an einer an der Vorderseite des Apparates angenähten Schnalle befestigt wird (Abb. 9a u. b).

Ist der Patient mit einem solchen Stützapparate noch 4—6 Wochen gegangen, ohne daß eine Komplikation eingetreten ist, so läßt man ihn jetzt ohne jeden Apparat auf das Bein auftreten; nur 1 oder 2 Stöcke dienen zur Stütze.

Die Resektion des Hüftgelenkes wegen Tuberkulose ist ja selten geworden, seitdem wir gelernt haben durch konservative örtliche Maßnahmen, namentlich aber Allgemeinbehandlung, wenn auch in langer Frist wesentlich bessere Resultate zu erreichen, und sie ist bei kleinen Kindern so gut wie ganz verlassen worden, nachdem die Endergebnisse der früher ja häufigen Operationen infolge schwerster *Wachstumsstörungen* sich als so schauderhaft erwiesen haben; Verkürzungen des Beines um 12—15 cm waren keine Seltenheit. — Indes das für Resektion allgemein Gesagte gilt ja in gleicher Weise für Operationen aus anderer Indikation, wegen Verletzungen, akuter Eiterungen usw.

Nach einer *Arthroplastik* des Hüftgelenkes (wegen Fraktur, Schlottergelenk, Arthritis deformans) werden das Becken und beide Oberschenkel in leicht *abduzierter* Stellung durch Gips fixiert, am Unterschenkel der operierten Seite aber ein Heftpflasterextensionsverband hinzugefügt, um eine Quetschung des zwischen Gelenkkopf und Pfanne eingelegten Transplantates zu verhüten. Der Verband bleibt 4 Wochen liegen; dann wird der Gips entfernt, die Extension aber noch weiter beibehalten und mit vorsichtigen Bewegungen im Bett begonnen. Erst nach weiteren etwa 4 Wochen gestatte man Belastung des operierten Beines. Die Schmerzhaftigkeit der durchaus nötigen folgenden Mobilisierung stellt an die Willenskraft des Patienten große Anforderungen. Nur bei willensstarken Kranken, deren Muskulatur auch noch leidlich kräftig ist, soll die Operation ausgeführt werden; dann erzielt sie aber auch recht zufriedenstellende Dauerergebnisse. Jedes Forcieren der Mobilisierung verschlechtert den Zustand; nur ganz allmählich und vorsichtig fortschreitende Bewegung, unterstützt durch warme Bäder, Diathermie, Massage, zeitigt nach viele Monate langer Nachbehandlung gute Resultate.

Mobilisierung versteifter Hüftgelenke. Zur passiven Mobilisierung des Hüftgelenkes, welcher Art die vorausgegangene Operation auch sein möge, bedienen wir uns fast ausschließlich der Kraft unserer Hände. Während die eine das Becken fixiert, bewegt die andere das Bein. Ganz vorzugsweise handelt es sich immer wieder um Beugung, Streckung und Abduction. Die passive Flexion übt man am besten in Rückenlage des Kranken, indem man das Bein von der Bettunterlage anhebt, die Überstreckung in Bauchlage. Den Ihnen zur Mobilisierung des Schultergelenkes erwähnten einfachen Apparat, eine an der Decke des Zimmers angebrachte Rolle, über die eine Schnur hinweggeleitet ist, kann man in analoger Weise für das Hüftgelenk verwenden, indem man das eine Ende der Schnur am Unterschenkel befestigt, das andere dem Patienten in die Hände gibt.

Man beginnt zweckmäßig mit Pendelbewegungen, indem man den Kranken, wenn nötig mit Unterstützung, auf dem gesunden Beine etwas erhöht stehen und nun das operierte Bein vor- und rückwärts schwingen läßt; Belastung des Beines mit einem nicht zu schweren Gewichte erhöht die Pendelwirkung. Dann heißt man den Patienten das Bein langsam vorwärts heben, seitwärts führen, rückwärts strecken, das Knie an den Leib ziehen, beide Beine in Spreizstellung stellen. Man übt das Heben auf den Zehen bei straff aufgerichtetem Körper, läßt aus dem Zehenstand in die Kniebeuge und aus dieser wieder in Streckstellung übergehen. Die Abduktion übt der Kranke, indem er sich bemüht, in Rückenlage die Knöchel des operierten unter die des ihm parallel liegenden, gestreckt bleibenden gesunden Beines herabzuschieben oder bei etwas erhöhtem Stande auf dem gesunden Beine mit dem kranken den Fußboden zu berühren u. dgl. mehr. Gelingen auch alle diese Übungen im Anfange gar nicht oder nur höchst unvollkommen, die Intention zu ihnen bildet für die entsprechenden Muskeln einen kräftigen Reiz, stärkt dieselben und ermöglicht somit eine stete Besserung. Als recht zweckmäßige Übung sei noch, sowie einmal ein gewisser Grad von Beweglichkeit erreicht ist und keinerlei entzündliche Prozesse im Gelenke mehr vorliegen, das von LORENZ zur Nachbehandlung der radikalen Operation kongenitaler Luxationen empfohlene Fahren auf dem Dreirade erwähnt. Wo medikomechanische Apparate zur Verfügung stehen, wird man sich derselben natürlich mit großem Vorteil bedienen.

Durch die soeben skizzierte Mobilisierung des Gelenkes wirken wir der außerordentlich zu fürchtenden, namentlich nach Resektionen überaus häufigen Flexions-Adductionskontraktur am besten entgegen, und sie zu verhüten ist trotz aller nötigen Mühe doch noch leichter, als die einmal entstandene wieder zu beseitigen. Reichen die genannten Maßregeln nicht aus, so kehrt man zur Extensionsbehandlung zurück, und mit Recht wird von vielen Chirurgen der Rat gegeben, unter allen Umständen das operierte Bein im Laufe des ganzen ersten Jahres des Nachts über mit Hilfe einer um den Unterschenkel zu legenden Schnürgamasche durch Gewichtszug zu extendieren. — Ein Heftpflasterextensionsverband mit starker Belastung und Gegenzug an der gesunden Hüfte ist auch das beste Mittel, um eine einmal ausgebildete Kontrakturstellung wieder zu redressieren. Jedenfalls sollte man sie stets erst vor Vornahme operativer Eingriffe versuchen.

Vierzigste Vorlesung.

Nachbehandlung nach Verletzungen und Operationen an der unteren Extremität (Fortsetzung).

Schenkelbubonen. — Geschwulstoperationen. — Ligatur der Vena femoralis, der Vena saphena, der Arteria femoralis. — Aneurysmaoperationen. — Muskelhernien. — Aufmeißelung des Femur. — Oberschenkelschaftbrüche. — Osteotomie wegen Genu valgum oder varum. — Kondylenbrüche des unteren Femurendes und des Tibiakopfes. — Kniescheibenbrüche. — Luxatio genus. — Binnenverletzungen des Kniegelenkes. — Punktio genus. — Arthrotomie und Resektion des Kniegelenkes. — Mobilisierung versteifter Kniegelenke. — Arthroplastik des Kniegelenkes.

Schenkelbubonen. Von den Operationen an den Weichteilen des Oberschenkels hätte ich zunächst der *Exstirpation von Schenkelbubonen* — von der einfachen Incision von Drüsenabscessen können wir hier absehen — zu gedenken. Sind wir sonst nach Entfernung von Tumoren gewohnt, die Wunde sogleich durch Naht zu schließen und mit großer Wahrscheinlichkeit auf eine prima reunio zu rechnen, so lehrt die Erfahrung, daß eine solche nach der in Rede stehenden Operation nur ganz ausnahmsweise eintritt, so selten, daß ich Ihnen dringend den Rat gebe, in jedem Falle auf die totale Nahtvereinigung der Wunde, so verlockend ihr Aussehen am Schlusse der Operation auch sein mag, zu verzichten, sie vielmehr stets zu tamponieren und höchstens an den Winkeln durch einige Nähte etwas zu verkleinern. Den Tampon wechseln Sie am 5.—6. Tage. Sie werden sich dabei fast immer überzeugen, daß die im großen ganzen wohl aseptisch aussehende Wunde doch an einigen Stellen einen eitrigen Belag zeigt. Natürlich verzögert sich durch diese Heilung per secundam die Dauer der Behandlung. Sie erfordert durchschnittlich 6 Wochen; nur ausnahmweise ist die Vernarbung schon nach 4 Wochen, oft aber erst nach 8 Wochen beendigt.

Die nach vollständiger Ausräumung der Leistenbeuge zurückbleibende Narbe behindert durch ihre Zerrung die freie Bewegung des Oberschenkels noch für längere Zeit und ist leicht verletzlich. Forcierte Streckung des Beines, große Märsche usw. können zu oberflächlichen Einrissen der Narbe und zu ausstrahlenden Schmerzen Anlaß geben, doch gehören schwere, durch den Narbenzug bedingte Störungen, heftige Neuralgien, Kompression der großen Gefäße usw. zu den großen Seltenheiten; etwas häufiger sind lang anhaltende Stauungsödeme. Die Narbe dehnt und lockert sich allmählich und behindert später die Funktion des Beines in keiner Weise. Auch Nachblutungen aus den bei der Operation bloßgelegten Schenkelgefäßen sind bei Tamponade der Wunde sehr seltene Ausnahmen. Sie ereignen sich eher noch einmal, obwohl auch selten, bei Naht und Drainage der Wunde infolge Arrosion der Gefäßwand durch phlegmonöse Prozesse.

Geschwulstoperationen. Die durch *Exstirpation anderer Weichteilgeschwülste des Oberschenkels* gesetzten Operationswunden sucht man, falls die Größe des Defektes dies nicht unmöglich macht, in der Regel durch Naht zu schließen. Vielfach ist gar keine Drainage erst erforderlich, da sich die Wundflächen bei guter Blutstillung durch einen exakt angelegten — bei höherem Sitz der Wunde stets das Becken umfassenden — Verband einander sicher adaptieren lassen.

Ligatur der Vena femoralis. Mußte bei diesen Operationen wegen zufälliger oder infolge Verwachsungen mit der Geschwulst unumgänglicher Läsion des Gefäßes die *Vena femoralis unterbunden* werden, so lagert man das Bein bis zur Heilung der Wunde hoch; für die ersten 24 Stunden ist es noch besser, es zu suspendieren. Die in der Peripherie eintretenden Stauungserscheinungen, Cyanose, Ödeme, Parästhesien bleiben dann von vornherein gering und schwinden rascher. In manchen Fällen stellt sich ein ausreichender Kollateral-Kreislauf schon binnen Stunden her. Selbst von der hohen Ligatur der Vena femoralis oberhalb des Abganges der Vena profunda fürchten wir heute kaum noch schwere nachteilige Folgen. Die früher auf Grund der BRAUNEschen anatomischen Untersuchungen gehegte Befürchtung, es müsse dieser hohen Unterbindung stets eine Gangrän des Beines folgen, ist durch die Erfahrung längst widerlegt. Bleibt die arterielle Blutzufuhr ungestört, so ereignet sich dieser unglückliche Zufall bei aseptischem Verlaufe nur äußerst selten. Gleichzeitige Ligatur der Arteria femoralis — wie sie sogar seinerzeit von LANGENBECK empfohlen worden war — erhöht freilich die Gefahr ungemein.

Der Rückgang längere Zeit anhaltender Stauungsödeme wird durch die Muskelaktion bei Gebrauch des Gliedes, Massage, Duschen, Bindeneinwicklungen befördert. Sie sind seltener und schwinden rascher, als in manchen Fällen von Schenkelvenenthrombose, insbesondere wenn diese sich auf die Vena iliaca fortgesetzt hatte, da die Thrombose zahlreicher Venen die Herstellung des Kollateralkreislaufes in diesen Fällen erschwert.

Ligatur der Vena saphena. Der *Ligatur der Vena saphena magna*, wie sie von TRENDELENBURG für die Behandlung gewisser Formen von Varicen der unteren Extremität empfohlen worden ist, folgen gar keine Stauungserscheinungen. Die kleine Wunde heilt binnen wenigen Tagen per primam. Ausnahmsweise schließt sich an die Unterbindung eine partielle Thrombosierung des zentralen Gefäßstumpfes, von der aus man auch Embolien beobachtet hat. Doch ist diese Komplikation glücklicherweise selten und beeinträchtigt den Wert der segensreichen Operation, welche in geeigneten Fällen sehr gute Resultate zeitigt, nur wenig.

Ligatur der Arteria femoralis. Nach *Unterbindung der Arteria femoralis* wegen Verletzung oder Aneurysma erfordert die sich durch Kältegefühl, Blässe der Haut, Ameisenkriechen, Taubheitsgefühl, zuweilen auch starke Schmerzen kennzeichnende ungenügende Ernährung vor allen Dingen neben ruhiger, mäßiger Hochlagerung eine künstliche Erwärmung von Fuß und Unterschenkel durch Wärmflaschen, Umhüllen gut durchwärmter Tücher, noch besser durch Umlagerung von mit warmem Sand locker gefüllten Säcken. Da Sand ein schlechter Wärmeleiter, brauchen diese Säcke nicht so oft erneuert zu werden, als gewärmte Tücher. Selbstverständlich darf der Sand nicht heiß sein, da die in ihrer Zirkulation gestörten und in ihrer Sensibilität beeinträchtigten Teile der Gefahr ausgedehnter Verbrennungen weit mehr, als normale Glieder ausgesetzt sind. Bei intaktem Gefäßsystem bildet sich der Kollateralkreislauf ziemlich schnell, bei Arteriosklerose langsamer aus.

Dementsprechend ist die Gefahr nachfolgender Gangrän nach Ligatur der Art. femoralis wegen Aneurysma größer als nach der wegen Verletzung, vorausgesetzt, daß nicht anderweitige schwere Läsionen diese komplizieren.

Immerhin ist die Gefahr nicht zu unterschätzen. Nach Statistiken der Friedenschirurgie wurde die Unterbindung der Art. femoralis oberhalb des Abganges der Art. profunda in etwa 25%, unterhalb in 12%, die der Vena femoralis in 5% von Nekrose des Gliedes gefolgt.

Durch die ja in und seit dem Weltkriege ziemlich häufig ausgeführte *Naht des verletzten Gefäßes* statt der Unterbindung wird die Gefahr des Absterbens wesentlich vermindert. Kommt es auch in manchen Fällen an der Nahtstelle doch noch zu einem Verschluß, so wird doch meistens die Durchgängigkeit und Freibleiben des verletzten Gefäßes erzielt. Zur Entspannung der Nahtstelle wird das Bein im Hüft- und Kniegelenk gebeugt, erhöht gelagert. Zur Sicherung gegen, bzw. zur rechtzeitigen Erkennung einer Nachblutung soll die Wunde nicht völlig geschlossen, sondern ein Gazestreifen locker eingelegt, der Verband aber keinesfalls komprimierend angelegt werden.

Bei *Embolie der Art. femoralis* ist es in neuester Zeit mehrfach geglückt durch *Arteriotomie* den Embolus zu entfernen, damit die Blutzirkulation wiederherzustellen und den schon drohenden Brand des Gliedes zu verhüten, freilich nur bei frühzeitiger Operation wenige Stunden nach der Embolie.

Ein *Aneurysma* der Art. femoralis kann durch Ligatur der Arterie zur Heilung gebracht werden, doch ist der Erfolg unsicher. Der zunächst kleiner und derber gewordene Tumor fängt nach Wiederherstellung des Kollateralkreislaufes wieder an zu pulsieren, wird größer und macht von neuem Beschwerden, weshalb man ja heut, wenn irgend möglich, der Gefäßunterbindung die Exstirpation des ganzen Sackes, wenn ausführbar mit Gefäßnaht, vorzieht. — Bezüglich der Nachbehandlung nach Aneurysmaoperationen verweise ich auf den Allgemeinen Teil.

Muskelhernien. Für alle anderen Operationen an den Weichteilen des Oberschenkels brauche ich Ihnen keine besonderen Vorschriften zu erteilen, möchte nur noch daran erinnern, daß wir nach *Operation von Muskelhernien,* die am Oberschenkel im Bereich der Adduktoren, des Vastus oder Sartorius noch am häufigsten vorkommen, der jungen Narbe Zeit gönnen müssen, fest zu werden. Der Operierte sollte das Bein unter keinen Umständen vor Ablauf von etwa 3—4 Wochen gebrauchen, sonst ist ein rasches Rezidiv, das ohnedies noch oft genug eintritt, unvermeidlich.

Aufmeißelung des Femur. Auch bezüglich des Verlaufes und der Nachbehandlung nach *Aufmeißelung des Femurknochens* wegen Osteomyelitis, Nekrose, Cysten, Tumoren, habe ich dem früher allgemeinen Gesagten kaum noch wesentliches hinzuzufügen. Die definitive Heilung erfordert wegen der Größe der Knochenhöhle, die sich mit Granulationen füllen muß, mag man dieselbe nun tamponieren oder drainieren, stets viele Wochen, wenigstens wenn wir von der Entfernung kleiner Corticalsequester absehen. Die rückbleibende Narbe stört relativ wenig; ist sie bei fortgesetzter Tamponade der Wunde in großer Ausdehnung tief eingezogen und dem Knochen adhärent, so schützen sie doch die zu ihren Seiten vorquellenden dicken Weichteile, sowie ihre Lage am Oberschenkel gegen Verletzungen ganz anders, wie am Unterschenkel. Hingegen werden infolge der durch diese dicken Weichteilbedeckungen erschwerten Zugänglichkeit leicht einmal kleine Sequester und Reste eitrig infiltrierten Markes bei der Operation übersehen. Dies erklärt es, daß Fisteln relativ oft zurückbleiben und wiederholte Eingriffe verlangen.

Einer Immobilisierung des Beines bedarf es nur ganz ausnahmsweise; fast immer läßt sich bei der Aufmeißelung der Femurhöhle eine genügend breite

Knochenspange der Corticalis oder der Totenlade erhalten, die die Kontinuität des Knochens sichert. Die oft genug infolge Mitbeteiligung an dem abgelaufenen Entzündungsprozeß zu beobachtende Steifheit des benachbarten Kniegelenkes erfordert vielmehr eine zeitig einzuleitende methodische Mobilisierung. Mit Hilfe von Gehschienen sucht man die Kranken möglichst früh auf die Beine zu bringen. Da diese Apparate ihren Stützpunkt am Sitzknorren finden, das Bein also vollständig entlasten, so schützen sie das Femur, selbst wenn die zurückgelassene Knochenspange sehr schmal ist, gegen die Gefahr des Einbrechens.

Nur für die Fälle akutester Osteomyelitis käme in Verbindung mit der LÖHR-schen Lebertranbehandlung eine Immobilisierung des ganzen Beines vom Fuß bis hinauf über das Becken durch Gips in Betracht.

Frakturen und Osteotomien. Weit größere Mühe und Schwierigkeiten verursachen der Nachbehandlung alle diejenigen Eingriffe, bei denen die Kontinuität des Oberschenkelknochens durchtrennt werden mußte, die *lineäre oder keilförmige Osteotomie* wegen Ankylose des Hüftgelenkes, difform geheilter Frakturen, rachitischer Verbiegungen usw. Den Aufgaben der Wundbehandlung gesellen sich die der *Frakturbehandlung* hinzu. Auf erstere brauche ich mich nicht des Besonderen einzulassen. — Wie groß die Neigung zur Dislokation der Fragmente gerade am Oberschenkel ist, wird Ihnen wohl zur Genüge dadurch illustriert, daß man Heilungen von Oberschenkelbrüchen Erwachsener mit 1—2, ja selbst mit 3 cm Verkürzung ziemlich allgemein noch als günstige Resultate bezeichnen hört. Ich führe Ihnen diese Ansicht nur an, um Sie auf die Schwierigkeiten der Therapie aufmerksam zu machen, möchte Sie aber doch davor warnen, nun auf Grund derselben von vornherein auf Erzielung besserer Resultate zu verzichten. Nur zu doppelter Vorsicht muß uns die große Neigung zur Dislokation anspannen, und ich kann Sie aus eigener Erfahrung versichern, daß es durch dieselbe doch häufiger, als allgemein angenommen wird, gelingt, Heilung ohne Verkürzung auch bei muskulösen Männern zu erzwingen.

Der geeignete Verband hierfür ist wiederum der Extensionsverband. Ein wesentlicher Fortschritt gegen früher liegt aber darin, daß wir den Zug nicht mehr an dem der Bettunterlage aufliegendem gestreckten Beine ausüben, sondern bei halber Beugung von Hüft- und Kniegelenk. Wird hier schon einmal durch Näherung von Ursprung und Ansatz der die Fraktur überbrückenden Muskeln ihre Zugwirkung verringert und damit allein schon einer Verkürzung des gebrochenen Oberschenkels entgegen gearbeitet, so daß der Gewichtszug wesentlich verringert werden kann, es wird andererseits die Gefahr einer Distraktion des Kniegelenkes mit folgender Schlotterung ausgeschaltet und die Möglichkeit zur frühen Mobilisierung von Fuß und Kniegelenk unter Beibehaltung der Extension geschaffen.

Man teilt den Zug durch eine Längsstrecke am Ober- und eine am Unterschenkel wobei sich die BRAUNsche Lagerungsschiene vorzüglich bewährt (Abb. 2a u. b). Bei hochsitzender Fraktur reicht der Heftpflasterextensionsverband aus, bei tieferem Sitz eignet sich für den Zug am Oberschenkel mehr die SCHMERZsche Klammer oder der STEINMANNsche Nagel- oder der KLAPPsche Drahtzug. Bei Kindern reicht meist eine Gewichtsbelastung von 8—10 Pfund; bei kräftigen Männern bedarf es einer solchen von etwa 20 Pfund. Man richte sich ganz nach der Neigung zur Verschiebung der Bruchstücke bzw. Resektionsenden und kontrolliere deren Stellung durch Röntgenphotographie, die ja leicht im Extensionsbett selbst ausgeführt werden kann.

Ebensosehr wie man sich bemühen muß eine Verkürzung auszugleichen, muß man eine zu starke Distraktion der Fragmente wegen Gefahr einer Pseudarthrosenbildung vermeiden. — Da der Zugverband auf die Stellung des oberen Fragmentes wenig Einfluß hat, dieses namentlich bei hohen Frakturen durch den Zug des Ileopsoas und der Glutäen in der Regel in Beuge- und Abductionsstellung gehalten wird, muß man das untere Bruchstück in Achsen- und Rotationsstellung der des oberen anpassen, d. h. also den Zug in Flexion und Abduction wirken lassen. Zuweilen sind auch noch Seiten- und Rotationszüge zum völligen Ausgleich jeder Dislokation erforderlich. — Diese Nachbehandlung verlangt also dauernde peinliche Überwachung und größte Sorgfalt; das Heilresultat lohnt dann aber auch die aufgewendete Mühe.

Hatte man nach rein querer oder treppenförmiger Osteotomie die Resektionsstümpfe durch exakte Knochennaht sicher gegeneinander fixiert und damit ihr Wiederabgleiten und eine nachträgliche Verkürzung des Beines unmöglich gemacht, so paßt natürlich kein Extensionsverband, sondern die Immobilisation durch einen über den aseptischen Verband anzulegenden Gipsverband. Manchmal genügt sogar die Fixation durch den Mooskissenverband und eine lange Blech- oder Drahtrinne.

Die Wunde wird in der Regel genäht und drainiert, oder es wird ein Gazestreifen bis zur Stelle der Kontinuitätstrennung des Knochens eingelegt. Beim ersten Verbandwechsel etwa am 8. Tage nach der Operation wird die Gaze entfernt; der zweite nur noch wenig voluminöse aseptische Verband bleibt bis zur beendeten Wundheilung, etwa 4 Wochen, liegen. Knochensuturen läßt man einheilen oder entfernt sie, wenn sie eine Fistel unterhalten, nach der letztgenannten Frist. Sowie der Callus, wenn auch noch nicht knöchern, doch schon so fest geworden ist, daß eine Verschiebung der Knochenstümpfe nicht mehr zu befürchten ist, ersetzt man den Extensionsverband durch einen das ganze Bein, Fuß und Hüfte mit umhüllenden, an dem mit Sattelfilz gepolsterten Tuber ischii sich anstützenden zirkulären Gipsverband. In diesem kann man den Patienten, falls man von noch längerer Bettruhe irgendwelche Gefahr fürchtet, mit Krücken umhergehen lassen. Bei jedem Verbandwechsel darf der Massage und vorsichtigen Bewegung der ruhig gestellt gewesenen Gelenke nicht vergessen werden.

Die knöcherne Konsolidation pflegt durchschnittlich in 6—8 Wochen zu erfolgen. Die bei subcutanen Frakturen des Femur relativ oft zu beobachtende Pseudarthrosenbildung ist nach Osteotomien, wohl weil die unter Leitung des Auges vorgenommene Adaption exakter ist, die Interposition von Muskelsubstanz sicherer vermieden, zuweilen auch die Knochennaht zur besseren Fixation zu Hilfe genommen werden kann, selten, wenn auch freilich die völlig knöcherne Vereinigung in manchen Fällen lange über die Durchschnittszeit auf sich warten läßt.

Waren große Stücke aus der Kontinuität des Knochens subperiostal reseziert worden, so braucht man gleichwohl nicht an einem guten Endresultat zu verzweifeln. Es kann knöcherne Konsolidation erfolgen, auch wenn die Resektionsstümpfe weit auseinander stehen; man hat Stücke von 12—15 cm sich vom Periost aus regenerieren sehen. Es bedarf dazu freilich einer viele Monate langen Immobilisierung der Stümpfe, am besten bei Gebrauch des Gliedes in gut fixierenden Verbänden.

Genu valgum. Nach *Kontinuitätstrennungen im untersten Abschnitt des Femur*, der lineären oder keilförmigen Osteotomie wegen rachitischer Verbiegung oder *Genu valgum* adolescentium fixiert man das Glied mittels Gips oder Schienen. Die Wunde wird entweder sogleich vollständig genäht, oder an Stelle einer Drainage zum kleinen Teil offen gelassen; eine stärkere Blutung oder Sekretion ist nicht zu erwarten. Hatte man aus besonderer Vorsicht einen Drain oder Gazestreifen bis zur Knochenwunde vorgeschoben, so entfernt man ihn schon nach 3—4 Tagen. Der aseptische Verband, der nach Osteotomien im Bereich der Diaphyse meist, bei solchen des oberen Femurendes stets die Hüfte mit umfassen muß, braucht hier in Anbetracht der Kleinheit der Wunde aufwärts nur bis etwa zur Mitte des Oberschenkels oder höchstens bis zur Leistenbeuge, abwärts bis unter das Knie zu reichen. Der immobilisierende Verband indes muß, um eine Rotation des Unterschenkels zu verhindern, den Fuß mit fixieren und sich vom Metatarsus bis zur Inguinalbeuge erstrecken. — Es genügt nach Osteotomien wegen Genu valgum eine gut mit Watte gepolsterte, gerade, äußere Holzschiene, gegen die man das Knie durch Binden kräftig heranzieht, um die fehlerhafte Abductionsstellung zu korrigieren. Die Neigung zur Dislocatio ad axin oder longitudinem ist bei der Breite der Säge- oder Meißelflächen gering. Im allgemeinen ziehe ich jedoch auch hier den Gipsschienen- oder zirkulären Gipsverband erheblich vor.

Den ersten Verband erneuert man nach 6—8 Tagen, den zweiten nach weiteren 2—3 Wochen. Bei Abnahme des dritten, etwa nach Ablauf der 6. Woche, ist die knöcherne Vereinigung in der Regel beendet. Die Heilung unter einem einzigen Verbande abzuwarten, rate ich Ihnen nicht, da man etwaige Fehler in der Stellung der Extremität bei dem Verbandwechsel zu den genannten Terminen kontrollieren und noch gut korrigieren kann. Auch macht die Rücksicht auf die Gelenke eine so lange unveränderte Immobilisation bedenklich. Das Fußgelenk kann schon beim zweiten Verbandwechsel aus dem Verbande frei bleiben; das Kniegelenk wird dabei jedenfalls massiert und vorsichtig bewegt. Regelmäßig — nicht nur bei der Ogstonschen Operation, bei der ja der Sägeschnitt direkt in das Gelenk eindringt und einen Hämarthros bedingt —, sondern auch bei der Macewenschen Osteotomie, die doch das Gelenk frei läßt, wird das Kniegelenk durch die Operation und folgende Immobilisation mit betroffen; eine seröse Synovitis mit mäßiger flüssiger Exsudation läßt sich fast immer nachweisen, und die Bewegungen des Gelenkes sind nach Heilung der Knochenwunde zunächst stark behindert und schmerzhaft. Massage, feuchte Wärme, Bäder lassen indes diese entzündlichen Erscheinungen bald schwinden, und konsequente Übung, insbesondere durch den Gebrauch des Gliedes, stellt seine Beweglichkeit binnen einigen Wochen wieder her. Manchmal, namentlich bei sensiblen, schlaffen Individuen, die die notwendigen Bewegungen scheuen, gewinnt das Gelenk seine volle Funktion freilich erst nach vielen Monaten wieder zurück.

Eine kosmetische und funktionelle Heilung, einer Restitutio ad integrum sich nähernd, ergibt die Osteotomie allerdings nur, solange das Kniegelenk selbst noch intakt ist, also meist nur bei jugendlichen Individuen. Ist es einmal zur Arthritis deformans gekommen, wie man dies oft bei hochgradigem Genu valgum schon bei Patienten von etwa 30 Jahren beobachtet, so kann durch die Operation wohl die Stellungsanomalie gebessert werden, der entzündliche Prozeß und damit die Schmerzen bleiben unbeeinflußt. Bei hochgradigen Beschwerden paßt deshalb für solche Fälle besser die Gelenkresektion als die Osteotomie.

Kondylenbrüche. Die *Kondylenbrüche des Femur* erfordern wie alle Gelenkbrüche zur Wiederherstellung der Gelenkfunktion eine möglichst vollkommene Reposition und Beseitigung jeder störenden Unebenheit der überknorpelten Gelenkfläche. Bei stärkerem Hämatom punktiert man das Gelenk von vornherein mit nicht zu schwachem Trokar, und legt für die nächsten 2 Tage einen leicht komprimierenden Verband mit angefeuchteter Gaze oder einer Gummibinde an und bandagiert das Bein so lange auf eine Schiene. Der folgenden eigentlichen Behandlung dient am besten ein Extensionsverband.

Wählt man Heftpflaster, so muß die Längsstrecke weit über das Kniegelenk bis mindestens zur Mitte des Oberschenkels hinaufreichen; Nagel- oder Draht-

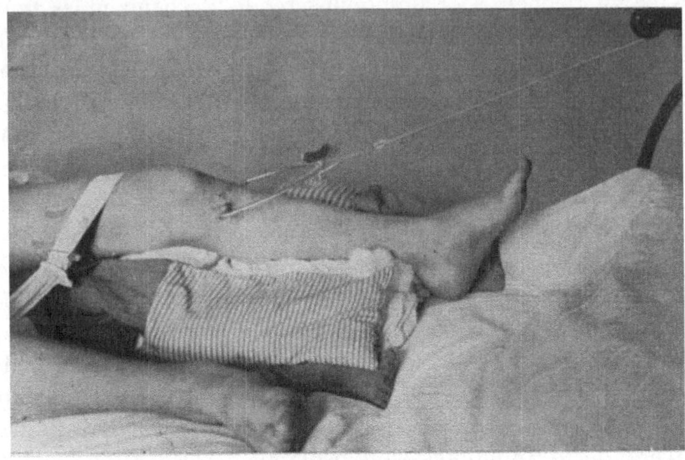

Abb. 74. Nagelextension am Tibiakopf mit dem STEINMANNschen Apparat.
(Aus STEINMANN: Die Nagelextension der Knochenbrüche.)

extension übt man am Tibiakopf aus. Das Knie wird dabei in leichter Beugestellung gehalten und der Zug nicht in der Achse des Femur, sondern schräg nach oben angelegt, das obere Fragment des Femur wie bei den suprakondylären Brüchen durch einen queren Gurt nach hinten gehalten (Abb. 74), der Unterschenkel auf eine BRAUNsche Schiene gelagert. Ineinandergreifende Heftpflasterquerzüge, von denen der eine den Condylus internus, der andere den Condylus externus umfaßt, fixieren die Condylen gegeneinander und beseitigen eine Neigung zur Varus- oder Valgusstellung. Der Streckverband bleibt 4—5 Wochen liegen.

Der Vorteil des Streckverbandes liegt darin, daß er von Anfang an die Vornahme aktiver und passiver Bewegung gestattet. Auf diese *frühzeitige* und *konsequente* Mobilisierung ist aber zur Verhütung einer Gelenkversteifung größter Wert zu legen.

Bei Abbruch nur *eines* Condylus kann man nach *Beseitigung einer pathologischen Valgus- oder Varusstellung* auch mit einer seitlichen Schiene oder Gipsverband ein gutes Resultat erreichen. Zur Immobilisation durch Gips ist man direkt genötigt, wenn die äußeren Verhältnisse die dauernde Kontrolle, die jeder Extensionsverband erfordert, nicht zulassen. Aber da jede längere absolute Ruhigstellung des Kniegelenkes die Gefahr der Versteifung in sich birgt, muß man den Gipsverband nach spätestens 14 Tagen erneuern, beim Verbandwechsel das Gelenk vorsichtig bewegen, den neuen in etwas veränderter Stellung angelegten Gipsverband auch längstens noch 14 Tage liegen lassen. Bei den dann regelmäßig vorzunehmenden Bewegungen sind alle seitlichen Bewegungen zu unterlassen, nur Beugung und Streckung zu üben. Belastung des Beines beim Umhergehen gestatte man nicht vor Ablauf von 6—8 Wochen. Auch dann empfiehlt sich für die ersten Gehversuche noch das Anlegen einer abnehmbaren Wasserglashülse, mindestens einer nicht zu kurzen Gummikniekappe.

Bei *Brüchen der Condylen der Tibia* übt man den Zug am Unterschenkel aus, der bei halber Beugung des Kniees auf einer Braunschen Schiene gelagert wird, bei Drahtextension auch wohl am Calcaneus. Im übrigen gelten die gleichen Grundsätze wie für die Gelenkbrüche des Femur. — Zum Ausgleich der Höhendifferenz beider Condylen und der dadurch bedingten Schiefstellung der Gelenkfläche bei einseitigen Kompressionsbrüchen des Tibiakopfes bleibt in manchen Fällen, da die Dislokation in keiner anderen Weise zu beheben ist, nur ein nicht zu früh, nicht vor Ablauf von etwa 4 Wochen vorzunehmender operativer Eingriff übrig, die Implantation eines Knochenteiles unter die zu niedrig stehende Gelenkfläche.

Querbrüche der Kniescheibe. Ganz andere Rücksichten walten ob bei den *Querfrakturen der Patella*. Das die Rumpflast tragende, stützende Knochengerüst ist intakt geblieben, eine Neigung zur Verschiebung seiner Teile demnach nicht vorhanden; verletzt ist nur der Teil des Gelenkapparates, der die Bewegung der Gelenkenden gegeneinander vermittelt, die Kontraktion des Streckmuskels auf die Tibia überträgt. Früher hielt man die oft beobachtete rückbleibende Funktionsstörung für genügend erklärt durch Ausbleiben der knöchernen Wiedervereinigung der Patellarfragmente und strebte daher vor allem knöcherne Konsolidation durch entsprechende, in Streckstellung angelegte, langdauernd immobilisierende Verbände an. Seitdem wir aber kennen gelernt haben, daß trotz gelungener Konsolidation ohne oder nach Knochennaht schwere Funktionsstörungen infolge Insuffizienz des Musculus quadriceps und entzündlicher Prozesse im Gelenk, Verwachsung von Kapselfalten, Kapselschrumpfungen usw. bestehen bleiben können, daß andererseits trotz nur bindegewebiger Vereinigung der Bruchstücke vorzügliche funktionelle Resultate erzielt werden können, wofern die Pseudarthrose nur straff, die Muskulatur kräftig, das Gelenk beweglich ist, seitdem erachten wir die knöcherne Vereinigung der Fragmente zwar auch heute noch für höchst wünschenswert und streben sie an, halten sie aber nicht mehr für absolut unerläßlich, wie man früher meinte. Den Hauptwert der Behandlung legen wir heute von vornherein darauf, die Streckmuskulatur funktionstüchtig zu erhalten, den Bluterguß aus dem Gelenk und den umgebenden Weichteilen möglichst rasch zu entfernen und das Gelenk zu mobilisieren.

Hierin stimmen die Ansichten der Anhänger, wie der Gegner der frühzeitigen Knochennaht bei Patellarbrüchen völlig überein. Die Frage über den Wert und die Berechtigung dieser Naht bei subcutanen Brüchen wird heute fast ausnahmslos von den deutschen Chirurgen zugunsten der Naht beantwortet, darf aber hier unerörtert bleiben. Unbedingt zu verwerfen ist nur bei der einen, wie der anderen

Methode eine langdauernde Immobilisation des Gelenkes durch Gips-, Schienen- oder Hülsenapparate.

Es ist ja nicht meine Aufgabe, Ihnen die Therapie der Patellafrakturen im Detail zu schildern, ich mußte indes die für sie gültigen Prinzipien erörtern, da diese ja auch für die Nachbehandlung nach operativer Vereinigung der Fragmente durch Knochennaht Geltung besitzen. — Bei der letzteren wird das im Gelenk befindliche Blut direkt mechanisch entfernt, die Knochennähte werden versenkt, die Hautwunde völlig geschlossen. Den aseptischen Verband legen manche Chirurgen auch heute noch in Streckstellung an unter Fixation auf einer Schiene und wollen erst nach etwa 14 Tagen mit Bewegungen beginnen. Auf Grund reicher eigener Erfahrung rate ich Ihnen hiervon ab und empfehle, schon den ersten Verband — noch in Narkose — in einer Beugestellung von etwa 120—130⁰ anzulegen und das Bein in dieser Beugestellung bei gleichzeitiger Beugung des Hüftgelenkes auf einer BRAUNschen Schiene zu lagern. Man erleichtert dadurch die Mobilisierung des Kniegelenkes ungemein. Schon vom 3. Tage an verzichte man auf jede Feststellung und beginne mit passiven und aktiven Bewegungen. Durch Unterschieben von Kissen oder Sandsäcken geht man in immer stärkere Beugestellung über, kehrt aber täglich 2—3mal durch Wegnahme der Polster vorübergehend zu völliger Strecklage zurück.

Zur Vornahme passiver Bewegungen legt man um das untere Ende des Femur einen 10—15 cm breiten Gurt oder Sattelfilzstreifen, dessen beide Enden durch eine feste Schnur zusammengehalten werden. Durch Zug an dieser über eine Rolle an einem quer zum Bett gestellten Galgen geleiteten Schnur hebt Patient leicht den Oberschenkel von der Bettunterlage und beugt damit das Glied. Der anfängliche Schmerz läßt bald nach, und es ist erstaunlich, wie rasch er bei so früher Mobilisierung schwindet, während er bei spät einsetzender äußerst lebhaft ist und lang anhält.

Eine im Anfange sich regelmäßig einstellende seröse Exsudation ins Gelenk hat nicht viel zu bedeuten. Man befördert die Resorption des Ergusses durch Massage, Einwickeln des Beines vom Metatarsus bis über das Kniegelenk mit einer mäßig komprimierend angelegten Flanellbinde und Anwendung feuchter Wärme in Form eines über Nacht anzulegenden PRIESZNITZschen Umschlages.

Nach etwa 3 Wochen darf Patient aufstehen und an Stöcken umhergehen. Die Heilungsdauer bis zur Wiedererlangung einer fast freien Beweglichkeit des Knies gibt BAUM auf durchschnittlich 47 Tage an.

Refrakturen sind nicht so selten und ereignen sich meist schon in den ersten Wochen nach der Operation bei vorzeitiger Aufnahme zu starker Beugebewegungen vor vollendeter Konsolidation, später namentlich in Fällen, die nur durch bindegewebigen Callus zur Heilung kamen.

Luxatio genus. Die bei *Luxationen des Kniegelenkes* stets sehr erhebliche Kapselzerreißung erfordert nach der Reposition in jedem Falle eine längere Ruhigstellung. Eine wirkliche Immobilisierung durch erhärtende Verbände ist nur dann erforderlich, wenn auch nach der Reposition Neigung zur Varum- oder Valgumstellung fortdauert; für gewöhnlich genügt die Fixation auf einer langen gepolsterten Halbrinne aus Blech oder Draht; diese verdient sogar den Vorzug, da sie in bequemer Weise von vornherein die gleichzeitige Anwendung anderer, gleich zu erwähnender Maßnahmen gestattet. Ein gleich nach der Reposition einer frischen Luxation unter mäßiger Kompression angelegter PRIESZNITZscher Umschlag hält den Bluterguß in das Gelenk in Schranken. Einen bereits vorhandenen starken Hämarthros beseitigt man am besten durch Punktion; die Resorption des folgenden blutig serösen Ergusses befördert man nach Ablauf der ersten 4—6 Tage durch Massage. Man massiert das Gelenk täglich 1—2mal und wickelt es dann jedesmal fest mit einer Flanellbinde in Form einer Testudo oder mit einer Gummibinde ein. Eine in den Verband hineinzunehmende, gut mit Watte gepolsterte, leicht *konkave* Papp- oder Blechschiene, die die Kniekehle überbrückt, schützt dabei die Poplitealgefäße gegen Druck. Fuß und Unterschenkel werden ebenfalls mit einer Binde umhüllt und hoch gelagert. Ein solcher Kompressionsverband wirkt vorzüglich, verlangt aber eine stete sehr sorgfältige Kontrolle; Zirkulationsstörungen in der Peripherie zwingen zu seiner Abnahme. Hat man den Kranken nicht beständig unter den Augen, also in der Privatpraxis, so begnügt man sich jedenfalls mit einem mäßigen Grade der Kompression.

Gerade nach Luxationen des Kniegelenkes ist ein Forcieren derselben überhaupt nicht am Platze, da die großen Gefäße, Arteria und Vena poplitea, durch das schwere Trauma, die starke Spannung durch die luxierten Gelenkenden ohnedies relativ oft mit verletzt sind; sie können zerreißen oder thombosieren; die Folge davon kann Nekrose des Fußes oder ein akutes oder erst im Laufe der nächsten Wochen sich entwickelndes Aneurysma sein. Im ersten Falle wird man die Absetzung des Gliedes bis zur Demarkation der Nekrose aufschieben, falls nicht septische Prozesse zu einer früheren Amputation zwingen. Diagnostiziert man die Ruptur der Arterie sogleich, so müßte man das Gefäß aufsuchen und den Riß durch Gefäßnaht schließen. Allmählich sich entwickelnde Aneurysmen wird man exstirpieren. Komplikation durch eine Hautwunde ließe sogleich den ganzen antiseptischen Apparat in seine Rechte treten. Aber auch wenn die Haut nur sehr gequetscht, die Reposition namentlich erst verspätet vorgenommen war, ist es gut, das ganze Glied zu desinficieren und die gequetschten Hautabschnitte mit aseptischen Verbandstoffen zu umhüllen, da eine Abstoßung der nekrotischen Gewebsteile die Luxation noch sekundär in eine komplizierte mit allen ihren Gefahren umwandeln kann.

Beim Fehlen aller dieser Komplikationen beginnt man nach etwa 14 Tagen mit passiven und aktiven Bewegungen und läßt den Kranken schon von der 2. bis 3. Woche an unter dem Schutze einer abnehmbaren Gips- oder Wasserglashülse mit Krücken umhergehen. Später gibt man ihm einen Schienenhülsenapparat oder abnehmbaren Wasserglasverband mit Scharniergelenk in der Höhe des Kniegelenkspaltes. Die Wiederherstellung der Arbeitsfähigkeit erfordert mindestens 8 bis 12 Wochen, bei Personen, die viel stehen und gehen müssen, auch mehrere Monate. Eine gewisse Behinderung der Bewegung kann selbst dauernd zurückbleiben.

Luxatio patellae. Die Nachbehandlung von *Luxationen der Kniescheibe* weicht im Prinzip von der eben geschilderten nicht ab. Nur liegt die Gefahr anderweitiger Störungen ferner, und erfolgt die Wiederherstellung in weit kürzerer Frist, durchschnittlich in 4—6 Wochen, und meist mit voller Funktion. Ein Habituellwerden der Luxation kommt zwar vor, gehört aber doch zu den Ausnahmen; auch für deren Weiterbehandlung nach einer der verschiedenen Operationen gelten nur die allgemeinen Grundsätze.

Zur Bekämpfung der nach den verschiedenartigen Verletzungen des Kniegelenkes meist vorhandenen Neigung der Synovialis zur serösen Exsudation empfiehlt sich stets das länger dauernde Tragen einer Gummikniekappe oder besser noch einer Trikotschlauchbinde.

Reiche Erfahrungen haben uns die letzten 20 Jahre gebracht in der Be- und Nachbehandlung der Operationen wegen der sogenannten **Binnenverletzungen** *des Kniegelenkes, der Zerreißungen und Luxationen der Menisci und der Kreuzbänder*. Auf die Operationen selbst kann hier nicht eingegangen werden. Die Nachbehandlung darf nicht schematisiert, sondern muß je nach Schwere der Verletzung, Art und Größe der Operation individualisiert werden. Für alle Fälle aber ist eine Immobilisation durch Gips, überhaupt allzulange Ruhigstellung zu verwerfen. Für die ersten 8 Tage lasse man das Gelenk in Ruhe, fixiere es auf einer gutgepolsterten Schiene. Doch schon vom 3.—4. Tage ab massiere man den

Oberschenkel und mobilisiere die Patella durch passive seitliche, wie Auf- und Abwärtsverschiebung. PAYR hat dafür ein recht brauchbares löffelartiges Instrument angegeben, mit dem die Kniescheibe gefaßt und bewegt wird (Patellarspiel). Auch soll der Operierte noch während Lagerung des Beines auf der Schiene öfter den Quadriceps aktiv anspannen, was das beste Mittel ist, einer Atrophie des Muskels vorzubeugen. Bei leichteren Verletzungen, unkomplizierten Meniscusexstirpationen läßt man jede Fixation schon nach 8 Tagen fort, beginnt auch bald mit aktiven Bewegungen und kann das Aufstehen schon vom 10.—12. Tage an gestatten. Doch übertreibe man diese Mobilisierung nicht; sonst stellen sich leicht hartnäckige seröse Ergüsse ein. — Bei schwereren Verletzungen, insbesondere nach Plastiken der Kreuzbänder beginne man mit der passiven Mobilisierung nicht vor dem 14., aber auch nicht später als mit dem 18.—20. Tage und gehe nur langsam und vorsichtig zu ausgiebigen Bewegungen über, gestatte das Umhergehen erst nach 3 Wochen.

Äußerst wichtig ist eine von vornherein einsetzende *psychische* Behandlung. Man lasse in dem Verletzten gar nicht erst den Gedanken aufkommen, daß er eine bleibende Schädigung oder auch nur eine längere Gebrauchsstörung des Beines zurückbehalten könnte, stelle ihm vielmehr, falls er nur selbst mithelfe, eine rasche und völlige Wiederherstellung in Aussicht. Tatsächlich sind die Ergebnisse der operativen Behandlung recht gut, zum Teil ausgezeichnet. Mehrfache Statistiken aus verschiedenen Kliniken mit großem Material verzeichnen nach Operation wegen Meniscusverletzungen vollständige Heilungen in 75—80%, nicht nur Wiederherstellung der Berufstätigkeit, sondern auch sportlicher Leistungsfähigkeit jeder Art; einige sprechen sogar von 90% Heilung ohne alle Beschwerden. — Auch die Behandlung selbst schwerer Kreuzbandverletzungen hat recht gute Erfolge aufzuweisen. — Wie wesentlich zur Erzielung solcher aber die Psyche von Bedeutung ist, geht daraus hervor, daß sämtliche Statistiken ausnahmslos für Rentenversicherte eine längere Heilungsdauer und minder gute Endergebnisse angeben als für Verletzte, die keiner Versicherung angehören.

Sehr mitbestimmend für den Erfolg ist ferner das *Alter* der Operierten und die *Länge der Zeit*, die zwischen Unfall und Operation verstrichen ist. Nach dem 40. Lebensjahre werden zwar auch noch gute Resultate erreicht, aber völlige Restitutio ad integrum immer seltener. Zeichen einer chronischen Arthritis werden mit zunehmendem Alter häufiger; aber daß sie durch die Operation bedingt seien, ist unbewiesen, ja mehr als zweifelhaft; vielfach gehen solche doch sogar dem Unfall voraus oder finden sich auch am anderen, nicht verletzten Knie.

Bezüglich der Nachbehandlung *nach Arthrotomien und Resektionen des Kniegelenkes* habe ich dem Gesagten wenig hinzuzufügen, da ich der allgemeinen Besprechung als Beispiel Affektionen des Kniegelenkes, als des am häufigsten erkrankten Gelenkes, zugrunde gelegt habe.

Punctio genus. Dort habe ich Ihnen bereits erwähnt, wie Sie der Punktion des Gelenkes wegen Hydrops nach Heilung der kleinen Stichwunde stets eine entsprechende Behandlung des chronisch entzündlichen Prozesses der Synovialis mittels Ruhigstellung, Kompression usw. folgen lassen müssen. Die Technik des Kompressionsverbandes ist die eben zur Beseitigung eines Hämarthros des Kniegelenkes geschilderte; nur dürfen Sie die Binde beim Hydrops mit etwas größerer Kraft anziehen. Mit der Mobilisierung des Gelenkes nach Schwinden des serösen Ergusses seien Sie nicht allzu voreilig und gehen Sie mit großer Vorsicht zu Werke! Die lange dauernde, stets mehrwöchentliche absolute Ruhigstellung des Gelenkes bedingt freilich eine oft recht erhebliche Steifheit desselben; doch gelangen Sie durch ein langsames, schonendes, nur ganz allmähliches Vorgehen immer noch sicherer und schneller zum Ziele einer wirklichen Heilung, als durch unvorsichtiges Vorgehen, das nur zu leicht zu neuer starker Exsudation in das Gelenk führt und dann nochmalige Fixation erfordert.

Als sehr zweckmäßig hat sich mir das monatelange Tragen einer Gummibinde beim Umhergehen erwiesen. Die Binde wirkt weit besser, als eine Gummikappe, da diese sich ziemlich schnell dehnt und dann nicht mehr komprimiert, ihres hohen Preises wegen aber nicht sogleich erneuert werden kann. Sie umhüllen die Kniegelenkgegend mit einer dünnen Schicht Watte, polstern nur die Kniekehle etwas stärker und wickeln jetzt die Gummibinde derart um das Gelenk zirkulär ab, daß sich die einzelnen, sich mehrfach deckenden Touren gerade eben nur etwas anspannen. Ein stärkerer Druck wird nicht vertragen. Fuß und Unterschenkel werden mit einer Flanellbinde bandagiert. Diese gleichmäßige elastische Kompression beugt der Rückkehr eines Flüssigkeitsergusses vor und läßt doch Bewegungen des Gelenkes bis zu einem gewissen Grade zu. Die Patienten lernen sehr bald die Binde sich selbst in richtiger Weise anzulegen und den geeigneten Grad des Druckes herauszufinden.

Heidenhain empfiehlt zur Nachbehandlung des chronischen Hydrops des Kniegelenkes nach Punktion sehr die Unnaschen Zinkleimverbände; ihre Technik ist im allgemeinen Teile geschildert.

Arthrotomie. Nach *Incision des Kniegelenkes* wegen Gelenkeiterung ziehen wir heute dem früher üblichen Durchziehen längerer Drainagen das Einlegen mehrfacher kurzer, nur gerade in das Gelenk hineinreichender, senkrecht zur Oberfläche stehender Drainröhren vor, und zwar legen wir in der Regel je ein solches Rohr zu beiden Seiten des Gelenkspaltes in die Gelenkhöhle und je eines zu beiden Seiten der Sehne des Musculus quadriceps in den oberen Recessus des Gelenkes, in schweren Fällen auch eins an der Rückseite. Dann folgt ein großer aseptischer Krüllgaze-Mooskissen-Verband und Fixation auf langer Blechrinne in gestreckter Stellung. Das weitere Verfahren ist das Ihnen früher allgemein geschilderte. Die begleitende starke Flexionskontraktur läßt sich bei akuter, erst kurze Zeit bestehender Eiterung in der Regel in Narkose sofort ausgleichen. War dies nicht möglich, so müßte man die Korrektion durch einen bis zum Knie reichenden Heftpflaster-Extensionsverband mit Gewichtszug versuchen. — War es bereits zur Knorpel-Usur gekommen, so wird freilich eine Ankylosierung des Gelenkes oft unvermeidlich sein. Denn die zur Beseitigung des Entzündungsprozesses unumgängliche Immobilisierung erfordert oft so viel Zeit, daß es inzwischen an den ihres Knorpels beraubten Stellen zur Verwachsung der Gelenkenden gekommen ist. Deshalb muß auch die Fixation unter allen Umständen von vornherein in gestreckter oder noch besser in nahezu gestreckter Stellung, ungefähr in einem Winkel von 170—175° erfolgen, da eine solche die Funktion des Beines am wenigsten behindert. Ist einmal die Ankylose des Kniees nicht mehr zu vermeiden, dann tut man immer gut, durch zirkuläre Gipsverbände, in welchen man den Patienten umhergehen läßt, die knöcherne Synostose in der erwähnten Stellung anzustreben; eine breite nur bindegewebige Verwachsung disponiert zur Flexionskontraktur, die die Funktion des Beines sehr schwer beeinträchtigt. — Solange wir freilich annehmen dürfen, daß die Gelenkenden höchstens an circumscripten Stellen bindegewebig miteinander verlötet sind, daß die Ursache der Gelenksteifheit vorzugsweise in den geschrumpften Weichteilen, spez. der Kapsel gelegen ist, werden wir die Mobilisierung energisch versuchen.

In den verzweifelten Fällen, in denen eine akute Gelenkeiterung zur völligen Aufklappung des Kniegelenkes mit Durchtrennung des Streckapparates und Tamponade der Gelenkhöhle zwang, kann der Verband natürlich nur in halber Beugung angelegt und muß die Tamponade bei starker Sekretion öfter erneuert werden. Es ist schwer in solchen Fällen den Zeitpunkt zu bestimmen, wenn man das Gelenk aus seiner künstlichen Luxationsstellung in die Streckstellung zurückführen soll. Frühestens gewiß nach Rückgang des Fiebers und Nachlaß der Eiterung; aber inzwischen sind die Weichteile an der Rückseite des Gelenkes oft so geschrumpft, daß die Reposition Schwierigkeiten macht, und man sich fragt, ob es nicht besser gewesen wäre, gleich zur Resektion zu schreiten; denn ein bewegliches Gelenk ist in solchen Fällen doch nicht zu erzielen. Jedenfalls muß man nach gelungener Geraderichtung noch den hinteren Recessus drainieren und den Streckapparat durch Naht wieder herstellen. Viel Erfreuliches habe ich von der Aufklappung des Gelenkes bei Eiterung nicht gesehen.

Bei allen Affektionen des Kniegelenkes, Verletzungen wie Entzündungen, demnach auch nach Operationen, beobachten wir eine auffallend früh eintretende, lähmungsartige Schwäche und Atrophie des Musc. quadriceps, vielleicht eine der wesentlichsten Ursachen, weshalb eine sich ausbildende Kontraktur so gut wie ausnahmslos eine solche in Flexionsstellung ist. Diesen Muskel müssen wir deshalb, sowie es der Verband nur irgend zuläßt, von vornherein und dauernd mit Massage, am geeignetsten Pétrissage und Tapotement, und mit dem faradischen Strome bearbeiten. Sind die Wunden geheilt, etwaige Entzündungsprozesse abgelaufen, so fügen wir dann passive Bewegungen und Gymnastik behufs *Mobilisierung* des inzwischen stets mehr oder weniger versteiften Gelenkes hinzu.

Mobilisierung versteifter Kniegelenke. Die ersten Bewegungen soll der Arzt, wie stets, mit seinen Händen vornehmen; doch würde eine solche, kurz dauernde, täglich einmalige Sitzung nicht allzuviel fruchten; möglichst früh muß der Patient selbst mithelfen. Zur Einleitung der Beugung des Gelenkes lasse ich den Kranken zunächst sich einfach auf einen Stuhl setzen, derart, daß die Oberschenkel möglichst in ganzer Länge unterstützt sind; während der Fuß des gesunden Beines dem Fußboden aufruht, schwebt der des steifen frei in der Luft; die Schwere zieht somit den Unterschenkel allein schon in Flexion. Lange hält dies der Patient freilich nicht aus; er schiebt das Gesäß der kranken Seite vor und sucht durch Streckung des Hüftgelenkes zu erreichen, was er durch Beugung des Kniees nicht vermag, d. h. mit dem Fuß den Boden zu berühren. Nach kurzer Ruhepause muß er indes immer und immer wieder soweit zurückrücken, daß der Rand des Stuhles oder Sofas mit der Kniekehle abschneidet. Das Herabsinken des Unterschenkels bewirkt anfangs durch Dehnung der Kapsel einen spannenden Schmerz an der Vorderseite des Gelenkes in der Höhe des Gelenkspaltes. Um ihn zu mindern, spannt der Kranke, falls sein Fuß keine Unterlage findet, unwillkürlich den Musc. quadriceps an; dabei gewinnen wir als vorteilhafte Nebenwirkung einen diesen Muskel kräftigenden Innervationsreiz. Man erhöht die Wirkung der Schwere entweder durch künstlich zugefügte Belastung des Fußes — dies wird selten vertragen — oder besser dadurch, daß man den Kranken anweist, den Oberschenkel dicht oberhalb des Kniees mit beiden Händen zu umfassen und durch rasches Aufheben und Niedersenken den Unterschenkel in pendelnde Bewegung zu versetzen.

Ist einmal ein gewisser, wenn auch noch geringer Flexionsgrad erreicht, so erhöht der Kranke denselben leicht, indem er mit Hilfe eines um die Fußgelenkgegend gewickelten Gurtes oder Bindenstreifens den Unterschenkel mit beiden Händen methodisch zu beugen sich bemüht. In analoger Weise erreicht Beugung und Streckung der einfache, aber sehr zweckmäßige von BARDENHEUER angegebene

Selbstbewegungsapparat (Abb. 75). Er ist aus der Zeichnung ohne weiteres verständlich. Eine wirksame Streckung ist durch den Zug am Unterschenkel freilich nur dann zu erreichen, wenn der Oberschenkel dabei, wie dies ja auch die Abbildung erläutert, durch ein Gegengewicht niedergehalten wird. — Zur Beugung des Kniegelenkes kann man sich auch des elastischen Zuges in der gleichen Weise bedienen, wie ich Ihnen dies für die Mobilisierung des Ellenbogengelenkes schilderte, mit Hilfe von Gipshanfschienen und Gummischnüren; einfacher befestigt man den Gummischlauch direkt an der Rückseite eines Beckengurtes und einem das Fußgelenk

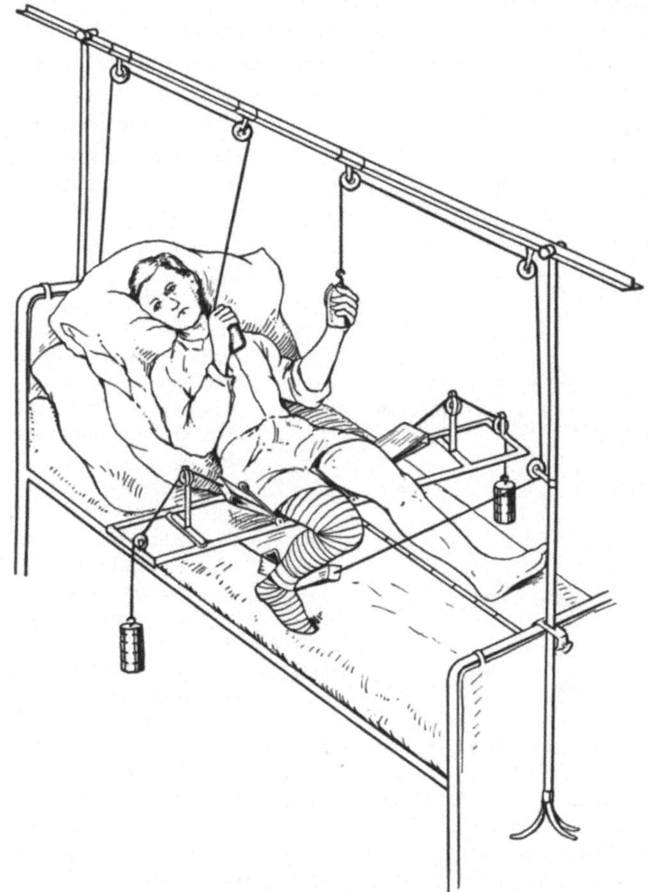

Abb. 75. BARDENHEUERs Selbstbewegungsapparat.

umgebenden Bindenzügel: man läßt diesen kleinen improvisierten Apparat dann des Nachts über bei Seitenlage des Patienten anlegen, bei Tage dagegen Bewegungen üben.

Zur Streckung gibt man meist dem Gewichtszug den Vorzug. Bei stärkerer Flexionsstellung besteht die Gefahr, durch gewaltsame manuelle Korrektion in Narkose eine Fraktur des Femur oder eine Subluxation der Tibia nach hinten zu erzeugen. Die infolge lange dauernder Flexionsstellung stark verkürzten Beugemuskeln, wie die geschrumpfte Kapsel fixieren die Tibia in der fehlerhaften Stellung, verhindern die Streckung des Unterschenkels um die normale, quer durch die Mitte der Condylen des Femur ziehende Achse und verlegen den Drehungspunkt an die Stelle, wo sie sich an der Tibia inserieren. Ein etwas gewaltsam vorgenommener Streckungs-Versuch preßt dann den vorderen Rand der Condylen der Tibia in die rarefizierte Spongiosa der Condylen des Femur. Der Winkel zwischen Unter- und Oberschenkel wird dadurch zwar ein stumpfer oder gar gestreckter, aber die Achse der Tibia läuft nicht mehr in der Verlängerung derjenigen des Femur, sondern nach hinten von ihr. Diesen Unfall zu vermeiden darf die Hand, welche die Streckung erzwingt, nicht am unteren Ende des Unterschenkels, sondern, unter Verzicht auf diesen langen Hebelarm, nur am oberen Ende angreifen. Sie umfaßt den Tibiakopf von hinten und sucht ihn unter gleichzeitigem kräftigem Zuge nach vorn zu drängen und um die normale Drehungsachse zu rotieren. — Bei großem Widerstande ist es immer besser, den Zug allmählich, aber stetig durch Gewichtsbelastung wirken zu lassen.

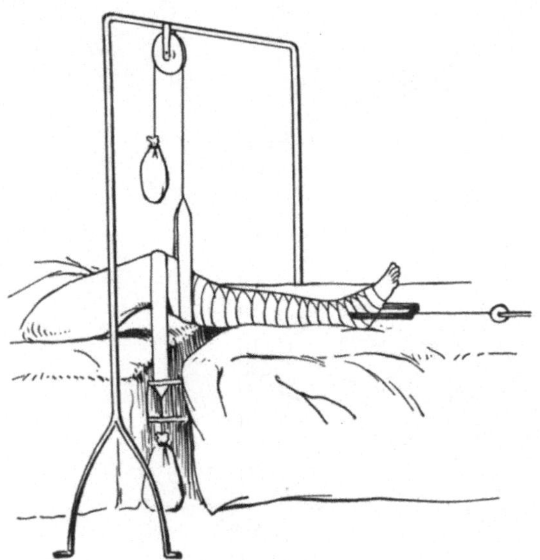

Abb. 76. Gewichtszug zur Streckung von Kontrakturen des Kniegelenks nach SCHEDE.

Ein Heftpflasterextensionsverband wird in der typischen Weise bis zum Knie angelegt, eine dorsale, von den Metatarso-Phalangeal-Gelenken bis zur Tuberositas tibiae reichende Gipsschiene mit drei Ringen zur Suspension — einem am Fußrücken, einem zweiten oberhalb des Fußgelenkes, einem dritten am oberen Schienenende — hinzugefügt und mit ihrer Hilfe das Glied an einem längs über das Bett gestellten Galgen derart aufgehängt, daß die von Ring zu Ring ziehende Schnur über zwei am Galgen angebrachte Rollen läuft; die Extensionsschnur wird über Rollen am Fußende des Bettes geleitet, und nun je nach dem Alter des Patienten mit 2—6 Kilogramm belastet. Man beschleunigt die Streckung durch Auflegen eines schlaff gefüllten, zu beiden Seiten beutelartig herabhängenden Sandsackes auf das Knie. — SCHEDE bringt an Stelle des letzteren noch einen Gewichtszug an den Condylen des Femur nach hinten, an denen der Tibia einen solchen nach vorn an, ahmt mit letzterem die Aktion der den Tibiakopf um die normale Achse des Kniegelenkes nach vorn rotierenden Hand nach (Abb. 76).

Erleichtert wird die Mobilisierung durch gleichzeitigen Gebrauch warmer Voll- oder Lokalbäder. Zu letzteren bedient man sich in neuerer Zeit mit Vorteil eines der üblichen Heißluftapparate; die durch sie hervorgerufene starke Hyperämie befördert die Resorption entzündlicher Exsudatreste oft erstaunlich rasch. Hyperämie und passive Mobilisierung verbinden in ingeniöser Weise die von KLAPP erfundenen Saugkästen; je nach Art des Apparates bewirkt die durch eine Saugpumpe erzeugte Luftverdünnung Beugung oder Streckung des Kniegelenks (Abb. 15a u. b).

Auch portative orthopädische Apparate zur Beseitigung von Kniegelenkkontrakturen hat man in großer Anzahl und Mannigfaltigkeit angegeben. Sie bestehen sämtlich aus einem Ober- und einem Unterschenkelteile, welche durch Wirkung einer Schraube, Feder oder elastischen Gummizug gegeneinander in Beuge- oder Streckstellung bewegt werden. Sie sind um so wirksamer, je sicherer die Schienen an dem Gliede fixiert sind; daher verdienen Schienenhülsenapparate im allgemeinen den Vorzug. Bei den gut konstruierten Apparaten erfolgt die Bewegung auch nicht in einem einfachen Scharniergelenk, sondern aus den schon bei dem Brisement forcé besprochenen Gründen derart, daß gleichzeitig mit der Streckung stets eine Distraktion des Gelenkes stattfindet; es geschieht dies mit Hilfe der von STILLMANN und BRAATZ erfundenen, aus der Abbildung leicht verständlichen Sektorenschienen (Abb. 77a, b u. c).

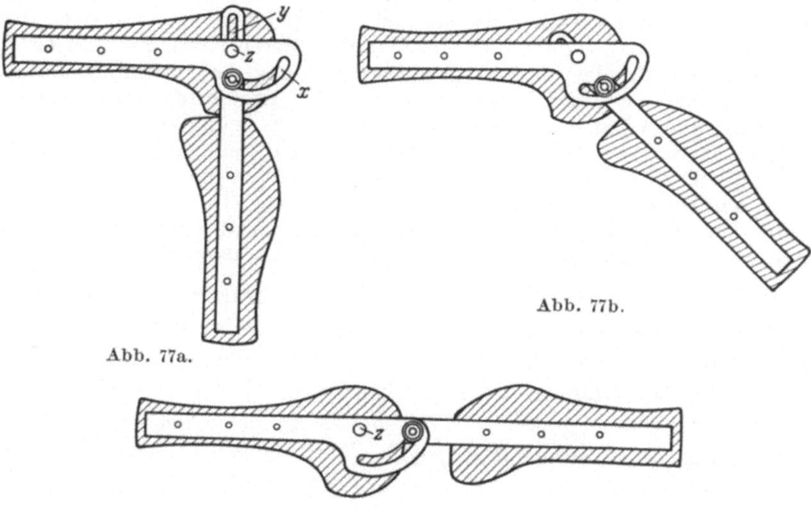

Abb. 77a.

Abb. 77b.

Abb. 77c.

Abb. 77a bis c. Sektorenschiene nach BRAATZ.

Ich verzichte darauf, Ihnen derartige Apparate detailliert zu schildern; es wird genügen, Ihnen einige der besten in Abbildung vorzuführen (Abb. 78, Abb. 79a u. b).

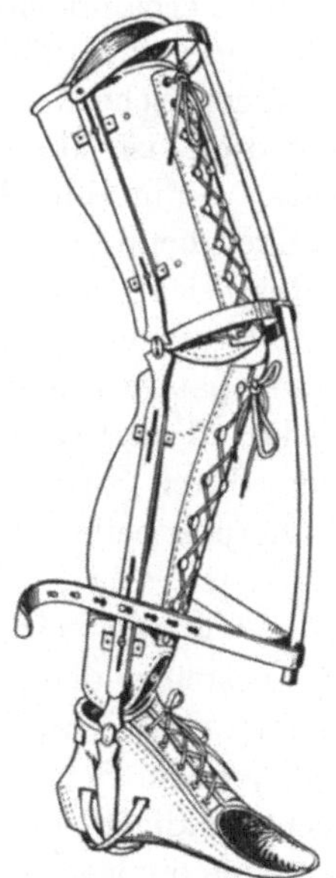

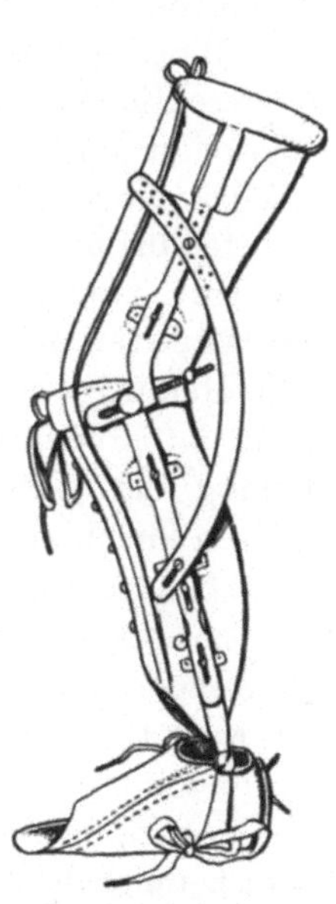

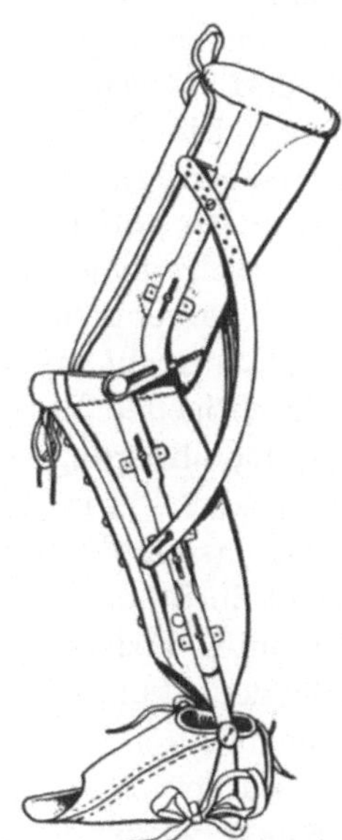

Abb. 78. HESSINGES Schienenhülsenapparat zur Streckung von Beugekontrakturen des Kniegelenks.

Abb. 79a. GOCHTS Apparat gegen Kniekontraktur. (Knie in langsamer Streckung; Schraube noch nicht vorgedreht.)

Abb. 79b. GOCHTS Apparat gegen Kniekontraktur. (Kniegelenk in langsamer Streckung; Schraube vorgedreht contra subluxat.)

Auch von der Schilderung der zuweilen zur Beseitigung von Kontrakturen erforderlichen operativen Maßnahmen sehe ich ab, da ich Ihnen ja nicht die Therapie der Kontrakturen überhaupt, sondern nur die nach Operationen erforderliche Nachbehandlung vorzutragen habe.

Ist der Patient so weit, daß er auf dem kranken Bein aufzutreten vermag, so bleibt die beste Übung die Kniebeuge. Sie fördert in gleicher Weise die Beweglichkeit aller Gelenke, wie die Kräftigung aller Muskeln der unteren Extremität. Insbesondere stärkt das langsame Erheben aus der gesenkten Stellung die Streckmuskulatur. Die gleiche Wirkung hat auch das Fortstemmen schwerer Lasten mit dem steifen Bein. Hingegen dient zur Wiedererlangung der extremen Beugung das Anschlagen der Fersen gegen die Glutäen bei Stand auf dem gesunden Bein. Um auch den letzten Rest von Steifheit zu beseitigen, empfiehlt sich schließlich die gleiche gymnastische Übung, die ich Ihnen schon für die Mobilisierung des Hüftgelenkes nannte, das Fahren auf dem Veloziped, sodann das Rudern in einem Boot mit beweglichem Rudersitze resp. in einem ein solches nachahmenden Apparate.

Resektio genus. Im Gegensatz zu den bisher besprochenen Operationen erstreben wir nach *Resektionen und Arthrektomie des Kniegelenkes* eine knöcherne Ankylose in nahezu vollständig gestreckter Stellung; eine ganz leichte Beugung um 5—10⁰ ist für den Gang in der Regel bequemer, als absolute Streckung von 180⁰. Die früher vielfach gemachten Versuche, ein bewegliches Gelenk zu erhalten, sind derart unbefriedigend ausgefallen, daß sie selbst nach rein synovialer Arthrektomie nur noch vereinzelte schwache Verteidigung finden. Sie führten mit ganz seltenen Ausnahmen zur Entstehung einer Kontraktur oder eines Schlottergelenkes. Hingegen stört ein gestrecktes steifes Bein die Funktion relativ wenig. Die Operierten können damit große Märsche machen; manche lernen sogar tanzen und den Defekt derart zu verhüllen, daß er der Umgebung kaum bemerkbar wird.

Dem Zweck der knöchernen Synostose ist daher auch die Verbandtechnik von vornherein angepaßt. Ich habe sie Ihnen bereits im allgemeinen Teil detailliert geschildert. Gerade für Kniegelenkresektionen paßt der antiseptische Dauerverband. Die Neigung der Resektionsstümpfe zur Dislokation ist im allgemeinen gering, ihr Abgleiten voneinander leicht zu verhüten. Immerhin darf man es an der nötigen Kontrolle der Stellung und Aufmerksamkeit beim Verbandwechsel nicht fehlen lassen. Als Folge mangelhafter Sorgfalt sieht man zuweilen — namentlich bei gestörtem Wundverlaufe, der einen häufigen Verband benötigt, — recht unangenehme, die Heilung verzögernde, die spätere Funktion beeinträchtigende Verschiebungen ad latus oder ad axin oder ad peripheriam. Die Immobilisierung — nach Heilung der Weichteilwunde durch zirkulären Gipsverband — wird bis zur beendeten knöchernen Konsolidierung beibehalten. Vor Weglassen des erhärtenden Verbandes überzeuge man sich sehr genau, ob nicht doch noch ein wenn auch noch so geringer Grad von Beweglichkeit, ein sogenanntes Federn der Knochen an der Resektionsstelle besteht; denn die Gefahr der sekundären Flexionskontraktur liegt außerordentlich nahe. Die Fälle sind nicht selten, in denen der Patient mit steifem, gerade stehendem Beine entlassen wurde und sich schon wenige Monate nachher mit rechtwinkliger Stellung des Kniees wieder vorstellte. Wahrscheinlich hatte doch nur eine bindegewebige oder knorpelige, keine knöcherne Ankylose bestanden. Es wird freilich von mancher Seite, vielleicht mit Recht, behauptet, daß selbst die knöcherne Synostose keinen absoluten Schutz gegen Kontraktur gewähre. Es mag sein; jedenfalls schützt sie aber am sichersten davor, und muß deshalb mit allen Mitteln erstrebt werden.

Verzögert sich die Konsolidation, so läßt man den Kranken im Verbande umhergehen und, sofern das Grundleiden, die Gelenktuberkulose, ausgeheilt ist, mit dem Fuße des operierten Beines auftreten. Andernfalls, wenn noch Fisteln bestehen, ist das Gehen nur mit einer Gehschiene oder irgend einem Apparate oder Gipsverbande, der seine Stütze am Sitzknorren findet, erlaubt. Verzögerungen in der Konsolidation, wie Rezidive und Offenbleiben von Fisteln sind nach Arthrektomie wegen Tuberkulose häufiger, wie nach der typischen Resektion. Leicht verständlich! Das exakte Aneinanderliegen der breiten Knochenwundflächen bei letzterer begünstigt natürlich die knöcherne Synostose, und ebenso begreiflich ist es, daß im ersten Falle kranke Herde im Knochen leichter einmal übersehen werden. Wenn wir gleichwohl, namentlich bei Kindern, — falls wir solche überhaupt operieren —, der atypischen Arthrektomie vor der typischen Resektion heute im allgemeinen den Vorzug geben, so geschieht dies mit Rücksicht auf die zu fürchtenden Wachstumsstörungen. Von der unteren Epiphysenlinie des Femur, der oberen der Tibia findet das hauptsächliche Wachstum der unteren Extremität statt. Eine Läsion derselben durch eine im Kindesalter vorgenommene Resektion kann späterhin sehr beträchtliche Verkürzungen zur Folge haben.

Für einen Lastträger ist ein in gestreckter Stellung knöchern ankylosiertes Kniegelenk entschieden vorteilhafter, als ein zwar etwas bewegliches, aber schwaches und minder stützfähiges. — Für den, der minder schwere Arbeit zu verrichten hat, bleibt der Wunsch nach einem wenigstens teilweise beweglichen Gelenk aber verständlich. Die Erfolge, die gerade die *Kniegelenkplastik* heute aufzuweisen hat, sind bereits so zahlreich und so erfreulich, daß diese Operation in geeigneten Fällen zur Beseitigung einer Versteifung sonst ausgeheilter Gelenke heute nur empfohlen werden kann und auch häufig ausgeführt wird. Die Verhältnisse liegen ja ganz anders, als nach Arthrektomie eines tuberkulösen Gelenkes.

Das Hauptverdienst eines guten Erfolges gebührt freilich dem Operateur, aber ohne sachgemäße sorgfältigste Nachbehandlung würde die beste *Arthroplastik* keinen Erfolg erzielen. Gleich nach der Operation wird am Unterschenkel ein bis zum Knie reichender Heftpflasterextensionsverband angelegt, um die neuen Gelenkflächen genügend aneinander zu halten und eine Schädigung des interponierten Fettgewebslappens durch Quetschung zu verhüten. Eine dorsale, von den Zehen bis zur Leistenbeuge reichende Gipshanfschiene mit fünf Ringen zur Suspension verhindert ein Abrutschen der Resektionsflächen voneinander oder eine Verschiebung ad peripheriam. — Nach Heilung der Wunde, etwa nach 14 Tagen, wird mit passiven Bewegungen im Sinne der Beugung und Streckung bei fortdauernder Extension begonnen; schon vorher war die Oberschenkelmuskulatur regelmäßig massiert worden. Man bedient sich zur Mobilisierung zweckmäßig der schon oben beschriebenen Vorrichtung eines breiten, unter das Knie geführten Gurtes aus Sattelfilz, dessen Zugschnur über die Rolle eines quer zum Bett gestellten Galgens hindurchgeleitet ist. Nach etwa 6 Wochen kann der Extensionsverband wegfallen, nach 8 Wochen — frühestens! — darf der Patient aufstehen und in einem Stützverband, der jede Seitenbewegung, jedes Schlottern im Knie ausschließt, nur Beugung und Streckung, aber auch keine Überstreckung gestattet, umhergehen. Wie lange er diesen Stützapparat tragen muß, hängt im Einzelfalle von der erzielten Festigkeit des Bandapparates ab; man lege ihn ja nicht zu früh ab. Zur Erzielung eines einigermaßen beweglichen Gelenkes muß man durchschnittlich ½—1 Jahr rechnen, vorausgesetzt, daß der Patient selbst dabei regelmäßig mitarbeitet; an seine Energie werden große Anforderungen gestellt.

Einundvierzigste Vorlesung.

Nachbehandlung nach Verletzungen und Operationen an der unteren Extremität (Fortsetzung).

Varicenexstirpation. — Unterschenkelschaftbrüche. — Osteotomia cruris. — Nekrotomia. — Knöchelfrakturen. — Luxatio pedis. — Fractura tarsi et metatarsi. — Resectio pedis. — Arthrodesis pedis. — Mobilisierung versteifter Fußgelenke.

Exstirpation von Varicen. Für die Nachbehandlung nach *Operationen an den Weichteilen des Unterschenkels* bedarf es keiner besonderen Vorschriften. Erwähnung verdiente höchstens, daß nach Exstirpation ausgedehnter Varicen die schlecht ernährten Hautwundränder zuweilen auch bei ganz aseptischem Wundverlaufe partiell (auf ½—1 cm Breite) nekrotisieren, so daß eine Verzögerung der Wundheilung entsteht, und daß es sich — wiederum namentlich nach Varicenoperationen — zum Schutze der Narbe und um lästigen Stauungsödemen vorzubeugen hier und da empfiehlt, den Patienten nach Heilung der Wunde noch längere Zeit eine Einwicklung des Fußes und Unterschenkels tragen zu lassen, wofür sich ausgezeichnet der Zinkleimverband eignet.

Frakturen des Unterschenkels. Aber auch für die Eingriffe an Tibia und Fibula habe ich dem allgemein Gesagten nur wenig hinzufügen. Auch in der Behandlung der *Unterschenkelbrüche* konkurrieren der altbewährte Gipsverband und der Extensionsverband. — Bei Brüchen und nach *blutigen Kontinuitätstrennungen* der Unterschenkelknochen bevorzuge ich im allgemeinen auch heute noch den Gipsverband. Sofern sie nicht gerade die untere Epiphyse betreffen, muß er das Fuß- und Kniegelenk mit umfassen; er findet seine Stütze an Fuß und Malleolen einerseits, an den Condylen der Tibia und des Femur andererseits. Die der Fraktur in den ersten Tagen folgende starke Weichteilschwellung erfordert gerade nach Unterschenkelbrüchen eine besondere Aufmerksamkeit auf etwa sich einstellende Zirkulationsstörungen und Sorgfalt in der Anlegung des Verbandes. Ein am Tage der Verletzung angelegter zirkulärer Gipsverband wird sehr leicht, selbst bei sorgfältiger Wattepolsterung, namentlich aber wenn er der bloßen Haut aufliegt, zu fest. Sehr viele Chirurgen empfehlen deshalb, den zirkulären Gipsverband erst nach Ablauf von 3—4 Tagen anzulegen. Als Anhänger der Gipsschienenbehandlung habe ich keinen Grund, von der allgemeinen Regel abzuweichen, Reduktion und Retention der Fragmente so früh wie möglich vorzunehmen. Es leistet die Gipsschiene auch bei der Therapie der Unterschenkelfrakturen ganz Vorzügliches; ja gerade bei ihnen treten ihre schon im allgemeinen Teile hervorgehobenen Vorzüge besonders hervor. Die Gefahr schwerer Zirkulationsstörungen liegt fern; die Extremität braucht während Herstellung der Schiene nicht frei schwebend gehalten zu werden, sondern liegt bis zum Erstarren des Gipses einer Unterlage sicher auf; die Neigung zur Verschiebung der Fragmente während Anlegung des Verbandes ist demnach geringer.

Am Fuße muß die Schiene bis zu den Metatarsophalangealgelenken reichen und beide Fußränder mit umgreifen; die beiden Malleolen läßt sie entweder ganz frei oder reicht nach rückwärts über sie hinaus; nie darf ihr freier Rand wegen der Gefahr des Decubitus auf die Knöchel selbst zu liegen kommen. Am Unterschenkelschaft verbreitert sich die Schiene wieder und bedeckt hier, wie am Kniegelenk nahezu die vordere Hälfte der Circumferenz, wenigstens mehr als ein Dritteil.

Die große Neigung zur Dislokation bei Schrägfrakturen macht bei jedem Verbandwechsel doppelt strenge Kontrolle und Sorgfalt notwendig. Aber gerade in Rücksicht auf sie erscheint es mir nicht ratsam, den Knochenbruch unter einem Verbande heilen zu lassen, denn der Volumwechsel des verletzten Gliedes, die anfängliche Schwellung, die sekundäre Abschwellung lassen eine Verschiebung auch im Verbande zustande kommen, falls dieser nicht entsprechend oft erneuert wird.

Wählt man den Extensionsverband — seine Technik habe ich Ihnen im allgemeinen Teile zur Genüge geschildert — so halte man sich ja streng an die Vorschriften BARDENHEUERS und vergesse nicht die zum Ausgleich der Dislokation fast stets erforderlichen durchgreifenden Seiten- und Rotationszüge der Längsstrecke hinzuzufügen.

Die knöcherne Konsolidation von *Diaphysenbrüchen* der Unterschenkelknochen erfolgt bei Erwachsenen durchschnittlich in 6—8 Wochen. Erhebliche Verzögerung in der Verknöcherung des Callus ist indes leider keine Seltenheit, meist freilich durch ungenügende Adaption der Bruchstücke bedingt. Man läßt dann den Kranken in einem exakt angelegten zirkulären Gipsverbande oder abnehmbaren Wasserglasverbande bis zur endgültigen Heilung umherlaufen; so lange Patient beim Gehen ohne eine solche Stütze noch Schmerzen in der Frakturstelle empfindet, ist auch der Callus noch nicht verknöchert, selbst wenn es objektiv unmöglich sein sollte, noch abnorme Beweglichkeit nachzuweisen. Fuß- und Kniegelenk müssen bei jedem Verbandwechsel bewegt und massiert werden. Bis diese Gelenke nach Heilung der Fraktur ihre volle Beweglichkeit, und der Patient damit seine volle Arbeitsfähigkeit wieder gewonnen hat, pflegen auch heute noch bei Erwachsenen weitere etwa 6—8 Wochen zu verstreichen. — War die Heilung mit Dislokation erfolgt, so läßt die Rückkehr der Erwerbsfähigkeit oft noch viel länger auf sich warten.

Bei starker Quetschung der Haut über der Spitze eines der Fragmente bei den sogenannten flötenschnabelförmigen Brüchen der Tibia erheischt die Prophylaxe eine Desinfektion und Schutz der gequetschten Stelle durch einen kleinen aseptischen Gazeverband, wie bei einem Durchstechungsbruch. Eine etwaige Nekrose der gequetschten Haut schafft sekundär ähnliche Verhältnisse, wie sie bei letzterem von vornherein vorhanden sind; wird die Infektion vermieden, so ist die Komplikation bedeutungslos; die Heilung erfolgt wie bei subkutaner Fraktur.

Bei *komplizierten,* durch direkte Gewalt entstandenen *Unterschenkelbrüchen* hat die Nachbehandlung fast mehr als bei allen anderen analogen Frakturen, selbst bei kleiner Hautwunde, mit der Gefahr einer Infektion zu rechnen. Meist ist der Unfall durch Überfahrenwerden entstanden; die Weichteile rings um die Bruchstelle sind in großer Ausdehnung gequetscht, ja zermalmt, der Straßenschmutz oft direkt in die Wunde hineingepreßt. Die Bedingungen für phlegmonöse Prozesse sind daher die denkbar günstigsten. — Die Gefahr einer Tetanusinfektion verlangt stets eine prophylaktische Seruminjektion. — Beachten Sie in solchen Fällen die Ihnen früher gegebenen Unterscheidungsmerkmale zwischen septischem und aseptischem Fieber! Im zweifelhaften Falle öffnen Sie den Verband und kontrollieren die Wunde mit dem Auge. Finden sich Zeichen einer Infektion, dann ist ein rasches energisches Handeln dringend geboten: in Narkose und unter

Blutleere spalten Sie, präparierend und stets unter Leitung des Auges vorgehend, die infiltrierten dicken Weichteile ausgiebig, legen die Bruchstelle vollständig frei, entfernen etwaige gelöste Splitter und Schmutzteile, falls solche beim ersten Verbande übersehen sein sollten, excidieren zerquetschte, lebensunfähige, eitrig infiltrierte Gewebsfetzen und tamponieren die Wunde bis in die kleinsten Buchten locker mit Jodoformgaze aus. Sorge für absolut freien Sekretabfluß ist wichtiger, als jede Desinfektion der Wunde; dann großer aseptischer Verband und Fixation auf BRAUNscher Schiene oder mittels Gipsschiene.

Die BRAUNsche Leerschiene hat sich gerade bei komplizierten Unterschenkelfrakturen besonders bewährt. Sie erlaubt einmal den Wechsel der Verbandstoffe und Kontrolle der Wunde, ohne daß das Bein von der Schiene abgenommen wird; sie gestattet andererseits die dauernde Beibehaltung einer Drahtextension am Calcaneus auch während des Verbandwechsels. — Beim zirkulären oder Gipsschienenverband fällt der Assistenz die nicht ganz leichte Aufgabe zu, durch einen ruhigen steten Zug am unteren Fragment den Wiedereintritt einer Dislokation zu verhindern, bis der neue Gips trocken ist. — Die Brückengipsverbände — noch im letzten Kriege viel verwendet — gewähren leider wegen der nötigen Polsterung keine wirkliche Fixation der Bruchstücke.

Am Abend dieses Tages ist die Temperatur oft noch erhöht; am nächsten Tage sinkt sie, war der Eingriff geglückt, zur Norm ab. Ist dies der Fall, bleibt der Patient weiterhin fieberfrei, dann lassen Sie den Verband, auf die Gefahr einer inzwischen eintretenden Dislokation, ruhig etwa 5—6 Tage unangerührt liegen, falls nicht eine zu starke Sekretion zu seinem Wechsel zwingt. Dringt nur etwas Blut am ersten Tage durch, so binden Sie noch ein Mooskissen über. Es ist vorteilhaft, mit dem folgenden Verbande bis zum Auftreten von Granulationen zu warten. Stärkere Eiterung oder Anhalten von Fieber lassen freilich ein solches Zuwarten nicht zu. Fortschreiten der Phlegmone würde neue Incisionen, Zeichen von Allgemeininfektion die Absetzung des Gliedes verlangen. Die Tamponade behalten Sie bis zur erfolgten Reinigung der Wunde bei.

Mit Nachlassen der Sekretion lassen Sie die Verbände längere Zeit, 2 bis 3 Wochen, liegen, legen jetzt auch wohl einen zirkulären Gipsverband über den aseptischen Gazeverband. Nach Heilung der Weichteilwunde gleicht die Weiterbehandlung der von subkutanen Frakturen. — Aber recht oft führt die Eiterung zur partiellen oder totalen Nekrose der Bruchenden; Fisteln bleiben bestehen, die Konsolidation verzögert sich, oder bleibt auch ganz aus; neue Operationen, Sequestrotomien oder Kontinuitätsresektionen werden nötig. Auf diese Weise kann die definitive Heilung viele Monate auf sich warten lassen, zumal auch Stauungsödeme, Steifheit der Fußgelenke die Arbeitsfähigkeit selbst nach Verknöcherung des Callus noch recht lange schwer beeinträchtigen. Leichtere Grade von Verkürzung und seitlicher oder Achsenverschiebung sind bei so ungünstigem Verlaufe nicht immer zu vermeiden; durch große Sorgfalt lassen sie sich jedoch auf ein ziemlich geringes Maß reduzieren.

Osteotomie. Nach *Osteotomie des Unterschenkels* wegen rachitischer Verbiegungen, difform geheilter Frakturen, Genu valgum adolescentium gehören ähnliche Wundkomplikationen dank der Asepsis heute zu den seltenen Ausnahmen, und ist die Nachbehandlung daher relativ einfach. — Doch stellt sich bei erstgenanntem Leiden manchmal eine andere Schwierigkeit ein. Es handelt sich in der Regel um die bekannte Säbelscheidenform der Tibia, starke seitliche Abplattung und hochgradige Abknickung mit nach hinten offenem stumpfem, manchmal selbst rechtem Winkel an der Grenze von unterem und vorletztem Vierteil oder unterem und mittlerem Dritteil des Unterschenkels. Gelingt nun auch die Geraderichtung, so sucht doch nach der lineären Osteotomie die sich dabei stark anspannende Wadenmuskulatur das untere Fragment immer wieder nach hinten oben zu ziehen und die alte Deformität herzustellen. In etwas kann man diesem Zuge schon durch Flexionsstellung des Kniegelenkes entgegenwirken; allzulange darf dieselbe indes nicht beibehalten werden, ist auch zum Glück nicht nötig. Die kleine Weichteilwunde heilt durchschnittlich in 10—14 Tagen fest. Bis dahin können wir die Korrektion der Stellung ruhig aufschieben, nehmen jetzt erst — also in einer zweiten Sitzung — die Geraderichtung vor und können nun einen immobilisierenden Gipsverband ohne weitere Polsterung in bester Stellung anlegen. Die weitere Behandlung ist die einer subkutanen Fraktur.

Die knöcherne Konsolidation erfolgt — welche Operationsmethode auch angewendet wurde, ob lineäre oder keilförmige oder segmentäre Osteotomie, oder Aufsplitterung — bei den kleinen Kindern in durchschnittlich 4 Wochen, bei schon älteren mit ausgeheilter Rachitis in 5—6 Wochen.

Daß bei noch florider Rachitis eine blutige Operation überhaupt nicht in Frage kommt, die unblutige Geraderichtung stets ausreicht, ist ebenso selbstverständlich, wie daß man die Behandlung durch eine *vitaminreiche* Kost unterstützen muß.

Aufmeißelung der Tibia. Was ich Ihnen im allgemeinen Teile über die Nachbehandlung von *Nekrotomien, Aufmeißelungen der langen Röhrenknochen* wegen Osteomyelitis usw. gesagt habe, bezieht sich ganz speziell auch auf die Tibia, die ja mit am häufigsten von der eitrigen Knochenmarkentzündung betroffen wird. Es bedarf also keiner Wiederholung.

Malleolenfrakturen. Die Änderungen und Verbesserungen, die die moderne Chirurgie der Therapie der Gelenkfrakturen hat zuteil werden lassen, sind auch der Behandlung der so häufigen *Malleolarfrakturen* zugute gekommen; ja sie sind bei ihnen nächst den Ellenbogengelenkfrakturen am bedeutungsvollsten geworden. Ihre Grundzüge sind Ihnen hinlänglich bekannt; an Stelle der früheren langen Immobilisierung bis zur vollendeten Verknöcherung des Callus eine Fixation von nur so langer Dauer, als Gefahr neuer Dislokation besteht, frühzeitige Mobilisierung und Massage. Die Zahl der Fälle, die gar keiner besonderen Fixation bedürfen, bei denen es genügt, in den ersten zwei Tagen einen feuchten PRIESZ-NITZschen Umschlag unter mäßiger Kompression anzulegen, um schon vom dritten Tage an mit Bewegungen und Massage zu beginnen, sind sicher sehr vereinzelt. Eine derartige Behandlung sollte meiner Ansicht nach nur auf solche Fälle beschränkt werden, in denen zu keiner Zeit auch nur die Spur einer Dislokation vorhanden war. Es werden meist solche sein, in denen die Diagnose „Fraktur" überhaupt nur mit einer größeren oder geringeren Wahrscheinlichkeit gegenüber einer starken Kontusion oder Distorsion bzw. nur durch Röntgenphotographie sichergestellt werden konnte. Ließ sich abnorme Beweglichkeit feststellen, bestand eine Dislokation, so würde ich Ihnen stets, auch wenn die Reduktion leicht gelang, die Neigung zur Wiederverschiebung der Fragmente gering erscheint, zu einem sicher fixierenden Verband für die ersten 10—14 Tage, bei starker Dislokation auch für die Dauer von 2—3 Wochen raten. Der Nachteil, der dem Kranken aus einer Wiederkehr der Verschiebung, einer Heilung mit Deformität funktionell erwachsen würde, ist zu groß, als daß die vielleicht etwas geringere Heilungsdauer das Risiko aufwiegen würde.

Der geeignetste Verband ist wiederum der Gipsverband. Er wird in der gleichen Weise angelegt wie bei den Diaphysenfrakturen, braucht aber aufwärts nur bis zur Tuberositas tibiae zu reichen; das Kniegelenk bleibt frei. Bei Neigung zur Dislokation empfiehlt sich erfahrungsgemäß für die ersten etwa 8 Tage eine Fixation in leicht überkorrigierter Stellung, also bei traumatischer Plattfußstellung eine Supinations- bzw. eine mäßige Varusstellung. — Während man früher stets rechtwinklige Stellung des Fußes zum Unterschenkel verlangte, legen wir heute hierauf wenig Gewicht, fixieren das Glied vielmehr in der Stellung, in der die Reduktion und Retention am leichtesten und sichersten gelingt, gleichviel ob dies die eben erwähnte Mittelstellung, oder leichte Dorsal- oder Plantarflexion ist. Nach 6—8 Tagen erneuern wir den Verband, massieren die Gelenkgegend und Unterschenkelmuskulatur, bewegen den Fuß vorsichtig im Sinne von Streckung und Beugung und fixieren ihn jetzt in normaler Mittelstellung, d. h. so, daß er weder pro- noch supiniert steht, seine Sohle nach unten sieht, die Achse des ersten Metarsalknochens in die Verlängerung einer Verbindungslinie von Spina anterior superior ossis ilei und innerem Rande der Patella fällt; wenigstens wählen wir diese Stellung, falls sich die Dislokation dabei nicht wieder herzustellen sucht. Nach weiteren 8 Tagen ist die Gefahr erneuter Verschiebung nur noch gering. Massage und Bewegungen werden nun alle 24—48 Stunden vorgenommen; der Vorsicht wegen bandagiert man aber nach jedesmaliger Übung die durch Aufschneiden des letzten zirkulären Gipsverbandes gewonnene Gipshülse bzw. die letzte Gipsschiene für die nächsten 8 Tage wieder an; mit Ablauf der vierten Woche kann man auf diese Vorsichtsmaßregel verzichten. Ist der Callus fest, so kann der Patient — aber nicht vor Ablauf der fünften Woche — unter dem Schutze eines Heftpflaster-Bindenverbandes aufstehen und mit Hilfe von Krücken oder Stöcken umhergehen. Aktive Bewegungen müssen jetzt fleißig geübt werden.

Ausgezeichnete Resultate erzielte BARDENHEUER mit der Extensionsbehandlung. Die Art ihrer Anwendung ist aus der Zeichnung (Abb. 80) ersichtlich.

Der Zug d bekämpft die Neigung des Fußes, nach hinten zu sinken. Der an der Streckschlinge bei a ausgeübte Zug beseitigt neben der Verkürzung eine etwaige Diastase zwischen Tibia und Fibula, Zug b zieht dicht oberhalb der Fraktur (bei Pronationsbrüchen) den Unterschenkel nach außen, Zug c sein oberes Ende nach innen. Zum Ausgleich einer Pronationsstellung des Fußes wird der Zug an der Schlinge a etwas nach einwärts gerichtet.

Von den von manchen Chirurgen gerade für die Behandlung der Malleolenfrakturen gerühmten Vorzügen der ambulanten Behandlung im zirkulären Gipsverbande habe ich mich — gewisse Fälle ausgenommen, bei denen alles auf möglichste Vermeidung längerer Bettruhe ankommt —, nicht überzeugen können.

Ich räume ein, daß sich mit diesem Verfahren recht gute Resultate bei steter Kontrolle erzielen lassen. Doch habe ich selbst im Krankenhause infolge vorzeitiger Belastung Dislokation im Verbande entstehen sehen. Daß die freie Beweglichkeit des Gelenkes und damit die völlige Wiederherstellung der Erwerbsfähigkeit in kürzerer Frist erreicht werden, wird wegen der nötigen längeren Immobilisierung, dem späteren Beginn der passiven Bewegungen und Massage unwahrscheinlich.

Man hat der Behandlung der Malleolenbrüche mit ganz früher Massage und Mobilisierung Heilungen in 2—3 Wochen nachgerühmt, will sogar knöcherne Kon-

solidation in 10 Tagen gesehen haben. Das letztere ist eine anatomische Unmöglichkeit, aber auch die erstere Behauptung muß berechtigten Zweifeln begegnen, beruht
wohl auf diagnostischer Verwechslung mit einfachen Distorsionen. Als kürzeste
Heilungsdauer muß ich nach meinen Erfahrungen selbst bei den leichtesten Fällen
etwa 4 Wochen bezeichnen. Auch dann besteht noch eine gewisse ödematöse Schwellung des Fußes und der Gelenkgegend, die erst in weiteren 3—4 Wochen verschwindet.
Bei der außerordentlich naheliegenden Gefahr einer sekundären Abweichung des Fußes
— namentlich bei Pronationsbrüchen in sogenannte traumatische Plattfußstellung —
ist es jedoch dringend zu raten, den gebrochenen Fuß ohne stützenden Verband

selbst in leichten Fällen nicht
vor der 6., in schwereren nicht
vor Ablauf der 8. Woche gebrauchen zu lassen. Die Wiederherstellung normaler Arbeitsfähigkeit ist daher kaum je vor
Ende der 7.—8. Woche zu erwarten. In schweren Fällen, bei
starker Weichteilquetschung,
sehr beträchtlicher Neigung
zur Dislokation, namentlich
bei Verletzten in schon höherem
Lebensalter, zieht sich aber der
Eintritt einer gewissen Arbeitsfähigkeit oft viel länger, bis in
die 10.—12. Woche, hinaus.
Die Beseitigung der derben
Ödeme um Fuß und Fußgelenk,
der mehr minder hochgradigen
Versteifung, der Atrophie der
Unterschenkelmuskulatur erfordert dann eine langdauernde, sehr sorgfältige konsequente Nachbehandlung durch
Massage, Bäder, Mobilisierung,
Elektrisieren.—Völlige Wiederherstellung normaler Erwerbsfähigkeit nach einfachen Malle-
olenbrüchen berichtet Jott-
kowitz aus dem Knappschafts-
lazarett in Königshütte in 77 %;
Bardenheuer in 100 % (!).

Heilungen von Malleolen-
brüchen mit bleibender Dislokation, speziell trauma-

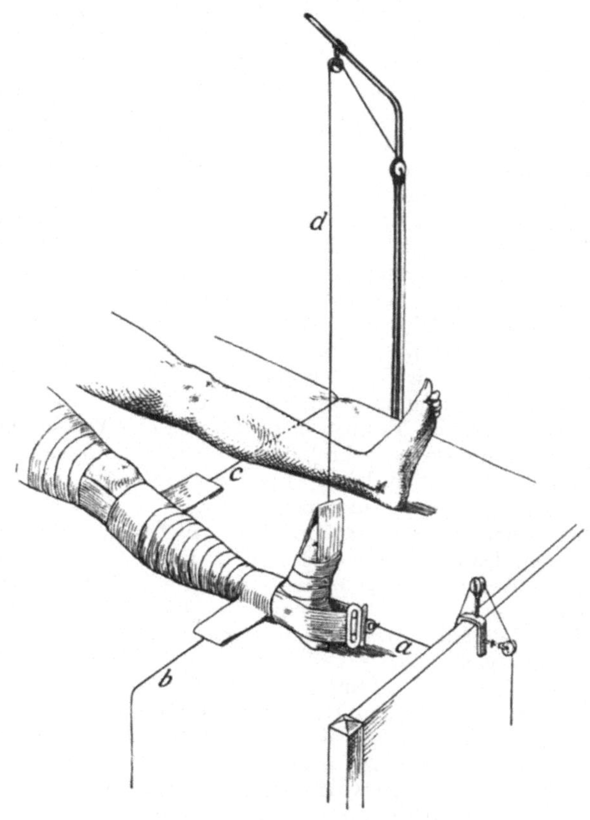

Abb. 80. Streckverband für Malleolenfrakturen nach Bardenheuer. Belastung a 10, b 2, c 2, d 1 kg.

tischer Plattfußstellung, bedingen meist dauernde, oft sehr beträchtliche
Funktionsstörung. Jede starke Anstrengung, langes Stehen und Gehen ruft
Schmerzen hervor, ähnlich denen des nicht traumatischen erworbenen Pes
planovalgus. Man erkennt die Deviation am deutlichsten bei der Betrachtung
von hinten: die verlängerte Achse des Unterschenkels trifft gerade den inneren
Fußrand oder weicht ganz nach innen vom Fuße ab.

Solange der Callus noch einigermaßen nachgiebig ist, etwa in den ersten
3 Wochen, gelingt es oft noch durch Wiedereinbrechen in Narkose die fehlerhafte
Stellung zu beseitigen. Ist dies nicht mehr der Fall, so rate man dringend zur
baldigen Korrektion des Plattfußes durch blutige Operation; bei geringer Ver-

schiebung reicht einfache Osteotomie der Fibula meist aus, in schlimmen Fällen bedarf es des Hinzufügens einer lineären oder meist keilförmigen Osteotomie der Tibia, nur ganz ausnahmsweise der subperiostalen Resektion.

Kann sich der Patient zu einem solchen Eingriff nicht entschließen, so lassen sich seine oft ziemlich hochgradigen Beschwerden durch eine Plattfußeinlage in den Stiefel in der Regel nur in mäßigem Grade bessern.

Nach *Reposition von Luxationen* im Talokruralgelenk und der seltenen isolierten Talusverrenkung sind erhärtende Verbände zwar nicht unerläßlich; man kann sich darauf beschränken, das Bein auf einer VOLKMANNschen Schiene zu bandagieren; in Rücksicht auf die schwere begleitende Weichteilverletzung, die ausgedehnte Zerreißung des Kapselbandapparates, die so oft komplizierenden Frakturen der Tarsalknochen ist eine Immobilisation durch Gips für 2—3 Wochen jedoch immer erwünscht. Sie ist direkt notwendig nach Einrichtung der Luxatio sub talo, wie der im CHOPARTschen und den Tarso-Metatarsalgelenken, da bei ihnen ein Wiederabgleiten der Gelenkflächen voneinander eher zu befürchten steht. Die hohen Anforderungen, welche die Belastung des Fußes durch das Körpergewicht an die Festigkeit der Ligamente der Fußwurzel stellt, zwingt zu einer weit längeren Ruhigstellung, als wir sie sonst nach Reposition von Luxationen für nötig erachten. Man wird nach 3 Wochen mit vorsichtigen passiven Bewegungen, vornehmlich des Talokruralgelenkes, mit Massage schon früher beginnen; das Auftreten auf dem verletzten Fuße darf erst nach Ablauf von etwa 6 Wochen óder doch vorher nur unter dem Schutze eines wirklich immobilisierenden, gut sitzenden, insbesondere das Fußgewölbe gut unterstützenden Verbandes gestattet werden. Der sonst zur Nachbehandlung von Frakturen so vorzügliche Wasserglasverband ist, da seine Sohlenfläche beim Gehen sehr bald weich wird und nachgibt, für diese Fälle weniger geeignet; aber auch beim Gipsverbande muß die Sohle sehr dauerhaft gearbeitet werden. Weil der Gummizug nachgibt, eignen sich daher für die ersten 6 Wochen auch abnehmbare Verbände lange nicht so, als absolut starre. Eine vorzeitige Belastung des Fußes ohne diese Schutzmaßregeln würde zur Dehnung der jungen Narbe, zur teilweisen Verschiebung der Gelenkflächen, zur Abflachung des Fußgewölbes führen und dauernde Beschwerden hinterlassen. Die so lange Immobilisierung, die oft begleitenden Frakturen lassen es verstehen, daß Steifheiten der luxiert gewesenen Gelenke viele Monate, selbst dauernd, zurückbleiben können. Ist nur das Talokruralgelenk beweglich — und dieses darf ja früher mobilisiert werden —, dann stört eine Ankylose der übrigen Tarsalgelenke relativ wenig, wenn sie auch die Elastizität des Ganges beeinträchtigt. Manche Patienten klagen freilich noch jahrelang über ziehende, spannende Schmerzen beim Stehen und Gehen.

Bei der starken Quetschung, welcher die bedeckenden Weichteile bei manchen Fußgelenkluxationen, namentlich der isolierten Talusluxation ausgesetzt sind, bedarf ihre Lebensfähigkeit in der 1. Woche besonderer Beachtung; käme es noch nachträglich zur Nekrose, so müßte man durch Desinfektion des ganzen Fußes und antiseptische Verbände der drohenden Infektion des Fußgelenkes vorbeugen. — Zuweilen kommt es auch ohne erkennbaren Substanzverlust der Haut dennoch zu einer Eiterung der Gelenke. Ihre Zeichen sind die allgemein bekannten. Dann träte die operative Behandlung mittels Incision und Drainage, eventuell Talusexstirpation oder Gelenkresektion in ihre Rechte.

Fraktura tarsi. Das Gleiche, was ich Ihnen soeben für die Luxationen des Fußes auseinandersetzte, gilt auch für die *Frakturen der Tarsalknochen,* deren Häufigkeit man früher entschieden unterschätzt hat; ihre Prognose bezüglich Wiederherstellung völliger Erwerbsfähigkeit bleibt stets eine zweifelhafte. Auf ihre Behandlung selbst näher einzugehen, würde mein Thema der Nachbehandlung überschreiten. — Für den Querbruch des Processus posterior calcanei sei nur noch daran erinnert, daß man dem Zuge der Wadenmuskulatur, die das hintere Fragment nach oben zu dislozieren sucht, durch die Flexionsstellung des Kniees und Plantarflexion des Fußes entgegenwirken kann. Diese Stellung ist wenigstens für 14 Tage selbst dann zweckmäßig, wenn man den Fersenfortsatz durch Nagelung gegenüber dem Körper des Calcaneus fixiert hat.

Fraktura metatarsi. Frakturen der Metatarsal-Knochen behandelt man auch am besten mit Gipsverbänden.

Auf diese wenigen Andeutungen bezüglich Nachbehandlung der Frakturen und Luxationen des Fußes muß ich mich beschränken, wegen eines weiteren auf die Lehrbücher der Chirurgie verweisen. *Als grundsätzlich wichtig seien nur folgende Forderungen nochmals hervorgehoben: 1. die möglichst genaue Reposition und Wiederherstellung der normalen anatomischen Form; 2. die wiederholte Röntgenkontrolle durch mindestens je 2 Aufnahmen in verschiedener Richtung; 3. die Vermeidung vorzeitiger Belastung.* Es ist vielleicht der häufigste Fehler, daß man die Patienten viel zu früh den verletzten Fuß gebrauchen läßt, ehe der Callus wirklich knöchern, die junge Narbe zerrissener Bänder hinreichend fest und widerstandsfähig geworden ist. Nachträgliche Verschiebung mit oft schwerer funktioneller Störung ist dann die Folge.

Punktion und Arthrotomie des Fußgelenkes. Die Konfiguration des Fußgelenkes macht die Anwendung der Prinzipien der Nachbehandlung nach *Punktion* wegen chronischem Hydarthros und *Arthrotomie* wegen Gelenkmäusen oder Gelenkeiterung, wie wir sie im allgemeinen Teil und im besonderen am Kniegelenk kennen gelernt haben, fast noch einfacher als bei letzterem, da der Kompressionsverband minder leicht einen schädlichen Druck auf die großen Gefäße ausübt. Selbstverständlich läßt man die Zehen von dem Verbande unbedeckt, um etwa eintretende Zirkulationsstörungen frühzeitig zu bemerken. Die Fixation geschieht in rechtwinkliger Stellung des Fußes zum Unterschenkel, bei chronischer Synovitis durch zirkulären Gipsverband, bei Gelenkeiterung wegen des öfteren Verbandwechsels besser durch Schienen mit Fußstück in der gleichen Weise, wie nach Resektionen. — Nach Incision wegen Gelenkeiterung legt man kurze Drainröhren vorn zu beiden Seiten der Beugesehnen, hinten zu beiden Seiten der Achillessehne gerade bis in den Gelenkraum ein. Das früher übliche Durchziehen eines langen Drainrohres quer durch den Gelenkraum unterhalb der Flexorensehnen hat man als minder zweckmäßig verlassen.

Mit der Mobilisation wartet man unter allen Umständen bis zum sicheren Ablauf der Entzündung, dem Schlusse der letzten Fistel und erlaubt auch dann noch während der nächsten Wochen das Gehen nur unter dem Schutze eines abnehmbaren, bis nahe an das Knie reichenden Wasserglasverbandes. Handelt es sich um chronischen Hydrops, so empfiehlt es sich, eine das Gelenk umwickelnde Trikotschlauch- oder Gummibinde oder, da diese am Fuße leicht abgleitet, einen bis zum Knie reichenden, nach Maß gearbeiteten, gut sitzenden Gummistrumpf oder einen Zinkleimverband noch mehrere Monate tragen zu lassen.

Resektio pedis. Nach *Arthrektomien und Resektionen des Fußgelenkes* drainiert man in derselben Weise, wie nach akuten Eiterungen, oder tamponiert das Gelenk mit Jodoformgaze, die man zu den Lücken der nur teilweise genähten Hautwunde herausführt. Bei tuberkulösen Prozessen ziehe ich die Tamponade immer vor. So lange der Tampon liegt, etwa 8—10 Tage, genügt zur Fixation des Fußes der aseptische Verband, namentlich ein Mooskissenverband, vollständig. Allenfalls bandagiert man die Extremität noch auf eine VOLKMANNsche Schiene. Nach Fortnahme der tamponierenden Gaze bedarf es einer sichereren Befestigung; denn für die spätere Funktion kommt alles auf die richtige Stellung des Fußes zum Unterschenkel an. Der Fuß soll rechtwinklig, noch besser in ganz leichter Spitzfußstellung zum Unterschenkel stehen, so daß die verlängerte Achse des letzteren den Calcaneus in der Gegend des Sustentaculum tali trifft, weder in Adduktion noch in Abduktion, weder in Pronation noch in Supination; die Achse des ersten Metatarsalknochens muß in der Verlängerung der Verbindungslinie zwischen Spina anterior superior ossis ilei und innerem Rande der Patella liegen. Man erreicht diese Fixation am besten und sichersten durch eine dorsale, von den Zehen bis zum Schienbeinhöcker reichende Gipshanfschiene mit 3 Ringen zur Suspension. Da sie dem Fuße resp. den Konturen des aseptischen Verbandes direkt angepaßt ist, immobilisiert sie weitaus sicherer als die von VOLKMANN angegebene, der Form nach ähnliche Holzschiene oder die WATSON-ESMARCHsche Bügelschiene.

Erstrebt man eine Ankylose, so adaptiert man die Resektionsstümpfe von vornherein möglichst exakt, legt also nach der typischen LANGENBECKschen Resektionsmethode die Sägefläche der Tallus-Rolle direkt an die der Tibia und preßt bei Erhaltung der Malleolen oder ihrer dem Periost anliegenden corticalen Teile den Talus resp., falls dieser fortgenommen war, den Calcaneus zwischen die von ihnen gebildete Gabel. Wünscht man ein bewegliches Gelenk, so tut man besser, eine direkte Berührung der Knochenenden zu verhindern, ihre Näherung der Narbenschrumpfung zu überlassen und die abgelösten Periost- und Kapsel-zylinder in einer gewissen Spannung zu erhalten. Die von dem konservierten Periost ausgehende Knochenneubildung ist eine ziemlich vollständige, so daß die spätere Form der Gelenkenden nach subperiostaler Resektion von der Norm nicht allzuviel abweicht.

Die Ansichten, ob wir eine Ankylose oder ein bewegliches Gelenk nach Fuß-gelenkresektionen erzielen sollen, sind sehr geteilt. Tatsache ist, daß ein Schlotter-gelenk der ungünstigste Ausgang ist, daß eine Ankylose des Talokruralgelenkes in rechtwinkliger Flexionsstellung den Gang späterhin auffallend wenig beein-trächtigt, indem die Exkursionsweite der anderen Fußgelenke sich durch Übung etwas erweitert und dadurch ein fast normales Abwickeln der Fußsohle vom Boden beim Gehen gestattet, daß aber ein straffes und doch bewegliches Gelenk bei guter Fußstellung einen noch elastischeren Gang erlaubt, und daß dieses ideale Resultat in vielen Fällen in der Tat erreichbar ist. — Für Ihre Praxis empfehle ich Ihnen, die Frage ganz nach den individuellen Verhältnissen des einzelnen Falles zu entscheiden. Handelt es sich z. B. um eine typische sub-periostale Fußgelenkresektion, die ganz unter dem Schutze der Asepsis aus-geführt werden konnte, sagen wir wegen Schußfraktur, so dürfte sich der Versuch, wieder ein bewegliches Gelenk herzustellen, fast immer empfehlen. Daß viele Kriegschirurgen nach ihren Erfahrungen gerade bei Schußverletzungen des Fußgelenkes zur Ankylosierung raten, erklärt sich wohl daraus, daß die Beding-ungen zu einem sicher aseptischen Verlaufe in den Feldzügen nicht gegeben waren. — Handelt es sich hingegen um eine Resektion bei schwerer Eiterung im Anschluß an eine komplizierte Fraktur oder Luxation oder um eine eitrige Gelenkentzündung infolge Fortleitung einer Osteomyelitis der Tibia auf das Talokruralgelenk, so wird es, wie auch bei vielen atypischen Resektionen wegen schwerer Tuberkulose, meist das Richtige sein, von vornherein die Bildung einer Ankylose anzubahnen, namentlich, wenn die übrigen Fußgelenke von der Eiterung nicht mitgegriffen sind, also mit Wahrscheinlichkeit anzunehmen ist, daß ihre Bewegung frei bleibt und die verloren gehende des Talokrural-Gelenkes wenigstens teilweise ersetzen hilft. Bei Tuberkulose schützt auch die Anchylose besser vor einem Rezidiv.

Daß man nach allen operativen Eingriffen am Fuß bzw. den Fußgelenken wegen Tuberkulose während der Nachbehandlung die Sonnen-Freiluftbehandlung mit heranziehen muß, bedarf kaum besonderer Erwähnung. — Die Resektionsresultate sind auch bezüglich der Funktion im allgemeinen recht zufriedenstellend; etwa 60—70% völliger Heilung werden berichtet.

Im allgemeinen halte ich es nach meiner Erfahrung in der Mehrzahl der Fälle für gerechtfertigt, ein bewegliches Gelenk anzustreben. In Anbetracht der schon erwähnten, oft auffallend günstigen Funktion ankylosierter Fußgelenke liegt jedoch gar keine Veranlassung vor, mit der Mobilisierung sehr früh anzufangen, zumal die Erfahrung zeigt, daß anfänglich gut stehende Füße manchmal noch sekundär in Varus- oder Planovalgusstellung abweichen. Man warte vielmehr nach Arthrektomien und Resektionen zunächst einmal ruhig eine straffe bindegewebige Vereinigung der Resektionsstümpfe, sowie bei subperiostalen Operationen eine gewisse Regeneration der knöchernen Gelenkenden ab und immobilisiere inzwischen den Fuß in der oben angegebenen Weise mit dorsaler Gipsschiene oder nach Heilung der Wunden mit einem zirkulären Gipsverbande. Erst nach durchschnittlich 5—6 Wochen, jedenfalls erst nach Vernarbung aller Wunden, beginnt man vorsichtig die dorsale und plantare Flexion zu üben, gestattet das Umhergehen und Auftreten auf dem operierten Fuße, vorerst aber auch nur unter dem Schutze eines das Bein bis zum Knie umfassenden, abnehmbaren Wasserglasverbandes. Erst nach weiteren 2—3 Wochen erlaubt man das Gehen in einem Schnürstiefel. Noch sicherer ist es, um jede sekundäre Verschiebung zur Seite oder im Sinne einer fehlerhaften Rotation unmöglich zu machen, den Patienten für einige Monate einen Schienenhülsen-Apparat tragen zu lassen, dessen Unterschenkelstück durch Scharniergelenke mit dem Schnürstiefel verbunden ist, und nur Flexion und Extension zuläßt.

Osteoplastische Resektion. Die *osteoplastische Resektion nach* WLADIMIROW-MIKULICZ bezweckt bekanntlich eine knöcherne Synostose zwischen dem Metatarsus resp. den Keilbeinen oder dem Os naviculare und cuboides mit den Unterschenkelknochen, derart, daß der Mittelfuß eine direkte Verlängerung der Tibia bildet, und der Operierte später beim Gehen den Boden mit den in starke Dorsalflexion gestellten Zehen berührt. In dieser Stellung muß demnach der Fuß fixiert und müssen die Sägeflächen der zur gegenseitigen Verwachsung bestimmten Knochen von vornherein bis zur erfolgten Verknöcherung des Callus durch den Verband in dauernd sicherer Berührung erhalten werden. Anfänglich geschieht dies — nächst der vielleicht vom Operateur gemachten Knochennaht — durch den aseptischen und Schienenverband, sowie die Wunden geheilt sind, durch einen zirkulären Gipsverband. In ihm läßt man den Kranken auch bei verzögerter Callusbildung bis zur festen knöchernen Ankylosierung umhergehen. Die anfangs an der Stelle der früheren Fußgelenke stark wulstartig vorspringenden Weichteile schrumpfen später noch erheblich.

Arthrodesis. Auch nach *Arthrodese des oder der Fußgelenke* muß man beim Verband von Anfang an auf den innigen Kontakt der Säge- oder Meißelflächen der angefrischten Knochen sorgfältig achten. Die Drainröhren können bei aseptischem Verlaufe — und ein solcher ist die Regel — schon nach 2—3 Tagen entfernt werden; meist kann auf eine Drainage überhaupt verzichtet werden. Der aseptische Verband braucht dann nur noch dünn zu sein. Über ihn legt man sogleich einen zirkulären Gipsverband, den man erst nach etwa 4 Wochen behufs Herausnahme der Fäden erneuert. Den zweiten Verband läßt man bis zur vermutlichen Konsolidation liegen.

Die *Endergebnisse der Arthrodese* der Fußgelenke sind vielfach nicht völlig befriedigend, worauf schon die große Zahl der angegebenen Operationsmethoden hinweist. Die knöcherne Vereinigung der Säge- bzw. Meißelflächen erfolgt am paralytischen Fuß stets sehr langsam, ja bleibt oft ganz aus, nach einer älteren Statistik von VULPIUS sogar in 50—60% der Fälle. Neuere Statistiken berichten — wohl infolge der inzwischen verbesserten Technik — bessere Resultate. Aber jedenfalls ergibt sich aus allem für die Nachbehandlung die Forderung einer mehrere Monate dauernden Stützung des operierten Fußes durch gut fixierende Verbände, mindestens einen gut passenden Schnürstiefel. — Sodann klagen eine ganze Anzahl Operierter, worauf schon LORENZ aufmerksam machte, darüber, daß sie nach der Versteifung des Fußgelenkes nach anstrengendem Gehen Schmerzen bekommen und minder leistungsfähig seien, als vor der Operation mit gutsitzenden Apparaten.

Mobilisierung versteifter Fußgelenke. Die *Mobilisierung versteifter Fußgelenke* nach Gelenkfrakturen, Luxationen, wie Operationen beginnt man mit Dorsal- und Plantarflexion, die der Arzt stets zunächst nur mit Hilfe seiner Hände vornimmt. Von selbst verbindet sich mit ersterer ein gewisser Grad von Abduktion und Pronation, mit letzterer Adduktion und Supination. — Einen einfachen Selbstbewegungsapparat improvisiert man sich in der Weise, daß man mit Binden oder Heftpflasterstreifen an die Fußsohle einen ihrer Breite entsprechenden langen Holzstab anbandagiert, der den Fuß nach vorn und hinten um je etwa 20—30 cm überragt und an seinen beiden Enden je eine Schnur trägt. Durch Zug an dieser erzeugt der Kranke abwechselnd die gewünschte Beugung und Streckung. — Ganz ausgezeichnete Dienste leisten die von ZANDER sinnreich konstruierten Maschinen; leider sind sie nur wenigen Patienten zugänglich. Einen gewissen Ersatz findet man in der heute fast in jedem Haushalte anzutreffenden Nähmaschine; man fixiert den kranken Fuß mit einem oder zwei Lederriemchen gegen das Fußstück der Maschine und läßt diese nun durch den anderen Fuß in Bewegung setzen. Dadurch wird dem steifen Fuß nicht nur passiv eine Beuge- und Streckbewegung mitgeteilt, sondern der Patient unwillkürlich auch zur aktiven Muskelkontraktion veranlaßt. Auf diese, den Gebrauch der lange inaktiv gewesenen Muskulatur ist aber der Hauptwert zu legen. Ihre Wiederkräftigung beugt nicht nur am sichersten unliebsamen Kontrakturstellungen vor, sondern ermöglicht allein den Wiedergewinn eines elastischen, annähernd normalen Ganges. Massage und faradischer Strom mögen zur Unterstützung mit herangezogen werden. Die beste gymnastische Übung zur Stärkung der Fuß- und Unterschenkelmuskulatur ist der Zehenstand, das abwechselnde bald langsame Anheben und Senken des Fußes auf den Zehen oder das raschere Auf- und Abwippen desselben, sei es mit, sei es ohne gleichzeitige Kniebeuge. — Ist einmal ein gewisser Grad von Flexion und Extension erreicht, so läßt man dann auch die Ab- und Adduktion, die Pro- und Supination in methodischer Weise üben, die *Adduktion* z. B., indem man den Patienten anweist, bei Berührung der beiden großen Zehenspitzen die Hacken, umgekehrt die *Abduktion* bei Berührung der Fersen die Zehen so weit als möglich voneinander zu entfernen, die *Supination*, indem man ihn bei Beugung des Kniegelenkes (in sitzender Stellung) die Sohlenflächen beider Füße aneinander legen läßt, alle gemeinsam durch sogenanntes Rollen des Fußes, wobei der Fuß einen Kegelmantel beschreibt, dessen Spitze am Fußgelenk liegt, dessen Basis von den Zehen gebildet wird.

Zweiundvierzigste Vorlesung.

Nachbehandlung nach Verletzungen und Operationen an der unteren Extremität (Fortsetzung).

Klumpfußoperationen. — Plattfußoperationen. — Hallux valgus. — Hammerzehen. — Clavus incarnatus. — Amputationen und Exarticulationen des Unterschenkels und Fußes. — Begutachtung.

Es erübrigt nur noch, auf die Behandlung *nach operativer Korrektion der wichtigsten Kontrakturstellungen des Fußes* einzugehen, in erster Linie der des *Klumpfußes.*

Klumpfußoperationen. Keine der in so großer Zahl angegebenen Klumpfuß-operationen, weder die Tenotomie der Achillessehne und der Fascia plantaris noch die PHELPSsche Durchschneidung aller Weichteile an der Innenseite des Tarsus, noch die Enukleation eines oder mehrerer Fußwurzelknochen, noch die lineäre oder keilförmige Resektion führen an sich schon eine Heilung der Deformität herbei. Alle bedürfen einer sehr sorgfältigen monate- ja jahrelangen ortho-pädischen Nachbehandlung. Worauf wir nach der *Tenotomie* besonders zu achten haben, habe ich Ihnen bereits im allgemeinen Teil angegeben. Nach der PHELPS-schen *Operation,* wie der *Talus-Exstirpation* und den *keilförmigen Osteotomien des Tarsus* — den beiden einzigen heute noch geübten, nebenbei bemerkt nur für schwere Fälle bei Erwachsenen zu reservierenden, blutigen Operationen zur Behandlung des Klumpfußes, die das Knochengerüst selbst angreifen, — fixieren wir den Fuß nach möglichster Korrektion der Stellung sogleich durch einen über den aseptischen Verband anzulegenden Gipsverband; nach Heilung der Weichteilwunde legen wir denselben auf die bloße Haut an und suchen nach der Keilresektion durch möglichst exaktes Aneinanderfügen der Meißelflächen eine knöcherne Synostose zu erreichen. Die unter allen Umständen erforderliche weitere orthopädische Behandlung stimmt mit der der nicht blutigen Korrektion des Klumpfußes vollständig überein. Wenigstens in ihren Grundzügen sei die-selbe daher geschildert.

Bei ganz kleinen, erst wenige Wochen oder Monate alten Kindern kommen wir oft schon mit einfachen Heftpflasterverbänden zum Ziel.

Während die eine Hand die Malleolengegend fixiert, ergreifen Sie mit der anderen Hand den Metatarsus, abduzieren, pronieren den Fuß und bewegen ihn in dieser korrigierten Stellung etwa 5 Minuten lang im Sinne der Plantar- und Dorsalflexion. Dann legen Sie einen etwa 4—5 cm breiten Heftpflasterstreifen, ohne ihn dabei an-zuspannen, zirkulär um den Fuß, vom äußeren Fußrand über den Fußrücken und über die Sohle zum Ausgangspunkt zurück und kleben sein freies Ende nach möglichster Korrektion der Stellung bei leichter Flexion des Kniees an der Außenseite des Unter- und Oberschenkels fest. Die Beugung des Kniees und das Hinaufführen des Verbandes bis über dasselbe ist notwendig, um gegen die fehlerhafte Rotation des Fußes ankämpfen zu können. Der vordere Rand des zirkulär um den Fuß laufenden Teiles des Streifens kommt in die Gegend der Metatarsalköpfchen zu liegen; er darf absolut nicht angespannt werden, da sonst Zirkulationsstörungen in den Zehen eintreten. Eine über das Pflaster abgewickelte Cambrikbinde dient zur besseren Befestigung, darf indes in keinem Falle stark angezogen werden, da jede zirkuläre Kompression die Muskulatur in ihrer Ernährung beeinträchtigt.

Da der Verband dem Kinde Beuge- und Streckbewegungen bis zu einem gewissen Grade erlaubt, ist auch eine Inaktivitäts-Atrophie nicht zu fürchten. Er muß täglich erneuert werden. Bei seiner Einfachheit lernen es die Eltern oder Pfleger des Kindes rasch, den Verband selbst richtig anzulegen. Von Wichtigkeit ist es, bei seinem jedesmaligen Wechsel das Kind zu baden und passive Bewegungen des Fußes in korrigierter Stellung vorzunehmen. Sie bezwecken, die Gelenkflächen in normaler Weise gegeneinander abzuschleifen. Bei frühzeitigem Beginn dieser Behandlung gelingt es binnen wenigen Monaten den Fuß in eine annähernd normale Stellung zu bringen; doch wäre es grundfalsch, jetzt schon die Behandlung zu unterbrechen. Ein sehr rasches Rezidiv würde folgen. Sowie das Kind zu stehen anfängt, hilft die Mutter in der Weise nach, daß sie es auf ihre Hände auftreten läßt und dabei den Fuß in Pronation-Abduktion herumdrängt. Auch die ersten Gehversuche dürfen noch einige Monate hindurch nur unter dem Schutze des Pflasterverbandes gemacht werden, bis jede Neigung des sich selbst überlassenen Fußes zur Rückkehr in die fehlerhafte Stellung überwunden ist.

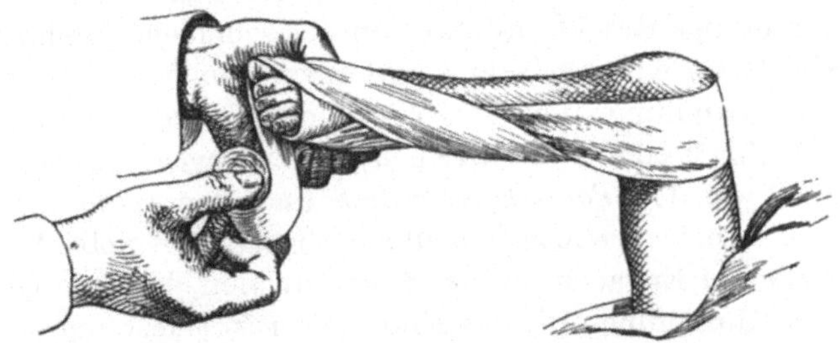

Abb. 81. Klumpfußverband v. Oettingens.

Tritt das Kind erst einmal voll auf die Sohle des abducierten Fußes auf, so sorgt dann schon die Körperschwere dafür, die richtige Fußstellung zu erhalten.

Reizt das Heftpflaster, so ersetzt man es für einige Tage durch eine analog angelegte Bindeneinwicklung.

Sehr zweckmäßig ist auch der schließlich auf dem gleichen Prinzip beruhende Verband von Oettingens.

Nach Bestreichen des Fußes mit einer harzigen Klebemasse (Terebinth. venet. 15,0, Mastich 12,0, Kolophon. 28,0, Resin. alb. 8,0, Spirit. rectific. 180,0, Äther 25,0) legt man um den Mittelfuß eine Binde vom Außenrande über den Fußrücken nach innen und durch die Fußsohle zurück zum Ausgangspunkte. Sie klebt binnen wenigen Minuten so fest an, daß man an dem Bindenzügel einen kräftigen Zug ausüben und den Fuß dadurch in Abduktion und Pronation stellen kann. Nun bestreicht man das untere Drittel des Oberschenkels mit Klebemasse, führt die Binde bei rechtwinkliger Flexion des Knies, sie stark anziehend, zu seiner Außenseite, klebt sie, das untere Drittel des Oberschenkels von außen vorn nach innen hinten umkreisend an diesem fest und kehrt nun von der Außenseite des Knies mit einer Spiraltour zu dem Innenrande des Fußes, durch die Fußsohle zum Außenrande zurück und wiederholt die Touren 2—3mal (Abb. 81). — Der Verband wird anfangs jeden 2.—3. Tag, später etwa alle 14 Tage erneuert.

Die größere Festigkeit des Knochengerüstes und Unnachgiebigkeit des Bandapparates erfordert bei älteren Kindern vom Ende des ersten halben Jahres an sowohl ein etwas gewaltsameres Redressement, als eine festere Retention der korrigierten Stellung durch zirkulären Gipsverband. Sie gehen dabei, so oft Sie auch diesen Verband erneuern, was durchschnittlich alle 2 Wochen geschieht, immer in gleicher Weise vor.

Nachdem die Muskulatur des Beines kräftig massiert, der Fuß in möglichst korrigierter Stellung wiederholt dorsal und plantar flektiert worden ist, umhüllen Sie Fuß und Unterschenkel mit einer Cambrikbinde und wickeln über dieser, während ein Assistent den Fuß in korrigierter Stellung hält, die Gipsbinde rasch von den Metatarsophalangealgelenken bis hinauf an das Knie ab. Noch ehe der Gips anfängt zu erhärten, ergreifen Sie selbst den Fuß und drängen ihn mit aller Kraft in möglichst starke Abduktion, Pronation und Dorsalflexion.

Machen Sie es sich streng zur Regel, jedesmal, ehe Sie den Patienten aus der Beobachtung lassen, sich durch Besichtigung der Zehen davon zu überzeugen, daß der Verband die Zirkulation nicht behindert! Unmittelbar nach Anlegung des Gipsverbandes sind die Zehen oft blau, nehmen aber gewöhnlich binnen ½ Stunde ihre normale Färbung wieder an. Bleiben sie cyanotisch, so muß der Verband unter allen Umständen sofort wieder entfernt werden. — Nach gewaltsamem Redressement der Klumpfußstellung in einer oder mehreren Sitzungen in Narkose — am üblichsten und zweckmäßigsten ist das Verfahren von KÖNIG — schwillt der Fuß oft nachträglich an, so daß der Verband, obwohl er im Anfang gut lag, später drückt. Deswegen lagert man das Glied nach der forcierten Korrektion bis zum nächsten Tage hoch oder suspendiert es direkt. In solchem Falle ist stets eine nachträgliche Kontrolle nach 24 Stunden erforderlich; findet man keine Störung, so läßt man den Patienten jetzt bis zum nächsten Verbandwechsel im Gipsverbande umherlaufen.

Selbst sehr schwere Fälle von Klumpfuß der Kinder lassen sich durch konsequente Durchführung dieser Behandlungsmethode vollständig zur Heilung bringen. Diese erfordert jedoch mindestens 12—15 Monate. Die Ursache der so häufigen Klumpfußrezidive ist ganz wesentlich darin zu suchen, daß die Eltern der kranken Kinder die Geduld verlieren und nach Besserung der fehlerhaften Stellung die Behandlung vorzeitig unterbrechen. Machen Sie deshalb in jedem Falle die Anverwandten von vornherein auf die lange Dauer der Behandlung und die Gefahr eines vorzeitigen Abbrechens derselben aufmerksam! Sie dürfen den Gipsverband nicht früher fortlassen, als bis eine leichte Überkorrektion erzielt ist, d. h. der Fuß anstatt in der früheren Equinovarus-, jetzt in einer geringen Planovalgusstellung steht.

Aber selbst dann werden Sie ein Rezidiv nur vermeiden, wenn Sie von vornherein und weiterhin der nahezu regelmäßig mit dem kongenitalen Klumpfuß verbundenen pathologischen Innenrotation des Ober- und Unterschenkels entgegenarbeiten. Die Abduktionsstellung des Fußes beim Auftreten muß erzwungen und erhalten werden. Man läßt den Patienten daher nach erreichter Korrektion der Fußstellung noch lange einen sogenannten Klumpfußapparat tragen.

Der früher so beliebte SCARPAsche Schuh erfüllt seinen Zweck nicht, da der am oberen Ende seiner Außenschiene zur Befestigung am Unterschenkel angebrachte Ledergurt sich leicht um diesen herumdreht, die Fußspitze sich damit wieder einwärts stellt. Mindestens muß ein Klumpfußapparat das Kniegelenk überragen. Sicher gelingt die Bekämpfung der Innenrotation aber nur durch Apparate mit Beckengurt, deren Ober- und Unterschenkelteil miteinander gelenkig verbunden sind (Abb. 82). Einer noch vorhandenen Neigung des Fußes zur Equinusstellung arbeitet ein vom äußeren Fußrande zur Gegend des Kniees aufsteigender Gummizug kräftig entgegen. Die nähere Beschreibung derartiger Apparate muß ich den Lehrbüchern der Orthopädie überlassen.

Sehr für die fernere Nachbehandlung geeignet ist die HEUSNERsche Spiralschiene. HEUSNER verfährt folgendermaßen:

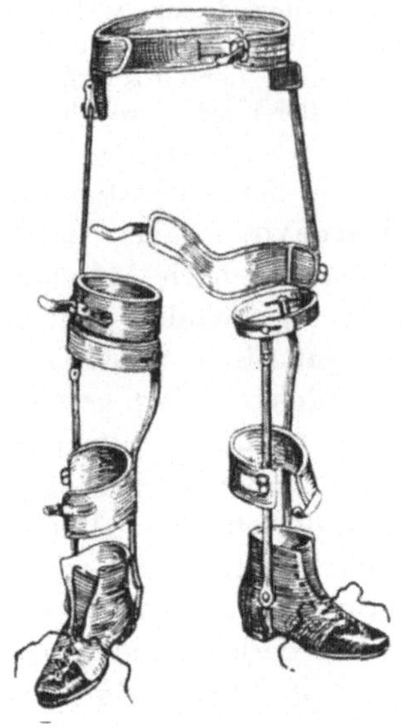

Auf die beiden Enden einer geraden Serpentinenschiene läßt er die Schuhe des Kindes mit der Spitze nach außen aufnähen; beim Anziehen der Schuhe wird die Schiene der Haltung der Füße entsprechend umgebogen. Sowie man sie nun losläßt, schnellt die Feder in ihre Streckstellung und dreht die Füße nach auswärts (Abb. 83). Durch stumpfwinkliges Aufbiegen beider Enden der Feder oder halbkreisförmige Biegung der Schiene über die Fläche gelingt es auf die einfachste Weise, auch die Supinationsstellung der Füße in eine Pronation umzuwandeln (Abb. 84).

Ist die fehlerhafte Stellung des Fußes schon wesentlich beseitigt, so läßt man das Kind des Tags über in seinen gewöhnlichen Schuhen umherlaufen und legt die Schiene nur des Nachts an. Ist die Neigung zur Klumpfußstellung noch erheblich, so muß das Kind mit der Schiene auch den größten Teil des Tags über im Bett liegen. Da die Feder nach allen Seiten nachgibt, können sich die Kinder dabei ziemlich frei im Bett bewegen. Damit die Schiene ihren Zweck erfüllt, ist freilich notwendig, daß das kleine Füßchen sich nicht im Schuh selbst verschiebt. Man verhindert dies, indem man eine Spannlasche um den Knöchelteil des Fußes be-

Abb. 82. Klumpfußapparat zur Außenrotation des Fußes nach MENSEL.

festigt und die vom unteren Rande der Lasche ausgehenden drei Paar Befestigungsbänder durch Löcher im Oberteil der Schuhe unter die Sohle leitet, wo sie paarweise zusammengebunden werden.

Paralytischer Klumpfuß. Nach Korrektion *paralytischer* Klumpfüße müssen entsprechende Apparate zur Verhütung eines Rezidivs dauernd getragen werden,

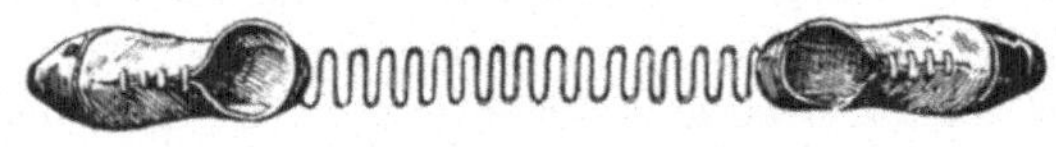

Abb. 83. HEUSNERs Spiralschiene zur Behandlung des Klumpfußes.

es sei denn, daß es durch Sehnentransplantation geglückt ist, den Funktionsausfall der gelähmten Muskeln durch funktionstüchtige zu ersetzen.

Für die Nachbehandlung nach derartigen Sehnenplastiken und -transplantationen zur Beseitigung paralytischer Kontrakturen des Fußes habe ich dem im

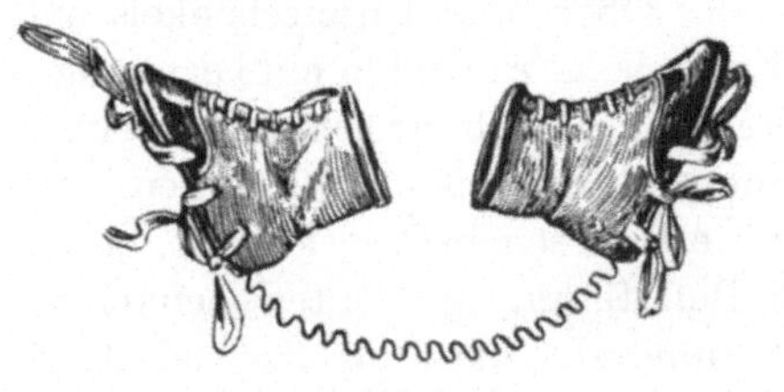

allgemeinen Teil Gesagten nur hinzuzufügen, daß man die Fixation des Fußes in leicht überkorrigierter Stellung etwa 5—6 Wochen beibehält, die Belastung des Fußes in der Regel aber erst nach etwa $^1/_4$ Jahr gestattet und auch dann noch für vielleicht 1 Jahr Stützapparate tragen läßt.

Abb. 84. HEUSNERs Spiralschiene zur Klumpfußbehandlung.

Plattfußoperationen. Die Grundsätze der *Nachbehandlung nach Plattfußoperationen* sind denen der Klumpfußoperationen insofern analog, als auch nach ihnen, nach den supramalleolären Osteotomien, wie den Keilresektionen am Tarsus, behufs knöcherner Synostose der Meißelflächen, wie auch nach Sehnentransplantationen, eine mehrwöchentliche Immobilisierung durch Gips in korrigierter Stellung, sowie eine langdauernde orthopädische Weiterbehandlung erforderlich ist. Was die letztere anlangt, so ist der Hauptwert auf Kräftigung der Fuß- und Unterschenkelmuskulatur spez. der Supinatoren, Adduktoren und Plantarflexoren des Fußes durch Massage und Übung zu legen, das Zehenstehen, gegenseitige Berühren der beiden Sohlenflächen, Näherung der Zehenspitzen bei Entfernung der Fersen, Stehen auf dem äußeren Fußrande fleißig zu üben, der Patient anzuweisen, beim Gehen die Fußspitzen nach vorn, nicht nach vorn außen zu richten und auch beim Stehen die Auswärtsstellung der Füße zu meiden. Außerdem schaffe man dem Fußgewölbe durch eine Plattfußeinlage eine feste Stütze und schütze es gegen ein Einsinken bei der Belastung durch die Körperschwere. Besser als alle die gebräuchlichen Einlagen aus Gummi, Kork, Leder usw. sind die von SIDNEY ROBERTS angegebenen federnden Stahlschienen, die sich der ganzen Fußsohle von der Ferse bis zu den Metatarsalköpfchen innig anschmiegen und an der inneren Fußseite aufgebogen sind. Sie formen diese Sohlen nach einem Gipsabguß des operierten Fußes, nachdem Sie denselben in eine leicht überkorrigierte Stellung gebracht haben; sie werden mit Leder überzogen und in den Schnürstiefel eingelegt. Nur selten geht der Patient mit einer solchen Einlage sogleich ganz schmerzlos; er muß sich erst etwas an sie gewöhnen, auch ist man manchmal genötigt, schmerzhafte Stellen noch besonders durch Polsterung mit dünnem Filz, Gummi oder Leder zu schützen. Einen schmerzhaften Druck darf die Schiene nicht ausüben. Lassen Sie sich die Mühe nicht verdrießen, die Einlage so lange umzuformen und dem Fuße genau anzupassen, bis der Kranke mit ihr leicht und schmerzlos zu stehen und längere Zeit zu gehen vermag! Unterstützend wirkt oft nach dem Vorschlage BEELYS eine schiefe Stellung des Absatzes, d. h. Erhöhung an der inneren, Erniedrigung an seiner äußeren Seite und Verschiebung des Absatzes nach innen vorn, d. h. Verbreiterung desselben an der inneren vorderen, Verschmälerung an der äußeren und hinteren Seite. — Ausnahmsweise kommen in ganz schweren Fällen Schienenhülsenapparate in Betracht, die, bis zum oberen Ende des Oberschenkels reichend, den Fuß vom Körpergewicht vollständig entlasten.

Hallux valgus. Von den Zehenkontrakturen, deren Behandlung zuweilen einen operativen Eingriff verlangt, genügt es die wichtigste, den *Hallux valgus*, herauszuheben. Es handelt sich dabei nur ausnahmsweise um totale Resektion des ersten Metatarsophalangealgelenkes, gewöhnlich um Exstirpation des der Innenfläche des Metarsalköpfchens aufsitzenden entzündeten Schleimbeutels und partielle Resektion dieses Köpfchens, resp. subperiostale Osteotomie des ersten Metatarsalknochens. In der Regel kann die kleine Wunde sogleich vollständig durch Naht ohne Drainage geschlossen werden und heilt unter *einem* Verbande in etwa 10—14 Tagen. Der aseptische Verband genügt, wenn man appretierte Gazebinden zu seiner Befestigung benützt, vollständig, die Zehen in korrigierter Stellung zu erhalten. Nach Heilung der Wunde sichert man dieselbe noch für etwa 3 bis 4 Wochen durch einen Wasserglasverband, in welchem der Kranke umhergeht, und sorgt dann für passendes, anatomisch richtig geformtes Schuhwerk; d. h. der Schuh muß genügend weit, der innere Rand seiner Sohle gerade nach vorn verlaufend sein, nicht, wie dies bei den modernen spitzen Schuhen der Fall ist, von der Höhe des Großzehenballens an nach vorn und außen abbiegen. Selbst trotz dieser Vorsicht kann sich nach gut gelungener Operation dennoch ein Rezidiv ausbilden infolge fehlerhafter Richtung des Zuges der Streck- und Beugesehnen der großen Zehe, welche etwas nach der Außenseite des Gelenkes abgewichen sind. Es ist daher ratsam, die Operierten noch für einige Monate einen der kleinen Apparate tragen zu lassen, wie sie zur Behandlung leichter Fälle von Hallux valgus, die keine Operation erfordern, angegeben sind. Meist wird das von NOBEL SMITH empfohlene Verfahren genügen.

Eine feste, dem Fuß genau angepaßte Ledersohle, deren innerer Rand die eben angegebene normale Richtung besitzt, trägt an ihrer Spitze gegenüber dem Zehengelenk eine kleine Öffnung. Man legt um die Zehe zirkulär ein breites Band, befestigt an ihm einen starken Faden, zieht das eine Fadenende durch die erwähnte Öffnung und knüpft es über dem inneren Sohlenrande mit dem anderen Fadenende (Abb. 85).

Dadurch wird die Zehe dauernd in richtiger Stellung fixiert, ohne daß wegen der Nachgiebigkeit der Ledersohle Beugung und Streckung zu sehr beeinträchtigt werden. In schlimmen Fällen verordnet man eine an der Plantarfläche des inneren Randes des Fußes bis zur Zehenspitze ziehende BEELYsche Filzstahlschiene, gegen welche die Zehe mit Heftpflaster anbandagiert wird.

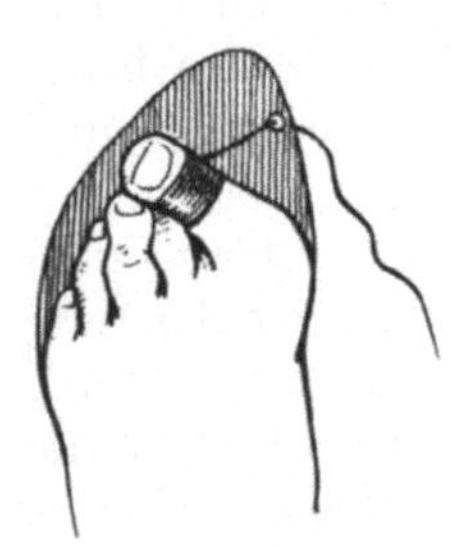

Abb. 85. Schiene nach NOBEL SMITH.

Hammerzehen. In ähnlicher Weise, wie mittelst des NOBEL SMITHschen Verfahrens hilft man sich nach Resektion der Phalangealgelenke oder Tenotomie wegen sogenannter *Hammerzehen*, indem man die Zehen durch zirkuläre Bindenstreifen, die durch die Löcher einer Sandale gezogen und geknüpft werden, gegen diese angedrückt erhält.

Erwähnt sei noch, daß die Druckempfindlichkeit aller frischen Narben am Fuße, insbesondere in der Planta pedis für mehrere Wochen einen Schutz des Fußes gegen den Druck des Stiefels durch Polsterung mit Cerussa-Pflaster oder dünnem Sattelfilz erfordert.

Clavus incarnatus. Zum Schlusse möchte ich noch einiger kleinen, doch nicht unwesentlichen Maßnahmen für die Wundbehandlung nach Operation *eingewachsener Nägel* gedenken. Nach totaler Entfernung des Nagels oder breiter Excision des Nagelrandes samt dem anliegenden Nagelwalle pflegt die Heilung glatt, binnen etwa 10—14 Tagen zu erfolgen. Ich pflege die Wunde nach der Operation mit etwas Jodoformgaze zu bedecken und diese nach etwa 5 Tagen durch ein Salbenläppchen zu ersetzen. Beim Entfernen der Gaze löse man dieselbe vorsichtig mit warmem Wasser ab, da jedes brüske Abreißen vom Nagelbett mit außerordentlichen Schmerzen verknüpft ist. Hatte man sich indes mit partieller Excision des Nagels begnügt — und sie reicht für sehr viele Fälle aus —, so sieht man recht häufig eine langdauernde Eiterung bestehen bleiben, die Druckempfindlichkeit anhalten und Rezidive folgen. — Die Ursache liegt in einer Sekretretention zwischen dem granulierenden Nagelwall und Nagelbett resp. gar unter dem Nagelrest, falls dieser, wie es sich bei der Excision mit der Schere sehr oft ereignet, dabei ein wenig vom Nagelbett, sei es auch nur um etwa 1—2 mm weit, abgelöst wurde. Dies genügt, die Eiterung zu unterhalten. Glaubt man mit der partiellen Abtragung des eingewachsenen Nagels auszukommen, so ist es durchaus notwendig, den meist wulstartig vorquellenden Nagelwall durch eingeschobene Gazestückchen vom

Nagelbette und freiem Nagelrande abzudrängen. Dadurch beseitigt man den Reiz, den der scharfe Nagelrand auf die granulierende Wunde ausübt, legt aber vor allem, und das ist das Wesentliche, die Wunde trocken, macht sie zur wirklichen Oberflächenwunde. Bei sorgfältiger Ausführung dieser Tamponade — es eignet sich für sie besonders Jodoformgaze — heilt dann die kleine Wunde, war nur der unterminierte Teil des Nagels durch die Operation in der Tat vollständig entfernt, ebenso sicher und rasch, wie nach totaler Nagelexcision.

Amputationen und Exartikulationen. Sie haben sich vielleicht gewundert, daß ich Ihnen für die *Nachbehandlung der Amputationen und Exartikulationen* der Extremitäten keine besonderen Vorschriften erteilt habe. Indes habe ich den allgemein aufgestellten Regeln kaum noch Wesentliches hinzuzufügen. Nur auf die Notwendigkeit, nach den *osteoplastischen Amputationen des Kniees nach* GRITTI, *des Unterschenkels nach* BIER, des *Fußgelenkes nach* PIROGOFF die Sägestümpfe ganz exakt zu adaptieren und bis zur knöchernen Synostose aneinander gedrückt zu erhalten, möchte ich Sie noch besonders hinweisen. Es genügt hierzu gewöhnlich schon die Weichteilnaht und der sorgfältig angelegte aseptische Verband. Manche bevorzugen der Sicherheit wegen die Nagelung; den Nagel entfernt man nach etwa 3—4 Wochen, sowie er sich gelockert hat. Es gewährt die osteoplastische Amputation dem Operierten den Vorteil, sich direkt auf das Stumpfende zu stützen, während dasselbe nach allen anderen Amputationsmethoden, wie ich Ihnen dies früher ja auseinandersetzte, so oft druckempfindlich bleibt, daß die Prothese stets an höher gelegenen Punkten ihre Stütze finden, das Stumpfende frei schwebend erhalten werden muß.

Was Sie über den Gebrauch der Stelzfüße wissen müssen, habe ich Ihnen bereits im allgemeinen Teile geschildert. Ihnen eine detaillierte Schilderung der zum kosmetischen und funktionellen Ersatz amputierter Gliedmaßen erfundenen künstlichen Glieder zu geben, halte ich für außerhalb des Bereiches meiner Aufgabe gelegen. Eine kurze Skizzierung würde Ihnen aber wenig nützen. Ich verweise daher auf die diesen Gegenstand behandelnden Arbeiten von KARPINSKI: „Studien über künstliche Glieder, 1881", von SCHEDE: „Allgemeines über Amputationen und Exartikulationen 1882" und von GOCHT: „Künstliche Glieder", in Deutsche Chirurgie, Lief. 29a, 1907.

Begutachtung. Noch ein Wort über den *Einfluß der Funktionsstörung der unteren Extremität auf die Erwerbsfähigkeit des Individuum!*

Bildete freie Beweglichkeit die hauptsächlichste Bedingung für die Funktionsfähigkeit der oberen Extremität und ihrer Glieder, so Trag- und Stützfähigkeit für die der unteren. Verlust sämtlicher Finger einer Hand schädigt die Erwerbsfähigkeit eines Arbeiters schon um etwa 60%, Verlust sämtlicher Zehen selbst beider Füße, z. B. nach Amputation wegen Erfrierungsgangrän, setzt seine Arbeitsfähigkeit, das Fehlen anderweitiger Komplikationen vorausgesetzt, kaum um etwa 20% herab.

Verlust nur einer oder einiger, der *zweiten bis fünften* Zehe ist für die Erwerbsfähigkeit so gut wie belanglos. — *Verlust der großen Zehe* hat schon eher eine gewisse Bedeutung, da er das Abspringen und bis zu einem gewissen Grade auch das Stemmen beim Heben sehr schwerer Lasten erschwert; für die meisten Berufsarten wird dadurch der Arbeitsverdienst auch nicht um einen Pfennig geschmälert werden, für einige wenige, die eine größere Gelenkigkeit auch der Füße, z. B. rasches Fortspringen auf unebenem Terrain, im Steinbruch usw., Klettern u. dgl. erfordert, wird eine Entschädigung von 10—15% angezeigt sein.

Der Verlust wächst erheblich, bis etwa 20%, wurde außer der großen Zehe auch der zugehörige erste Metatarsus oder auch nur sein Köpfchen entfernt, da dieses einen der drei Hauptstützpunkte des Fußes bildet, und steigt auf etwa 25—30%, sowie die vordere Hälfte des Fußes z. B. durch Exartikulation im LISFRANCschen Gelenk geopfert werden mußte. Immerhin ist die Stützfähigkeit eines solchen Fußes wegen der verhältnismäßigen Größe der Unterstützungsfläche noch eine recht gute und reicht für die meisten Berufe aus, vermag doch der Patient bei einiger Übung selbst noch auf Leitern zu steigen und ohne jede andere Unterstützung zu gehen.

Erfolgt die Abnahme im CHOPARTschen Gelenk oder nach PIROGOFF, dann ist wohl ein Treppensteigen noch möglich, ein Klettern auf einer Leiter ausgeschlossen, Patient also z. B. für den Beruf eines Maurers nicht mehr tauglich. Auch bedürfen derartige Amputierte für längere Märsche meist der Stütze eines Stockes, sind zum Tragen schwerer Lasten unfähig, während sie Arbeit im ruhigen Stehen, sowie sie sich einigermaßen an das Auftreten auf den Stumpf gewöhnt haben, gut verrichten können. Ihre Einbuße an Erwerbsfähigkeit wird je nach ihrem Alter und Berufsart verschieden hoch, durchschnittlich auf etwa 30 bis 40% zu veranschlagen sein.

Mit dem *Wegfall des ganzen Fußes* ist der Patient, solange er z. B. wegen Schmerzhaftigkeit des Stumpfes keine Prothese tragen darf, als völlig erwerbsunfähig zu betrachten. Ganz arbeitsunfähig ist er freilich nicht; er kann jede Arbeit im Sitzen, sowie er solche gelernt hat, verrichten, aber er muß doch den Weg zur Arbeitsstätte zurücklegen, und wer gibt dem an Krücken humpelnden Krüppel Arbeit? Die Arbeitsgelegenheit ist ihm jedenfalls auf ein Minimum eingeschränkt.

Diese Sachlage ändert sich aber sofort erheblich, sowie eine gut passende Prothese dem Verletzten die sichere selbständige Fortbewegung ohne Krücken und Tragfähigkeit zurückgibt. Manche, namentlich jugendliche im Unterschenkel Amputierte lernen mit einem *künstlichen Fuß* so gut, rasch und sicher ohne jede sonstige Unterstützung zu gehen, daß man ihrem Gange kaum eine Störung anmerkt, und daß sie ihrem Beruf ungestört wie vorher nachgehen können. Andere freilich gehen nicht nur unelastisch, sondern hinkend, bedürfen zum Gehen dauernd eines Stockes, sind selbst zu länger dauernder Arbeit im Stehen untauglich. Es hängt dies von der Geschicklichkeit, der Intelligenz, der Muskelkraft, dem Alter des Patienten, insbesondere freilich auch der Länge, Beweglichkeit und Schmerzlosigkeit des Stumpfes ab. Die Höhe der festzusetzenden Rente wird demnach in ziemlich weiten Grenzen schwanken. Mag der Amputierte aber mit seiner Prothese auch noch so gut gehen, er bedarf stets einer gewissen Vorsicht, und die Stützfähigkeit seines Beines ist immer derart herabgesetzt, daß er zum Heben und Tragen schwerer Lasten, also zur Ausführung schwerer Arbeit überhaupt, aber auch zu weiten Märschen wird unfähig erklärt werden müssen. Das Mindestmaß der zu gewährenden Rente wird demnach nie — auch nicht beim besten Prothesenersatz — unter 30% festgesetzt werden dürfen; andererseits wird man nur ausnahmsweise — z. B. bei schon bejahrten oder sonst kranken Personen — Veranlassung haben, bei Unterschenkelamputierten eine höhere Schädigung der Erwerbsfähigkeit als um etwa 60% anzunehmen.

Im eigensten Interesse der Berufsgenossenschaften bzw. Versicherungsanstalten liegt es demnach, für Beschaffung möglichst gut sitzender, für die Arbeit brauchbarer Prothesen zu sorgen; ob da nun besser ein künstliches Bein oder ein Stelzfuß paßt, muß je nach dem Einzelfalle entschieden werden.

Im allgemeinen wächst die Schwierigkeit des Anbringens einer guten Prothese und leidet die Stütz- und Bewegungsfähigkeit um so mehr, je kürzer der Stumpf ist. Nach Amputationen in der Mitte des Oberschenkels schätzt man die Einbuße an Erwerbsfähigkeit auf etwa 60—80%, nach Exartikulation des Beines im Hüftgelenk auf etwa 70—100%.

Verlust beider Unterschenkel wird meist mit 100% Rente entschädigt. Amputation beider Oberschenkel macht den Unglücklichen in der Regel dauernder Hilfe bedürftig und dadurch zu mehr als 100% erwerbsunfähig.

Die angegebenen Zahlen dürften ausreichen, um Ihnen einen ungefähren Anhalt zur Begutachtung der Erwerbsunfähigkeit eines Verletzten oder Operierten zu geben, falls nicht etwa die Funktionsstörung nicht nur durch Verlust eines Gliedes, sondern durch andere Momente bedingt wird.

Völlige Lähmung des Fußes oder Beines beeinträchtigt die Arbeitsfähigkeit eher mehr, als völliger Verlust.

Völlige Versteifung des Fuß- oder Kniegelenkes mindert die Erwerbsfähigkeit hingegen bei *guter Stellung und Schmerzlosigkeit* des Gliedes ziemlich wenig. Durch knöcherne Anchylose des Fußes in rechtwinkliger Flexion bei Mittelstellung zwischen Pro- und Supination, Ab- und Adduction, knöcherne Versteifung des Kniegelenkes in nahezu gestreckter Stellung wird zwar die Elastizität des Ganges etwas beeinflußt, die Arbeitsfähigkeit für die meisten Berufsarten indes nur wenig eingeschränkt, die Einbuße an Erwerbsfähigkeit wegen Einengung der Arbeitsgelegenheit auf dem gesamten Arbeitsmarkte durchschnittlich auf 20 bis höchstens $33^{1}/_{3}\%$ abzuschätzen sein. — Ein sonst gesundes, von 80 bis 110^{0} bewegliches Fußgelenk, ein bis zum Winkel von etwa 70^{0} beugbares, bis fast zur Norm zu streckendes Kniegelenk schädigt die Arbeits- und Erwerbsfähigkeit so gut wie gar nicht. Nur für Arbeiten, die im Knieen oder in hockender Stellung verrichtet werden müssen, z. B. bei Maschinenputzern, die unter niedrige Maschinen kriechen müssen, kann selbst eine geringe Behinderung der Beweglichkeit eines der großen Gelenke der unteren Extremität eine erheblichere Störung bedeuten und eine Rente bis etwa 20% Höhe rechtfertigen. Diese Rente wird man daher auch Verletzten gewähren, die das Knie — sonstiges Fehlen von Beschwerden vorausgesetzt — nur bis zum rechten Winkel beugen können. — Eine mäßige Verkürzung des Beines bei freier Beweglichkeit und Schmerzlosigkeit der Gelenke mindert für sich allein die Erwerbsfähigkeit überhaupt nicht.

Größer ist die Schädigung natürlich, sowie sich mit der teilweisen Versteifung oder der Verkürzung eine *Schmerzhaftigkeit der Bewegung* verbindet, wie wir dies so häufig in den ersten Wochen nach Heilung einer Fraktur beobachten. Handelt es sich, wie im eben angeführten Beispiele, um frische Verletzungen, dann ist es

richtig, für die nächsten Wochen eine ziemlich hohe Schonungs- oder Übergangs-
rente, eventuell die Gewährung der Vollrente zu befürworten, um dem Verletzten
die Übung des verletzten Gliedes am besten bei seiner altgewohnten Arbeit zu
ermöglichen, und erst bei einer nach verhältnismäßig kurzer Zeit vorzunehmenden
neuen Begutachtung die Rente zu kürzen oder in Wegfall zu bringen. Handelt es
sich um alte abgelaufene Prozesse, dann muß eine genaue Feststellung des objektiven Befundes, des Fehlens oder Vorhandenseins von Entzündungsresten
(ödematöse periartikuläre Schwellung, Flüssigkeitserguß oder abnorme Krepi-
tation im Gelenk usw.), insbesondere die Berücksichtigung fehlender oder deutlich
ausgesprochener Muskelatrophie das Urteil leiten, inwieweit die subjektiven
Klagen des Untersuchten als berechtigt anzuerkennen sind.

Immer werden Sie sich fragen müssen, inwieweit ist bei dem zu Begutachtenden
die Stützfähigkeit und Bewegungsfähigkeit eingeschränkt? Bedarf er des
dauernden Gebrauches eines Stockes oder gar einer Krücke, oder kann er ohne
jedwede solche Unterstützung Arbeit leisten? den ganzen Tag oder nur Stunden
lang? Ist er nur zur Arbeit im Sitzen oder nur zu leichten Arbeiten im Stehen
und Gehen fähig? oder vermag er auch schwere Lasten regelmäßig zu heben und
zu tragen? Ist er vielleicht zu allen Arbeiten tauglich und nur dadurch in seinem
Verdienst geschmälert, daß er längere Zeit zu ihrer Ausführung bedarf?